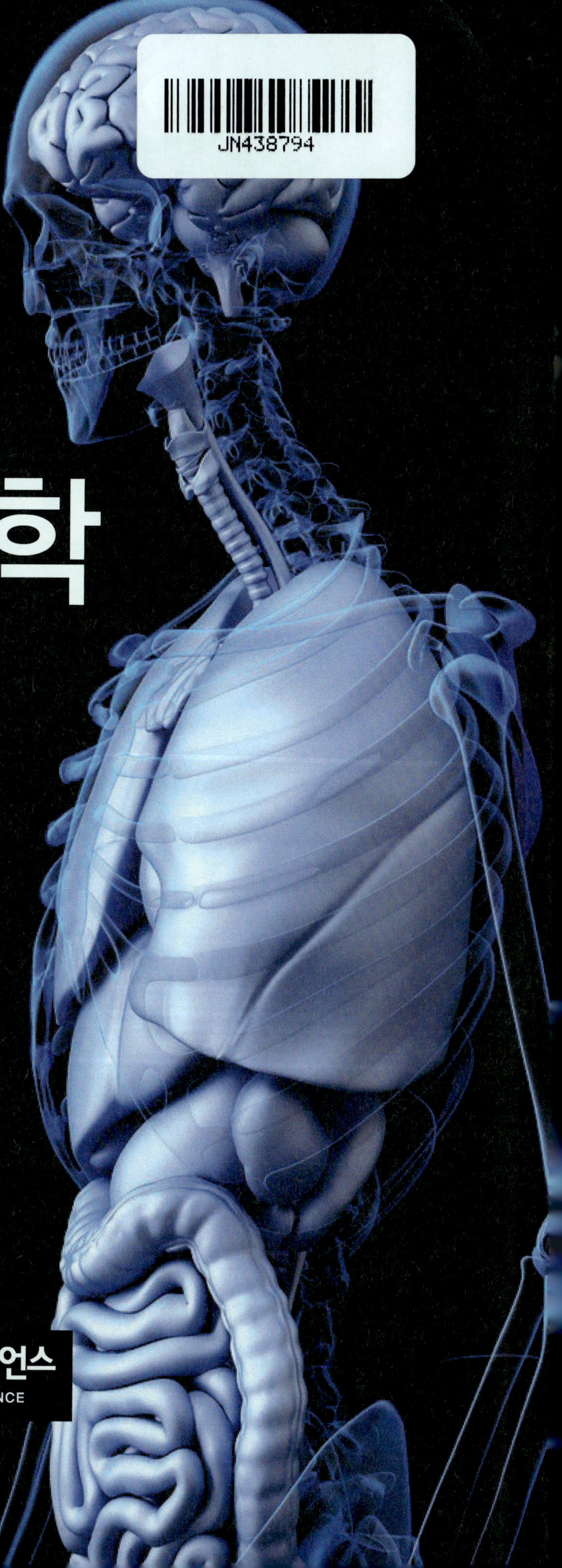

알기쉬운 해부생리학

Essential Anatomy and Physiology

이창현 외 공저

메디컬사이언스
MEDICAL SCIENCE

알기쉬운
해부생리학

Essential Anatomy and Physiology

2018년 3월 2일 인쇄
2018년 3월 5일 발행

저 자	이창현 외 지음
발 행 처	메디컬사이언스
발 행 인	하재용 외 1명
등 록	제 2016-000295 호
주 소	서울시 마포구 성암로 28 (성산동 134-2) 상가 201호
이 메 일	mspub@mspub.co.kr
홈페이지	http://www.mspub.co.kr/
전 화	Tel. 02-6748-3300 Fax. 02-6003-1977

I S B N	979-11-88877-12-6
정 가	30,000원

알기쉬운 해부생리학

Essential Anatomy and Physiology

저자소개

(가나다순)

이창현 우석대학교 (대표저자)

구정복 충청대학교

김경나 고신대학교

김경욱 강동대학교

김선미 혜전대학교

김효철 원광디지털대학교

김희영 마산대학교

박은주 상지영서대학교

윤태형 동서대학교

이시경 경동대학교

이철인 문경대학교

정미영 진주보건대학교

정현정 송호대학교

최광수 우석대학교

최수정 강원관광대학교

최재웅 구미대학교

한승로 김천대학교

PREFACE

인체: 해부생리학의 개념은 인체의 구조와 기능을 이해하는데 필수적인 정보를 제공한다. 이 책을 집필하게 된 동기는 처음 공부하는 학생들에게 교육적인 안내자, 시각적인 보조자료 및 새로운 많은 정보와 관련된 정확한 자료에 의존하여 집필한 교재를 제공할 필요성이 있어서 제작하게 되었다. 학생들은 이 교재를 사용함으로서 인체에 대한 중요한 안목을 얻을 뿐만 아니라 인체의 경이로운 구조와 복잡한 기능을 경험하게 되기를 바란다.

■ 독자에게

인체: 해부생리학의 개념은 주로 인간생물학 그리고 인체해부생리학이라는 과목의 교재로서 한 학기 과정에 사용할 수 있도록 제작하였다. 이 과목은 보건과 관련된 분야에서 공부하는학생들이나, 체육, 예술, 심리학 및 인류학을 전공하는 학생들에게 필요한 과목이다. 일부 협회에서는 과학 과목을 이수하게 하기위하여 비과학 전공자들을 위한 선택과목으로서 이 과목을 이수하게한다. 이러한 경우에 학생들은 선수과목으로 일반생물학이나 화학과목을 이수하지 않고, 처음부터 인체의 구조와 기능에 대하여 공부하게 한다.

■ 접근과 주요 주제

이 교재의 주요목표는 생물학을 전공하지 않은 학생들을 위하여 인체의 구조와 기능을 통합적으로 설명하기 위하여 제작한 유일한 교재이다. 새로운 기술적인 정보를 학습하여 성취할 수 있도록 하는데 필요한 개념을 기초로하여 제작하였다. 각각의 개념들은 각 장의 개요와 학습목표 항목에서 더욱 강조하였다. 주요 개념은 각 장이 시작 될 때, 개념상자 그리고 각장의 끝에 점검할 문제들을 만들어 강조하였다.

이 교재를 통하여 개념과 관련된 구성은 새로운 정보와 전에 학습한 내용들을 연결하여 명확하고 이해하기 쉬운 언어로, 논리적인 설명을 하여 보강하였으며, 교재의 내용과 직접 일치하는 매일 매일 경험한 것과 관련된 내용, 현재의 정확한 정보 및 고화질의 그림과 사진을 보강하여 제작하였다. 구조와 기능에 대한 개념을 이해하는데 필수적인 것들에 대한 용어의 수를 제한하려고 많은 노력을 하였다.

교재의 주제는 안정, 즉 항상성의 유지와 관련된 특징적인 인체의 기능이다. 어떻게 인체는 조건, 유지와 관련된 몸의 구성성분이 변함에도 불구하고 항상성을 이루는가. 유지를 효과적으로 하지 못하였을 때의 결과들은 이 교재를 통하여 다루는 주제이다. 여러 장에서 항상성을 유지하는 인체의 조직, 기관 및 계통의 역할을 다른 기능들과 함께 토의하였다. 매일매일 건강을 유지하는데 있어서 항상성의 중요성을 강조하기위하여 생명과 관련된 인체의 기능은 대부분의 각 장의 끝에 분리된 주제로 기술하였다. 이러한 특징은 항상성과 이 장에서 토의한 인체계통의 주요기능을 연결하는 역할을 한다.

■ 구성

이 교재는 계통별로 각 장의 서론을 공부함으로써 계통적 접근에 의하여 인체의 구조와 기능을 기술하였다. 이 교재는 16장으로 계통별로 나누어 기술하였다.

1단원 학습하는데 기본적인 내용을 제공한다. 이 단원에는 3장으로 구성되었으며 모두 학생들에게 인체의 구성을 소개하는 내용이다.

서문

1장 "인체에 대한 소개"로서 세포, 조직, 기관 및 계통으로부터 인체의 구성, 항상성, 구조와 기능에 대한 개념에 대한 서론이다.

2장 "세포: 생명의 기본"은 인체의 가장 기본적인 생명단위인 세포에 대하여 학습한다. 이 장은 세포의 구조적인 구성성분과 이들의 주요기능에 관한 현재의 이론에 대하여 학습한다. 또한 세포분열과 단백질합성에 대하여 학습한다.

3장 주제는 "조직"이다. 네가지 유형의 조직과 이 조직의 여러 가지 아형에 대하여 학습하고 막(membrane)에 대하여도 소개된다.

2단원 "인체를 피복하고, 지지하고 움직이는 계통"으로서 11개의 계통가운데 매우 자세하게 다루는 단원이다. 이 장에는 어떻게 구조적인 구성성분들이 중요한 기능을 수행하기위하여 구성되었는지를 강조하는 외피계통, 뼈대계통 및 근육계통으로 구성되었다.

4장 "외피계통"으로서 1차기관으로서 피부가 소개되고 2차기관으로서 수용체, 선, 털 및 소톱이 소개된다. 체온조절을 함으로서 항상성을 유지하는 외피계통의 기능을 학습한다.

5장 "뼈대계통"으로서 뼈의 구조에 대한 것이 주요주제이지만 뼈의 성장, 뼈의 재구성 및 골격계의 기능에 대한 주제에 대하여도 학습한다. 관절들의 구조와 관절이 제공하는 여러 가지 유형의 운동에 대하여 학습한다. 항상성에 있어서 뼈대계통의의 중요성도 이 장에서 학습한다.

6장 "근육계통"으로서 근육조직의 기본적인 구조, 슬라이딩 근세사기전 및 다른 측면의 근육생리에 대하여 설명한다. 이 장에서는 근육의 이름, 위치, 기시, 종지 및 주요기능과 같은 인체의 주요 근육에 대한 정보를 제공한다. 이 장에서 항상성에 있어서 근육계통의 역할에 대한 설명으로 결론을 맺는다.

3단원 "정보교환에 의한 조절계통"으로서 인체의 활동 조절에 대하여 학습한다. 이 단원은 신경계통과 내분비계통을 다루는 세 개의 장으로 구성되었다.

7장 "신경계통의 구성"으로서 신경계통의 구조와 기능을 소개한다. 이 장은 신경조직의 생리에 대하여 설명하였다; 뇌, 척수 및 말초신경과 같은 신경조직의 구성과 구조; 신경계를 형성하는 기관들의 구성. 자율신경계에 대한 내용도 포함시켰다. 7장은 항상성을 유지하는데 있어서 신경계의 중요한 기능을 요약하여 결론을 맺는다.

8장 연속해서 신경계를 다루었으며 "특수감각과 신경계의 기능적인 관점"이라 한다. 이 장에서는 신경계의 감각, 통합 및 운동기능을 설명하였다. 특히 네가지의 특수감각기관의 감각기능에 대하여 강조하여 설명하였다.

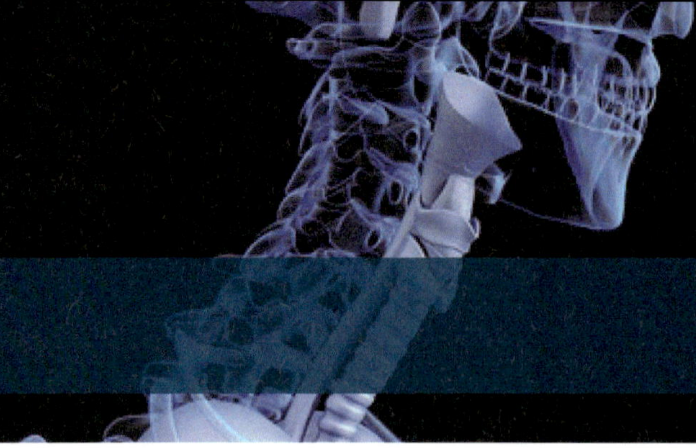

PREFACE

9장 "내분비계통"이다. 이 장은 호르몬의 기전, 주요 내분비기관의 해부학적 구조, 신체조절과 관련된 역할 및 항상성을 유지하는데 있어서 내분비선기능의 중요성에 대하여 학습할 수 있도록 구성되었다.

4단원 체액의 운반과 감염으로부터 신체를 보호하는 계통과 관련되어있다. 이 단원을 "운반과 보호와 관련된 계통"이라 한다. 이 장에는 혈액, 심장혈관계통 및 림프계통과 관련된 내용을 학습한다.

10장 "혈액"이다. 혈액의 기능적 중요성을 소개하고 구조적 구성성분에 대하여 설명하였다. 이 장에는 항상성과 혈액을 분류하여 설명하였다. 이 장에는 항상성을 유지하는데 있어서 혈액의 역할에 대하여 설명하였다.

11장 "심장혈관계통"으로서 심장의 구조, 심장생리, 혈관의 구조, 혈압 및 순환경로에 대하여 설명하였다. 이 장에서는 항상성을 유지하는데 있어서 심혈관계의 기능에 대하여 설명하였다.

12장 "림프계통"으로서 림프순환, 림프기관의 구조와 기능이 포함된 림프계의 구조적 구성에 대하여 설명하였다. 이 장에서는 면역억제와 AIDS에 관한 최신의 지견이 포함되어있고, 항상성과 면역에 대한 토의로 결론을 맺었다.

5단원 "대사를 처리하는 계통". 대사와 관련된 공통된 주제에 대하여 3장으로 분류하였다. 이 단원에 포함되는 계통은 호흡기계, 소화기계 및 비뇨기계이다.

13장 "호흡계통"이다. 이 장에서는 호흡기계의 구조, 호흡기전, 가스교환과 관련된 내용이다. 이 장은 항상성을 유지하는데 잇어서 호흡기계기능의 중요성으로 결론을 맺었다.

14장 "소화계통"으로서 소화기계ㅢ 구조와 기능에 대하여 다루었다. 소화기도를 이루는 기관과 부속기관에 대하여 다루었다. 항상성을 유지하는데 있어서 소화기계의 역할에 대하여 기술하였다.

15장 "비뇨계통"으로서 콩팥의 구조와 기능을 강조하였다. 콩팥의 다른 기능도 설명하였지만 주로 여과기능, 재흡수 및 분비를 강조하였다. 나머지 다른 비뇨기관도 설명하였다. 항상성을 유지하는데 있어서의 비뇨기계의 기능에 대한 중요성을 강조하였다.

6단원 "생명의 주기"에 대한 단원으로서 이 단원의 주요 주제는 생식계통이다.

16장 "생식계통"이다. 이 장에서는 남성생식기관의 구조와 남성생식생리, 여성생식기관의 구조와 여성생식생리에 대한 내용이다.

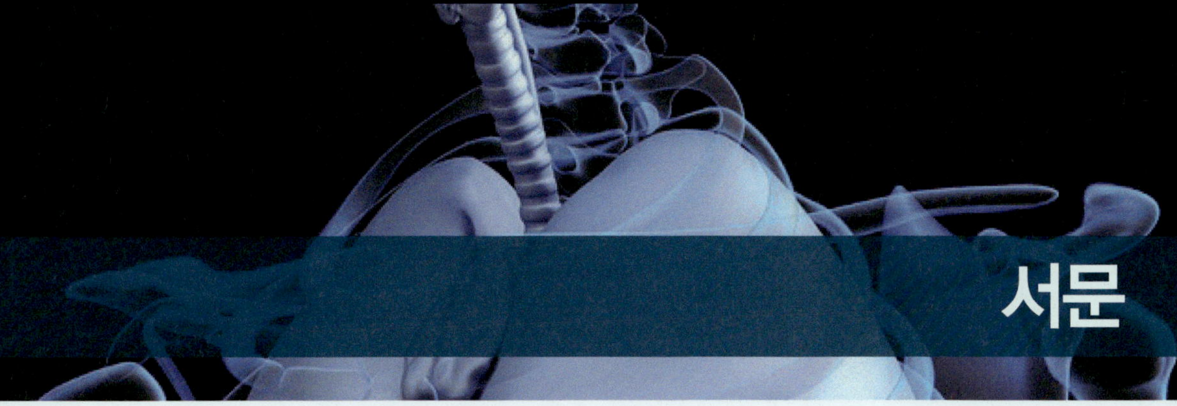

서문

학습길잡이

인체에 대하여 학습하는 이 과목에서, 많은 양의 새로운 정보는 학생에게 전달되어야한다. 이러한 도전적으로 과제를 수행하고있는 학생들에게 교재속에 학습길잡이를 표시하였다. 각각의 학습길잡이에는 가능하면 즐겁게 학습할 수 있도록 주의깊게 노력을 하여 개발되었다.

단원과 각 장이 시작될 때

각 단원이 시작될 때 단원의 주요내용을 요약하고 통합하여 서론적인 진술내용 뿐만아니라 각 장과 관련된 서론적인 내용을 기술하였다. 각 장이 시작될 때 학생들에서 이 장에서 다룰 개괄적인 내용을 제공하는 이 장의 개요와 관련된 항목이 있으며, 이 장의 내용을 숙지하기 위하여 성취하여야할 목표를 나열한 학습목표와 관련된 항목이 있다.

개념파악 표제와 개념검토문제

각 장의 본문 내에 개념을 파악하는 표제를 다양한 간격을 두고 제공하였으며, 연속되는 뒤 문단에서 논의 될 주요 개념을 강조하였다.

표와 그림

각각의 장에는 교재내의 내용을 빨리 파악하기위하여 상자로 된 요약정보 또는 표가 많이 포함되었다. 역시 많은 그림이 제공되어 교재에서 설명된 개념을 효과적으로 이해하기위하여 세심하게 표현하였다. 대부분의 그림에는 그림에 대한 설명을 하였고, 끝에는 질문을 첨가하였다. 그림설명 밑에 있는 질문은 학생들에게 학습과정이 활성화되도록 제공되었다.

각 장의 내용이 끝나는 부분

각 장에는 그림설명에 대한 문제에 대한 해답이라고 하는 각 장의 그림과 관련된 짧은 답을 요구하는 해답의 목록이 있다.

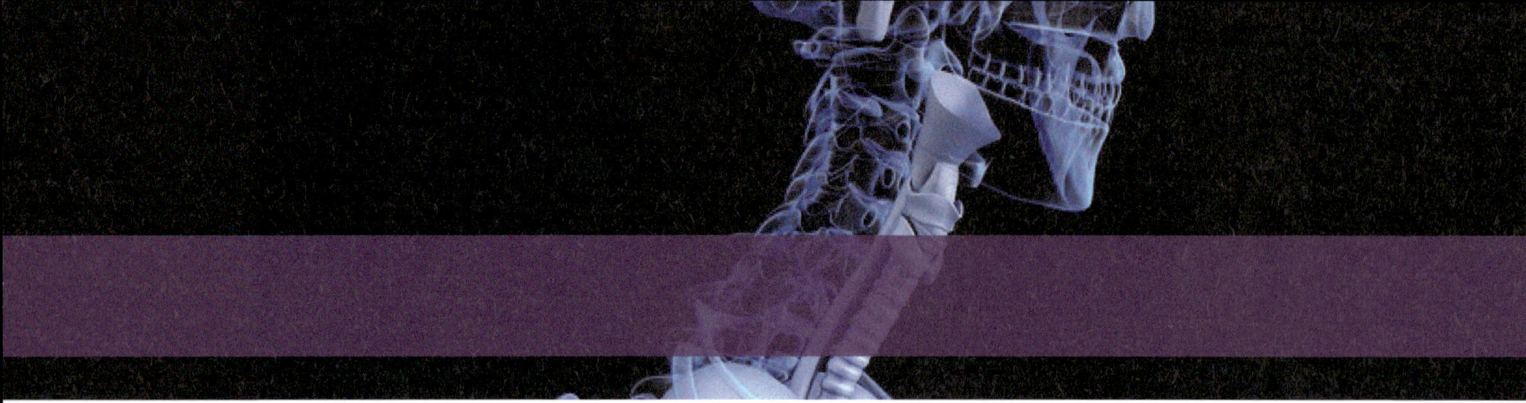

본 교재는 다양한 시각적인 보조 자료와 새로운 많은 정보와 관련된 정확한 자료에 의존하여 집필 된 교재로서 보건의료계통과 관련된 전문분야를 전공하는 학생들에게 인체의 구조(해부학)와 기능(생리학)을 이해하는데 필요한 정보를 제공하기 위한 해부생리학 교재이다. 이 교재를 사용함으로서 인체에 대한 중요한 안목을 얻을 뿐만 아니라 인체의 경이로운 구조와 복잡한 기능을 이해하게 될 것이다. 이 교재는 인체의 구조와 기능을 통합적으로 설명한 교재로서 새로운 정보를 학습하는데 필요한 개념을 기초로 하여 제작하였다.

이 교재는 계통적인 접근에 의하여 인체의 구조와 기능을 학습하기 위하여 전체적으로 16장으로 구성되었다. 1장은 "인체 입문" 으로서 인체의 구조와 기능을 학습하는데 필요한 기본적인 내용과 인체의 구성을 소개하였고, 2장과 3장은 "세포" 와 "조직"으로서 인체의 가장 기본적인 생명단위인 세포의 구조와 기능 및 네가지 유형의 기본조직에 대하여 설명하였다.

4장부터 16장까지는 인체를 계통(system)별로 나누어 각 계통에 대한 해부학적 구조와 기능에 대하여 설명하였다. 4장은 "외피계통"으로서 피부, 수용체, 샘, 털 및 손톱에 대한 해부학적 구조와 기능에 대하여 설명하였다. 5장은 "뼈대계통"으로서 뼈의 구조 이외에도 뼈의 성장, 뼈의 재구성 및 뼈대계통을 구성하는 뼈에 대한 설명과, 뼈의 운동과 관련된 관절의 구조와 관절이 제공하는 여러 가지 유형의 운동에 대하여 설명하였다. 6장은 "근육계통"으로서 근육조직의 기본적인 구조와 근육의 이름, 위치, 이는곳, 닿는곳 및 인체의 주요 근육에 대한 정보를 제공하였다. 7장과 8장은 "신경계통"으로서 신경계의 구조와 기능을 소개하였고, 뇌, 척수 및 말초신경과 같은 신경조직의 구성과 구조에 대하여 설명하였다. 또한 신경계통을 기능적 관점에 의하여 감각, 운동, 통합조절 기능 및 특수감각 기능과 관련된 구조와 기능에 대하여 설명하였다. 9장은 "내분비계통"으로서 호르몬의 기전과 주요 내분비기관의 해부학적 구조, 신체조절과 관련된 내분비샘의 기능적 중요성에 대하여 설명하였다. 10장과 11장은 "혈액"과 "심장혈관계통" 으로서 혈액에서는 혈액의 기능적 중요성과 구조적 구성성분에 대하여 설명하였고, 심장혈관계통에서는 심장의 구조, 혈관의 구조 및 혈액순환 경로에 대하여 설명하였다. 12장은 "림프계통" 으로서 림프순환, 림프기관의 구조와 기능이 포함된 림프계통의 구조적 구성에 대하여 설명하였다. 13장은 "호흡계통"으로서 호흡과 관련된 기관의 구조적 구성과 기능에 대하여 설명하였고, 14장은 "소화계통"으로서 소화기관을 구성하는 소화기도의 기관과 부속기관의 구조와 기능에 대하여 설명하였다. 15장은 "비뇨계통"으로서 콩팥과 다른 비뇨기관의 구조와 기능에 대하여 설명하였고, 16장은 "생식계통"으로서 남성생식기관의 구조와 여성생식기관의 구조 및 생식계통의 기능과 관련된 신경기전과 호르몬 조절에 대하여 설명하였다.

머리말

이 교재의 구성은 많은 양의 새로운 정보를 학생에게 전달하기 위하여 교재 속에 다양한 그림과 표를 삽입하여 교재에서 설명된 개념을 효과적으로 이해하기위하여 세심하게 표현하였다. 각 단락의 말미에는 "개념확인" 이라는 문제목록을 만들어서 학습활동을 증가시켰고, 각 장의 말미에도 "그림 설명과 관련된 문제와 답"을 제공하여 학습내용에 더욱 많은 관심을 갖게 하였다.

이 교재를 학습함으로서 인체의 구조와 기능을 쉽게 이해하여 생면현상을 알게 될 것이며, 인체에 대한 이해를 필요로 하는 다양한 분야의 학생들에게 좋은 길잡이가 될 것입니다.

이 교재에 사용된 용어는 대한해부학회에서 우리말로 재정된 신용어[해부학용어 전자판(2012), 대한해부학회]와 기존에 사용하던 구용어를 병행 사용하여 국가고시에서 출제 될 신용어에 대비하였다.

끝으로 이 교재가 출판될 수 있도록 성원하여 주신 동료 교수님들께 깊은 감사를 드리며, 열의를 가지고 출판해주신 도서출판 메디컬사이언스 임직원 여러분께 깊은 감사를 드립니다.

2018년 2월

저자일동

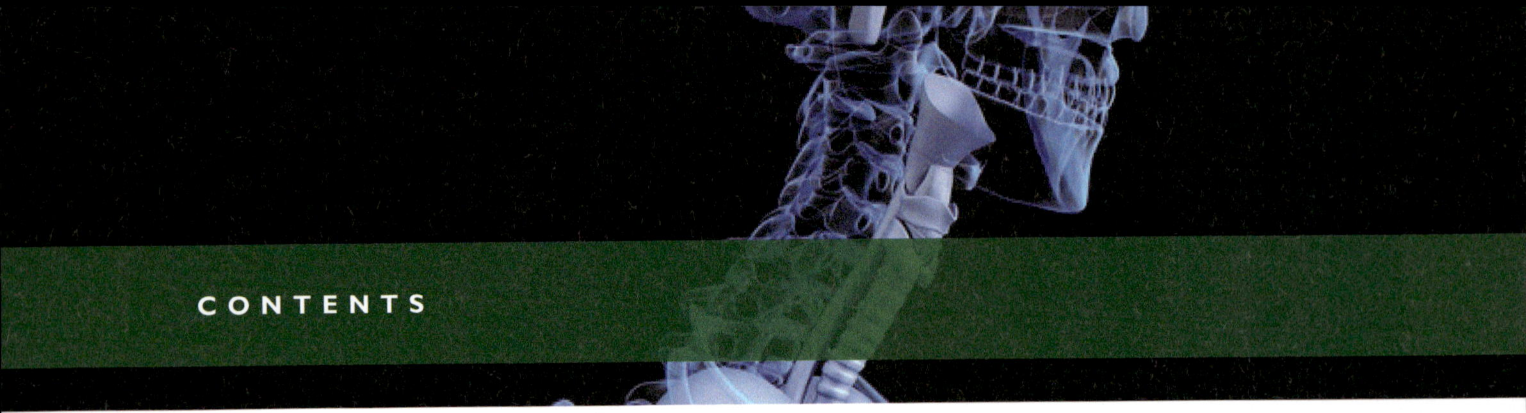

CONTENTS

목차

1 인체 입문

INTRODUCTION TO THE HUMAN BODY

개요

학문의 분류 DIVISIONS OF STUDY

해부학 Anatomy

생리학 Physiology

기본용어 BASIC TERMINOLOGY

방향에 관한 용어 Directional Terms

인체면 Body Planes

구조적 구성단계 STRUCTURAL LEVELS OF ORGANIZATION

화학수준 Chemical Level

세포수준 Cellular Level

조직수준 Tissue Level

기관수준 Organ Level

계통수준 Systemic Level

완전한 유기체 The Complete Organism

인체면 THE BODY PLAN

인체의 영역 Body Regions

몸통공간 Body Cavities

배골반부위 Abdominopelvic Regions

생명의 특징 THE CHARACTERISTICS OF LIFE

조직화 Organization

대사 Metabolism

움직임 Movement

흥분성 Excitability

성장과 생식 Growth and Reproduction

항상성 : 생명의 균형 HOMEOSTASIS : THE BALANCE OF LIFE

음성되먹임기전 Negative Feedback

양성되먹임기전 Positive Feedback

건강과 질병 HEALTH AND DISEASE

질병의 분류 Classification of Disease

학습목표

1. 해부학과 생리학을 구분하고 해부학의 분류에 대해 설명한다.
2. 방향에 관한 용어와 인체면을 예를 들어 확인한다.
3. 구조적 구성단계의 6가지 수준에 대해 설명한다.
4. 인체의 주요 영역을 확인한다.
5. 주요 몸통공간의 위치를 확인하고, 몸통공간에 있는 기관들을 설명한다.
6. 생명의 5가지 특징을 설명한다.
7. 항상성을 정의하고 생존에 있어 항상성의 중요성을 설명한다.
8. 건강과 질병을 구별한다.
9. 질병의 4가지 종류에 대해 설명한다.

학문의 분류

인체에 대한 학문은 해부학과 생리학이라는 중요한 두 분야로 나뉜다.
해부학은 신체의 구조에 대한 학문이고, 생리학은 신체의 기능에 대한 학문이다.

해부학 Anatomy

해부학이란 신체 각 부분의 위치, 외형 및 신체 각 부분의 관련성을 기술하는 학문의 한 분야이다. 이 학문의 목표는 신체 각 부분이 어디에 위치하고 있는가? 어떻게 생겼는가? 다른 신체 부위와 어떻게 관련되어 있는가? 와 같은 기본질문에 답하는 것이다. 신체의 구조에 대한 지식이 축적되면서 해부학은 좀 더 세부적인 학문으로 나뉘어야 할 필요성이 대두되었다. 예를 들어, **맨눈해부학**(gross anatomy)은 현미경을 사용하지 않고 맨눈으로 신체의 구조를 연구하는 학문이며, **현미해부학**(microanatomy)은 현미경을 이용하여 구조를 연구하는 학문이다. 조직에 대해 연구하는 현미해부학을 **조직학**(histology)이라고 한다. 또한 **계통해부학**(systematic anatomy)은 뼈대계통이나 근육계통과 같은 계통 안에서 신체의 구조를 학습한다. 반대로 **국소해부학**(regional anatomy)은 머리나 다리와 같은 인체영역에서 모든 구조를 한꺼번에 연구한다. 이 책은 맨눈해부학을 중심으로 계통해부학적 방식에 따라 기술하였다.

생리학 Physiology

생리학은 인체활동을 작동하는 기전을 설명하는 한 분야이다. 생리학의 목표는 "어떻게 작용하는가?"에 대한 간단한 물음에 답하는 것이다. 이 질문에 대한 대답은 신체가 비교적 견고하고 안정된 상태를 유지하려고 시도하는 방법에 초점을 맞추고 있다. 신체는 온도, 열, 빛 그리고 음식의 유효성 변화와 같이 우리를 둘러싼 외부환경에서 일어날 수 있는 변화에 대해 지속적으로 내적 조절을 수행하고 있음을 알 수 있다. 이러한 조절은 지속적인 에너지원을 필요로 한다. 그러나 우리가 섭취하는 음식으로부터 얻는 에너지는 공급이 제한되어 있다. 그러므로 에너지의 사용은 추적되고 조절되어져야 한다. 안정성을 유지하기 위하여 신체가 에너지를 얻고 사용하는 데 관여하는 다양한 방법들이 생리학의 초점이다.

개념 확인

1. 해부학의 연구 초점은 무엇인가?
2. 생리학자들이 답을 구하려는 문제는 무엇인가?

기본용어

인체를 기술하는 데 사용되는 언어는 전 세계 공통적으로 확립된 용어이다.

언어는 개념을 서로 나누기 위해 사용되는 하나의 도구이다. 과학용어–특히 인체를 기술하는 데 사용되는 언어–는 정확한 방법으로 특정개념을 표현함으로써 전 세계 사람들이 이해할 수 있다. 우리는 이것을 세계 공용어라 한다. 이것은 새로운 용어를 만들기 위하여 배열되는 단어 요소들(어근, 접사)이 그리스어와 라틴어에 기초를 두고 있다. 만들어진 단어나 용어는 서로 관련 있는 기능이나 인체의 영역을 묘사한다. 예를 들어 심장벽을 구성하는 근육을 심장근육(myocardium)이라 부른다. 이 용어는 글자그대로 심장(kardia)의 근육(myo-)을 뜻한다. 또 다른 예로 적혈구(erythrocyte)는 빨간색(erythro-)을 띠는 세포(-cyte)라는 의미이다. 이 교재에 있는 인체에 대한 주요 용어는 그리스어와 라틴어 부분으로 나뉘며, 이러한 것은 여러분이 학습하는 데 도움을 줄 것이다.

방향에 관한 용어 Directional Terms

서로 관련 있는 신체구조의 위치를 설명하는 데 사용되는 용어를 **방향에 관한 용어**(directional terminology)라 한다. 장황한 서술은 생략하고, 상황에 따라 제기될 수 있는 신체의 위치에 대한 질문을 생략할 수 있기 때문에 용어는 매우 값어치 있는 도구이다. 예를 들어 여러분이 머리의 위치에 대해서는 알고 있지만 심장의 위치를 모르는 어떤 사람에게 심장의 위치에 대해 설명해야 한다고 하자. 방향에 관한 용어를 이용한다면 여러분은 간단하게 "심장은 머리보다 아래에 있다"라고 말하면 된다. 이러한 용어가 없다면 여러분은 똑바로 서 있을 때는 심장이 머리보다 아래에 있다고 하거나, 물구나무 섰을 때는 머리보다 위에, 또는 수평하게 누워 있을 때는 머리의 가쪽에 있다고 가능한 모든 자국어를 이용하여 말해야 한다.

일반적으로 적용되는 방향에 관한 용어는 **표 1-1**에 정리하였다. 가장 자주 사용되는 용어는 **그림 1-1**의 그림에서 설명하였다.

방향에 관한 용어는 통일성 있게 기술하기 위한 표준자세를 근거로 한다. 이것을 **해부학자세**(anatomical position)라 하며 "얼굴은 앞을 향하고 팔은 양 옆으로 늘어 뜨리고 발가락과 손바닥은 앞을 향하여 사람이 똑바로 선자세"로 정의된다(**그림 1-2**).

인체면 Body Planes

신체구조들의 위치를 기술하는 데는 **면**(planes)을 사용함으로써 해결할 수 있다. 면은 가상의 단면이다. 면은 어떠한 공간에서 어떠한 방향으로도 일정하게 설정되어 있기 때문에 특정한 각도로 신체를 통과할 수 있다. 인체의 면은 **시상면**(sagittal plane), **이마면**(**전두면**, frontal; **관상면**, coronal), **수평면**(horizontal)이 있고 **그림 1-3**에 제시되어 있다.

시상면은 신체의 길이를 따라 신체 장축에 평행한 절단면이다. 신체가 해부학자세로 있을 때 시상면은 수직으로 위치하고 신체를 왼쪽과 오른쪽 부분으로 나눈다. 왼쪽과 오른쪽을 정확하게 반으로 나누는 시상면을 **정중면**(mid sagittal)이라 하고, 정중면에서 떨어진 다른 시상면을 **부시상면**(parasagittal)이라 한다. **이마면**(frontal plane)은 신체의 장축을 따라 위치하며 신체를 앞과 뒤로 나눈다. 수평면은 시상면과 이마면에 수직인 면으로 신체를 위아래 부분으로 나눈다. 수평면을 **가로면**(transverse plane)이라고도 하며, 가로로 잘라진 단면을 가로단면(cross section)이라 한다.

개념 확인

1. 과학용어가 라틴어와 그리스어로 구성된 이유는 무엇인가?
2. 신체 각 부분의 위치를 설명할 때 ~의 위(on top of), ~의 아래(below), ~의 가쪽(to the side)과 같은 일반적인 용어 대신 방향에 관한 용어를 사용하는 이유는 무엇인가?
3. 면이란 무엇인가?
4. 어떠한 면들이 신체의 구조를 설명하기 위해 사용되는가?

표 1-1 서술용어

용어	정의	예제
위의(머리쪽의)	머리를 향해 있거나 또는 신체의 위 부분	머리는 목보다 위에 있다.
아래의(꼬리쪽의)	머리로부터 멀리 떨어져 있거나 또는 신체의 아래 부분	목은 머리보다 아래에 있다.
앞의(배쪽의)	신체의 앞쪽이나 앞을 향하여(~ 앞의)	눈은 머리의 앞쪽에 있다.
뒤의(등쪽의)	신체의 뒤쪽이나 뒤를 향하여(~ 뒤의)	척주(등뼈)는 신체의 뒤쪽에 뻗어 있다.
안쪽	신체 중앙을 수직으로 뻗어 있는 가상선인 정중선을 향하여	코는 귀보다 안쪽에 있다.
가쪽	신체의 정중선에서 멀어지는	귀는 코보다 가쪽에 있다.
얕은(바깥)	신체 표면을 향하여(~의 바깥쪽)	피부는 근육보다 표면에 있다.
깊은(속)	신체의 표면에서 안쪽을 향하여	심장은 갈비뼈보다 깊은 곳에 있다.
몸쪽	구조물의 기시부를 향하거나 또는 몸쪽 가까이	위팔은 손목보다 몸쪽에 있다.
먼쪽	구조물의 기시부 또는 몸쪽에서 멀리 떨어져 있는	무릎은 넓적다리보다 먼쪽에 있다.

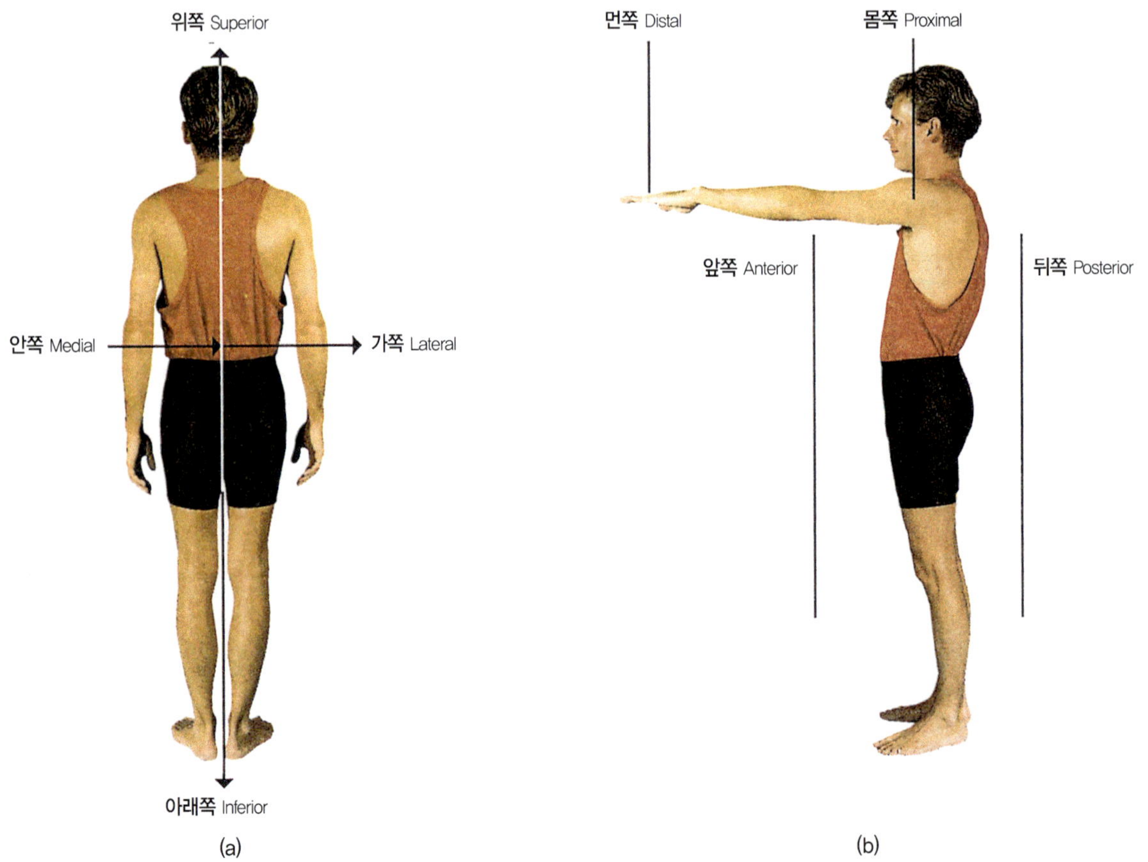

손보다 몸쪽 가까이에 있는 신체 부위는?

그림 1-1 (a) 뒤에서 본 사진 (b) 가쪽에서 본 사진. 방향과 관련된 용어로 신체부위의 위치를 기술하는 데 도움을 준다.

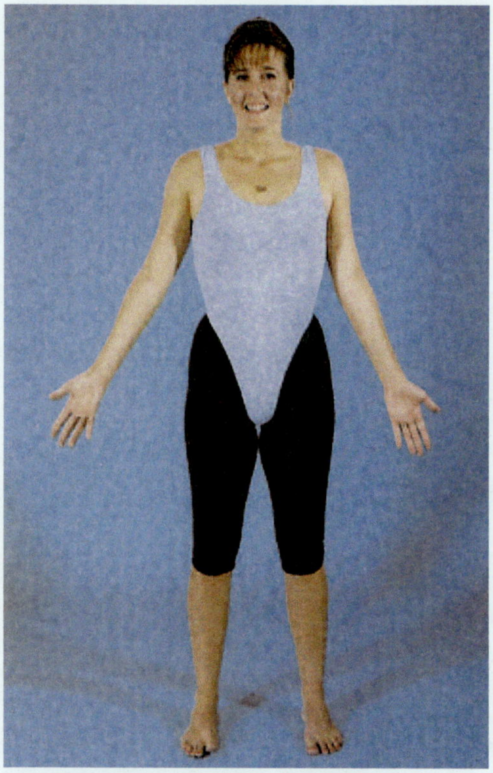

해부학자세에서 손은 어떻게 정렬되는가?

그림 1-2 해부학자세
이 자세는 인체를 학습하는 데 있어 표준자세이다.

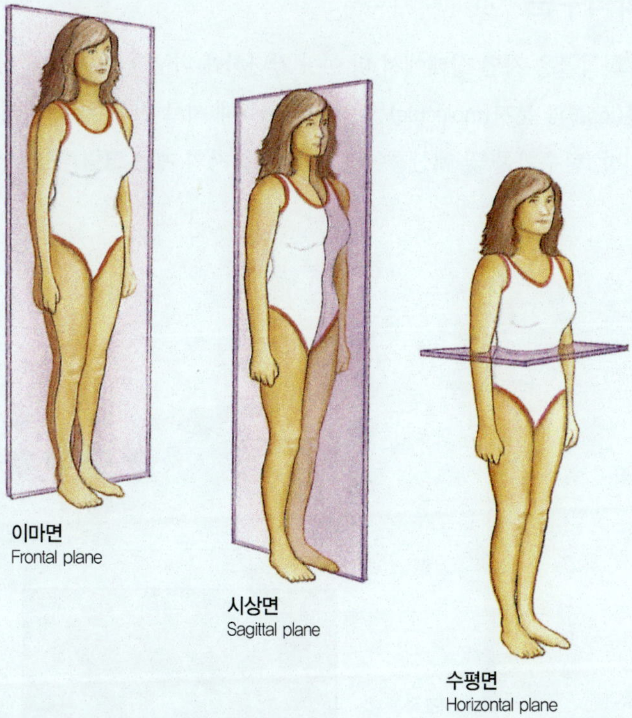

시상면은 인체를 어떻게 나누는가?

그림 1-3 인체면
인체의 내부를 관찰하기 위하여 여러 가지 면을 따라 나누어 관찰한다.

구조적 구성단계

신체의 구조는 단순한 것에서 복잡한 것으로 진행되는 요소들로 조직화되어 있다. 건강은 각 수준의 적합한 기능에 달려 있다.

공사 초기단계에 있는 건물은 그것이 완성되었을 때 보여지는 것과는 사뭇 다르다: 그것은 구조적 구성이 결여되었기 때문이다. 건축물의 구성을 위해 사용되는 재료들은 모래나 진흙 같은 개별적 입자나 강철이나 목재와 같은 형태가 없는 덩어리들이다. 이러한 재료들은 모래와 진흙으로는 콘크리트와 석고, 목재로는 선반, 강철로는 지지대와 같은 좀 더 큰 구조물을 만든다. 결국 이들은 건축물의 뼈대나 기초를 형성하기 위해 좀 더 유용한 물질로 조직화된다. 마지막 재료를 첨가했을 때 건물이 구조적으로 완성된다.

인체는 모래, 진흙, 강철이나 목재로 이루어져 있지는 않을지라도 크기와 복잡성이 증가하는 건축용 블록과 같은 방식으로 이루어졌다. 좀 더 적합한 구성은 개체가 건강을 유지하는 데 절대적으로 필요하다. 인체는 **구조적 구성단계**(structural levels of organization)라는 6가지의 개별적 수준으로 구성되어 있으며, **그림 1-4**에서 보는 것처럼 단순한 것에서 복잡한 것으로 이루어졌다.

화학수준 Chemical Level

화학물은 자연 상태에서 더 이상 간단하게 나눠지지 않는 물질이다. 화학물은 **원자**(atom)로 이루어졌으며, 이 원자들은 **이온**(ions)과 **분자**(molecule)를 형성하기 위해 서로 반응한다. 인체의 구조적 기초를 제공하는 큰 분자나 거대분자들은 단백질, 지방, 탄수화물 및 핵산들이다. 원자와 분자의 예는 **그림 1-4**에서 보여주고 있다.

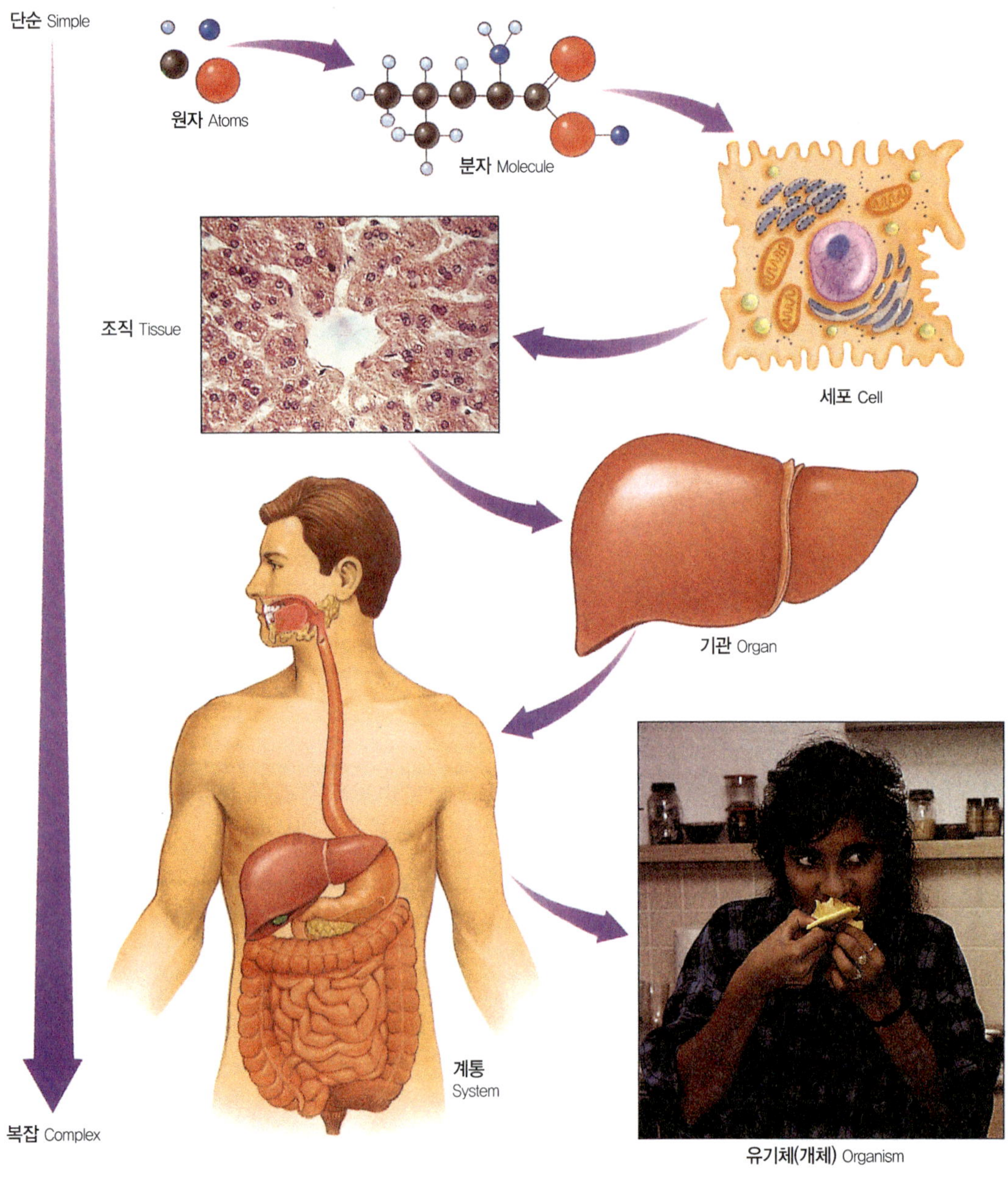

둘 이상의 서로 다른 조직으로 구성된 구조를 무엇이라 하는가?

그림 1-4 구조적 구성단계
사람이라는 유기체는 좀 더 복잡하고, 좀 더 큰 부분을 형성하기 위해 결합된 작은 부분들로 구성되어 있다.

세포수준 Cell Level

분자들은 **세포(cell)**를 형성하기 위해 결합한다. 세포는 생명체의 구조적 · 기능적 기본 단위로, 인체의 살아 있는 가장 작은 요소이다. 생명체의 단위로서 각 세포는 생명을 유지하기 위해 필요한 기능을 수행한다. 인체는 수많은 종류의 세포들로 구성되며, 각각은 인체에서 아주 중요한 역할을 담당하고 있다.

조직수준 Tissue Level

조직(tissue)은 공통적인 기능을 가진 유사한 세포들의 집단이다. 공통적인 기능은 다른 인체 구조를 보호하고 신체의 움직임을 제공하거나 인체 각 부분들과의 교통 수단을 제공한다. 인체에 있어 4가지의 기본 조직은 **상피조직(epithelial tissue)**, **결합조직(connective tissue)**, **근육조직(muscle tissue)**, **신경조직(nervous tissue)**이다. 그림 1–4에서 조직을 형성하는 세포집단을 설명하고 있으며, 특히 상피조직을 예로 들고 있다.

기관수준 Organ Level

기관(organ)은 두 가지 이상의 조직으로 구성되어 일반적인 기능을 수행한다. 기관은 뚜렷한 형태를 가지고 있기 때문에 다른 구조와 구별된다. 그림 1–4에 있는 기관은 간으로서 해독, 에너지 저장 및 영양소의 상호전환 기능을 수행한다.

계통수준 System Level

계통(system)은 두 가지 이상의 기관과 그와 관련된 구조물의 조합이다. 단위체로서 결합되면 계통은 좀 더 많은 공통된 기능을 수행한다. 간은 소화계통의 여러 기관들 중 하나로 그림 1–4에서 볼 수 있다. 소화계통은 음식을 분해하여 그의 구성물을 세포로 전달하는 기능을 한다. 표 1–2에 인체의 11가지 계통과 그 기능을 정리하였다.

표 1–2 인체의 계통

계통	주요 기관들	일반적인 기능
외피	피부	내부에 있는 구조물을 손상과 체액 손실로부터 보호
근육	뼈에 부착된 근육	인체의 움직임
뼈대	뼈	인체 연조직의 보호와 지지
신경	뇌, 척수, 신경	근육을 수축시키고 샘들로부터 분비를 자극하여 항상성 조절
내분비	시상하부, 방패샘, 콩팥위샘, 이자, 생식샘	인체기능을 변화시키는 호르몬을 분비하여 항상성 조절
심장혈관	심장, 동맥, 정맥	인체의 세포로 또는 세포로부터 물질수송
림프	지라, 가슴샘, 편도, 림프관	체액에서 이물질과 죽은 세포 제거
호흡	후두, 기도, 허파	외부환경과 혈액 사이의 기체교환
소화	식도, 위, 작은창자, 간, 이자, 큰창자	혈액내로 흡수하기 위해 음식을 좀 더 작은 입자로 분해
비뇨	콩팥, 요관, 방광, 요도	혈액의 수분과 염기의 평형을 조절하고 대사노폐물을 제거하여 항상성 조절
생식	고환, 요관, 음경; 난소, 자궁, 질	새로운 개체 형성

완전한 유기체 The Complete Organism

유기체(organism)는 많은 계통으로 이루어져 있으며, 각 계통은 그들의 임무를 수행하기 위해 상호의존적이다. 인체의 모든 계통이 적합한 기능을 수행했을 때 유기체 또는 하나의 개체는 생존할 수 있다. 생존과 생식은 인체 내부의 모든 활동들의 궁극적인 목적이다.

개념 확인

1. 인체의 구조적 구성이 건물의 구성과 어떻게 유사한가?
2. 생명체의 구조적 · 기능적 기본단위는 무엇인가?
3. 조직, 기관, 계통 및 유기체의 정의는 무엇인가?

인체면

인체는 여러 영역으로 나뉜다. 어떤 영역은 기관을 수용하는 몸통공간이라는 공간을 가지고 있다.

만약 여러분이 인체에 대해 지식이 없는 사람에게 인간의 구조적 구성에 대해 설명해야 한다면 어떻게 하겠는가? 머리, 목, 몸통, 팔, 다리와 같은 기본적인 인체 영역을 설명하여 이해하였다면 다음에는 기관과 같은 주요 구조물들이 어떻게 배열되었는지를 설명해야 할 것이다. 여기에서는 인체의 구조적인 면에 대해 설명한다.

인체의 영역 Body Regions

독특한 구조를 갖는 인체의 중요한 부위를 **영역**(regions)이라 한다. 이들 영역에는 **머리**(head), **목**(neck), **몸통**(trunk), **팔**(upper appendages), **다리**(lower appendages)가 있다. 각 영역은 좀 더 작은 부위로 세분화된다. 예를 들어 몸통의 앞쪽은 윗부분의 **가슴**(thorax), 중간 부분인 **배**(abdomen), 아래 부분의 **골반**(pelvis)으로 나뉜다. 몸통의 뒤쪽은 간단하게 **등**(back)이라고 한다. 그림 1-5에서 인체의 주요 영역과 구획 및 표면의 특징을 나타내고 있다. 인체의 영역과 그 부위의 표면의 특징에 대한 지식은 위치에 대한 상호 관련성을 서술하려는 해부학자나 표면에 나타나는 통증의 내부원인을 찾으려는 의사들에게 도움이 된다. 주된 인체영역, 각 구획 및 중요한 표면의 특징에 대해 표 1-3에 요약 정리하였다.

표 1-3 인체영역

주된 인체영역	세분화
머리	얼굴, 머리뼈
목	앞목, 뒤목
몸통	가슴, 배, 골반, 등
팔	어깨, 겨드랑, 위팔, 팔꿉, 아래팔, 손목, 손, 손바닥, 손가락
다리	볼기, 넓적다리, 무릎, 종아리, 발목, 발, 발바닥, 발가락

몸통공간 Body Cavities

신체의 내부는 많은 기관을 수용하는 몇몇의 **몸통공간(체강**, cavities)으로 나뉜다. 그림 1-6에서처럼 두 가지 주된 몸통공간인 **등쪽공간**(dorsal cavity)과 **배쪽공간**(ventral cavity)이 있다. 등쪽공간은 신체의 뒤쪽(등쪽)에 위치하며, 머리뼈 안에 있는 **머리뼈안**(**두개강**, cranial cavity)과 척주(등뼈) 중앙에 있는 **척주관**(vertebral canal)으로 구성된다. 머리뼈안은 머리뼈로 이루어진 잘 보호된 공간으로 뇌를 수용하고 있다. 척주관은 척추뼈에 의해 보호되고 있고 척수를 수용하고 있다.

배쪽공간은 인체의 앞쪽에 위치하며 **가로막(횡격막, diaphragm)**이라는 얇은 근육에 의해 좀 더 위쪽에 위치한 **가슴안(흉강, thoracic cavity)**과 아래쪽에 위치한 **배골반안(복강, abdominopelvic cavity)**으로 나뉜다.

가슴안은 앞쪽의 갈비뼈와 뒤쪽의 척주에 의해 둘러싸여 있고, 좀 더 작은 세 개의 공간, 즉 각 허파를 둘러싸고 있는 두 개의 막 사이의 작은 공간인 **가슴막안(흉막강, pleural cavities)**과 심장을 둘러싸고 있는 두 막 사이의 작은 공간인 **심장막안(심막강, pericardial cavity)**으로 구성되어 있다. 양쪽 허파를 제외하고 가슴안에 있는 모든 구조물들은 가슴 중앙에 있는 두 가슴막안 사이에서 격막 또는 중격(septum)으로 작용한다. 이곳을 **가슴세로칸(종격, mediastinum)**이라 하며, 심장, 가슴샘, 기관의 일부, 식도 일부 그리고 심장의 큰 혈관들이 위치하고 있다.

가로막아래에 있는 영역에서 배골반안은 볼기뼈(엉덩뼈 능선)의 위쪽 끝을 잇는 가상선에 의해 분리되는 두개의 공간으로 나뉜다. 위부위에 있는 **배안(복강, abdominal cavity)**에는 위, 작은창자, 간, 이자, 지라 및 대부분의 큰창자가 들어있다. 좀더 작은 **골반안(골반강, pelvic cavity)**은 엉덩뼈능선 아래에 위치하며, 볼기뼈에 의해 형성되어 있고 방광, 곧창자 및 생식기관을 포함하고 있다.

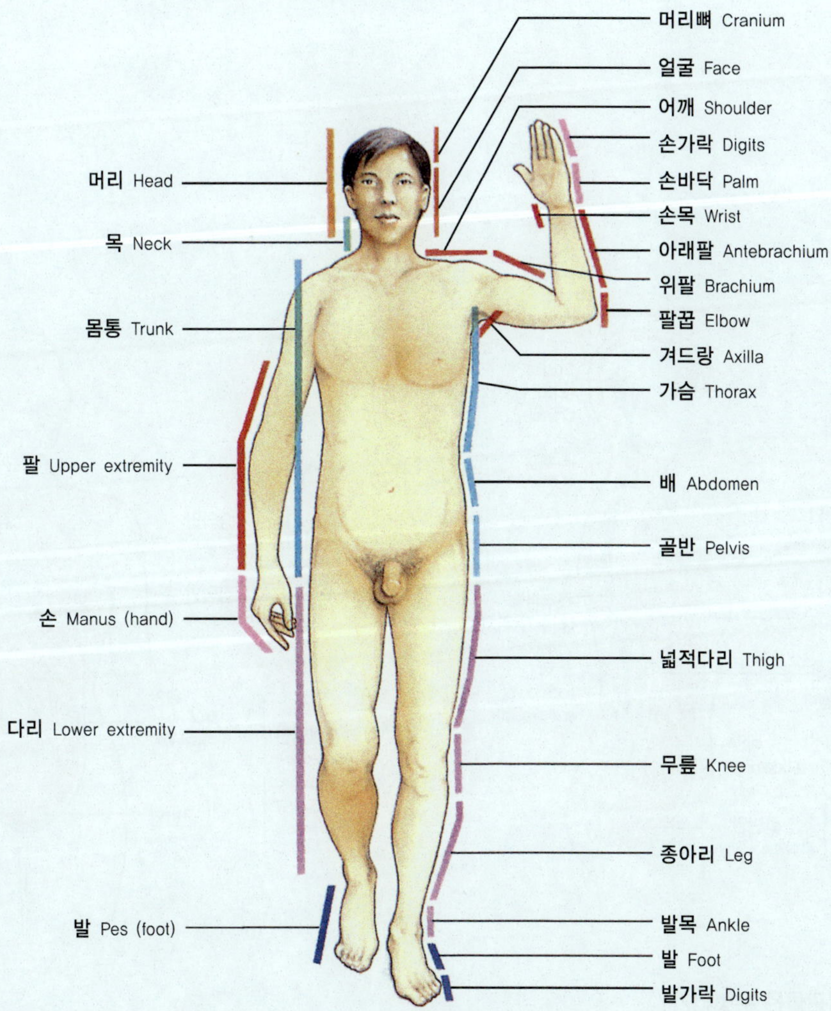

겨드랑의 위치가 넓적다리와 관련하여 사용할 수 있는 용어는 무엇인가?

그림 1-5 **인체영역**
앞에서 바라본 영역들은 중요한 인체 부위를 나타낸다.

배골반부위 Abdominopelvic Regions

배골반안은 신체의 가장 큰 공간으로, 많은 기관들이 위치하고 있다. 의사들이 내부 장기의 위치를 알아내고 표면의 통증을 확인하는 데 도움을 주기 위해 배골반안은 좀 더 작은 부위로 세분화된다. 이 부위들은 보이지 않는 가상선들에 의해 나뉜다. 구분 방법 중의 하나는 두 개의 수평선과 두 개의 수직선을 사용하여 그림 1-7a처럼 이 공간을 9개의 부위로 나눈다. 또 다른 방법은 그림 1-7b에서 보는 것처럼 하나의 수평선과 하나의 수직선을 사용하여 4개의 부위 또는 사분역(quadrants)으로 나누는 것이다.

개념 확인

1. 인체의 주된 영역은 무엇인가?
2. 몸통공간은 무엇인가?
3. 인체의 주된 두 개의 몸통공간은 무엇이며, 각 몸통공간에는 무엇이 들어 있는가?
4. 배골반안을 좀 더 작은 부위로 세분화하는 방법에는 무엇이 있는가?

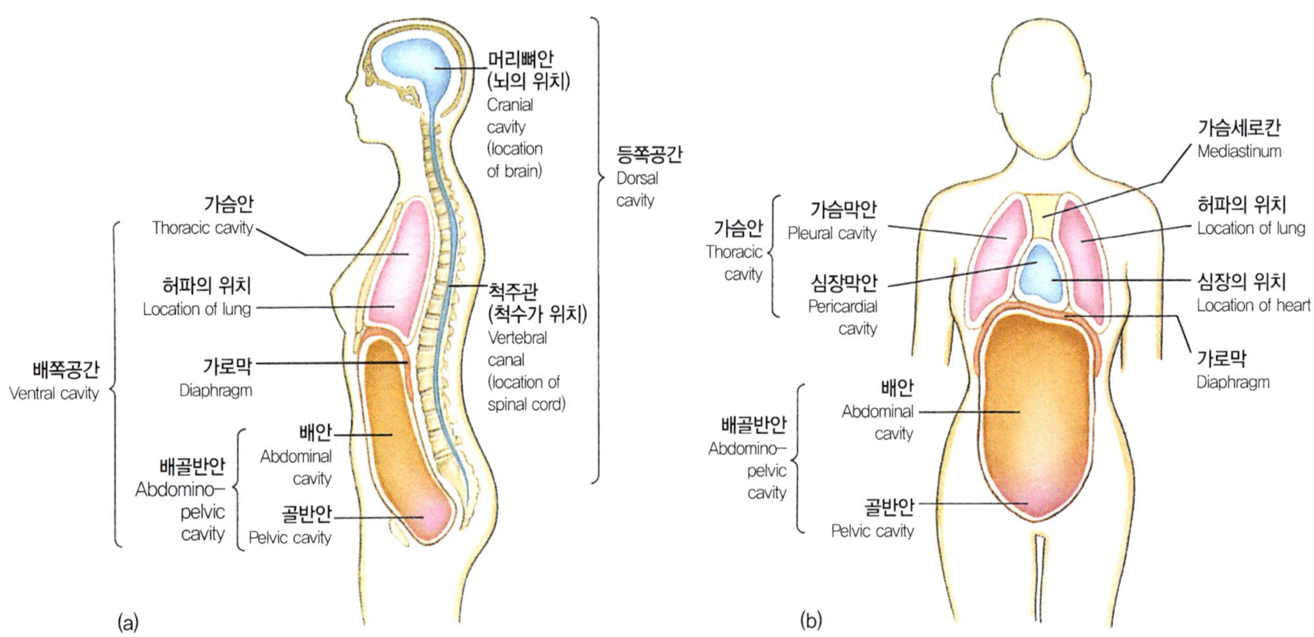

가슴안에 위치하는 기관들은 무엇인가?

그림 1-6 몸통공간
(a) 두 가지의 주된 몸통공간은 등쪽공간과 배쪽공간이다. (b) 배쪽공간은 가슴에 있는 가슴안과 배와 골반부위에 있는 배골반안으로 구성된다. 이 두 공간은 가로막에 의해 분리되어 있다.

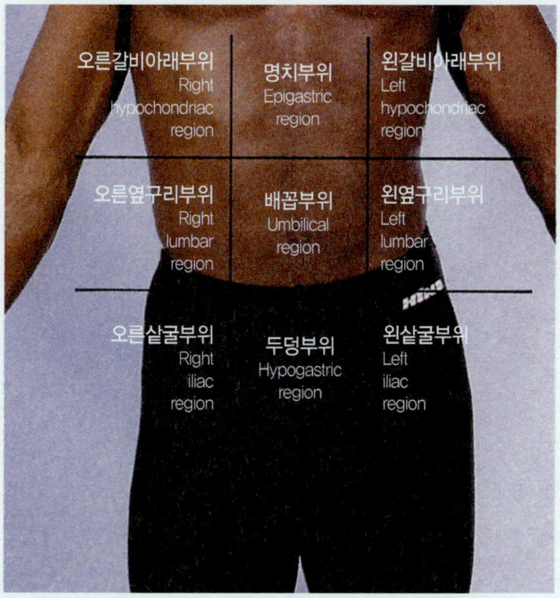

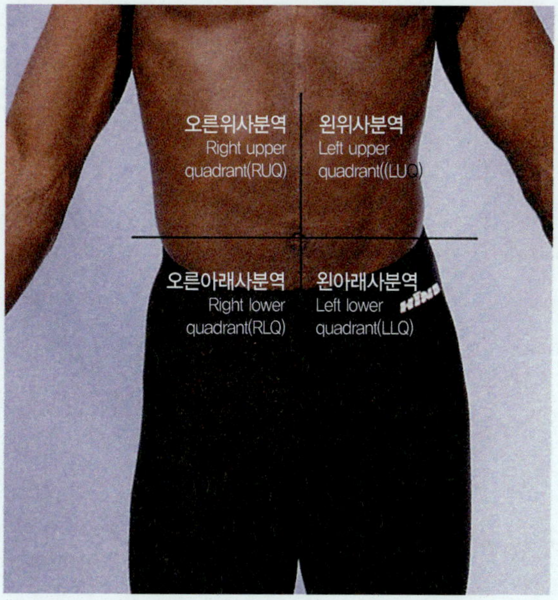

대부분의 명치부위를 차지하는 두 개의 기관은 무엇인가?

그림 1-7 **배골반안의 부위**
이 공간은 (a) 9개의 부위나 (b) 4개의 부위로 나뉜다. 이들 부위를 어떻게 서술하는지 용어들을 주목하라.

생명의 특징

모든 살아 있는 유기체는 살아 있음을 특징짓는 활동들을 공유한다.
이러한 활동들은 세포수준에 중점을 두고 있다.

인체의 살아 있는 모든 세포들은 그들 생명을 유지하는 데 필수불가결한 많은 특징적인 활동들을 공유한다. 이 활동들의 목적은 세포의 기능적 · 구조적 구성을 유지하는 것이다.

하나 또는 그 이상의 활동들이 멈추게 되면 세포는 생명에 위협을 당하게 된다. 살아 있는 세포의 기능에는 조직화, 대사, 움직임, 흥분성 및 성장과 생식 등이 있다.

조직화 Organization

물질을 구성하고 있는 분자들은 물리적 법칙에 적용된다. 이 법칙은 얼마나 무겁고, 다른 분자와 어떻게 결합하고, 얼마나 빨리 움직이는지와 같은 분자의 성질을 조절한다. 세포를 구성하는 모든 분자들은 동일한 물리적 법칙의 지배를 받기 때문에 세포가 상대적으로 안정된 구조를 갖게 한다. 세포의 안정된 구조 또는 **조직화**(organization)는 세포가 다양한 기능을 수행할 수 있게 한다. 차례로 세포의 안정된 조직화는 또한 신체의 조직화를 위한 구조적 기초를 제공한다.

대사 Metabolism

신체가 에너지를 얻고 사용하는 과정을 **대사**(metabolism)라 한다. 우리는 식물처럼 스스로 에너지를 생산할 수 없기 때문에 외부환경과 물질교환을 필요로 한다. 음식은 신체로 들어와 더 작은 입자로 분해된다. 신체에서 연료로 사용되는 입자는 세포내에서 관찰되고, 에너지를 방출하기 위하여 좀 더 분해된다. 에너지는 세포에 의해 곧바로 이용되거나 나중에 쓰이기 위해 분자로 저장된다. 에너지는 새로운 물질합성, 세포의 움직임 및 물질수송과 열 발생과 같은 생존을 위한 모든 활동에 동력을 제공하기 위해 쓰인다.

대사과정에는 **동화작용**(anabolism)과 **이화작용**(catabolism)이 있다. 동화작용은 작은 입자를 이용하여 큰 입자나 세포, 조직을 형성하기 위해 에너지를 사용하거나 성장과 재생하는 과정이다. 이화작용은 신체기능에 동력을 제공할 수 있는 에너지를 방출할 목적으로 거대분자를 간단한 분자로 분해하는 과정이다.

움직임 Movement

세포내에서 분자들의 지속적인 움직임은 세포의 역학상태의 중요한 특징이다. 움직임은 세포내외로 생명유지에 필요한 물질의 수송, 세포의 다른 영역으로의 물질수송 및 세포외로의 노폐물 분비에 있어 매우 중요하다. 동화 및 이화 작용에 필요한 성분으로서 산소와 영양소와 같은 생명유지에 필요한 물질은 세포가 살아가기 위해 끊임없이 공급되어야 한다. 이러한 물질이 공급되지 않는다면 세포는 중요한 분자를 만들 수 없거나 기능을 수행할 수 있는 에너지를 생성할 수 없어 결국 세포는 죽게 될 것이다. 산소와 영양소는 외부환경에서 얻어 세포내로 전달된다. 또한 이화작용의 결과 이산화탄소와 요소와 같은 노폐물은 세포에 해를 끼치지 않도록 세포 밖으로 배출되어야만 한다.

세포 자신 또한 이동을 한다. 예를 들어 백혈구는 침입한 미생물을 찾아 신체 전역을 이동하며, 뼈에 부착된 근육세포는 팔, 다리와 같이 신체 부위를 움직이기 위해 수축, 이완함으로써 근육의 길이를 변화시켜 움직이게 된다.

흥분성 Excitability

환경변화에 반응하는 세포의 능력을 **흥분성**(excitability) 또는 자극감수성이라 한다. 환경변화는 화학물이나 방사물질에 대한 노출, 이물질의 침입 또는 압력이나 온도의 변화 등이다. 세포에 영향을 끼치는 환경변화를 자극(stimuli)이라 한다. 모든 세포는 자극을 받아 그것에 반응할 수 있다. 그러나 서로 다른 세포들은 자극에 대해 서로 다른 반응을 한다. 예를 들어 신경과 내분비 계통의 세포들은 자극에 재빨리 반응하고 그 반응을 다른 세포로 전달할 수 있도록 고도로 분화되었다. 세포의 흥분성의 목적은 환경의 변화에도 불구하고 신체가 안정된 상태를 유지할 수 있도록 하기 위함이다.

성장과 생식 Growth and Reproduction

모든 세포는 특정 시기에 성장과 생식을 한다. 좀 더 작은 입자에서 새로운 분자를 만들어내는 동화작용의 결과로 세포의 크기가 증가할 때 성장이 일어난다. 이와 같은 방식으로 성장하는 세포를 비대(hypertrophy)라고 한다. 생식은 하나의 세포가 둘 이상의 세포로 나누어지는 과정이다. 이것은 죽은 세포가 대치되고, 조직과 기관의 성장이 일어나고, 새로운 개체가 생겨나는 방식이다.

개념 확인

1. 생명의 특징적인 기능의 총체적인 목적은 무엇인가?
2. 대사란 무엇인가?
3. 두 대사과정인 동화작용과 이화작용의 차이점은 무엇인가?
4. 분자운동이 생명에 있어 어떻게 중요한가?

항상성: 생명의 균형

항상성이란 우리를 둘러싼 환경이 변하더라도 인체 내부환경은 비교적 안정된 상태를 유지하려는 과정이다.

환경이 살아가기에 완전한 곳이라면 살아가는 것은 매우 쉬울 것이다. 먹을 수 있는 신선한 음식이 풍부하며, 기온은 항시 온화하고, 질병도 없을 것이며, 다시 말해 인체에 대한 스트레스가 없을 것이다. 그러나 우리의 환경은 완전한 곳이 아니다. 우리의 신체는 주위환경의 온도, 압력, 수분과 염기의 유효성, 음식의 유효성 및 세포를 침입하여 파괴시키는 미생물의 변화를 예견할 수 없고 세포를 변형시키고 파괴하는 화학물질과 방사선에 대한 노출도 증가하고 있다. 우리는 많은 위험물과 변화하는 환경 속에서 어떻게 살아갈 수 있을까? 인체는 미생물의 침입이나 온도변화와 같은 환경변화를 알아채고, 신체기능을 조절함으로써 반응할 수 있는 능력이 있다. 기능변화의 결과, 신체 내부환경은 비교적 안정을 유지하게 된다. 외부환경이 변하더라도 내부환경이 안정되게 유지되는 과정을 **항상성**(homeo-stasis)이라 한다. 항상성이란 글자 그대로의 의미가 "동일한" 또는 "변화가 없는 상태" 일지라도 정적인 상태거나 변화가 없는 것은 아니다. 이것은 신체의 내부 상태를 아주 좁은 범위 내에서 균형을 유지하려는 역동적인 과정이다.

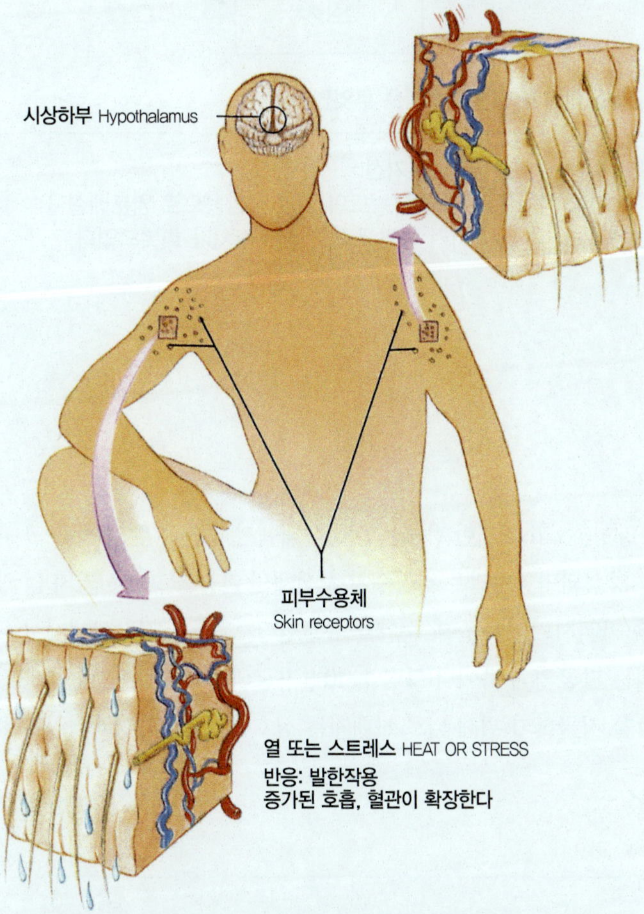

항상성 유지를 위해 인체가 사용하는 열에 대한 반응은 무엇인가?

그림 1-8 시상하부에 의한 체온조절
항상성의 일례: 시상하부는 피부내 혈관의 직경과 근육의 수축을 변화시켜 체온변화에 반응한다. 그 결과 좁은 범위 내에서 체온을 유지함으로써 인체의 항상성 유지를 돕는다.

항상성의 일례는 신체가 찬 기온에 노출되었을 때 내부 체온을 조절하는 것이다(그림 1-8). 여러분이 추울 때 피부에 있는 감각수용기는 온도 변화를 감지하여 뇌로 전달한다. 정보를 수용하는 뇌 영역인 시상하부(hypothalamus)는 신체의 온도조절장치로서 그 기능을 하게 된다. 체열은 시상하부에 의해 무의식적으로 자극되어 적은 양의 근육을 수축시킴으로써 제공된다. 근육이 열을 발생하기 위해 수축할 때 피부에 있는 혈관은 시상하부의 작용을 받아 혈류량을 감소시키기 위해 수축된다. 이것은 피부 표면을 통해 잃어버리는 열의 양을 감소시킨다. 근육수축에 의해 생성되는 열과 피부를 통해 소실되는 열의 감소의 전체적인 효과는 외부온도가 떨어지더라도 내부 체온을 안정화시키고 다른 기능을 정상적으로 진행시킬 수 있다.

신체가 과열되었을 때 항상성 또한 능동적이다. 신경세포로부터 체온이 증가되었다는 정보를 시상하부가 받아들이게 되면, 시상하부는 신체가 너무 과열되지 않도록 변화시킨다. 이러한 변화들로는 수분을 증발시킬 때 피부를 시원하게 하는 발한작용, 피부를 통해 체온을 떨어뜨리기 위해 심장으로부터 신체 깊은 부위로 흐르는 혈류량을 증가시키기 위한 피부내 혈관확장, 그리고 허파를 통해 많은 열을 외부로 방출하는 호흡률의 증가 등이 있다. 체온조절은 신체에서 일어나는 항상성 기전의 일례이다.

음성되먹임기전 Negative Feedback

대부분 신체계통은 **음성되먹임기전**에 의해 항상성을 유지한다. 음성(negative)이라는 용어는 정상상태를 유지하기 위해 반대로 작용하는 기전을 의미한다. 음성되먹임기전은 혈액내 염분농도가 정상치보다 높을 때(고염분의 식사를 할 경우처럼) 일어난다(그림 1-9). 증가된 염분에 반응하여 콩팥은 혈액으로부터 염분을 제거하여 소변으로 배설하는 속도를 증가시킨다. 그 결과 소변은 다량의 염분을 농축시키고, 혈액내 염분농도는 정상치로 되돌아온다. 이 과정은 콩팥이 혈액으로부터 염분제거 속도를 감소시키고 염분의 수치가 정상으로 회복될 때 완성된다. 체온조절에 대한 선례도 음성되먹임기전이다.

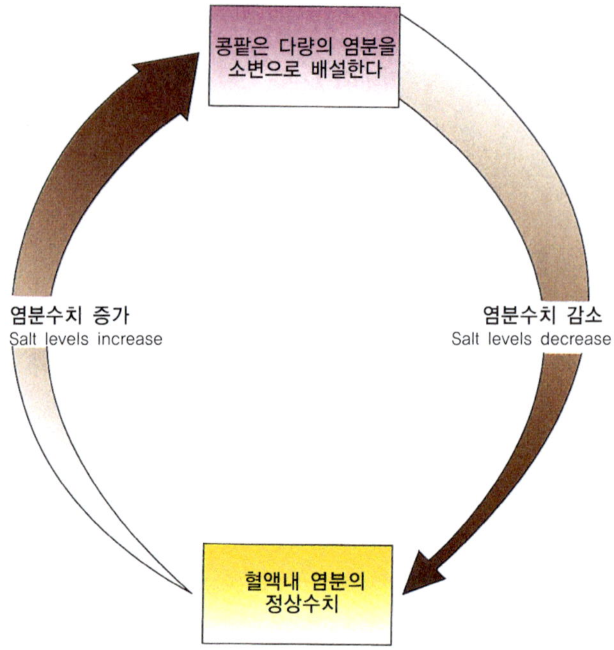

음성되먹임기전의 목적은 무엇인가?

그림 1-9 음성되먹임기전
혈액 내 염분농도의 증가에 반응으로 염분배설을 증가시켜 콩팥에 의한 염분수치가 회복되었다.

양성되먹임기전 Positive Feedback

양성되먹임기전은 건강한 신체에서는 매우 드물게 일어난다. 양성(positive)이란 용어는 정상상태에서 변화가 일어날 때 그 변화를 더욱 향상시킨다는 의미이다. 음성되먹임기전과는 달리, 양성되먹임기전은 정상수치로 신체의 기능을 회복시키지 않는다. 그러므로 어떤 경우에는 양성되먹임기전은 항상성을 계속 파괴시키는 악습의 순환을 유도한다. 그러나 정상상태에서도 일어나는 양성되먹임기전도 있다. 일례로 출산 할 때 진행되는 자궁의 수축이다(그림 1-10). 자궁의 증가된 수축력은 산도를 향해 아기를 밀어낸다. 산도에 대한 압력은 더욱 강한 수축을 자극하기 위해 뇌로 보내지는 신호이다. 이 양성되먹임기전은 산도를 통해 아기가 완전히 만출될 때까지 지속된다.

개념 확인

1. 항상성의 정의는 무엇인가?
2. 항상성의 예를 들어보시오.
3. 음성되먹임기전은 어떻게 작동하는가?

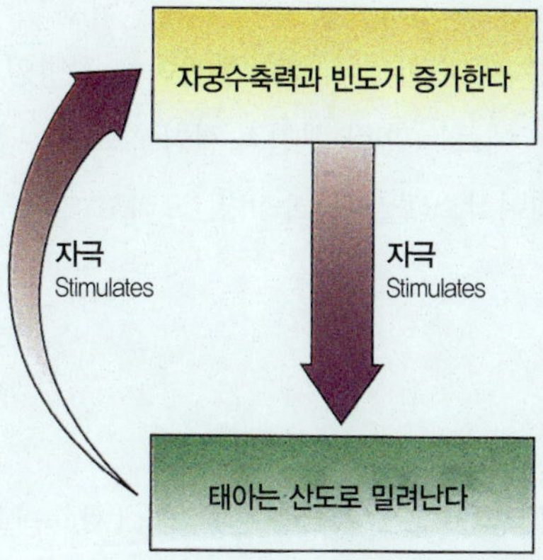

(a)

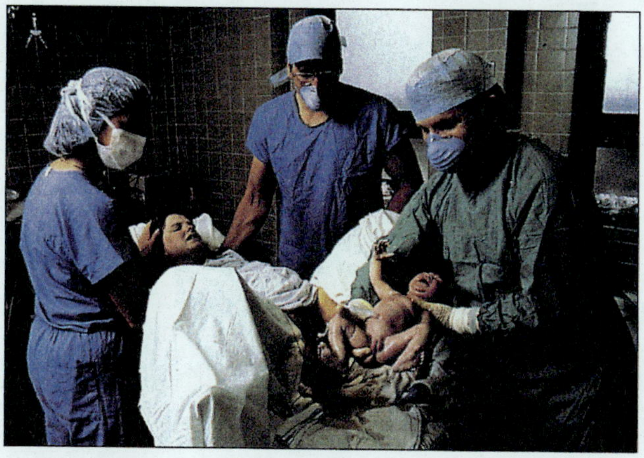

(b)

양성되먹임기전이 어떻게 인체에 이롭지 못한가?

그림 1-10 양성되먹임기전
(a) 자궁수축력과 빈도는 산도에 대한 태아의 압력에 의해 더욱 활성화된다. (b) 분만 중인 사진

건강과 질병

항상성의 파괴는 정상적인 기능의 손상을 가져온다. 이러한 상태를 질병이라 한다.

최적의 건강은 신체적 · 정신적 안녕상태를 제공하는 신체구조와 기능에 있다. 이것은 모든 신체의 기능이 항상성을 유지하기 위해 서로 협력하여 이루어지기 때문이다. 이러한 이상적인 상태의 감소를 **질병**(disease)이라 한다. 모든 질병은 항상성을 유지하는 민감한 균형상태를 파괴한다. 이러한 광범위한 정의로부터 우리는 질병이 고통을 유발하지 않는 아주 사소한 변화에서부터 안녕상태를 파괴하는 매우 심각하고 생명을 위협하는 질병까지 매우 다양하다는 것을 알 수 있다. 건강은 항상성을 조절하는 기전이 정상적인 기능상태로 회복될 때 유지된다.

대부분의 경우, 질병은 **장애**(lesions)라고 하는 신체의 구조적 변화를 초래하는데, 단기간 지속되는 것을 **급성**(acute)이라 하고, 장기간 지속되는 것을 **만성**(chronic)이라 한다. 장애는 때때로 무기력이나 현기증 또는 통증감각을 동반한다. 이러한 감각을 **증상**(symptoms)이라 한다. 장애와 증상으로 질병을 확인하는 과정을 **진단**(diagnosis)이라 하고, 이것은 치료의 첫 단계이다. 질병을 진단하는 전문의를 병리학자(pathologist)라 한다.

질병의 분류 Classification of Disease

질병은 유사한 발병과정이나 유사한 장애를 일으키는 원인을 공유하는 집단으로 분류된다. 이러한 범주는 사람에게 발병되는 질병의 특징을 이해하는 데 도움을 준다. 이 기초적인 단원으로부터 연속되는 단원에서 오늘날 유발되는 질병의 특성에 대해 논의하겠다.

선천적 질환 Congenital Disease

선천적 질환은 출생 전에 발병된다. 이러한 질병은 부모로부터 유전되거나 태반의 장벽을 통과하는 질병인자에 의해 유발된다. 대부분의 경우 우리를 결정하는 유전자 코드가 변형되어 유발된다. 예로는 흔한 선천적 결함으로 600명 중 1명꼴로 유발되는 다운증후군, 특정효소가 합성되지 않는 유전적 무능력에 의한 테이삭스(Tay-Sachs)병, 그리고 임신 기간 동안 모체를 통해 전달된 홍역바이러스에 의한 선천적 심장질환 등이 있다.

면역질환 Immunological Disease

면역학적 범주에 속하는 질병들은 이물질의 침입에 대한 신체작용을 포함한다. 방어작용은 백혈구(white blood cells)에 의한 연속된 반응이다. 박테리아, 바이러스, 곰팡이에 의한 인체침입 또는 감염(infection)은 사람에 있어 중요한 질병의 원인이 된다. 많은 경우 인체는 염증이라는 과정을 거치게 되는데, 염증(inflammation)은 백혈구가 감염부위에 직접 작용하여 일어난다. 불행하게도 염증은 목의 통증, 부종으로 인한 통증이나 기침과 같은 불쾌한 증상들을 일으킨다. 감기 또는 알레르기나 폐렴 등이 면역질환에 속한다.

대사질환 Metabolic Disease

대사는 인체세포에 의해 에너지가 생성되고 이용되는 과정이라는 것을 상기하자. 만약 중요한 기능이 파괴된다면 인체는 필요한 에너지를 이용할 수 없고 건강은 급속하게 악화될 것이다. 모든 질병은 인체의 에너지 균형을 파괴하고 항상성을 엉망으로 망쳐버릴 것이다. 그러나 어떤 질병은 대사에 직접적으로 영향을 끼친다. 이런 것을 대사질환이라 하며, 여기에는 당뇨나 내분비계통의 샘조직 장애가 포함된다. 또한 신체적 상해나 외상(trauma)도 여기에 속하며, 상해나 외상의 결과 세포내 대사의 균형을 깨뜨리는 체액손실을 가져온다.

신생물질환 Neoplastic Disease

건강한 세포의 중요한 기능은 정상적인 성장과 생식이다. 만약 이러한 기능들이 비정상적이 된다면 세포는 조직과 기관의 정상적인 활동에 위협을 가하는 암이라는 장애로 발전하게 된다. 다양한 종류의 암들은 이런 방법으로 발병되며, 신생물 질환의 일례가 된다.

개념 확인

1. 건강 및 질병, 항상성 사이의 상호관련성은 무엇인가?
2. 사람의 4대 질병은 무엇인가?

그림 설명의 질문과 답

그림 1-1 **손보다 몸쪽 가까이에 있는 신체 부위는?**
손보다 몸쪽 가까이에 있는 신체 부위에는 손목, 팔, 팔꿈치 그리고 어깨가 있다.

그림 1-2 **해부학자세에서 손은 어떻게 정렬되는가?**
손가락을 펴고 손바닥을 앞으로 향하게 한다.

그림 1-3 **시상면은 인체를 어떻게 나누는가?**
시상면은 인체를 오른쪽과 왼쪽으로 나눈다.

그림 1-4 **둘 이상의 서로 다른 조직으로 구성된 구조를 무엇이라 하는가?**
둘 이상의 조직은 조직화되어 기관을 형성한다.

그림 1-5 **겨드랑의 위치가 넓적다리와 관련하여 사용할 수 있는 용어는 무엇인가?**
겨드랑은 넓적다리보다 위에 있다.

그림 1-6 **가슴안에 위치하는 기관들은 무엇인가?**
심장, 두 개의 허파와 가슴샘이 가슴안에 있다.

그림 1-7 **대부분의 명치부위를 차지하는 두 개의 기관은 무엇인가?**
간과 위는 명치부위를 차지하는 기관이다.

그림 1-8 **항상성 유지를 위해 인체가 사용하는 열에 대한 반응은 무엇인가?**
피부의 혈관확장, 발한작용 및 증가된 호흡이 열에 대한 주된 반응이다.

그림 1-9 **음성되먹임기전의 목적은 무엇인가?**
음성되먹임기전은 반응을 정상상태로 되돌리는 것이다.

그림 1-10 **양성되먹임기전이 어떻게 인체에 이롭지 못한가?**
양성되먹임기전은 정상상태에서 멀어지도록 반응을 향상시킨다.

2

세포: 생명의 기본

CELL: THE BASIS OF LIFE

개요

학습 목표

1. 세포와 세포를 둘러싼 구조를 설명한다.
2. 세포막의 구조를 묘사하고 그것이 특별한 기능을 수행하기 위해 어떻게 변화하는가를 설명한다.
3. 세포막의 기능을 설명한다.
4. 다양한 물질이 세포막을 어떻게 통과하는지를 설명한다.
5. 각각의 세포소기관의 기본 구조와 기능을 구분하여 파악한다.
6. 핵이 왜 세포의 핵심 조절 기관으로 여겨지는지를 설명한다.
7. 핵의 구조와 구성을 파악한다.
8. 단백질 합성 과정과 유전암호의 중요성을 설명한다.
9. 핵분열의 두 가지 형태인 유사분열과 감수분열을 구분한다.
10. 유사분열 과정을 파악한다.
11. 노화의 과정을 설명한 현대 이론들을 설명한다.

세포의 환경

몸을 이루는 물은 크게 두 부분으로 나뉜다: 세포외액과 세포내액으로 구성된다

몸의 65%는 물로 구성되어 있으며 대부분이 세포 안에 저장되어 있다. 액체로 채워진 이 부분을 **세포내적 환경**(intracellular environment)이라 한다. 몸의 나머지 물은 세포외에 존재하며 세포를 둘러싸고 지지한다. 이것을 **세포외적 환경**(extracellular environment)이라 한다. 이를 그림 2-1에 묘사해 두었다.

세포외적 환경 Extracellular Environment

세포외 영역에는 물 이외에도 가스, 염류, 음식물 조각, 세포 **생산물**(products) 등 다양한 물질이 섞여 있다. 세포 생산물들은 세포 안에서 합성되어 **분비**(secretion)과정을 통해 세포 밖으로 나오게 된다. 대표적인 세포 생산물로는 단백질, 호르몬, 비타민이 있다. 이렇게 세포 밖에서 물, 생산물과 이외의 물질들로 혼합된 용액을 **세포외액**(extracellular fluid, ECF)이라 한다.

세포외액에는 두 종류가 있다. 한 가지는 혈관과 심장 안에 존재하며 이를 **혈장**(plasma)이라 한다. 다른 종류는 몸의 세포 사이에 존재하며 이를 **사이질액**(**간질액**, interstitial fluid)이라 하고, 세포에서 인접한 세포로 물질을 수송하는 역할을 한다. 혈장과 사이질액은 물질이 여행할 수 있도록 액체 "고속도로"를 제공하여 물질수송이 가능하게 한다. 그러나 몸의 어떤 부분에서는, 세포외 환경에 많은 종류의 단백질이 밀집되어 존재하는데, 이를 **바탕질**(**기질**, matrix)이라 하고, 이는 사이질액이 빠져나가는 것을 막는다. 이런 구조는 몸의 구조적 틀을 제공하며, 한편으로는 물질의 이동을 차단하는 역할을 한다.

개념 확인

1. 세포외액을 구성하는 물질은 무엇인가?
2. 세포의 바깥쪽 공간을 무엇이라고 부르는가?
3. 사이질액의 중요한 역할은 무엇인가?

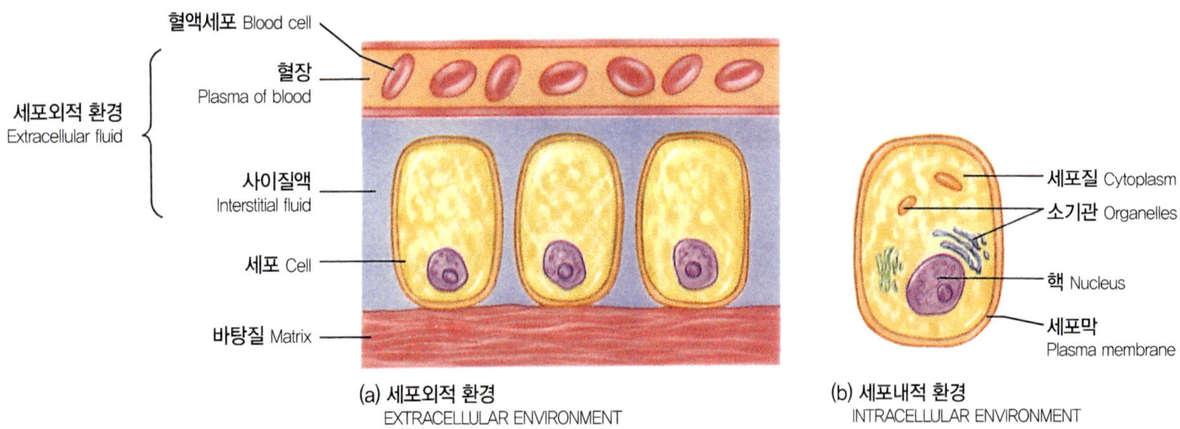

세포외적 환경에는 어떤 액체가 있는가?

그림 2-1 세포의 구획
(a) 세포 바깥쪽 공간이 세포외 환경이다. (b) 세포 안쪽 공간이 세포내 환경이다.

세포내적 환경 Intracellular Environment

세포의 본질을 **원형질**(protoplasm)이라 한다. 이것은 물, 단백질, 탄수화물, 지방, 핵산과 전해질 등의 화학물질로 구성되어 있다. 이들이 생명활동의 특징–조직화, 대사, 움직임, 흥분성, 성장, 생식–을 수행하여 기본구조를 유지할 때 살아 있다고 한다(제1장 11~12쪽에 이런 활동에 대해 서술해 놓았다).

세포내 공간으로부터 세포외 공간을 분리하는 구조를 **세포막**(plasma membrane)이라 하며 이를 그림 2-1에 나타내었다. 세포막은 세포를 둘러싸는 주머니 같은 모양을 하고 있다. 안쪽 공간이 세포내 공간이다. 물, 단백질 그리고 다른 화학물질들이 섞인, 세포내 공간의 용액을 **세포내액**(intracellular fluid, ICF)이라 한다.

세포막에 더하여, 원형질의 두 번째 중요한 요소는 겔 타입의 **세포질**(cytoplasm)이며 세포내적 환경의 대부분을 차지하고 있다. 세포질에는 **세포소기관**(organelle)이라고 하는, 중요한 기능을 수행하는 작은 기관들이 있다.

원형질의 세 번째 중요한 요소는 큰 구형의 **핵**(nucleus)이다. 세포질과 같이 핵 또한 세포내에 존재하고 세포의 활동을 조절한다.

세포의 기능은 세포내적 환경에서 대부분 일어난다. 세포내적 환경은 에너지의 생산, 저장, 성장을 위한 새로운 물질의 합성이 일어나거나 분비되는 등의 중요한 기능이 수행되는 장소다.

개념 확인

1. 어떤 경우에 세포질을 살아 있는 것으로 간주하는가?
2. 세포막에 의해 싸인 부분을 무엇이라고 하는가?
3. 세포를 이루는 주요 3요소는 무엇인가?

세포의 구조와 기능

인간의 세포는 세포막과 세포질, 핵이라는 공통적인 구조를 가지며, 이들은 세포의 기능을 수행하기 위해 서로 조화를 이룬다.

인간의 세포는 세포막과 세포질, 핵이라는 공통적인 구조를 가지며, 이들은 세포의 기능을 수행하기 위해 서로 조화를 이룬다.

대부분 인간의 세포는 너무 작아서 현미경 없이는 볼 수 없다. 그들의 크기는 약 1,000 ㎛의 난자(여성 생식 세포)에서부터 약 50 ㎛의 정자(남성 생식 세포)에 이르기까지 다양하다. 세포의 형태 또한 세포의 종류에 따라 다양하다(그림 2-2). 대개 이러한 크기와 형태의 다양성은 신체에서의 세포의 기능을 반영한다.

비록 몸의 세포가 그 크기와 형태의 다양성을 통해 구조의 다양성에 큰 기여를 할지라도, 그들은 많은 공통적인 중요한 특성을 가지고 있다. 예로, 우리는 이미 세포의 중요한 세 요소에 대해 배웠다: 세포막, 세포질, 핵. 세포의 구조를 좀 더 자세히 묘사하기 위해 세포 중에서 가장 흔한 "전형적인 세포"를 인용했으며 이를 그림 2-3에 나타내었다. 그러나 이 세포의 형태는 실제 인간의 세포가 아니고 다만, 이해를 돕기 위해 인간의 세포에서 중요한 특징만을 나타낸 것임을 기억해두라.

왜 세포들은 크기와 형태가 똑같지 않을까?

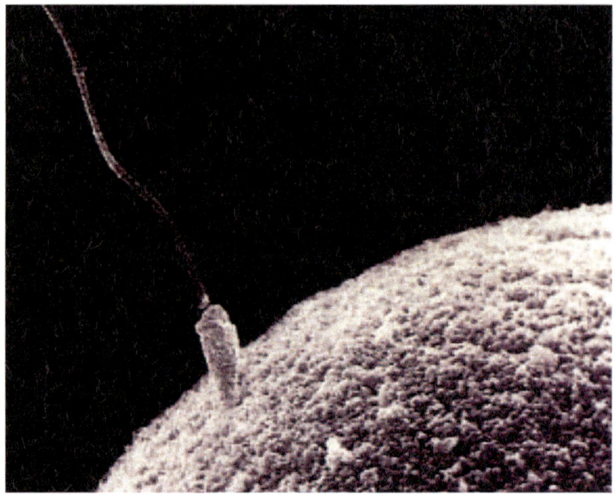

(a)

그림 2-2 **세포의 형태와 크기는 몸에서 세포의 기능을 반영한다.** (a) 난모세포는 신체에서 가장 큰 세포인 반면, 남성에서 생산되는 정자는 가장 작은 세포이다. 배율 4000x. (b) 오른쪽에 보이는 것은 원주상피세포이며 물질을 흡수하거나 분비하는 기능을 한다. 배율 360x. (c) 신경세포는 인접 세포와 의사소통할 수 있는 가지들을 가지고 있다. 배율 500x.

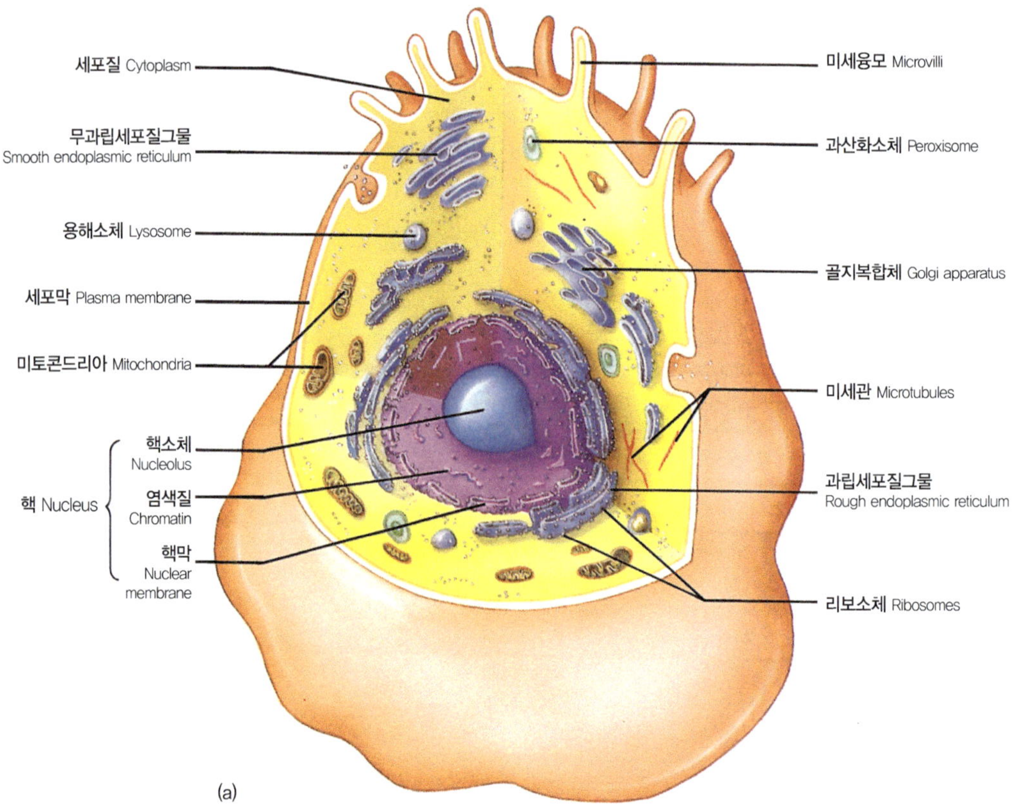

(a)

주어진 세포 모형에서 세포질액은 어디인가?

그림 2-3 **세포뼈대**
(a) 세포막, 핵, 주요 세포소기관을 나타낸 모형이다.
(b) 인간 세포의 전자현미경 사진이 약간 이상해 보이고 세포소기관이 선명해 보이지 않는 이유는, 세포 단면을 1차원 사진으로 나타내었기 때문이다. 배율 1200x.

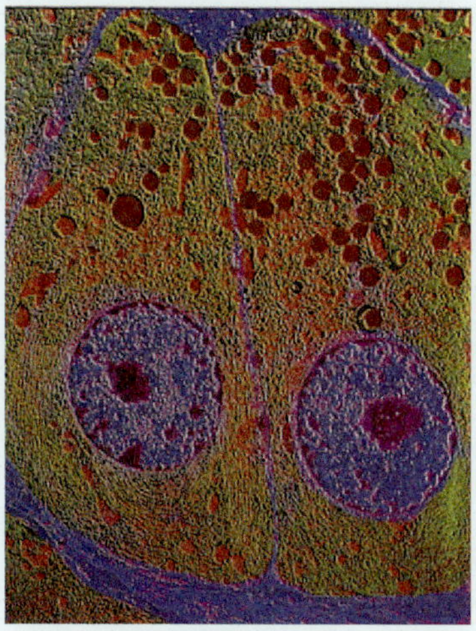

(b)

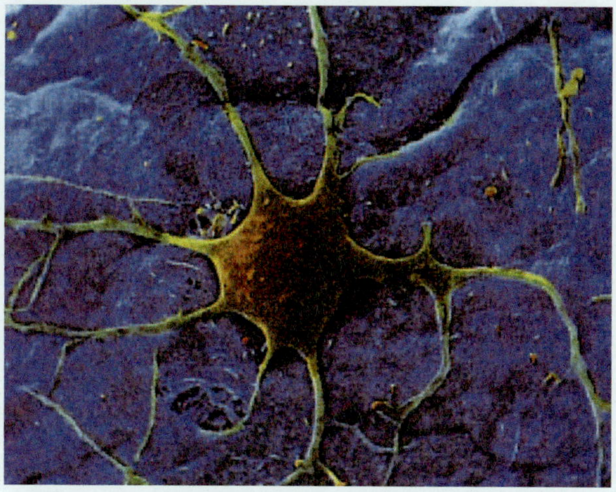

(c)

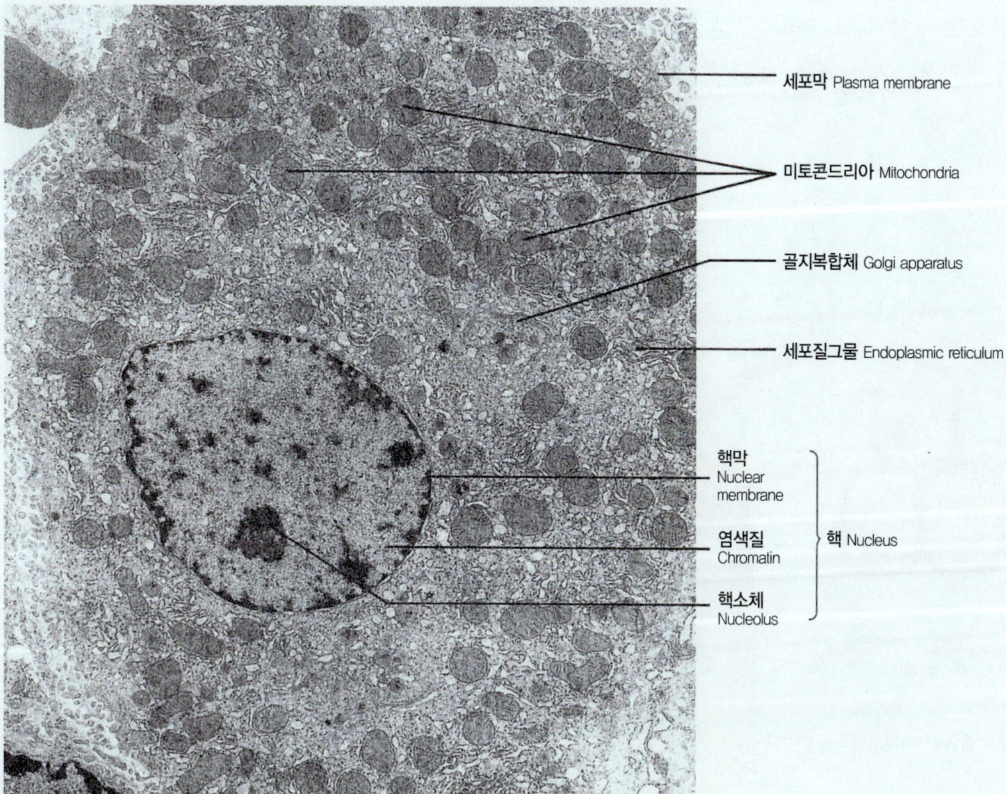
세포막 Plasma membrane
미토콘드리아 Mitochondria
골지복합체 Golgi apparatus
세포질그물 Endoplasmic reticulum
핵막
Nuclear
membrane
염색질
Chromatin
핵소체
Nucleolus
핵 Nucleus

(b)

세포막 Plasma Membrane

세포막은 몸에서 세포의 안과 밖을 나누는 역할을 한다. 또한 이들 사이에서 물질의 이동을 조절한다.

세포막은 세포를 완전히 감쌈으로써 세포외 환경으로부터 세포내 환경을 분리하는 장벽 역할을 한다. 막의 유동적인 모자이크(fluid mosaic) 구조는 그것을 둘러싼 외부환경이 일으키는 변화로부터 세포의 항상성을 유지하는 역할을 한다. 항상성은 세포 안팎으로의 물질 이동을 조절하는 세포막에 의해 유지된다.

구조 Structure

세포막은 같은 양(질량)의 지질과 단백질, 그리고 적은 양의 탄수화물로 이루어져 있다. 이 분자들은 650 nm에서 1,000 nm, 또는 1백만분의 1 인치보다 작은 장벽을 이룬다. 이 장벽은 완벽하지 않아서 물 같은 작은 분자들은 자유롭게 이동할 수 있으며, 이 외의 다른 분자들은 세포막의 메커니즘에 의해 이동할 수 있다. 따라서 이 장벽은 선택적 투과성을 가진다고 한다.

세포막의 지질층은 두 종류의 분자로 되어 있다: **인지질**(phospholipid)과 **콜레스테롤**(cholesterol). 인지질 분자는 다른 성질의 두 부분으로 구성된다: "머리" 부분은 **친수성**(hydrophilic)이고, 그래서 세포외적 환경의 물로 이뤄진 부분과 접하고 있다. "꼬리" 부분은 **소수성**(hydrophobic)이고, 세포막의 안쪽에서 경계를 이루고 있다. 이들과 수분의 상호작용의 결과로 인지

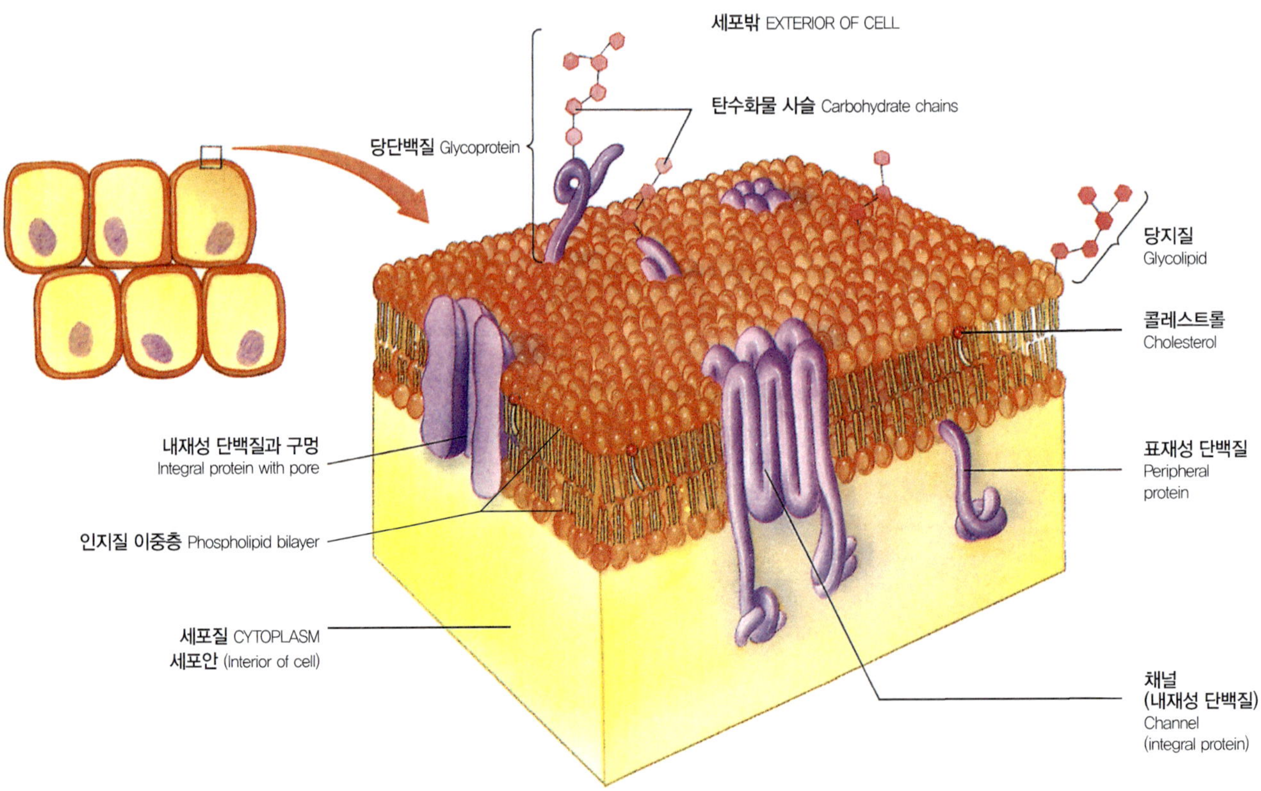

내재성 단백질의 역할은 무엇인가?

그림 2-4 **세포막**
지질 이중층과 두 종류(표재성과 내재성)의 단백질이 묘사된 세포의 세포막 단면이다.

질은 두 층의 배열을 이루며, 이를 **지질 이중층**(lipid bilayer)이라 한다(그림 2-4). 세포가 정상적으로 살아 있을 수 있는 온도의 범위는, 지질 이중층이 액체 상태로 있을 수 있는 범위와 일치한다. 이것은 요리할 때 쓰이는 식물성 기름과 같은 점도를 가진 막을 이룬다. 콜레스테롤 분자는 지질 이중층 사이에 있고, 그것들의 기계적 힘을 증가시킴으로써 막의 안정화에 기여한다. 이중층의 지질 요소는 아미노산과 당류와 같이, 지질과 섞이지 않는 물질의 통과를 막음으로써 세포의 장벽 역할을 한다. 한편으로는 산소, 이산화탄소, 특정 호르몬과 같이 지질에 용해되는 분자가 통과할 수 있는 채널을 제공한다.

세포막의 약 1/2을 구성하는 단백질에는 두 종류가 있다: **표재성**(peripheral)과 **내재성**(integral). 표재성 단백질은 세포막의 안과 밖의 표면에 붙어 있다. 좀 더 풍부한 내재성 단백질은 최소한 지질 이중층 일부분에서 그들의 뼈대를 이루고 있다. 내재성 단백질은 부분적으로 이중층의 안과 밖의 표면을 둘러싸는 반면, 대부분은 완전히 이중층을 통과하고 있다(그림 2-4). 이중층을 통과하여 뻗어나가는 내재성 단백질은 물질이 막을 통과할 수 있게 하는 채널을 제공한다. 이런 채널은 수분과 같은 작은 분자들이 항상 지나갈 수 있는 "구멍"을 제공하고, 어떤 물질들은 선택적으로 투과할 수 있는 채널을 제공한다. 예로, 신경과 근육세포는 "이온 채널"을 막에 가지고 있어, 이온의 이동을 조절함으로써 그들의 기능을 수행한다.

이중층의 안팎 표면을 지나는 표재성과 내재성 단백질에는 탄수화물 분자가 붙어 있다. 이렇게 형성되어 있는 복합체 단위를 **당단백질**(glycoprotein)이라 한다. 당단백질은 호르몬, 성장 인자, 항체 같은 세포의 여러 종류를 구분해내는 수용체를 가지고 있다. 당단백질은 또한 세포밖 환경에 떠다니는 영양 분자들에게 신호를 보냄으로써 직접 그들이 세포막으로 들어오게 한다.

개념 확인

1. 세포막은 왜 "선택적 투과성막"이라 불리는가?
2. 지질 이중층을 이루는 인지질의 배열을 묘사해 보시오.
3. 막을 통과하는 내재성 단백질의 중요한 기능은 무엇인가?

세포막의 변형 Modifications of Plasma Membranes

몸의 많은 세포들의 **세포막**(plasma membranes)은 특별한 기능을 수행하는 뼈대를 제공한다. 이것은 몸의 여기저기를 돌아다니지 않고 한 곳에 머물러 있는 대부분의 세포들의 경우에 해당한다. 이런 세포들은 소화관을 형성하고, 또는 간과 콩팥을 이루며 혈관벽을 형성하고, 그 이외에 몸의 여러 부분을 구성한다. 이런 고정된 세포의 세포막은 네 부분으로 나뉜다(그림 2-5): 속공간(내강)과 닿아 있는 부분은 속공간면(luminal surface), 이웃 세포와 인접한 두 개의 가쪽면, 그리고 자유면, 맞은편의 바닥면. 바닥면은 단백질의 바탕질로 된 **바닥막**(basement membrane)에 대개 붙어 있다. 세포막의 변형은 세포의 **속공간면**(luminal surface)에서 자주 일어난다.

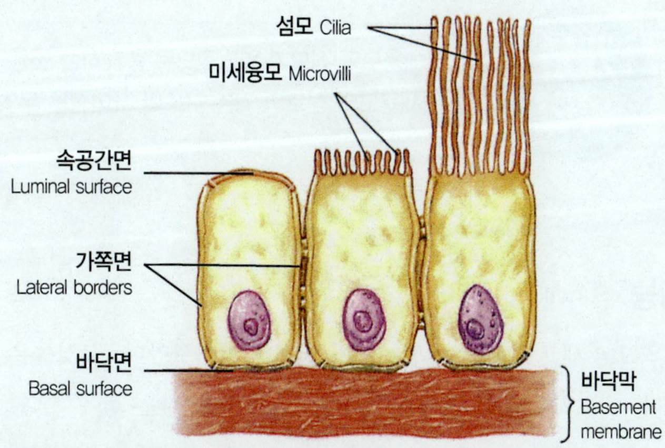

미세융모는 세포에서 어떤 역할을 하는가?

그림 2-5 **고정된 세포의 특징**
그들의 바닥면은 바닥막에 붙어 있고 가쪽면(가쪽 경계)은 인접한 세포와 경계를 이룬다. 속공간은 종종 미세융모나 섬모와 같은 세포막의 변형체를 가진다.

어떤 세포의 세포막에 있는 **속공간면**(luminal surface)은 작고 가느다란 뾰족한 **미세융모**(microvilli)로 변형되기도 한다(그림 2-5, 그림 2-6). 각 미세융모들은 세포막에 의해 둘러싸여 있고 그 안에 적은 양의 세포질을 포함한다. 미세융모의 수가 많을수록 세포막의 속공간면 영역이 넓어지고 그에 따라 더 많은 물질이 이동할 수 있다. 결론적으로 미세융모는 작은창자와 같은 곳의 세포에서는 물질을 흡수하고 콩팥에서는 분비세포로써 물질을 분비한다. 이런 역할을 하는 세포들은 수많은 미세융모를 가지고 있다: 세포당 3,000개 정도.

또 다른 세포막의 변형으로는 세포의 속공간면을 따라 존재하는 **섬모**(cilia)집합체이다(그림 2-5, 그림 2-6). 미세 융모처럼 섬모는 속공간 쪽으로 가늘고 긴 융기를 내고 있다. 하지만 미세융모와는 달리 미세관(microtubule)이라고 하는, 뼈대를 유지하는 단백질로 구성되어 있다. 섬모는 미세융모보다 약간 길이가 길다. 비록 섬모가 속공간면 쪽에서 자라기는 하지만 물질을 흡수하지는 않는다. 오히려 체액을 이동시키기 위해 채찍같이 협력하여 움직인다. 섬모는 대개 호흡기관의 상피에 있는 두꺼운 점액(mucus)층에 존재하며 점액은 섬모에 의해 위쪽으로 움직이게 된다.

편모(flagellum)는 길고, 단독으로 존재하는 세포막의 변형체이다. 섬모와 같이 편모는 미세관으로 구성되어 있다. 편모는 정자와 같이 세포에 추진력을 부여한다.

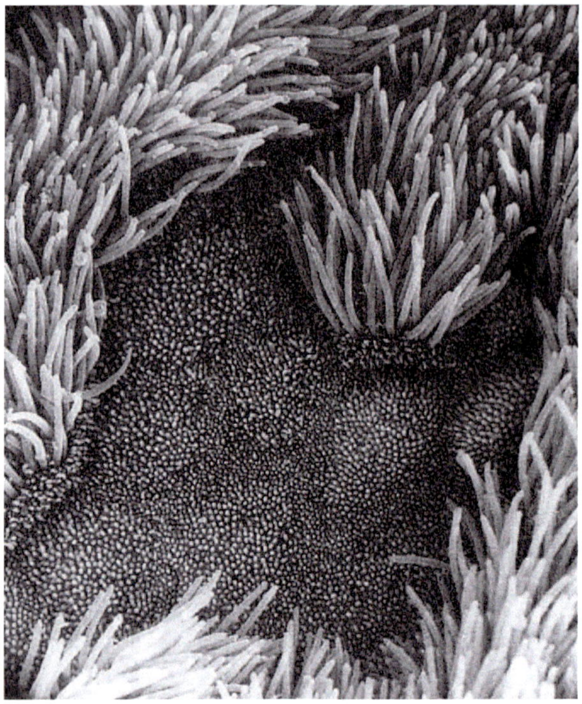

그림 2-6 이 전자현미경 사진은 세포의 속공간면 모습이다. 어떤 세포들은 길고 머리카락 같은 융기의 섬모를 가지고 있고, 어떤 세포는 좀 더 짧은 미세융모를 가지고 있다. 배율 4110x.(From R.G. Kessel & R.U. Kardon, 조직과 기관: 전자현미경 사진 courtesy Professor R.G. Kessel).

개념 확인

1. 미세융모와 섬모가 일반적으로 존재하는 곳은 어디인가?
2. 미세융모와 섬모의 기본 구조의 차이점은 무엇인가?

기능 Functions

우리는 세포의 유동적인 세포막에 대해 알아보았다. 그것들은 세포밖 환경으로부터 세포 내용물을 보호하는 장벽 역할을 한다. 세포막은 물질을 받아들이는 수용체가 있다는 점에서 다른 세포막과 구별되며, 영양분이 세포 안으로 들어오는 것을 지시한다. 기본 구조의 변형은 특별한 기능을 수행함을 의미한다. 결국, 세포막은 세포 밖에서 안으로 물질이 통과하는 것을 조절한다. 물과 같은 물질은 투과할 수 있으나 어떤 물질은 투과하지 못하도록 하는 선택적 투과성을 지닌다. 우리가 지금 알아볼 것은 몸의 기능과 관련된, 세포막에서의 물질의 다양한 이동방법이다.

세포막에서 물질을 통과시키는 다양한 메커니즘은 그들의 이동 원동력에 따라 구분되며 크게 두 종류로 나눌 수 있다: **수동수송**(passive processes)과 **능동수송**(active processes). 수동수송은 물질의 무질서한 운동에 의해 이뤄지는 과정으로 세포로부터 에너지를 필요로 하지 않는다.

반면에, 능동수송은 세포로부터 에너지를 공급받아야 한다. 이 에너지는 ATP (adenosine triphosphate)의 고에너지 화학결합에 의해 제공된다. 화학반응에 의해 ATP결합이 깨지면서 물질은 세포막을 통과하게 된다.

수동수송 Passive Processes

확산(diffusion) 확산의 과정은 물질 자체의 운동 에너지에 의해 높은 농도에서 낮은 농도로 물질이 이동하는 것이다. 이런 이동은 **평형상태**(equilibrium)에 도달할 때까지 계속된다. 한 곳과 다른 곳의 농도 차이는 **농도 경사**(concentration gradient)를 형성한다: 낮은 농도의 지역은 언덕에서 바닥, 높은 농도의 지역은 언덕에서 꼭대기라고 생각하면 된다. 확산이 이뤄지는 동안 분자들은 농도 경사를 따라 움직이게 된다. 확산의 예는 일상에서 많이 경험할 수 있다: 커피에 설탕을 탈 때, 향수를 건조한 공간에 뿌릴 때, 창문을 열어 놓으면 신선한 공기로 곧 대체되는 것. 몸에서의 확산의 예로, 허파에서는 허파꽈리(폐포)에서 허파꽈리를 둘러싼 혈액으로 산소 분자가 확산을 통해 이동한다. 세포의 세포막을 통한 확산을 그림 2-7a에 나타내었다. 이 예에서는, 세포막에 용해될 수 있는 분자만이 직접 막을 통과하여 이동할 수 있음을 보여준다. 한편으로 세포막에 용해될 수 없는 분자들은(lipid-insoluble) 내재성 단백질에 의해 형성된 구멍을 통하여 이동할 수 있다.

촉진확산(facilitated diffusion) 세포는 에너지와 성장을 위해 큰 분자들을 필요로 하며, 이런 분자들은 때로 세포 안보다 바깥에 많이 존재한다. 이것은 세포 안으로 이동하려는 경향 때문에 농도 경사가 형성된다. 하지만 그것들은 분자

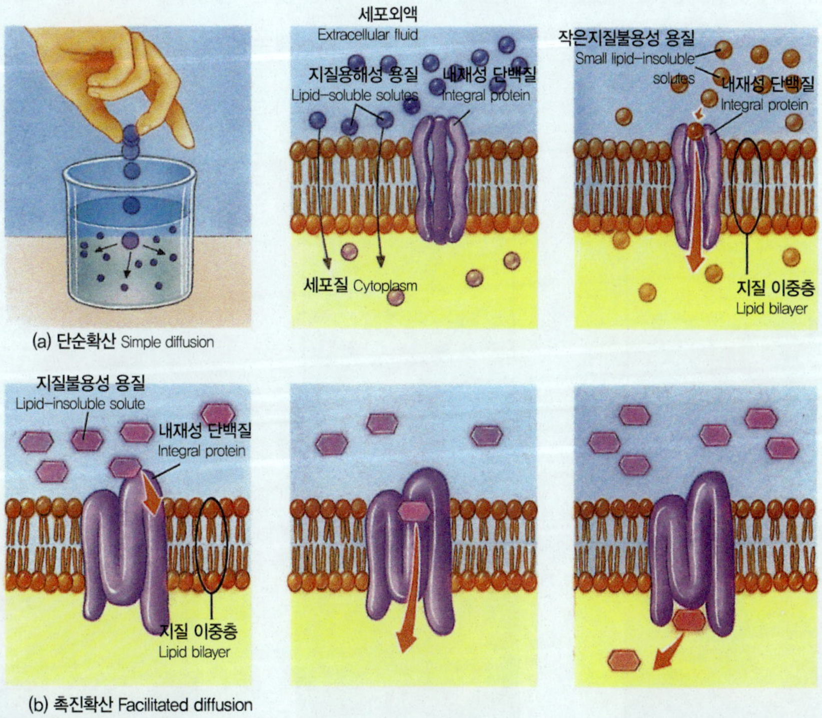

농도 경사를 거슬러 확산될 수 있는가?

그림 2-7 세포막을 통과하는 확산의 두 가지 메커니즘
(a) 첫 박스의 그림은 비커의 물속에 입자들이 단순확산하는 모습이다. 입자가 한 부분에 떨어뜨려지면 그들의 분포가 평형상태가 될 때까지 작은 입자들은 높은 농도에서 낮은 농도로 이동한다. 확산은 두 가지 방법 중 한 가지로 세포막을 통과한다: 소수성 분자들은 지질 이중층을 직접 통과하고 친수성 분자들은 내재성 단백질을 통해 이동한다. 이런 이동들은 어떠한 보조 없이 이뤄진다. (b) 촉진확산은 비슷하지만 불용성 분자이기 때문에 내재성 단백질의 도움을 필요로 한다.

의 크기가 크거나 분자량이 커서 보조 없이는 세포막을 통과할 수 없다. 촉진확산에서는 세포막의 내재성 단백질의 도움으로 이동이 가능하다(대부분의 내재성 단백질은 세포막을 완전히 통과한다). 이런 예에서 다당류와 포도당의 세포로의 이동은 수동수송으로 이뤄진다(그림 2-7b). 포도당 농도는 세포밖 환경에서 농도가 높지만 포도당은 보조 없이 세포막을 통과할 수 없다. 이것은 세포 안으로 이동 시 내재성 단백질과 결합함으로써 세포막을 통과하여 세포 안으로 들어갈 수 있게 된다.

삼투 현상(osmosis) 삼투에 의한 수동수송은 용질은 투과할 수 없고 물만 통과할 수 있는 막을 사이로, 다른 양의 용질이 물에 녹아 있을 때 일어난다. 삼투 현상은 높은 물 농도에서 낮은 물 농도로 물분자만이 선택적으로 투과하는 것이다. 물 농도는 용질의 양에 의해 결정 된다: 높은 용질의 농도는 낮은 물 농도를 의미한다. 확산됨에 따라 분자는 평형상태가 될 때까지 농도 경사를 따라 이동한다.

물 분자를 이동시키는 힘을 **삼투압**(osmotic pressure)이라 한다. 이 힘의 크기는 농도 경사 차이의 정도에 의해 결정된다: 두 구획의 물 농도 경사가 크면 클수록 삼투압은 커진다. 물의 이동과 물에 의한 삼투압은 세포막, 세포사이, 몸의 구획에서 물질이동의 중요한 역할을 한다.

세포에서 물분자는 막의 내재성 단백질 채널을 통해 빠르게 이동한다. 이 특징은 세포의 생존에 중요한 요소이며 이를 적혈구를 예로 들어 설명해 두었다(그림 2-8). 만일 적혈구를 적혈구 내부와 같은 농도의 용질을 가진 물에 두면 물은 세포막을 중심으로 양방향으로 같은 양만큼 이동한다. 이것은 세포막 양쪽에 같은 농도의 물이 있기 때문에 일어나는 현상이다-평형상태. 이 경우에 세포 밖 용액을 세포 안 용액과 비교하여 **등장성 용액**(isotonic solution)이라 한다. 만일 세포를 세포내 농도보다 훨씬 높은 농도의 용질을 가진 비커 용액에 두면 많은 물이 세포에서 세포 밖으로 이동하며 이때 세포 밖 용액을 **고장성 용액**(hypertonic solution)이라 한다. 이 상황에는 세포가 탈수되고 오그라들게 된다-세포가 무딘 톱날모양으로 변함.

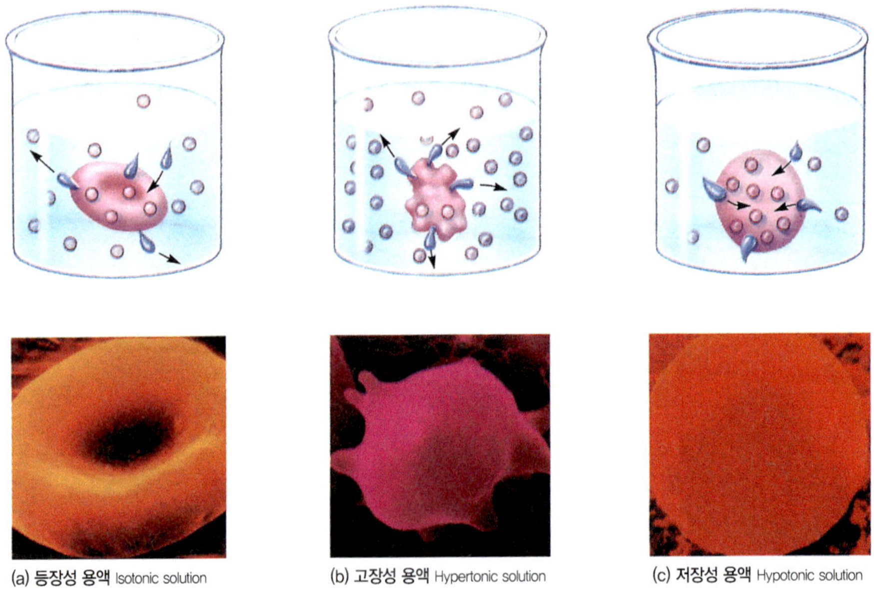

저장성 용액에서는 세포로 물이 들어가는가, 아니면 나오는가?

그림 2-8 **삼투 현상**
(a) 등장성 용액에서 물의 순이동은 없고, 세포도 변화가 없다.
(b) 고장성 용액에 고농도의 용액은 세포로부터 물을 빨아들이고 세포는 오그라든다.
(c) 저장성 용액에 세포를 두면 세포 안으로 물이 이동하여 세포는 부풀어 오르게 된다.

만일 낮은 농도의 용질을 가진 비커 용액에 세포를 두면 반대 효과가 일어나며, 이 세포 밖 용질을 **저장성 용액**(hypotonic solution)이라 한다. 이 상황에서 물은 세포 밖에서 안으로 들어오고 세포는 부풀어 오르거나 비후상태가 되며, 만약 삼투압이 충분히 크다면 세포는 마침내 터진다.

삼투 현상은 몸에서 중요한 요소이다. 이것은 세포외 환경에 있는 사이질액의 용질 농도가 가능한 한 일정하게 유지되도록 하는 요소 중 하나이다. 세포외 용질의 농도가 일정하게 유지되지 않는 몸의 일부분에서는 세포를 보호하기 위한 다른 메커니즘이 있다. 그 예로 소변은 많은 용질, 때로는 용질이 거의 없이 요도를 흘러간다. 이 요도의 안쪽 벽에 있는 세포들은 요도 벽의 특수한 세포에서 분비되는 점액질층에 의해 보호된다. 이 점액질층은 세포와 소변의 직접적인 접촉을 막는다.

여과(filtration) 확산, 촉진확산, 삼투 현상에서 분자들을 이동시키는 힘은 두 영역에 존재하는 분자수가 다르거나 농도 경사가 있을 때 얻어진다. 여과에서 분자를 움직이는 힘은 두 영역 사이의 분자들 간에 일어나는 충돌수의 차이에 의해 발생한다. 이것을 **압력 경사**(pressure gradient)라 한다. 여과는 분자들이 선택적 투과성을 지닌 막을 높은 압력이 있는 곳에서 낮은 압력이 있는 곳으로 통과하여 이동하는 것이다. 주로 세포에서 여과는 작은 분자가 압력 경사에 의해 물리적으로 세포막을 지나는 것이다. 이 여과는 콩팥에서 많이 일어나는데 물과 작은 이온과 요소 찌꺼기들 등의 분자들은 혈압에 의해 혈관과 콩팥 세관의 벽을 이루는 얇은 세포의 세포막 사이에서 여과된다.

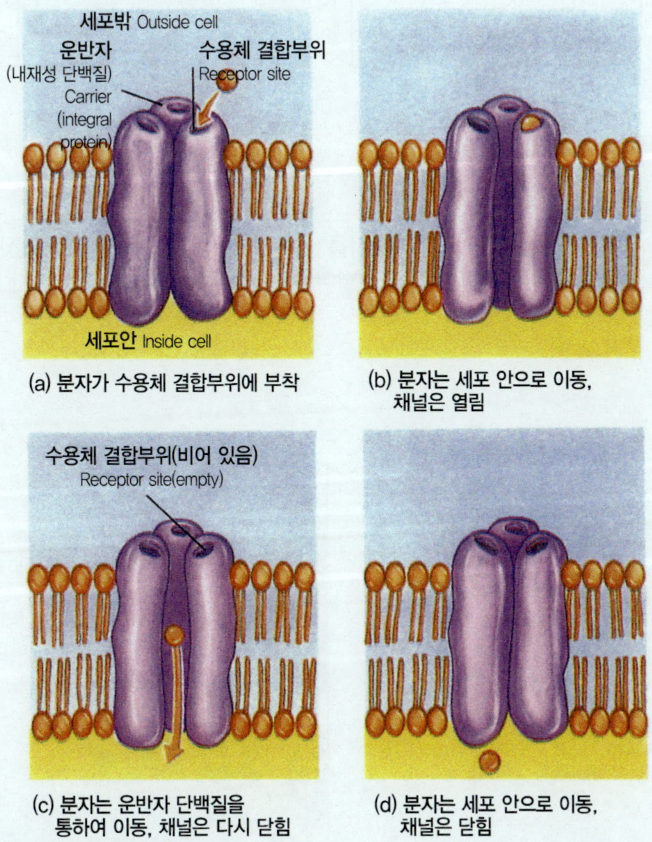

(a) 분자가 수용체 결합부위에 부착

(b) 분자는 세포 안으로 이동, 채널은 열림

(c) 분자는 운반자 단백질을 통하여 이동, 채널은 다시 닫힘

(d) 분자는 세포 안으로 이동, 채널은 닫힘

이용 가능한 에너지가 없을 때 능동수송은 일어날 수 있는가?

그림 2-9 능동수송

ⓐ 능동수송은 분자가 내재성 운반 단백질에 부착함으로써 시작된다. 결합의 화학적 반응은 단백질의 구조를 변화시켜 분자가 지나갈 수 있는 채널을 만든다. ⓑ 단백질 구조가 변함에 따라 분자는 수용체에서 분비되고 채널을 지나가기 시작한다. ⓒ 분자는 농도 경사를 거슬러 세포질로 들어간다. 에너지는 ATP 형태로 제공된다. ⓓ 분자가 세포 안으로 일단 들어가면 내재성 단백질은 채널을 닫는다.

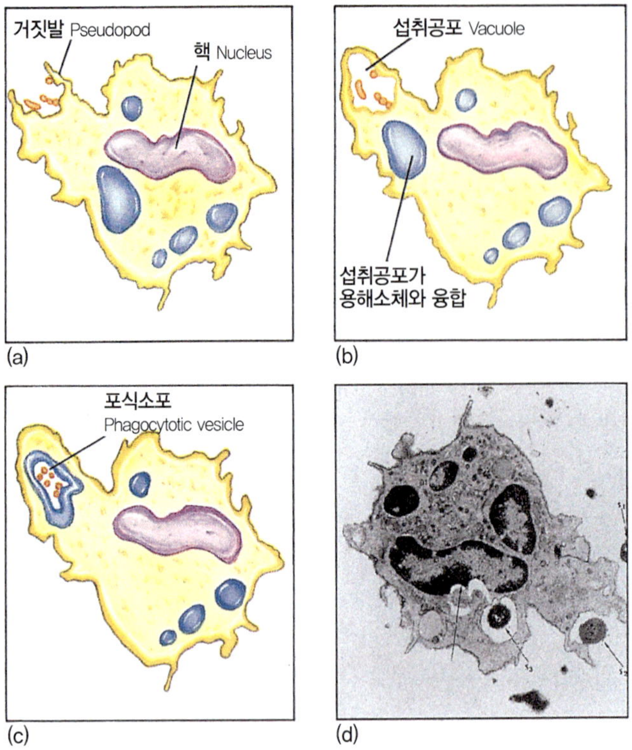

포음작용과 포식작용은 어떤 점이 비슷한가?

그림 2-10 포식작용 – 세포내유입의 예
백혈구가 이 과정을 통해 외부 입자와 세포 찌꺼기를 잡아 먹고 있다. (a) 입자를 거짓발로 싸고 있다. (b) 거짓발로 입자를 완전히 포위하여 세포질내로 빨아들인다. (c) 용해소체가 분비한 효소에 의해 입자는 소화된다. (d) 포식작용을 전자현미경으로 본 것이다.

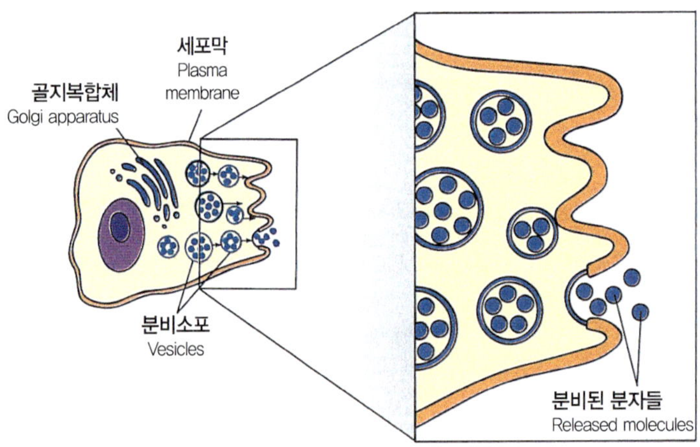

세포외배출은 에너지를 필요로 하는 과정일까?

그림 2-11 세포외배출
이 과정 중에 찌꺼기나 새로 만들어진 가공물은 막으로 둘러싸인 소포에 의해 싸인다. 이 소포는 세포막으로 이동하여 세포막과 융합된다. 융합이 완성되면 구멍이 열려 물질은 세포질에서 세포 밖으로 이동할 수 있게 된다.

능동수송 Active Process

능동수송 **능동수송**은 세포에 의해 만들어진 ATP를 에너지로 이용한다. 선택적 투과성막을 지나 농도 경사를 거슬러 물질이 이동한다. 세포에서 이것은 세포막에 존재하는 운반자(carrier)라 불리는 내재성 단백질의 도움을 필요로 한다(그림 2-9). 능동수송은 농도 경사에도 불구하고 세포 안에서 특정 이온의 적당한 농도를 유지시키고, 세포 밖의 다른 이온들의 적당량을 유지시키는 수단이 된다. 에너지를 필요로 하는 큰 분자나 아미노산 같은 세포의 성장 기능을 하는 분자들은 농도가 높은 세포외에서 세포내로 이동해야 한다.

세포섭취작용(cytosis) 큰 부피의 입자나 물질을 세포막을 통해 능동수송하는 것을 세포섭취작용이라 한다. 세포섭취작용에는 물질을 세포 안으로 이동시키는 **세포내섭취**(endocytosis)와 물질을 세포 밖으로 이동시키는 **세포외배출**(exocytosis)이 있다. 세포내섭취는 세포막의 일부분을 뻗어 큰 부피의 물질이나 큰 입자를 둘러싸서 그것을 세포 안으로 이동시키는 것이다(그림 2-10). 세포내섭취의 한 종류인 **포식작용**(phagocytosis)은 세포질이 이동함으로써 세포막의 일부가 목표가 되는 입자 쪽으로 밀리는 것이다. 이때 팔과 같이 돌출된 부분을 거짓발(위족, pseudopod)이라 하고, 이것은 입자를 둘러싸서 잡아먹는 기능을 한다. 세포질로 들어온 입자를 둘러싼 세포막 주머니를 포식소포(phagocytotic vesicle)라고 하며 이곳에서 들어온 입자가 소화된다. 포식작용은 오직 고체 입자를 세포로 이동시키는 방법이다: 이 때문에 이 소화과정을 "세포섭취(cell-eating)"라 한다.

이런 특별한 기능을 가진 세포는 많지 않다. 체액성 면역반응에서 백혈구가 죽은 세포나 박테리아 같은 이물질을 잡아먹을 때 이 방법이 쓰인다. 세포내섭취의 다른 종류는 **포음작용**(pinocytosis) 또는 "세포음수(cell-drinking)"로 액체를 세포 안으로 이동시키는 것이다. 포음작용은 혈관의 상피세포와 콩팥의 세관벽세포 등 몸의 많은 부분에서 일어난다.

세포외배출은 물질 덩어리를 세포 밖으로 이동시킬 때 쓰이는 방법이다. 이것은 세포내 찌꺼기를 배출시킬 때나 세포질에서 생산된 가공물을 몸의 다른 부분으로 이동시키고자 분비할 때 쓰인다. 이 경우, 물질은 세포질내의 막으로 싸인 소기관에 의해 둘러싸여 세포막으로 이동된다(그림 2-11). 여기서 소기관의 막은 세포막과 융합되어 물질을 세포 밖으로 내보내게 된다. 세포외배출을 통한 찌꺼기의 제거를 **배설**(excretion)이라 하고 가공된 분자를 내보내는 과정을 **분비**(secretion)라 한다. 분비는 소화 효소나 점액, 호르몬, 항체 같은 중요한 물질을 세포외 환경으로 내보내는 방법이다.

세포막을 통한 물질을 이동시키는 다양한 방법을 표 2-1에 요약해 두었다.

표 2-1 세포막을 통한 물질의 이동

과정	에너지 원천	이동방법	예
확산	분자들의 운동에너지	농도 경사에 따라	지질 이중층을 통한 산소, 이산화탄소, 지방의 이동
촉진확산	분자들의 운동에너지	농도 경사와 내재성 막단백질의 작용으로	세포로의 포도당 공급
삼투 현상	분자들의 운동에너지	농도 경사에 따른 물의 이동	막의 구멍을 통한 물분자의 이동
여과	압력 경사에 따른 분자들의 운동 에너지	압력 경사에 따라	모세혈관벽의 막을 통한 물의 이동
능동수송	ATP	농도 경사를 거슬러 막단백질의 작용으로	농도 경사에 반한 포도당의 이동
세포내섭취	ATP	세포 안으로 물질을 이동	죽은 세포나 박테리아를 백혈구가 포식작용할 때; 다양한 액체를 포음작용할 때
세포외배출	ATP	세포 밖으로 물질을 이동	갑상샘에서의 호르몬 분비; 이자세포에서의 소화 효소 분비

개념 확인

1. 확산과 촉진확산의 다른 점은?
2. 세포가 고장액에 있을 때 세포막을 통한 물의 이동방향은?
3. 왜 능동수송은 능동적인 과정인가?
4. 포식작용에 대해 설명하시오.

세포질과 세포소기관 Cytoplasm and Its Organelles

세포소기관은 막으로 둘러싸인 구조로, 안에는 특별한 기능을 수행하는 세포질로 되어 있다.

세포질(cytoplasm)은 핵과 세포막 사이에 위치한 원형질이다. 이것은 겔 액상 같이 두꺼운 **세포질액**(cytosol)으로 되어 있으며 세포질액은 물과 많은 종류의 단백질과 적은 양의 지방과 탄수화물과 전해질로 구성되어 있다. 세포질액 곳곳에 존재하는 많은 요소가 **세포소기관**(organelles)이고 이들은 선택적 투과성 막을 가진다. 세포 몸체에는 크게 다섯 가지의 소기관이 있다: **세포질그물**(endoplasmic reticulum), **골지복합체**(Golgi apparatus), **미토콘드리아**(mitochondria), **용해소체**(lysosome), **과산화소체**(peroxisome). 각 세포소기관들은 특별한 기능을 수행하는 효소를 가지고 있다. 이것은 세포의 각 부분이 역할을 분담하여 기능을 수행함을 의미한다.

세포질그물 Endoplasmic Reticulum, ER

세포질그물은 세포질에 존재하는 속이 텅 빈 연속된 가는 관이다(그림 2-3). 그것의 벽은 한 층의 얇은 지질막으로 되어 있고 중간은 텅 빈 공간으로 되어 있어 폐쇄된 공간을 형성한다. 길고 연속된 낭은 접혀 납작한 부분을 만들거나 그물 같은

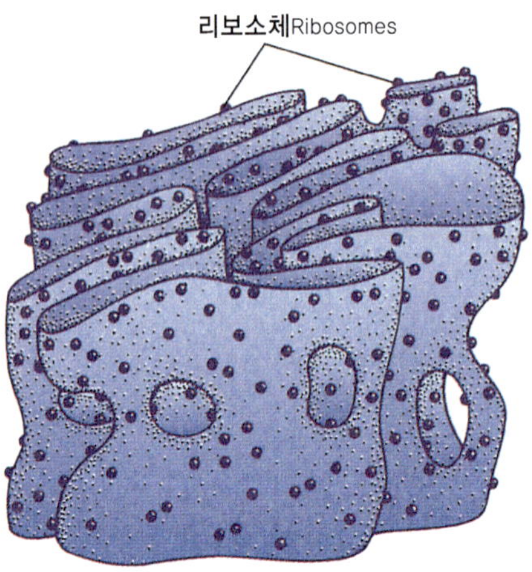

(a)

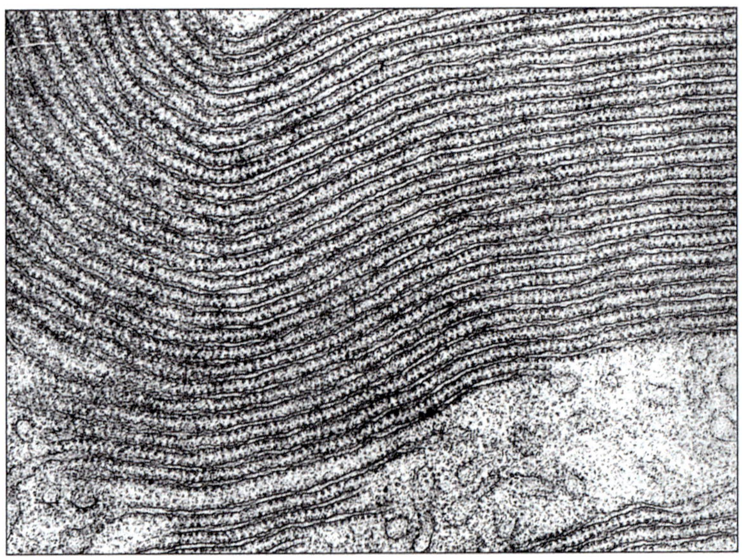

(b)

과립세포질그물의 기능은?

그림 2-12 세포질그물
(a) 과립세포질그물에는 막에 리보소체가 많이 붙어 있다.
(b) 전자현미경으로 과립세포질그물을 보면 점 모양의 리보소체를 관찰할 수 있다.

작은 관을 만든다. 세포질그물은 세포질액에 속한 분자와 속하지 않는 분자를 나누는 물리적 장벽 역할을 한다. 세포질그물은 새로 합성된 분자를 운반하는 연결망을 제공한다. 또한 효소를 가지고 있어서 다른 세포소기관을 만드는 데 쓰이는 지방이나 단백질 미세분자를 합성한다.

세포질그물은 고배율의 전자현미경으로 보면 두 가지 종류를 관찰할 수 있다: 둥글고 작은 알갱이의 **리보소체**(ribosome)를 세포질 쪽의 막 표면에 가진 **과립세포질그물**(rough ER, RER)이다. 리보소체를 가지고 있지 않은 세포질그물을 **무과립세포질그물**(smooth ER, SER)이라고 한다. 과립세포질그물은 세포의 핵막과 이어져 있다. 리보소체는 때로 많은 수로 존재하여 무리 리보소체를 형성하기도 한다.

항체와 같은 물질을 분비하는 백혈구와 같이 단백질을 분비하는 세포는 과립세포질그물이 풍부하다. 반대로 지질을 합성하는 세포는 무과립세포질그물이 풍부하다. 즉, 무과립세포질그물은 지질을 합성하고 과립세포질그물은 단백질을 합성하는 기관이다.

골지복합체 Golgi Apparatus

골지복합체는 이탈리아인 해부학자 Camillo Golgi에 의해 1898년 처음 언급되었다. 이것은 대개 핵 주변에 존재하며 수많은 납작한 디스크 모양의 주머니인 수조(cisternae)로 구성된다. 수조는 단일 지질 이중층막으로 되어 있다(그림 2-3, 그림 2-13). 골지복합체는 세포질그물에서 단백질과 탄수화물을 새롭게 변화시키는 물질과 효소를 가지고 있다. 많은 경우에 단

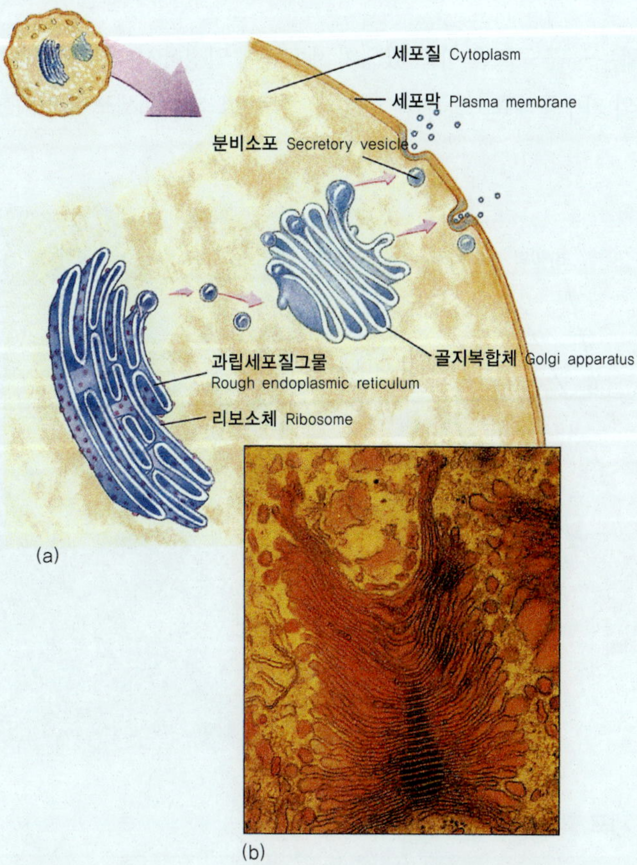

세포외배출 때 골지복합체가 하는 일은?

그림 2-13 골지복합체
(a) 골지복합체는 세포에서 대개 과립세포질그물과 세포막 사이에 존재한다. 세포외배출 과정에서 소포가 관찰된다.
(b) 골지복합체를 전자현미경으로 본 것이다. 분비소포와 디스크 모양의 수조가 관찰된다.

백질과 탄수화물은 결합하여 당단백질이 되어 새로운 세포막을 만드는 데 쓰인다. 또 다른 역할은 세포 밖으로의 분비를 위한 분자를 준비하는 것이다. 분자는 분비되는 시간이 가까워짐에 따라 분비소포(secretory vesicle)를 만들기 위해 시스터나 부분으로 모인다. 세포외배출 과정 동안 분비소포는 세포막으로 이동하고 결국 막과 융합되어 분자를 밖으로 분비한다. 효소나 호르몬, 항체, 단백질 함유 물질들을 분비하는 활동적인 세포는 많은 수의 골지복합체를 가진다.

미토콘드리아 Mitochondria

세포의 "energy powerhouse"라 불리는 **미토콘드리아**는 영양 분자를 분해하여 세포에 에너지를 제공하는 역할을 한다. 이 이화과정을 세포호흡이라 한다; 17장에서 다시 언급한다.

미토콘드리아는 구형의 소세지 모양을 하고 있고 이 모양은 다르게 변화하기도 한다(그림 2-14). 그들은 지질 이중막의 두 층으로 되어 있다: 바깥막은 선택적 투과성을 지니고 뼈대을 싼다; 속막은 사립체능선(cristae)이라고 하는데 무수히 접혀져 나선형을 이루며 미토콘드리아 안쪽으로 뻗어져 있다. 사립체능선은 막의 표면적을 증가시키고 대사 효소가 잘 붙게 한다. 미토콘드리아는 이중막을 가진 유일한 세포소기관이다(핵 또한 이중막을 가지나 세포소기관이 아니다). 미토콘드리아의 속막에 의해 싸여진 공간은 바탕질이라 하고 효소와 DNA가 집중되어 있다. DNA의 존재는 미토콘드리아가 세포 핵의 지시하에 스스로 복제하고 단백질을 합성하는 능력이 있음을 의미한다. 근육과 같이 많은 에너지를 쓰는 세포에서 미토콘드리아가 많이 존재하는데, 이는 높은 에너지를 필요로 하는 동안에 자가복제를 하는 미토콘드리아의 능력 때문이다.

용해소체 Lysosomes

대부분의 세포에서 **용해소체**는 둥근 구조를 하고 있으며 세포질에 일정하지 않게 분포한다(그림 2-3). 용해소체는 한 층의 지질막을 가지고, 많은 양의 가수분해효소를 가지고 있다. 이런 효소들은 세포내 입자를 소화하는 데 쓰이거나 백혈구

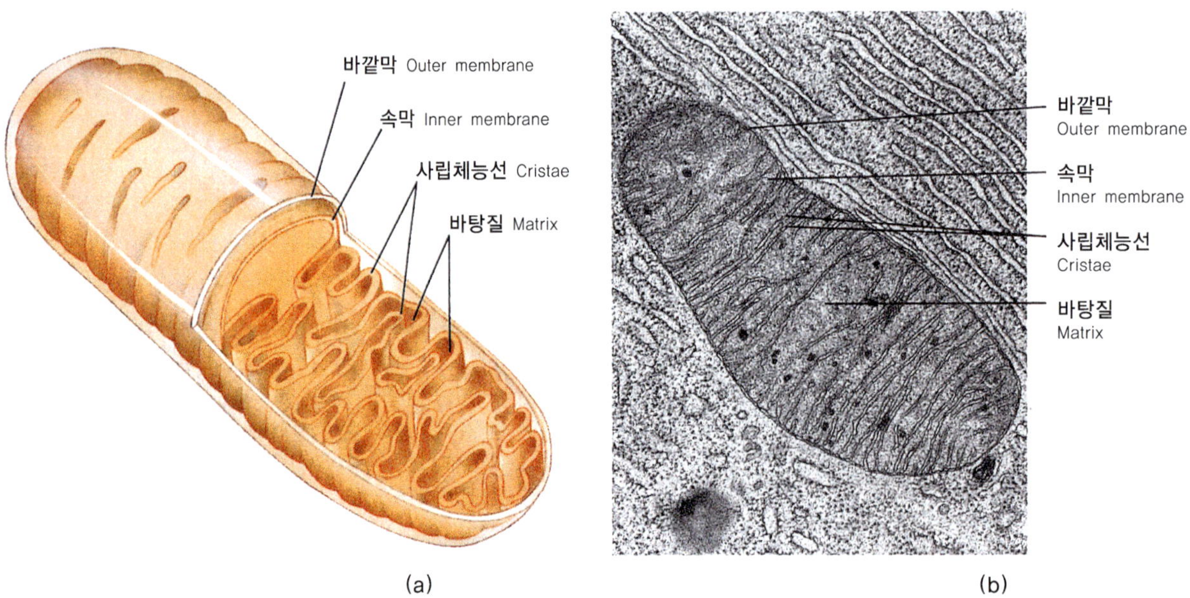

미토콘드리아는 어떤 기본적인 세포 활동을 수행하는가?

그림 2-14 **미토콘드리아**
(a) 미토콘드리아는 효소를 가지고 있어 세포호흡을 하고 이때 속막을 따라 에너지를 생산한다. 비록 그림에서는 소시지 모양을 하고 있지만 실제로 다양한 모양을 가진다. (b) 전자현미경 사진에서는 미토콘드리아의 속막을 관찰할 수 있다. 미토콘드리아를 둘러싼 세포소기관이 무엇인지 말할 수 있겠는가?

의 경우에는 미생물이나 죽은 세포를 포식작용하는 데 쓰인다. 이런 작용들 때문에 용해소체는 세포 소화기관이라 불리기도 한다.

용해소체는 세포의 죽음 후에 이어지는 재활용 과정을 보조하기도 한다. 세포가 죽으면 그것의 용해소체는 활성화되고 가수분해효소가 즉시 세포질로 분비되어 세포 구성 물질을 소화하여 다른 세포에서 재사용할 수 있도록 넘겨준다. 이런 기능을 가진 용해소체를 "self-destruct bags"와 "suicide packets"라 한다.

용해소체의 또 다른 기능은 세포외배출 과정을 통해 세포 외적 환경으로 효소를 분비하는 것이다. 이것은 세포 밖의 뼈를 파괴하는 파골세포나 감염 부위에서의 백혈구 같은 물질을 파괴하는 세포에서 일어난다.

과산화소체 Peroxisomes

용해소체과 같이 **과산화소체**는 단일 지질 이중막으로 되어 있으며 세포질에 무질서하게 분포되어 있고, 둥근 구형의 모양을 하고 있다(그림 2-3). 미토콘드리아처럼 그들은 산소의 존재하에 분자를 분해할 수 있는 효소를 가지고 있다. 과산화소체의 효소는 세포에 있어서 중요한데, 그 이유는 다양한 물질을 해독하기 때문이다. 예를 들어, 알코올 음료에 존재하는 에틸알코올은 많은 양이 있을 경우 세포 독성을 지니게 된다. 하지만 대개 와인 한 잔에 들어 있는 알코올의 반은 과산화소체의 아세트알데하이드 효소에 의해 대사되어 바뀐다. 또한, 과산화소체 효소는 미토콘드리아의 대사적 활동을 도와 지방산을 소화하는 기능을 한다.

세포뼈대 Cytoskeleton

세포뼈대는 세포질에 존재하나 선택적 투과성 막으로 싸여 있지 않아 세포소기관으로 분류되지는 않는다. 세포의 구조적 뼈대를 제공하는 단백질로 구성되어 있다(그림 2-15). 세포 뼈대 요소는 길고 속이 빈, **미세관**(microtubules)을 포함하며 이는 세포의 모양을 유지하도록 도와주는 역할을 한다. 미세관의 작은 가지들인 미세잔섬유가닥(microtrabecular strands)은 세포질 내에 광대한 그물조직을 형성한다. 미세관과 그 가지들은 또한 섬모와 편모를 구조적으로 지지하며 세포분화 역할을 하는 **중심소체**(centrioles)를 구조적으로 형성한다(이 장의 후반에 언급될 것이다).

미세잔섬유(microfilaments)는 세포뼈대의 또 다른 종류이다. 그들은 가는 실 같으며 대개 다발로 배열되어 있다. 미세잔섬유는 세포의 운동에 중요한 역할을 하며 특히 근육세포에 근육잔섬유라는 이름으로 두드러지게 분포한다.

개념 확인

1. 세포질의 액체 부분은 무엇으로 되어 있으며 이를 무엇이라 하는가?
2. 다섯 가지의 세포소기관의 주요 기능과 구조를 비교하고 대조하시오.
3. 세포뼈대의 기능은 무엇인가?

핵 Nucleus

핵은 유전자에 의해 단백질의 합성을 조절하는 DNA를 가지고 있어 세포의 "조절 중심자(control center)"라 할 수 있다.

핵은 크고 세포에서 가장 눈에 잘 띄는 구조이다. 이것은 대개 세포의 중앙에 위치하며 둥근 구형을 하고 있다(그림 2-3, 그림 2-16). 유전물질을 함유하고 있어 세포 구조를 결정하고 세포 활동을 조절한다. 핵의 안쪽은 **핵질**(nucleoplasm)이라 불리는 활액으로 채워져 있고 이를 **핵막**이 싸고 있다.

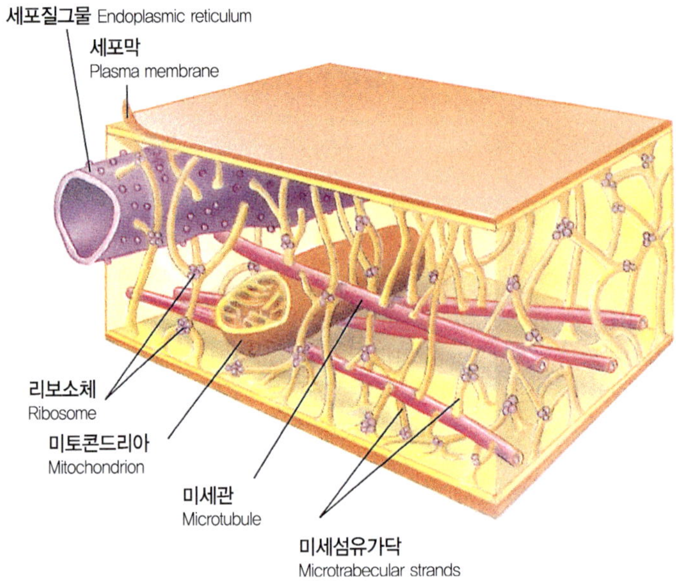

세포뼈대의 주요 역할은?

그림 2-15 세포뼈대
격자모양의 세포뼈대는 실제 크기의 약 200,000배이다. 이것은 주로 세포질을 가로지르는 미세관으로 되어 있다.

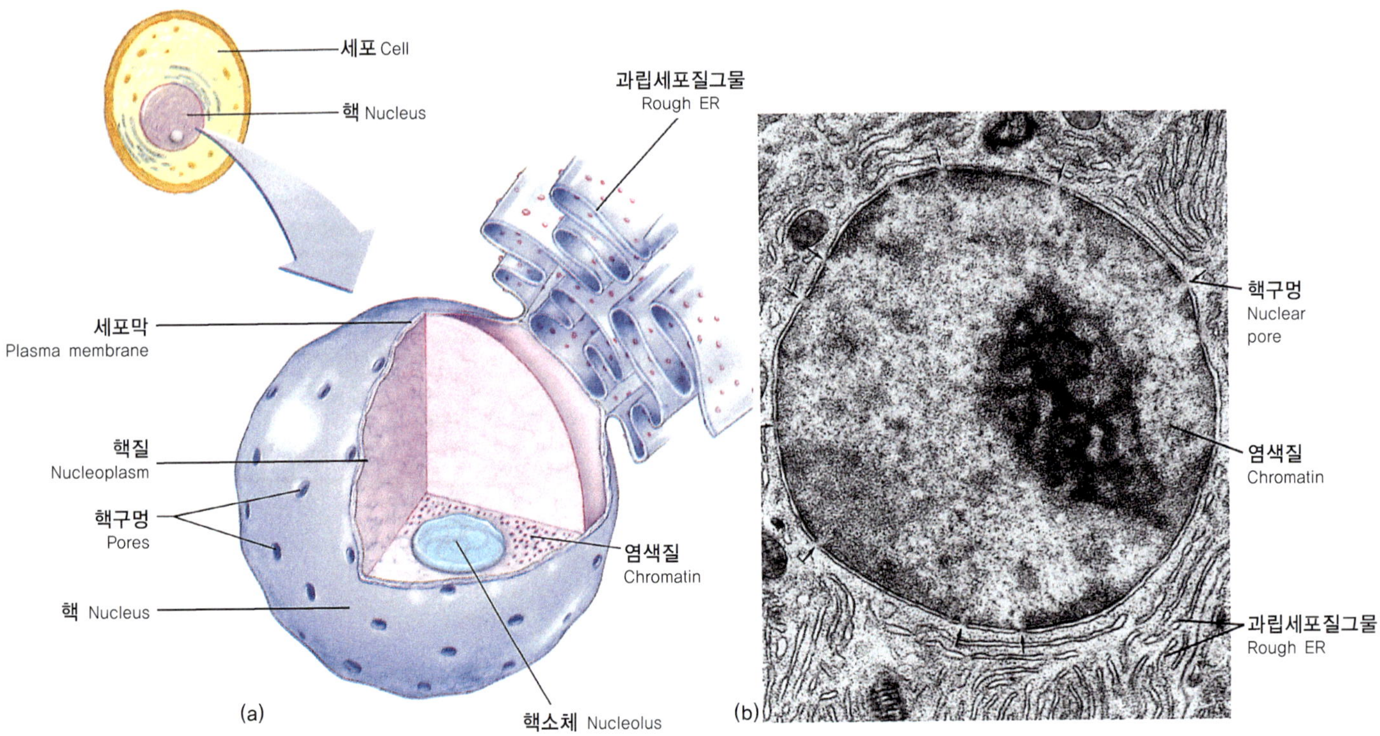

핵막에 있는 핵구멍의 역할은?

그림 2-16 핵
(a) 핵은 큰 구멍을 가진 두 층으로 된 핵막으로 싸여 있다. 어떤 곳은 ER과 이어진다.
(b) 전자현미경으로 핵의 단면을 본 것이다. 염색질이 관찰된다.

핵막 Nuclear Membrane

핵을 싸고 있는 것이 핵막이다. 핵질과 세포질 사이의 선택적 투과성을 가진 장벽을 형성한다. 구조적으로는 두 층의 지질 이중막으로 되어 있고 작은 핵공을 가지고 있다. 이곳으로 단백질 합성 기간 동안 많은 분자들이 이동한다.

핵질 Nucleoplasm

핵질은 세포질에서 발견되는 세포질액과 비슷한 겔 형태 물질이다. 핵막 안에 존재하고 그 안의 구조들은 세포 주기에 따라 형태가 변화한다. 핵질에는 다음에 소개될 **핵소체(nucleolus)**와 **염색질(chromatin)**이 있다.

핵소체 Nucleolus

핵소체는 작은 구형으로 세포 주기 중 간기(interphase) 때 핵질에서 선명히 관찰된다. 이것은 세포분열 동안은 관찰되지 않는다. 구조적으로 단백질과 RNA로 되어 있고 이는 막으로 제한되어 있지 않다. 리보소체가 핵소체에서 핵막을 지나 세포질로 가는 것으로 보아 핵소체는 리보소체의 합성장소로 생각된다.

염색질 Chromatin

사이기 핵에서 염색질은 핵질 전반에 작은 미립자로 흩어져 나타난다. 세포분열 시 염색질은 염색체(chromosome)라 불리는 좀 더 큰 구조를 형성하고 이는 현미경으로 쉽게 관찰된다. 염색체는 단일 DNA로 구성된다. 유전적 단위인 유전자(gene)는 DNA 분자로 핵의 기본적 기능－단백질 합성의 조절－인 DNA와 그 유전자를 조절한다.

표 2-2에는 세포 각 부분의 기본적인 기능과 위치 구조에 대해 요약해 두었다.

개념 확인

1. 핵이 "control center"라 불리는 이유는 무엇인가?
2. 핵의 구성요소는 무엇인가?
3. 염색질과 염색체, DNA의 관계에 대해 설명하시오.

단백질 합성 Protein Synthesis

세포의 DNA에 있는 유전암호는 몸의 구조나 기능을 결정하는 중요 단백질을 결정한다.

DNA가 부모세대에서 자손세대로 제공하는 유전은 생물학적으로 중요하다. 그러므로 그것은 우리의 육체적 형태, 몸의 구조, 질병에 저항하는 능력, 노화과정, 우리의 행동, 즉 우리가 개인으로서 누구이며 무엇인지를 결정한다. 정확히 어떻게 이렇게 작은 분자들이 우리의 생존에 중요한 역할을 할 수 있을까? 메커니즘은 간단하지 않지만 대답은 기본적으로 간단하다. 즉, DNA가 세포에서의 단백질 합성을 조절하는 것이다. 이것은 DNA가 새로운 각 단백질의 정확한 구조와 양을 결정한다는 뜻이다. 단백질은 세포 구조와 기능에 중요한 역할을 하기 때문에 몸의 생존에 있어 필수적이다. 예로, 어떤 단백질은 세포 소기관과 세포막의 구조를 결정한다. 다른 많은 단백질로는 몸에서 세포나 다른 곳에서 화학적 반응의 양과 방향을 결정하는 효소와 호르몬이 있다. 그러므로 단백질은 세포의 구조와 기본적인 기능에 중요한 역할을 한다. 세포는 생명의 기본적 단위이기 때문에 "우리가 무엇인가"는 크게 부모세대로 받은 DNA에 의해 결정된다고 할 수 있다.

단백질 합성은 **전사(transcription)**와 **번역(translation)**의 두 과정으로 나뉜다. 이 과정들은 세포에서 어떻게 단백질 합성이

표 2-2 세포의 구성: 구조와 기능의 요약동

세포 부분	구조	위치	기본 기능
세포막	약 45%의 지방, 50%의 단백질, 적은 양(5%)의 탄수화물; 지질은 이중층으로 되어 있고 단백질이 이 구조에 붙어서 통과하고 있다.	세포를 싸고 있다.	세포외 환경으로부터 세포를 보호하고 물질의 이동을 통제한다.
세포질	물, 염류, 유기분자가 결합되어 두꺼운 액체를 형성하고 세포소기관을 조직한다.	세포막과 핵 사이에 존재한다.	세포 대사와 세포 유지를 위한 활동을 한다.
세포질액	두꺼운, 겔 모양의 액체로 대부분 물과 단백질로 되어 있다.	세포소기관을 둘러 싼다.	세포소기관과 세포 구조 사이에 물질을 이동한다.
세포소기관	몸체를 형성한다.	세포질액에 매달려 있다.	세포를 유지하는 다양한 활동을 한다.
세포질그물	납작하거나 관 모양; 작고 둥근 리보소체이 붙어 있다.	세포질에 꼬여 있거나 감겨져 있다; 때로는 핵과 세포막에까지 뻗어져 있다.	세포질로의 물질이동 통로 역할을 한다; 단백질합성(RER) & 지질합성(SER) 장소
골지복합체	납작한 디스크 모양의 연속	대개 핵 근처에서 세포막 근처로 소포를 분비한다.	세포외배출을 위한 세포 생산물을 준비하고 포장한다.
미토콘드리아	안으로 접혀진 막을 가진 구형의 소시지 모양이다.	세포질에 불규칙적으로 분포	영양소를 분해하고, 세포호흡 동안 ATP를 합성
용해소체	작은 구형의 구조	세포질에 불규칙적으로 분포	세포에 들어온 물질을 분해하여 세포 밖으로 분비
과산화소체	작은 구형의 구조	세포질에 불규칙적으로 분포	해로운 물질을 해독하는 효소를 함유
세포뼈대	막으로 둘러 쌓이지 않은 작은 소관이나 섬유 다발로 구성; 단백질로 됨	세포소기관 사이에서 뼈대를 구성하고 밖으로 뻗어 섬모나 편모를 지지한다.	구조적 지지와 이동
핵	안에 핵산을 포함하는 지질 이중층으로 구성된 큰 구조이다.	주로 세포 중앙에 위치한다.	단백질을 합성과 세포분열을 조절하는 DNA를 가지고 있다.
핵막	큰 구멍을 가진 지질 이중층으로 되어 있다.	핵질을 둘러싼다.	세포질과 핵질 사이의 물질 이동을 조절한다.
핵질	겔 타입의 액체로 물과 핵산, 단백질로 구성된다.	핵막 안에 존재한다.	핵산, DNA, RNA 합성장소이다.
핵소체	작은, 구형의 구조고 RNA를 가지고 있고 간기 동안만 관찰 된다.	핵질에 불규칙적으로 분포한다.	RNA 합성장소이다.
염색질	과립상의 실 같은 물질로 DNA와 단백질로 구성된다.	핵질에 넓게 분포	DNA는 유전물질과 유전자를 포함한다.

일어나는가를 이해하기 위한 기초적인 부분으로 짧게 언급하기로 한다. 그러나 DNA가 단백질 합성을 어떤 식으로 조절하기 전에 유전암호를 "해독"하는 과정이 진행되어야 한다.

유전암호 The Genetic Code

DNA는 어떻게 단백질 합성을 조절할까? 기본적으로 DNA는 폴리펩티드를 만드는 아미노산 서열을 정하는 메시지를 제공한다(폴리펩티드는 열 개 이상의 아미노산으로 이루어진 구조를 말한다). 메시지는 DNA분자의 구조로부터 유래한다. DNA는 길게 꼬인 뉴클레오티드(핵산의 구성 성분) 단위를 포함하며 꼬인 사다리 모양이 계속되는 형태로 되어 있다. 각 뉴클레오티드는 당류, 인산기들, 네 개의 질소 염기들(아데닌, 티민, 시토신 또는 구아닌) 중 하나로 구성되어 있다. 각 뉴클레오티드의 당과 인산기 그룹들은 DNA사다리의 한 쪽 수직을 형성한다. 사다리의 가로는 질소 염기들로 구성되는데 이것들은 대응되는 뉴클레오티드들 사이를 쌍을 이루게 연결한다.

표 2-3 삼중자코드(triplet code), mRNA 코돈, 아미노산

삼중자코드	mRNA 코돈	아미노산
TAC	AUG	"시작"메시지
AAA	UUU	페닐알라닌
ACA	UGU	시스테인
GGG	CCC	프롤린
GCT	CGA	아르기닌
TTT	AAA	라이신
TGC	ACG	티로신
CTC	GAG	아스파르트산
AGG	UCC	세린
ATT	UAA	"종결"메시지

DNA의 메시지는 특정한 질소 염기쌍의 순서에 포함되어 있는데 분자의 길이를 따라서 나타난다. 염기쌍은 세 개의 그룹으로 나열되어 있다. 각각 세 개의 그룹은 하나의 메시지를 제공하는데 이것은 특정 아미노산의 암호를 나타낸다. 이 메시지를 삼중자코드(triplet code)라고 한다. 20개의 밝혀진 아미노산들과 표 2-3에 나와 있는 각 삼중자코드는 서로 다른 염기쌍의 조합에 의해서 결정된다. 하나의 완전한 폴리펩티드 사슬을 위해 3개씩 이루어진 염기쌍들을 포함하는 DNA 절편을 하나를 **유전자**(gene)라고 한다. 특정한 폴리펩티드 사슬을 생산하도록 명령하는 유전자의 메시지를 **유전암호**(genetic code)라고 한다.

전사 Transcription

DNA는 단백질 생산을 조절하는 세포의 핵산 내에 존재한다. 하지만 단백질은 실제로 세포질내의 리보소체에서 만들어진다. 어떻게 이것이 가능할까? 유전학 연구를 통해서 RNA의 여러 종류 중에서 **전령**RNA(massenger RNA, mRNA)가 있음을 밝혀냈는데 이것은 핵산의 DNA와 세포질의 리보소체들 사이에서 중개자 역할을 해준다. 또다른 두 종류의 RNA인 **전달**RNA(transfer RNA, tRNA)와 **리보소체**RNA(ribosomal RNA, rRNA) 또한 단백질 합성에 관여한다.

전사는 모든 종류의 RNA에 의해 진행된다. 전사 기간 동안 DNA의 삼중자코드 서열은 핵에 있는 RNA 분자에 복사된다(그림 2-17). 이것은 DNA의 풀린 뉴클레오티드 염기부분에 의해 이루어진다. RNA 뉴클레오티드는 핵질에 자유롭게 떠다니다가 효소에 의해 상보적인 DNA 염기에 결합하여 RNA분자를 형성한다.

새로 전사된 RNA 분자를 mRNA(messenger RNA)라 하며, DNA의 풀린 부분의 삼중자코드에 상응하는 세 쌍의 염기 서열을 가지고 있다. 각 염기쌍을 코돈(codon)이라 한다. 각 코돈은 DNA의 부분에 상응하기 때문에 유전암호를 형성하는 뉴클레오티드 염기 서열은 mRNA 분자에 의해 보존된다. 일단 그것이 형성되면 mRNA 분자는 핵막의 구멍을 통해 세포질로 가서 rRNA에 붙거나 세포질액에 존재한 자유 리보소체로 간다.

tRNA는 전사 때 형성되나 mRNA와는 구조가 다르다.

tRNA에서의 뉴클레오티드 염기 서열은 접힌 구조를 형성함으로써 DNA의 것과 약간 차이가 있다(그림 2-17). 구조가 형성되면, tRNA는 핵막의 핵구멍을 통해 세포질로 간다. 여기서 리보소체에게 아미노산을 전달하는 기능을 수행한다.

tRNA와 같이, rRNA 또한 DNA 염기 서열과 약간의 차이를 가진다. 이런 차이로 인해 좀 더 구형의 구조를 형성하게 된다(그림 2-17). rRNA는 리보소체를 형성하기 위해 핵소체에서 단백질과 결합한다. 리보소체는 핵구멍을 통해 핵소체와 핵으로부터 빠져나온다. 세포질에서 리보소체는 세포질그물의 막에 부착하거나 세포질에 떠다닌다. 리보소체에는 단백질이 합성되는 동안에 mRNA가 부착된다.

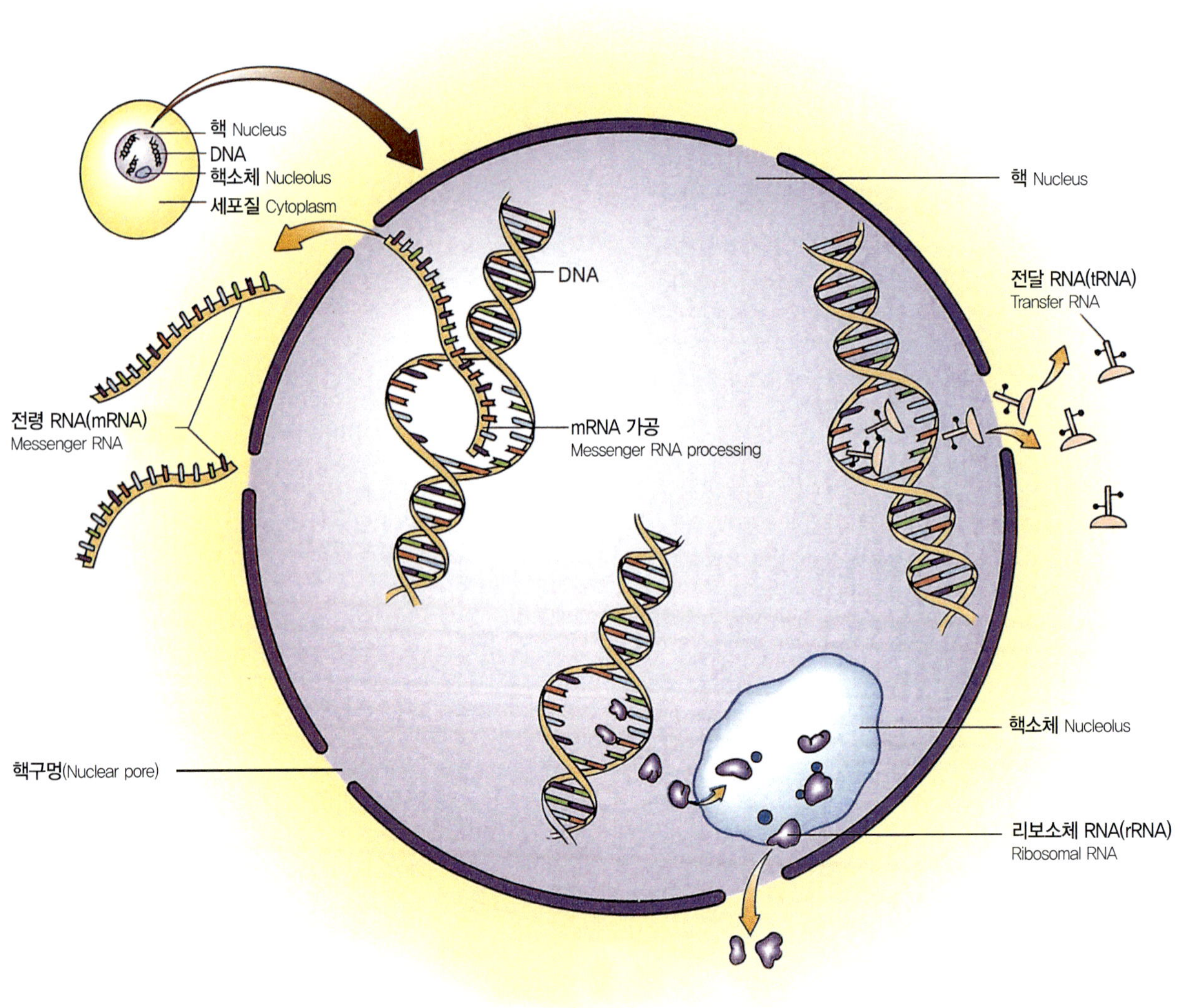

DNA에서 mRNA로 단백질을 지정하는 유전암호는 어떻게 전달되는가?

그림 2-17 전사 과정
DNA의 삼중자코드 서열이 복사되는 동안, mRNA 분자는 핵으로 들어간다. tRNA와 rRNA 또한 이때 복사된다. 이런 분자들은 핵에서 세포질로 이동되어 단백질 합성을 위한 전사 과정을 준비한다.

번역 Translation

번역 기간 동안, 세포질에서는 mRNA의 코돈이 특정한 아미노산 서열로 해석된다. 이 과정을 그림 2-18에 도식화하였다. 번역은 mRNA가 리보소체에 부착하면서 시작된다. 그리고 곧 tRNA 분자가 세포질에 떠다니는 아미노산을 리보소체에 이동시킨다. 20개의 다른 종류의 아미노산 각각은 상응하는 tRNA와 결합한다. tRNA-아미노산 복합체가 리보소체에 도착하면, **안티코돈**(anticodon)이라 불리는 tRNA의 세 염기쌍은 mRNA의 상보적인 코돈과 결합한다.

리보소체는 이때 mRNA를 따라 이동하고 그 다음 tRNA-아미노산 복합체는 위치로 이동한다. tRNA에 부착되어 이동되어온 두 아미노산은 보조 효소를 통해 화학적 결합을 하게 되며 첫 번째 tRNA는 mRNA와 분리된다. mRNA에서 정지 코돈을 만날 때까지 이 과정은 반복되어 펩티드 사슬을 연장시킨다. 완성된 폴리펩티드는 리보소체 복합체로부터 분리된다.

요약하면, 리보소체는 mRNA을 따라 이동하고 뉴클레오티드 염기 서열을 아미노산 염기 서열로 번역한다. 폴리펩티드는 **정지코돈**(stopcodon)을 만날 때까지 tRNA에 결합된 아미노산에 의해 연장된다. 이 단백질 합성 과정은 다음의 공식으로 요약될 수 있다.

DNA → RNA → 단백질

이것은 분자 유전학적으로 알려진 생물의 성장에 관한 중심적인 견해이다. 이 정리는 모든 생명의 구조와 기능을 설명하는 데 적용된다.

개념 확인

1. 유전자란 무엇인가?
2. 전사 과정에서 mRNA의 역할은 무엇인가?
3. 세포에서 번역이 일어나는 곳은 어디인가?

세포분열

세포의 교체와 몸의 성장은 유사분열과 세포질분열에 의해 이뤄진다. 생식세포는 감수분열을 한다.

세포는 분열을 통해 생산된다. 이것은 오래된 세포가 교체되거나 몸이 성장할 때 일어나고 생식세포의 경우에는 번식을 위해 일어난다. 세포가 일반적으로 분열할 때 크게 두 가지 사건이 일어난다: 핵분열과 세포질분열. 두 사건의 결과 모세포는 분할되어 2개의 딸세포를 형성한다. 핵분열에는 두 가지 방법이 있다: 유사분열과 감수분열.

유사분열 Mitosis

유사분열은 세포의 핵이 유전적으로 동일한 두 개의 딸핵으로 나눠지는 것이다. 이 과정에 앞서 세포는 세포질이 원래의 두 배로 커지는 시기를 겪는다. 이 기간 동안 DNA는 자가복제하여 두 세트의 염색체를 만든다(전체 92개, 인간에서). DNA가

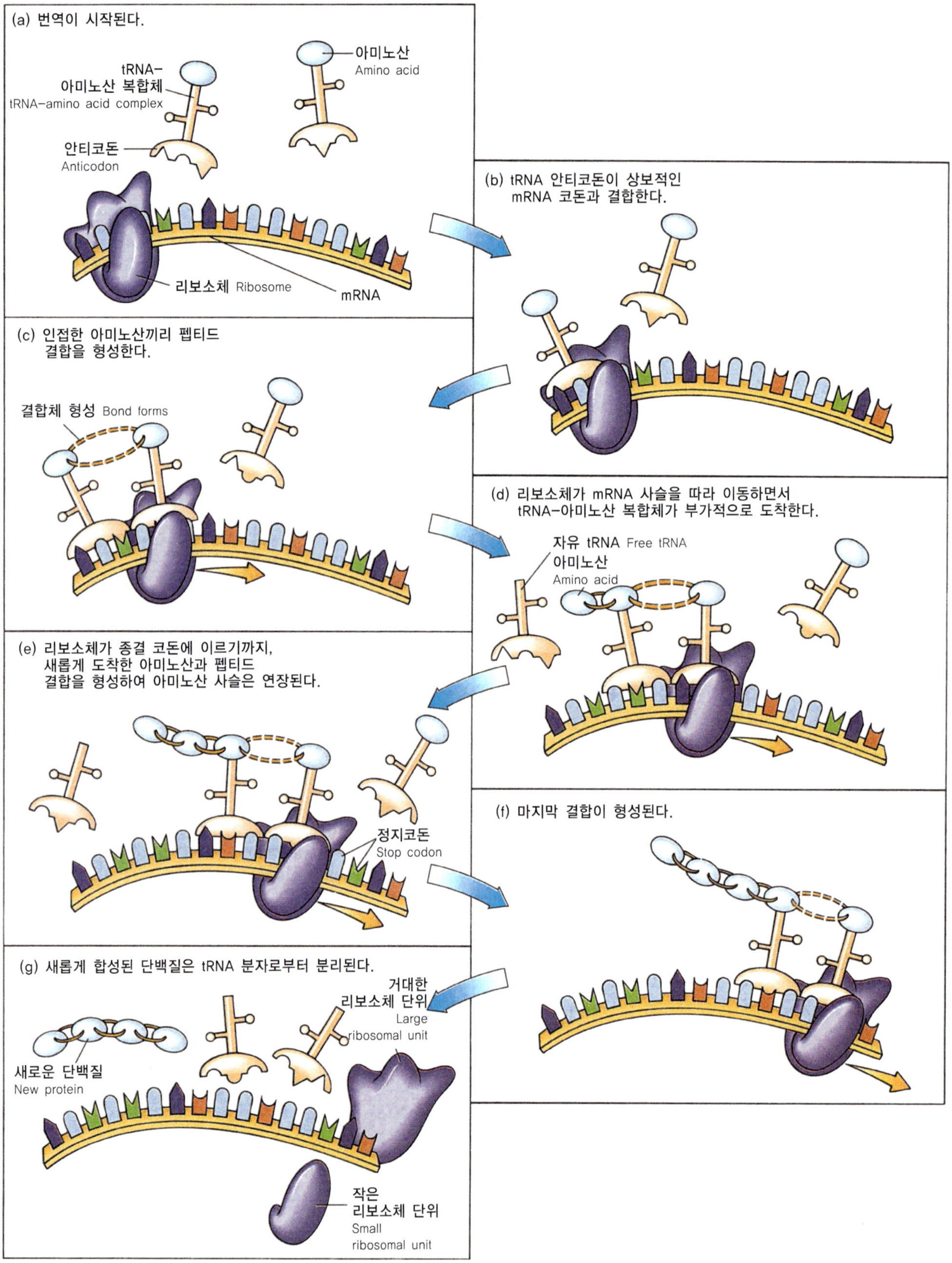

번역 기간 동안 tRNA의 역할은 무엇인가?

그림 2-18 번역 과정

mRNA는 세포질과 ER에 있는 리보소체와 부착하고, tRNA 단위는 그곳으로 지정된 아미노산 쌍을 운반한다. 아미노산은 mRNA에 의해 지정된 서열에 따라 서로 결합하며 이렇게 새로운 단백질은 합성된다.

두 배로 증가하는 이 과정을 **복제**(replication)라 한다. 세포질의 성장과 DNA의 복제가 이뤄지는 기간을 유사분열의 **사이기**(interphase)라 한다.

유사분열은 두 개의 새로 형성된 핵 안에 복제된 동일한 DNA 두 세트가 각각 포장되는 과정이다. 이것이 세포질분열에 의해 수행되며 결과적으로 모세포의 약 절반 크기의 두 개의 딸세포를 생산하게 된다. 각 딸세포는 모세포의 유전물질과 동일한 복제본을 가지고 있다. 현미경으로 관찰된 유사분열의 연속적인 과정은 그림 2-19에 나타냈다.

사이기 후기 Late Interphase

사이기 후기 동안 핵은 유사분열을 준비한다. 염색질은 염색체를 형성하고 이는 연장되면서 점점 커진다. 세포질에 존재하는 미세관을 이루는 중심소체는 세포의 극으로 이동한다.

전기 Prophase

전기는 유사분열의 첫 단계로 이 기간 동안 염색체는 선명하게 눈에 보이는 구조를 형성한다. 길게 이등분되어 **중심점**

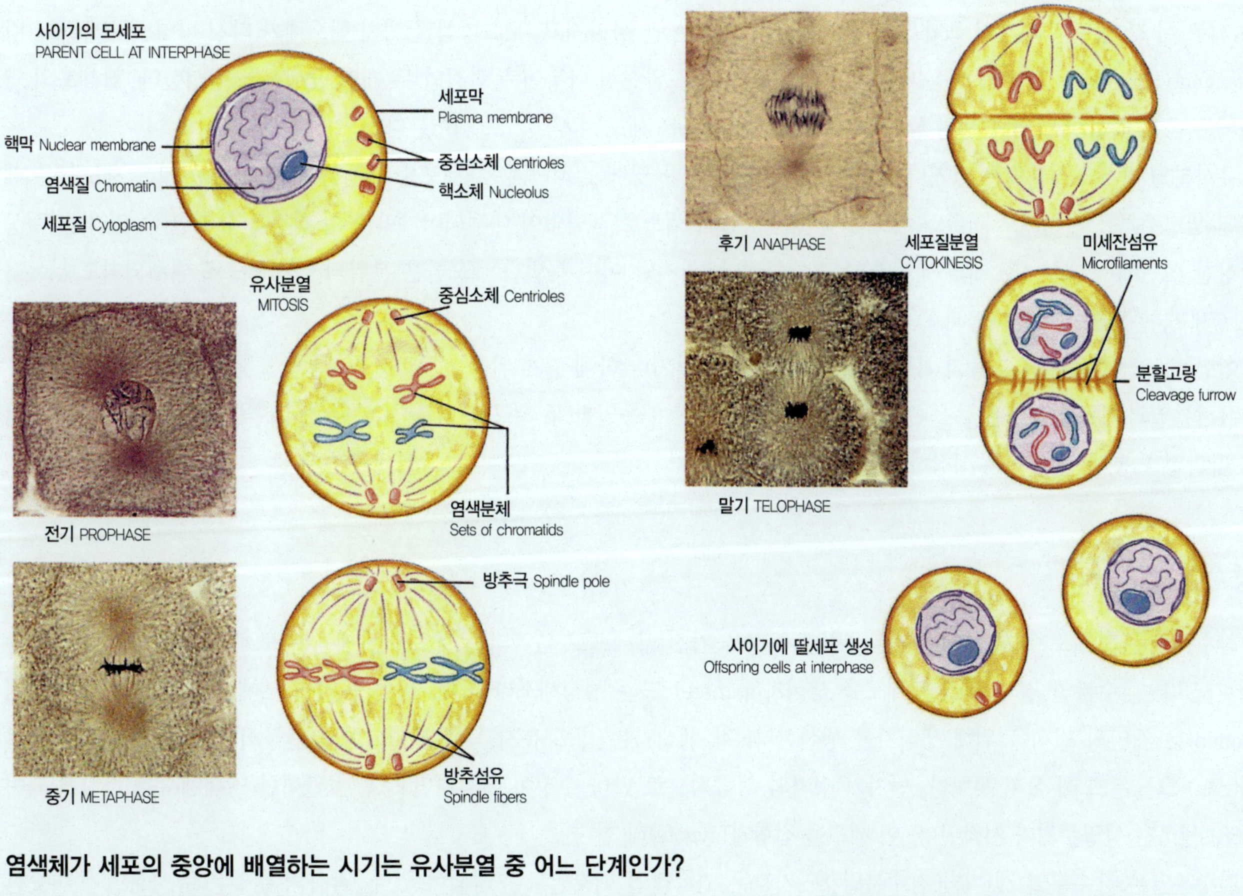

염색체가 세포의 중앙에 배열하는 시기는 유사분열 중 어느 단계인가?

그림 2-19 세포분열
사이기 사이에 일어나는 핵분열과 세포질분열을 나타냈다. 사이기에는 염색체는 관찰되지 않으며 염색질이 핵막 안에 존재하고 있다. 세포분열이 시작됨에 따라 핵막은 점점 사라진다. 중기 때 염색체는 세포 중앙에 배열한다. 후기 때 염색체는 나눠지고, 이어서 말기 때 세포의 양극으로 염색체는 끌려간다. 핵막은 곧 핵질을 감싸고, 분할고랑(cleavage furrow)이 발달하면서 세포질은 반으로 나눠져 두 개의 독립적인 세포가 생성된다.

(centromere)에 연결된 염색분체를 형성한다.

또한 중심소체는 완벽하게 세포의 양극으로 이동하여 미세관을 방사한다. 핵막이 사라짐에 따라 미세관은 세포의 한쪽으로 다발을 형성하며 뻗어 들어와 각 염색분체의 방추섬유가 중심점에 부착한다.

중기 Metaphase

중기 동안 방추섬유는 점점 길어져 염색체를 세포 중앙으로 밀어낸다. 이 단계 마지막에 핵막은 완전히 사라지고 방추섬유는 잘 발달하게 된다. 그리고 염색체는 세포의 중앙에 배열한다.

후기 Anaphase

후기는 유사분열의 세 번째 단계로 방추섬유가 수축함으로써 염색분체가 분리되어 세포의 양극으로 끌려가게 된다. 후기 말에 세포질분열이 가쪽에서 함입되면서 일어나기 시작한다.

말기 Telophase

유사분열의 마지막 단계로, **말기** 단계의 초반에 두 그룹의 염색분체는 각 양극에 도착한다. 이들은 서로 응집되어 염색체가 되고 이 각 세트는 제각기 핵막을 형성한다. 방추섬유는 곧 사라지고 새로 형성된 핵의 핵소체가 다시 나타난다. 분할고랑(cleavage furrow)은 후기 때 처음 나타나고 결국 세포질을 완전히 나누어 독립적인 두 개의 딸세포를 형성한다. 딸세포의 염색체는 곧 풀려서 과립의 염색질 상태를 회복하고 이 새로운 세포는 사이기로 접어든다.

유사분열과 세포질분열은 닳거나 찢어지거나 노화하거나 병에 걸려 죽은 체세포를 대체하는 방법이다. 많은 세포들은 제한된 생명주기를 가지므로 기존의 세포와 동일한 성질의 세포로 끊임없이 대체되어야만 몸의 건강을 유지할 수 있다. 사실상 건강한 성인에서 매분 1조 개의 세포가 죽고 대체된다. 하지만 어떤 특별한 세포들은 분열되지 않으므로 대체되지도 않는다(신경세포, 심장근세포, 뼈대근세포).

이런 세포들이 죽으면 그들의 기능은 이웃세포들이 떠맡거나 아예 잃게 된다.

유사분열과 세포질분열은 몸을 성장하게도 한다. 수정란이 동일한 두 세포로 되는 첫 분열에서부터 성인이 될 때까지의 이러한 과정을 통해 각 개인은 성장하게 된다.

감수분열 Meiosis

감수분열은 모세포가 자신과는 다른 유전자 구성을 가진 딸세포로 분열되는 것으로 딸세포는 모세포의 절반의 염색체 수를 가진다. 감수분열 결과 생긴 딸세포를 **생식자**(gamete) 또는 생식세포라 하며, 이는 몸의 일부에서만 일어난다. **생식샘**(gonad)은 개인의 번식을 위해 생식자를 생산한다. 각 생식자는 세포 유지를 위해 필요한 유전물질의 반만 포함하기 때문에(23n) 그들은 오래 살지 못한다. 난자가 정자와 성공적으로 만나 수정이 이뤄지면 세포는 완벽한 염색체수를 가지게 되며(46n) 새로운 생명주기가 시작된다. 이 세포를 **접합자**(zygote)라 한다.

감수분열은 감수분열 제1기와 감수분열 제2기라는 연속적인 핵분열로 구성되어 있다. 각각의 분열은 유사분열과 비슷한 단계를 거친다. 또한 유사분열과 비슷하게 감수분열 제1기는 염색체가 2배로 증가하면서 시작된다. 하지만 감수분열 제1기의 전기에는 유사분열에서는 볼 수 없었던 일이 발생한다. 염색체가 서로의 상동염색체 쪽으로 이동하여 일렬로 늘어선다. 이 대응된 상동염색체 쌍을 **시냅시스**(synapsis)라 한다. 이 기간 동안 염색체의 자유 말단은 서로 한 개 이상의 점에서 만나 유전물질을 교환하게 된다.

이러한 상호작용을 교차(crossing over)라 하며 이는 상동염색체 쌍에게 무작위적으로 유전자를 혼합할 기회를 제공한다. 감수분열 중기가 되면 부착된 상동염색체 쌍은 세포의 중앙에 배열된다. 이 시기 동안의 무질서적인 교차로 유전정보는 더욱 섞이게 되고 이로 인해 유기체에서 발견할 수 있는 기본적인 유전적 다양성이 형성되게 된다.

감수분열 제1기가 완성되면 하나의 모세포에서 기원하였지만 유전적으로 서로 다른 두개의 딸세포가 생성된다. DNA가 다시 복제될 시간 없이 바로 감수분열 제2기가 시작된다. 이 단계는 두 개의 딸세포에서 각각 두개의 딸세포가 형성되며 이 과정은 유사분열과 동일하다. 각 딸세포는 단지 23개의 염색체만을 가지며 이 모든 배우자는 유전적으로 서로 다르다.

유사분열의 과정을 요약하면 우리는 두 가지 중요한 결론을 얻을 수 있다. (1) 감수분열 제1기 때 유전정보를 서로 교환함으로써 유전적으로 개체의 다양성을 확보하게 된다. (2) 절반의 염색체 수를 가진 배우자를 형성함으로써 생식을 준비하게 된다.

개념 확인

1. 유사분열이 시작되기 전에 DNA는 어떤 과정을 거치는가?
2. 염색분체는 유사분열의 어느 단계에서 관찰이 가능한가?
3. 죽은 세포를 대체하기 위한 세포는 어떤 두 가지 과정에 의해 생성되는가?
4. 우리가 개체에서 발견할 수 있는 유전적 다양성은 어떻게 형성되는가?

세포와 노화

신체의 노화는 시간에 따른 세포에서 일어나는 파괴적인 변화의 결과이다.

시간이 흐르고 몸이 성장함에 따라 어떤 인식할 수 있는 변화가 몸에서 일어나게 된다. 머리카락이 희어지거나 빠지고 피부에 주름이 생기고 몸에 지방이 축적되고 조화와 민첩성을 상실하고 근육의 양이 감소하고 정신 활동이 느려진다. 이러한 변화를 **노화의 과정**(aging process)이라 하며 성적 성숙이 이뤄진 후에 곧 시작된다. 왜 이런 일들이 우리에게 일어나는 것일까? 노화에 따른 세포 기능의 감소는 결국 죽음을 초래한다. 그러므로 그 대답은 세포적 단계에서 찾아볼 수 있다.

노화와 관련된 신호는 **세포노화**(cellular senescence)라고 알려진 세포의 비가역적인 변화로 찾아온다. 많은 이론들이 이 과정을 설명하기 위해 제시되어 왔다. 그 중 하나는 노화는 유전암호에 의해 시작된다는 것이다. 몸에서 계속 분열하던 세포는 예정된 시간의 경과 후에 "연료의 고갈"을 경험하고 점점 분열능을 상실하게 된다.

또 다른 세포의 노화에 대한 가설은 "자유라디칼"이다.

이것은 자유 전자를 가진 산소 원자로 세포 안의 단백질에 손상을 줄 수 있다. 세포의 기능에 결함이 옴에 따라 DNA에 손상을 주게 되고 결국 세포는 죽는다. 자유라디칼은 전리방사선과 화학물질(우리가 먹고 마시는 음식물과 우리가 숨쉬는 공기) 같은 환경 요소에 의해 생산된다. 한편으로, 항산화물은 자유라디칼의 생성을 억제하는 물질로 비타민 C와 E, 셀레늄 등이 있다. 많은 노화에 관한 논문들은 노화 과정에서의 자유라디칼의 역할을 설명해 주고 있다.

현재 노화를 설명하기 위한 다른 많은 학설들이 제기되고 있다. 예로, 건강한 체세포를 파괴하는 백혈구의 작용(자가 면역)은 노화에 의한 현상과 비슷하여 연구 중에 있다. 또한 확실한 사실은 아니나 뇌세포에 의해 분비된 세포에 의해 노화가 촉진된다는 설도 있다. 이런 이론들이 맞던 틀리던 노화의 시작은 세포의 제한된 생명주기와 분열능에 있다는 것을 알 수 있다. 이러한 한계로 인해 조직, 기관, 계통, 나아가 한 개체의 기능은 제한을 받게 된다.

그림 설명의 질문과 답

그림 2-1 세포외적 환경에는 어떤 액체가 있는가?
사이질액이 세포외적 환경에 있다.

그림 2-2 왜 세포들은 크기와 형태가 똑같지 않을까?
몸의 기능에 따른 다양한 요구로 인해 세포의 모양과 크기가 다양하다.

그림 2-3 주어진 세포 모형에서 세포질액은 어디인가?
세포질액은 세포소기관들의 막 사이에 존재하는 세포질에 있다.

그림 2-4 내재성 단백질의 역할은 무엇인가?
내재성 단백질은 세포막을 통한 물질의 이동을 가능하게 한다.

그림 2-5 미세융모는 세포에서 어떤 역할을 하는가?
미세융모는 세포막의 표면적을 증가시켜 흡수되는 물질의 양이 더 많아지도록 한다.

그림 2-6 질문 없음

그림 2-7 농도 경사를 거슬러 확산될 수 있는가?
아니다, 확산은 오직 농도 경사를 따라 일어난다.

그림 2-8 저장성 용액에서는 세포로 물이 들어가는가, 아니면 나오는가?
저장성 용액에서는 세포로 물이 들어간다.

그림 2-9 이용 가능한 에너지가 없을 때 능동수송은 일어날 수 있는가?
아니다, 능동수송은 ATP 형태의 에너지를 필요로 한다.

그림 2-10 포음작용과 포식작용은 어떤 점이 비슷한가?
포음작용과 포식작용은 세포내로 많은 물질의 이동에 관여하며, 에너지를 필요로 한다.

그림 2-11 세포외배출은 에너지를 필요로 하는 과정일까?
그렇다, 세포외배출은 능동수송의 한 형태로, ATP 형태의 에너지를 필요로 한다.

그림 2-12 과립세포질그물의 기능은?
과립세포질그물은 단백질 합성 동안 mRNA가 부착하는 리보소체를 포함하고 있다.

그림 2-13 세포외배출 때 골지복합체가 하는 일은?
골지복합체는 세포막으로 이동시킬 물질을 함유한 분비소포를 싸고 있다. 분비소포는 세포외배출 때 세포막과 융합된다.

그림 2-14 미토콘드리아는 어떤 기본적인 세포 활동을 수행하는가?
세포호흡의 과정에서 에너지의 생산은 미토콘드리아의 효소에 의해 이뤄진다.

그림 2-15 세포뼈대의 주요 역할은?
세포뼈대는 세포소기관을 지지하고 세포벽의 이동을 도와준다.

그림 2-16 핵막에 있는 핵구멍의 역할은?
전사 과정에서 mRNA는 핵구멍을 통해 이동한다.

그림 2-17 DNA에서 mRNA로 단백질을 지정하는 유전암호는 어떻게 전달되는가?
유전암호는 전사 과정에 의해 mRNA로 복사되어 전달된다.

그림 2-18 번역 기간 동안 tRNA의 역할은 무엇인가?
tRNA는 세포질에서 단백질 합성장소로 아미노산을 운반한다(mRNA와 리보소체 사이의 부착장소).

그림 2-19 염색체가 세포의 중앙에 배열하는 시기는 유사분열 중 어느 단계인가?
염색체는 중기에 세포의 중앙에 배열된다.

3 조직

Tissues

개요

상피조직 EPITHELIAL TISSUE

- 피복상피와 속공간을 둘러싸고 있는 상피
  Covering and Lining Epithelium
- 샘상피 Glandular Epithelium

결합조직 CONNECTIVE TISSUE

- 고유결합조직 Connective Tissue Proper
- 연골 Cartilage
- 뼈 Bone
- 조혈조직과 혈액 Blood-Forming Tissue and Blood

근육조직 MUSCLE TISSUE

- 뼈대근육 Skeletal Muscle
- 민무늬근육 Smooth Muscle
- 심장근육 Cardiac Muscle

신경조직 NERVE TISSUE

막 MEMBRANES

- 피부막 Cutaneous Membrane
- 장막 Serous Membranes
- 점막 Mucous Membranes
- 윤활막 Synovial Membranes

학습목표

1. 조직(tissue)이라는 용어를 정의하고 우리 몸에서 관찰되는 네 가지 기본조직을 설명한다.
2. 상피조직의 구조적 특징과 공통적인 기능을 설명한다.
3. 여러가지 형태의 상피조직을 구분하고 각각의 상피를 우리 몸에서 관찰할 수 있는 부위를 예를 든다.
4. 상피조직과 구별되는 결합조직의 구조적인 특징을 설명한다.
5. 구조와 기능을 기초로 하여 여러 가지 결합조직들의 유형을 구분한다.
6. 근육조직의 특징을 설명하고 3가지 유형의 근육조직을 구분한다.
7. 신경조직의 구성과 주요 기능을 설명한다.
8. 막(membrane)이라는 용어의 뜻을 설명하고 우리 몸에서 관찰되는 여러 가지 유형의 막을 구분한다.
9. 우리 몸에서 막의 역할을 구분하여 설명한다.

상피조직

상피조직은 서로 밀접하게 결합된 세포들로 구성되며 주로 보호, 흡수 및 분비 기능을 한다.

상피조직(epithelial tissue)은 상피세포들이 서로 밀접하게 결합되어 집단을 이루고 있으며 세포들 사이에 세포사이물질이 거의 없다. 세포들이 너무 밀접하게 붙어 있어 혈관이 침투할 수 없으므로 **혈관이 없는 조직**(avascular tissue)이다. 상피조직은 신체의 표면을 피복하거나 몸통공간 또는 기관의 속공간 안쪽을 둘러싸고 있으며, 간이나 콩팥에서는 실질세포로서의 기능을 한다. 상피세포의 주요 기능은 분비, 흡수 및 보호이다. 상피조직은 기본적으로 표면을 피복하는 상피, 속공간을 둘러싸고 있는 상피 및 샘상피(선상피)로 분류한다.

피복상피와 속공간을 둘러싸고 있는 상피 Covering and Lining Epithelium

피복상피(covering epithelium)와 **속공간을 둘러싸고 있는 상피**(lining epithelium)는 신체의 표면, 몸통공간 및 기관의 속벽을 둘러싸고 있다. 상피세포의 바닥면에 있는 세포사이물질은 얇은 층으로 되어 있으며, 상피와 그 밑에 있는 결합조직을 연결하는 바닥막(기저막, basement membrane)에 고정되어 있다. 상피의 반대쪽인 속공간면(luminal surface)은 몸통공간과 기관의 속공간 또는 외부환경에 열려 있다.

피복상피와 속공간을 둘러싸고 있는 상피세포는 세포의 모양과 배열된 세포의 층수에 따라서 분류한다. **편평한 세포** 또는 **비늘모양의 납작한 상피**(squamous epithelium); **입방모양의 상피**(cuboidal epithelium); **원통형**(**폭보다 높이가 긴 상피**) 또는 **원주형 상피**(columnar epithelium). 세포는 세포의 배열 층수에 따라 한 층으로 배열되어 있으면 **단층상피**(simple epithelium), 여러 층이면 **중층상피**(stratified epithelium)라고 한다. 가장 흔한 피복상피와 속공간을 둘러싸고 있는 상피는 단층편평상피, 단층입방상피, 단층원주상피, 중층편평상피, 거짓중층원주상피 및 이행상피로 되어 있으며, 이러한 상피들은 표 3-1에 요약하여 정리하였다.

표 3-1 피복상피와 속공간을 둘러싸고 있는 상피조직

상피의 유형	구조적 특징	관찰할 수 있는 부위
단층편평상피 (simple squamous epithelium)	한 층의 편평한 세포	혈관의 속벽을 형성하는 상피; 모세혈관과 허파꽈리벽을 형성하는 상피
단층입방상피 (simple cuboidal epithelium)	한 층의 입방형 세포	피부샘의 도관벽 상피와 콩팥의 세뇨관 상피
단층원주상피 (simple columnar epithelium)	한 층의 원주형 세포	위와 장의 속벽을 둘러싸고 있는 상피
중층편평상피 (stratified squamous epithelium)	여러 층의 세포층이며, 속공간면에 있는 세포의 모양이 편평함	피부, 입안 및 인후부의 얕은상피
거짓중층원주상피 (pseudostratified columnar epithelium)	한 층의 불규칙한 모양의 세포가 여러 층같이 관찰되며 섬모가 있음	후두, 기관 및 기관지의 속벽을 둘러싸고 있는 상피
이행상피 (transitional epithelium)	여러 층으로 구형 또는 불규칙한 모양의 세포	방광과 요관의 속벽을 둘러싸고 있는 상피

단층편평상피 Simple Squamous Epithelium

단층편평상피는 한 층으로 배열된 편평한 세포로 구성되어 있다. 즉, 모든 세포가 바닥막에 붙어 있으며 속공간면을 가지고 있다(**그림 3-1**). 이 세포는 핵이 중심에 위치하며 위쪽에서 관찰하면 타일을 붙여놓은 것과 같이 밀접하게 배열되어 있다. 이 상피는 세포층이 얇아서 물질의 확산이 용이한 부위인 혈관과 림프관 벽의 속면, 작은 모세혈관의 벽과 허파의 허파꽈리벽 및 몸통공간의 속면을 둘러싸고 있는 상피에서 관찰된다.

단층입방상피 Simple Cuboidal Epithelium

단층입방상피는 한 층으로 배열된 입방형 상피가 밀접하게 붙은 다각형 모양이다(**그림 3-2**). 이 세포의 핵은 중심에 위치하며, 종종 속공간면에는 섬모(cilia) 또는 미세융모(microvilli)가 존재한다. 이 상피는 흔히 분비된 물질을 신체의 다른 부위로 운반하는 작은 도관(duct)의 벽을 형성하며, 주로 콩팥, 간 및 많은 외분비샘에서 관찰된다.

단층원주상피 Simple Columnar Epithelium

단층원주상피는 한 층의 긴 원주형 세포로서 전형적으로 핵은 바닥막 근처에 위치한다(**그림 3-3**). 이 세포는 분비기능을 하므로 세포질내에 과립세포질그물과 골지복합체가 풍부하다. 자궁 그리고 위와 작은창자 같은 소화기관의 속벽을 둘러싸고 있는 상피에서 관찰되며, 이 상피세포의 속공간면에는 음식물의 흡수를 도와주는 미세융모가 존재한다.

중층편평상피 Stratified Squamous Epithelium

중층편평상피는 세포들이 여러 층으로 배열되어 있고, 마찰을 많이 받는 신체 부위를 덮고 있다(**그림 3-4**). 일반적으로 이 상피는 표면층의 세포가 편평한 모양을 하고 있으므로 표면층의 세포모양에 따라 분류하였다. 깊은층의 세포는 입방형 또는 원주형 세포이나 덮고 있는 구조의 표면에 가까워지면서 편평한 세포로 변한다. 이러한 보호기능을 하는 상피조직은 마찰로부터 보호하기 위하여 피부의 외층(표피)과 신체의 외부에 열려진 개구부 안쪽에서 관찰된다.

거짓중층편평상피 Pseudostratified Columnar Epithelium

거짓중층편평상피는 여러 층으로 배열된 것과 같이 관찰되나, 실제로는 한 층으로 배열되어 있다(**그림 3-5**). 이러한 현상은 세포의 모양과 핵의 위치가 일정하게 보이지 않기 때문이다. 이 조직에서 한 층으로 배열된 바닥층 세포들은 각각 바닥막에 접촉되어 있으나 모든 세포들이 속공간면까지 위치하지 않기 때문에 마치 여러 층인 것처럼 관찰된다. 종종 긴 섬모를 가진 세포들은 점액을 몸 밖으로 배출하게 하므로 기관(trachea)과 기관지(bronchi)와 같은 호흡상피에서 관찰된다.

이행상피 Transitional Epithelium

이행상피는 입방모양 또는 불규칙적인 모양을 한 세포들이 여러 층으로 관찰된다(**그림 3-6**). 이 상피는 주름진 종이와 같이 신장력(extensibility)과 탄력(elasticity)이 있는 상피세포로서 비뇨계통의 요관과 방광 상피에서 관찰된다.

개념 확인

1. 인체의 기본적인 4가지 조직은 무엇인가?
2. 상피조직에서 세포의 배열은 혈관의 존재를 어떻게 제한하는가?
3. 피복상피와 속공간을 둘러싸고 있는 상피는 어떻게 분류하는가?
4. 피복상피와 속공간을 둘러싸고 있는 여러 유형의 상피들은 인체의 어느 부위에서 관찰할 수 있는가?

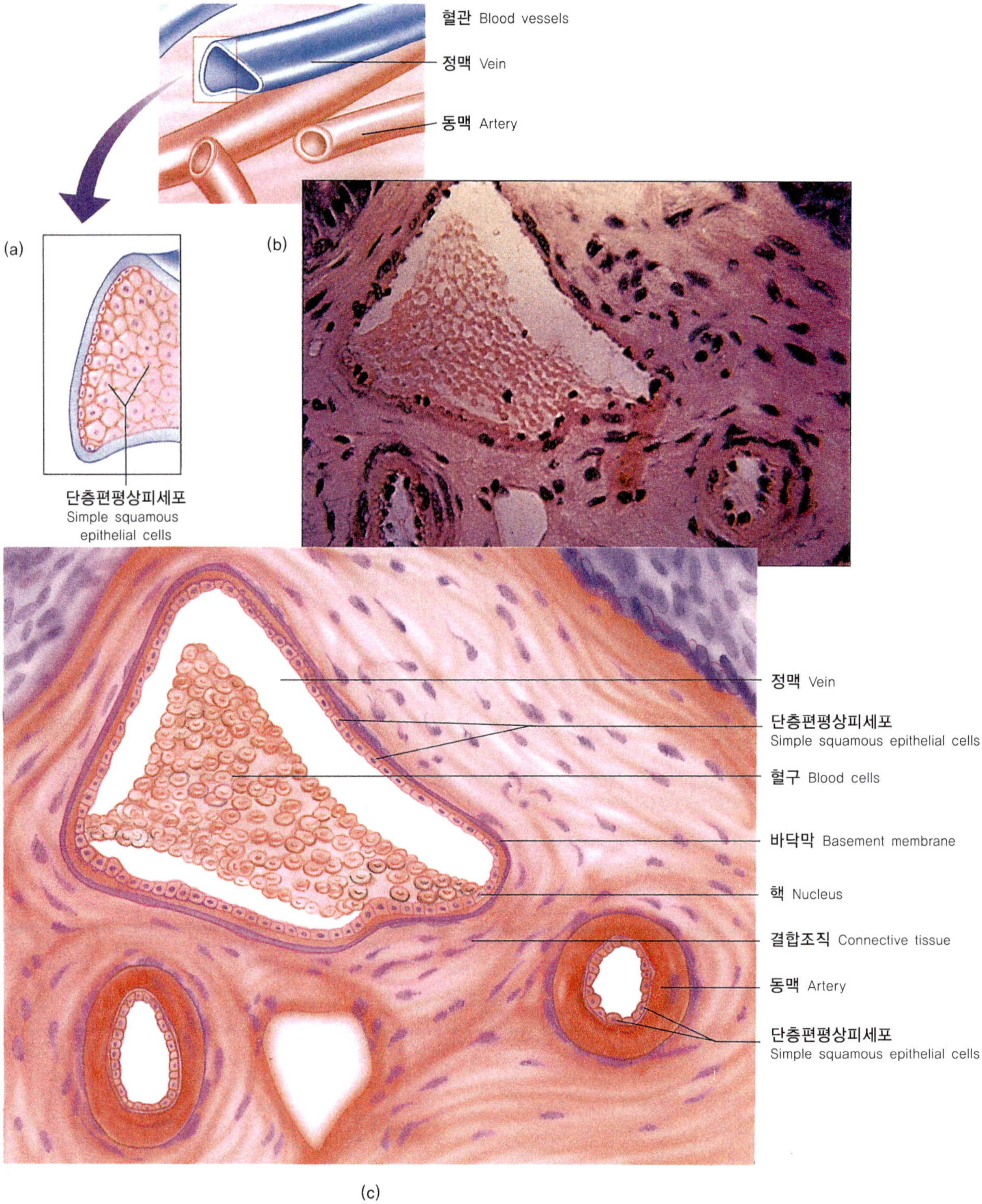

단층편평상피에서 볼 수 있는 세포층은 몇 층인가?

그림 3-1 **단층편평상피**

(a) 한 층의 편평한 상피는 혈관의 속벽을 둘러싸고 있는 상피에서 관찰된다. 세포들이 어떻게 밀집되어 있는지를 보여준다. (b) 여러 가지 종류의 혈관들과 주위의 조직을 절단한 사진. 단층편평상피가 혈관의 속벽을 둘러싸고 있다. 이 절단면은 그림 (c)에 확대하여 설명하였다. 250x.

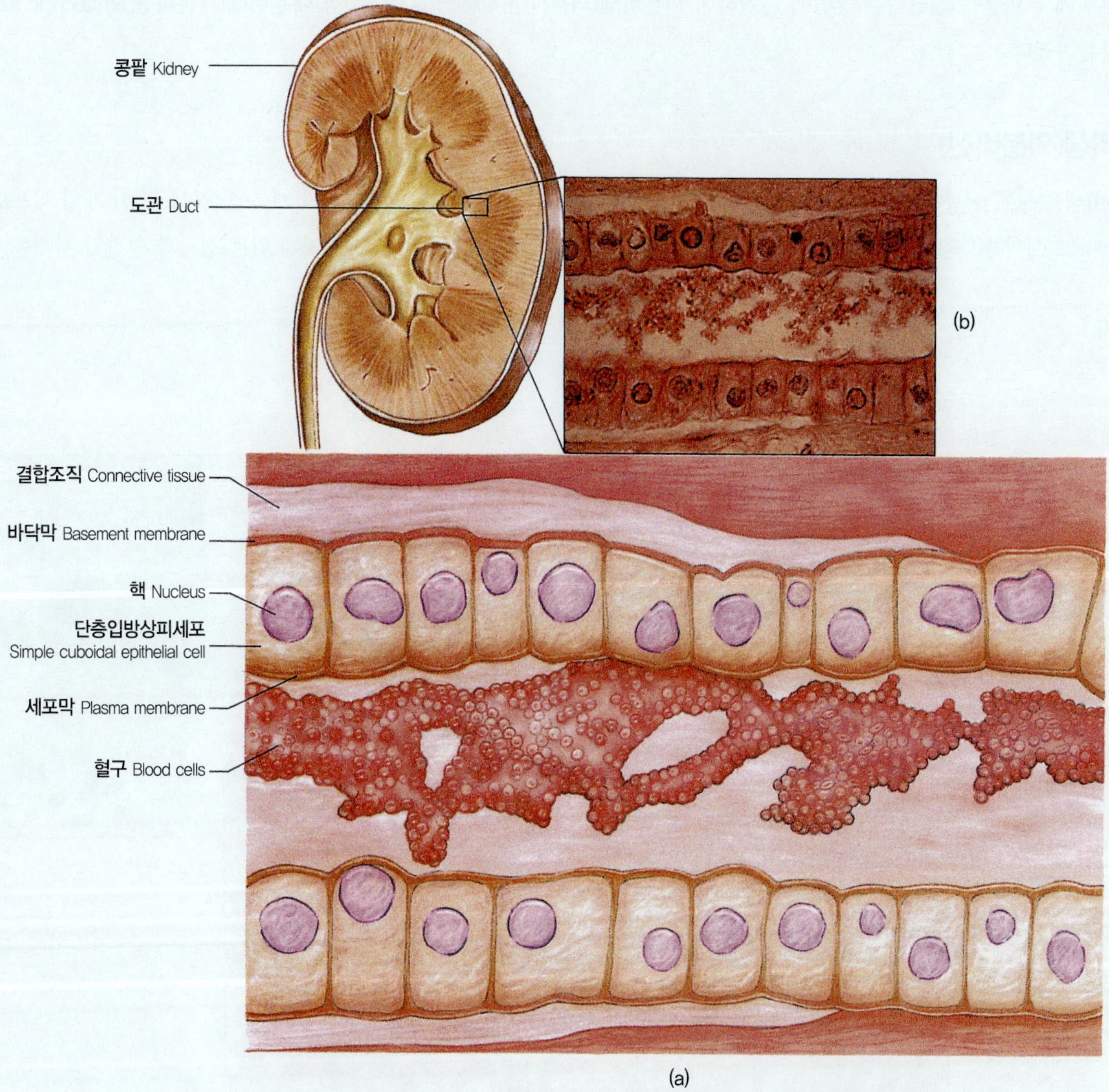

단층입방상피는 인체의 어느 부위에서 관찰할 수 있는가?

그림 3-2 단층입방상피

(a) 이 조직은 콩팥의 도관과 세관을 둘러싸고 있는 상피에서 관찰되며, 세포는 입방형이며 한 층으로 배열되어 있다. 도관 속공간에서 관찰되는 혈구는 비정상적인 모습이며, 이러한 모습은 콩팥질환이 있을 때 관찰된다.
(b) 콩팥의 도관을 절단한 모습을 확대한 사진으로서 단층입방상피가 속공간을 둘러싸고 있다. 250x.

샘상피 Glandular Epithelium

샘상피(선상피)는 세포들이 밀접하게 모여서 된 상피조직으로서 분비기능을 하는 특수하게 분화된 조직이다. 샘상피의 특수한 유형을 단순히 **샘(선, gland)**이라 하며, 인체에는 소화기관에서 점액을 분비하는 한 개의 세포로 된 단순한 형태의 샘과 뇌하수체와 같이 중요한 신체활동을 조절하는 복잡한 형태의 샘 등과 같이 여러 가지 유형의 샘이 있다. 이 교재에서 샘은 인체의 부위에 분비물을 전달하는 방법에 근거하여 **외분비샘(외분비선, exocrine gland)**과 **내분비샘(내분비선, endocrine gland)**으로 분류하였다.

외분비샘(외분비선) Exocrine Gland

외분비샘은 도관을 통하여 분비물을 체표면과 몸통공간에 운반한다. 피부에 있는 땀샘과 기름샘, 침샘 및 한 개의 세포로 된 점액샘이 그 예이다(그림 3-7). 대부분의 외분비샘은 결합조직에 의하여 지지되며, 샘 근처에 있는 신경과 혈관의 지배를 받고 있다.

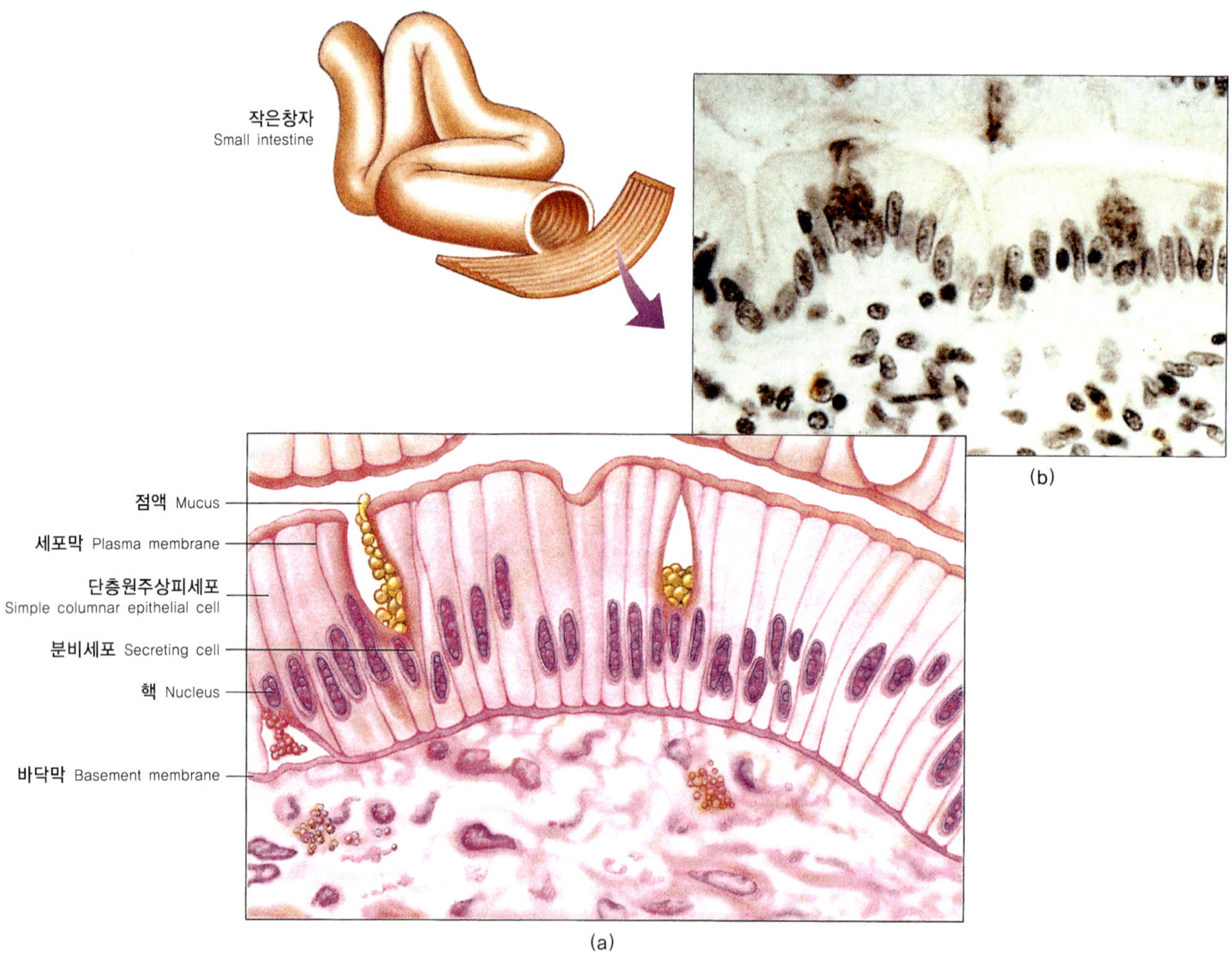

단층원주상피의 각각의 세포는 무슨 모양인가?

그림 3-3 단층원주상피

(a) 세포는 원주형이며 한 층으로 배열되어 있다. 일부 세포들은 분비기능과 같은 특수한 기능을 한다.

(b) 작은창자의 일부 절단면을 확대한 사진으로서 단층원주상피가 속공간면을 둘러싸고 있다. 250x.

내분비샘(내분비선) Endocrine Gland

내분비샘의 분비물은 세포 밖 공간으로 분비하여 혈액으로 확산된다. 혈액은 분비물을 전신으로 운반한다. 내분비샘은 뇌의 바닥에 있는 뇌하수체, 목에 있는 갑상샘 및 콩팥 위에 있는 부신 등에서 관찰된다. 내분비샘은 다른 종류의 결합조직과 신경조직도 포함되어 있기 때문에 기관(organ)이라고 하며, 인체의 한 계통인 내분비계통을 이루고 있다.

개념 확인

1. 모든 샘이 공통적으로 하는 기능은 무엇인가?
2. 외분비샘은 분비물을 어떻게 운반하는가?
3. 내분비샘은 분비물을 어떻게 운반하는가?

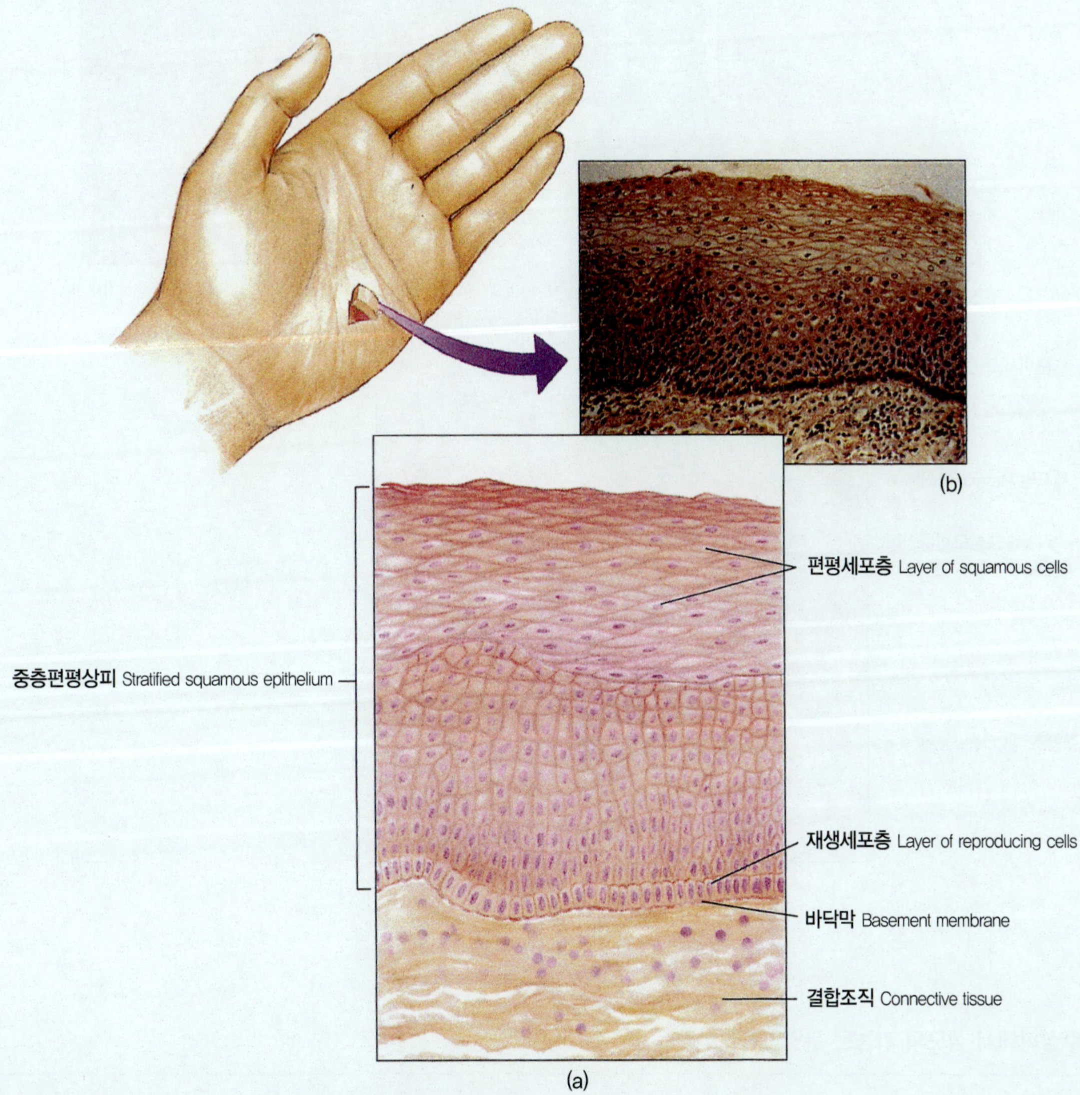

중층편평상피는 인체의 어느 부위에서 관찰할 수 있는가?

그림 3-4 중층편평상피
(a) 바닥막에 인접한 세포들의 모양은 원주형 또는 입방형이지만 속공간면에 인접한 조직의 상피세포들은 편평하다.
(b) 피부의 절단면을 확대한 사진으로서 두꺼운 중층편평상피가 피부의 표면(표피)을 덮고 있다. 50x.

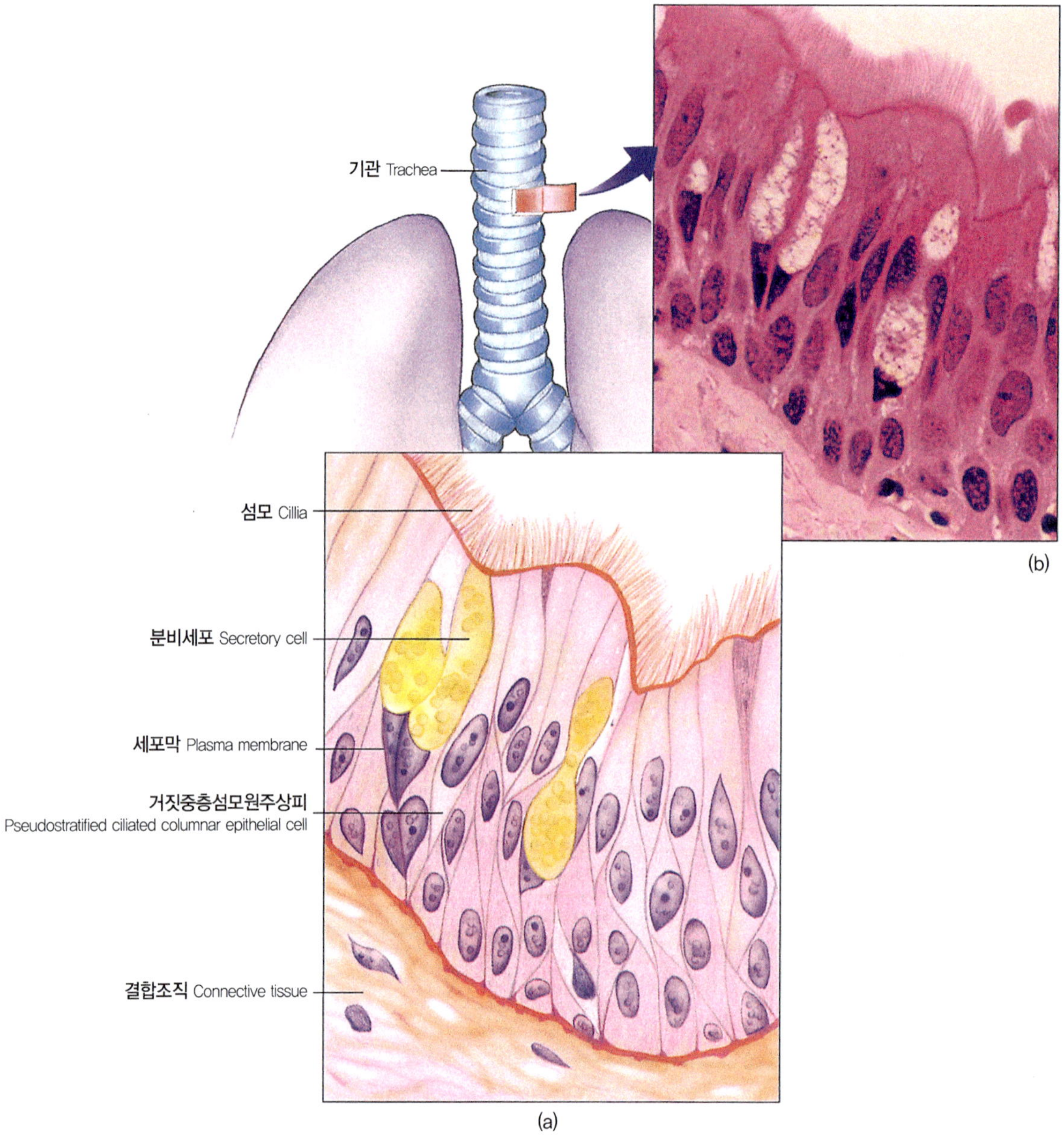

거짓중층섬모원주상피에서 섬모의 기능은 무엇인가?

그림 3-5 거짓중층섬모원주상피
(a) 흩어져 있는 핵의 모습이 여러 층의 세포로 구성된 것 같이 보이나, 실제로 이 조직은 모든 세포들이 바닥막에 붙어 있기 때문에 한 층의 세포로 되어 있다. (b) 기관의 벽을 절단한 모습을 확대한 사진으로서 거짓중층섬모원주상피가 속공간을 둘러싸고 있으며, 상피의 속공간면에서는 섬모가 관찰되며 상피세포 사이에는 점액을 분비하는 세포가 위치한다. 250x.

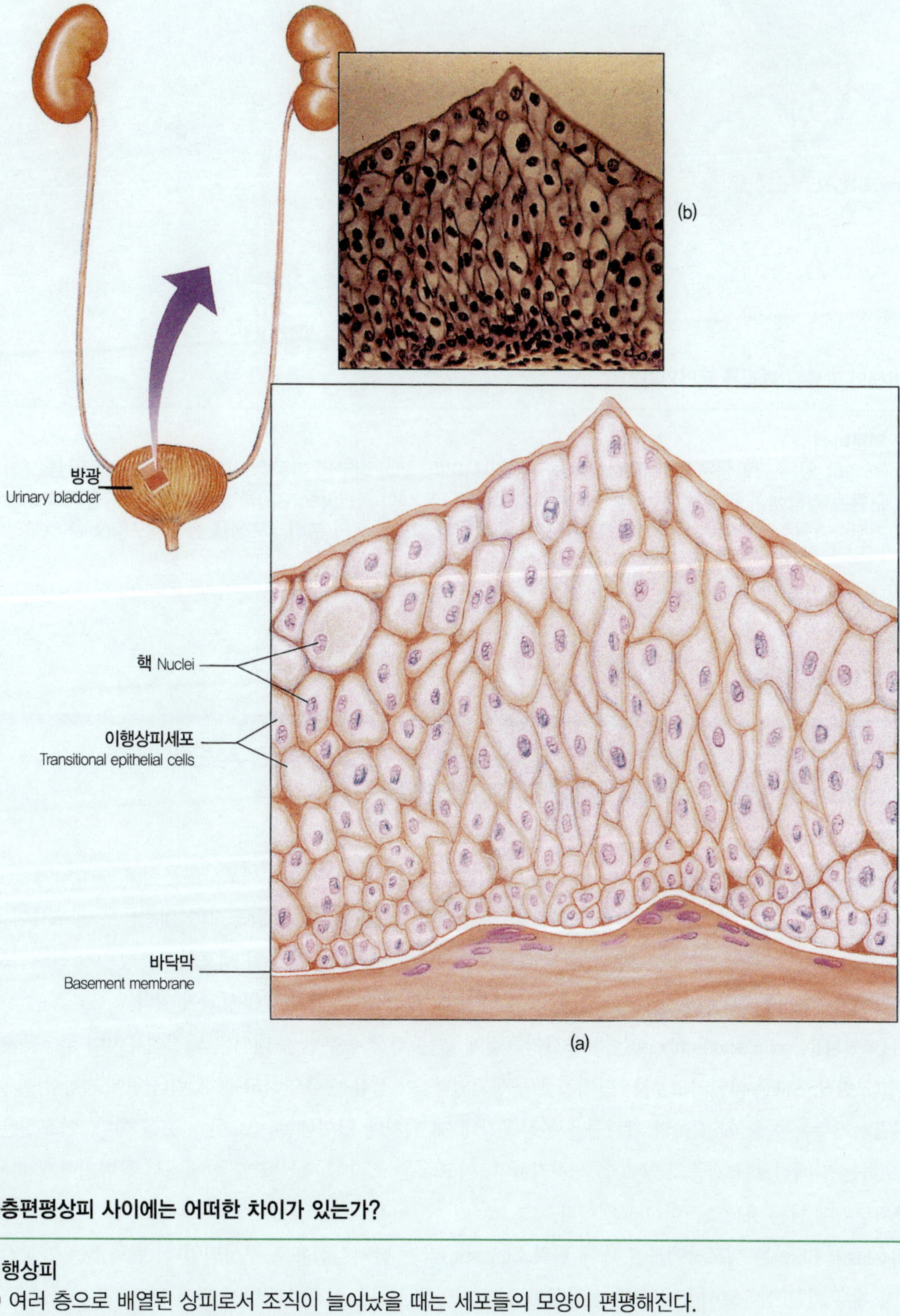

이행상피와 중층편평상피 사이에는 어떠한 차이가 있는가?

그림 3-6 이행상피

(a) 여러 층으로 배열된 상피로서 조직이 늘어났을 때는 세포들의 모양이 편평해진다.

(b) 방광벽의 절단면을 확대한 사진이다. 100x.

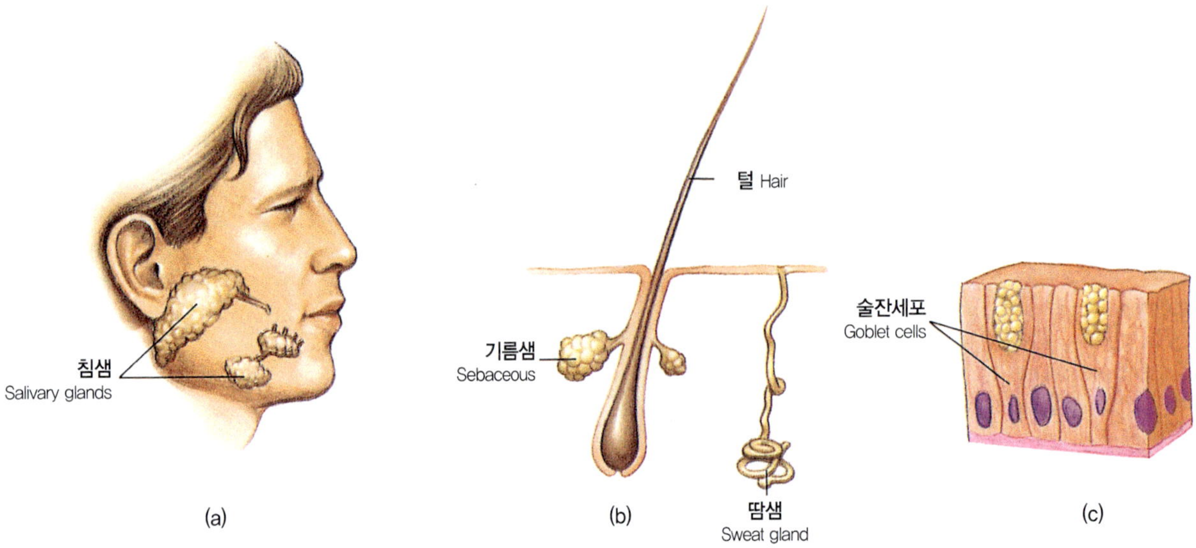

모든 외분비샘의 공통된 특징은 무엇인가?

그림 3-7 **외분비샘**
(a) 뺨에 있는 귀밑샘은 인체에서 가장 큰 외분비샘이다. (b) 피부의 가로절단면의 모습으로서 땀샘 그리고 모근과 관련된 기름샘이 관찰되며 이 샘(선)들은 외분비샘이다. (c) 기관(trachea)을 둘러싸고 있는 상피를 절단한 모습으로 거짓중층원주상피세포 사이에서 분비세포가 관찰된다. 이 한 개의 분비세포샘을 술잔세포(goblet cell)라 한다.

결합조직

결합조직은 산재하고 있는 세포에서 분비된 많은 양의 세포사이물질로 구성되어 있다.
우리 몸을 지지하고 보호하며 혈구세포를 만드는 곳이다.

결합조직(connective tissue)은 세포와 세포에서 분비된 많은 양의 생명이 없는 세포사이물질로 구성되어 있다. 주요 기능은 다른 신체의 구조를 지지하고 다른 조직과 기관을 제 위치에 고정시킨다. 결합조직의 세포들은 세포사이물질을 생산·유지하는 세포와 감염으로부터 조직을 보호하는 세포 두 종류로 되어 있다. 생산된 세포사이물질은 당단백질분자와 무형질(ground substance)이라고 하는 사이질액과 단백질섬유(protein fiber)의 혼합물로 구성되어 있다.

아교섬유(교원섬유, collagenous fibers)는 세포사이물질에 있는 가장 풍부한 형태의 단백질섬유이며 굵고 물결모양의 끈으로서 **아교질(교원질, collagen)**이라고 하는 단백질로 구성되었다. 이 섬유는 유연하고 큰 장력(신전에 저항함)이 있으므로 근육을 뼈에 연결시켜주는 힘줄(tendon)과 기관들을 몸통공간내 제 위치에 달아매는 중요한 기능을 한다. 아교질은 신체에 광범위하게 분포하는 단백질로서 체중의 약 10%를 차지한다. 아교질은 조직이 재생될 때 신체에서 광범위하게 이용되는데 상처치유 시 상처부위에 남는 흉터조직이 아교질이다.

탄력섬유(elastic fiber)는 세포사이물질 내에 **탄력소**(elastin)라는 단백질섬유로 구성되었다. 탄력소는 아교질과 같이 강하지는 않으며 매우 가는 섬유로서 탄력성과 신장성이 있다(이러한 성질은 신장력과 다시 원래 모양으로 되돌아오게 하는 기능을 한다). 피부를 잡아당겨보면 피부가 원래 있던 모양으로 돌아가는 것을 관찰하면서 탄력소의 존재를 확인할 수 있다. 피부에 있는 흉터에는 탄력섬유가 존재하지 않으므로 탄력이 떨어진다.

그물섬유(세망섬유, reticular fibers)는 결합조직의 세포사이물질 내에 **레티큘린(reticulin)**이라는 단백질섬유로 구성되어 있다. 섬유는 얇고 분지된 형태이나 물리적인 힘에 저항을 하며 대부분의 결합조직에서 그물섬유는 풍부하지 않다.

결합조직의 중요한 특징(연골은 제외)은 세포사이물질을 지나가는 **혈관조직(vascular tissue)**인 혈관이다. 풍부한 혈액공급에 의하여 조직의 성장과 복구를 가능하게 하므로 신체의 어떤 다른 기관이 손상을 받았을 때 제일 먼저 형성되는 조직이다. 피부의 얕은층에서 상처가 난 후에 형성된 흉터조직(탄력섬유가 없는 아교질이 풍부한 결합조직)은 상처치유 기능의 좋은 예이다.

인체에는 여러 종류의 결합조직이 있는데, 세포사이물질 내에 있는 단백질의 강도(density)와 세포사이물질을 만드는 세포의 성질(nature)에 근거하여 구분한다. 결합조직에는 고유결합조직, 연골, 뼈 그리고 혈구형성조직으로 구성되며 표 3-2에 요약하였다.

개념 확인

1. 결합조직에 있는 세포사이물질은 무엇을 분비하는가?
2. 결합조직에서 관찰되는 3가지 유형의 섬유를 구별하는 특징은 무엇인가?
3. 혈관은 결합조직을 통하여 침투할 수 있는가?

고유결합조직 Connective Tissue Proper

고유결합조직은 인체의 전신에서 관찰되며, 세포사이물질을 생산하는 세포인 **섬유모세포(섬유아세포, fibroblast)**가 존재한다. 이 조직에는 바탕질 내에 들어 있는 섬유의 형태와 양의 차이에 따라 성긴결합조직, 지방조직 및 치밀결합조직으로 분류한다.

성긴결합조직 Loose Connective Tissue, Areolar Tissue

성긴결합조직은 결합조직에서 가장 광범위하게 존재하며, 세포사이물질에는 세 종류의 섬유가 느슨하고 불규칙하게 망상으로 배열되어 액체성 무형질에 둘러싸여 있다(그림 3-8a). 성긴결합조직의 풍부한 세포사이물질 내에는 비교적 적은 수의 세포들이 산재해 있는데 그 중 섬유모세포(fibroblast)가 가장 많이 관찰된다. 이 조직에는 포식작용을 하는 백혈구인 큰포식세포(macrophage)가 존재하는데, 특히 감염 시 숫자적으로 증가하여 면역반응과 같은 중요한 기능을 한다.

성긴결합조직은 많은 섬유에 의하여 피부와 근육 사이를 연결하거나 대부분의 기관 표면을 덮고 있으며, 또한 기관과 다른 신체부위 사이의 공간을 채워주거나 고정시키는 기능을 한다.

지방조직 Adipose Tissue

지방조직은 특수화된 섬유모세포인 지방세포(adipose cells, adipocytes)로 구성되었다. 이 세포는 큰 구형의 세포로서 세포질내에 지방이 축적되었다. 지방조직은 세포사이물질이 적으며 주로 세포 주위를 그물섬유가 둘러싸고 있다(그림 3-8b). 지방조직은 에너지원인 지방을 축적하고 기관들 사이에서 절연체와 충격 흡수제 역할을 한다.

지방세포에 저장된 지방은 중성지질(triglyceride)이며, 저장된 지방의 양은 신체의 에너지 요구량에 의하여 결정된다. 운동, 영양 그리고 다른 호르몬과 같은 인자들은 신체의 에너지 요구량과 지방의 저장용량에 영향을 미친다.

표 3-2 결합조직의 기능과 구별되는 특징

결합조직의 유형	구조적인 특징	주요 기능
고유결합조직 (connective tissue proper)	섬유모세포는 액체성 무형질, 사이질액 및 섬유로 구성된 세포사이물질을 만드는 세포이다.	신체의 각 부분을 고정하고 지지한다. 면역작용, 지방저장 및 조직을 연결한다.
성긴결합조직 (loose connective tissue, areolar tissue)	섬유는 풍부하지 않다. 3가지 유형의 섬유가 관찰된다. 섬유모세포 외에 큰포식세포도 존재한다.	신체의 각 부분을 고정하고 면역작용을 한다.
지방조직 (adipose tissue)	섬유모세포가 지방을 저장하는 특수한 세포로 분화; 세포사이물질은 적다.	지방을 저장한다.
치밀결합조직 (dense connective tissue)	섬유가 풍부하다.	신체의 각 부분을 지지하고 연결한다.
치밀규칙결합조직 (dense regular)	섬유가 서로 평행하게 배열되어 있다.	근육과 뼈를 연결하고(힘줄), 뼈와 뼈를 연결한다(인대).
치밀불규칙결합조직 (dense irregular)	섬유가 서로 평행하게 배열되어 있지 않고 불규칙한 그물을 형성	기관을 지지하고 기관을 서로 연결하며 다른 구조와 연결한다.
연골 (cartilage)	연골세포가 두꺼워진 무형질과 섬유로 구성된 바탕질을 만든다.	구조들을 강하고 탄력 있게 연결한다.
유리연골 (hyaline cartilage)	바탕질에는 무형질이 풍부하며 아교섬유가 보강되어 있다.	마주보는 뼈 사이에서 관절면을 형성하고 성장하고 있는 뼈의 주형을 형성한다.
탄력연골 (elastic cartilage)	바탕질에는 탄력섬유가 풍부하며 강한 무형질에 의하여 지지된다.	귀, 코 및 후두덮개의 탄력구조를 형성한다.
섬유연골 (fibrocartilage)	바탕질은 두꺼운 무형질속에 아교섬유가 풍부하다.	척주에서 마주보는 뼈 사이에서 충격을 흡수하는 패드 기능을 한다.
뼈 (bone)	뼈세포는 무기질과 아교섬유로 구성된 단단한 바탕질을 유지한다.	신체를 지지하는 구조적인 틀인 뼈대를 형성한다.
치밀뼈 (compact bone)	바탕질은 중심관을 둘러싸면서 층판모양으로 침착되었다. 중심관 주위의 층판내에 뼈세포가 묻혀있다. 이러한 구조를 뼈단위 또는 하버시안관이라 한다.	뼈의 치밀한 부분으로서 구조적인 통합성을 제공한다.
해면뼈 (spongy bone)	바탕질은 얇은 뼈판인 골침을 형성하고 골침 사이의 공간에는 적색골수가 차 있다.	뼈의 내부 구조들을 형성하고 조혈조직을 저장한다.
조혈조직과 혈액 (blood-forming tissue and blood)	특수화된 줄기세포가 새로 형성된 혈구세포와 단백질로 구성된 세포사이물질을 생산한다. 혈액은 혈구인 세포성분과 혈장으로 구성된다.	혈구를 생산하고 혈액은 물질의 운반 매개체의 역할을 한다.

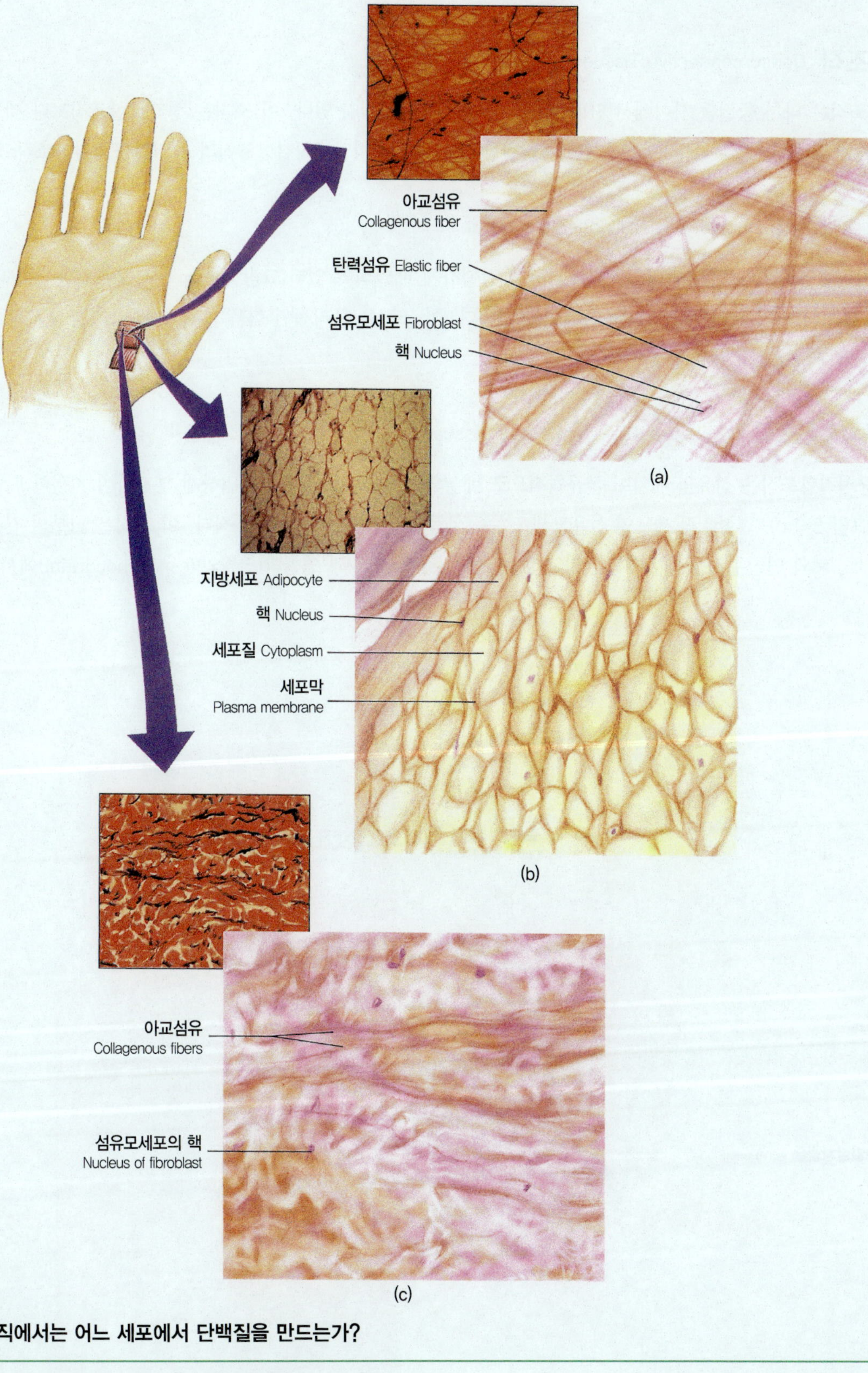

성긴결합조직에서는 어느 세포에서 단백질을 만드는가?

그림 3-8 성긴결합조직, 지방조직 및 치밀불규칙 결합조직

(a) 성긴결합조직. 이 조직에는 섬유모세포가 많이 존재한다. 이 세포는 아교섬유, 탄력섬유 및 그물섬유를 분비하며, 또한 무형질도 분비한다. 기관들을 서로 결합시켜주는 성긴결합조직을 확대한 사진. 250x. (b) 지방조직. 이 조직에는 에너지를 저장하기 위하여 변형된 섬유모세포가 존재한다. 이 세포들은 밀접하게 밀집되어 있으므로 세포 사이의 공간이 거의 없다. 세포의 핵과 세포질은 지방방울을 최대한으로 저장시키기 위하여 세포막 쪽으로 치우쳐 있다. 피부 밑(피하층)의 지방조직을 확대한 사진이다. 250x. (c) 치밀불규칙조직. 이 조직은 아교섬유가 여러 방향으로 치밀하게 쌓여 있는 조직으로서 표피 밑의 진피층에 있는 치밀불규칙조직을 확대한 사진이다. 100x.

치밀결합조직 Dense connective Tissue

치밀결합조직은 다른 물질들 사이에서 단백질섬유가 빽빽하게 채워져 있다. 이 조직은 성긴결합조직보다 세포와 무형질은 적으나 단백질섬유인 아교섬유가 풍부하다. 치밀결합조직은 다시 치밀규칙결합조직과 치밀불규칙결합조직으로 나눈다.

치밀규칙결합조직 Dense Regular Connective Tissue

치밀규칙결합조직은 치밀하게 쌓인 섬유가 서로 평행하게 배열되어 있다(그림 3-9). 섬유모세포는 섬유다발 사이에서 일렬로 분포되어 있고 무형질은 거의 존재하지 않는다. 이 조직은 물리적인 힘을 받는 곳에서 저항성을 제공하는 힘줄(tendon)과 인대(ligament)에서 관찰된다.

치밀불규칙결합조직 Dense Irregular Connective Tissue

치밀불규칙결합조직은 섬유의 배열이 불규칙적으로 배열되어 있고, 오히려 광범위하게 분지하여 치밀한 단백질 매트를 형성한다(그림 3-8c). 결합조직 세포인 섬유모세포는 듬성듬성 존재하고 무형질이 적다. 이 조직은 피부의 깊은층에 있는 진피(dermis), 뼈와 연골주위를 외부에서 감싸고 있는 뼈막(periosteum)과 연골막(연골외막, perichondrium)에서 관찰된다.

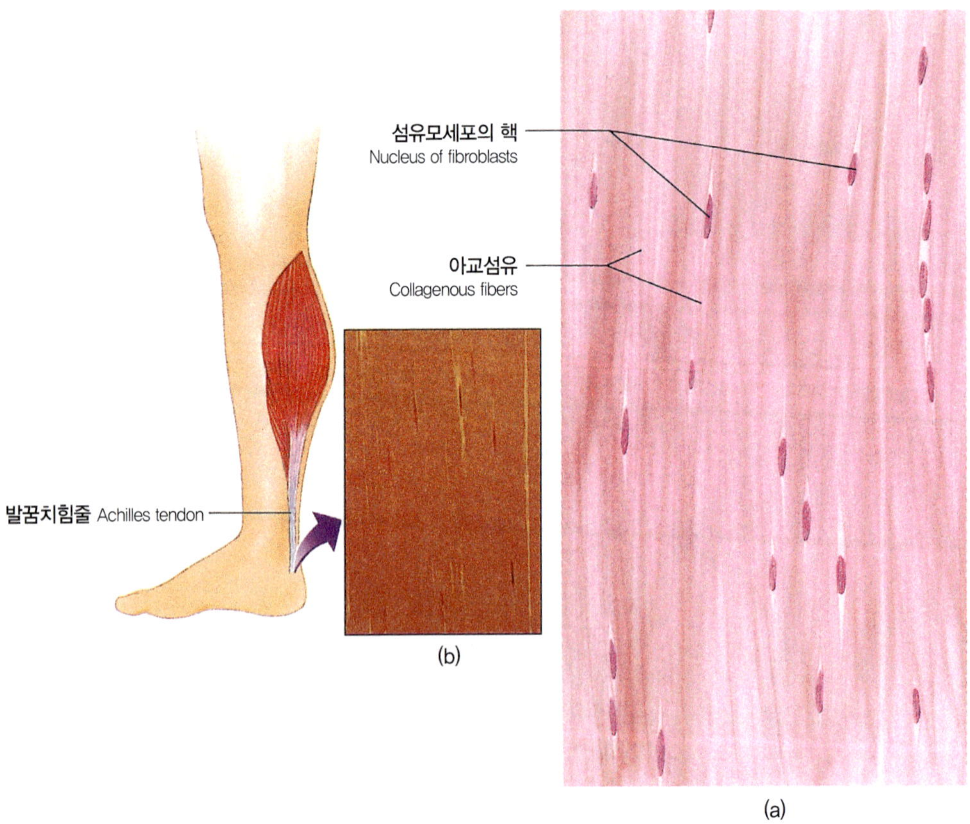

힘줄과 인대에 장력을 제공하는 단백질은 무엇인가?

그림 3-9 치밀규칙결합조직
(a) 이 조직은 치밀하게 쌓여 있는 아교섬유가 서로 평행하게 배열되어 있다. (b) 힘줄(tendon)의 절단면을 확대한 사진으로서 아교섬유는 분홍색을 띠며 섬유모세포의 핵은 빨간색을 띤다. 100x.

개념 확인

1. 고유결합조직에서 세포사이물질을 생산하는 세포는 무엇인가?
2. 성긴결합조직과 치밀결합조직을 구별하는 특징은 무엇인가?
3. 성긴결합조직과 지방조직의 기능은 무엇인가?
4. 치밀규칙결합조직과 치밀불규칙결합조직은 어떻게 구분하는가?

연골 Cartilage

연골은 고유결합조직보다 더욱 단단하고 견고한 구조를 형성한다. 연골에는 두터운 겔과 같은 무형질 내에 매우 치밀한 단백질섬유와 강한 세포사이물질로 구성되어 있다. 치밀하게 배열된 섬유와 두터운 무형질을 **바탕질(기질, matrix)**이라고 한다. 바탕질은 **연골세포방(소와, lacunae)**이라고 하는 작은 공간 내에 묻혀 있는 **연골세포(chondrocyte)**에 의하여 유지된다. 연골세포는 연골을 둘러싸고 있는 치밀결합조직인 **연골막(연골외막, perichondrium)**에 있는 혈관으로부터 빠져나온 물질들이 바탕질 내에서 확산작용에 의하여 영양공급을 받고 있다. 연골은 바탕질 내에 묻혀 있는 섬유의 유형에 따라 유리연골, 탄력연골 및 섬유연골로 구분한다.

유리연골 Hyaline Cartilage

유리연골(초자연골)은 파란빛을 띠는 흰색의 불투명한 연골로서 세 가지 유형 가운데 가장 많이 존재한다(그림 3-10). 바탕질에는 황산콘드로이틴(chondroitin sulfate)인 단백당이 무형질의 구성성분을 이룬다. 바탕질의 일부를 형성하는 섬유들은 아교질로 구성되었으나 일반적인 염색을 하면 현미경으로 관찰할 수 없다. 그 이유는 황산콘드로이틴(chondroitin sulfate)이 섬유를 덮고 있기 때문이다.

유리연골은 상부 호흡기도, 뼈의 끝에 있는 관절연골 및 갈비연골에서 관찰되며, 또한 태아에서의 뼈대모델을 형성하여 성장중인 어린이의 뼈성장과 관련된 뼈연골모델이 된다.

탄력연골 Elastic Cartilage

탄력연골(탄성연골)은 노란색을 띠는 연골로서 바탕질 내에 탄력섬유가 많이 존재하므로 강하고 유연한 조직이다. 현미경으로 관찰하면 얇고, 물결모양의 탄력섬유가 연골세포방 내에 있는 연골세포 주위를 둘러싸고 있는 바탕질 내에 존재한다(그림 3-11). 탄력연골에는 황산콘드로이틴(chondroitin sulfate)이라고 하는 무형질이 있으나 유리연골에서와 같이 많이 존재하지는 않는다. 탄력연골은 귀, 코끝 및 후두의 개구부에 있는 후두덮개(epiglottis)에서 구조적인 지지기능을 하고 있다.

섬유연골 Fibrocartilage

섬유연골은 단단하면서 두꺼운 아교섬유가 많은 유연한 바탕질로 되어 있다. 현미경으로 관찰하면 연골세포가 자리잡고 있는 연골세포방 주위에 아교섬유가 검게 물결무늬모양으로 배열되어 있다(그림 3-12). 섬유연골은 무릎관절의 관절공간 내에 있는 관절반달(meniscus)에서 관절 끝의 관절연골(유리연골)과 밀접하게 관련되어 충격흡수제 역할을 하며 척주의 척추몸통 사이에 있는 척추사이원반에서도 완충역할을 하고 있다.

개념 확인

1. 연골은 성긴결합조직과 어떻게 다른가?
2. 연골세포는 영양공급을 어떻게 받고 있는가?
3. 유리연골, 탄력연골 및 섬유연골에서 바탕질의 주요성분은 무엇인가?

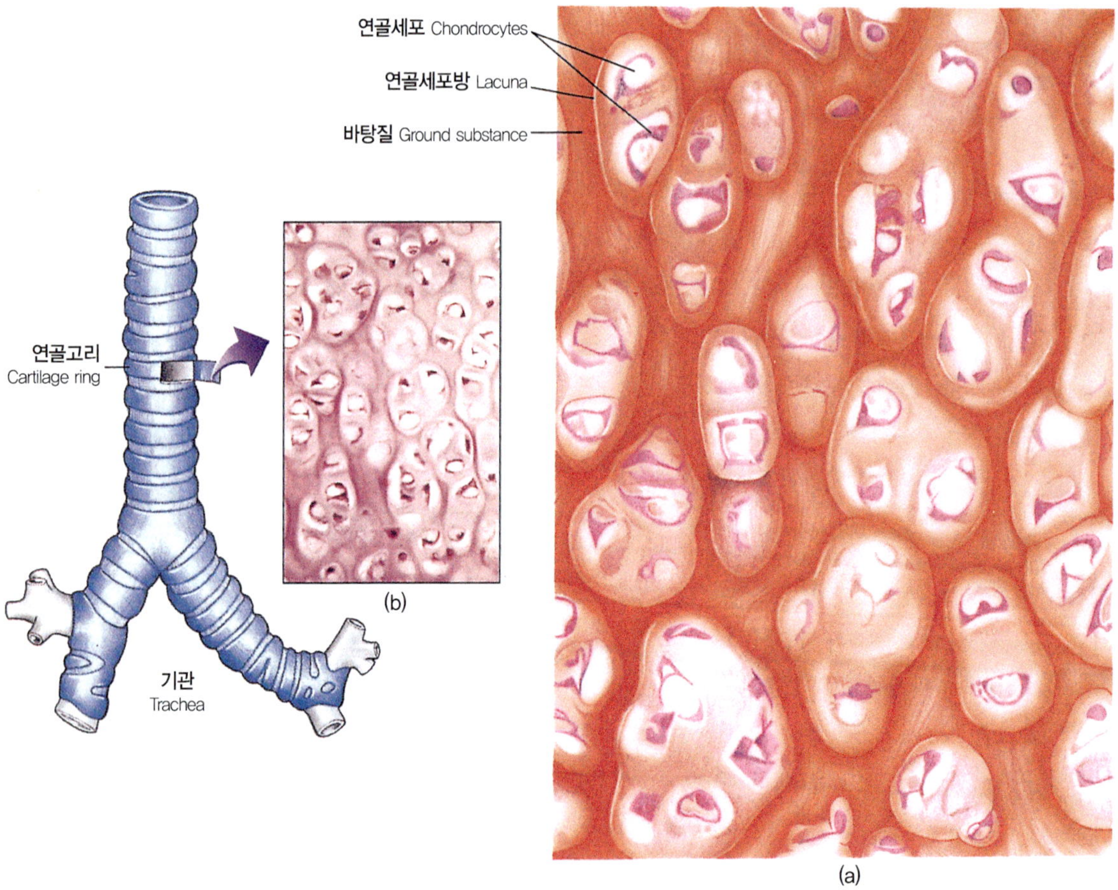

유리연골은 인체의 어느 부위에서 관찰되는가?

그림 3-10 유리연골

(a) 연골세포방(lacuna) 내에 묻혀 있는 연골세포는 풍부한 무형질에 의하여 둘러싸여 있다. 아교섬유는 존재하지만 관찰되지는 않는다. (b) 기관(trachea)에 있는 유리연골의 절단면을 확대한 사진이다. 250x.

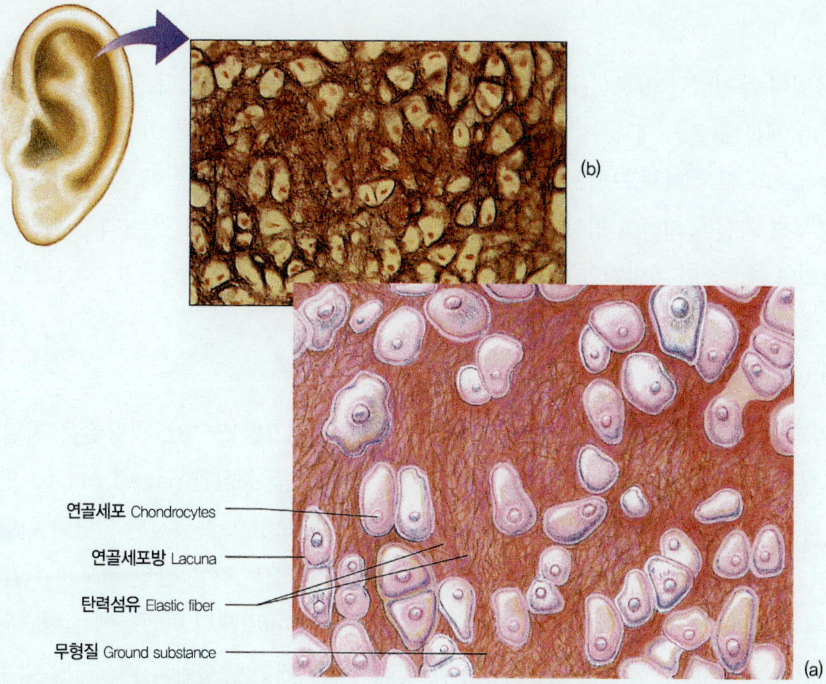

어느 단백질이 탄력연골의 특징인 신장력을 제공하는가?

그림 3-11 탄력연골

(a) 탄력섬유는 이 연골의 무형질 내에서 관찰된다.

(b) 귀의 탄력연골 절단면의 사진으로서 탄력섬유는 무형질 내에서 물결모양의 검은선으로 관찰된다. 250x.

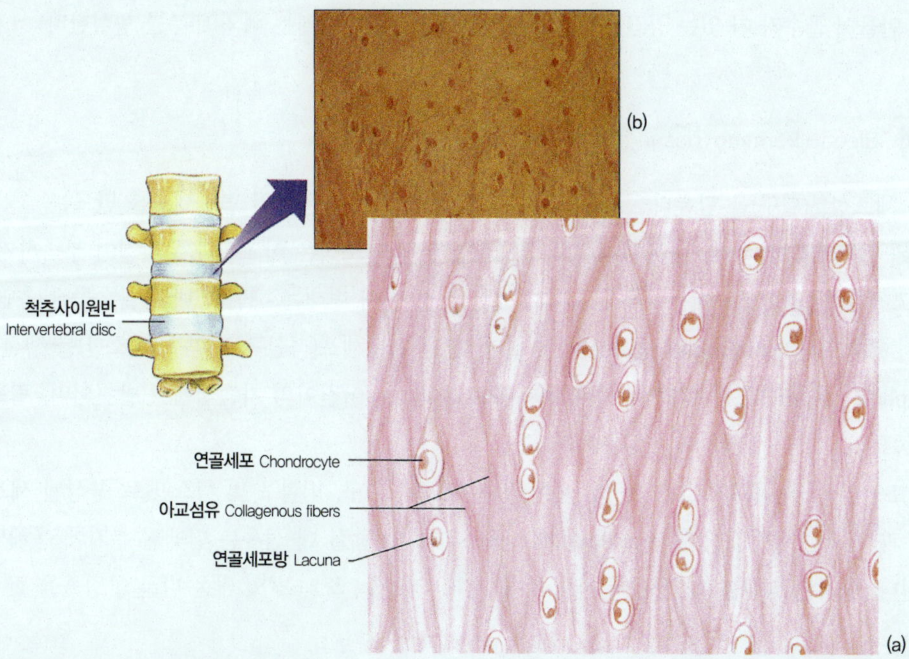

어느 세포에서 연골의 치밀한 무형질을 생산하는가?

그림 3-12 섬유연골

(a) 아교섬유는 연골의 무형질 내에서 물결무늬의 두꺼운 선으로 관찰된다.

(b) 척추사이원반의 절단면에서 관찰되는 섬유연골을 확대한 사진이다. 250x.

뼈 Bone

뼈는 세포사이물질이 무기염과 아교섬유로 가득 채워진 결합조직으로서 모든 다른 조직과 달리 단단하고 튼튼한 구조로 되어 있다. 치밀하기 때문에 뼈의 세포사이물질을 **바탕질(기질, matrix)**이라 한다. 바탕질은 **뼈세포(골세포, osteocytes)**에 의하여 유지되며, 뼈세포와 같이 **뼈세포방(소와, lacuna)**이라고 하는 방(chamber) 안에 묻혀 있다. 뼈세포는 단단한 바탕질을 관통하는 혈관으로부터 확산에 의하여 영양공급을 받는다. 혈관은 뼈를 둘러싸고 있는 막인 **뼈막**(periosteum)에서 기시한다. 뼈에는 두 가지 형태의 뼈조직인 치밀뼈와 해면뼈로 구성되어 있다.

치밀뼈 Compact Bone

치밀뼈는 무기염과 아교질이 치밀하게 침착된 바탕질로 되어 있다(그림 3-13). 바탕질은 치밀하므로 뼈에 있는 도관을 통하여 주행하는 혈관에 의하여 뼈세포에 영양을 공급한다. 이 도관을 **중심관**(central canals) 또는 **하버시안관**(haversian canals)이라 하며 뼈세포가 동심원모양으로 얇게 배열된 **층판**(lamella)모양으로 생성된 단단한 바탕질에 의하여 둘러싸여 있다. 층판은 대개 뼈단위관 주위를 동심원모양으로 배열되어 있고 영양소는 작은 관인 **뼈모세관(골세관, canaliculi)**을 통하여 층판에 의해 형성된 방어막을 지나 확산에 의하여 뼈세포에 전달된다. 치밀뼈의 바깥층에는 뼈단위는 없으며 단단한 바탕질로 된 층판으로 되어 있다. 뼈에서 동심원 모양의 층판에 의하여 둘러싸인 중심관과 뼈세포방 내에 있는 뼈세포는 원통형의 단위를 이루는데 이를 **뼈단위(골원, osteon)** 또는 **하버시안계통**(haversian system)이라 한다.

해면뼈 Spongy Bone

해면뼈는 치밀뼈와 달리 바탕질이 치밀하지 않으며 **적색골수**(red marrow)가 차 있는 공간이 있다. 단단한 바탕질에는 무기질과 아교질로 구성되었으며, 골침(spiculae)이라고 하는 작고 얇은 뼈판을 형성한다. 골침들은 형성 중에 서로 융합되어 불규칙한 그물구조를 만들어 골수가 차 있는 공간을 형성하며, 일반적으로 해면뼈는 뼈의 내부를 형성한다.

조혈조직과 혈액 Blood-Forming Tissue and Blood

조혈조직은 혈액의 세포성분(혈구)을 만든다. 조혈조직에는 세 가지 유형의 성분인 혈구세포를 만드는 줄기세포, 성숙과정에 있는 새로 형성된 혈구세포 및 적은 양의 단백질로 구성되었다. 조혈조직은 아교질과 무기질이 부족하기 때문에 인체에서 유연한 형태의 조직이다. 조혈조직에는 2가지 형태가 있는데 첫 번째 형태는 해면뼈 내의 골수공간 속면에 있는 **적색골수**(red marrow)로서 **조혈조직**(hematopoietic tissue)이라 하며, 모든 혈구세포(적혈구, 백혈구, 혈소판)를 생산한다. 두 번째 형태는 **림프조직**(lymphoid tissue)으로서 림프절, 인후부의 편도, 비장 및 어린이의 가슴샘에서 발견되며, 림프구와 단핵구(monocytes)라는 두 종류의 백혈구가 만들어지는 곳이다.

혈액(blood)은 결합조직의 한 형태로서(그림 3-14) 살아 있는 세포(적혈구, 백혈구 및 혈소판)로 구성된 **세포성분**(formed elements)인 세포성분과 액체성 바탕질인 **혈장**(plasma)으로 구성된다. 바탕질 내 섬유는 단백질 분자에 용해되어 있으므로 응고과정 중에 관찰된다. 혈액은 심장혈관계통을 통하여 호흡 기체, 영양소, 노폐물 및 많은 다른 물질들을 전신에 운반하는 소포로서 기능을 한다.

개념 확인

1. 뼈세포에서 분비하는 주요 뼈바탕질의 구성성분은 무엇인가?
2. 치밀뼈와 해면뼈는 구조상 어떠한 차이가 있는가?
3. 조혈조직은 어디에 위치하는가?

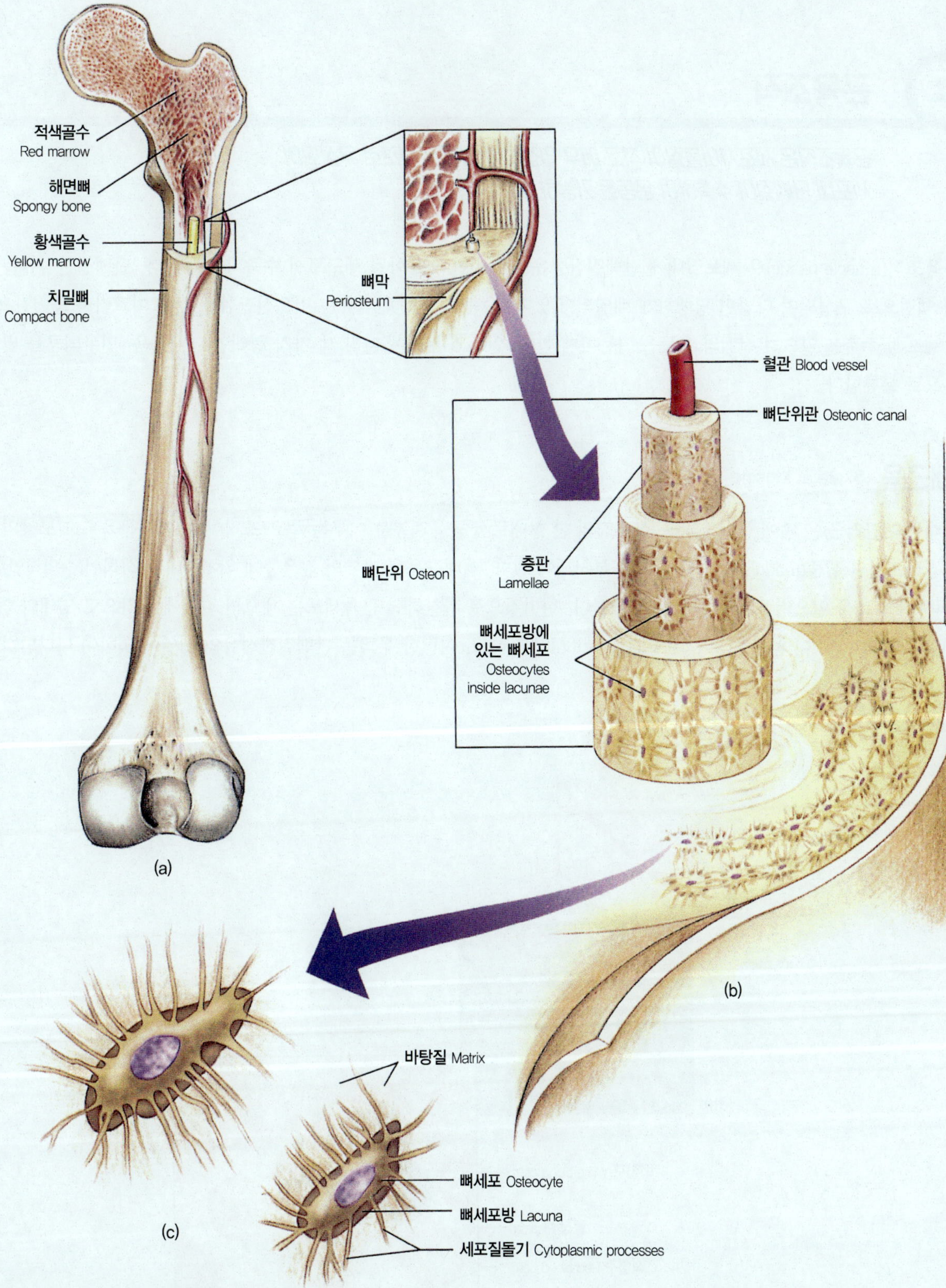

뼈의 바탕질에는 어떤 물질이 들어 있는가?

그림 3-13 뼈

(a) 뼈조직은 치밀뼈와 해면뼈로 구성된다. 인체의 뼈의 일부를 절단하면 이 두 가지 형태의 뼈를 관찰할 수 있다. 조혈조직인 적색골수는 해면뼈 사이에 있는 공간 내에서 관찰된다. 치밀뼈는 뼈의 가장자리에서 치밀하게 존재하며 해면뼈는 뼈의 속공간을 둘러싸거나 뼈끝 부위에서 관찰된다. (b) 치밀뼈는 뼈단위(osteon)를 구성한다. (c) 각각의 뼈단위 내에는 뼈세포가 풍부하며 이 뼈세포는 단단한 바탕질에 둘러싸인 뼈세포방(lacuna) 내에 묻혀 있다.

근육조직

근육조직은 세포사이물질이 적고 매우 밀접하게 배열된 세포로 구성되며 세포내 단백질이 수축하여 운동을 가능하게 한다.

근육조직(muscle tissue)은 세포질내에 단백질잔섬유를 함유한 특수화된 세포로서 수축기능을 한다. 단백질잔섬유는 미오신과 액틴으로 구성되며 다발이 평행하게 배열되어 있다. 수축 시 액틴잔섬유는 미오신잔섬유 위를 미끄러져 들어감으로써 근육세포의 수축을 일으켜 신체의 운동을 가능하게 한다. 인체의 부위에 따라 세 가지 형태인 뼈대근육, 민무늬근육 및 심장근육으로 분류한다.

뼈대근육 Skeletal Muscle

뼈대근육(**골격근**)은 뼈에 붙어 있는 근육조직의 한 형태로서 근육계통을 이루는 주요 조직이다. 뼈대근육은 띠모양의 치밀규칙결합조직인 **힘줄**(tendon)에 의하여 뼈에 부착되어 있다. 뼈대근육은 피부의 깊은층에 위치하며 의식적인(수의적인) 조절에 의하여 수축을 일으켜 신체의 운동에 관여한다. 현미경으로 관찰하면 근육세포는 세포의 길이에 직각으로 명대와 암대가 교대로 관찰되는데, 이 띠를 가로무늬(횡문 striation)라고 하고, 이러한 무늬는 단백질잔섬유의 배열에 의하여 나타난다(그림 3-16).

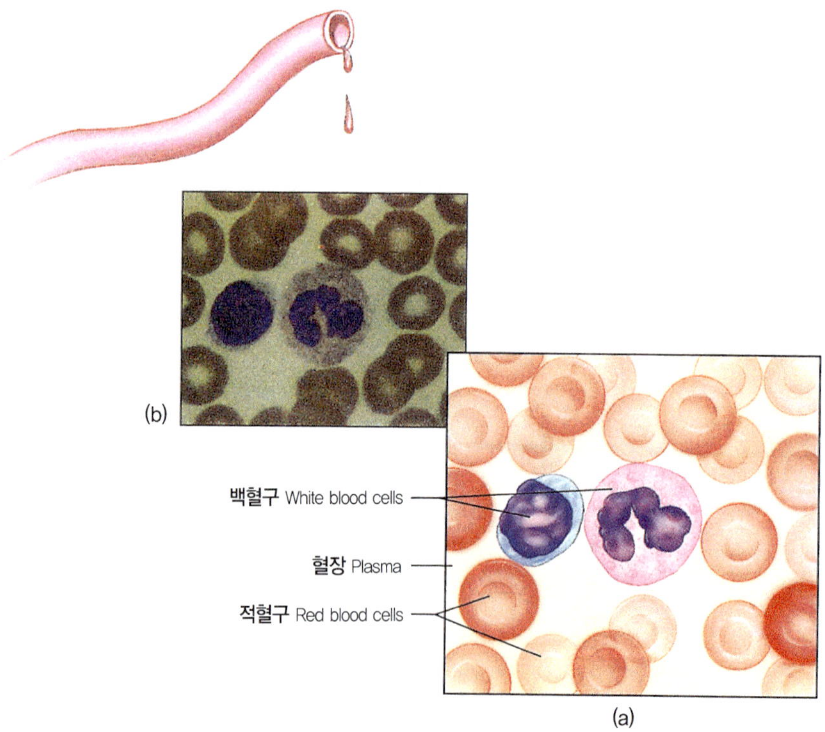

혈구세포는 어디에서 기원하는가?

그림 3-14 혈액
(a) 혈액은 액체이지만 결합조직의 한 형태이다. 액체성분인 바탕질을 혈장(plasma)이라 한다.
(b) 혈구를 확대한 사진이다. 800x.

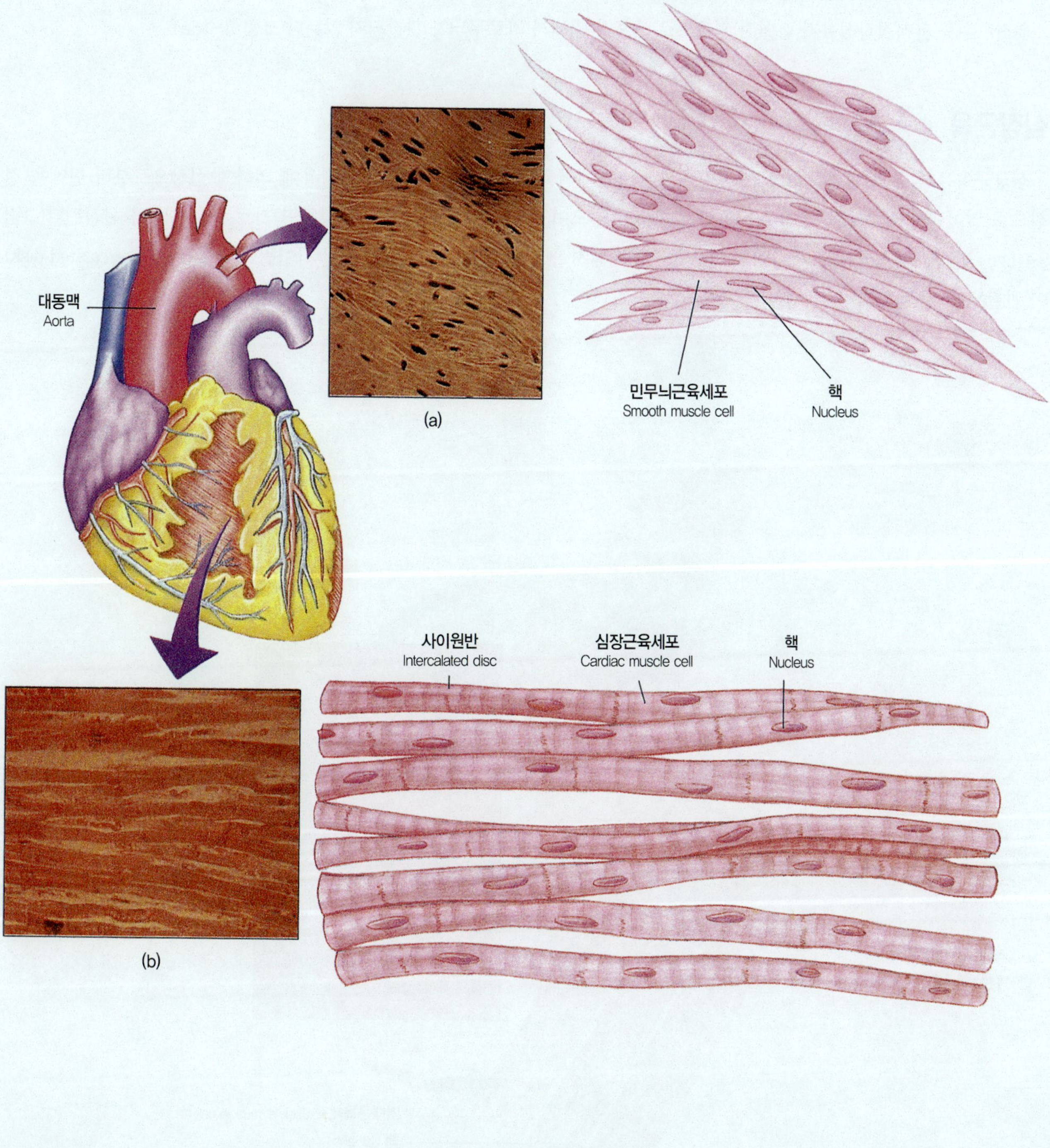

민무늬근육에서는 볼 수 없는 심장근육의 특징적인 구조는 무엇인가?

그림 3-15 민무늬근육과 심장근육

(a) 민무늬근육은 방추형 모양의 세포이다. 대동맥의 벽에 있는 민무늬근육을 확대한 사진이다. 250x.

(b) 심장근육은 인접한 세포막이 결합하여 두꺼워진 사이원반(intercalated disc)이 관찰된다. 심장근육을 확대한 사진이다. 250x.

민무늬근 Smooth Muscle

민무늬근(평활근)은 혈관과 내장(위, 창자, 방광, 자궁) 벽의 일부를 형성한다. 이 근육의 수축에 의하여 도관이나 방(chamber)을 통하여 움직이는 물질을 밀어내는 역할을 한다. 뼈대근육과 달리 민무늬근육은 의식적으로 조절되지 않으며(불수의적), 수축 단백질잔섬유가 흩어져 있으므로 세포질 내에서 가로무늬가 관찰되지 않는다(그림 3-15a).

심장근육 Cardiac Muscle

심장근육은 심장의 벽, 즉 **심장근육층**(myocardium)에서 관찰된다. 협동적인 수축작용에 의하여 심장으로부터 혈액을 전신으로 밀어낸다. 심장근육은 의식적으로 조절되지 않으며(불수의적) 현미경으로 관찰하면 가로무늬(횡문)가 관찰된다(그림 3-15b). 인접한 심장근세포 사이에는 세포막이 두꺼워져 형성된 특수한 결합복합체인 **사이원반(개재원반, intercalated disk)**이 관찰된다.

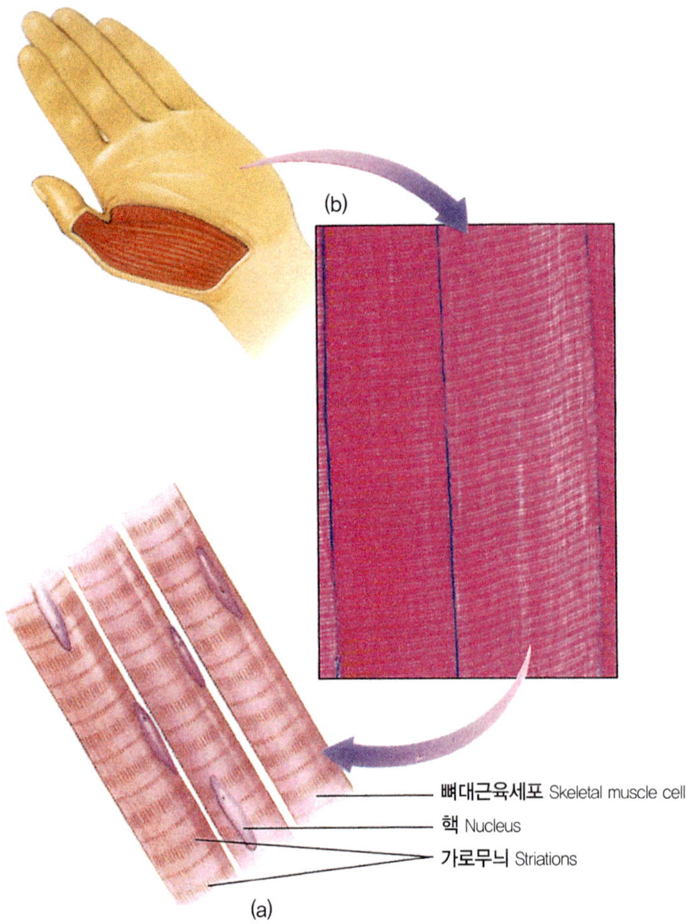

뼈대근육은 인체의 어느 부위에 위치하는가?

그림 3-16 뼈대근육
(a) 각각의 뼈대근육세포를 근육섬유(muscle fiber)라 하며 핵이 많이 존재한다. 단백질섬유의 배열에 의하여 형성된 검은선인 가로무늬(striation)가 관찰된다. (b) 뼈대근육을 확대한 사진이다. 250x.

신경조직

신경조직은 신호를 빠르게 전도하는 신경세포(신경원)와 신경세포를 지지하는 신경아교세포(신경교세포, neuroglia)로 구성되어 있다.

신경조직(nerve tissue)은 전기화학적 신호를 전신으로 전달할 수 있는 전도성(conductivity)과 흥분성(excitability)을 가지고 있다. 두 종류의 세포인 **신경세포**(neuron)와 **신경아교세포**(neuroglia)로 구성되어 있다(**그림 3–17**). 신경세포는 전기화학

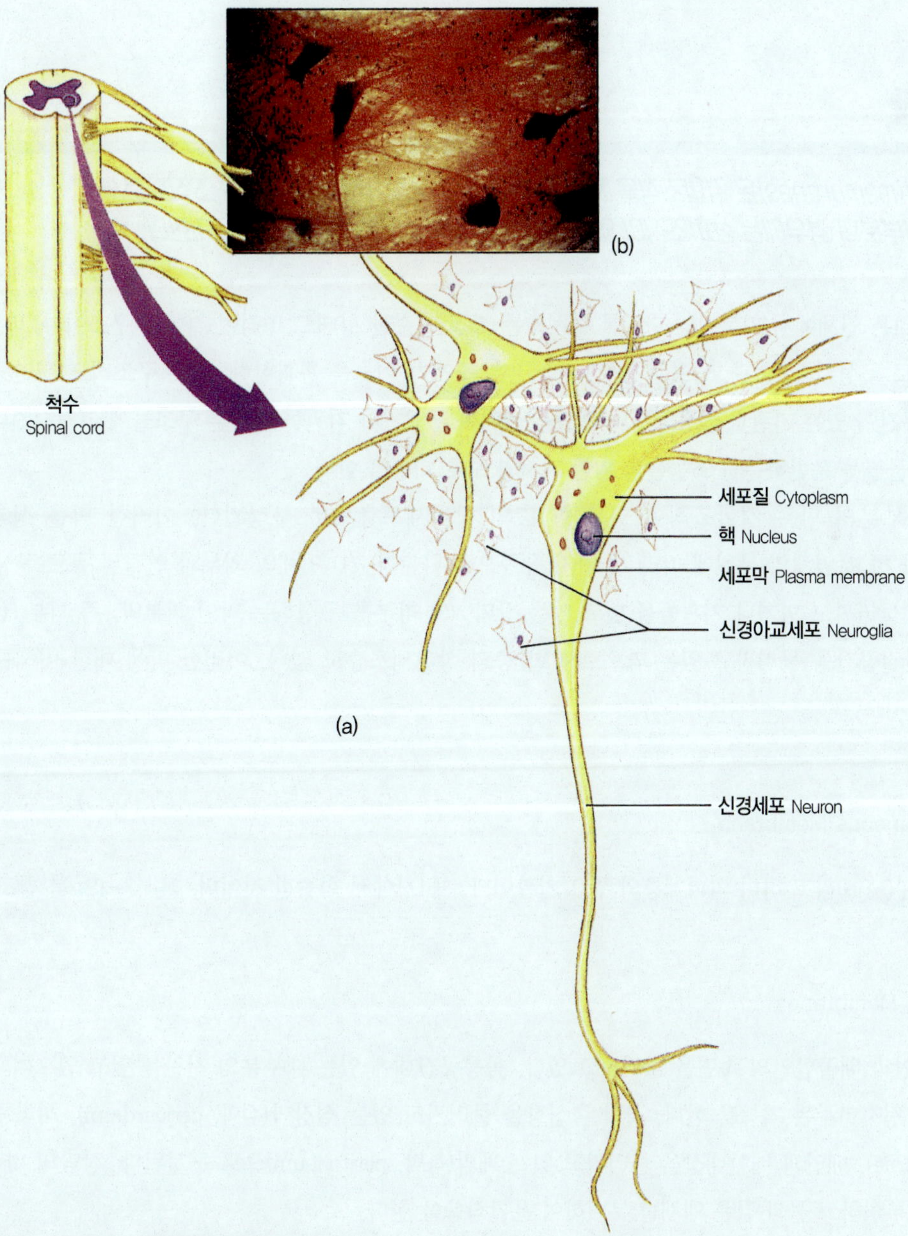

신경조직이 다른 조직과 구별되는 특징은 무엇인가?

그림 3–17 신경조직
(a) 신경세포는 신경조직에서 주요 기능을 하는 세포이다. (b) 척수에 있는 신경조직을 확대한 사진이다. 250x.

적 신호를 빠르게 전도할 수 있는 특수하게 분화된 세포이며, 신경아교세포는 뇌와 척수에서 신경세포보다 많이 존재하며, 신경세포를 지지하고 유지하는 기능을 한다.

개념 확인

1. 근육조직의 특수한 기능은 무엇인가?
2. 뼈대근육, 민무늬근육 및 심장근육은 신체의 어느 부위에서 관찰되는가?
3. 신경조직의 특수한 기능은 무엇인가?

막

막(membranes)은 결합조직을 포함하는 한 층의 상피세포층과 결합된 조직으로서, 대부분의 경우에는 상피조직이 얇은 종이와 같은 형태로 결합된 것을 의미한다.

막(membrane)은 인체에서 기능적인 단위를 형성하는 가장 단순한 형태로 조직이 결합된 구조이다. 막은 상피조직과 관련된 결합조직으로 구성된다. 혈관, 림프관 및 신경과 같은 구조가 이곳을 통과한다. 막은 구조적으로 인체의 부위 또는 기관을 나누며, 속공간이 있는 기관과 몸통공간의 속면을 둘러싸고 있거나 기관들을 다른 구조물에 고정시킨다. 일반적으로 막은 전신을 통하여 물질을 운반하는 구조물들을 위한 지지와 보호 기능을 한다.

인체에서 대부분의 막은 결합조직이 있는 한 층의 상피세포층으로 구성된다. 이러한 막을 **상피세포막**(epithelial membrane)이라 하고 인체의 부위에 따라 세 가지 유형으로 나눈다. (1) 인체의 외부와 연결된 통로를 둘러싸고 있는 점막, (2) 몸통공간을 둘러싸고 있거나 기관들을 덮고 있는 장막, (3) 피부를 구성하는 막인 피부막, 즉 피부. (4) 4번째 유형의 막인 윤활막은 관절공간을 둘러싸고 있는 막으로서 한 층의 상피세포층도 없다. 이러한 막에 대한 이해를 돕기 위해서 그림 3-18을 참조하시오.

피부막 Cutaneous Membrane

피부막은 피부(skin)라고 하며 외피계통의 주요 기관이다. 제4장에서 학습할 것이며 그림 3-18a를 참조하시오.

장막 Serous Membranes

장막은 가슴안과 배골반안의 속면을 둘러싸고 있다. 몸통공간내에 있는 대부분의 기관을 덮고 있으며 서로 기관들을 연결하며 체벽에 고정시켜주는 기능을 한다. 장막은 심장을 둘러싸고 있는 **심장막(심막, pericardium)**, 허파를 둘러싸고 있는 **가슴막(흉막, pleurae)**, 배안과 배안내장을 둘러싸고 있는 **배막(복막, peritoneum)**으로 구성된다. 장막의 바깥면을 둘러싸고 있는 상피조직은 투명하고 물과 같은 액체를 분비하여 윤활작용을 한다.

점막 Mucous Membranes

점막은 구강에서 항문까지 연결된 소화기도와 코안에서 폐의 허파꽈리주머니까지 연결된 호흡기도의 속벽을 둘러싸고 있다. 점막은 비뇨기도의 요관, 방광 및 요도와 생식계통의 모든 기관의 속면을 둘러싸고 있다. 점막의 바깥면을 둘러싸고 있는 상피조직은 물과 당으로 구성된 끈적끈적한 액체인 점액을 분비한다(그림 3-18c). 점액은 이물질을 몸 밖으로 배출하고, 내부환경을 축축하게 유지하며 해로운 물질(위산, 요산 등)이 통과하는 부위에서 세포를 보호하기 위하여 분비된다.

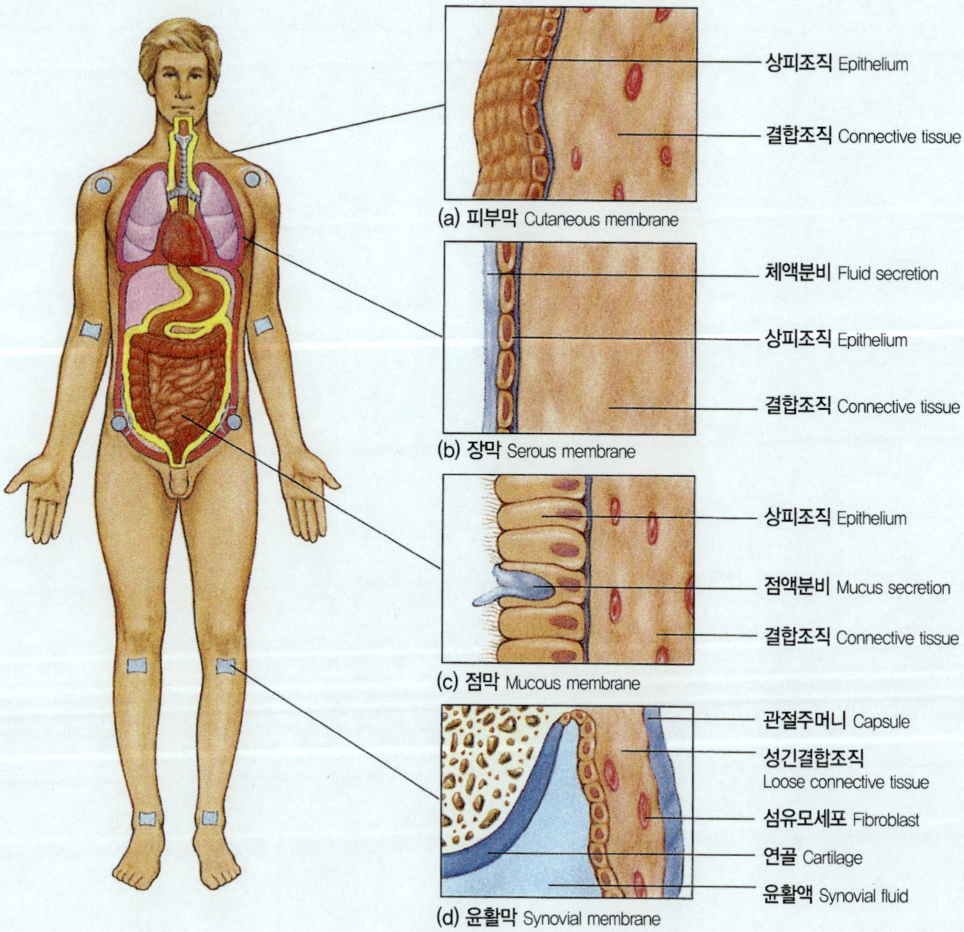

윤활막을 제외하고, 막(membrane)을 구성하는 두 가지 조직은 무엇인가?

그림 3-18 막

(a) 피부막으로 된 피부이다. (b) 장막은 상피로 되어 있고 물과 같은 액체를 분비한다. 장막은 심장, 폐 그리고 배골반안을 둘러싸고 있다. (c) 점막은 상피로 되어 있고 점액을 분비한다. 점막은 신체에서 외부에 열려 있는 속공간면, 소화기도와 호흡기도에서 관찰된다. (d) 윤활막은 관절공간을 둘러싸고 있는 막으로서 상피층은 없다.

윤활막 Synovial Membranes

윤활막(활액막)은 무릎관절, 팔꿉관절 및 어깨관절과 같은 관절공간의 속면을 둘러싸고 있다. 윤활막은 상피조직이 없으므로 상피조직막이라고 하지 않는다. 윤활막은 소수의 지방을 함유한 성긴결합조직으로 구성된다. 조직 내에 있는 세포는 투명하고 물과 같은 체액인 윤활액(synovial fluid)을 분비하여 마주보는 뼈와의 관절을 잘 움직일 수 있도록 윤활작용을 한다. 또한 윤활액은 뼈끝에 있는 관절연골에 산소와 영양소를 공급한다.

개념 확인

1. 막이란 무엇이며, 일반적으로 막은 인체의 어느 부위에서 관찰되는가?
2. 점막에서 분비된 점액의 기능은 무엇인가?
3. 세 가지 유형의 장막은 무엇이며, 각각 어디에서 관찰되는가?
4. 윤활막은 점막 또는 장막과 어떠한 차이가 있는가?

그림 설명의 질문과 답

그림 3-1 단층편평상피에서 볼 수 있는 세포층은 몇 층인가?
단층편평상피는 한 층으로 되어 있다.

그림 3-2 단층입방상피는 인체의 어느 부위에서 관찰할 수 있는가?
단층입방상피는 콩팥내에 있는 세관과 도관의 속공간을 둘러싸고 있는 상피에서 관찰된다.

그림 3-3 단층원주상피의 각각의 세포는 무슨 모양인가?
단층원주상피의 세포들은 원주형 모양이다.

그림 3-4 중층편평상피는 인체의 어느 부위에서 관찰할 수 있는가?
중층편평상피는 피부의 얕은층과 외부로 열려 있는 기관의 속공간을 둘러싸고 있다.

그림 3-5 거짓중층섬모원주상피에서 섬모의 기능은 무엇인가?
거짓중층섬모원주상피에서 섬모의 기능은 점액의 흐름을 만들어내어 움직이게 한다.

그림 3-6 이행상피와 중층편평상피 사이에는 어떠한 차이가 있는가?
이행상피는 세포의 모양이 대체로 구형이며, 중층편평상피는 얕은층에 있는 세포로 납작한 모양이다.

그림 3-7 모든 외분비샘의 공통된 특징은 무엇인가?
모든 외분비샘은 분비물을 도관을 통하여 몸통공간이나 체표면에 배출한다.

그림 3-8 성긴결합조직에서는 어느 세포에서 단백질을 만드는가?
섬유모세포가 성긴결합조직에서 단백질을 만든다.

그림 3-9 힘줄과 인대에 장력을 제공하는 단백질은 무엇인가?
아교질이 힘줄과 인대에 장력을 제공한다.

그림 3-10 유리연골은 인체의 어느 부위에서 관찰되는가?
유리연골은 대부분 마주보고 있는 뼈 사이의 관절, 코, 갈비뼈끝과 복장뼈 사이에서 관찰된다. 또한 태아에서 대부분의 뼈대를 형성한다.

그림 3-11 어느 단백질이 탄력연골의 특징인 신장력을 제공하는가?
탄력소(elastin)가 탄력연골의 신장력을 제공한다.

그림 3-12 어느 세포에서 연골의 치밀한 무형질을 생산하는가?
연골세포가 생산하며, 무형질을 포함해서 연골의 바탕질을 유지시켜준다.

그림 3-13 뼈의 바탕질에는 어떤 물질이 들어 있는가?
뼈의 바탕질은 무기질과 아교질로 구성되었다.

그림 3-14 혈구세포는 어디에서 기원하는가?
혈구세포는 적색골수와 림프조직에서 기원한다.

그림 3-15 민무늬근육에서는 볼 수 없는 심장근육의 특징적인 구조는 무엇인가?
뼈대근육에는 가로무늬가 존재하나, 사이원반(intercalated disc)은 심장근육에서만 관찰된다.

그림 3-16 뼈대근육은 인체의 어느 부위에 위치하는가?
뼈대근육은 피부와 내부의 몸통공간 사이에 위치하며, 뼈에 부착되었다.

그림 3-17 신경조직이 다른 조직과 구별되는 특징은 무엇인가?
신경조직은 흥분성과 전도성이 매우 발달하였다.

그림 3-18 윤활막을 제외하고, 막(membrane)을 구성하는 두 가지 조직은 무엇인가?
상피조직과 결합조직이 막을 구성한다.

4 외피계통

THE INTEGUMENTARY SYSTEM

개요

피부 THE SKIN

- 표피 Epidermis
- 진피 Dermis

부속기관 ACCESSORY ORGANS

- 털 Hair
- 기름샘 Sebaceous Glands
- 땀샘 Sweat Glands
- 손 · 발톱 Nails
- 수용체 Receptors

피부밑조직 HYPODERMIS

항상성: 체온조절 HOMEOSTASIS: TEMPERATURE REGULATION

학습목표

1. 외피계통의 기능을 설명한다.
2. 구조와 기능에 따라 피부의 두 층을 구별한다.
3. 피부의 층들을 나열하고, 세포들이 표면으로 밀려 올라오면서 나타나는 변화를 설명한다.
4. 피부밑조직의 구조와 기능을 설명한다.
5. 체온조절에서 외피계통의 역할을 설명한다.

피부

피부는 외피계통의 기본 기관이다. 피부는 표피와 진피로 나눌 수 있다.

피부는 크고 활동적인 기관 중 하나이다. 피부는 외피계통의 일차적 기관으로 보호장벽과 감각수용체와 같은 중요한 역할을 한다. 피부는 두 개의 다른 층으로 구성되어 있다(그림 4-1): **표피**(epidermis)라고 불리는 바깥쪽의 얇은 상피와 **진피**(dermis)라고 하는 깊은 쪽의 두꺼운 결합조직. 피부가 하나의 상피층과 하나의 결합조직층을 가지고 있기 때문에 막으로 여겨질 뿐만 아니라 기관으로 여겨지고 있다.

피부의 깊은 층인 진피 아래에 피부와 근육층 사이를 연결시켜주는 조직이 있다. 이곳을 **피부밑조직(피하조직, hypodermis)**이라고 한다(혹은 얕은근막 혹은 피하층이라 한다).

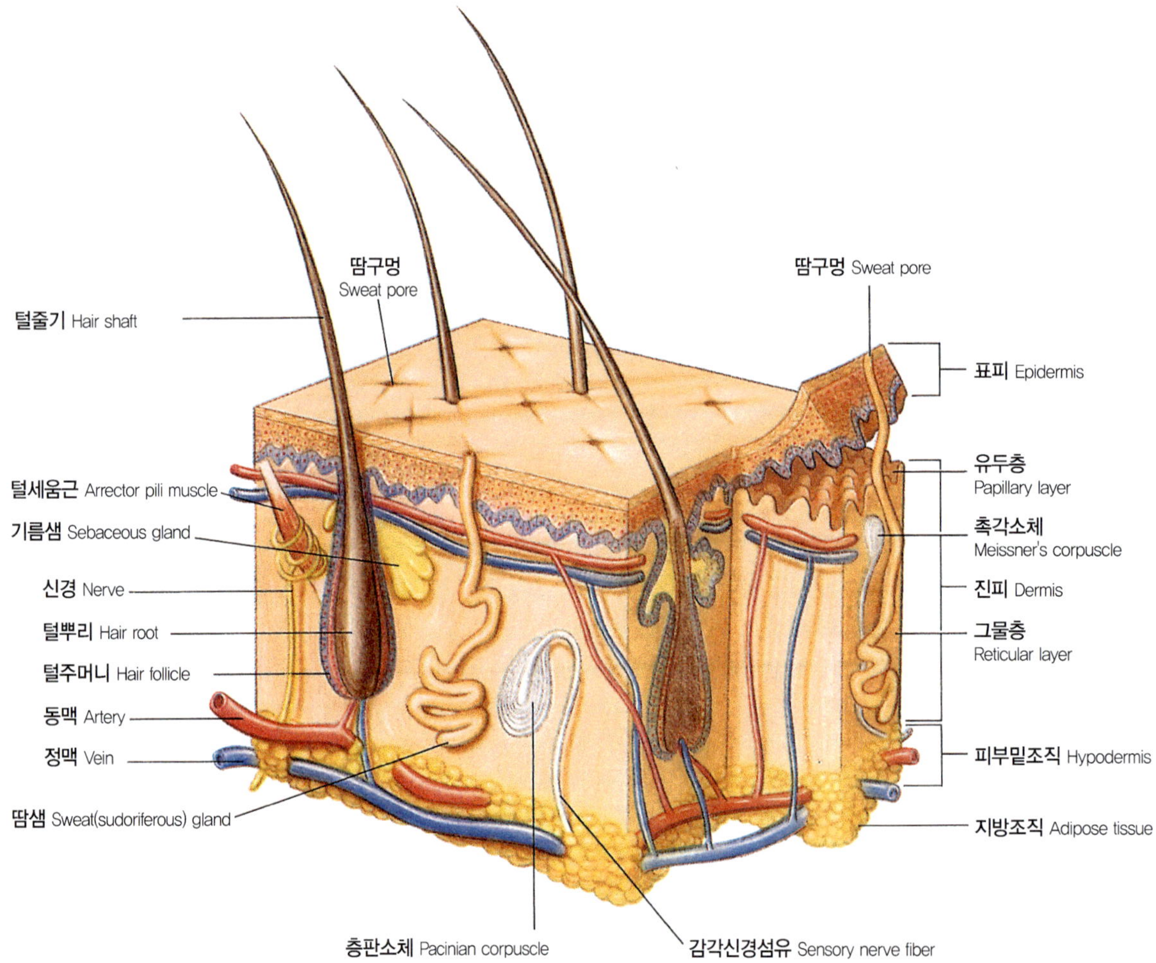

이 그림에서 어떤 부속기관을 볼 수 있는가?

그림 4-1 사람피부의 단면
피부의 두 층의 깍지 낀 모습을 보여주기 위해 단면의 한쪽 모서리에서 표피가 진피로부터 들어 올려져 있다.

표피 Epidermis

표피는 중층편평상피이며, 계속해서 재생되는 기관이다. 피부색은 표피 안에 있는 멜라닌세포에 의해 결정된다.

표피는 몸의 표면에 방수기능을 하는 방어막을 형성하는 활동적인 세포들로 구성되었다. 이 층은 계속 바뀌고 있어서, 일상적인 활동에 의해 수백만 개의 세포가 떨어져 나가고 계속해서 채워지고 있다. 피부에는 살아서 계속 분열하는 원주세포가 있어서, 새로운 세포를 만들어 표면 쪽으로 오래된 세포를 밀어내는 전형적인 **중층편평상피**(stratified squamous epithelium)이다. 오래된 세포들은 피부표면으로 갈수록 점점 납작해지고 죽게 되며, 세포질 안의 물질들은 **케라틴**(keratin)이라고 하는 거친 방수 단백질에 의해 대치되어 거의 통과할 수 없는 방어벽을 만든다. 표피의 층들은 피부의 현미경슬라이드에서 관찰할 수 있고(그림 4-2) 일반적으로 다음과 같이 나눌 수 있다(가장 깊은 층에서부터 가장 얕은 층으로):

바닥층(기저층, stratum basale) 표피의 가장 깊은 층. 한 층의 원주세포들이며, 계속해서 세포분열(유사분열)할 수 있는 능력을 가지고 있다. 더 많은 세포들이 만들어지면서 새로 만들어진 세포는 피부 표면 쪽으로 밀려 올라간다. 세포들이 몸의 표면에 가까워지면서 진피에 있는 혈관으로부터 점점 멀어져 혈액공급이 안 되어 죽기 시작한다(표피에는 혈관이 없다).

가시층(유극층, stratum spinosum) 여러 층의 입방형세포로 구성된다. 이 세포들은 이웃세포와 연결되는 다리를 가지고 있다. 이것이 가시나 돌기처럼 보이기 때문에 가시층이라 부른다. 이 세포의 핵은 흔히 짙게 보이는데(이러한 상태를 핵농축이라고 한다), 이것은 세포가 죽을 때 나타나는 조기징후이다. 확산에 의해 사이질액의 영양소와 산소가 세포에 공급되기 전에 고갈되어 세포는 사멸에 이르게 된다.

과립층(stratum granulosum) 세포질에 작은 과립을 가지고 있는 3~5층의 약간 납작한 세포로 이루어진다. 과립은 방수 단백질인 케라틴으로 변형되는 과정의 단백질이다.

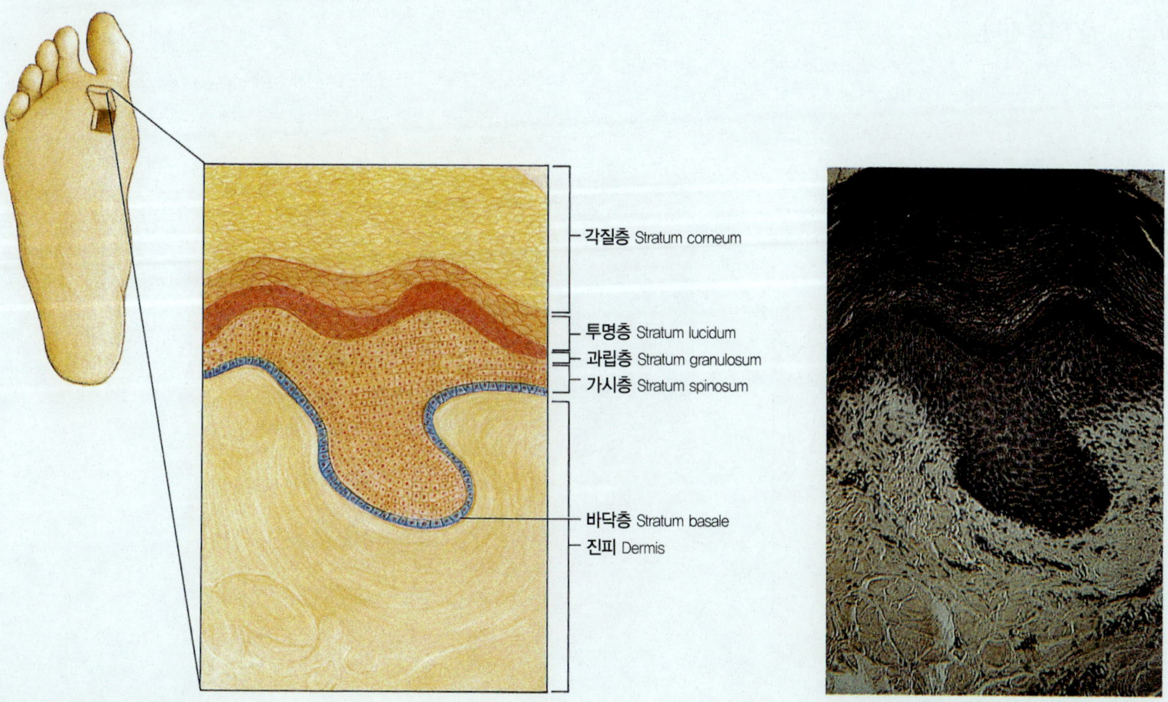

표피에는 왜 혈관이 없는가?

그림 4-2 표피의 층들

(a)는 (b)에서 보이는 것처럼 발바닥의 피부와 같이 두꺼운 피부 단면을 보여주는 그림이다.

투명층(stratum lucidum) 손바닥이나 발바닥의 두꺼운 피부에만 있다. 납작하고 죽은 세포들이 3~4층 배열되어 있으며 거의 투명하게 관찰된다.

각질층(stratum corneum) 가장 바깥쪽 층. 이 층은 20~50층의 납작하고 죽은 세포들로 구성되어 있다. 죽은 세포들은 계속해서 떨어져 나가고 깊은 층에 의해 대치된다. 바닥층에서 세포가 만들어져 표면으로 이동하고 떨어져 나가는 데에는 대략 3주에서 4주가 소요된다. 각질층에 있는 각각의 세포는 체액 손실을 막는 중요한 기능을 하는 케라틴을 가지고 있다. 케라틴의 방어가 중요하지만, 이 방어막은 완전히 막힌 것이 아니다. 예를 들면 물속에 들어가 있을 때, 특히 뜨거운 목욕탕에 오래 들어가 있을 때, 케라틴 층은 부드러워지면서 물에 대한 투과성이 증가한다. 결과적으로 피부세포에서 밖으로 (삼투압에 의해) 물이 빠져나오고, 피부가 일시적으로 쭈글쭈글해진다.

피부색 Skin Color

피부색은 바닥층세포 사이에 있는 특수한 세포에 의해서 결정된다. 이 세포를 **멜라닌세포**(melanocytes)라 하고, 검은색의 단백질 혹은 색소인 **멜라닌**(melanin)을 분비한다(그림 4-3). 피부에 있는 멜라닌이 많을수록 피부색이 검게 보인다. 즉 피부의 색은 멜라닌세포의 수에 의해 결정되는 것이 아니고, 멜라닌세포가 생산하는 멜라닌의 양에 의해 결정된다. 모든 사람의 멜라닌세포의 갯수는 같다. 멜라닌 생산은 멜라닌세포의 DNA안에 있는 유전정보에 의해 조절되기 때문에, 대부분의 피부색은 유전적인 경향을 보인다. 내분비샘인 뇌하수체에서 분비되는 호르몬에 의해 피부색이 어느 정도 조절된다.

멜라닌 생산은 섬세하게 조절되고 있지만, 자외선에 노출되면 바뀔 수 있다. 자외선에 계속해서 노출되면 멜라닌세포의 활동이 커지고 멜라닌을 표피에 분비해서 피부를 검게 만든다. 햇볕에 탈 때 이러한 과정을 거친다. 멜라닌세포의 기능은 자외선이 DNA 분자를 파괴시켜 변형을 일으키지 못하도록 몸의 세포들을 보호하는 것이다. 멜라닌은 자외선을 흡수해서 유해한 광선이 몸의 깊은 곳에 있는 세포로 들어가는 것을 줄인다. 그러나 피부가 자외선에 과다하게 노출되면 멜라닌의 방어 기능을 압도해서 화상을 입게 하거나, 심한 경우 멜라닌세포에 변형을 일으켜 피부암 중 가장 치명적인 악성흑색종(malignant melanoma)을 일으킨다.

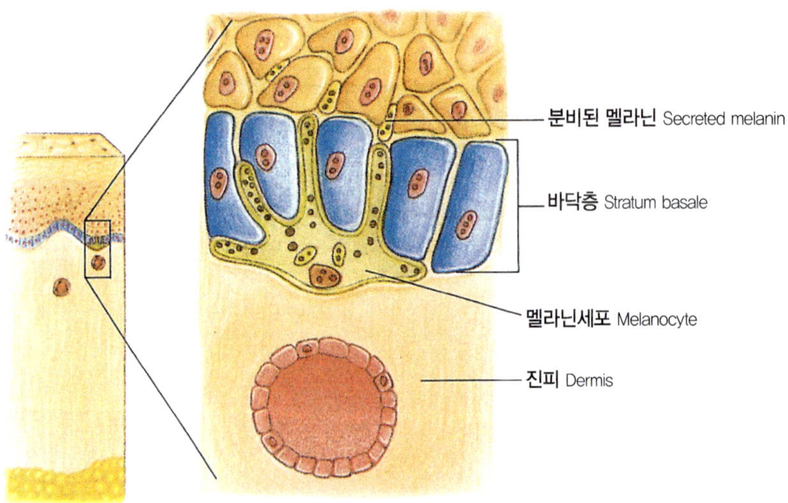

피부에 있는 멜라닌의 기능은?

그림 4-3 멜라닌세포와 멜라닌
정상적으로 멜라닌세포는 바닥층 세포들 사이에 있으며, 바닥층과 진피 사이에서 볼 수 있다.

피부색은 또한 다른 종류의 색소인 카로틴에 의해 영향을 받는다. 카로틴은 각질층과 진피에 있고, 동양인에게서 가장 잘 볼 수 있다. 카로틴은 피부의 노란 빛깔을 나타낸다.

백인의 분홍빛 피부는 소량의 멜라닌과 카로틴을 가지고 있으며, 진피의 혈관에 있는 혈액에 의해 결정된다. 피부의 혈액 흐름이 증가하면 피부색이 더 붉게 되고, 혈액 흐름이 감소하면 피부는 창백하게 된다.

개념 확인

1. 외피계통의 중요한 다섯 가지 기능은 무엇인가?
2. 세포들이 바닥층에서부터 밀려 나가면서 죽는 이유는 무엇인가?
3. 피부색을 결정하는 인자는 무엇인가?

진피 Dermis

진피는 큰 혈관과 외피계통의 부속기관을 가진 결합조직으로서 표피 아래에 위치한다. 진피의 세포들은 표피의 상피처럼 가깝게 모여 있지 않고 흩어져 있다. 건강한 사람의 진피는 많은 양의 아교(콜라겐, collagen)를 가지고 있어서, 단단하고 젖은 스펀지 모양의 매트를 형성한다.

진피의 혈관은 진피의 세포에 영양분을 공급하고 노폐물을 제거할 뿐만 아니라, 표피의 바닥층까지 혈액을 공급한다. 피부로 가는 혈액공급은 매우 중요하다－진피에 있는 혈액량은 몸 전체의 혈액량의 25% 정도에 해당된다. 혈액은 피부세포에 영양공급을 할 뿐만 아니라, 혈액량을 바꾸어서 체온을 조절하는 것을 돕는다. 이 중요한 기능은 이 장의 끝에서 더 자세히 설명할 것이다.

진피는 구조적으로 두 부분으로 나뉜다. 표피에 인접한 바깥층을 **유두층**(papillary region)이라 하며, 깊이 있는 두꺼운 부위를 **그물층**(reticular region)이라고 한다. 유두층은 성긴결합조직으로 구성되어 있으며, 손가락처럼 나온 돌기인 유두가 표피쪽으로 뻗어나와 있어서 붙여진 이름이다(**그림 4-1**). 유두는 진피와 표피가 손가락을 깍지 끼는 듯한 울퉁불퉁한 표면을 만들어서, 피부의 두 층 사이의 연결을 강화시킨다. 손바닥과 손가락, 발바닥, 발가락에서 유두가 진피로 튀어나온 것에 의해 피부표면이 만들어진다. 이것이 마찰력을 증가시켜 손으로 무엇인가를 잡는 것을 돕기 때문에 **피부능선**이라고 한다. 피부능선은 유전적으로 결정되기 때문에 각 개인에서 독특하게 나타나고, 사람을 확인하는 방법으로 지문이나 족문을 사용할 수 있다.

그물층은 유두층보다 깊이 있으며 훨씬 두껍다(**그림 4-1**). 그물층은 치밀불규칙 결합조직으로 구성되어 있고 아교섬유와 탄력섬유, 그물섬유가 치밀하게 짜여져 있기 때문에 붙여진 이름이다. 이러한 단백질섬유들에 의해 진피는 강도와 장력, 탄력을 갖게 된다. 나이가 들거나 자외선에 과다노출될 때 피부에 주름이 생기는 것은 이러한 단백질의 생산과 질의 변화에 의한 것으로, 단백질의 본래 성질을 잃는 것과 관계가 있다. 털뿌리와 기름샘, 땀샘, 수용체, 손발톱, 혈관 등 외피계통의 많은 부속샘이 그물층 전체에 걸쳐 존재한다.

개념 확인

1. 진피는 표피와 어떻게 다른가?
2. 진피에 있는 혈관의 역할은 무엇인가?
3. 진피의 두 층을 어떻게 구분할 수 있는가?

부속기관

부속기관은 진피에서 발생하지 않음에도 불구하고, 거의 대부분 진피 안에 있다.
이들은 방어와 배출, 정보전달 등 다양한 기능을 하고 있다.

부속기관들은 진피의 그물층에 파묻혀 있지만, 다른 곳에서부터 발생한다. 발생초기에 표피의 세포들이 진피 속으로 이동해서 털과 손발톱, 땀샘, 침샘을 만든 것이다. 그러므로 이러한 부속기관들은 진피 파생물(derivatives)이라고 한다. 수용체나 혈관과 같은 다른 부속기관은 정상적인 성장과정을 통해 몸의 다른 곳에서 진피로 들어온 것이다.

털 Hair

털은 햇볕이나 이물질에 의한 손상으로부터 피부를 보호한다. 표피에서 진피 속으로 내려와 있는 상피세포들을 **털주머니(모낭, hair follicle)**라고 한다(그림 4-4). 털은 두 부분으로 구성된다: 털주머니에 의해 감싸여 있는 부분을 **털뿌리(모근, hair root)**라 하고, 몸 표면 밖으로 나와 있는 부분은 **털줄기(모간, hair shaft)**라고 한다. 털주머니와 털뿌리는 대부분 살아 있는 세포로 구성되며, 그들의 바닥 혹은 **털망울(모구, bulb of hair)**에 있는 혈관에 의해 영양공급을 받는다. 털의 성장은 상피의 성장과 비슷하다: 자라나는 부위는 세포들의 가장 깊은 층으로 새로 만들어진 세포들이 표면쪽으로 밀고 올라온다. 이렇게 털에서 발생하는 세포들은 털망울 안에 있기 때문에 혈액공급을 쉽게 받을 수 있다. 세포들이 성숙함에 따라 표면 쪽으로 올라가면서 결국 죽게 되며, 이들의 세포질은 단백질인 케라틴으로 대치된다. 그러므로 털줄기는 주로 케라틴으로 구성된 죽은 세포들로 이루어져 있다.

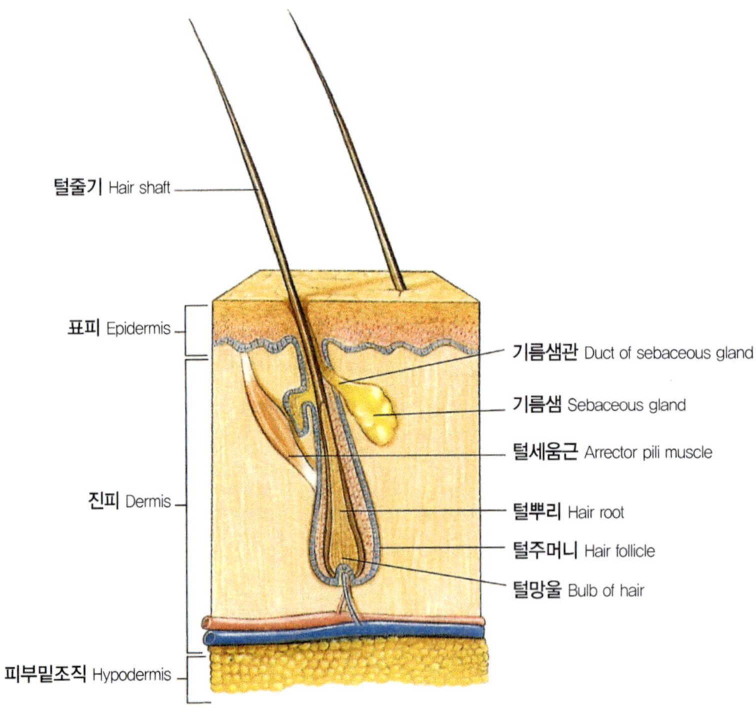

털에서 살아 있는 세포는 어떻게 영양공급을 받는가?

그림 4-4 털의 구조
혈액공급을 받는 털망울에서 털이 자란다.

털이 자라는 속도는 3일에 1 mm 정도이다. 털주머니의 세포들이 건강하면 털은 계속해서 자란다. 털을 깎는 것은 죽은 단백질로만 구성된 털줄기가 잘려나가는 것이기 때문에 성장속도에 어떤 영향도 주지 않는다. 또한 빗질을 하면서 털이 빠지는 것은 대머리가 되어간다는 뜻이 아니다–이것은 털성장과 대치의 정상적인 과정이다(보통 어른 머리카락에서 하루에 빠지고 대치되는 털은 약 100개 정도이다). 그러나 감염이나 손상, 스트레스, 약물, 방사선, 유전적인 영향 혹은 특정 호르몬의 영향을 받으면 털주머니의 세포가 정상적으로 대치되지 않을 수 있다. 머리덮개가 이러한 영향을 받으면 대머리가 될 수 있다. 예를 들면 남성호르몬인 안드로겐은 털주머니 활동을 저하시켜서 털의 성장과 대치주기를 파괴할 수 있다. 결과적으로 빠져 나간 털이 대치되지 못한다. 이러한 남성형 탈모는 유전적 경향이 있다.

멜라닌의 다양한 농도로 인해 여러 가지 색깔의 털색(노란색, 갈색, 검정색)이 만들어진다. 나이가 들면서 멜라닌의 분비량이 줄어들면, 털은 회색이나 흰색으로 변하게 된다. 털줄기 안에 공기가 모이는 것도 털의 탈색을 촉진시킨다.

털주머니와 연관된 2개의 중요한 구조가 있다. 첫 번째는 **털세움근(입모근, arrector pili muscle)**으로 작고 좁은 밴드모양의 민무늬근육이며, 털주머니로부터 진피의 유두층까지 뻗어 있다. 춥거나 놀랐을 때 이 근육이 수축하면 털이 똑바로 서게 된다. 이러한 수축은 근육에서 소량의 열을 발생시키고, 털에 의한 절연체 효과를 증가시키며(털이 많은 포유동물에서 더욱 중요하다), 기름샘에 압력을 가해 피부표면으로 기름이 나오게 한다. 이렇게 근육이 수축해서 추울 때 피부가 닭살(goose bumps)처럼 보이게 된다. 기름샘은 각각의 털주머니와 연관된 두 번째 구조로 다음에서 설명한다.

기름샘 Sebaceous Glands

기름샘(피지선, sebaceous gland)은 거의 항상 털과 연관되어 있다. 기름샘의 샘상피들은 짧은 관을 통해 털주머니 근처에 연결된 구조를 가지고 있다(**그림 4–4**). 기름샘은 손바닥과 발바닥을 제외한 피부에 넓게 분포되어 있고, **피지(sebum)**라고 하는 기름 성분을 분비한다.

피지는 물과 기름, 콜레스테롤, 단백질, 염분으로 구성되어 있다. 피지는 기름샘에서 분비되어 짧은 관을 통해 털주머니와 털뿌리 사이의 작은 공간으로 분비되거나 혹은 피부표면으로 직접 분비된다(눈썹에서처럼). 피지는 털과 피부를 부드럽고 유연하게 하며 피부표면에 방수층을 형성한다. 피지의 생산과 분비는 성호르몬에 의해 자극된다.

특히 사춘기 동안 성호르몬에 의해 기름샘의 활동이 촉진되면, 가끔 많은 양의 피지나 죽은 세포들이 관에 쌓인다. 이렇게 막힌 관이나 부풀어진 기름샘을 여드름이라고 하며, 이것은 감염이 동반될 수 있다. 피부를 씻는 것이 감염을 줄이는 데 도움이 된다.

땀샘 Sweat Glands

매우 많은 **땀샘(한선, sweat glands, sudoriferous glands)**이 피부 전체에 걸쳐 분포한다. 땀샘은 물과 염분, 소량의 대사노폐물로 구성된 땀을 배출한다. 땀이 증발되면서 몸을 식혀 체온을 유지하는 데 도움을 주고, 땀분비를 통해 대사노폐물을 제거해서 콩팥의 기능을 어느 정도 돕는다. 각각의 샘은 하나의 관을 가지고 있으며, 빽빽하게 둘둘 말린 공갈은 분비부가 진피나 피부밑조직에 위치한다(**그림 4–1**). 둘둘 말린 분비부에서 땀이 분비되면 꼬여 있는 관을 통해 **땀구멍(한공, sweat pore)**으로 배출된다.

땀샘은 **샘분비형(에크린, eccrine)**과 **부분분비형(아포크린, apocrine)**의 두 종류의 땀샘이 있다. 샘분비땀샘은 피부 전체에 걸쳐 분포하고 평생 동안 기능을 한다. 이들은 체온이 올라갔을 때 분비되는 땀을 분비한다. 부분분비땀샘은 성호르몬에 반응하여 사춘기 때 기능을 시작한다. 이들은 단백질이 포함된 짙은 땀을 분비하고, 이러한 단백질로 인해 피부에 정상적으로 존재하는 미생물이 성장하게 된다. 미생물이 냄새나는 물질을 만들어내면, 부분분비땀샘에서 분비된 땀은 강한 냄새를 풍기게 된다. 부분분비땀샘은 스트레스에 의해 활성화되고, 겨드랑이나 샅에 더 많이 존재한다.

손 · 발톱 Nails

손 · 발톱은 표피의 바깥층이 압축되어 만들어진다. 그러므로 이들은 케라틴으로 구성되며, 물건을 집거나 걸을 수 있게 할 뿐만 아니라, 손상으로부터 손가락과 발가락의 끝을 보호한다. 손톱이 보이는 표면을 **손톱몸통(조체, nail body)**이라고 한다. **위손톱허물(상조피, cuticle, eponychium)**은 손톱의 몸통쪽 끝을 덮고 있는 각질층이다. 위손톱허물의 깊은 곳에는 활동적인 바닥층인 **손톱바탕질(조모, nail matrix)**이 있는 손톱뿌리(nail root)가 있다. 손톱바탕질은 새로운 세포들을 만들어내서 밀어 올린다. 새로 만들어진 세포들은 곧 죽고 눌려서 새로운 손톱을 형성한다. 손톱몸통에 있는 밝은 달 모양의 **손톱반달(반월, lunula)**을 통해 손톱바탕질의 일부를 볼 수 있다. 케라틴을 만들려면 칼슘이 필요하기 때문에 칼슘을 적게 섭취하면 손톱이 얇고 부서지기 쉽게 된다.

수용체 Receptors

피부에는 신경세포 말단이 결합조직 피막으로 감싸여 있는 **수용체(receptors)**가 있다. 이러한 신경세포들은 뇌로 신호를 전달하는데, 몸 전체에 퍼져 있고 피부에는 수백만 개가 존재한다. 수용체는 안테나처럼 세상으로부터 정보를 받아들인다. 이러한 정보는 신경을 통해 믿을 수 없는 속도로(초당 약 40 m) 뇌로 전달되며, 뇌에서 차가움이나 뜨거움, 압력, 가벼운 접촉, 통증 등을 감지(sensations)하게 된다. 이러한 신호감지는 환경의 변화를 알려주고, 뇌는 항상성을 유지하기 위해 필요한 변화를 만들 수 있다. 그러므로 피부는 중요한 감지기관이다. 압력의 변화에 반응하는 층판소체(파시니소체, Pacinian corpuscles)와 가벼운 촉각에 반응하는 촉각소체(Meissner's corpuscles), 온도나 압력을 통증으로 느끼는 신경말단 등 많은 종류의 수용체가 피부에 존재한다(그림 4-1).

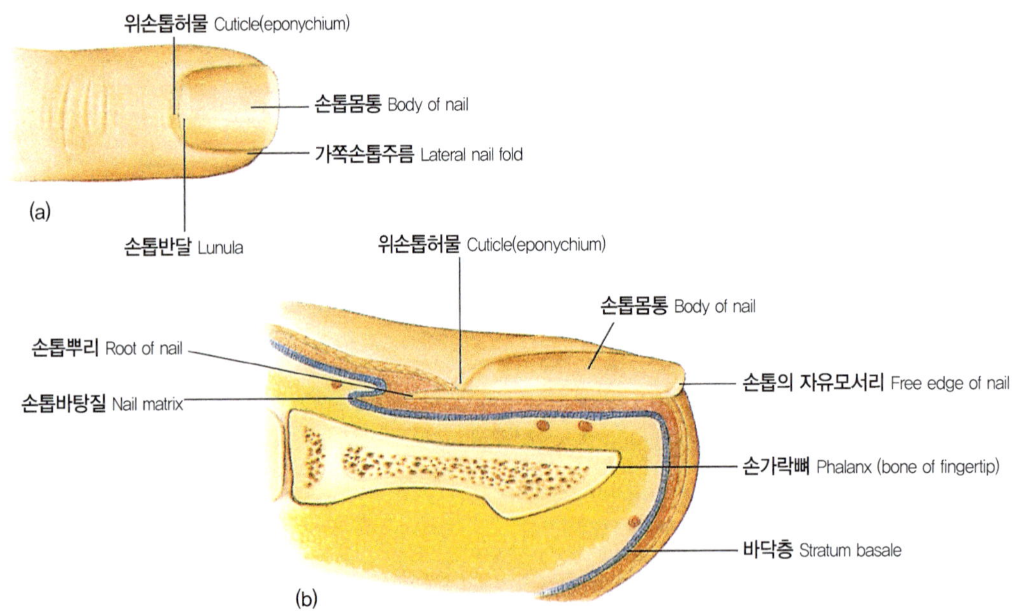

단단한 손톱은 피부의 어느 곳에서 유래하는가?

그림 4-5 손톱의 구조
(a) 손가락 끝을 위에서 본 모습 (b) 손가락 끝의 절단면을 옆에서 본 모습

개념 확인

1. 털주머니가 죽을 때마다 털을 잃는 이유는 무엇인가?
2. 기름샘이 분비하는 것은 무엇이며 이것의 기능은 무엇인가?
3. 두 종류의 땀샘을 어떻게 구별할 수 있는가?
4. 피부수용체의 일반적인 기능은 무엇인가?

피부밑조직

피부밑조직은 피부보다 깊이 위치한다. 피부밑조직은 성긴결합조직과 지방조직으로 구성되어 있으며, 깊은 구조들의 절연체 역할을 한다.

피부밑조직은 피부기관의 일부가 아니기 때문에 여기서 따로 설명한다. 피부밑조직은 진피보다 깊이 있고, 피부와 그 아래 몸의 구조들을 연결시켜준다. 아교섬유는 진피에서 피부밑조직을 통과해 근육층까지 결쳐서 구조들을 연결한다.

피부밑조직은 **지방조직**(adipose tissue)과 **성긴결합조직**(**소성결합조직**, loose connective tissue)으로 구성되고, 몸의 부위별로 두께가 매우 다양하다. 피부밑조직은 에너지 저장소일 뿐만 아니라, 지나치게 뜨겁거나 찬 것에 대해 깊은 조직의 절연체로서 작용하며, 충격을 흡수하는 완충역할을 한다.

항상성: 체온조절

외피계통은 체온을 조절하는 항상성 기전에서 중요한 역할을 한다.

우리의 체온은 대략 평균 37±1℃ (98.6±1.5℉)로, 아주 좁은 폭을 유지하고 있다. 효소들이 세포막을 통해 분자나 물질을 이동시키거나 화학반응을 촉매하는데, 이러한 효소들은 아주 좁은 범위에서만 기능을 할 수 있다. 그러므로 몸의 기능을 계속 수행하기 위해 체온이 이 범위 안에 유지되는 것은 매우 중요하다. 체온이 너무 낮게 떨어지면 효소의 활동이 떨어지고 멈출 수도 있다; 만약 체온이 너무 높이 올라가면 효소가 파괴되거나 변성될 수 있다. 이 두 가지 모두 몸의 기능을 파괴하는 결과를 가져온다. 그러므로 체온은 건강을 계속 유지하기 위해 좁은 범위 내에서 반드시 유지되어야 한다. 체온을 조절하는 것은 몸의 항상성을 유지하는 가장 중요한 기능이다.

그러나 체온을 안정적으로 유지하는 것은 간단한 일이 아니다: 세포활동에 의해 내부에서 발생하는 열(열은 신진대사에 의해 발생한다)의 양과 외부환경으로부터 얻거나 잃는 열의 양 사이에 균형이 필요하다. 여기에 외피계통이 작용하며, 피부는 체온을 좁은 범위에서 조절하는 데 중요한 기능을 한다.

기온이 40℃ (105℉)일 때 태양이 내리쬐는 오후에 사막을 걷고 있다고 가정하자. 공기보다 낮은 체온을 유지하기 위해 다음과 같은 일들이 발생한다(**그림 4-6**). 피부에 온도수용체가 외부온도를 감지하고 이 정보를 빠르게 뇌로 보낸다. 뇌는 즉시 땀샘을 자극해 땀분비를 증가시키고, 몸에서 땀이 흐르기 시작한다. 뇌는 또한 진피의 혈관을 확장시키는 신호를 보내고 피부로 가는 혈액의 흐름을 증가시킨다. 혈액에 의해 운반된 많은 양의 열이 피부를 통해 공기 중으로 빠져나간다. 땀이 증발하면서 피부는 차가워지고, 체온을 떨어뜨려 혈액을 식히는 데 도움을 준다. 차가워진 혈액이 몸의 다른 부분을 통과하고 이것에 의해 내부온도가 떨어진다.

몸이 아주 차가운 온도에 노출되면, 체온을 안정화시키기 위해 피부에서 다른 반응이 나타난다. 예를 들면 뇌가 피부에 있는 혈관을 수축시켜서, 열을 가진 혈액의 순환 양을 줄여 피부를 통한 열의 손실을 줄인다. 뇌는 또한 몸이 약간 수축하도록(몸이 떨도록) 해서 뼈대근육을 자극하고, 피부의 털세움근을 수축시킨다(닭살을 만든다). 이러한 수축은 근육의 신진대사를 증가시키고, 부산물로 많은 열을 만들어서 내부온도가 올라가게 한다.

몸의 다른 계통도 체온조절에 관여한다. 심장혈관계통을 호흡계통, 신경계통이 중요한 역할을 한다. 예를 들면 체온이 증가하는 동안, 심장박동이 빨라져서 몸의 깊은 곳에 있는 혈액을 피부로 더 빨리 보낸다. 호흡수도 증가해서 더 많은 열을 발산시킨다. 그리고 뇌는 이미 설명한 바와 같이 체온의 변화를 감지하고 조절하는 중요한 기관이다.

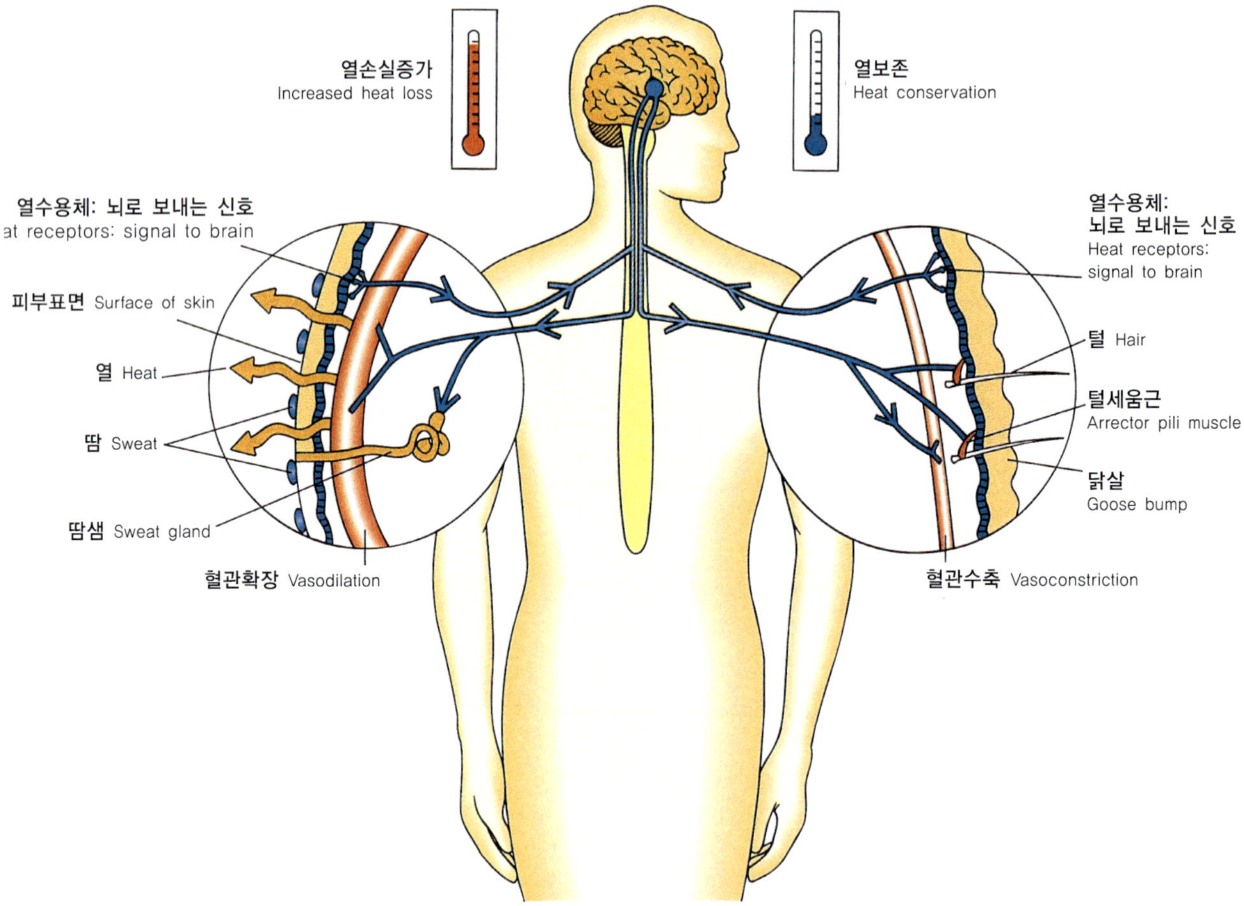

체온의 조절은 몸의 항상성을 조절하는 데 왜 중요한가?

그림 4-6 **체온조절에서 피부의 역할**
뜨거운 날 혹은 심한 운동을 했을 때, 열을 식히기 위해 진피의 혈관이 확장되어 몸의 열을 가지고 있는 더 많은 피가 표면으로 온다. 땀샘이 활성화되어 땀을 분비해 몸 표면을 식힌다. 피부는 진피의 혈관을 축소시켜 혈액의 흐름과 열손실을 감소시킴으로써 체온을 보존한다. 이러한 반응들은 피부의 열감각기를 통해 체온을 감시하고 있는 뇌에 의해 조절된다.

개념 확인

1. 피부밑조직의 기능은 무엇인가?
2. 왜 체온이 좁은 범위 안에서 유지되어야 하는가?
3. 체온이 올라갔을 때 외피계통에 있는 수용체와 땀샘, 혈관의 기능은 무엇인가?

그림 설명의 질문과 답

그림 4-1 **이 그림에서 어떤 부속기관을 볼 수 있는가?**
털과 기름샘, 땀샘, 수용체

그림 4-2 **표피에는 왜 혈관이 없는가?**
표피의 세포들이 바짝 붙어 있어서 그 사이로 혈관이 들어갈 수 없다.

그림 4-3 **피부에 있는 멜라닌의 기능은?**
멜라닌이 자외선을 흡수해서 더 깊이 위치한 세포들이 자외선에 의해 손상을 받는 것을 줄인다.

그림 4-4 **털에서 살아 있는 세포는 어떻게 영양공급을 받는가?**
털의 살아 있는 세포는 털망울의 바닥에 있는 혈액으로부터 영양공급을 받는다.

그림 4-5 **단단한 손톱은 피부의 어느 곳에서 유래하는가?**
단단한 손톱은 각질층 깊이 있는 손톱뿌리에서 유래한다.

그림 4-6 **체온의 조절은 몸의 항상성을 조절하는 데 왜 중요한가?**
체온은 모든 살아 있는 세포에게 가장 적합한 환경을 제공하기 위해 반드시 유지되어야 한다. 체온이 급격히 변하면 중요한 효소와 구조단백질에 손상을 줄 수 있다. 많은 수의 세포가 손상 받으면 몸의 항상성이 무너질 수 있다.

5 뼈대계통

THE SKELETAL SYSTEM

개요

뼈의 구조 BONE STRUCTURE

뼈의 유형 Types of Bone

긴뼈의 부위 Parts of a Long Bone

뼈의 구성 Bone Composition

뼈의 현미경적 구조 Microscopic Structure of Bone

뼈의 발생과 성장 BONE DEVELOPMENT AND GROWTH

막뼈 Intramembranous Bones

연골속뼈 Endochondral Bones

뼈의 성장 Bone Growth

뼈의 재구성 Bone Remodeling

뼈대의 구성 ORGANIZATION OF THE SKELETON

뼈 표면의 특징 Surface Features of Bones

몸통뼈대를 구성하는 뼈 Bones of the Axial Skeleton

팔다리뼈대를 구성하는 뼈 Bones of the Appendicular Skeleton

관절 JOINTS

섬유관절 Fibrous Joints

연골관절 Cartilaginous Joints

윤활관절 Synovial Joints

항상성 HOMEOSTASIS

학습목표

1. 뼈대계통의 5가지 기능을 구분하고 설명한다.
2. 긴뼈, 짧은뼈, 납작뼈 및 불규칙뼈를 구분하고 각각의 뼈에 대한 예를 제시한다.
3. 전형적인 긴뼈의 각 부분들을 구분한다.
4. 뼈조직의 유기질 성분과 무기질 성분을 설명하고 뼈조직의 기능에 기초하여 3가지 유형의 뼈세포들을 구분한다.
5. 치밀뼈의 현미경적 구조를 설명하고 해면뼈와의 차이를 비교한다.
6. 막뼈가 발생하는 기전을 설명한다.
7. 연골속뼈가 연골로부터 어떻게 발생하는지를 설명한다.
8. 길이와 두께로의 뼈 성장기전을 설명한다.
9. 항상성을 유지하는 데 있어서 뼈의 재구성의 역할을 설명한다.
10. 뼈대를 구성하는 206개의 뼈를 구분하고 그들의 주요 특징을 설명한다.
11. 우리 몸에서 3가지 유형의 관절을 구분하고 그 예를 제시한다.
12. 윤활관절의 구조를 설명하고 그 유형을 제시한다.
13. 윤활관절에서 일어나는 운동을 설명한다.

뼈의 구조

뼈의 모양은 다양하나 많은 공통적인 특징을 갖고 있다. 뼈는 고도로 잘 조직화(체계화)된 유기질과 무기질이 혼합된 뼈조직인 해면뼈와 치밀뼈로 구성되어 있다.

인체의 구조에 대한 가장 흔한 잘못된 개념은 뼈에 대한 인식이다. 뼈는 건조한 나무막대와 같이 단단하고, 유연하지 않으며 쉽게 부러지는 생명이 없는 구조와 같다고 생각하고 있다. 그러나 뼈는 이와 반대로 건강한 사람에게서는 유연하면서도 강하고 복잡한 기관으로서 끊임없이 계속적으로 변화하고 있다. 이 장에서는 뼈대계통에서 가장 중요한 뼈의 구조적인 특징에 대하여 학습할 것이다.

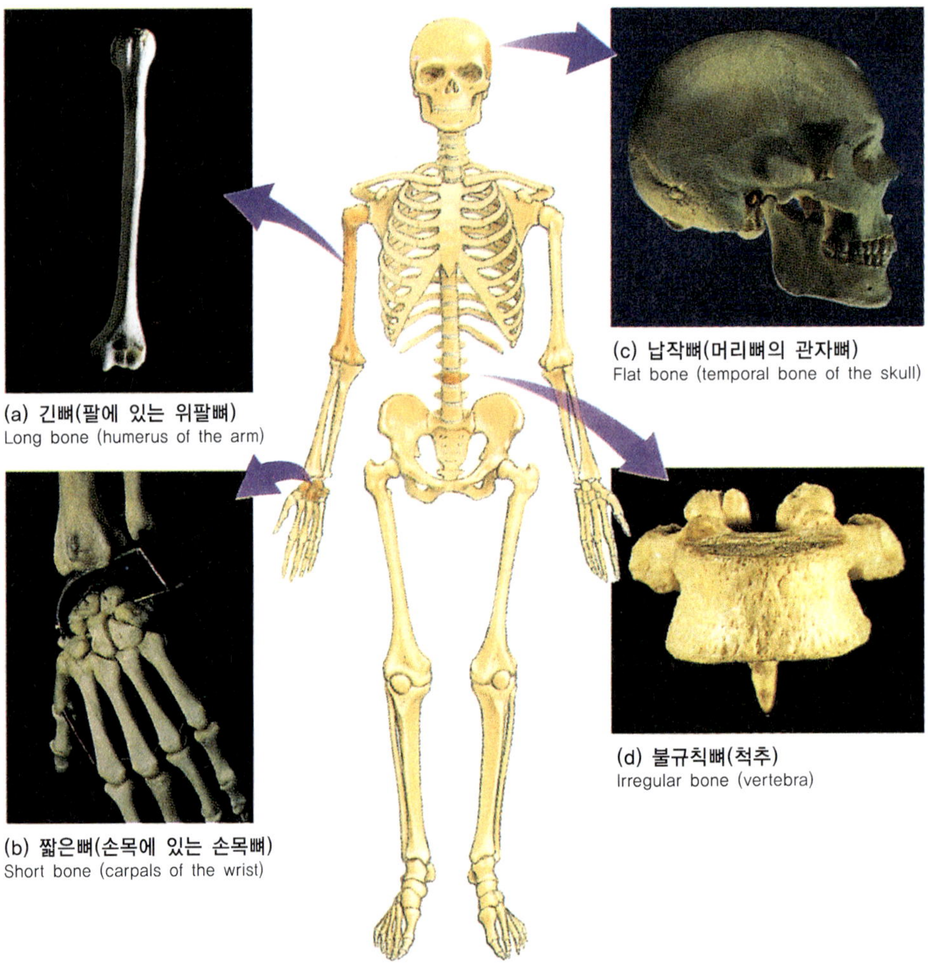

긴뼈와 납작뼈의 차이는 무엇인가?

그림 5-1 뼈의 유형
(a) 팔에 있는 위팔뼈와 같은 긴뼈는 폭보다 길이가 길다. (b) 손목의 손목뼈와 같은 짧은뼈는 폭과 길이가 비슷하다. (c) 머리뼈의 납작뼈는 판 모양의 편평한 뼈로 되어 있다. (d) 척추와 같은 불규칙뼈는 복잡한 모양을 하고 있다.

뼈의 유형 Types of Bone

뼈는 일반적인 모양에 따라 4가지의 기본적인 유형인 긴뼈, 짧은뼈, 납작뼈 및 불규칙뼈로 나뉜다(그림 5-1). **긴뼈(장골, long bone)**는 뼈의 폭보다 길이가 더 길어 체중에 대한 무게를 흡수할 수 있게 고안되었다. 긴뼈는 위팔, 아래팔, 손, 넓적다리, 종아리 및 발에 있는 뼈에서 관찰된다. **짧은뼈(단골, short bone)**는 뼈의 폭과 길이가 비슷하여 입방체 모양과 유사하며 손목과 발목에 있는 뼈에서 관찰된다. **납작뼈(편평골, flat bone)**는 얇고 편평하며, 머리뼈, 갈비뼈 및 복장뼈에서 관찰된다. **불규칙뼈(불규칙골, irregular bone)**는 이전에 언급한 3가지 유형에 속하지 않는 뼈로서 복잡한 모양을 하고 있으며 척추와 얼굴머리뼈에서 관찰된다.

긴뼈의 부위 Parts of Long Bone

육안적인 뼈의 구조를 설명할 때는 긴뼈를 사용한다(그림 5-2). 긴뼈의 중심부에 있는 뼈의 줄기를 **뼈몸통(골간, diaphysis)**이라 하며 뼈의 양쪽 끝부분인 **뼈끝(골단, epiphysis)** 사이에 위치한다. 양쪽 뼈끝은 다른 뼈의 뼈끝과 함께 관절(joint 또는 articulation)을 형성하며, 양쪽 뼈끝에는 유리연골이 얇게 덮고 있는데 이를 관절연골이라고 한다.

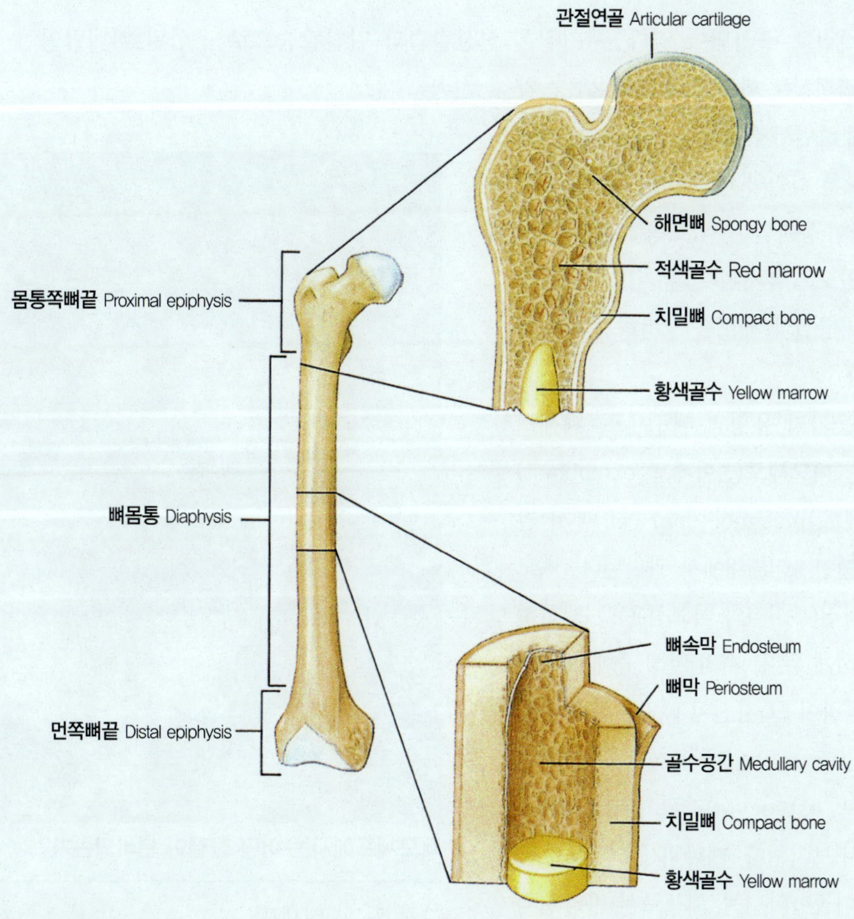

뼈막에서는 어떤 기능을 하는가?

그림 5-2 긴뼈의 부위
이 뼈는 이마면을 따라 절단한 넙다리뼈로서, 이 뼈의 몸통쪽끝을 몸통쪽뼈끝(proximal epiphysis)이라 하고 중간부분을 뼈몸통(diaphysis)이라고 한다.

뼈끝의 관절연골이 덮고 있는 부위를 제외하고는 모두 치밀결합조직이 뼈의 표면을 넓게 덮고 있는데, 이를 **뼈막**(periosteum)이라고 한다. 이 막은 특수한 단백질섬유에 의하여 뼈표면에 강하게 부착되어 있으며 큰 혈관들이 분포하고 있다. 이 막은 뼈의 성장과 복구에 관여하는 뼈모세포(osteoblast)가 위치한다. 뼈막의 기능은 뼈에 영양을 공급하고, 인대와 힘줄의 부착점을 제공하며 뼈의 성장과 복구에 관여한다.

긴뼈를 절단하여 관찰한 내부구조는 그림 5-2에서 보여준다. 뼈끝과 뼈몸통의 내부구조를 관찰하면 현저한 구조적 차이를 관찰할 수 있다. 이 두 부위에는 2가지 유형의 뼈조직이 배열되어 있다: 치밀하게 침착된 **치밀뼈(치밀골, compact bone)**가 뼈몸통의 벽을 형성하고 있으며 격자모양으로 그물을 이루는 **해면뼈(해면골, spongy bone)**가 뼈끝의 속공간을 차지하고 있다. 뼈끝의 표면은 얇은 치밀뼈층이 덮고 있다. 그물모양의 해면뼈 내에 있는 작은 공간에는 혈구를 형성하는 적색골수가 가득 차 있다. 뼈몸통에서 해면뼈에 있는 많은 공간들과 연속된 치밀뼈의 중심에 있는 넓은 공간을 **골수공간(medullary cavity)**이라 한다. 이 골수공간에는 에너지원으로 사용될 지방조직이 많으므로 황색골수라 한다. 골수공간의 속면을 둘러싸고 있는 얇은 막을 **뼈속막(골내막, endosteum)**이라고 하며, 해면뼈가 있는 공간속면까지 둘러싸고 있다.

뼈의 구성 Bone Composition

뼈는 뼈조직, 연골, 치밀결합조직, 혈구형성조직, 혈관 및 신경으로 구성되어 있다. 주요 구성성분은 뼈조직으로서 끊임없이 변화하고 있는 단단하고 강하고 유연한 조직이다.

뼈조직은 유기질과 무기질로 구성되어 있다. 무기질은 인산칼슘과 탄산칼슘으로 구성된 미네랄염인 수산화인회석(hydroxyapatite)이다. 이 결정체는 뼈의 총 무게의 2/3를 차지하고 있으며 뼈를 강하게 하면서 유연성을 제한한다. 이들은 혈관이 침투하지 못하도록 치밀한 뼈의 바탕질을 형성한다: 뼈의 발생 중에는 혈관이 통과할 수 있도록 도관을 형성하여 뼈세포가 살아갈 수 있도록 유지된다. 유기질은 뼈세포에서 만든 아교섬유로서 바탕질과 세포를 보강하거나 더욱 강하게 만드는 역할을 한다.

살아있는 뼈조직에서는 3가지 유형의 뼈모세포, 뼈세포 및 뼈파괴세포가 존재한다. **뼈모세포(골아세포, osteoblast)**는 초기의 배아세포(간엽세포, mesenchymal cell)에서 발생하여 성인 뼈조직의 표면인 뼈막 내에서 관찰된다. 뼈모세포는 활동적으로 뼈바탕질(무기질과 아교섬유)을 생산하며 그 바탕질에 의하여 묻히게 된다. 뼈의 발생 중에 뼈모세포는 많은 뼈바탕질을 생산하여 그 자신이 뼈바탕질에 둘러싸여 작은 방, 즉 뼈세포방(lacuna) 안에 갇히게 되는데 이때의 세포를 **뼈세포(골세포, osteocyte)**라고 한다. 뼈세포에 대한 예를 그림 5-3에서 보여준다. **뼈파괴세포(파골세포, osteoclast)**는 뼈조직을 떠돌아다니는 세포로서 바탕질의 무기질 결정체를 용해하는 물질을 분비한다. 이 세포는 백혈구의 한 형태인 단핵구에서 유래하며 호르몬의 영향을 받아 발생한다.

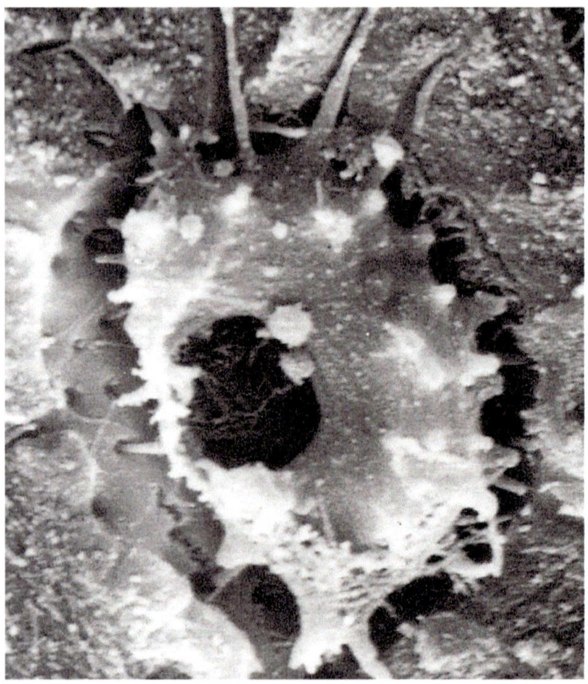

뼈모세포에서는 어떤 물질이 분비되는가?

그림 5-3 **뼈세포**
뼈조직의 전자현미경 사진 중심부의 뼈세포방(lacuna) 내에 묻혀 있는 뼈세포가 관찰된다. 뼈세포방 주위에는 단단한 뼈바탕질이 관찰된다.

뼈의 현미경적 구조 Microscopic Structure of Bone

무기질과 유기질의 배열에 의하여 형성된 뼈조직은 속이 꽉 차거나 바위와 같은 결정체와 같지 않고 살아 있는 세포와 혈관이 있으며, 구멍이 송송 뚫린 물질로 되어 있다. 뼈는 부위에 따라 바탕질의 치밀도가 다양하여 바탕질의 유공성에 따라서 해면뼈와 치밀뼈로 분류한다.

치밀뼈는 바탕질이 치밀하게 존재하며, 긴뼈의 뼈끝보다도 뼈몸통에서 더 두꺼우며 납작뼈에서는 안쪽면과 가쪽면의 표면에서만 바탕질이 침착되었다. 치밀뼈를 현미경으로 관찰하면 뼈세포는 **뼈세포방(소와, lacunae)**이라고 하는 공간 내에서 관찰된다(그림 5-4). 뼈세포방은 긴뼈의 장축에 평행으로 달리는 관인 하버시안관(중심관, haversian canal, osteonic canal) 주위를 동심원 모양의 원주를 그리면서 배열하여 **층판**(lamellae)이라고 하는 얇은 바탕질판 사이에 존재한다. 이관에는 뼈세포에 영양을 공급하는 혈관이 통과한다. 영양소는 층판에 의하여 형성된 딱딱한 경계막을 지나는 작은 관인 **뼈모세관(골세관 canaliculi)**을 통하여 하버시안관을 통하여 확산된다. 뼈모세관은 하버시안관과 인접한 뼈세포들 사이의 물질교환을 담당한다. 각각의 하버시안관, 관 주위에 있는 층판, 뼈세포, 뼈세포주위의 세관을 통칭하여 **뼈단위(골원, osteon, haversian system)**라고 한다.

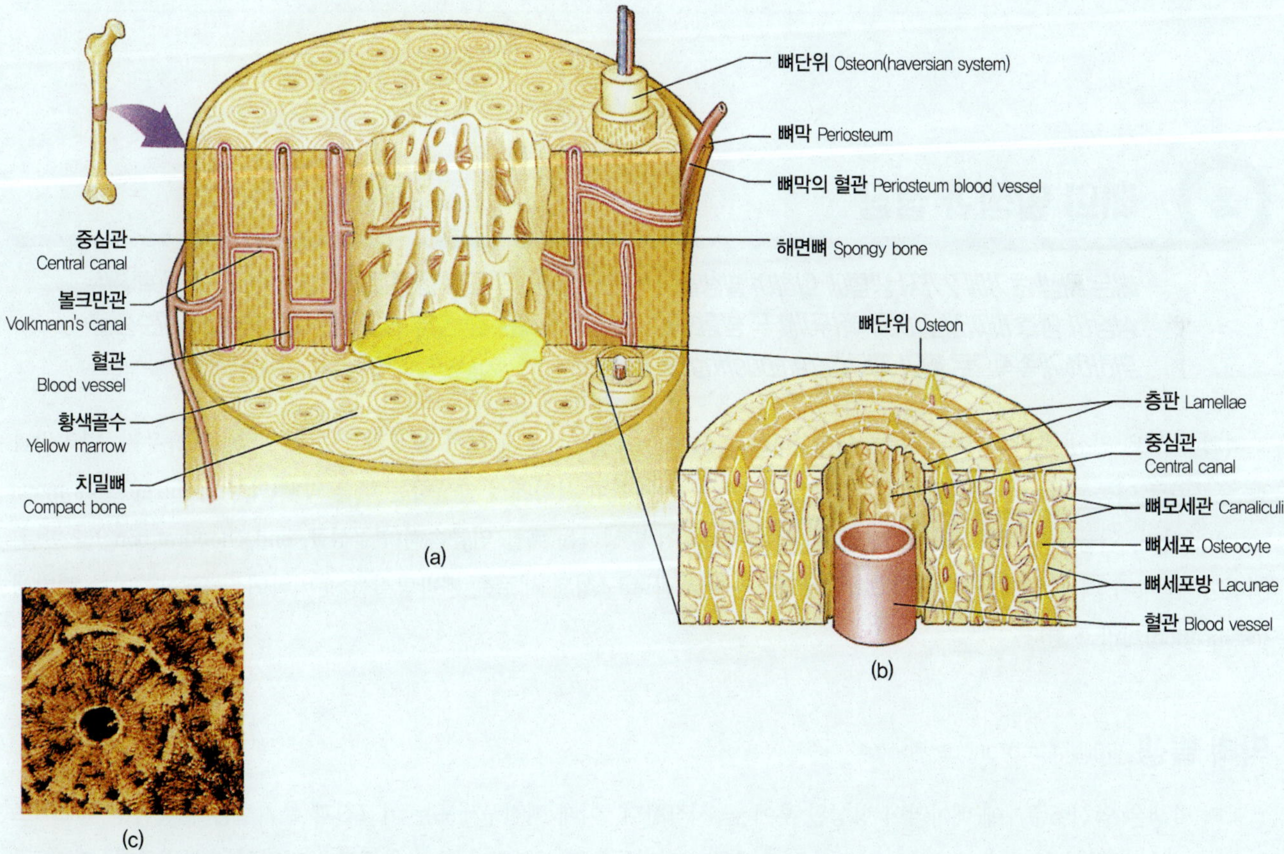

뼈단위의 구성성분은 무엇인가?

그림 5-4 뼈의 현미경적 구조
치밀뼈의 구조를 도식화하였다. (a) 긴뼈의 뼈몸통부위를 절단한 모습으로 뼈막, 치밀뼈층 그리고 해면뼈와의 관계를 보여준다. 치밀뼈층은 어떻게 많은 뼈단위(haversian system)로 구성되었는가를 주의 깊게 살펴보라.
(b) 한 개의 뼈단위 내에서 각각의 뼈세포, 뼈세포방 및 층판을 더욱 확대한 모습이다.
(c) 뼈단위의 절단면을 확대한 사진이다. 100x.

뼈단위의 혈관은 서로 연결되어 있으며, 뼈막과 뼈속막에 있는 혈관들이 풍부하게 그물구조를 이루고 있다. 이러한 혈관들의 연결이 긴뼈의 장축을 향하여 수직으로 주행하는 혈관을 **볼크만관**(Volkman's canal)이라 하며 뼈바탕질에 있는 관을 통하여 지나간다.

해면뼈는 치밀뼈보다 바탕질 내에 많은 공간과 구멍을 가지고 있고 얇은 뼈판인 **뼈기둥**(**골소주**, trabeculae)이 많으며 이들은 서로 연결되어 있고 이들 사이에 공간을 형성한다. 이러한 공간에는 혈구를 형성하는 적색골수가 차 있다.

뼈기둥에는 치밀뼈의 바탕질과 같이 뼈세포방 내에 뼈세포가 자리잡고 있으나 뼈기둥이 얇은 구조로 되어 있으므로 치밀뼈에서와 같이 치밀한 바탕질을 관통하는 일련의 도관은 존재하지 않는다.

해면뼈에서의 뼈세포는 뼈기둥 표면과 뼈세포 사이에 있는 짧은 뼈모세관계통(canaliculi system)을 통하여 적색골수에 있는 풍부한 혈액으로부터 영양공급을 받고 있다.

개념 확인

1. 뼈대계통의 5가지 기능은 무엇인가?
2. 육안적으로 구분할 수 있는 긴뼈의 부위들은 무엇인가?
3. 치밀뼈에서 뼈세포는 어떻게 영양공급을 받고 있는가?
4. 해면뼈는 치밀뼈와 구조적으로 어떠한 차이가 있는가?

뼈의 발생과 성장

뼈는 태생 초기에 2가지 방법에 의하여 발생을 시작한다: 배아막 또는 연골로부터 발생한다. 출생 후 뼈는 성장이 멈출 때까지 길이와 폭(두께) 두 방향으로 성장한다. 뼈는 전 생애 기간 동안 뼈바탕질의 재순환을 위하여 계속적으로 뼈가 재구성(remodeling)을 한다.

뼈의 발생은 임신 2개월째부터 시작한다. 이때에는 특수한 뼈전구세포가 뼈가 발생할 부위인 머리, 가슴우리, 다리싹과 같은 부위로 이동된다. 뼈전구세포가 얇은 결합조직막 또는 배아막 사이에서 발생하는 뼈를 **막뼈**(**막성골**, intramembranous bone)라 하며, 연골성뼈모델이 만들어진 후에 뼈로 대치되어 발생하는 뼈를 **연골속뼈**(**연골성골**, endochondral bone)라 한다. 이러한 두 가지 뼈발생 기전은 뼈모세포가 아교질과 무기질로 구성된 새로운 뼈바탕질을 분비하여 만드는데 이를 **뼈발생**(ossification)이라고 한다.

막뼈 발생 Intramembranous Bones

막뼈 발생은 임신 5주째에 배아막이 형성된 후에 곧 시작한다. 이때 뼈전구세포는 아교질과 무기질을 분비하는 뼈모세포로 분화된다. 배아막을 따라 집단적으로 모인 뼈모세포 덩어리들은 활성화되어 주위에 새로운 바탕질을 분비한다. 그 후 곧 형성된 얇은 뼈판들이 서로 연결되어 해면뼈를 형성한다. 결국 뼈모세포는 새로 형성된 뼈바탕질에 묻혀 뼈세포방 내에 갇히게 된다. 이때에는 뼈바탕질의 분비기능이 떨어져 뼈세포가 된다. 뼈를 둘러싸고 있는 막인 뼈막은 발생 중인 뼈의 외부 주위에 있는 배아막 세포에 의하여 형성된다. 뼈막 내에 있는 뼈모세포는 새로 형성된 해면뼈 표면에서 치밀뼈 층을 형성하여 뼈의 발생기전을 완수한다. 이러한 형태로 발생하는 뼈는 편평한 머리뼈, 아래턱뼈 및 빗장뼈에서 관찰된다.

연골속뼈 Endochondral Bones

연골로부터 발생하는 뼈는 머리의 납작뼈, 아래턱뼈 및 빗장뼈를 제외한 모든 뼈에서 관찰된다. 이 뼈는 임신 6주째에 뼈전구세포의 덩어리들이 **연골모세포(연골아세포, chondroblast)**로 분화되면서 발생하기 시작된다. 초기의 연골모세포는 뼈가 형성될 부위에 유리연골(hyaline cartilage)을 형성하여 발생할 뼈의 연골 주형(model)을 형성한다.

연골 주형은 급속히 성장하여 뼈로 대치될 모양과 유사하게 될 때까지 발생한다(**그림 5-5**). 혈관이 연골을 침투하여 일부 연골세포가 비대되어 죽게 되면서 다른 연골세포들은 뼈모세포로 분화한다. 혈액순환이 증가되면서 다른 부위로부터 뼈모세포를 이동시킨다. 연골모세포의 죽음은 연골을 파괴시키고, 연골 주형 내에 동굴을 형성한다. 이러한 현상은 최초로 뼈몸통의 중심부에서 일어나는데 이 부위를 **일차뼈발생중심**(primary ossification center)이라 한다. 동굴이 형성될 때 뼈모세포는 이 공간으로 이동하여 해면뼈조직을 형성한다. 동시에 새로 형성된 뼈막에 있는 다른 뼈모세포들은 연골 주형의 표면을 따라 얇은 치밀뼈층을 형성한다.

일차뼈발생중심이 형성된 후에 다시 많은 혈관들이 연골 주형의 뼈몸통부위에 침투한다. 긴뼈에서 이 부위를 **이차뼈발생중심**(secondary ossification center)이라 한다. 연골은 파괴되고 뼈모세포는 해면뼈조직으로 대치될 바탕질을 만들어 연골이 뼈로 다시 대치된다.

뼈는 초기 뼈발생 말기에 가까워지면 뼈의 중심부에서 연골이 파괴되면서 형성된 공간들이 골수공간을 형성하기 위하여

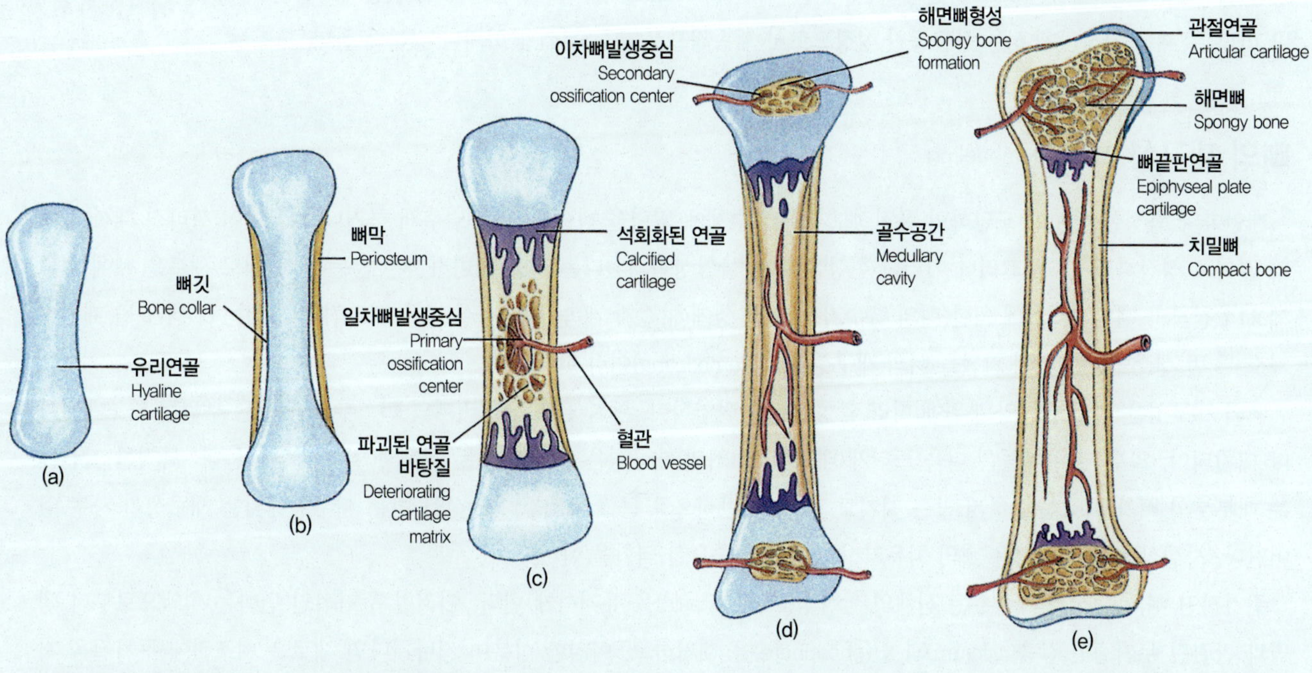

뼈발생이 시작될 때 초기 연골 주형으로 혈관이 왜 들어가는가?

그림 5-5 연골속뼈형성

(a) 연골속뼈형성은 배아기 때 유리 연골주형이 형성되면서 시작된다. (b) 중간부분에서부터 초기 뼈가 고리모양으로 길게 형성된다. (c) 혈관이 침투하면서 연골로 된 일차뼈발생중심이 해면뼈로 대치된다. (d) 중심에 골수공간이 형성되고 이차뼈발생중심이 뼈끝부위에서 나타나기 시작한다. (e) 해면뼈가 뼈끝을 모두 채우거나 치밀뼈가 뼈 표면을 둘러쌀 때까지 뼈형성은 계속된다. 유리연골은 뼈끝판과 관절연골에 존재한다(뼈끝판은 성인이 될 때까지 길이로의 성장을 한다).

확장되고 뼈몸통의 벽은 치밀뼈가 형성되면서 두꺼워진다. 결국 뼈몸통부위는 해면뼈로 채워지게 되고 얇은 치밀뼈층이 해면뼈의 표면을 둘러싸게 된다. 뼈끝과 뼈몸통 사이에서는 연골이 좁은 띠모양으로 형성되어 남아 있는데 이를 **뼈끝판(골단판, epiphyseal plate)**이라 한다. 역시 얇은 연골판은 관절이 형성될 부위의 양쪽 뼈끝의 끝에 남아 관절연골을 형성한다.

뼈의 성장 Bone Growth

연골속뼈가 형성될 때 뼈의 크기는 두 방향, 즉 길이와 폭 방향으로 증가하는데, 길이 방향으로 확장되는 것을 **사이질성장(간질성장, interstitial growth)**이라 하며 주로 뼈끝판에서 일어난다. 이 부위의 연골에는 새로운 세포와 바탕질을 만드는 연골모세포가 존재하는 연골조직으로서 뼈끝을 향하여 성장한다. 뼈끝판의 반대편, 즉 뼈몸통 인접부에서는 늙은 연골들이 뼈로 대치된다. 그 결과 성장 중에 있는 뼈의 뼈몸통은 길이로 성장하게 되며, 반면에 뼈끝판의 연골은 재생을 하게 된다.

성장하고 있는 어린이의 긴뼈는 뼈끝판에 있는 연골모세포가 활성화될수록 길이로의 성장을 한다. 연골모세포는 뇌하수체 등에서 분비되는 호르몬, 유전정보, 성장조절인자의 활성이 멈출 때까지 계속적으로 활성화된다. 연골모세포의 활성이 멈출 때 뼈몸통과 뼈끝은 영원히 융합되어 길이로의 성장은 불가능하게 된다. 뼈에서 관찰되는 뼈몸통과 뼈끝 사이의 융합부위를 따라 골화된 선을 **뼈끝선(골단판, epiphyseal line)**이라고 한다.

성장하고 있는 긴뼈는 정상적으로 폭으로 증가하는데 이를 **덧붙이성장(부가성장, appositional growth)**이라 하며, 반면에 길이로의 성장도 한다. 이러한 성장은 뼈막에 있는 뼈모세포에서 일어나는데 뼈몸통의 바깥쪽면을 따라 새로운 치밀뼈가 침착되어 일어난다. 동시에 뼈몸통 중심에 있는 골수공간의 안쪽면을 따라 뼈의 파괴에 의하여 골수공간이 확장된다. 이러한 현상은 뼈바탕질을 용해하는 효소를 분비하는 뼈파괴세포(osteoclast)에 의하여 일어난다. 덧붙이성장은 대개 사라진 뼈의 양보다 더 많은 뼈를 침착하게 하는 불균등한 성장으로서 계속적으로 뼈를 두껍게 하거나 강하게 한다.

뼈의 재구성 Bone Remodeling

개인마다 특정한 나이에 도달하면 유전정보가 뇌하수체에 명령을 하여 성장을 멈추게 하거나 뼈끝판이 사라질 때까지 뼈가 길이로 성장하게 한다. 그러나 이러한 현상은 뼈가 불활성화되었다는 것을 의미하지는 않는다. 반대로 새로운 뼈에 뼈모세포의 침착과 뼈파괴세포에 의한 뼈의 흡수기전은 전 생애에 걸쳐 계속된다. 사실 모든 뼈조직의 무게는 60세가 될 때까지 최소 두 번 재순환하는데 이 기전을 **뼈의 재구성(bone remodeling)**이라 한다.

뼈의 재구성은 뼈의 종류와 부위에 따라 활성부위가 다양하다. 예를 들면 넙다리뼈의 먼쪽부위와 같은 부위는 5~6개월마다 대치되며, 일부 다른 뼈들은 더욱 느리게 대치된다. 뼈의 재구성은 동시에 모든 뼈에서 일어나지 않는다; 특정한 기간에는 대부분의 뼈가 재구성을 하지 않는 시기도 있다. 일반적으로 큰 스트레스나 손상을 받는 뼈부위에서는 재구성이 자주 일어난다. 사실상 뼈의 재구성은 뼈의 치유기전에 있어서 중요한 역할을 한다.

주기적인 뼈의 생성과 재흡수는 신체의 항상성(homeostasis)을 유지하게 한다. 이러한 주기적인 변화는 혈액으로부터 생명과 관련된 무기질인 칼슘(calcium)과 인(phosphate)을 제거하고, 이러한 성분이 지나치다면 새로운 뼈조직에 무기질을 저장하게 된다. 무기질은 공급이 부족할 때 저장소인 뼈로부터 빠져나와 혈액으로 다시 보내주게 된다. 마지막으로 뼈의 재구성은 질병 또는 골절에 의하여 손상된 뼈조직을 치유하는 데 중요한 역할을 한다.

개념 확인

1. 연골속뼈 발생 시 일차뼈발생중심은 어디인가?
2. 뼈의 성장 중에 뼈끝판의 역할은 무엇인가?
3. 성인의 뼈에서 뼈의 재구성이 왜 중요한 역할을 하는가?

뼈대의 구성

뼈대는 모든 뼈와 관절로 구성되며, 우리 몸의 지주역할을 한다. 뼈대는 몸통뼈대와 팔다리뼈대로 구분한다. 뼈는 뼈의 기능과 관련된 중요한 특징을 가지고 있다.

인체는 206개의 뼈로 구성되며 각각의 뼈들이 서로 연결되어 **뼈대**(skeleton)를 형성한다. 뼈대는 두 부분으로 나눈다:

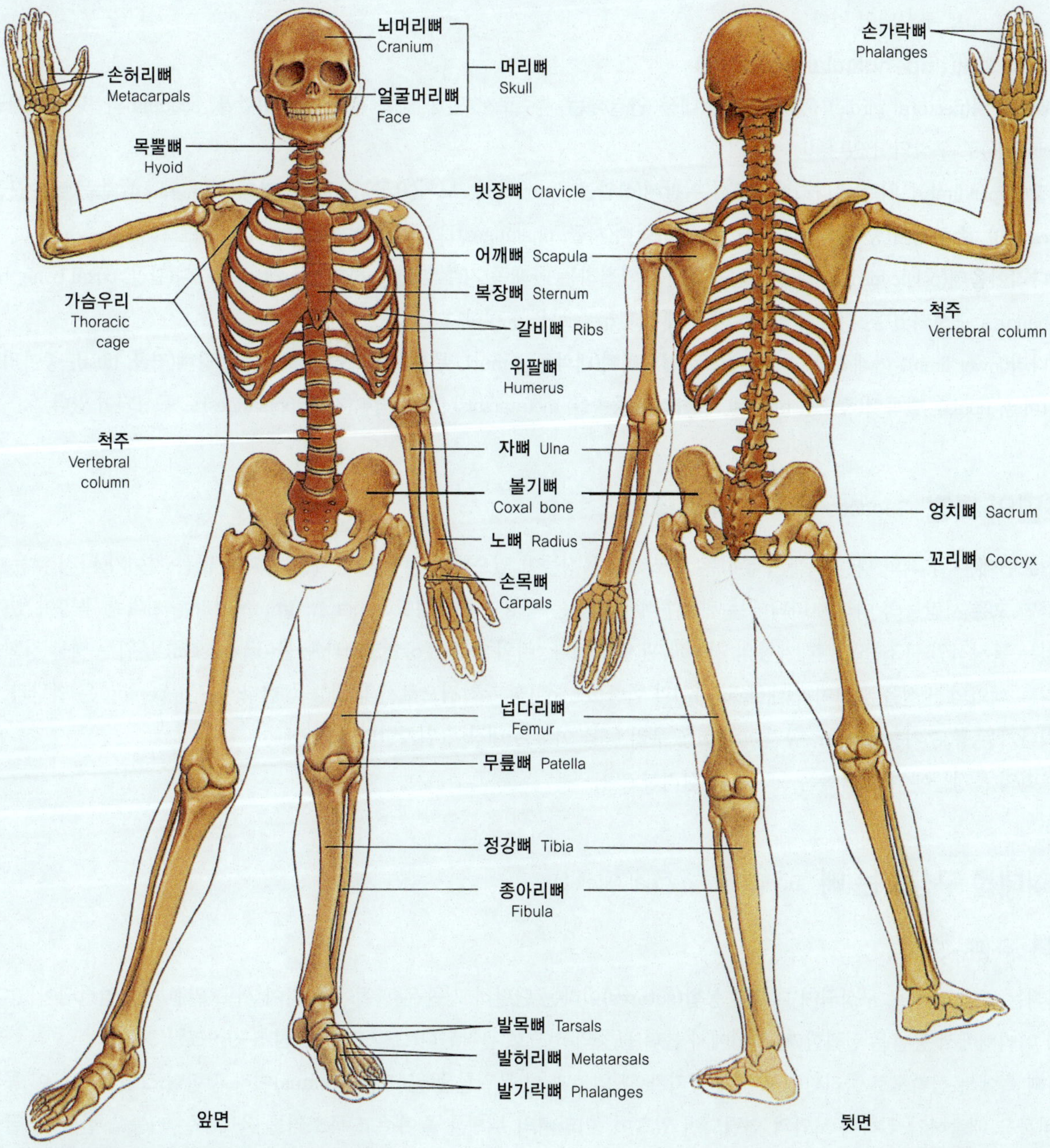

척주는 왜 몸통뼈대의 일부분이라고 여기는가?

그림 5-6 뼈대계통
몸통뼈대는 진한 오렌지색으로 표시하였고 팔다리뼈대는 황갈색으로 표시하였다.

인체의 정중수직축 내에 있는 뼈로 구성된 **몸통뼈대(구간골격, axial skeleton)**와 정중수직축 외에 있으며 몸통에 붙어 있는 뼈로 구성된 **팔다리뼈대(부속골격, appendicular skeleton)**. 뼈대의 구조를 자세하게 관찰하기 전에 그림 5-6에서 보여준 바와 같이 일반적인 뼈의 배열을 먼저 학습한다.

I. 몸통뼈대(axial skeleton)

1. **머리뼈**(두개골, skull): 머리에 있는 뼈로 구성. **뇌머리뼈**(cranium)와 **얼굴머리뼈**(안면골, facial bone)로 구성되어 있다.
2. **목뿔뼈**(설골, hyoid bone): 목의 앞부분에 있는 작은 뼈
3. **척주**(vertebral column): 등뼈라고 하며, **척추**(vertebrae), **엉치뼈**(천골, sacrum), **꼬리뼈**(미골, coccyx)로 구성되어 있다.
4. **가슴우리**(흉곽, thoracic cage): 가슴에 있는 뼈이다. 척주에 붙어 있는 12쌍의 갈비뼈(늑골, rib)와 복장뼈(흉골, sternum)로 구성되어 있다.

II. 팔다리뼈대(appendicular skeleton)

1. **팔이음뼈**(pectoral girdle): 팔과 몸통뼈대를 연결하는 지주로서 인체 양쪽의 **어깨뼈**(견갑골, scapula)와 **빗장뼈**(쇄골, clavicle)로 구성되어 있다.
2. **팔**(upper limb): 위쪽 팔다리뼈대로서 **위팔뼈**(상완골, humerus), **노뼈**(요골, radius), **자뼈**(척골, ulna), **손목뼈**(수근골, carpal), **손허리뼈**(중수골, metacarpal), **손가락뼈**(지골, phalanges)로 구성되어 있다.
3. **다리이음뼈**(pelvic girdle): 다리와 몸통뼈대를 연결하는 아래쪽 지주 역할을 하며, 두 개의 **볼기뼈**(관골, coxal bone, hip bone)로 구성되었다. 척추의 엉치뼈와 함께 **골반**(pelvis)을 형성한다.
4. **다리**(lower limb): 아래쪽 팔다리뼈대로서 **넙다리뼈**(대퇴골, femur), **무릎뼈**(슬개골, patella), **정강뼈**(경골, tibia), **종아리뼈**(비골, fibula), **발목뼈**(족근골, tarsals), **발허리뼈**(중족골, metatarsals) , **발가락뼈**(지골, phalanges)로 구성되어 있다.

뼈 표면의 특징 Surface Features of Bones

뼈의 표면에는 한 뼈와 다른 뼈를 구분하는 구조적인 특징들이 있으나 사람에 따라서는 그다지 많은 차이가 나지 않는다. 예를 들면 모든 사람들의 머리뼈 바닥에는 뒤통수뼈에만 있는 특징인 큰구멍(foramen magnum)이라는 커다란 구멍이 있다. 뼈에 있는 특징적인 구조들은 뼈대계통의 기능과 관계가 있다. 뼈의 돌출(projection)과 함몰(depression) 부위는 뼈를 강화하거나 다른 뼈와의 관절을 위하여 인대(ligament)와 힘줄(tendon)의 부착점으로서의 기능을 한다. 구멍(opening)은 혈관과 신경이 지나가는 통로 기능을 하며, 공간(cavity)은 우리 몸을 이루는 내장이 위치한다.

뼈 표면의 특징들에 대한 목록은 표 5-1에 정리하였다.

몸통뼈대를 구성하는 뼈 Bones of the Axial Skeleton

머리뼈 Skull

머리뼈는 22개의 뼈로 구성되며 대부분 **봉합**(sutures)이라는 단단하고 좁은 관절에 의하여 서로 밀접하게 연결되어 있다. 성인의 머리뼈에서 봉합은 인접한 뼈 사이에서 톱니 모양의 선으로 관찰된다(그림 5-7, 그림 5-9~그림 5-11).

머리뼈 속에는 점막으로 둘러싸인 공간에 공기가 차 있는데 이 부위를 **동굴(코곁굴, sinus)**이라고 한다(그림 5-8). 이 동굴은 분비물을 배출하기 위하여 코안과 연결되어 있으며, 머리뼈의 무게를 줄여주고 목소리를 울려주는 기능을 한다. 동굴을 둘러싸고 있는 점막의 염증은 알레르기 또는 감염에 의하여 발생하는데 이 질환을 코곁굴염(축농증, sinusitis)이라 한다. 코곁굴 속의 종창이 코안 쪽으로 배출될 통로를 차단할 정도로 심하게 일어나면 분비물의 압력에 의하여 코곁굴에서 두통을 일으킬 것이다. 머리뼈를 이루는 5개의 뼈 안에는 동굴이 있는데, 이를 코곁굴이라고 한다: 이마뼈, 벌집뼈, 나비뼈, 2개의 위

턱뼈. 인간의 머리뼈(skull)는 8개의 뇌머리뼈(cranium)와 13개의 작은 얼굴머리뼈(facial bone)로 구성되어 있다. 머리뼈에서 한 개로 된 뼈는 턱을 구성하는 아래턱뼈(하악골, mandible)가 있으며 뇌머리뼈에 부착되어 매달려 있다.

뇌머리뼈 Cranium

뇌머리뼈는 뇌를 둘러싸고 있으며 뇌머리뼈 공간 내의 뇌를 보호한다. 또한 머리덮개(두피, scalp)의 근육, 아래턱, 목, 등을 부착시킨다. 다음과 같은 8개의 뼈로 구성되어 있다(그림 5-7, 그림 5-9~그림 5-11).

표 5-1 뼈 표면의 특징과 괸련된 용어

용어	설명	예
관절융기(과, condyle)	글자 뜻대로 관절; 크고 둥근 융기부	머리뼈의 바닥에 있는 뒤통수뼈관절융기
면(facet)	편평한 관절면	등뼈에서 갈비뼈의 부착면
틈새(열 fissure)	좁은 틈새 같은 구멍 또는 갈라진 틈새	나비뼈의 눈확틈새
구멍(공, foramen)	구멍 또는 뼈를 관통하는 구멍	머리뼈 바닥에 있는 큰구멍
오목(와 fossa)	패인 홈 또는 고랑	어깨뼈의 접시오목
돌기(process)	뼈의 표면에서 돌출된 구조물	관자뼈의 붓돌기
가시(극 spine)	좁거나 뾰족한 돌기	어깨뼈의 가시
돌기(전자, trochanter)	크고 무딘 돌기	넙다리뼈의 큰돌기
결절(tubercle)	작고 둥근 돌기	위팔뼈의 몸통 쪽에 있는 큰결절
거친면(조면, tuberosity)	뼈에서 둥글고 융기된 부위로서 거칠거칠함	위팔뼈의 세모근거친면

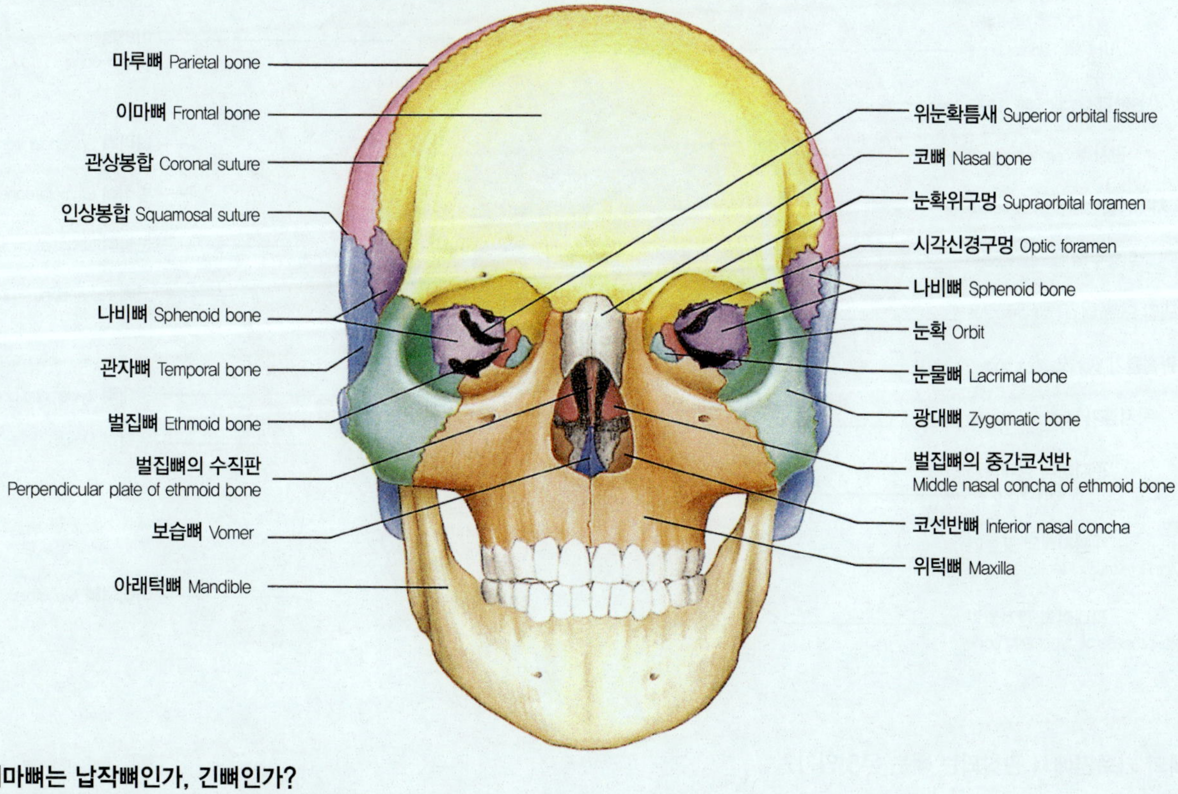

이마뼈는 납작뼈인가, 긴뼈인가?

그림 5-7 앞에서 본 머리뼈의 모습

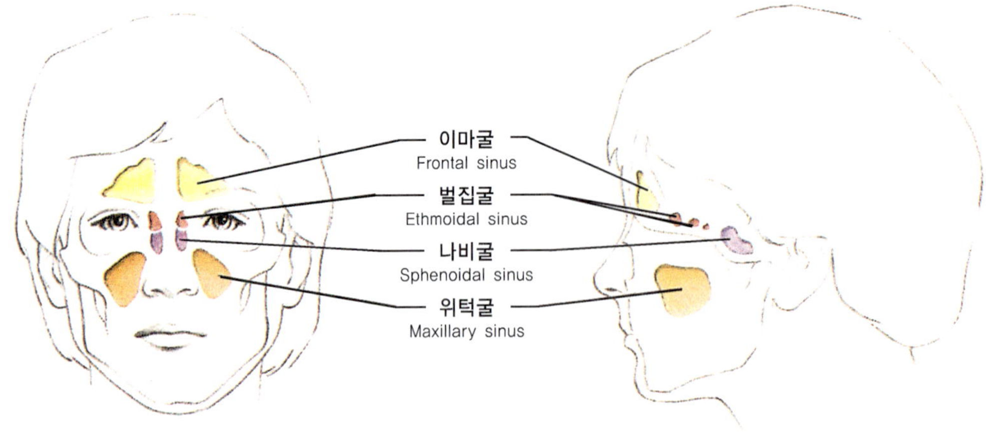

머리뼈에 있는 코곁굴은 머리에 있는 어떠한 공간(cavity)에 배출되는가?

그림 5-8 **머리뼈에 있는 코곁굴**
(a) 얼굴위에 표시한 코곁굴을 앞에서 본 모습
(b) 머리를 정중시상단면한 후 머리에 있는 코곁굴을 옆에서 본 모습

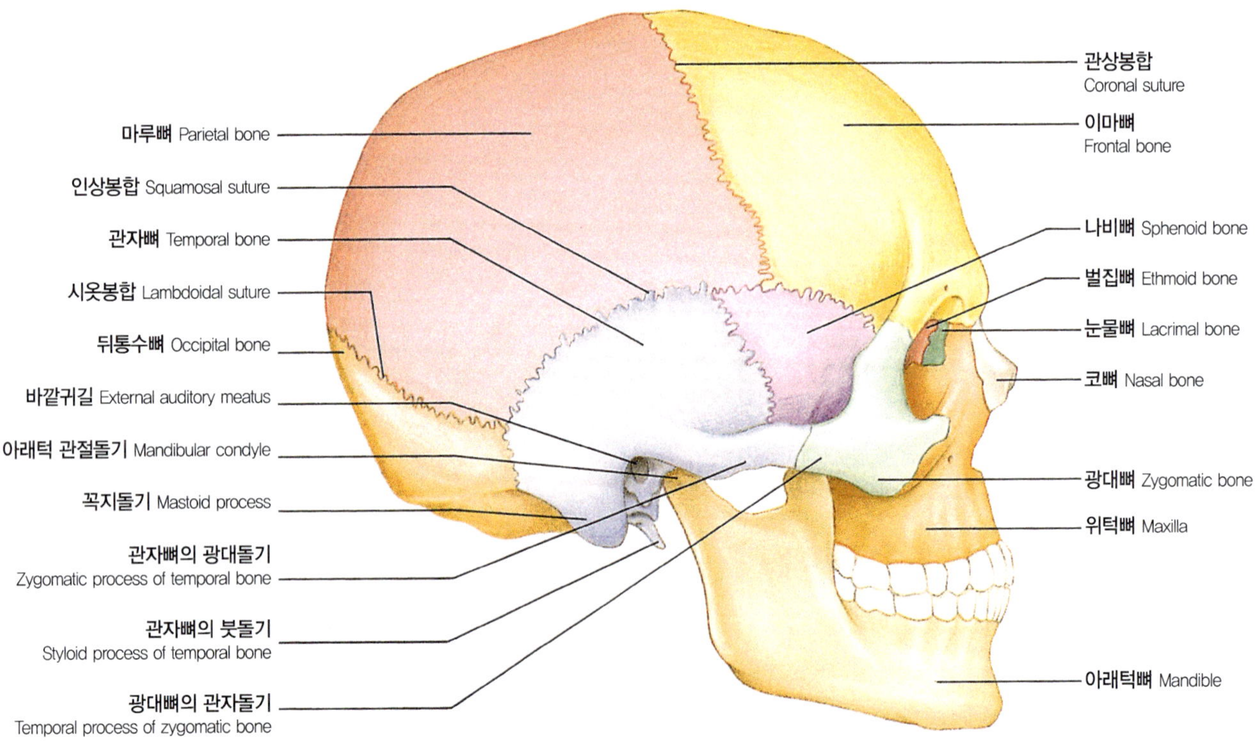

머리뼈의 가쪽면에서 관찰되는 뼈는 무엇인가?

그림 5-9 **머리뼈를 가쪽면에서 본 모습**

이마뼈(전두골, frontal bone) 눈과 이마 위에 있는 머리뼈의 앞쪽부분을 형성하는 큰 뼈이다(그림 5-7). 큰 **눈확**(eye socket)의 천장은 이마뼈에 의하여 형성된다. 이를 눈확(안와, orbit)이라 한다. 각각의 눈확 위에 있는 작은 구멍을 눈확위구멍(안와상공, supraorbital foramen)이라 하며 같은 이름의 신경과 혈관이 관통한다. 이마뼈 내에는 정중선 근처 눈확 위에 한 개의 **이마굴(전두동, frontal sinus)**이 있다(그림 5-8, 그림 5-11).

마루뼈(두정골, parietal bone) 좌우 2개의 뼈로 구성되며 머리뼈의 가쪽면을 형성한다(그림 5-9). 머리뼈의 꼭대기에 있는 **시상봉합**(sagittal suture) 부위에서 좌, 우의 마루뼈와 만나며 **관상봉합**(coronal suture) 부위에서 이마뼈와 융합된다.

뒤통수뼈(후두골, occipital bone) 머리뼈의 바닥과 뒤쪽벽을 형성하는 두꺼운 뼈이다(그림 5-9, 그림 5-10). **시옷봉합**(람다봉합, labdoidal suture)에서 마루뼈와 융합한다. 이 뼈의 특징적인 구조는 아랫면에 있는 **큰구멍(대후두공**, foramen magnum)이다. 큰구멍은 머리뼈안과 척주관 사이에 있으며, 척수가 지나간다. 이 구멍의 양쪽면 경계부위에 둥근 돌기 모양의 **뒤통수뼈관절융기(후두과**, occipital condyle)가 있어 머리를 움직이게 하는 첫째 목뼈(atlas)와 관절한다.

관자뼈(측두골 temporal bone) 머리뼈의 양쪽면에 있는 2개의 뼈로서 마루뼈 아래에 위치한다(그림 5-9, 그림 5-10). 각각의 관자뼈는 **인상봉합**(squamous suture)을 따라 마루뼈와 융합되며 관자뼈의 하연을 따라 여러 가지 중요한 구조물이 있다. 귀의 안쪽을 향하여 열려 있는 구멍인 **바깥귀길(외이도**, external auditory meatus)이 있으며, 이 구멍 앞에는 움푹 패인 **턱관절오목**(하악와, mandibular fossa)이 위치하여 아래턱뼈와 관절을 이룬다. 앞쪽으로 돌출되어 다리를 형성하는 **광대돌기**(zygomatic process)가 있는데, 이는 광대뼈(zygomatic bone)의 관자돌기(측두돌기, temporal process)와 연결되어 광대뼈(cheekbone) 또는 **광대활(관골궁**, zygomatic arch)을 형성한다. 바깥귀길 아래에서 아랫쪽으로 돌출된

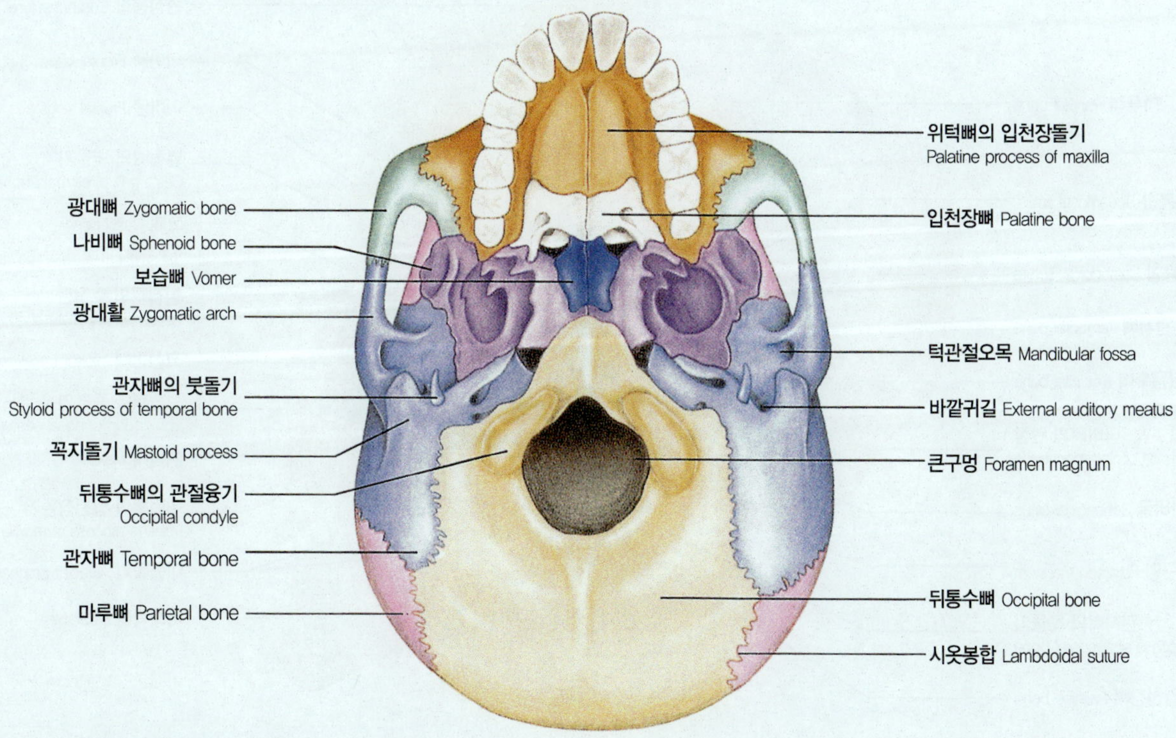

큰구멍을 통과하는 가장 큰 구조물은 무엇인가?

그림 5-10 아래턱뼈를 제거하고 머리뼈를 밑에서 본 모습

뾰족한 돌기인 **붓돌기(경상돌기, styloid process)**가 있는데 혀와 인두근의 부착점으로서의 역할을 한다. 붓돌기 뒤에는 둥근 돌출물이 있는데 이를 **꼭지돌기(유양돌기, mastoid process)**라 하며, 여러 가지 목 근육의 부착점이 된다.

나비뼈(접형골, sphenoid bone) 한 개의 뼈로서 나비모양을 하고 있다. 이 뼈는 머리뼈의 전연에 있는 다른 뼈들 사이에 박혀 있다. 이 뼈는 머리뼈의 아래쪽 가쪽벽(그림 5-9)과 바닥(그림 5-10)을 형성하며 눈확의 뒤쪽벽(그림 5-7)을 형성한다. 눈확을 통하여 관찰하였을 때 안쪽벽을 관통하는 둥근 구멍이 있는데 이를 **시각신경관(시신경관, optic canal,** optic foramen)이라 하며, 시각신경을 뇌까지 전달한다. 시각신경관의 가쪽에는 2개의 넓은 갈라진 틈과 같은 구멍이 있는데 이를 **위눈확틈새(상안와열, superior orbital fissure)**와 **아래눈확틈새(하안와열, inferior orbital fissure)**라 하며, 이곳을 통하여 혈관과 신경이 지나간다. 머리뼈안 내에는 나비뼈의 일부가 위쪽으로 돌출되어 말안장 모양의 돌기를 형성하는데 이를 **안장(터어키안, sella turcica)**이라 하며, 이곳에 뇌하수체(pituitary gland)가 자리잡고 있다(그림 5-11). 나비뼈 속에는 공기가 차 있는 2개의 작은 공간이 있는데 이를 **나비굴**(sphenoidal sinuses)이라 한다(그림 5-8).

벌집뼈(사골, ethmoid bone) 나비뼈의 앞쪽에 있는 작은 뼈로서 안쪽의 뼈 일부분을 그림 5-7, 그림 5-9, 그림 5-11에서 관찰할 수 있다. 벌집뼈의 일부분이 머리뼈안의 바닥, 눈확의 벽 및 코안의 벽을 형성한다. 머리뼈안의 바닥을 이루는 벌집뼈의 일부분을 **벌집체판(사판, cribriform plate)**이라 하고 머리뼈안과 코안을 나눈다(그림 5-11). 벌집체판으로부터 위쪽의 머리뼈안으로 돌출된 얇은 돌기를 닭벼슬과 유사하다고 하여 **볏돌기(계관, crista galli)**라 하며 머리뼈를 둘러싸고 있는 뇌막(meninges)의 부착점을 제공한다. 벌집체판으로부터 아래쪽으로 돌출된 다른 얇은 돌기를 **수직판** (perpendicular plate)이라 하며, 코안을 좌우 반쪽으로 나누어 코중격(nasal septum)의 대부분을 형성한다. 벌집뼈의 주요

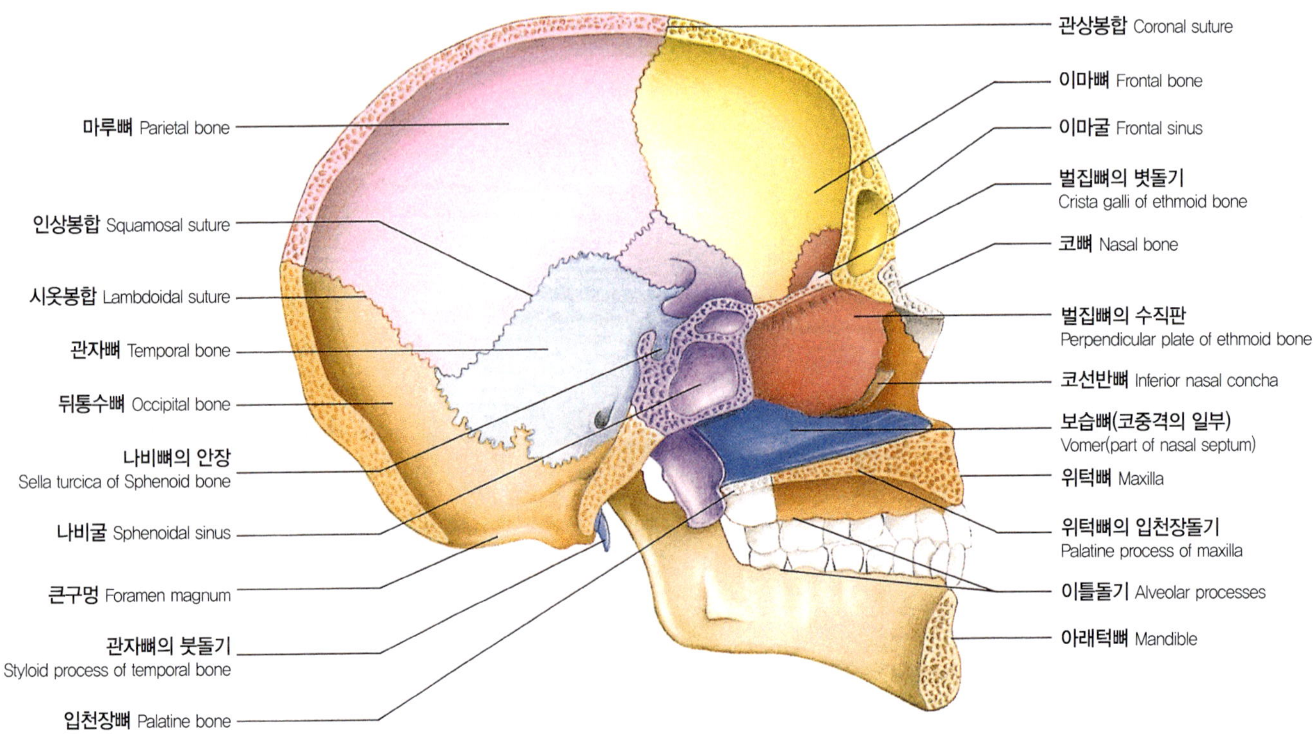

코중격을 형성하는 뼈는 무엇인가?

그림 5-11 머리뼈의 정중시상단면을 가쪽면에서 본 모습

몸통부분(체부)은 코안의 가쪽벽을 형성하며 얇고 두루마리 모양의 돌기가 코안에 위치하는데 이를 **위코선반(상비갑개, superior nasal concha)**과 **중간코선반(중비갑개, middle nasal concha)**이라고 한다. 벌집뼈의 몸통부위 내에는 공기가 차 있는 공간이 있는데 이를 **벌집굴(사골동, ethmoidal sinus)**이라 한다(그림 5-8).

얼굴머리뼈 Facial Bone

얼굴머리뼈를 이루는 뼈는 13개로 구성된 움직일 수 없는 뼈와 1개의 움직일 수 있는 아래턱뼈로 구성된다. 얼굴머리뼈는 얼굴을 지지하고 표정근의 부착점을 제공하거나 턱을 움직이게 한다(그림 5-7, 그림 5-9~그림 5-11).

위턱뼈(상악골, maxillary bones) 얼굴 양쪽에 있는 2개의 뼈로서 위턱을 형성한다(그림 5-7, 그림 5-9). 위턱뼈는 눈확의 바닥과 입안의 천장 그리고 코안의 바닥을 형성한다. 가장 큰 코곁동굴인 **위턱굴(상악골동, maxillary sinus)**이 이 뼈에 위치하여 분비물을 코안으로 배출한다(그림 5-8). 이 뼈에는 윗니가 박혀 있으며 위턱뼈의 돌출물인 **이틀돌기(치조돌기, alveolar process)**와 관절을 한다. 입안의 앞쪽 천장에는 위턱뼈의 수평 돌출물인 **입천장돌기(구개돌기, palatine process)**가 위치하며 이 돌기는 출생 전에 정중선에서 융합되어 단단입천장(hard palate)을 형성한다(그림 5-10). 융합이 완전하게 일어나지 않으면 입안과 코안 사이에 구멍이 생기는데, 이를 입천장파열(cleft palate)이라 하며 윗입술이 갈라져서 생기는 언청이(cleft lip)와 관련되어 있다. 입천장파열은 외과적인 수술로 교정된다.

입천장뼈(구개골, palatine bone) 2개의 뼈로서 L자 모양이며, 위턱뼈의 뒤쪽에 위치한다(그림 5-10, 그림 5-11). 수평부분(horizontal portion)은 입안의 뒤쪽 천장과 코안의 바닥을 형성하며, 수직부분(vertical portion)은 코안의 가쪽벽을 형성한다.

광대뼈(zygomatic bone) 얼굴 양쪽에 있는 2개의 뼈로서 광대뼈와 눈확의 일부를 형성한다(그림 5-7, 그림 5-9). 각각의 광대뼈에는 **관자돌기(측두돌기, temporal process)**가 있어 머리의 가쪽에 있는 관자뼈를 향하여 돌출되었다. 광대뼈의 관자돌기(temporal process)는 관자뼈의 광대돌기(zygomatic process)와 융합하여 광대뼈의 특징적인 돌출구조인 **광대활**(zygomatic arch)을 형성한다.

코뼈(비골, nasal bone) 2개의 작은 직사각형 모양의 뼈로서 정중선에서 만나 눈확 사이에서 콧대 또는 콧날(bridge of nose)을 형성한다(그림 5-7). 연골판이 코의 나머지 대부분을 형성한다.

눈물뼈(누골 lacrimal bone) 2개의 작고 얇은 뼈로서 크기와 모양은 작은 손톱모양이다. 코뼈의 가쪽과 뒤쪽에 위치하며 눈확의 안쪽벽의 일부를 형성한다(그림 5-7, 그림 5-9).

보습뼈(서골, vomer) 한 개의 뼈로서 코안 내 정중선을 따라 위치한다(그림 5-7, 그림 5-11). 이 뼈의 상연을 따라 벌집뼈의 수직판과 융합하여 코중격(nasal septum)을 형성한다. 코중격은 코안을 좌, 우의 방(chamber)으로 나누는 격막이다.

코선반뼈(하비갑개, inferior nasal conchae) 2개의 얇은 두루마리 모양의 뼈로서 코안의 가쪽벽에 붙어 있다(그림 5-7). 이 뼈는 벌집뼈의 위코선반과 중간코선반 아래에 위치하며, 이 두 개의 코선반과 함께 코안의 가쪽벽에서 3개의 선반(shelf)을 형성하여 공기가 지나는 통로를 형성한다. 3개의 코선반(conchae)을 다른 용어로 turbinates라고도 한다.

아래턱뼈(하악골, mandible) 한 개의 뼈로 된 아래턱뼈로서 관자뼈와 관절을 이룬다(그림 5-7, 그림 5-9). 머리뼈에서 유일하게 움직이는 뼈이다. 아래턱뼈에는 **아래턱관절돌기(하악관절돌기, mandibular condyle)**가 있어 관자뼈의 턱관절오목(mandibular fossas)과 관절을 이룬다. 위턱뼈의 이틀돌기와 같이 아래턱뼈의 **이틀돌기(치조돌기, alveolar process)**에는 치아를 박히게 하는 소켓이 위치한 활모양의 뼈돌기가 있다.

목뿔뼈(설골) Hyoid Bone

한 개의 뼈로 된 목뿔뼈는 뼈대계통에서 다른 뼈와 관절을 형성하지 않는 특이한 뼈이다. 이 뼈는 아래턱뼈 아래에 있는 목부위에 위치하며 관자뼈의 붓돌기(styloid process)에 붙어 있는 인대와 근육에 의하여 매달려 있다. 말발굽모양의 목뿔뼈는 혀를 지지하고 혀에 있는 일부 근육의 부착점이 된다.

척주 Vertebral Column

척주는 강하고 유연한 막대와 같이 몸통(trunk)을 지지하며 전, 후, 회전운동 및 가쪽운동을 가능하게 한다. 척주는 머리뼈에서 골반까지 연결되어 있으며(그림 5-12), 일련의 불규칙뼈인 **척추**(vertebrae)로 구성되어 있다. 각각의 척추 사이에는 압

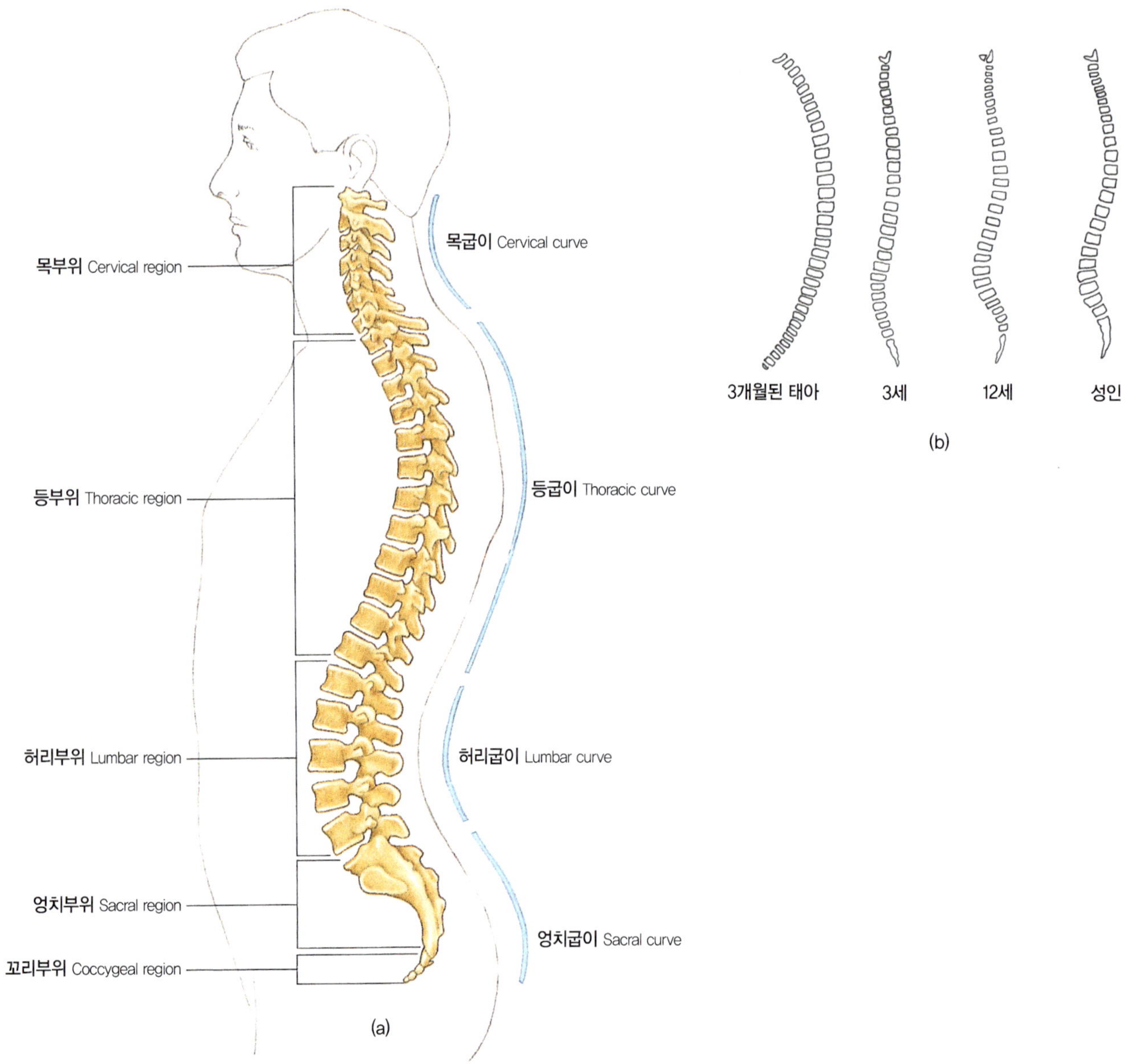

어느 부위의 척추가 갈비뼈와 관절을 하는가?

그림 5-12 척추
(a) 신체에서 척주의 위치 (b) 척주굽이의 발달

박에 견딜 수 있는 섬유연골(fibrocartilage)인 **척추사이원반(추간판, intervertebral disc)**이 위치한다. 이러한 구조물은 등에 손상이 일어났을 때 피해를 받는데 이를 척추사이원반탈출증[slipped(herniated) disc]이라 한다. 척추는 척추사이원반, 인대 및 등쪽에 있는 심층근에 의하여 서로 연결되어 제 위치에 고정되어 있다. 척추는 완전히 한 단위로 결합되어 척추의 중심을 지나는 관을 통과하는 척수(spinal cord)를 보호한다. 이 중심관은 척주(vertebral column)의 전 길이를 지나가는 관으로서 **척주관**(vertebral canal)이라 한다.

척주는 전형적으로 33개의 척추로 구성되어 있으며, 다음과 같이 6부위로 나눈다. 목부위에 있는 7개의 **목뼈(경추, cervical vertebrae)**, 가슴우리에 있는 12개의 **등뼈(흉추, thoracic vertebrae)**, 몸통 아랫쪽에 있는 **허리뼈(요추, lumbar veretbrae)**, 5개의 **엉치뼈(천추, sacral vertebrae)**가 한 개의 뼈로 융합된 **엉치뼈**(sacrum); 평균 4개의 **꼬리뼈(미추, coccygeal vertebrae)**가 융합되어 한 개의 뼈로 된 **꼬리뼈**(coccyx). 엉치뼈와 꼬리뼈를 한 개의 뼈로 계산하면 33개로 구성된 척추는 실제로 26개의 뼈로 구성된다. 뼈의 구조를 보면 부위별로 서로 다른 특징적인 구조를 관찰할 수 있다.

척추의 각 부위는 가쪽에서 본 척주의 굽이(curve)와 일치한다(그림 5-12a). 이러한 굽이에는 앞쪽으로 굽은 **목굽이(경추만곡, cervical curve)**, 뒤쪽으로 굽은 **등굽이(흉추만곡, thoracic curve)**, 앞쪽으로 굽은 **허리굽이(요추만곡, lumbar curve)**, 뒤쪽으로 굽은 **엉치굽이(천골만곡, sacral curve)**가 있다. 목굽이와 허리굽이를 오목한 굽이(concave curve)라 하고 등굽이와 엉치굽이를 볼록한 굽이(convex curve)라 한다. 이러한 굽이는 척주에 보다 많은 힘을 주어 똑바로 서 있을 때에는 균형을 잡아주고, 달리기를 하거나, 뛰거나 걸을 때 충격을 흡수하는 기능을 한다. 신생아는 오직 한 개의 볼록한 굽이만을 가지고 있다. 그러나 목굽이는 유아가 머리를 지탱할 수 있을 때에 발생하며, 허리굽이는 유아가 서거나 걸을 때에 발생한다(그림 5-12b).

전형적인 척추 A Typical Vertebra

목뼈, 등뼈, 허리뼈는 기본적으로 형태가 유사하다(그림 5-13), 예를 들면 이들 뼈에는 한 개의 원통형 모양같이 생긴 부분을 **척추몸통(추체, body)**이라 하며, 척추에서 무게를 지지하며 척추사이원반이 부착하는 곳이다. 척추몸통에서 돌출된 구조로서 뼈에 있는 큰 구멍, 즉 척수가 지나가는 구멍을 **척추구멍(추공, vertebral foramen)**이라 하며, 척추구멍을 완전히 둘

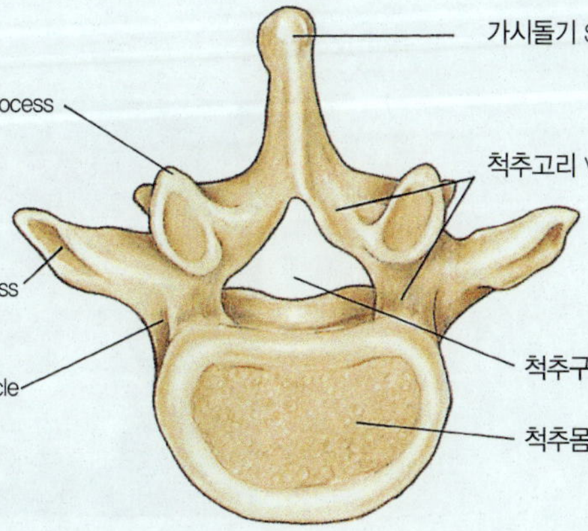

어느 뼈가 위관절돌기와 관절하는가?

그림 5-13 전형적인 척추의 특징, 위에서 본 모습

러싸고 있는 뼈고리모양(bony circle)의 구조물을 **척추고리(추궁, vertebral arch)**라 한다. 척추고리에는 척추몸통과 연결된 2개의 좁은 뼈기둥을 **척추고리뿌리(추궁근, pedicle)**라 하며, 척추고리뿌리에서 뒤쪽으로 돌출된 2개의 판모양의 구조물을 **척추고리판(추궁판, lamina)**이라 한다. 또한 뒤쪽으로 돌출한 한 개의 돌기를 **가시돌기(극돌기, spinous process)**라 하며 척추고리판에서 가쪽으로 돌출한 2개의 돌기를 **가로돌기(횡돌기, transverse process)**라 한다. 위쪽과 아래쪽 좌우로 돌출된 작은 4개의 돌기를 **위관절돌기(상관절돌기, superior articular process)**와 **아래관절돌기(하관절돌기, inferior articular process)**라 한다. 가시돌기와 가로돌기는 근육과 인대의 부착점을 제공하고 관절돌기는 위에 있는 척추와 아래에 있는 척추를 결합시킨다.

목뼈(경추) Cervical Vertebrae

목뼈는 목부위에 있는 7개의 뼈로서 머리를 지지한다. 다른 뼈와 두 가지 차이가 있다. 이 뼈는 다른 뼈에 비하여 작고 가벼우며, 가로돌기에 **가로구멍(횡돌공, transverse foramen)**이라고 하는 작은 구멍이 있다. 이 구멍으로는 뇌까지 가는 동맥이 통과한다.

처음 2개의 목뼈에는 머리의 운동을 가능하게 하는 특이한 특징이 있다(그림 5-14). 1번째 목뼈는 **고리뼈(환추, atlas)**라고 하며 머리뼈의 뒤통수뼈관절돌기(occipital condyle)와 관절한다. 고리뼈는 척추몸통이 없고 특히 위관절돌기에 편평하고 연골로 덮여 있는 **관절면(facet)**이 있다. 머리와의 관절면에서 긍정(yes)을 의미할 때 머리를 위아래로 끄덕거리는 상하운동을 하게 한다. 2번째 목뼈는 중쇠뼈(축추, axis)라고 하며 **치아돌기[치돌기, odontoid process(dens)]**라고 하는 치아모양의

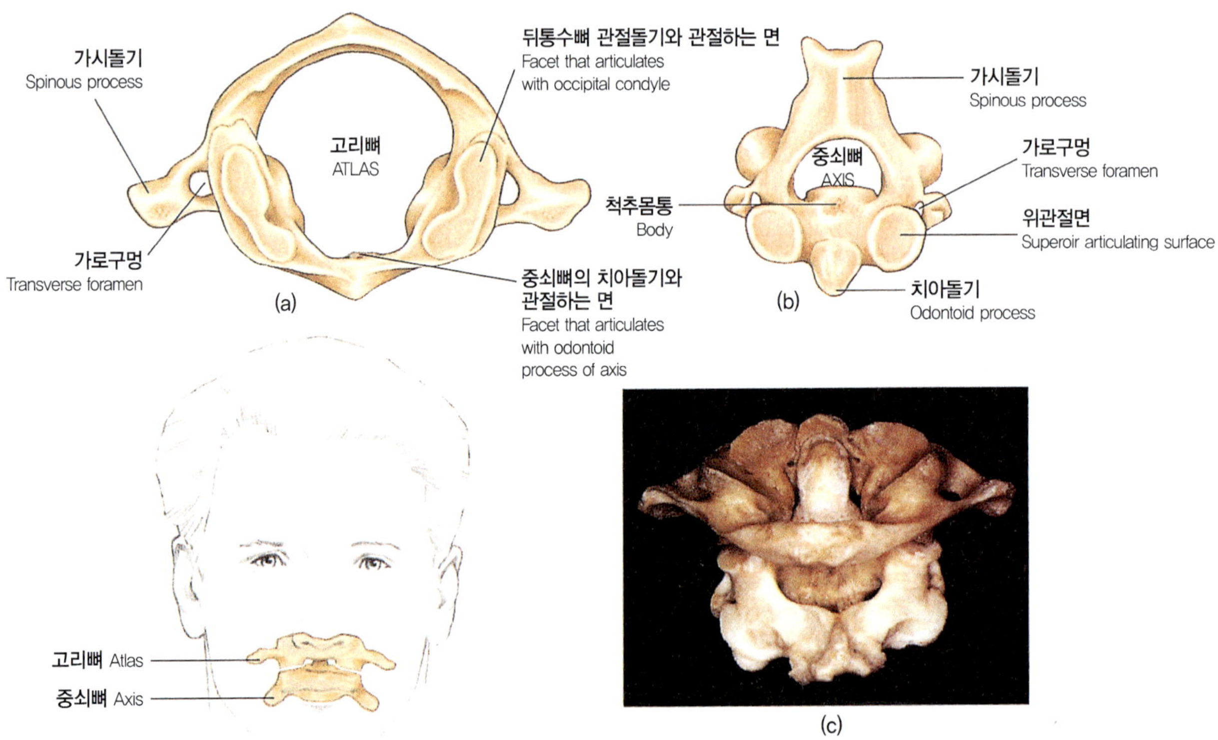

머리뼈와 관절하는 척추는 무엇인가?

그림 5-14 첫번째, 두번째 목뼈를 위에서 본 모습
(a) 고리뼈 (b) 중쇠뼈
(c) 관절을 이루고 있는 고리뼈와 중쇠뼈의 사진(뒤에서 본 모습; 스케치한 그림은 앞에서 본 모습)

돌기가 중쇠뼈의 고리를 통하여 위로 돌출되어 있다. 머리를 흔들어 부정(no)을 의미할 때 양쪽 옆으로 돌려 중쇠뼈가 치아돌기 주위를 선회축으로 하여 움직인다.

등뼈(흉추) Thoracic Vetebrae

12개의 등뼈는 목뼈보다 크며 길고 뾰족한 가시돌기가 아래쪽으로 돌출되어 있다(그림 5-12). 등뼈에서만 갈비뼈와 관절을 이루며 척추몸통의 옆면과 가로돌기에는 매끈매끈한 관절면이 있어 부착할 갈비뼈와 관절을 이룬다.

허리뼈(요추) Lumbar Vertebrae

5개의 허리뼈는 목뼈와 등뼈보다 크고, 특히 척추몸통이 크다(그림 5-12). 척추몸통이 크다는 것은 지지하여야 할 체중이 증가하기 때문에 더욱 많은 힘을 받는다는 것을 의미한다.

엉치뼈(천골) Sacrum

엉치뼈는 크고, 삼각형인 뼈로서 골반의 뒤쪽 벽을 형성한다(그림 5-15). 이미 학습한 바와 같이 5개의 엉치뼈가 융합되어 1개의 뼈가 되었다. 융합된 뼈에서의 가시돌기가 있던 부위를 **정중엉치뼈능선(전중천골능, median sacral crest)**이라 하고, 5번째 허리뼈와 관절하는 2개의 위쪽 돌기를 **위관절돌기(상관절돌기, superior articular process)**라 한다. 등뼈와 연결된 척추관을 엉치뼈관(천골관, sacral canal)이라 하고 엉치뼈의 아래쪽 끝에 엉치뼈틈새(천골열공, sacral hiatus)를 통하여 열려 있다. 정중엉치뼈능선을 따라 등쪽으로 열려 있는 4쌍의 구멍을 **뒤엉치뼈구멍(후천골공, posterior sacral foramina)**이라 하고 앞쪽으로 열려 있는 구멍을 **앞엉치뼈구멍(전천골공, pelvic sacral formina)**이라 한다. 이 구멍을 통하여 신경과 혈관이 통과한다.

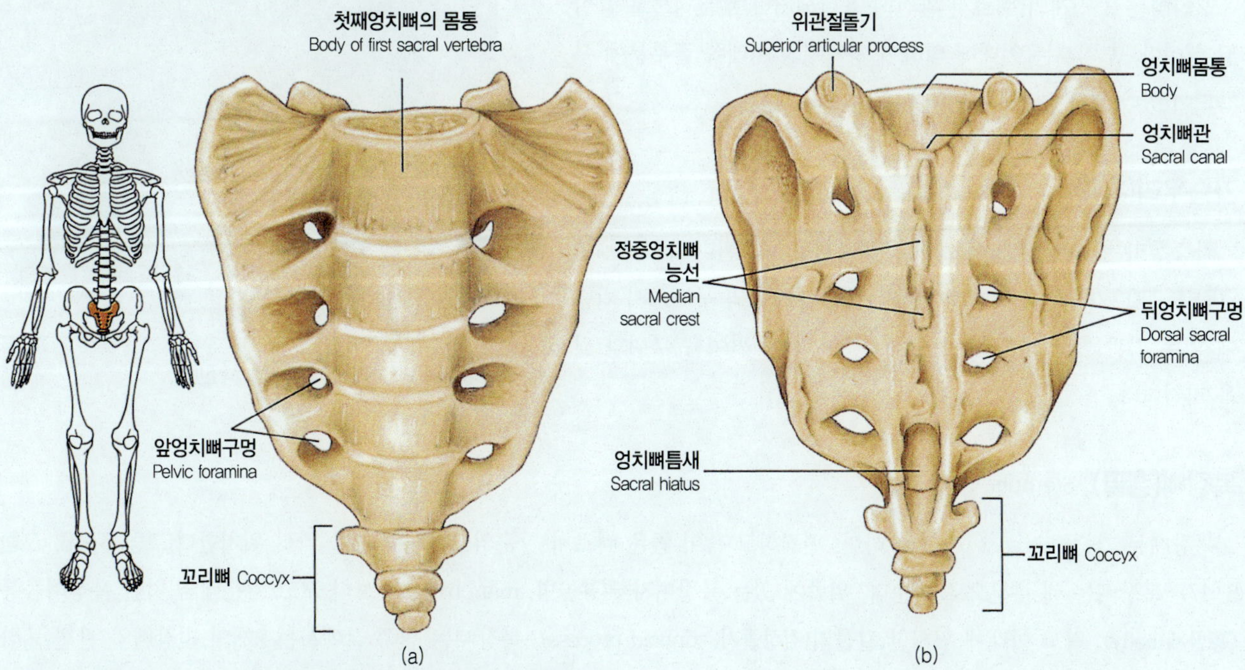

엉치뼈구멍(sacral foramina)을 통과하는 구조물은 무엇인가?

그림 5-15 엉치뼈
(a) 앞에서 본 모습 (b) 뒤에서 본 모습

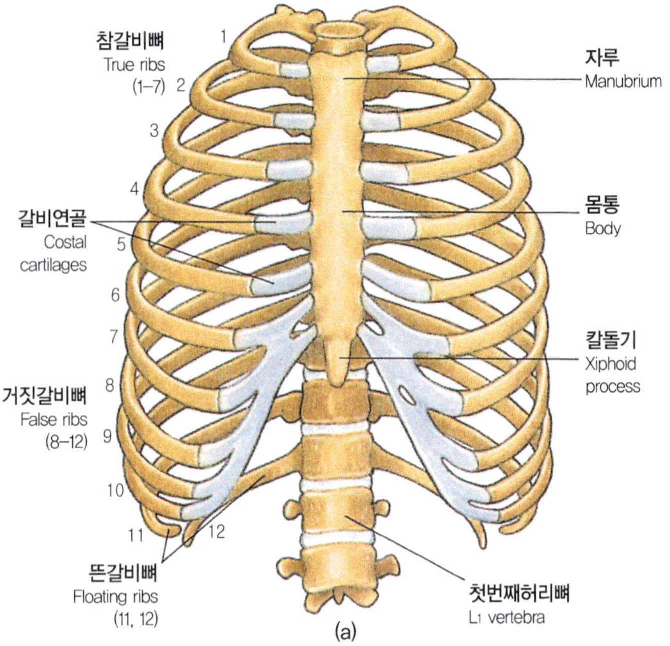

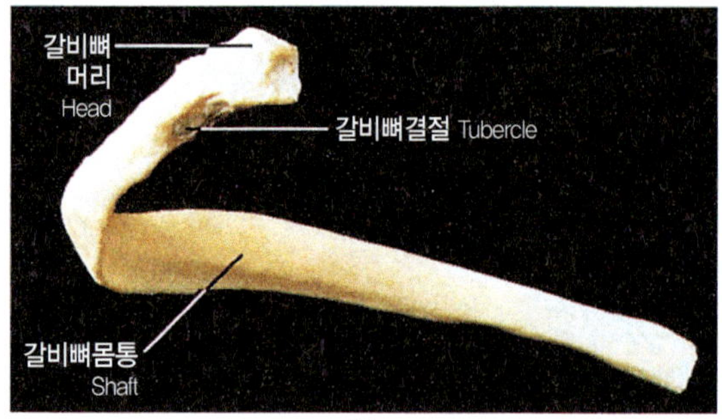

참갈비뼈와 거짓갈비뼈의 차이는 무엇인가?

그림 5–16 (a) 가슴우리를 앞에서 본 모습 (b) 뒤에서 본 갈비뼈의 모습

꼬리뼈(미골) Coccyx

꼬리뼈는 3~5개의 뼈로서 완전히 융합되거나 부분적으로 융합된 뼈이다. 꼬리뼈는 인대에 의하여 엉치뼈의 아래쪽 끝부분에 부착되어 있다(그림 5–15).

가슴우리(흉곽) Thoracic Cage

가슴우리는 등뼈, 복장뼈 그리고 갈비뼈로 구성된다(그림 5–16, 그림 5–17). 가슴우리는 원추형이며 양동이 모양의 구조로서 가슴에 있는 기관들을 부분적으로 둘러싸고 있으며 팔이음 부위와 팔을 지지한다.

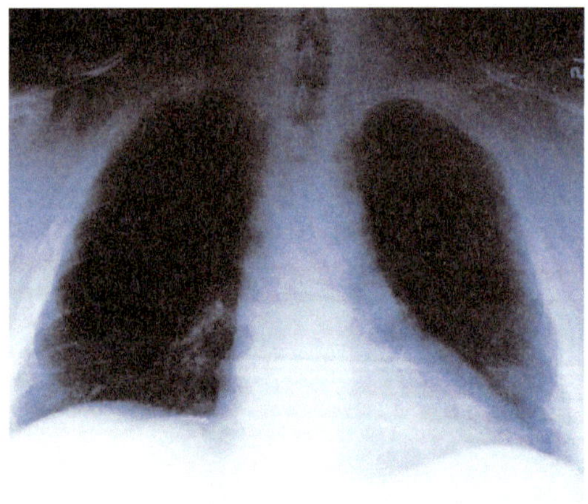

그림 5–17 흉곽의 X–선 사진

복장뼈(흉골) Sternum

복장뼈는 가슴뼈(breast bone)라 하며, 편평하고 폭이 좁은 뼈로서 가슴의 정중수직선을 따라 위치한다(그림 5–16, 그림 5–17). 복장뼈는 세 부분으로 나눈다. 위쪽에 있는 **복장뼈자루(흉골병, manubrium)**; 보다 크고 가운데 위치한 **복장뼈몸통(흉골체 body)**; 작고 아래에 위치한 **칼돌기(검상돌기, xiphoid process)**. 복장뼈는 위쪽 끝에서는 2개의 빗장뼈와 관절을 하며, 가쪽연에서는 갈비뼈의 갈비연골과 관절을 이룬다.

갈비뼈(늑골) Ribs

12쌍의 **갈비뼈**로 구성되며 각각의 쌍은 등뼈에 부착하여 가슴우리 앞에서부터 주위를 굽이 형태로 둘러싸고 있으며, 앞쪽에서는 복장뼈와 연결된다. 복장뼈의 부착점에는 유리연골로 된 **갈비연골**(costal cartilage)이 부착한다. **그림 5-16**과 **그림 5-17**을 자세히 관찰하면 갈비연골은 모든 갈비뼈와 등뼈에 직접 연결되어 있지 않다. 처음 7쌍은 갈비뼈의 갈비연골과 복장뼈가 직접 연결되어 있으므로 **참갈비뼈(진늑골**, true ribs)라 한다. 나머지 5쌍은 간접적으로 연결되거나 연결되지 않았기 때문에 **거짓갈비뼈**(**가늑골**, false ribs)라 한다. 마지막 2쌍(종종 3쌍)의 거짓갈비뼈는 갈비연골이 없기 때문에 **뜬갈비뼈**(**부늑골**, floating ribs)라 한다.

전형적인 갈비뼈는 다른 갈비뼈와 구별되는 여러 가지 특징이 있다(**그림 5-16b**). 갈비뼈는 길고 매끈매끈한 뼈몸통(골간, shaft)이 있으며 반원 모양으로 휘어져 있다. 갈비뼈머리(늑골두, head)는 몸통쪽 끝 또는 먼쪽끝에서는 크며, 1개 또는 2개의 등뼈의 몸통과 관절을 이룬다. 갈비뼈머리 인접부위에는 작은 돌기인 **갈비뼈결절**(**늑결절**, tubercle)이 있으며 등뼈의 가로돌기와 관절한다.

팔다리뼈대를 구성하는 뼈 Bones of the Appendicular Skeleton

팔이음뼈 Pectoral Girdle

팔이음뼈(pectoral girdles; shoulder girdles)는 몸통뼈대와 팔을 연결한다(**그림 5-18**). 각각의 뼈에는 빗장뼈(clavicle, collar bone)와 어깨뼈(scapula, shoulder blade)가 있다.

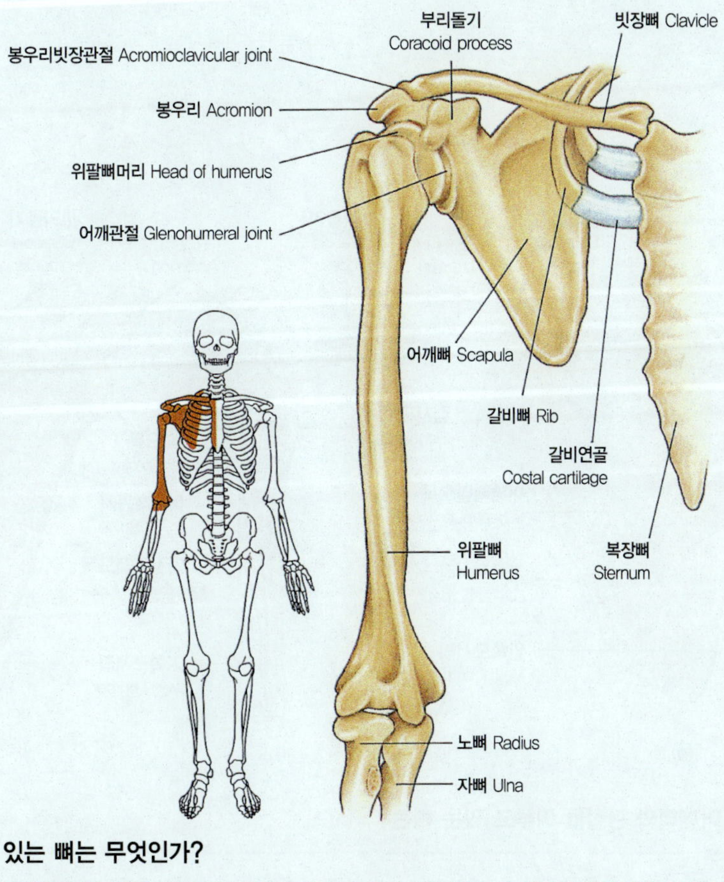

빗장뼈와 관절을 이루고 있는 뼈는 무엇인가?

그림 5-18 팔이음뼈
오른쪽 팔이음뼈를 앞에서 본 모습이며 복장뼈에 의하여 위팔뼈와 연결되어 있다.

이 뼈들은 함께 팔을 지지하고 팔을 움직이는 근육을 부착시킨다.

빗장뼈(쇄골) Clavicle

빗장뼈는 가늘고 막대모양의 뼈로서 S자 모양이다. 이 뼈는 목의 바닥에서 복장뼈와 어깨뼈 사이에서 수평으로 위치한다(그림 5-18). 어깨뼈와 관절하는 부위에서는 어깨(shoulder)를 형성하는데 이 부위의 관절을 **봉우리빗장관절(견봉쇄골관절, acromioclavicular joint)**이라 한다. 빗장뼈는 팔을 움직일 때 어깨를 제 위치에 고정하는 역할을 한다.

어깨뼈(견갑골) Scapula

2개의 **어깨뼈**는 빗장뼈의 가쪽인 양쪽 팔의 등쪽에 위치한다. 이 뼈는 삼각형 모양으로 얇고, 넓은 면과 2개의 돌기를 가지고 있다(그림 5-19). 어깨뼈의 면, 연 그리고 돌기들은 어깨와 팔을 움직이는 근육의 부착점을 제공한다.

앞면(anterior surface)은 약간 오목하고 편평한데 이 부위를 **어깨뼈밑오목(견갑하와, subscapular fossa)**이라 한다. 어깨뼈의 뒷면(posterior surface)은 현저한 능선인 **어깨뼈가시(견갑극, spine)**가 관찰되는데 이 어깨뼈가시에 의하여 두 부분인 **가시위오목(견갑상와, supraspinous fossa)**과 **가시아래오목(견갑하와, infraspinous fossa)**으로 나뉜다. 어깨뼈가시의 가쪽 끝에 있는 큰 돌기를 **봉우리(견봉, acromion)**라 하며 빗장뼈와 관절하여 봉우리빗장관절(acromioclavicular joint)을 형성한다. 다른 큰 돌기인 **부리돌기(오훼돌기, coracoid process)**가 봉우리앞에서 기시하여 가쪽으로 굽어 있다. 이 돌기는 팔과 가슴의 근육을 부착시키는 부착점이 된다. 두 돌기 사이에서 어깨뼈의 가쪽모서리를 따라 난원형인 와인 **접시오목(관절와강, glenoid cavity)**이 위치하는데 이 오목은 위팔뼈머리와 관절을 하여 **어깨관절(상완와관절, glenohumeral joint)**을 형성한다.

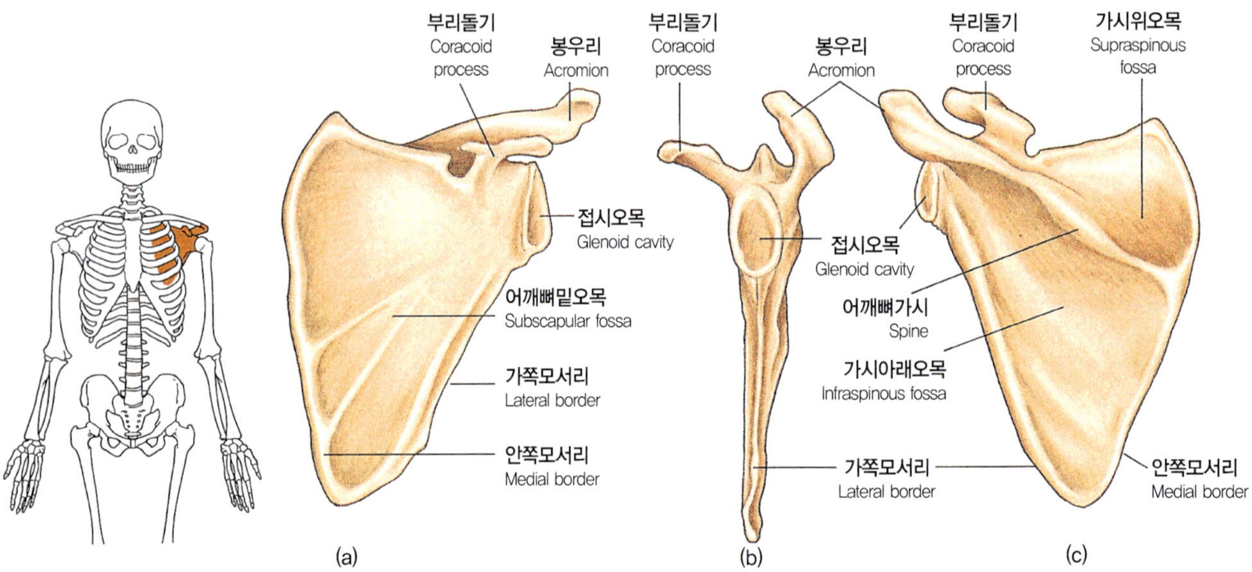

접시오목(glenoid cavity)에서 어깨뼈와 관절을 이루고 있는 뼈는?

그림 5-19 어깨뼈
(a) 왼쪽 어깨뼈를 앞에서 본 모습 (b) 가쪽에서 본 모습 (c) 뒤에서 본 모습

팔 Upper Limbs

팔은 60개의 뼈로 구성되며, 양쪽의 팔, 손목, 손가락을 형성한다. 팔은 위팔에 있는 위팔뼈(humerus), 아래팔에 있는 노뼈(radius)와 자뼈(ulna), 손목에 있는 손목뼈(carpals), 손에 있는 손허리뼈(metacarpals) 및 손가락을 형성하는 손가락뼈(phalanges)로 구성되어 있다.

위팔뼈(상완골) Humerus

위팔뼈는 팔에 있는 현저하게 긴 뼈로서 어깨에서 팔꿈치 사이에 위치한다(그림 5-20). 위팔뼈에는 어깨쪽의 몸통쪽끝과 팔꿈치쪽의 먼쪽끝에 중요한 특징적인 구조가 있다.

위팔뼈의 몸통쪽 끝에는 편평하고 둥근면이 있는데 이를 **위팔뼈머리(head)**라 한다. 위팔뼈머리는 어깨뼈의 접시오목과 관절을 하여 어깨의 어깨관절(glenohumeral joint)을 형성한다. 위팔뼈 바로 먼쪽부위에는 좁고 윤상의 고랑(groove)이 있는데 이 부위를 **해부목(해부경, anatomical neck)**이라 한다. 이 고랑은 위팔뼈머리와 그 아래에 있는 거친 돌기를 나누는데,

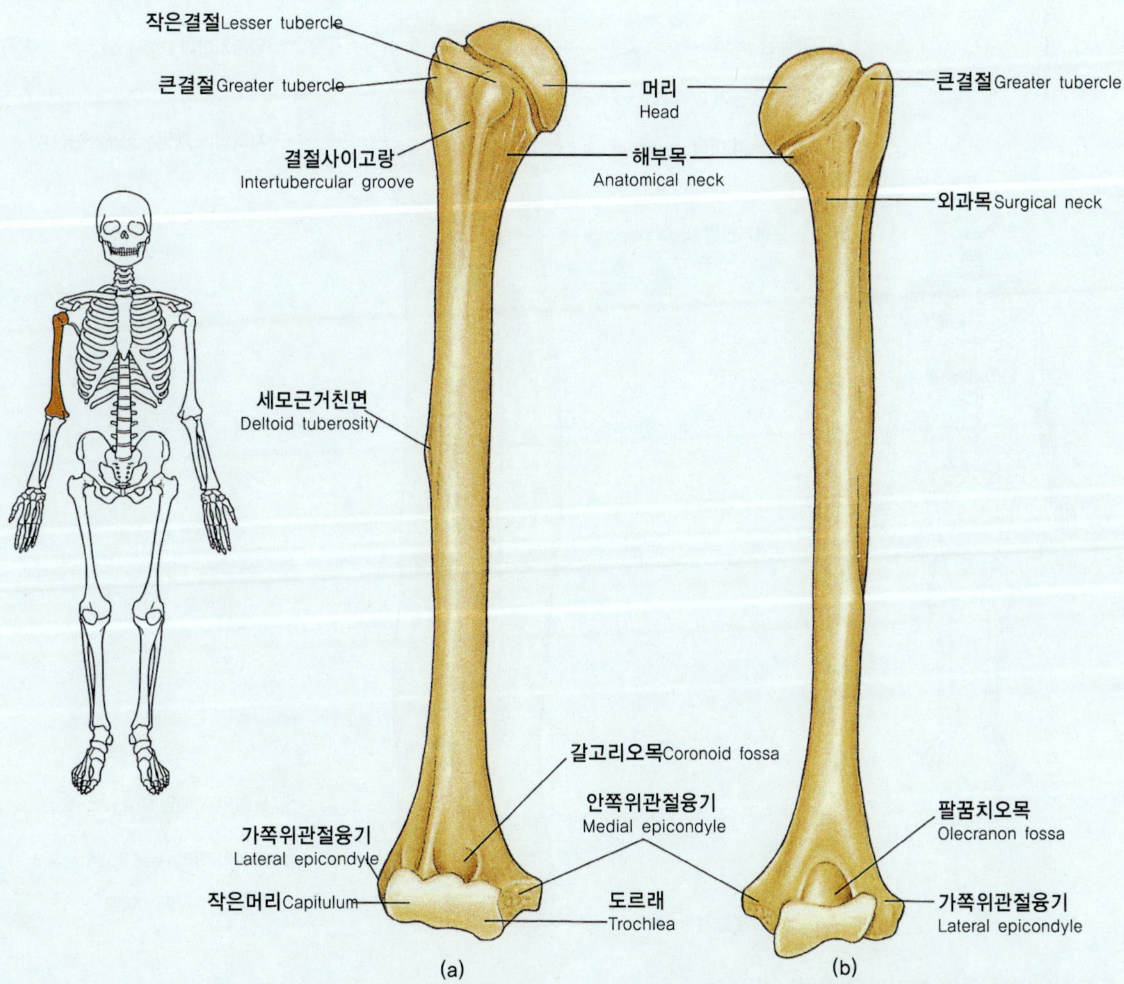

작은머리(capitulum)와 도르래(trochlea)는 어떤 관절을 형성하는 데 도움이되는가?

그림 5-20 위팔뼈
(a) 오른쪽 위팔뼈를 앞에서 본 모습 (b) 뒤에서 본 모습

가쪽면에 있는 돌기를 **큰결절(대결절, greater tubercle)**이라 하고 앞면에 있는 것을 **작은결절(소결절, lesser tubercle)**이라 한다. 이 두 결절은 어깨에서 팔을 움직이게 하는 근육의 부착점이 된다. 이 두 개의 결절 사이에 있는 좁은 통로를 **결절사이고랑(결절간구, intertubercular groove)**이라 하며, 결절의 먼쪽부위에는 골절이 잘 일어나는 부위인 **외과목(외과경, surgical neck)**이 있다. 외과목 먼쪽부위인 뼈몸통의 중심부 인접부위의 가쪽면에는 거칠거칠한 융기부가 있는데 이를 **세모근거친면(삼각근조면, deltoid tuberosity)**이라 하며, 어깨에 있는 세모근이 부착한다.

위팔뼈의 먼쪽끝(distal end)에는 4개의 특징적인 가시(processes)와 2개의 함몰부위(depression)가 있는데 팔꿉관절(elbow joint)을 형성하는 데 중요한 역할을 한다. 두 개의 돌기는 편평하고 둥굴며 먼쪽끝의 중심부에 있다. 가쪽면에는 노뼈와 관절을 하는 **작은머리(소두, capitulum)**가 위치하며 안쪽면에는 자뼈와 관절하는 **위팔뼈도르래(활차, trochlea)**가 위치한다. 위팔뼈 먼쪽끝의 외연과 내연을 형성하는 두 개의 돌기를 **위관절융기(상과, epicondyles)**라 한다. 이 돌기는 팔꿈치(elbow)의 인대와 근육의 부착점이 된다. 앞쪽면에서 위관절융기 사이에는 자뼈의 돌기를 받아들이는 함요부인 **갈고리오목(구상와, coronoid fossa)**이 위치하며, 뒤쪽면에는 팔을 똑바로 폈을 때 자뼈의 돌기를 받아들이는 함요부인 **팔꿈치오목(주두와, olecranon fossa)**이 있다.

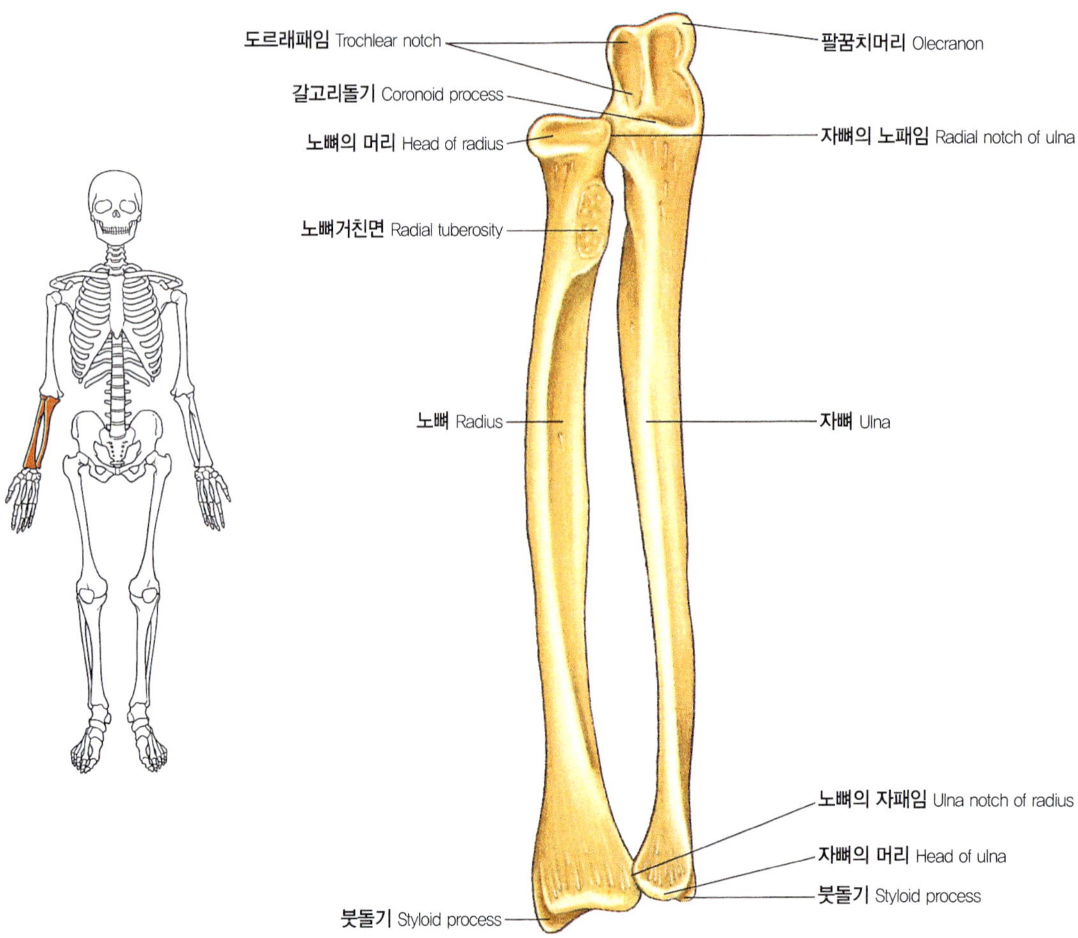

자뼈의 도드래패임은 어떤 돌기와 관절하는가?

그림 5-21 노뼈와 자뼈
오른쪽 아래팔에 있는 두 뼈가 관절을 이루고 있는 모습(앞에서 본 모습). 노뼈머리는 자뼈의 노패임과 관절을 이루고, 자뼈머리는 노뼈의 자패임과 관절을 한다.

노뼈(요골) Radius

노뼈는 아래팔을 구성하는 가쪽 뼈로서(**그림 5-21**) 엄지손가락 쪽에 위치한 노뼈를 구분할 수 있다. 노뼈의 몸통쪽 끝에는 원반모양의 **노뼈머리(head)**가 위치하며, 위팔뼈의 작은머리(capitulum)와 자뼈의 노패임(요골절흔, radial notch; notch of ulna)과 관절한다. 노뼈머리 바로 먼 쪽부위에는 거칠거칠한 면인 **노뼈거친면(요골조면, radial tuberosity)**이 위치하여 위팔에 있는 위팔두갈래근(biceps brachii m.)의 부착점이 된다. 노뼈의 먼쪽끝에는 뾰족한 돌기인 **붓돌기(경상돌기, styloid process)**가 있으며 손목(wrist)의 인대가 부착한다.

자뼈(척골) Ulna

자뼈는 아래팔(forearm)에서 노뼈의 안쪽에 위치한다(**그림 5-21**). 몸통쪽 끝은 큰 돌기인 팔꿈치머리(주두, olecranon)가 위치하며 팔꿈치의 뼈끝을 형성한다. 이 돌기는 팔꿈치에서 팔을 똑바로 폈을 때 위팔뼈의 팔꿈치오목(olecranon fossa)과 만난다. **갈고리돌기(구상돌기, coronoid process)**는 팔꿈치머리의 먼쪽부위에 있는 보다 작은 돌기로서, 이 두 돌기 사이에는 반원형의 함요부인 **도르래패임[활차절흔, trochlear(semicircular) notch]**이 위치하여 위팔뼈의 도르래(trochlea)와 관절한다. 자뼈의 먼쪽 끝에는 작은 **자뼈머리(head)**가 위치하여 섬유연골판(fibrocartilage disc)에 의하여 손목을 분리한다. 뾰족한 붓돌기가 아래쪽으로 돌출하여 손목에 있는 인대의 부착점을 제공한다.

손 Hand

손을 구성하는 뼈는 손목(wrist)을 형성하는 손목뼈(carpals), 손의 몸통을 형성하는 손허리뼈(metacarpals) 및 손가락(fingers)을 형성하는 손가락뼈(phalanges)로 구성되어 있다(**그림 5-22**).

손목뼈(수근골, carpal bones)는 8개의 뼈로 구성되며 서로 인대에 의하여 결합되어 있다. 이 뼈는 2개의 가로열로 배열되어 있고 각 열에는 4개의 뼈로 구성되어 있다(**그림 5-22**). 손목뼈는 완전한 집합체로서 위로는 노뼈와 자뼈의 섬유연골판과 관절을 이루며 아래로는 손허리뼈와 관절을 이룬다.

5개의 **손허리뼈(중수골, metacarpal bone)**는 손바닥(palm)의 뼈대를 형성하며, 각각의 뼈는 매끈매끈한 모양의 바닥(base), 긴 모양의 뼈몸통(shaft) 및 둥근모양의 머리(head)로 구성되었다. 이 뼈의 머리는 주먹을 쥐었을 때 손가락관절부(knuckle)를 형성한다. 엄지손가락의 손허리뼈에서부터 1~5번의 순서대로 번호를 정한다. 손허리뼈의 몸통쪽 끝은 손목뼈와 관절하며 먼쪽 끝은 손가락뼈와 관절한다.

손가락뼈(지골, phalanges)는 손에서 손가락을 지지한다. 손가락뼈는 14개이며 엄지손가락에는 2개(첫마디뼈와 끝마디뼈)이며, 나머지 손가락에는 3개씩 존재한다(첫마디뼈, 중간마디뼈, 끝마디뼈).

다리이음뼈 Pelvic Girdle

다리이음뼈는 다리를 지지하기 위하여 강하고 튼튼한 지주 역할을 하며 체중을 전달한다. 다리이음뼈는 두 개의 큰 **볼기뼈(관골, coxal bone)**로 구성되었으며 앞쪽에서는 뼈가 서로 융합되었으며 뒤쪽으로는 엉치뼈와 융합하여 고리모양의 구조인 **골반(pelvis)**을 형성한다(**그림 5-23, 그림 5-25**). 골반의 중앙에 있는 큰 위쪽 구멍을 **골반입구(pelvic inlet)**라 한다.

표 5-2 남 · 여 사이의 다리이음뼈 차이점

특징	남	여
정위	뒤쪽으로 기울임	앞쪽으로 기울임
골반입구	폭이 좁고 심장모양	폭이 넓고 달걀모양
두덩활	90˚보다 작은 각도	90˚보다 큰 각도
엉치뼈	좁고 긴	큰 굽이를 가지고 넓고 짧음
꼬리뼈	고정된	움직이는
뼈 두께	두껍고 무거운	얇고 가벼운

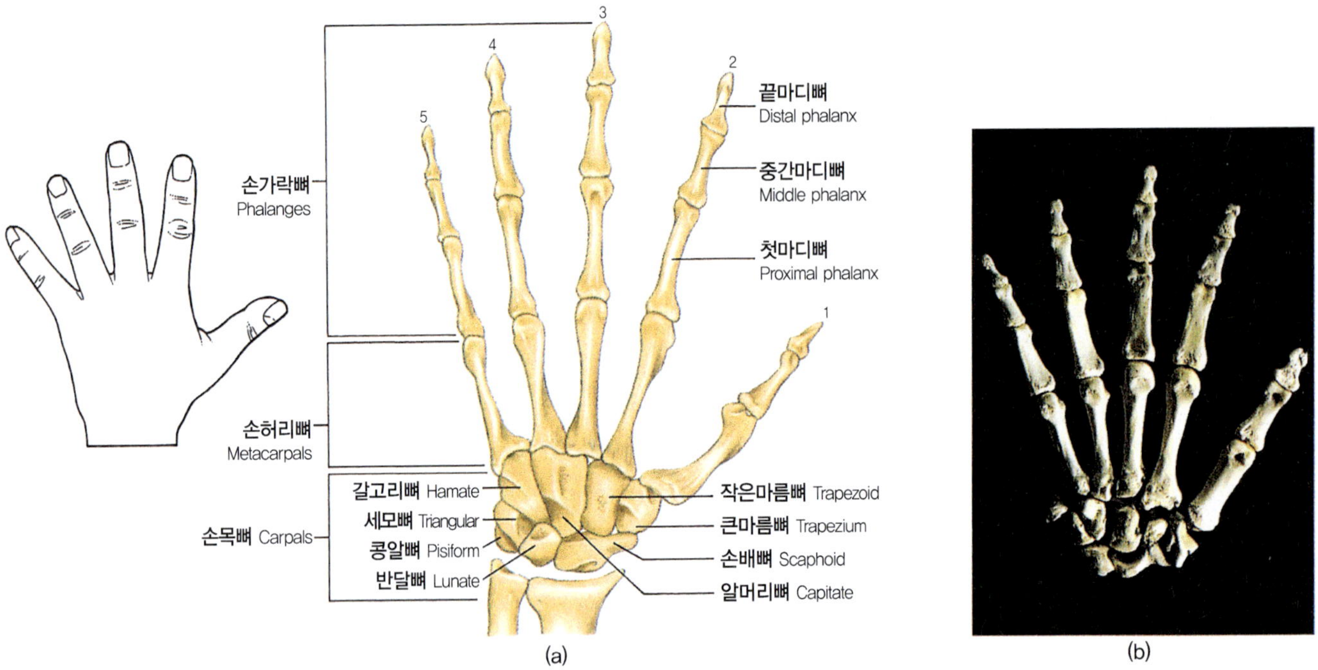

손의 체부(body), 즉 손바닥과 손등을 형성하는 뼈는 무엇인가?

그림 5-22 손에 있는 뼈
(a) 왼쪽 손에 있는 손목뼈, 손허리뼈 및 손가락뼈를 뒤에서 본 모습 (b) 손의 뼈대사진

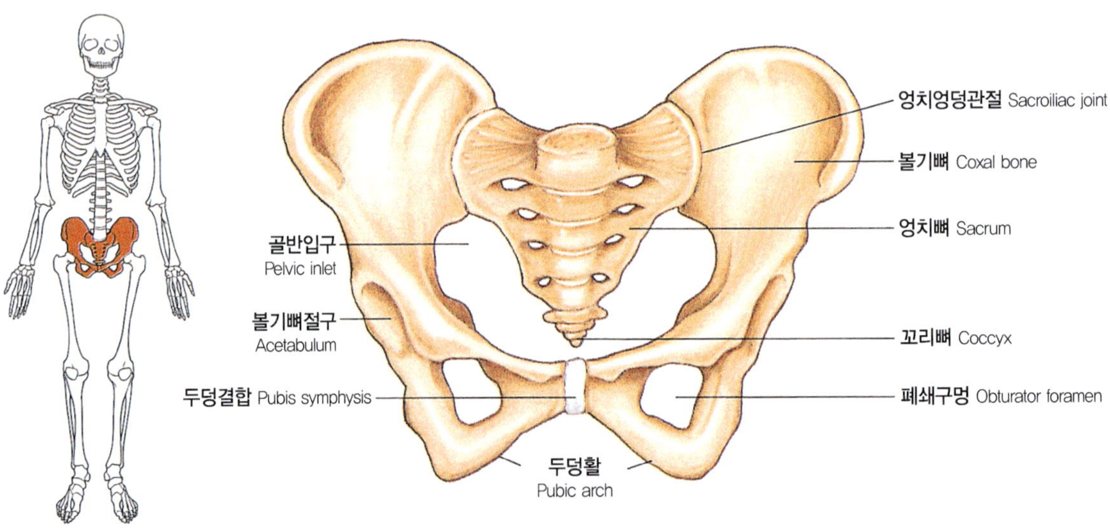

여성골반에서 산도(birth canal)의 벽을 형성하는 구멍은 무엇인가?

그림 5-23 다리이음뼈를 앞에서 본 모습

남성과 여성의 골반의 구조에는 중요한 차이가 있으며, 여성에서는 분만과 관련된 기능과 관련이 있으며, 그 중요한 내용은 **그림 5-24**와 **표 5-2**에 요약하였다. 골반은 우리 몸의 몸통을 지지하고 다리의 부착점을 제공하며 하복부에 있는 내장기관을 보호하며 여성에서 산도를 형성하는 뼈대가 된다.

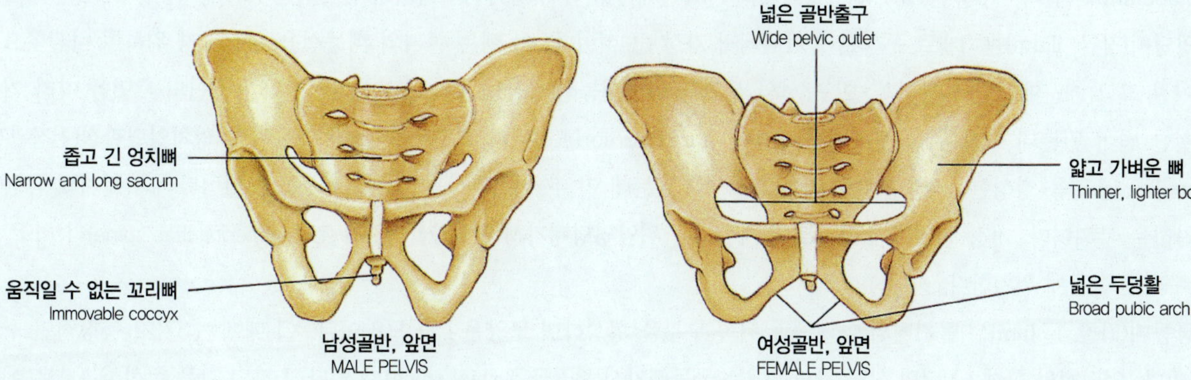

남성골반과 여성골반의 차이를 비교

그림 5-24 남성골반과 여성골반의 차이를 구분하는 방법은 무엇인가?
앞에서 본 모습

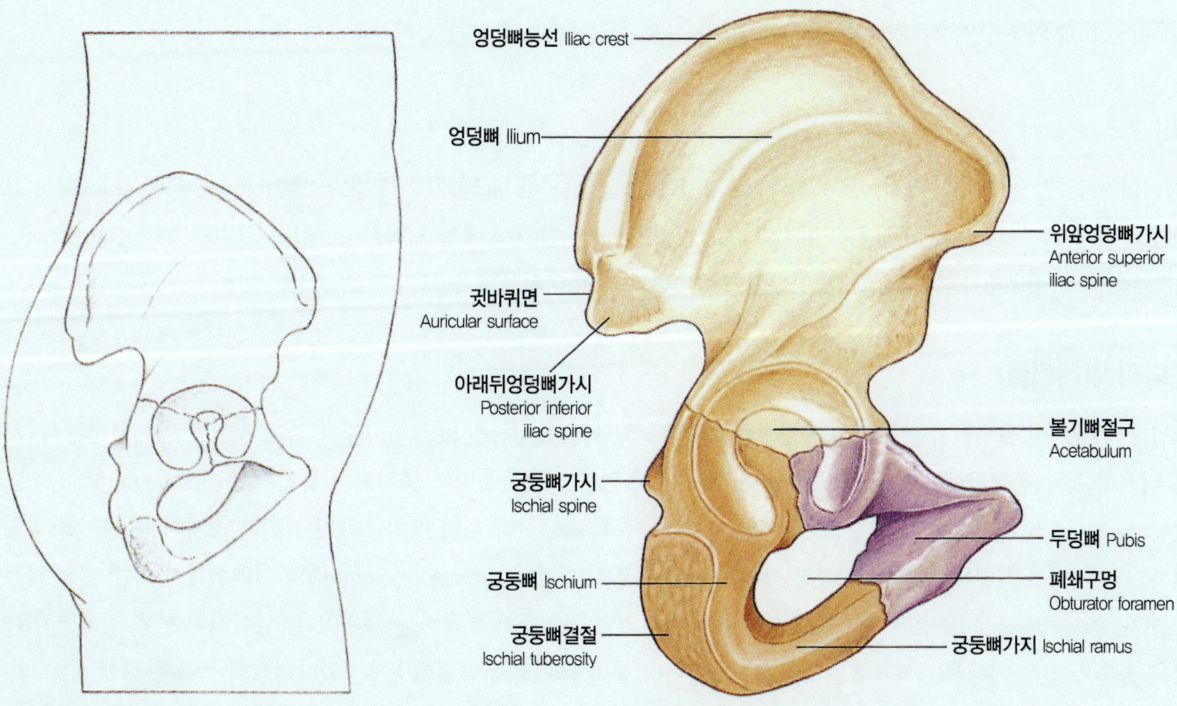

성인의 볼기뼈를 형성하는 3개의 융합된 뼈는 무엇인가?

그림 5-25 오른쪽 볼기뼈
가쪽면에서 본 모습

볼기뼈(관골) Coxal Bones

신생아에서 볼기뼈는 3개의 분리골로 구성된다: 위쪽에 있는 엉덩뼈(ilium), 아래쪽과 앞쪽에 있는 두덩뼈(pubis), 아래쪽과 뒤쪽에 있는 궁둥뼈(ischium). 어린이가 성장함에 따라 3개의 뼈는 성인이 되면서 융합하기 시작하여 한 개의 뼈로 된다(그림 5-25). 3개로 구성된 초기 뼈들의 융합부위는 깊고 컵 모양의 함요부로 나타나는데 이 부위를 **볼기뼈절구(관골구, acetabulum)**라 한다. 이 공간(cavity)은 볼기뼈의 가쪽면에 위치하며 넙다리뼈머리와 관절하는 소켓이 된다.

엉덩뼈(장골, ilium)는 3개로 구성된 볼기뼈에서 가장 큰 뼈이다. 이 뼈는 볼기의 뼈능선을 형성하기 위하여 바깥쪽으로 벌어진 크고 매끈매끈한 부분이다. 이 능선의 상연을 **엉덩뼈능선(장골능, iliac crest)**이라 한다. 이 연의 후연을 따라 거칠거칠한 면이 있는데 이 부위를 **귓바퀴면(이상면, auricular surface)**이라 하고 엉치뼈와 결합하여 **엉치엉덩관절(천장관절, sacroiliac joint)**을 형성한다. 엉덩뼈에는 많은 돌기가 있는데 이 부위를 가시돌기(spine)라 하고 넓적다리와 볼기의 근육이 부착하는 부위이다. 가장 현저하게 돌출된 가시돌기를 **위앞엉덩뼈가시(전상장골극, anterior superior iliac spine)**라 하고 엉덩뼈의 앞쪽 끝에 위치한다.

궁둥뼈(좌골, ischim)는 볼기뼈의 아래쪽과 뒤쪽 부분을 형성하며 모양은 L자 모양이다. 이 뼈에는 3가지 특징적인 구조가 있다. 엉덩뼈와 함께 이 뼈의 상연 가까이에는 **궁둥뼈가시(좌골극, ischial spine)**가 있다. L자의 각을 형성하는 부분에는 앉을 때 체중을 지지하는 거칠거칠하고 융기된 면인 **궁둥뼈결절(좌골조면, ischial tuberosity)**이 있다. 두덩뼈와 융합된 매끈매끈한 부분인 **궁둥뼈가지(좌골지, ischial ramus)**가 있다.

두덩뼈(치골 pubis)는 볼기뼈의 아래쪽과 앞쪽 부분을 형성한다. 반대편 볼기뼈의 두덩뼈와 융합되어 관절면인 **두덩결합(치골연골결합, symphysis pubis)**을 형성한다. 두덩뼈 부위에 있는 두 개의 볼기뼈에 의하여 형성된 아래쪽각(inferior angle)을 **두덩활(치골궁, pubic arch)**이라 한다. 두덩뼈와 궁둥뼈의 굽이에 의하여 형성된 큰 구멍을 **폐쇄구멍(폐쇄공, obturator foramen)**이라 하며 뼈대에서 가장 큰 구멍이다. Obturator라는 의미는 막혀 있다 라는 뜻으로 폐쇄구멍은 섬유막(fibrous membrane)과 일부 근육으로 막혀 있으나, 혈관과 신경이 지나가는 통로가 있다.

다리 Lower Limbs

다리의 뼈는 넓적다리, 종아리, 발목 및 발을 지지한다. 넓적다리(thigh)에는 큰 넙다리뼈(femur), 무릎(knee)에는 무릎뼈(patella), 종아리(foreleg)에는 정강뼈(tibia)와 종아리뼈(fibula), 발(foot)에는 발목뼈(tarsals)와 발허리뼈(metatarsals), 발가락(toes)에는 발가락뼈(phalanges)가 있다(그림 5-6). 팔과 같이 다리에도 60개의 뼈로 구성되었다.

넙다리뼈(대퇴골) Femur

넙다리뼈는 신체에서 가장 크고 무거운 뼈이다(그림 5-26). 볼기관절(hip joint)에서 볼기뼈와 관절을 형성한 후 무릎까지 위치한다. 몸통쪽끝에는 크고 공모양의 머리(head)가 안쪽으로 돌출하여 볼기뼈의 볼기뼈절구(actabulum)와 관절을 형성한다. 넙다리뼈머리에서 약간 수축된 부위를 넙다리뼈목(neck)이라 하며 뼈몸통과 연결된다. 2개의 큰 돌기들이 넙다리뼈목의 바닥에서 경계를 이룬다: 위쪽과 가쪽에 있는 **큰돌기(대전자, greater trochanter)**와 아래쪽과 안쪽에 있는 **작은돌기(소전자, lesser trochanter)**. 이 돌기들은 볼기와 넓적다리의 근육들이 부착하는 부위이다. 넙다리뼈 몸통 뒤쪽면 아래쪽에 있는 좁은 능선을 **거친선(대퇴골조선, linea aspera)**이라 하며 근육의 부착점이 된다. 넙다리뼈의 몸통쪽 끝에는 2개의 돌기인 **가쪽관절융기(가쪽과, lateral condyle)**와 **안쪽관절융기(내측과, medial condyle)**가 있는데 종아리의 정강뼈와 관절을 한다. 이 두 관절융기 사이의 뒤쪽에는 함요부가 있는데, 이 부위를 **융기사이오목(과간와, intercondylar fossa)**이라 한다. 넓적다리 먼쪽끝 앞 쪽에는 편평하고 약간 움푹 패인 **무릎면(슬개면, patellar surface)**이 있는데 **무릎뼈(슬개골, patella)**와 관절하는 부위이다. 무릎뼈는 무릎 앞쪽을 싸고 있는 큰 근육인 넙다리네갈래근의 힘줄(quadriceps femoris tendon) 속에 위치한다.

정강뼈(경골) Tibia

정강뼈는 다리를 지지하는 2개의 뼈 가운데 안쪽에 있는 큰 뼈로서(그림 5-27) 무릎에서 발목까지 위치한다. 정강뼈의 몸통쪽끝은 확장되어 **가쪽관절융기(가쪽과, lateral condyle)**와 **안쪽관절융기(내측과, medial condyle)**를 이루며, 이 관절융기의 편평하고 오목한 면에는 넙다리뼈의 관절융기와 관절을 한다. 이 관절융기의 먼쪽부위 앞쪽면에는 거칠거칠한 면이 있는데 이 부위를 **정강뼈거친면(경골조면, tibial tuberosity)**이라 하며 무릎인대(patellar ligament)라고 하는 큰 인대가 부착한다.

정강뼈의 먼쪽끝에는 **안쪽복사(내과, medial malleolus)**라고 하는 뾰족한 돌기가 있으며, 발목 안쪽에서 쉽게 만져지는 뼈 능선이다. 가쪽면에서는 매끈매끈한 종아리뼈와 관절한다. 정강뼈의 먼쪽끝 아랫면에는 약간 오목한 면이 있어 발목의 큰 뼈인 목말뼈(talus)와 관절하여 발목관절을 형성한다.

종아리뼈(비골) Fibula

종아리뼈(fibula)는 얇고, 약간 휜 뼈로서 종아리의 가쪽에 위치한다(그림 5-27). **종아리뼈머리(비골두, head)**는 몸통쪽

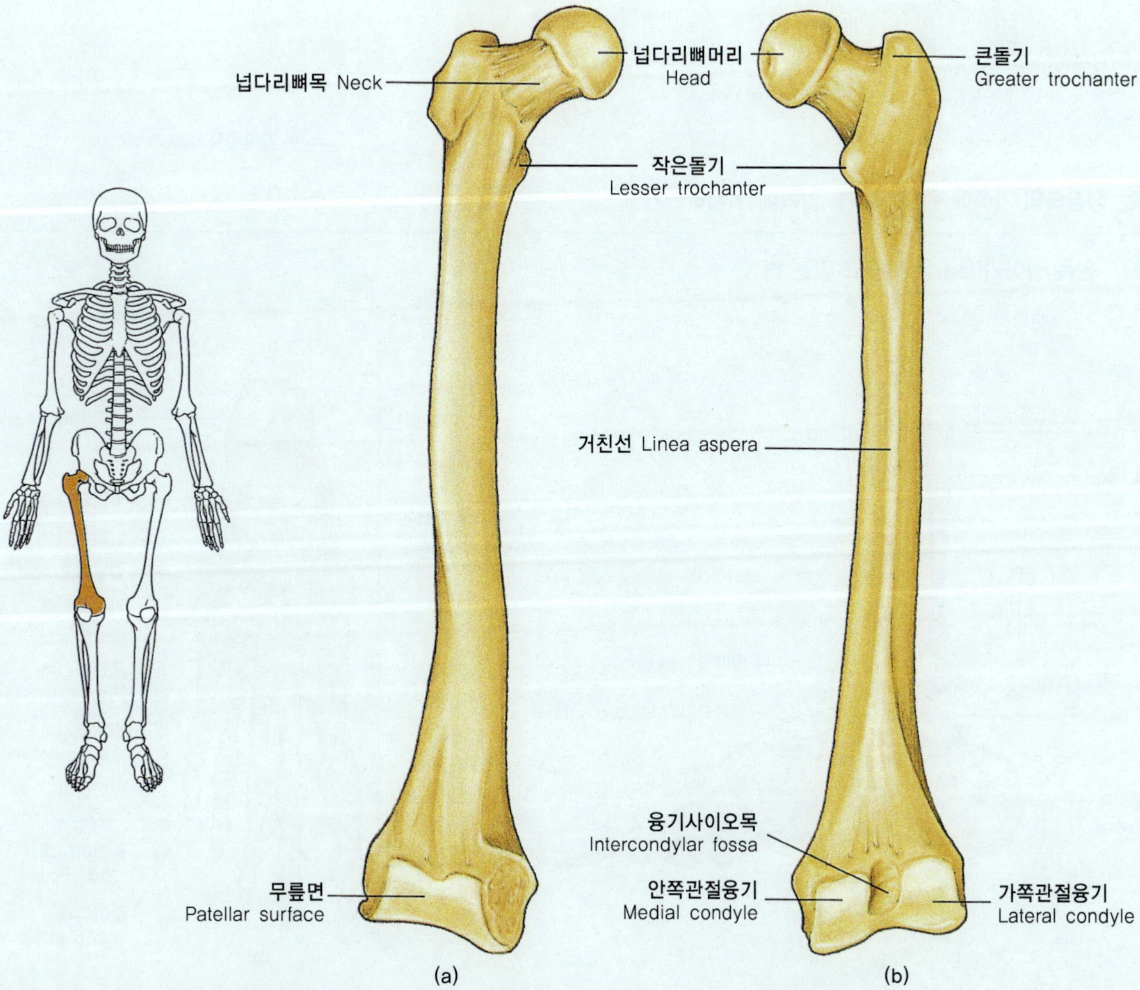

넙다리뼈머리는 어떤 뼈와 관절하는가?

그림 5-26 오른쪽 넙다리뼈
(a) 앞에서 본 모습 (b) 뒤에서 본 모습

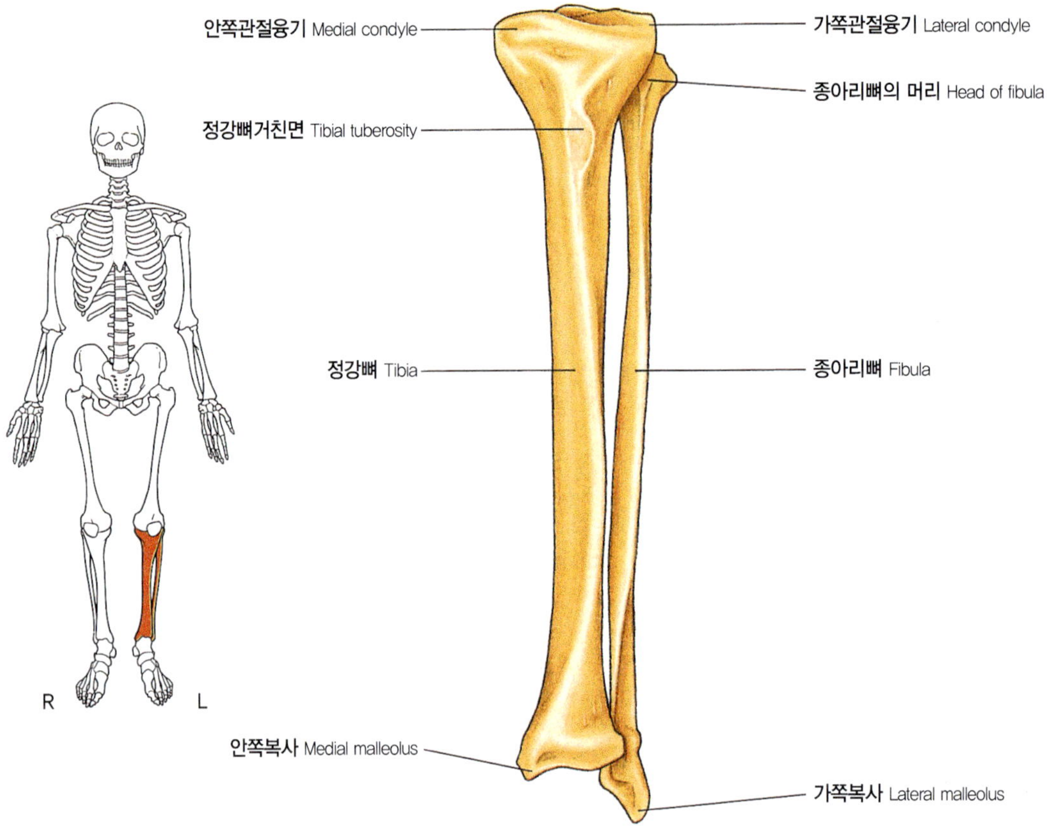

종아리뼈는 정강뼈의 가쪽에 위치하는가, 안쪽에 위치하는가?

그림 5-27 왼쪽 종아리(leg)를 이루고 있는 뼈

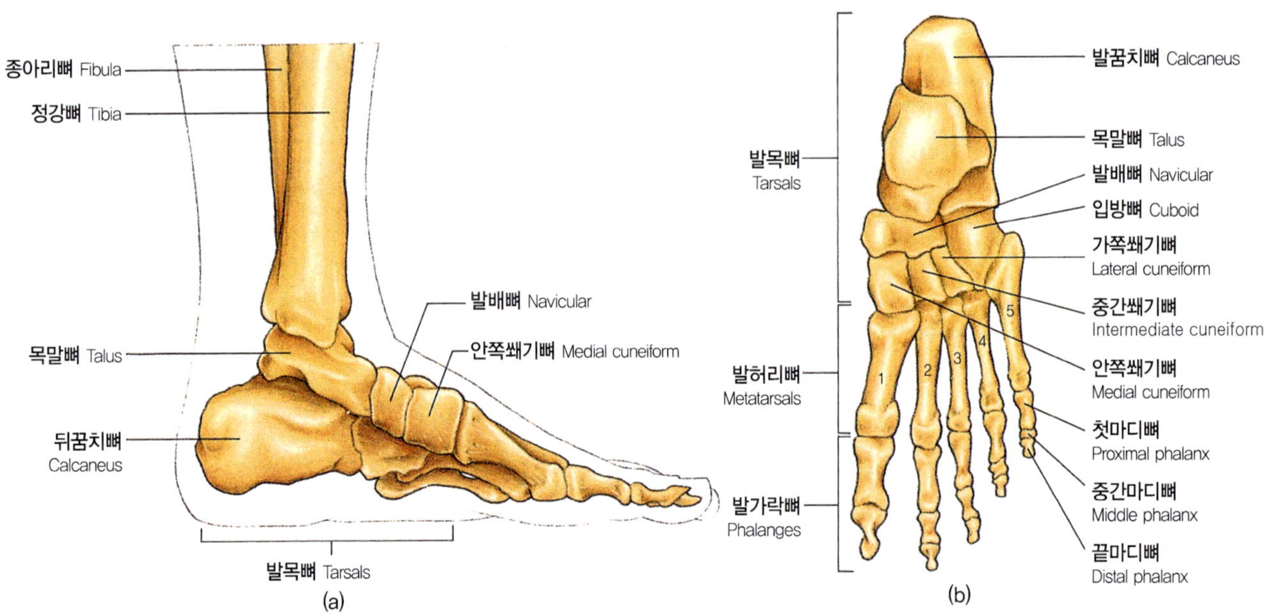

뒤꿈치를 형성하는 뼈는 무엇인가?

그림 5-28 **왼쪽발뼈**
(a) 안쪽에서 본 모습 (b) 위에서 본 모습

끝에 위치하여 정강뼈의 가쪽복사와 관절한다. 먼쪽끝의 돌기를 **가쪽복사(외과, lateral malleolus)**라 하며, 여러분의 발목 가쪽면에서 큰 덩어리로 쉽게 만져진다. 이 부위는 발에 있는 큰 뼈인 목말뼈(talus)와 관절한다.

발 Foot

발은 26개의 뼈로 구성되며 발목, 발등 및 발가락을 구성한다(**그림 5-28**). 발목은 7개의 **발목뼈(족근골, tarsal bone)**로 구성되며 가장 특징적인 뼈는 **목말뼈(거골, talus)**와 **발꿈치뼈(종골, calcaneus)**이다. 목말뼈는 정강뼈 그리고 종아리뼈와 관절하는 유일한 뼈로서 발목의 다른 뼈에 체중을 전달하기 전에 체중을 받는 뼈이다. 목말뼈 아래에는 발에서 가장 크고 강한 뼈인 **발꿈치뼈(종골, calcaneus)**가 위치한다.

이 뼈는 체중을 지지하고 종아리와 발의 근육의 부착점이 된다. 나머지 5개의 발목뼈는 발꿈치뼈 앞에 위치하며 **그림 5-28**에 구분하였다.

발등(instep)은 5개의 발허리뼈(중족골 metatarsal bone)로 구성되며 안쪽에서 가쪽으로 가면서 순서를 정한다. 손의 손허리뼈와 같이 각각의 발허리뼈는 몸통부위에 있는 바닥(base), 몸통(shaft) 그리고 먼쪽부위에 있는 머리(head)로 나눈다. 발꿈치뼈와 발볼(ball of foot) 사이를 **발의 활(arch)**이라 하며 발의 정중선 부위를 땅에서 약간 올리는 기능을 한다. 발의 활에는 발목뼈와 발허리뼈 사이에 있는 인대에 의하여 형성되어 걸을 때 발을 들어올리게 한다.

발가락(toes)은 손가락뼈와 같이 **발가락뼈(phalanges)**에 의하여 지지되고 있다. 엄지발가락에는 2개의 발가락뼈가 있으며, 나머지 발가락은 3개의 발가락뼈로 구성된다.

개념 확인

1. 얼굴머리뼈를 형성하는 뼈는 무엇인가?
2. 전형적인 척추의 주요한 특징은 무엇인가?
3. 팔을 구성하는 뼈는 무엇인가?
4. 볼기뼈의 주요한 특징은 무엇인가?
5. 다리를 구성하는 뼈는 무엇인가?

관절

관절(joints, articulations)은 마주보는 뼈와 뼈 사이의 결합을 말한다. 대개 2개의 뼈를 서로 연결하는 물질의 종류에 따라 다양한 운동을 하게 한다. 기본적으로 관절은 움직일 수 없는 관절(immovable joint), 약간 움직일 수 있는 관절(slightly movable joint), 자유롭게 움직일 수 있는 관절(freely movable joint)로 나눈다. 관절은 결합하는 물질에 따라 섬유관절(fibrous joint), 연골관절(cartilaginous joint), 윤활관절(synovial joint)로 구분한다.

섬유관절 Fibrous Joints

섬유관절은 관절을 이루고 있는 뼈 사이를 치밀한 섬유결합조직에 의하여 결합된 관절을 말한다. 이 뼈들은 치밀하게 연결되어 있으므로 잘 움직이지 못한다.

섬유관절은 머리뼈의 납작뼈 사이에서 관절하는 **봉합**(suture)에서 관찰된다(그림 5-29). 출생 시 봉합은 형성 중에 있으므로 머리뼈는 섬유막에 의하여 결합되어 있다. 이 시기의 초기 관절을 **숫구멍(천문, fontanels)**이라 하며, 신생아의 머리를 만져보면 부드러운 부위(soft spot)로 만져진다(그림 5-30). 숫구멍은 분만 시 태아가 산도를 통하여 출산될 때 머리를 압박하여 뼈 사이에서 약간의 운동이 일어나게 한다. 숫구멍은 머리뼈가 성장함에 따라 곧 폐쇄되어 움직일 수 없는 관절로 대치된다.

봉합 이외에도 2가지의 다른 형태의 섬유관절을 뼈대에서 관찰할 수 있다. **인대결합**(syndesmosis)은 섬유관절로서 어느 정도 떨어져 있는 2개의 뼈를 인대에 의하여 결합시키는 섬유관절이다. 이 관절은 종아리의 정강뼈와 종아리뼈의 먼쪽끝 사이에서 관찰된다. 치아이틀관절(정식, gomphosis)은 섬유관절로서 나무못과 이에 맞는 소켓과의 관절로서 인대에 의하여 고정된다. 이 관절은 턱에서 치아와 치아가 박히는 소켓과의 관절에서 관찰된다.

연골관절 Cartilaginous Joints

관절을 이루는 2개의 마주보는 뼈 사이가 연골에 의하여 결합된 관절을 **연골관절**이라 한다(그림 5-31). 갈비뼈에 있는 갈비연골과 같이 딱딱하고 강한 유리연골(hyaline cartilage)이 뼈와 뼈를 연결한다. 섬유연골(fibrocartilage)은 척주의 척추 사이에 있는 척추사이원반(추간원판, intervertebral disc)과 다리이음뼈의 두덩결합(symphysis pubis)에서 관찰되는 연골관절의 한 형태로서 강하게 결합되어 있다. 척추사이원반은 척추를 길게 주행하는 인대에 의하여 지지받고 있으므로 척주의 손상을 줄여준다. 연골관절은 연골에 의하여 허락된 만큼의 제한된 유연성이 있기 때문에 약간 움직일 수 있는 관절이다.

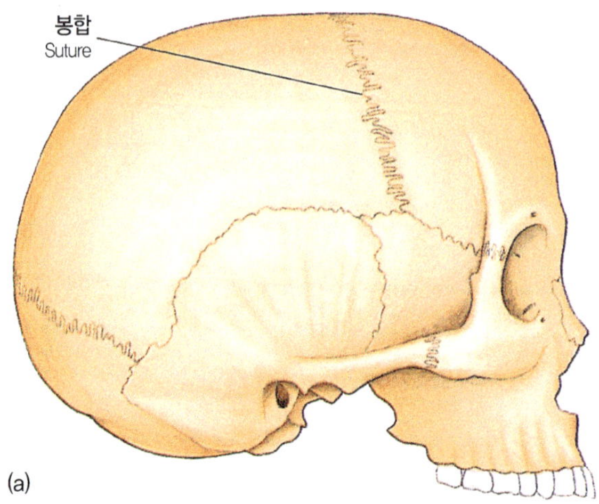

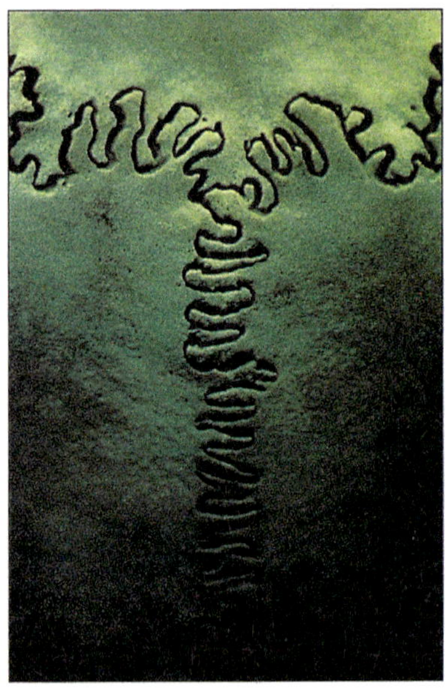

봉합은 관절을 이루고 있는 뼈 사이에서 많이 움직일 수 있는가?

그림 5-29 섬유관절
머리뼈의 납작뼈는 강하게 결합된 섬유결합조직 관절인 봉합(suture)에 의하여 분리되었다.
(a) 머리뼈를 가쪽에서 본 모습 (b) 성인 머리뼈의 봉합사진.

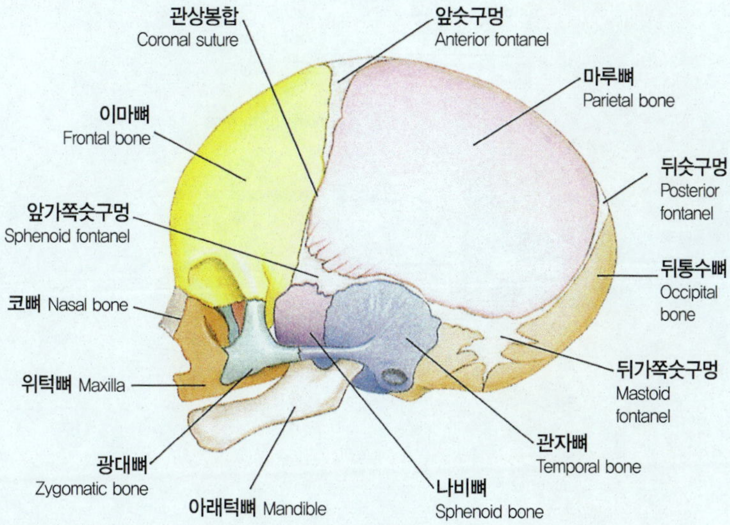

(a)

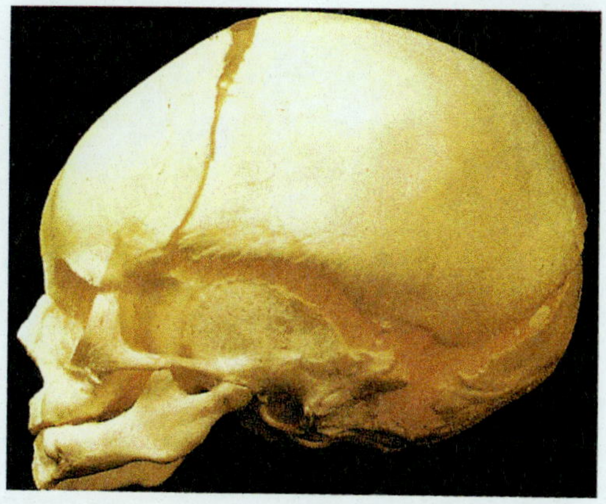

(b)

숫구멍을 형성하는 조직의 유형은 무엇인가?

그림 5-30 태아 또는 신생아의 머리뼈
(a) 가쪽에서 본 모습. 숫구멍은 머리뼈의 납작뼈를 연결한다. (b) 태아 머리뼈 사진.

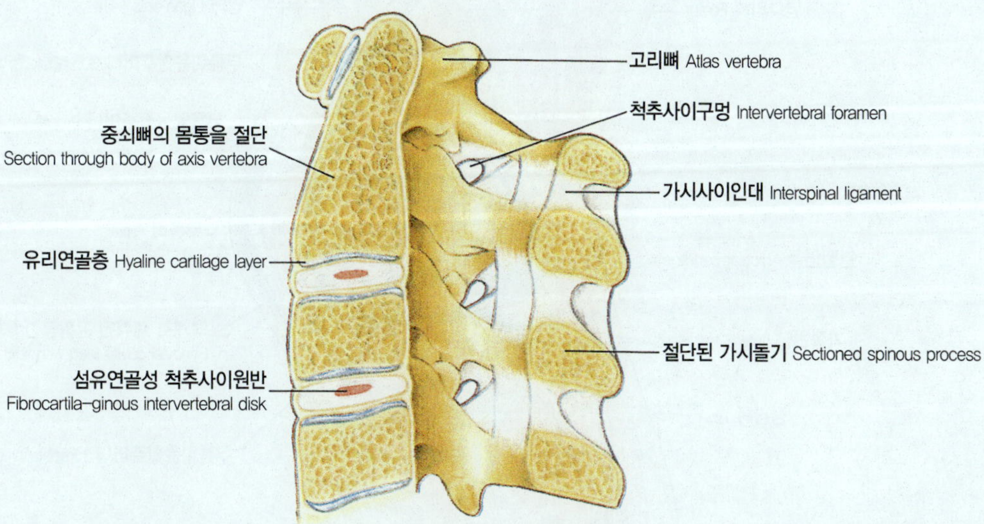

척추사이원반을 형성하는 연골의 유형은 무엇인가?

그림 5-31 연골관절
인접한 척추의 몸통은 연골로 구성된 약간 움직일 수 있는 관절에 의하여 분리되었다.

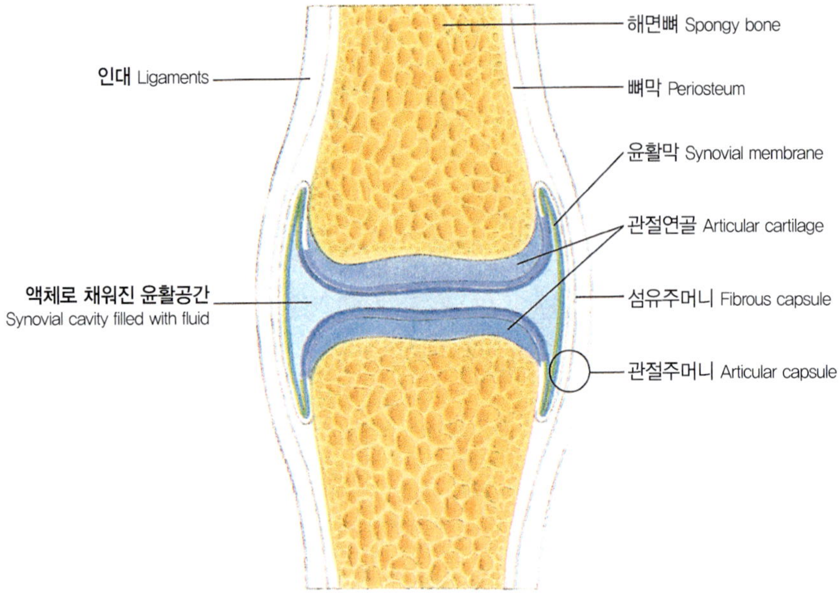

윤활액은 어느 곳에서 분비되는가?

그림 5-32 전형적인 윤활관절

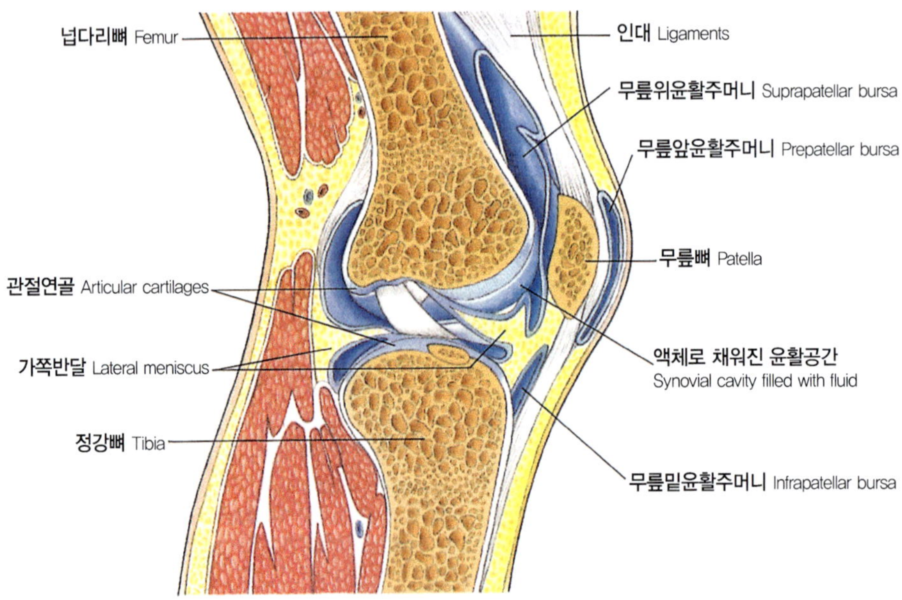

윤활관절 내에 윤활주머니(bursae)와 관절반달(menisci)이 위치함으로써 좋은 점은 무엇인가?

그림 5-33 무릎관절
특수한 형태의 윤활관절. 정중시상단면으로 절단하여 가쪽에서 본 모습.

윤활관절 Synovial Joint

우리 몸의 대부분의 관절은 윤활관절로서 팔다리뼈에서 많이 관찰되며 어깨관절, 무릎관절, 팔꿉관절, 손목뼈관절, 손가락뼈사이관절 및 턱관절 등에서 관찰된다.

윤활관절은 섬유관절과 연골관절에 비하여 광범위한 운동을 가능하게 하므로 자유롭게 운동을 하게 한다. 이 관절은 뼈를 연결하는 두꺼운 결합물질 대신에 마주보는 뼈 사이에 액체가 차 있는 공간이 있어 자유롭게 운동을 하게 한다(그림 5-32). 이 공간을 윤활공간(synovial cavity)이라 하고 관모양의 주머니인 관절주머니(관절낭, articular capsule)에 의하여 둘러싸여 있다.

관절주머니의 바깥층은 관절을 이루는 뼈의 뼈바깥과 연속되어 있고 매우 질긴 막인 섬유주머니(섬유낭, fibrous capsule)로 되어 있다. 이 주머니를 더욱 강하게 보강하기 위하여 뼈와 뼈를 연결하는 인대가 이 섬유주머니를 둘러싸고 있다. 안쪽층은 얇은 층으로 된 성긴결합조직(loose connective tissue)으로서 윤활막(활막, synovial membrane)이라 하며, 끈적끈적하고 투명한 액체인 윤활액을 윤활공간에 분비한다. 윤활액은 마주보는 두 뼈 사이에서 충격을 흡수하는 액체성 완충제 역할을 하고, 운동 중에 마찰을 방지하는 윤활제 역할을 한다. 관절공간 안에 노출된 관절을 이루는 뼈표면에는 매끈매끈한 유리연골로 둘러싸여 있는데 이를 관절연골이라고 한다.

일부 윤활관절에는 잘 움직일 수 있도록 부속구조물이 있는데 무릎에서 섬유연골판(discs of fibrocartilage)이 2개 또는 그 이상의 윤활공간으로 분리한다(그림 5-33). 이 섬유연골판을 **관절반달(반월판, menisci)**이라 하고 관절을 안정하게 해주는 역할을 한다. 일부 관절과 관련된 부속기관으로서 윤활주머니와 힘줄집이라는 구조물이 관절 밖에 위치하여 마찰을 방지하는 "ball bearing"과 같은 역할을 한다. **윤활주머니(bursa)**는 윤활막(synovial membrane)으로 둘러싸인 납작한 주머니(sac)로서 윤활액이 차 있다. 이 주머니는 어깨관절(shoulder joint)과 같은 중요한 관절에서 뼈와 힘줄(건, tendon) 사이, 뼈와 근육 사이 또는 뼈와 인대 사이에 위치하여 마찰을 방지한다. **힘줄집(건초, tendon sheath)**은 손과 발에서 힘줄을 길게 둘러싸고 있는 길쭉한 주머니이다.

윤활관절의 종류 Types of Synovial Joints

윤활관절은 관절에서 관절면의 형태와 운동에 따라서 그림 5-34와 같이 6가지 형태로 분류한다.

평면관절(활주관절, gliding joint) 관절면이 편평하기 때문에 평면관절(plane joint)이라고도 한다. 이 관절은 일부 손목과 발목에 있는 뼈, 빗장뼈와 복장뼈 사이, 인접한 척추와 척추 사이에서 관찰되며 활주운동을 한다.

경첩관절(접번관절, hinge joint) 관절을 이루는 한 뼈의 관절면은 볼록하고 다른 뼈는 볼록한 면에 맞게 오목한 면으로 되어 있다. 이 관절은 팔꿉관절, 무릎관절, 손가락뼈사이관절에서 관찰되며 경첩이 한쪽짜리 문의 운동과 같이 앞(굽힘)과 뒤(폄)의 운동을 가능하게 한다.

중쇠관절(차축관절, pivot join) 한 뼈의 원통형 관절면이 다른 뼈의 환형의 관절면 내에서 회전을 가능하게 한다. 척주의 고리뼈(atlas)와 중쇠뼈(axis) 사이의 관절에서 관찰되며 운동은 중심축을 중심으로 제한된 회전운동(rotation)을 한다.

타원관절(과상관절, condyloid joint) 한 뼈의 난원형 모양의 관절융기(condyle)가 다른 뼈의 공간(cavity)에 잘 맞게 되어 있다. 이 관절은 손목의 몸통쪽부위 손목뼈 및 노뼈와 자뼈의 먼쪽끝과의 관절에서 관찰된다. 타원관절은 앞뒤운동과 원운동(circular movement)을 가능하게 한다.

안장관절(안관절, saddle joint) 한 뼈의 볼록한 관절면이 다른 뼈의 오목한 관절면에 맞게 되어 있다. 두 뼈의 서로 다른 모양이 서로 잘 맞게 보완을 한다. 이 관절은 엄지손가락쪽의 제1손허리뼈와 손목뼈의 큰마름뼈(trapezium) 사이의 관절에서 관찰된다. 이 관절은 앞뒤운동, 측면운동 및 일부 차축과 같은 운동을 가능하게 한다.

절구관절(구상관절, ball and socket joint) 한 뼈의 공(ball) 모양의 돌기와 다른 뼈의 컵(cup) 모양의 소켓에 의하여 관절을 형성한다. 볼기관절(hip joint)과 어깨관절(shoulder joint)에서 관찰되며, 우리 몸에서 다른 형태의 관절보다 더욱 많은 운동을 가능하게 한다.

윤활관절에서의 운동의 종류 Types of Movements at Synovial Joints

관절에서 뼈의 운동은 뼈대근육의 수축에 의하여 일어난다. 전형적으로 근육은 힘줄에 의하여 두 뼈에 붙어 있다. 근육이 수축할 때 한 뼈는 다른 근육에 의하여 고정된 다른 뼈를 향하여 끌려온다. 움직이고 있는 뼈에서 힘줄의 부착점을 **닿는곳(종지점, insertion)**이라 하고, 정지하고 있는 뼈에서 힘줄의 부착점을 **이는곳(기시점, origin)**이라 한다.

운동의 종류는 관절을 이루는 두 뼈 사이의 관절면의 적합성(일치성), 인대의 긴장정도와 힘줄에 의하여 부착된 근육에 따라서 차이가 있다. 운동(movement)은 **작용(action)**이라 하고 여러 가지의 작용이 있다. 가장 중요한 운동을 그림 5-35에서 보여준다.

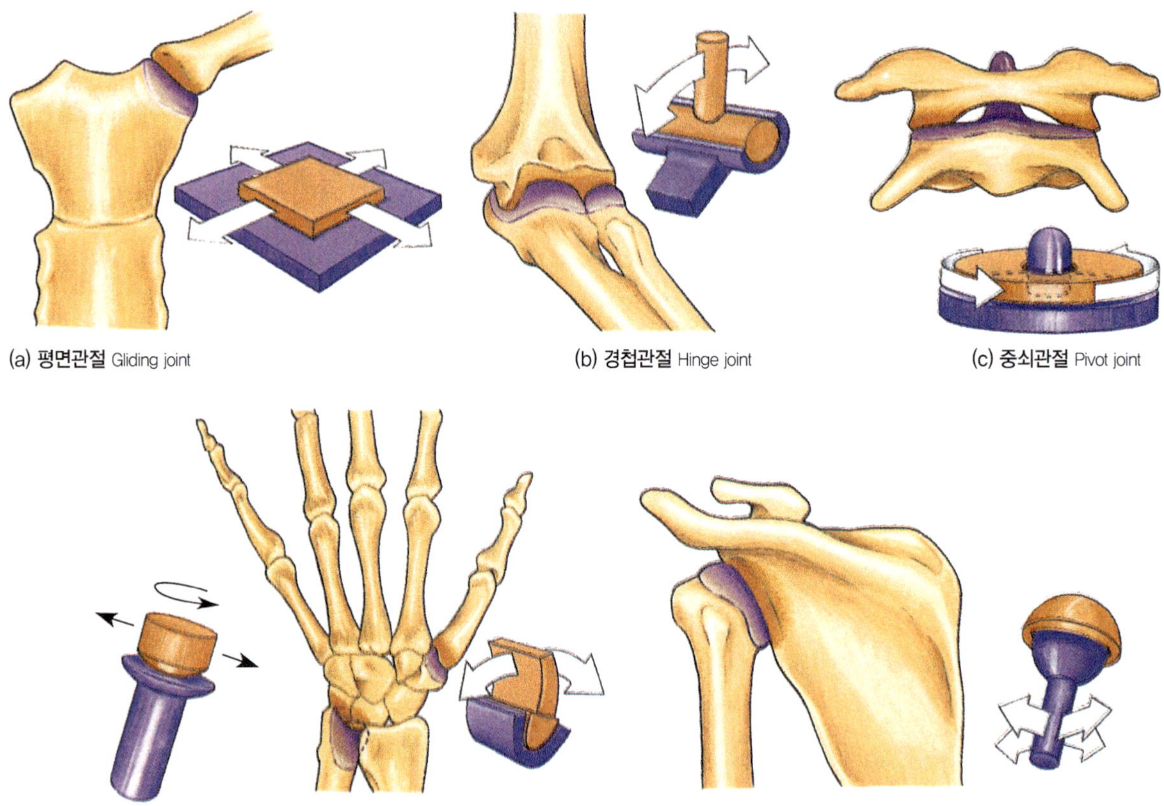

(a) 평면관절 Gliding joint (b) 경첩관절 Hinge joint (c) 중쇠관절 Pivot joint

(d) 타원관절 Condyloid joint (e) 안장관절 Saddle joint (f) 절구관절 Ball-and-socket joint

경첩관절(hinge joint)을 관찰할 수 있는 부위는?

그림 5-34 여러 가지 유형의 윤활관절이 다양한 운동을 가능하게 한다. 화살표는 정상적으로 움직일 수 있는 운동범위를 나타낸다.

굽힘(굴곡, flexion) 두 뼈 사이의 각을 줄여주는 운동으로서 팔꿉관절에서 팔을 굽히는 운동이나 무릎관절에서 다리를 굽히는 운동이다. 특수한 형태의 굽힘운동은 발목에서 발과 함께 일어난다. **발등굽힘(족배굴곡, dorsiflexion)**은 발등이 발목을 향하여 운동을 할 때 일어난다.

폄(신전, extension) 두 뼈 사이의 각을 증가시켜주는 운동으로서 팔꿉관절에서 팔을 똑바로 펴는 운동이나 어깨관절에서 다리를 펴는 운동이다. **젖힘(과신전, hyperextension)**은 정상적인 해부학적 위치 이상으로 각을 증가시키는 운동을 말한다. 특수한 형태의 폄운동은 발목에서 발과 함께 일어난다. **발바닥굽힘(족저굴곡, plantar flexion)**은 발가락으로 서 있는 자세를 할 때의 운동이다.

벌림(외전, abduction) 신체의 정중면으로부터 멀어지는 운동으로서 옆으로부터 팔과 넓적다리를 수평으로 들어올리는 운동이다.

모음(내전, adduction) 신체의 정중면을 향하여 움직이는 운동으로서 팔과 넓적다리가 옆으로 돌아오는 운동이다.

휘돌림(회선, circumduction) 다리의 먼쪽끝에서 환상으로 움직이는 운동이며 손은 움직이지 않으면서 손가락에 서는 원운동이 일어난다.

돌림(회전, rotation) 중심축 주위를 일부 구조물이 움직이는 운동으로서 머리를 옆으로 돌리는 운동(반대를 표시할 때, 머리를 끄덕끄덕거릴 때)이 그 예이다.

엎침(회내, pronation) 손바닥(palm)이 뒤쪽 또는 아래쪽을 향하게 손을 돌리는 운동이다.

뒤침(회외, supination) 손바닥이 앞으로 또는 위쪽을 향하게 손을 돌리는 운동이다.

가쪽번짐(외번, evertion) 발바닥(sole)이 바깥쪽을 향하게 하는 발의 운동이다.

안쪽번짐(내번, invertion) 발바닥(sole)이 안쪽을 향하게 하는 발의 운동이다.

내밈(전진, protraction) 몸의 일부를 정중선에서 멀리 앞으로 내미는 운동으로서 턱을 바깥쪽으로 내미는 운동이다.

들임(후퇴, retraction) 내밈의 반대 운동으로서 전진된 부분을 다시 정중선 가까이 뒤로 당기는 운동이다.

개념 확인

1. 섬유관절, 연골관절 및 윤활관절의 구조와 기능의 차이는 무엇인가?
2. 윤활관절의 주요 구성성분은 무엇인가?
3. 윤활관절에서 움직일 수 있는 특수한 운동은 무엇인가?

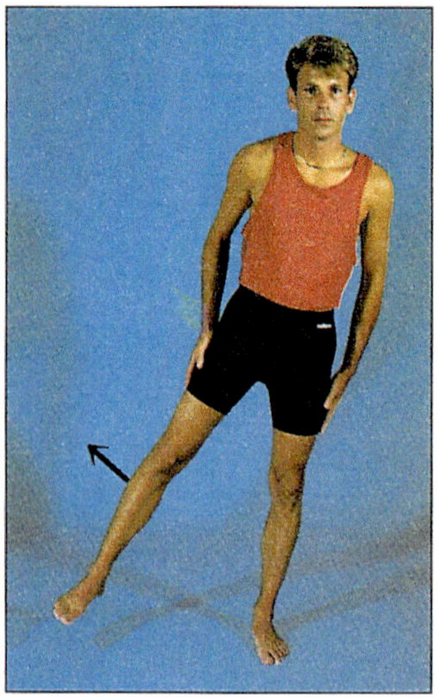

벌림 Abduction

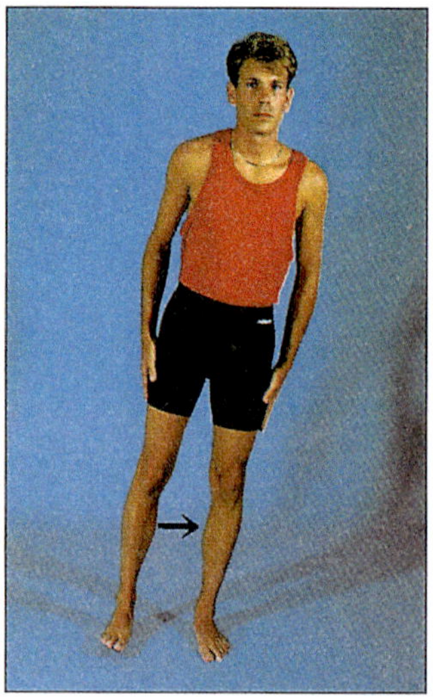

모음 Adduction

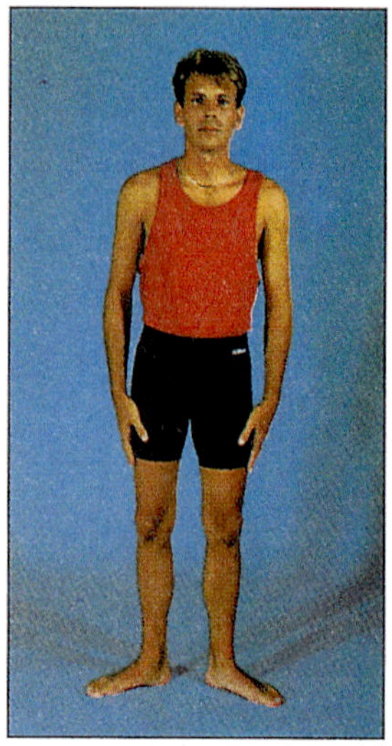

가쪽번짐 Eversion

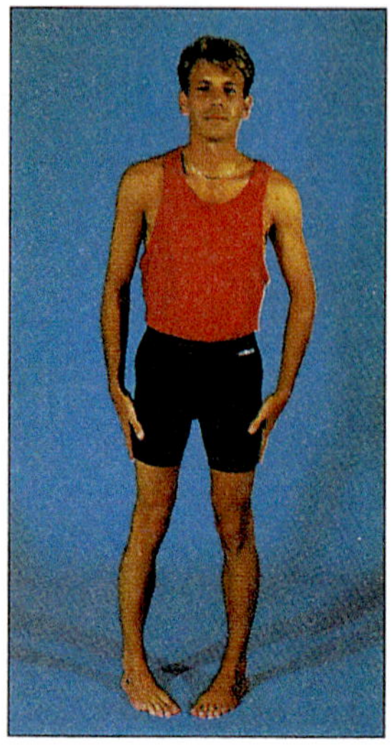

안쪽번짐 Inversion

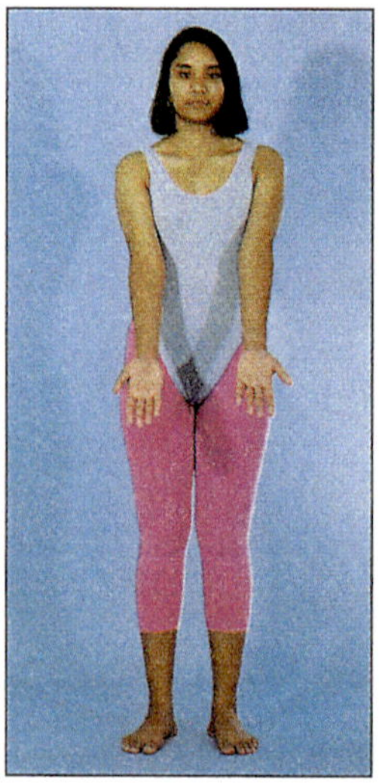

뒤침 Supination

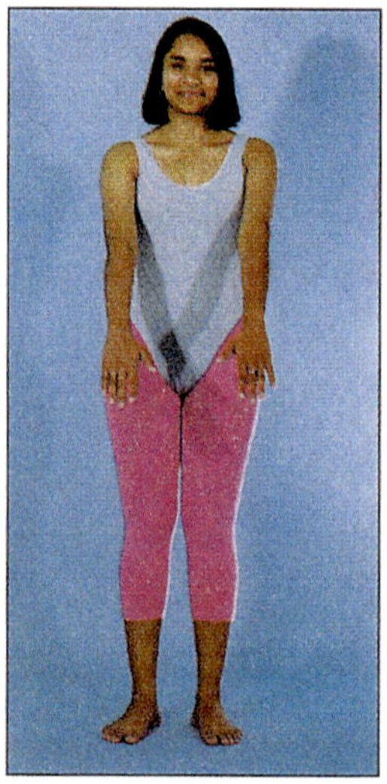

엎침 Pronation

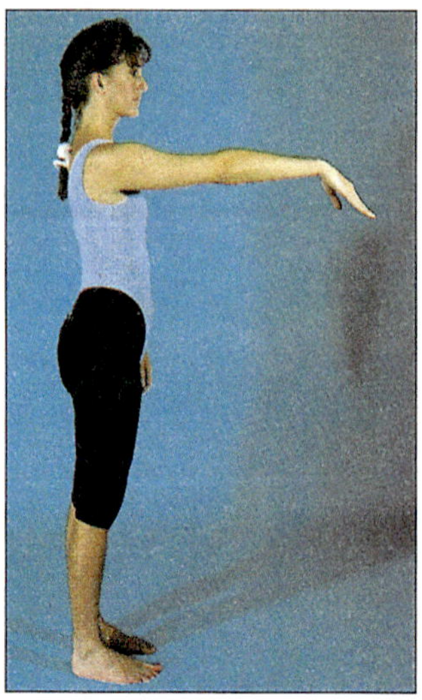

굽힘 Flexion

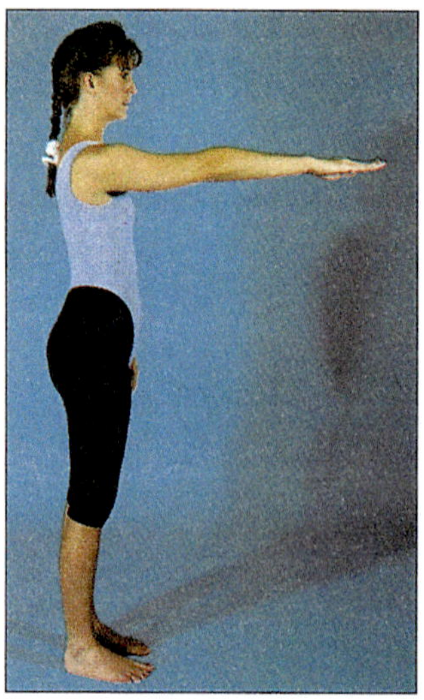

폄 Extension

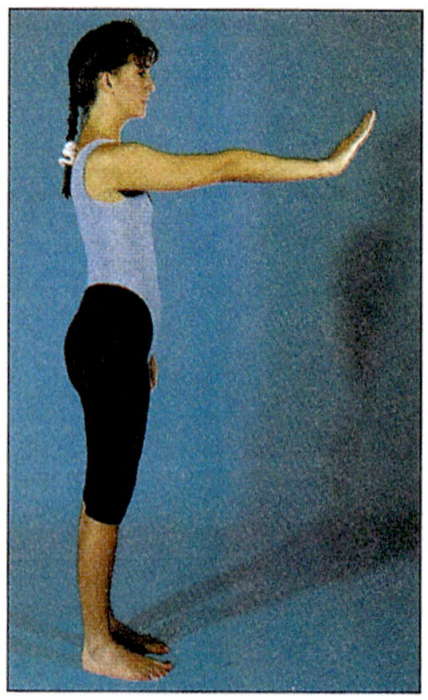

젖힘 Hyperextension

그림 5-35 여러 가지 형태의 운동

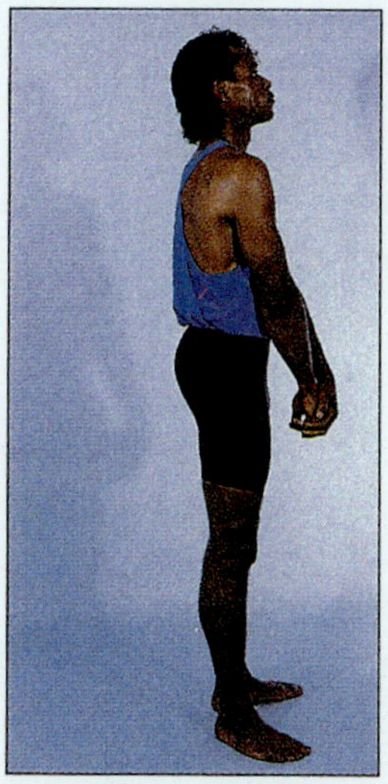

내밈 Protraction

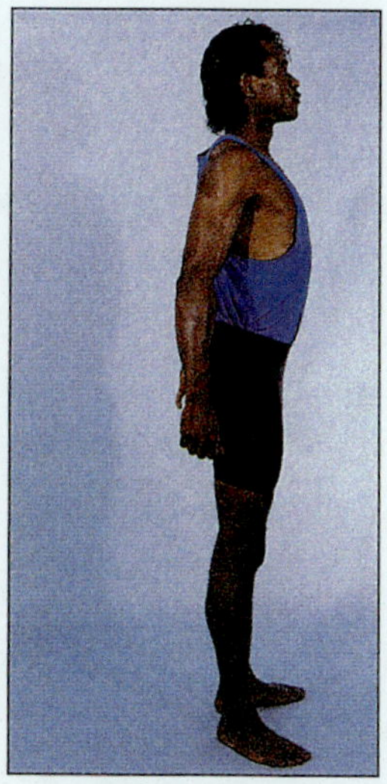

들임 Retraction

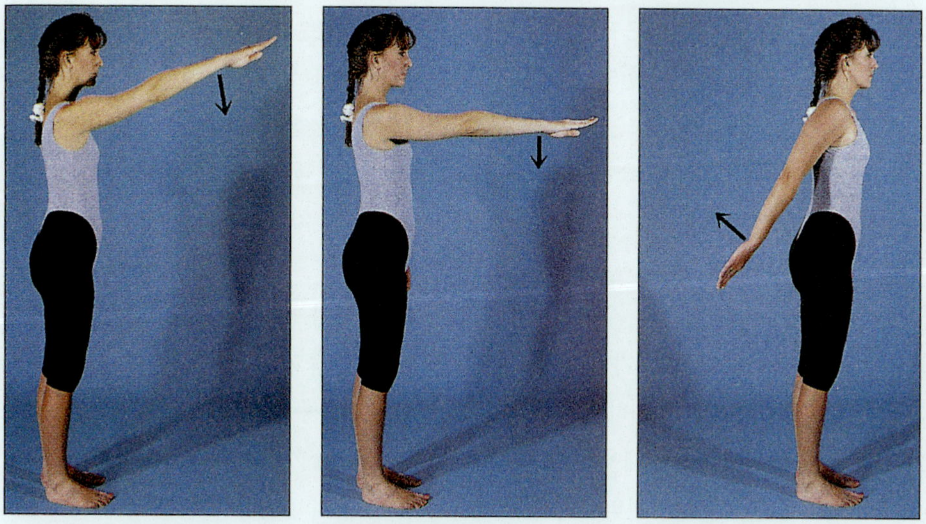

휘돌림 Circumduction

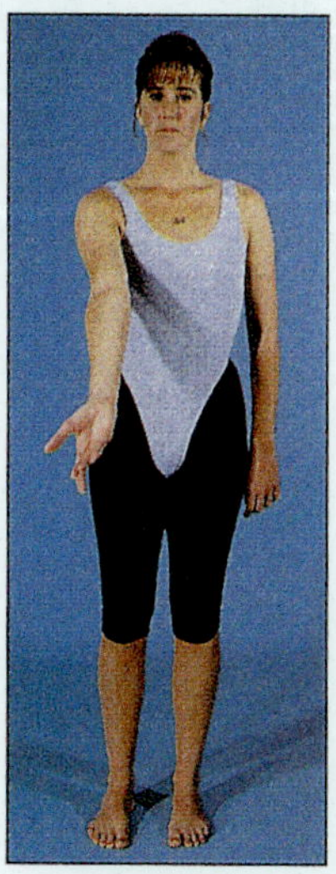

돌림 Rotation

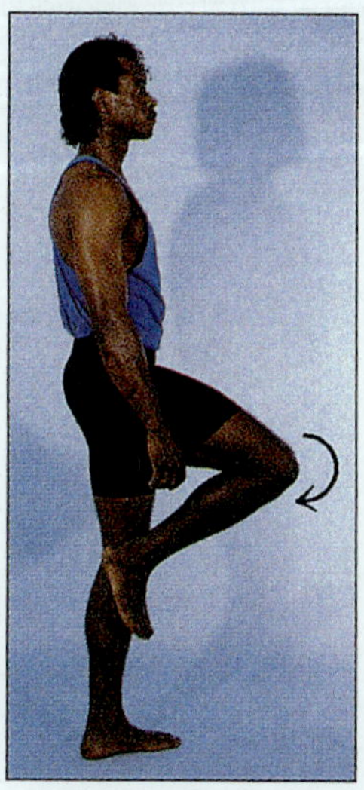

굽힘 Flexion

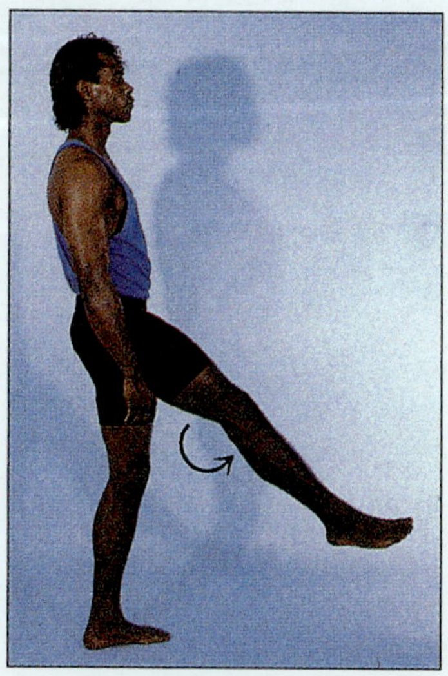

폄 Extension

항상성

뼈대계통은 뼈대를 지지하고, 내장을 보호하고, 혈구를 생산하며, 무기질을 재순환함으로써 신체의 항상성을 유지한다.

뼈대계통은 항상성을 유지하는 데 여러 가지 중요한 역할을 수행한다. 실제로 이러한 중요한 기능은 신체의 내부 장기들을 안정화하는 데 직접적으로 영향을 미친다. 예를 들면 뼈대를 지지하고 신체의 연조직을 보호하는 기능은 건강을 유지하는 데 필수적이다. 이러한 기능들의 중요성은 팔다리뼈, 머리뼈 또는 가슴우리가 골절되어 불편을 느꼈을 때 더욱 명확하다. 이러한 손상이 일어나면 뇌 또는 허파와 같은 중요 장기에 신체적인 손상을 일으키거나 움직이지 못하게 한다. 이러한 경우 항상성은 심각하게 손상된다.

건강한 신체를 가진 사람에서 뼈대계통은 혈구세포를 생산하여 연속적인 기본물질로서 항상성을 유지한다. 우리가 학습한 바와 같이 혈구세포는 적색골수에서 만들어진다. 혈구세포의 기능은 항상성을 유지하는 데 필수적이다.

이러한 세포들의 정상적인 생산은 살아가는 데 있어서 필수적이다. 적색골수가 질병에 의하여 손상 받았을 때 혈액의 항상성은 심각하게 영향을 받는다. 예를 들면 백혈병(leukemia)과 같은 질환에서 정상적인 수준의 건강한 백혈구를 생산하는 적골수의 능력은 기능장애성 골수가 발생하므로 손상을 받는다. 많은 수의 기능장애성 백혈구 증식에 의하여 적혈구 수를 감소시킨다. 그 결과 감염에 대한 방어 역할과 중요한 장기에 산소공급을 하는 혈액의 기능이 손상 받을 것이다. 적절히 치료하지 않으면 백혈병에 의하여 항상성이 깨져 사망에 이를 것이다. 현재 백혈병의 치료방법은 골수이식, 방사선요법 및 약물 치료 방법이 있다.

무기질을 저장하는 장소로서의 뼈대계통의 기능은 신체의 항상성을 유지하게 한다. 저장된 무기질은 주로 칼슘(calcium)과 인(phosphate)이며, 칼륨(potassium)과 여러 가지 미량 영양소들도 뼈에 저장된다. 신체가 이러한 무기질을 필요로 할 때 이러한 무기질은 신체의 다른 곳에 사용하기 위하여 뼈의 재구성(remodeling) 중에 뼈파괴세포(osteoclast)의 작용에 의하여 방출된다. 이러한 무기질이 풍부하게 공급될 때에는 뼈모세포(osteoblast)는 무기질을 뼈바탕질(matrix)에 결합시켜 저장시킨다. 이러한 방법으로 신체에서 중요한 무기질의 손실이 감소하게 된다. 특히 칼슘은 뼈대근육, 심장, 뇌의 정상적인 기능에 필수적이다. 혈액내 칼슘이온의 농도는 계속적으로 뇌의 시상하부에서 조절되며, 칼슘 농도의 심한 변화는 뼈파괴세포의 활성과 뼈의 재구성을 조절하는 호르몬의 방출[부갑상샘(parathyroid hormone)에서 분비하는 부갑상샘호르몬과 갑상샘(thyroid gland)에서 분비되는 칼시토닌(calcitonin)]에 의하여 조절됨으로써 최소화된다.

그림 설명의 질문과 답

그림 5-1 **긴뼈와 납작뼈의 차이는 무엇인가?**
긴뼈는 폭보다 길이가 길며 납작뼈의 특징은 편평한 모습이다.

그림 5-2 **뼈막에서는 어떤 기능을 하는가?**
뼈막은 인대와 힘줄의 부착점이다. 많은 혈관에 의하여 뼈에 영양을 공급한다. 뼈모세포는 뼈의 성장과 복구 시 활성화되는 세포이다.

그림 5-3 **뼈모세포에서는 어떤 물질이 분비되는가?**
뼈모세포는 수산화인회석과 같은 무기질과 아교질인 뼈의 바탕질을 분비한다.

그림 5-4 **뼈단위의 구성성분은 무엇인가?**
뼈단위는 뼈바탕질로 된 판인 층판(lamella)이 윤상으로 배열되었다. 층판 사이에는 뼈세포방이 존재하고 이 안에는 뼈세포가 존재한다. 작은 세관으로 된 뼈모세관(canaliculi)이 층판을 뚫고 침투하여 뼈세포방들을 서로 연결한다. 층판의 중심에는 중심관(central canal)이 위치하며, 이 관에는 혈관과 신경이 들어 있다.

그림 5-5 **뼈발생이 시작될 때 초기 연골 주형으로 혈관이 왜 들어가는가?**
혈관이 들어가는 이유는 신선한 혈액이 공급됨으로써 연골모세포가 확장하여 뼈모세포로 변하게 한다. 혈액은 뼈모세포를 그 부위에 운반하는 역할을 한다. 뼈모세포는 그 부위에 도달하자마자 새로운 바탕질을 분비하게 된다.

그림 5-6 **척주는 왜 몸통뼈대의 일부분이라고 여기는가?**
척주는 신체의 중심축을 따라 위치하기 때문이다.

그림 5-7 **이마뼈는 납작뼈인가, 긴뼈인가?**
이마뼈는 납작뼈이다.

그림 5-8 **머리뼈에 있는 코곁굴은 머리에 있는 어떠한 공간(cavity)에 배출되는가?**
머리뼈 내에 있는 코곁굴은 코안으로 배출된다.

그림 5-9 **머리뼈의 가쪽면에서 관찰되는 뼈는 무엇인가?**
6개의 뼈(이마뼈, 마루뼈, 뒤통수뼈, 관자뼈, 나비뼈, 벌집뼈)가 관찰된다.

그림 5-10 **큰구멍을 통과하는 가장 큰 구조물은 무엇인가?**
큰구멍을 통하여 척수가 지나간다.

그림 5-11 **코중격을 형성하는 뼈는 무엇인가?**
보습뼈와 벌집뼈의 수직판이 코중격을 형성한다.

그림 5-12 **어느 부위의 척추가 갈비뼈와 관절을 하는가?**
등뼈가 갈비뼈와 관절을 한다.

그림 5-13 **어느 뼈가 위관절돌기와 관절하는가?**
인접한 위쪽에 위치한 척추가 위관절돌기와 관절한다.

그림 5-14 **머리뼈와 관절하는 척추는 무엇인가?**
중쇠뼈가 머리뼈와 관절한다.

그림 5-15 **엉치뼈구멍(sacral foramina)을 통과하는 구조물은 무엇인가?**
혈관과 신경이 뒤엉치뼈구멍과 앞엉치뼈구멍을 지나간다.

그림 5-16 **참갈비뼈와 거짓갈비뼈의 차이는 무엇인가?**
참갈비뼈는 갈비연골이 직접 복장뼈에 부착하며, 거짓갈비뼈는 복장뼈에 부착하지 않고 위에 있는 갈비연골의 분지에 부착하거나 근육에 묻혀 있다.

그림 5-17 **질문 없음**

그림 5-18 **빗장뼈와 관절을 이루고있는 뼈는 무엇인가?**
안쪽끝에는 복장뼈와 가쪽끝에는 어깨뼈와 관절한다.

그림 5-19 **접시오목(glenoid cavity)에서 어깨뼈와 관절을 이루고 있는 뼈는?**
위팔뼈가 접시오목에서 어깨뼈와 관절한다.

그림 설명의 질문과 답

그림 5-20 **작은머리(capitulum)와 도르래(trochlea)는 어떤 관절을 형성하는 데 도움이 되는가?**
위팔뼈의 작은머리와 도르래는 팔꿉관절을 형성하는 데 도움이 된다.

그림 5-21 **자뼈의 도르래패임은 어떤 돌기와 관절하는가?**
위팔뼈의 도르래는 도르래패임과 관절하여 팔꿉관절을 형성한다.

그림 5-22 **손의 체부(body), 즉 손바닥과 손등을 형성하는 뼈는 무엇인가?**
손목뼈가 손바닥과 손등을 형성하는 뼈이다.

그림 5-23 **여성골반에서 산도(birth canal)의 벽을 형성하는 구멍은 무엇인가?**
골반입구가 산도의 벽을 형성한다.

그림 5-24 **남성골반과 여성골반의 차이를 구분하는 방법은 무엇인가?**
표 5-2에 열거하였음.

그림 5-25 **성인의 볼기뼈를 형성하는 3개의 융합된 뼈는 무엇인가?**
엉덩뼈, 궁둥뼈, 두덩뼈가 성인의 볼기뼈를 형성한다.

그림 5-26 **넙다리뼈머리는 어떤 뼈와 관절하는가?**
넙다리뼈머리는 볼기뼈의 볼기뼈절구(acetabulum)와 관절한다.

그림 5-27 **종아리뼈는 정강뼈의 가쪽에 위치하는가, 안쪽에 위치하는가?**
종아리뼈는 정강뼈의 가쪽에 위치한다.

그림 5-28 **뒤꿈치를 형성하는 뼈는 무엇인가?**
뒤꿈치뼈가 뒤꿈치를 형성한다.

그림 5-29 **봉합은 관절을 이루고 있는 뼈 사이에서 많이 움직일 수 있는가?**
아니오, 봉합은 관절을 이루고 있는 뼈 사이에서 거의 움직일 수 없다.

그림 5-30 **숫구멍을 형성하는 조직의 유형은 무엇인가?**
숫구멍은 섬유성 치밀결합조직이다.

그림 5-31 **척추사이원반을 형성하는 연골의 유형은 무엇인가?**
척추사이원반은 섬유연골로 구성되었다.

그림 5-32 **윤활액은 어느 곳에서 분비되는가?**
윤활액은 윤활막 내의 세포에서 분비된다.

그림 5-33 **윤활관절 내에 윤활주머니(bursae)와 반달(menisci)이 위치함으로써 좋은 점은 무엇인가?**
윤활주머니는 관절 내에서 마찰을 줄여주고 관절반달은 관절을 안정화하는 데 도움이 된다.

그림 5-34 **경첩관절(hinge joint)을 관찰할 수 있는 부위는?**
경첩관절은 팔꿉관절, 무릎관절 및 손가락뼈사이관절에서 관찰된다.

6 근육계통

THE MUSCULAR SYSTEM

개요

근육의 구조 MUSCLE STRUCTURE
- 근육의 결합조직 Connective Tissues of Muscle
- 근육의 현미경적 구조 Microscopic Structure of Muscle
- 신경분포 Nerve Supply

근육 수축의 생리 PHYSIOLOGY OF MUSCLE CONTRACTION
- 휴지기 근육섬유 The Fiber at Rest
- 자극의 역할 Role of the Stimulus
- 근육수축 Muscle Contraction
- 휴지기로의 전환 Return to Rest
- 수축에너지 Energy for Contraction
- 산소 부채 Oxygen Debt

민무늬근육과 심장근육 SMOOTH MUSCLE AND CARDIAC MUSCLE

근육의 반응 MUSCULAR RESPONSES
- 실무율 All-or-None Response
- 근육 수축의 형태 Types of Muscle Contractions

운동의 생산 PRODUCTION OF MOVEMENT
- 이는곳과 닿는곳 Origin and Insertion
- 근육군의 작용 Group Actions

인체의 주요 근육 MAJOR MUSCLES OF THE BODY
- 머리와 목의 근육 Muscles of Head and Neck
- 팔의 근육 Upper-Limb Muscles
- 몸통의 근육 Trunk Muscles
- 다리의 근육 Lower-Limb Muscles

항상성 HOMEOSTASIS

학습목표

1. 근육의 기본적인 기능을 서술한다.
2. 근육과 연관된 결합조직에 대하여 서술한다.
3. 근육조직에 대한 현미경적 요소를 확인한다.
4. 신경근육연접 요소를 확인한다.
5. 근육수축의 미끄럼이론을 설명한다.
6. 적당한 명령을 일으킴에 있어 근육수축을 유도하는 현상을 기술한다.
7. 근육수축에 있어 ATP의 기능과 이때 에너지가 어떻게 공급되는지 기술한다.
8. 산소 부채의 현상과 이것이 어떻게 피로와 경련을 유발하는가에 대해 설명한다.
9. 역치자극의 정의와 실무율을 이와 연관시켜 설명한다.
10. 근육운동기록도(myogram)를 이용하여 두가지 유형의 근육수축을 비교한다.
11. 이는곳과 닿는곳을 정의하고 근육수축은 근육군간의 운동에 의하여 어떻게 이루어지는 가에 대해 설명한다.
12. 근육의 위치, 이는곳, 닿는곳 및 작용에 따른 주된 근육들을 확인한다.

근육의 구조

근육의 결합조직은 기본적으로 근육막과 밀접하게 연관되어 있다. 근육 자체는 주로 근육세포로 이루어져 있으며 이의 단백질 하위단위는 수축이 가능하도록 특수한 방향으로 배열되어 있다. 각 근육은 신경과 연결되어 있다.

근육은 한 개의 뼈와 다른 뼈를 연결하며 뼈대근육세포로 이루어져 있다. 신경조직 또한 중요한 부분으로 이 장에서는 근육과 관련된 결합조직을 비롯하여 뼈대근육조직의 구조적 편재 및 근육조직과 신경조직 사이의 연관 등을 통해서 근육의 구조를 살펴보기로 하겠다.

근육의 결합조직 Connective Tissue of Muscle

근육과 연관된 가장 풍부한 결합조직은 **근육막(근막, fascia)**으로서 피부와 근육 사이의 좁은 공간을 차지하고 있으며 근육과 다른 기관을 싸는 치밀결합조직으로 된 얇은 막이나 넓은 끈을 의미한다. 제4장에서는 피부밑(진피)에 있는 **얕은근육막(천근막, superficial fascia)**을 살펴보았으며 근육과 연관된 두 번째 형태는 **깊은근육막(심근막, deep fascia)**이다. 근육의 깊은 근육막은 근육을 싸서 하나의 단위로 묶어서 이를 보조하거나 지지하고 있으며 다른 형태의 근육막처럼 근육의 깊은근육막은 혈관과 신경의 통로를 마련해 준다.

깊은근육막 외에 근육과 연관된 다른 결합조직의 피복층이 있다(그림 6-2). 전체 근육을 싸는 깊은근육막으로 가장 바깥층을 **근육바깥막(근상막, epimysium)**이라 하며 이 근육막 안에 깊이 **근육다발막(근외막, perimysium)**이라는 가느다란 치밀결합조직층이 있다. 또한 각각의 근육세포는 **근육속막(근내막, endomysium)**이라는 얇은 치밀결합조직으로 된 막에 싸여 있다. 이 세 층의 각각의 근육막은 근육으로 가는 신경과 혈관이 통과하며 근육을 지지하고 있는 단백질섬유의 연결망으로도 작용하고 있다. 근육은 부착점에서 다른 뼈나 근육에 부착하며, 이를 덮는 세 층의 결합조직이 합쳐져 한 개의 넓은 막을 형성하거나 또한 근육과 뼈 사이를 연결하는 치밀결합조직으로 된 강한 끈인 **힘줄(건, tendon)**을 형성한다.

힘줄로부터 나온 섬유는 뼈막에 투사하여 뼈와의 연결을 강화시키며 치밀결합조직으로 된 넓은 막은 어떤 근육의 근육 힘살을 넘어 펼쳐지는데 이를 **널힘줄(건막, aponeurosis)**이라 하며 근육에서 뼈에, 어떤 경우에는 하나의 근육에서 다른 근육으로 각각 부착한다.

근육과 연관된 다른 결합조직은 성긴결합조직과 지방조직이 있다. 이들 조직은 근육바깥막의 밖에 위치하여 다른 뼈나 근육 사이의 결합을 보조하며 에너지의 저장 및 생리적 손상 시 근육에 대한 완충제 역할을 한다.

근육의 현미경적 구조 Microscopic Structure of Muscle

뼈대근육의 세포 하나를 **근육섬유(근섬유, muscle fiber)**라고 부르며, 이는 길고 원통 모양을 하고 있다(넙적다리의 일부 섬유는 길이가 0.5 m, 직경은 0.1 mm 내외). 뼈대 근육은 길며 여러 개의 핵(다핵이라 불림)을 가지고 있다. 각 근육섬유의 형질막을 **근육세포막(근초, sarcolemma)**, 세포질을 **근육세포질(근형질, sarcoplasm)**이라 각각 부른다(그림 6-2, 그림 6-3).

세포막이나 세포질에 대한 이같은 대체어원은 뼈대근육세포의 독특한 구조 때문이다.

뼈대근육섬유는 짧아져 수축하며 늘어날 경우 다시 원상태로 돌아오는 특수한 성질을 가지고 있는데, 이는 뼈대근육의 내부구조의 특성을 잘 반영해 주고 있다. 근육세포질 내에는 수축에 필요한 에너지의 95%를 생산하는 수많은 미토콘드리아(ATP 생산)가 있다. 또한, 다른 세포의 세포질그물과 비슷한 **근육세포질그물(근형질세망, sarcoplasmic reticulum)**이라는

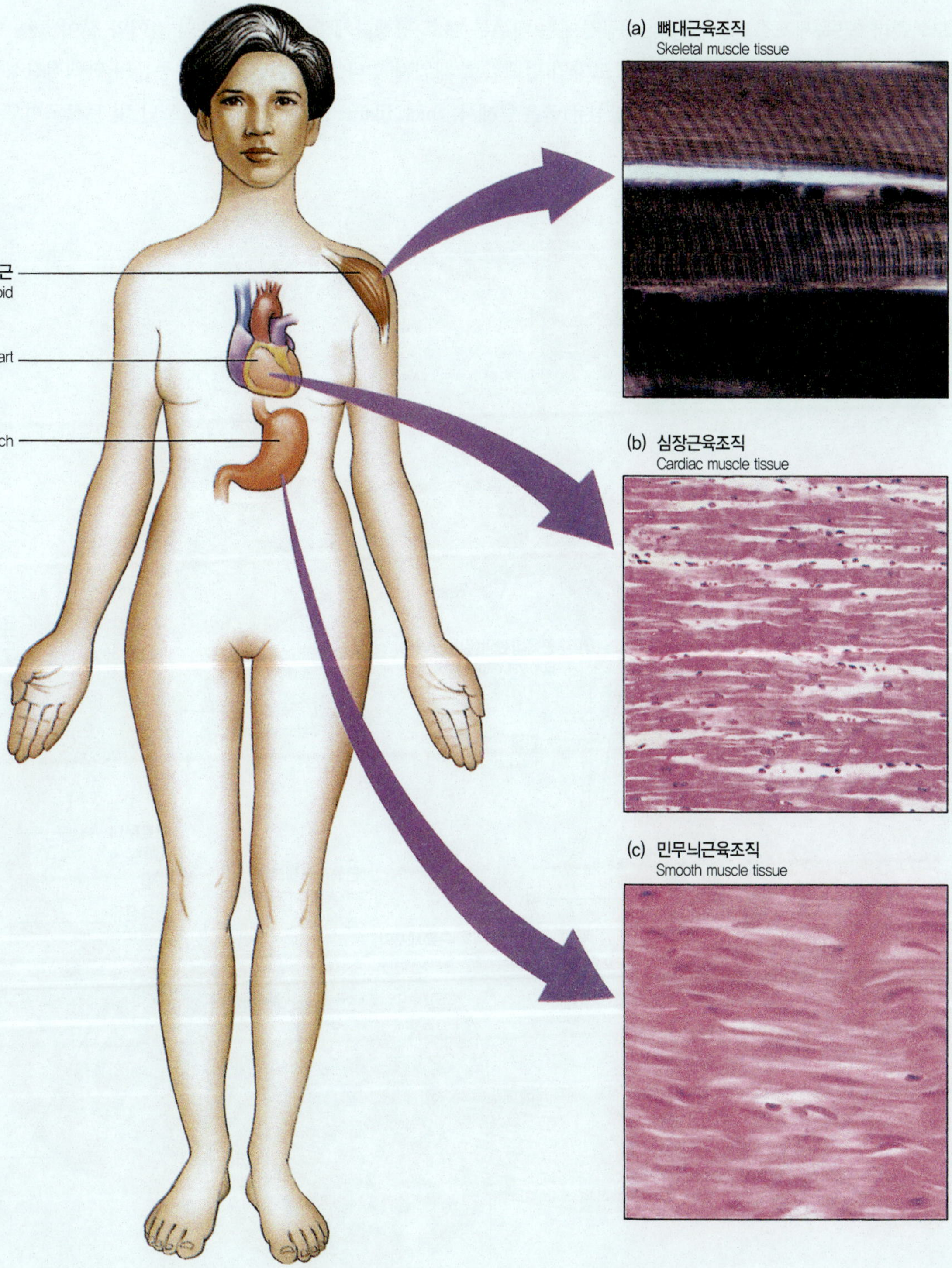

어떤 형태의 근육조직이 근육기관의 주요 요소인가?

그림 6-1 근육조직의 세 가지 형태
(a) 뼈대근육(골격근)은 뼈에 부착하며 근육계통을 형성하는 근육의 주요 요소이다.
(b) 심장근육(심근)은 심장벽을 형성한다. (c) 민무늬근육(평활근)은 내장기관이나 혈관에서 관찰된다.

막성주머니가 있으며 이는 근육수축에 필요한 칼슘을 저장하는 기능이 있다. 서로 인접한 주머니 사이에는 근육세포막이 융합된, **가로세관(횡관, transverse (T) tubule)**이라는 관이 위치하여 근육수축의 초기단계에 칼슘전달기전을 활성화시키는 것을 도와준다. 근육세포질그물 심층의 속공간에는 대부분 서로 평행하게 위치하며 섬유의 길이와 같이 놓여 있는 **근육원섬유(근원섬유, myofibrils)**라고 불리는 원통모양의 단백질로 채워져 있다. 근육원섬유는 두 종류의 단백질잔섬유로 이루어져 있다: 즉, 미오신으로 구성된 **굵은근육잔섬유(굵은 근세사, thick filaments)**와 액틴, 트로포닌 및 트로포미오신으로 구성

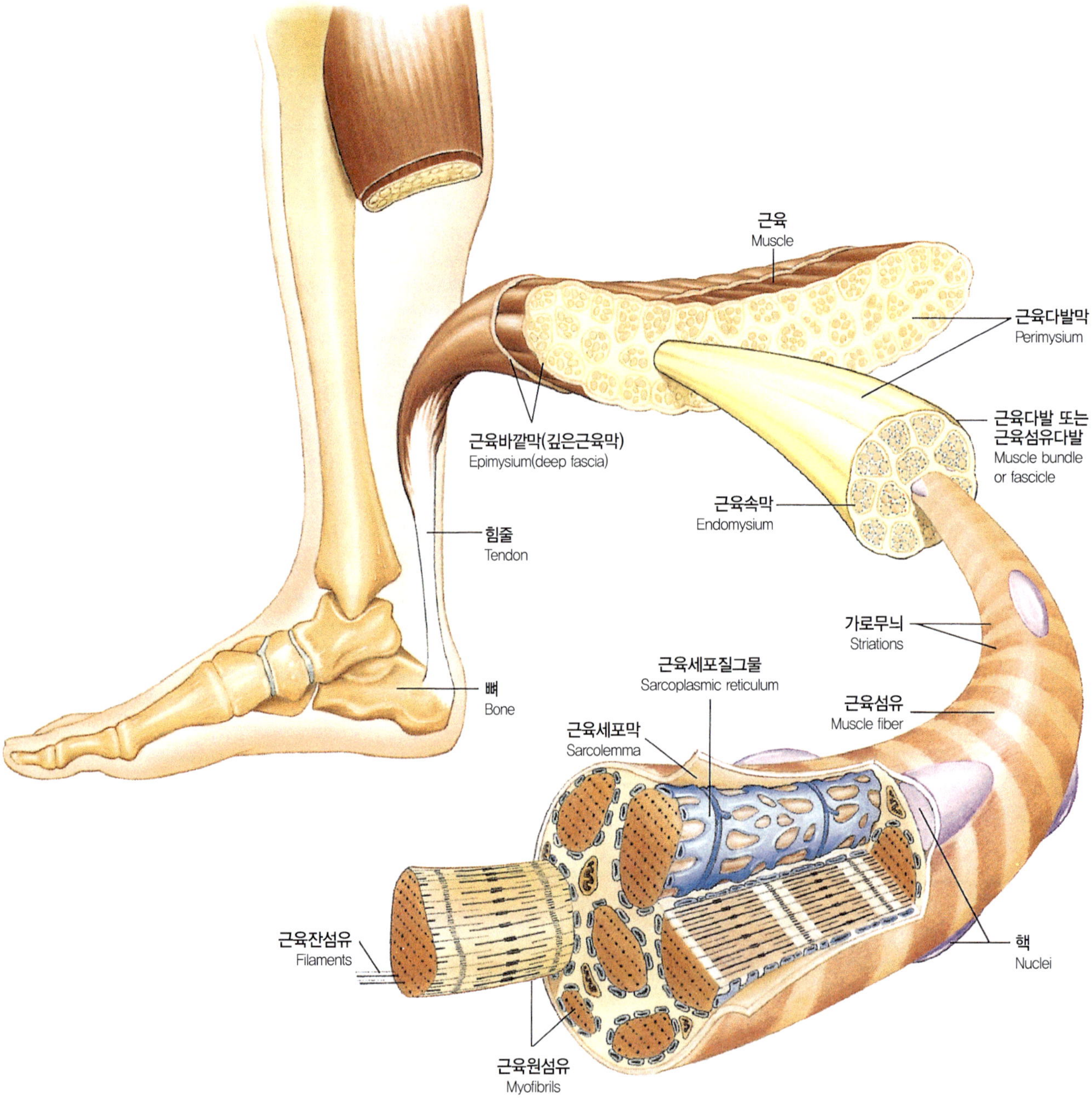

각 근육섬유를 싸고 있는 결합조직의 층은 무엇인가?

그림 6–2 **근육의 구조**
본 절단면에서 보여주듯이 근육은 여러 결합조직층으로 싸여 있다. 근육 자체는 근육다발(또는 근육섬유다발)이라고 불리는 소단위로 이루어져 있다. 각 근육다발은 수많은 근육섬유로 이루어져 있는데 이는 많은 원통모양의 근육잔섬유(근세사, myofilament)를 가지고 있다.

된 **가는근육잔섬유(가는 근세사, thin filaments)**들로 이루어져 있다.

얇거나 두꺼운 근육잔섬유들의 배열은 서로 다르면서도 상호일치하는 방법으로 배열되어 있다. 과학자들은 **그림 6-3**과 **그림 6-4**에서와 같이 그들의 배열을 지도화하였는데 기본적으로 이 배열은 굵은근육잔섬유와 가는근육잔섬유가 교대로 근육원섬유를 따라 배열하고 있다는 것이다. 굵은근육잔섬유와 가는근육잔세섬유가 겹치는 지역을 **A대(A band)**라고 부르며 어둡게 보인다(복굴절). 단지 가는근육잔섬유가 있는 지역을 **I대(I band)**라고 부르며 이는 빛이 밝게 보이기 때문이다(단굴절). 따라서 **그림 6-4b**와 같이 현미경으로 볼 때 이는 어둡고 밝은 부분이 교대로 나타나 가로무늬(횡문, cross striation)를 형성한다.

얇은 단백질 끈은 일정한 간격으로 가는근육잔섬유에 수직으로 교차하는데 이를 **Z선(Z lines)**이라 하며 이는 동일 근육섬유나 다른 근육원섬유에도 위치하고 있다. 근육원섬유의 Z선과 Z선 사이를 **근육원섬유마디(근절, sarcomere)**라 부른다. 각 근육원섬유마디는 두 개의 I대 반절과 중심에 A대가 위치하며 A대 내에 중심보다 덜 짙은 부분을 **H구역(H zone)**이라 하며 가는 근육잔섬유가 겹쳐 있다. **그림 6-4**에서 보는 바와 같이 연속적인 근육원섬유마디에 의해 이루어진 근원섬유를 볼 수 있다.

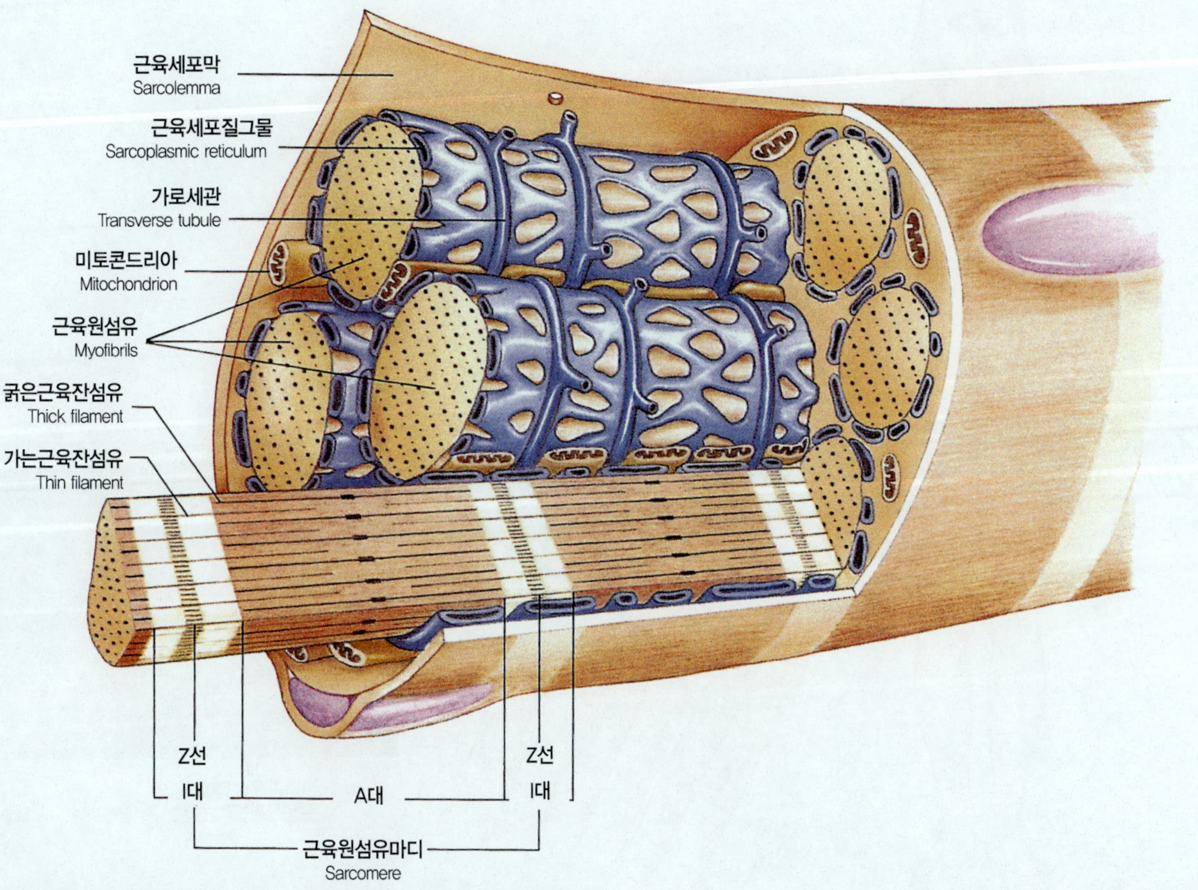

근육세포질그물(근형질세망) 내에는 대부분 어떤 물질로 채워져 있는가?

그림 6-3 뼈대근육섬유의 구조
위의 근육섬유의 세로절단면에서 보듯이 근육세포질은 부분적으로 잘려져 제거되어서 세포 내용물이 잘 관찰된다.

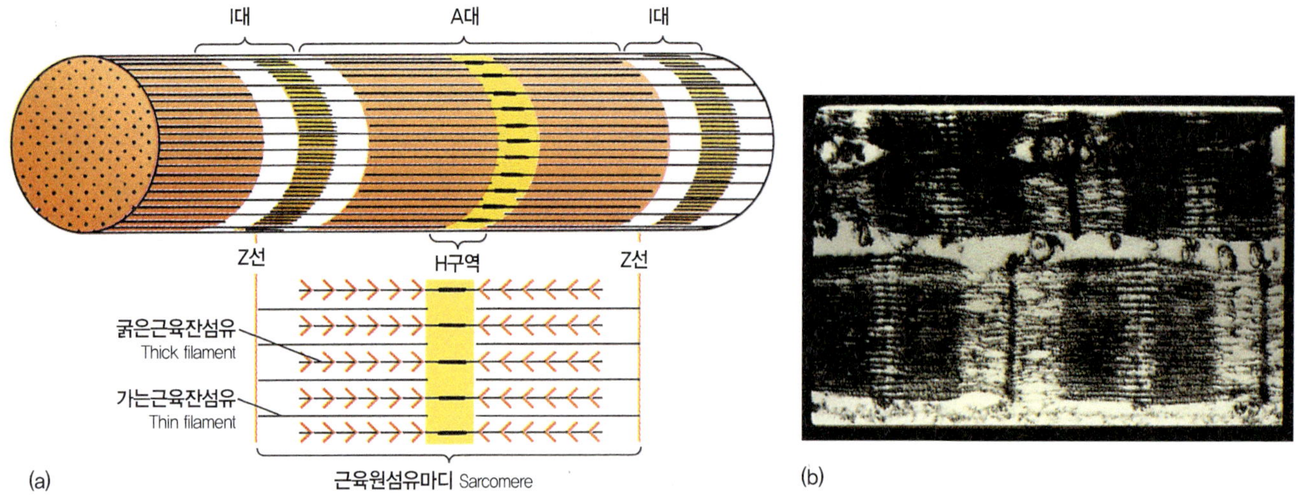

뼈대근육섬유에 있어서 어떤 단백질섬유가 밝은 띠를 형성하는가?

그림 6-4 근육원섬유
(a) 근육원섬유가 두껍고 가는근육잔섬유들이 고도의 유기적인 구성에 의하여 A대, I대 및 H구역을 형성하고 있는 것을 보여주고 있는 간단한 그림이다. (b) 근육의 전자현미경 사진. 이 사진에서 Z선, A대 및 I대를 확인할 수 있다.

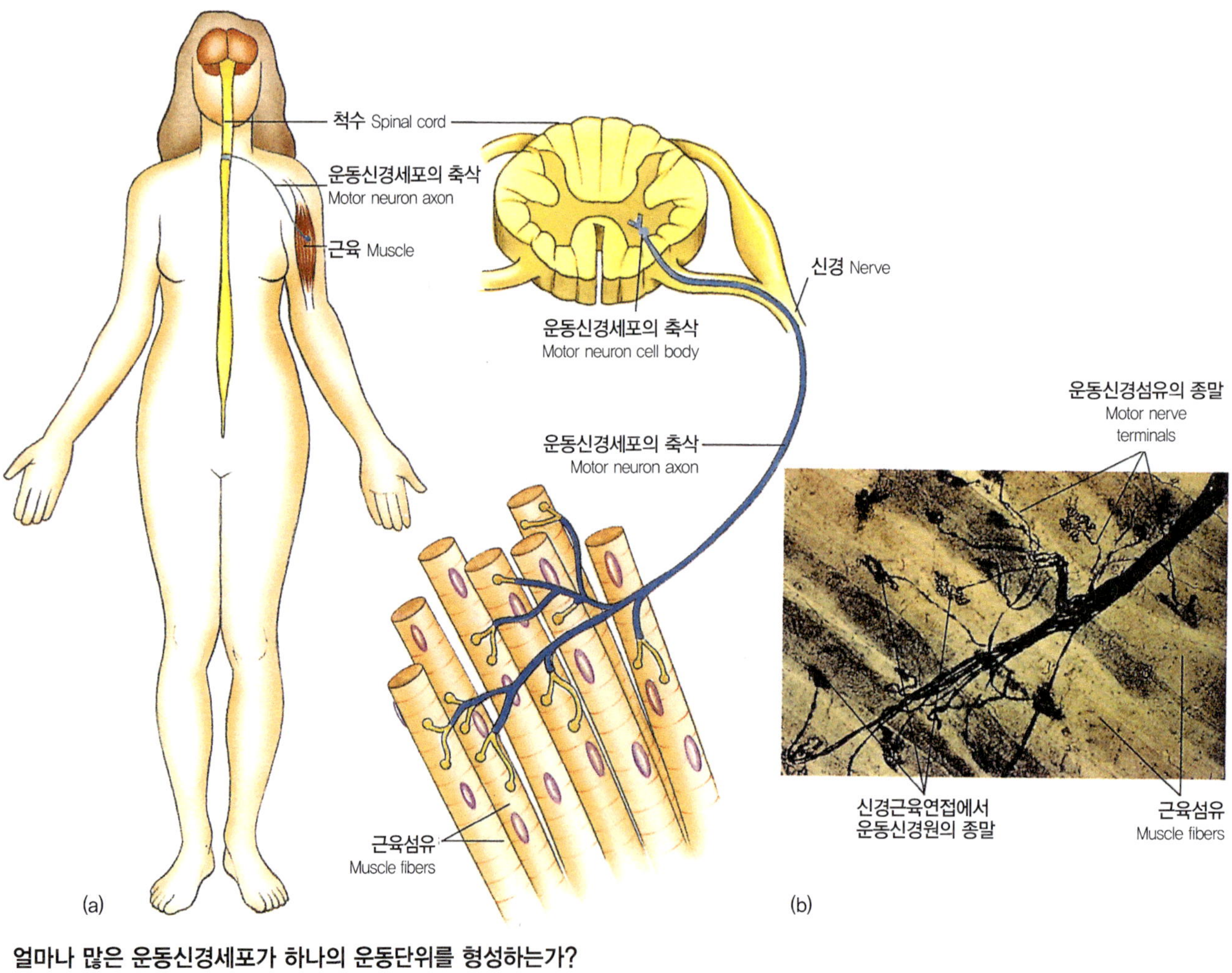

얼마나 많은 운동신경세포가 하나의 운동단위를 형성하는가?

그림 6-5 운동단위
(a) 운동단위는 한 개의 운동신경세포와 이와 연관된 수 많은 뼈대근육섬유로 이루어져 있다. (b) 운동단위의 사진.

신경분포 Nerve Supply

대부분의 근육세포막(근형질막, sarcoplasm)의 바깥은 음이온보다는 양이온으로 되어 있어 양전하를 띤다. 한편, 근육세포막의 속면은 음이온을 띠는데 이러한 근육세포막 간의 다른 이온은 작은 전압차인 전하, 즉 **안정막전위(휴지막전위, resting membrane potential)**를 일으키는데 이는 제9장에서 더 자세히 서술하기로 한다.

신경세포나 근육세포가 자극되면, 매우 짧은 시간내에 안정막전위가 발생된다. 이 자극은 막의 이온 채널을 열어 양이온(Na^+)이 세포속으로 유입되게 한다. 한편, 열린 이온 채널의 막부분은 양전하를 띄게 만들며 동시에 곧 바로 이온 채널이 닫혀지고 세포내로 들어온 Na^+이온은 세포의 뒤쪽으로 운반된 후 밖으로 빠져 나가게 됨으로서 다시 세포막은 원상태로 돌아간다. 일단, 자극이 끝나면 휴지막전위가 회복되는데 이같이 막을 통과하여 역으로 일어나는 전위를 **활동전위(action potential)**라고 부른다.

활동전위를 뼈대근육섬유로 전달하는 신경세포를 **운동신경세포(motor neurons)**라 하며 이는 뇌와 척수로부터 기원하며 몸의 구석구석까지 뻗어 있다. 한 개의 운동신경세포와 이 신경이 지배하는 수많은 근육섬유를 통틀어 **운동단위(motor unit)**라고 한다(그림 6-5).

운동신경세포의 각 근육섬유가 만나는 곳은 활동전위가 신경조직에서 근육조직으로 잘 전달될 수 있도록 고도로 특수화되어 있다(그림 6-6). 이 지점에서의 근육섬유는 다소 다르게 보인다: 즉, 이의 근육세포막(근형질막)은 **연접틈새(연접간극, synaptic cleft)**라고 불리는 주머니모양의 함몰부위를 형성하며, 또한 이의 근육세포질은 다수의 미토콘드리아를 가지고 있다. 연접틈새에 연접해 있는 근육세포막은 고도로 주름져 있는데 이를 **운동종말판(운동종판 motor end plate)**이라 한다. 운동신경세포의 종말가지는 두 막 사이의 간격인 연접틈새 사이를 지나가며 이 공간에는 운동신경세포의 종말가지를 비롯하여 운동종말판, **신경근육연접**(neuromuscular junction)과 같은 좁은 공간이 위치한다.

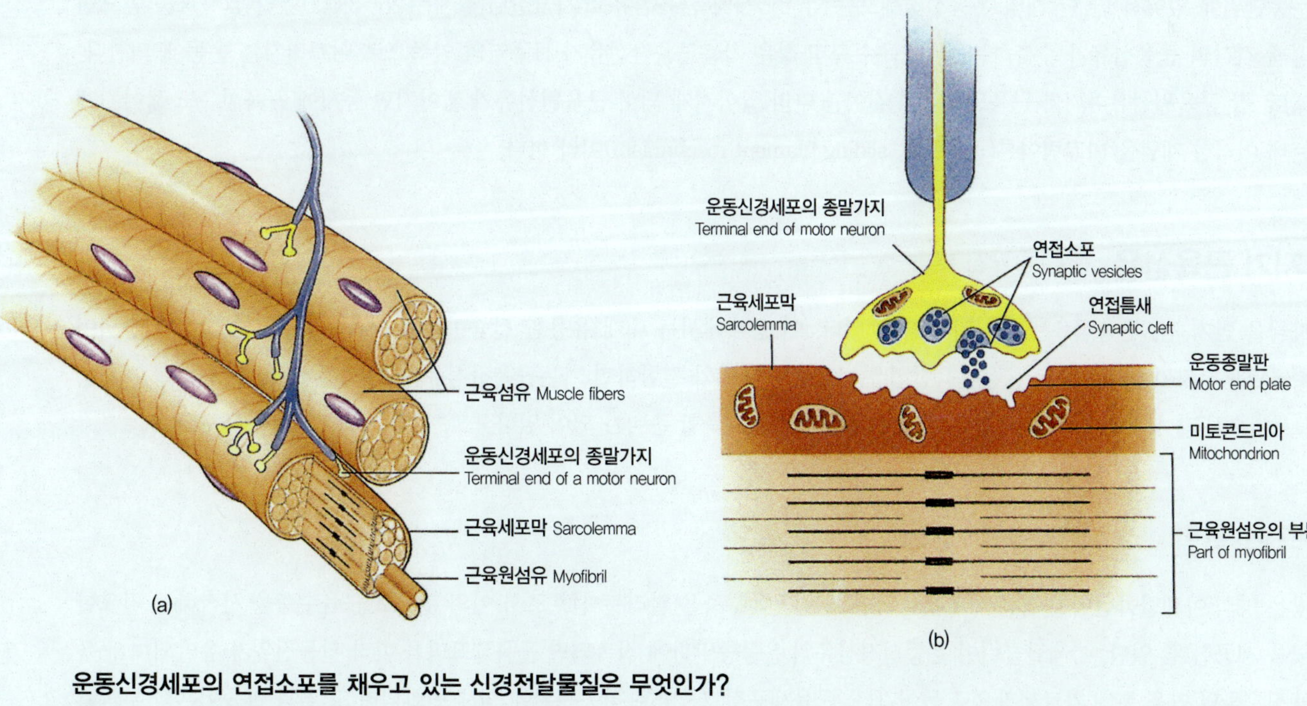

운동신경세포의 연접소포를 채우고 있는 신경전달물질은 무엇인가?

그림 6-6 신경근육연접

(a) 운동신경세포의 종말은 근육섬유의 근육세포막과 접촉하고 있다.
(b) 절단된 확대그림에서 신경세포와 근육의 접촉부 사이가 연접틈새에 의해서 분리되어 있음을 볼 수 있다. 연접틈새를 지나 확산된 신경전달물질에 유의하시오(파란점 표시).

신경종말의 운동신경세포의 세포질 내에는 **연접소포**(synaptic vesicles)라는 작은 주머니모양의 소포들이 있으며 이 안에는 **아세틸콜린**(acetylcholine, ACh)이라는 **신경전달물질**(neurotransmitter)이 들어 있다. 신경전달물질은 신호를 신경종말에서 다른 신경세포나 근육세포에 전달하는 화학물질이다.

활동전위가 운동신경세포의 종말가지에 도달하였을 때 연접소포가 자극되어 아세틸콜린을 분비하게 되면 분비된 화학물질은 연접틈새를 지나 근육섬유의 운동신경종말판으로 확산된다. 일단, 운동종말판에 도달하면 아세틸콜린은 근육세포막의 수용체분자와 결합하고 이는 막의 이온통로를 열어 Na^{+}이온이 세포속으로 들어가며, 이와 동시에 근육세포의 활동전위가 시작되고 근육세포의 수축이 일어나게 된다. 더욱 정확하게 어떻게 근육세포의 수축이 일어나는가에 대해서는 다음 장에서 언급하기로 한다.

개념 확인

1. 작은 혈관은 어떤 결합조직층을 통해서 개개의 근세포로 전달되는가?
2. 근육섬유에는 어떤 원통모양의 단백질이 들어 있는가?
3. 두 개의 인접한 Z선 사이의 단백질의 절편을 무엇이라 하는가?
4. 연접틈새에 확산된 아세틸콜린은 제일 먼저 어떤 구조와 접촉하게 되는가?

근육수축의 생리

근육수축은 근육섬유 내에 위치하고 있는 근육원섬유마디의 길이가 짧아질 때 완성된다.

운동단위에 있어서 단 한 개의 운동신경세포는 약 150개의 근육섬유를 자극한다(실제는 25~3,000). 일단 자극을 받으면 어떻게 각각의 근육섬유가 수축하는가? 근육수축 과정은 가는근육잔섬유가 H구역의 안쪽으로 미끄러지는 운동에 의한다. 이 경우 각 근육원섬유마디가 근육원섬유의 길이를 따라 짧아지게 되며 근육원섬유가 짧아지면 동시에 근육섬유도 짧아지게 되는데 이러한 개념을 **미끄럼이론(근활주설**, **sliding filament mechanism)**이라 한다.

휴지기 근육섬유 The Fiber at Rest

자극을 받기 전, 근육섬유는 휴지기 상태에 있다. 이 상태에서는 대개 유용한 칼슘이온이 근육세포질그물 내에 저장되어 있다. ATP 분자가 화학적으로 굵은근육잔섬유(미오신 단백질)와 결합하면 가는근육잔섬유는 3종류의 단백질(액틴, 트로포닌, 트로포미오신)과 상호작용하여 이 섬유는 자극이 일어나면 수축할 준비가 되어 있다.

자극의 역할 Role of the Stimulus

많은 양의 아세틸콜린이 연접틈새에 분비되면 이는 근육수축을 알리는 신호로서 이의 분비로 근육수축을 시작하는 필요한 자극을 제공한다. 일단, 아세틸콜린이 운동신경섬유의 운동종말판에 접촉되면 근육세포막을 따라 활동전위가 유발되며 근육세포질그물의 막을 통해 가로세관으로 들어간다. 근육세포질그물막은 활동전위에 의해 변화되며 그 결과 칼슘이온의 투과력이 증가하게 되며 그 후 이온은 근육세포질 내로 분비되어 근육원섬유로 확산한다.

근육수축 Muscle Contraction

일단 칼슘이온이 근육원섬유에 도달되면, 이는 가는근육잔섬유에 위치하고 있는 트로포닌과 결합하게 된다(그림 6-7). 이는 액틴과 트로포닌 분자의 구조적인 모양을 변화하게 만들며 그 결과 가는근육잔섬유에 위치하고 있는 결합부위를 노출시킨다. 이같은 새로운 결합 부위가 노출되면 **교차다리(횡교, crossbridges)**라고 불리는 굵은근육잔섬유의 일부분이 그들과 결합하면서 가는근육잔섬유와 굵은근육잔섬유 간의 연결이 형성된다.

교차다리의 연결이 이루어지면 동시에 칼슘이온이 굵은근육잔섬유와 결합하고 있는 ATP를 파괴하려는 운동이 활발하게 일어나며 이 같은 재반응에 의해 미오신은 ATP를 ADP + PO_4^{2-}와 에너지로 더욱 빨리 분해하려는 효소로서의 중요한 역할을 하게 된다. 이때 에너지로 분비된 일부는 교차다리를 움직이는 데 사용되며 나머지는 열로서 방출된다. 근육이 수축할 때 분비된 열은 체온을 높이는 데 사용되며 우리들이 운동할 때 나오는 열로도 사용되는데 사실 인체의 열의 80% 이상이 근육수축에 의하여 생산된다.

교차다리의 움직임은 가는근육잔섬유를 근육원섬유마디의 중심으로 잡아당기는 역할을 하는데 이 기전은 각각의 교차다리가 안쪽으로 기울어짐에 의한다. 기우는 운동이 종결되면 다른 ATP 분자가 미오신과 결합하여 굵은근육잔섬유의 교차다리가 가는근육잔섬유의 부착점으로부터 떨어지게 만듦으로써 이들은 다시 원위치로 돌아온다. 원위치로 회복되면 교차다리는 굵은근육잔섬유에 위치하고 있는 결합부위에 붙어 재형성되며 이때 근육원섬유마디 중심의 가까운 부위에서는 예외다. 교차다리의 형성, 운동 및 분비주기는 재반복하여 일어나며 이는 가는근육잔섬유가 근육원섬유마디의 중심으로 계속적으로 움직일 수 있도록 한다. 결과적으로, 근육원섬유마디의 Z선은 함께 이끌려져 근육원섬유마디를 짧게 만든다(그림 6-8). 근육섬유 내 동시적인 근육원섬유마디의 단축은 근육섬유의 수축을 유도할 수 있을 정도로 짧아진다.

사람이 죽으면, ATP는 세포의 대사활동의 중지로 소용없게 되는데 일단 형성된 교차다리는 분리가 안 되며 **사후경직**(rigor mortis)이라 불리는 근육의 경직상태가 된다.

휴지기로의 전환 Return to Rest

운동신경세포에 전달된 활동전위가 멈추면 아세틸콜린의 분비는 정지된다. 그러나 자극은 운동신경세포의 운동종말판에 있는 아세틸콜린의 입자가 불활성될 때까지는 끝나지 않는다. 이의 불활성은 아세틸콜린에스터라제(AChE, 콜린에스터라제)라는 효소에 의하여 이루어진다. 아세틸콜린이 불활성되자마자 칼슘이온은 이의 능동수송에 의해 근육세포질그물로 되돌아오며 이는 ATP의 형성에 부가적인 에너지를 요구한다. 칼슘이온과 같이 가는근육잔섬유는 원래 모습을 찾게 된다. 가는근육잔섬유의 결합부위가 부족하면 교차다리와의 부착이 사라져 다시 근육원섬유마디가 원위치로 돌아가게 하며, 근육섬유는 미토콘드리아에서 빠르게 분비되는 ATP를 이용해 다시 재자극에 대한 준비를 한다.

수축에너지 Energy for Contraction

수축을 위한 에너지는 여러 방법에 의해 얻어진다. 주로 세 가지 방향에 의한 에너지 사용을 보면 다음과 같다: (1) 교차다리의 기계적 운동, (2) 가는근육잔섬유로부터 교차다리의 부착소멸 및 (3) 칼슘의 근육세포질그물으로의 환원이다. ATP와 결합된 높은 에너지의 붕괴는 유용하게 사용할 수 있는 에너지를 제공한다. 이 반응에서 ATP의 붕괴는 ADP + PO_4^{2-} + 에너지를 생산한다. ATP는 세포호흡 동안 근육섬유 내의 미토콘드리아에서 제조된다. 설탕분자(주로 포도당)는 붕괴되면서 다른 반응조절의 사용에너지를 분비하는데 이 에너지는 일시적으로 다음 공식에서와 같이 ATP 내에 저장된다.

$$\text{ADP} + PO_4^{2-} + \text{에너지} \rightarrow \text{ATP}$$

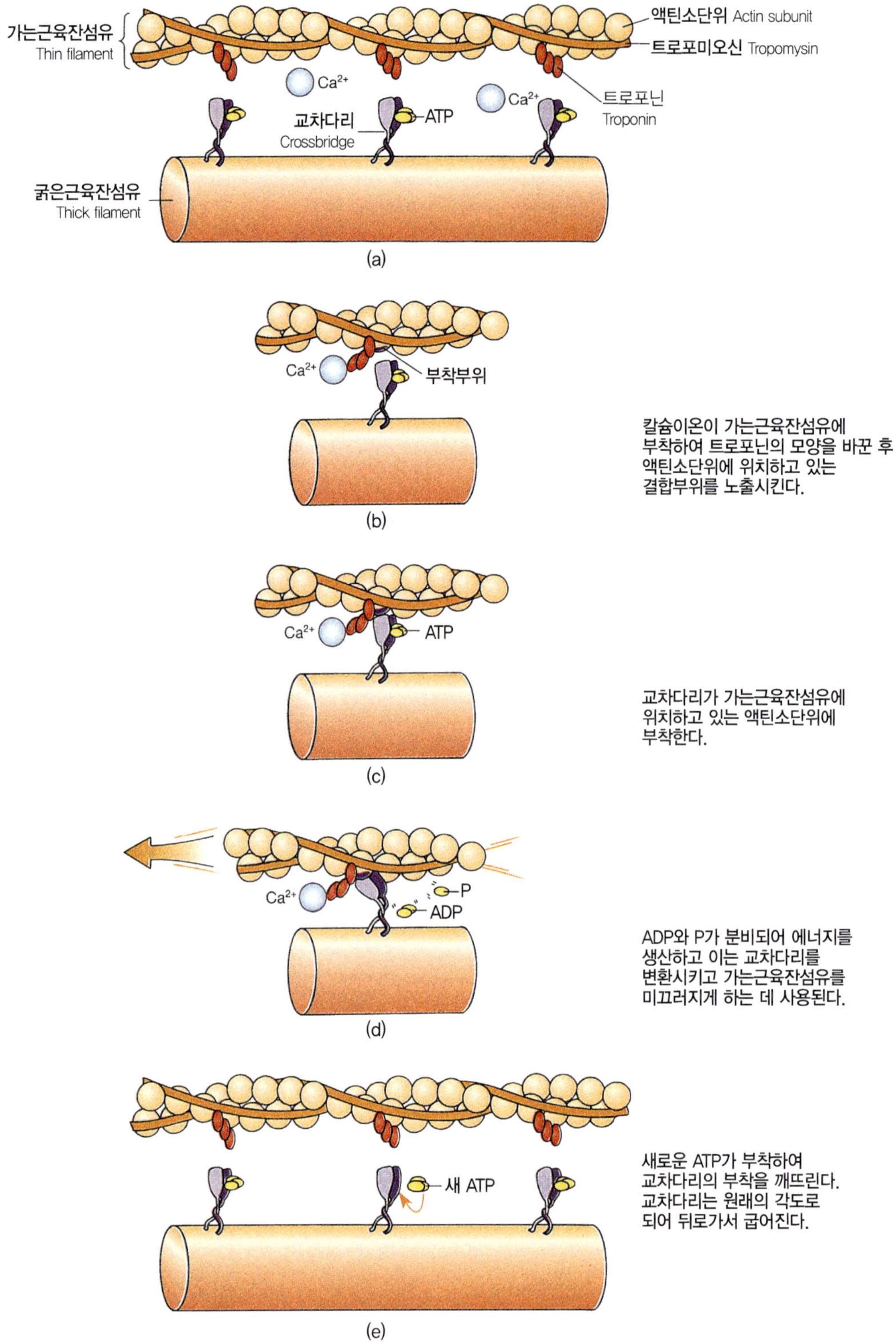

근육수축에 있어 칼슘의 역할은 무엇인가?

그림 6-7 근육수축기전의 미끄럼이론 모형
(a) 휴지기. 가는근육잔섬유가 접촉하며 ATP는 미오신인 굵은근육잔섬유와 결합한다. (b) 칼슘이온이 가는근육잔섬유와 결합하며 트로포닌을 변화시켜 액틴의 결합부위를 노출시킨다. (c) 그 결과 미오신의 교차다리가 액틴에 부착한다. (d) ATP의 분해는 미오신의 교차다리를 움직이는 에너지로 사용되는데 이는 가는근육잔섬유가 굵은근육잔섬유에 붙도록 한다. (e) 또 다른 ATP 분자가 미오신의 굵은근육잔섬유에 부착하여 교차다리를 액틴으로부터 떨어지게 만들어 원래의 위치로 오게 만든다.

휴지기의 근육섬유에 있어서도 ATP는 미토콘드리아에서 빠르게 만들어진 후 다음 수축주기를 위해 세포내에 저장된다.

일단 수축이 시작되면, 저장된 ATP는 몇 초 내로 사용되며 활발한 활동이나 장기간 수축 동안에는 생산율보다 사용률이 높아져 빠르게 고갈된다. 따라서 또 다른 에너지원을 요구하게 된다. 이 중 한 자원은 인산크레아틴(creatine phosphate)이라는 고에너지 분자로 ATP보다 더욱 오래 근육섬유에 저장되며 ATP보다 4~6배 정도 더 많다. 인산크레아틴의 붕괴는 근육수축 시작 후 짧게 시작되며 이때 분비되는 에너지는 곧 바로 쓸 수 있는 ATP의 생산에 사용된다. 만약 우리의 근육운동에 필요한 모든 에너지를 저장된 ATP와 인산크레아틴에만 의존한다면, 15초 이상 근육수축을 유지할 수 없게 되므로 더욱 많은 에너지자원을 이용하지 않으면 안 된다. 또한 부가적인 자원의 하나는 글리코겐(glycogen)으로, 이는 근육이나 간에 존재하는 글루코스 형태로 저장되어 있다. 글리코겐의 붕괴는 많은 양의 글루코스를 생산하며 이는 수분 동안 수축을 유지할 수 있는 충분한 ATP를 생산한다. 근육의 활동이 연장상태나 격렬한 운동에서와 같이 장시간 동안 이루어질 경우 지방분자가 유용하게 사용된다. 지방은 인체의 다른 분자보다도 더 많은 근수축을 일으킬 수 있는 잠재적 에너지를 가지고 있기 때문이다.

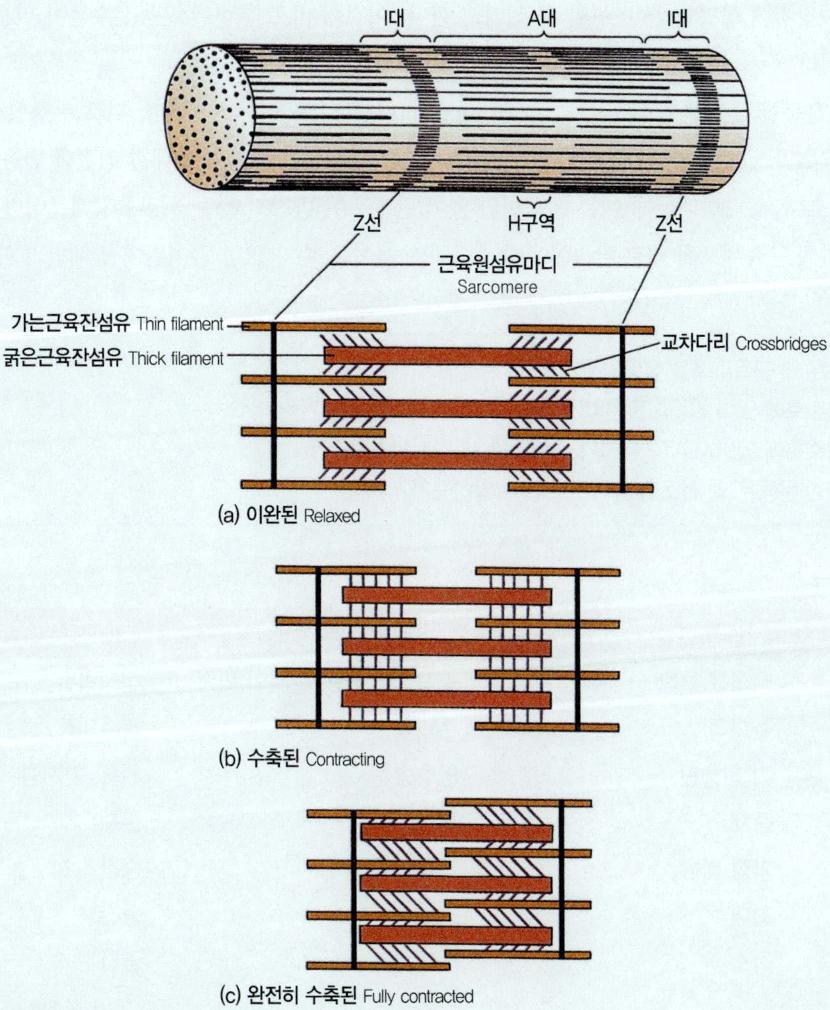

근육수축 동안 ATP의 역할은 무엇인가?

그림 6-8 근육원섬유마디의 미끄럼 잔섬유는 근수축의 요인이다.
(a) 휴지기의 근육원섬유마디. (b) 일단, 칼슘이온이 형성되면, 미오신의 교차다리는 액틴과 결합한다. ATP는 교차다리를 변환하는 데 유용하다. 변환은 가는근육잔섬유를 안쪽으로 움직이도록 한다. 가는근육잔섬유가 동시에 횡단하여 굵은근육잔섬유 쪽으로 움직인 경우, Z선은 안쪽으로 잡아당겨지며 근육원섬유마디는 짧아져 근육수축을 유발한다. (c) 완전수축은 가는근육잔섬유가 최대로 가능한 한 안쪽으로 미끄러져 들어오는 것이다.

산소 부채 Oxygen Debt

산소는 근육수축에 요구되는데 이는 ATP를 생산하기 위해서 세포호흡 동안 사용된다(세포호흡이 효소에 의해서 글루코스분자를 분해시켜 ATP를 생산하는 것이 세포내 미토콘드리아에서 일어난다는 것을 상기하시오). 격렬한 운동 동안에 ATP 생산은 근육세포에서 최고에 도달하며 또한 많은 양의 산소가 소모된다. 그러나 운동의 수분 후에는 호흡계통이나 심장혈관계통에 필요한 산소를 충분하게 공급하지 못하는데, 이때 산소수준은 떨어져 고갈하게 된다. 이같이 일시적인 산소유용의 부족을 **산소 부채**(oxygen debt)라고 부른다. 이 상태는 근육섬유 내에 젖산이라는 물질이 축적되는데 이는 세포호흡 시 생기는 부산물이다. 근육내의 젖산의 출현은 운동 후 아픔을 야기하며 다음 신진대사에 필요한 산소가 공급될 때까지 계속적으로 근육세포 내에 만들어진다. 산소 부채는 부가적으로 산소가 공급될 때 소멸되는데 심한 운동 시에 빠르고 많은 심호흡을 하게 만든다. 부가적인 산소가 공급되면 젖산은 근육세포내에서 대사되지만 근육통은 젖산의 전환속도가 빠르지 못하여 수시간 동안 지속된다.

고도로 숙련된 운동선수 중에는, 심한 활동중 뼈대근육 세포에서 생산되는 젖산생성률이 훈련을 받지 않은 사람보다 약 반으로 줄어든 경우가 있는데 이는 유전적인 영향도 있지만 이보다 훈련에 의한 것이라 한다. 그러므로 훈련된 운동선수는 젖산의 생성과 산소 부채의 시작전에 상당한 훈련을 할 수 있다고 한다. 이것이 바로 훈련된 운동선수들이 비훈련인 보다 숨을 짧게 자주 쉬지 않은 이유이다.

장시간 운동에서 격렬히 운동한 근육에서 산소 부채로 근육피로(muscle fatigue)를 초래한다. 피로는 정상적으로 근수축을 못하게 하는데 이는 pH의 감소와 같은 젖산의 축적에 의해 나타나는 근육의 변화로 자극에 대한 적절한 반응을 저해한다. 어떤 경우, 경련(cramp)은 피로 후에 나타나는데 이는 근육이완 없이 근수축이 발작적으로 일어나기 때문이다. 이런 통증상태는 많은 양의 ATP가 부족하여 근육세포질 내로 칼슘이온이 적절하게 돌아올 수가 없어 근이완이 방해받기 때문이다.

개념 확인

1. 자극은 왜 근육수축을 유발하는가?
2. 근육수축에 있어 칼슘이온은 어떤 두 가지 기능을 수행하는가?
3. 근육수축에 있어서 ATP 분자가 사용되는 세 가지의 방법은?
4. 격렬한 운동은 왜 산소 부채나 피로를 유발하는가?

표 6-1 근육조직의 비교

요인	뼈대근육	민무늬근육	심장근육
위치	뼈대에 부착	속공간이 있는 장기의 벽속	심장벽속
조절 성질	수의적	수의적	불수의적
섬유모양	긴 원통형	방추형	원통, 가지형
가로무늬(근절의 존재)	존재	없음	존재
수축속도	가장 빠름	가장 느림	중간
수축강도	최대	최소	중간
수축된 상태 유지능력	최소	최대	중간
근육조직의 세 가지 형태			

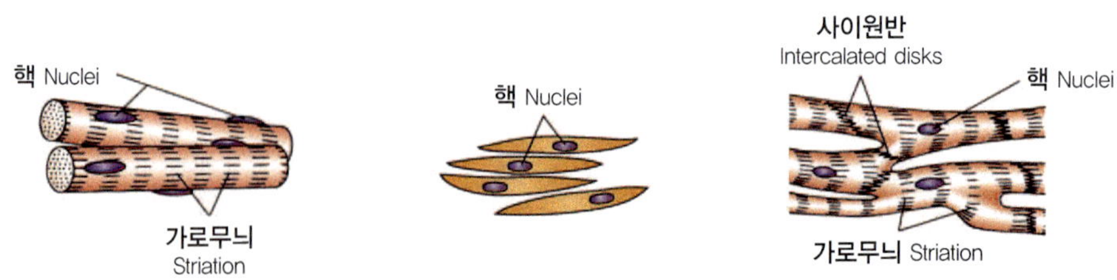

(a) 뼈대근육섬유 (b) 민무늬근육섬유 (c) 심장근육섬유

민무늬근육과 심장근육

민무늬근육조직과 심장근육조직은 구조와 수축에 있어 뼈대 근육조직과 다르다.

뼈대근육조직은 인체 근육의 기본적인 구성요소로서 팔다리를 움직이게 한다. 근육수축을 통해 이룰 수 있는 근강도는 고도로 유기화된 각 근육섬유의 구조와 수많은 근육섬유 간의 연관된 수축에 의한다. 민무늬근육과 심장근육조직은 세포 각각의 형태와 단백질의 내적 배열이 뼈대근육과 달라 수축도 서로 다르게 일어난다(그림 6-1).

심장근육세포는 한 개의 핵을 갖고 있으며 대개 직사각형 모양이며 이웃세포들과 접촉하는 가지들을 가지고 있다. 접촉부위에서 근육세포막이 두꺼워지는데 이를 **사이원반(개재판, intercalated disc)**이라 한다.

이러한 연결은 심장근육세포 간의 자극전도를 용이하게하며 심장근육세포가 한 개의 단위로 기능하도록 하여준다. 내적으로, 심장근육세포는 근육원섬유마디에 배열하고 있는 굵은근육잔섬유와 가는근육잔섬유를 가지고 있다. 근육원섬유마디에서 교대로 밝고 어두운 띠는 뼈대근육에서 처럼 가로무늬를 형성한다. 단백질의 규칙적인 배열로 인해 심장근육세포의 수축은 비록 뼈대근육의 수축보다 약간 약하지만 강하다. 또한, 심장근육조직은 산소 부채와 같은 경우로 되지 않으며 피로하지도 않는다. 이의 수축은 자율적인데 이는 수축주기의 시작 시에 외부자극이 필요하지 않다는 것이다.

민무늬근육세포는 작고 방추형 모양으로 뼈대근육세포에서 발견되는 것과 다른 단백질 배열을 하고 있다. 이들은 트로포닌이 없으며 가는근육잔섬유 속에 소량의 액틴섬유를 가지고 있다. 그리고 근육잔섬유는 근육원섬유마디 속으로 구성되어 있지 않다. 결과적으로 민무늬근육세포는 가로무늬가 없으며 가로세관이나 근육세포질그물도 나타나지 않는다. 민무늬근육세포는 심장근육세포나 뼈대근육세포에 비하여 더욱 천천히 수축하며 장력도 덜하다. 그러나 이는 뼈대근육세포나 심장근육세포에 비하여 지속적인 수축유지에 커다란 기능을 가지고 있다. 심장근육세포와 같이 이들은 산소 부채가 없으며 대부분의 환경조건에서 민무늬근육세포는 수축을 위한 외부의 자극을 필요로 하며 신경자극이나 호르몬자극과 같은 형태를 취한다.

근육의 반응

근육섬유는 충분한 강도의 자극에 반응하여 수축한다. 일반적으로 근육수축은 반응하는 운동단위의 수, 받은 자극의 빈도 및 어떠한 긴장을 받았는지에 따라 변한다.

운동신경세포로 부터의 자극은 근육섬유를 수축하게 하는 원인인 것을 이 장에서 살펴보았다. 신경계는 자극의 강도와 빈도를 변화시킬 수 있는 능력을 가지고 있다. 이는 어떻게 근육반응에 영향을 미치는가? 이 문제를 이 장의 다른 부분에서 공부하기로 한다.

실무율 All-or-None Response

수축을 일으킬 수 있는 최소의 자극을 **역치자극**(threshold stimulus)이라 하며, 또한 이보다 더 약한 어떠한 자극도 부분적인 근육수축조차 일으킬 수는 없는데 이를 **역치이하자극**(subthreshold stimulus)이라 부른다. 근육섬유가 역치강도의 자극이나 최고의 자극을 받았을 경우 근육은 수축할 것이다. 다른 말로 근육섬유는 부분적으로 수축하지 않는다: 즉, 전부 수축하거나 또는 조금도 수축하지 않은 두 가지 경우이다. 근육섬유의 이러한 현상을 **실무율**(all-or-none response)이라고 한다. 실무율 반응은 언뜻 생각하면 모순처럼 보인다. 우리가 악수의 강약을 조절할 수 있듯이 발로 차는 능력, 뛰어넘는 거리를 조절할 수 있다. 다시 말해 근육수축의 강도를 조절할 수 있다는 것이다. 만약 근육섬유가 최대로 늘여진 상태로부터 어떻게 수축할 수 있는가? 운동단위에 대해 상기해 보자. 한 개의 운동신경세포는 약 150개의 근육섬유를 자극할 수 있다(그림 6-6). 운동단위에 속하는 모든 운동섬유는 동시에 수축자극을 받는다. 그러므로 각 운동단위는 실무율을 따르게 된다. 전체 근육은 많은 운동단위를 포함하고 있으며 이들 각각은 역치자극을 갖는 자신의 운동신경세포에 의해 지배를 받고 있다. 만약 근육이 뇌로부터 연속적인 약한 자극을 받았을 경우 낮은 역치에 반응할 수 있는 운동단위만이 반응하여 근육을 약간 수축시킬 것이다. 만약 자극강도가 더욱 높게 되면 더욱 높은 역치에 반응하는 운동단위를 자극하여 더욱 강한 수축을 유발할 것이다. 자극강도가 증가됨에 따라 근육이 최강도로 수축할 때까지 운동단위는 더욱 활동적이다. 이같이 자극강도의 증가에 따라 운동단위의 활동증가를 **보강**(recruitment)이라 한다. 근육에 있어 운동단위의 보강은 우리가 근육수축능을 변화시킬 수 있는 능력을 제공한다.

근육 수축의 형태 Types of Muscle Contractions

자극강도 외에 근육에 의해 받는 자극의 빈도도 변한다. 자극빈도의 변화는 근육 수축의 성질에 직접적으로 영향을 미치며 이들의 다른 형태에 대해 다음에 기술한다.

연축 Twitch Contraction

연축은 약간 역치 이상의 하나의 자극에 대하여 빠르게 반응한다. 이는 근육이 휴지기 상태로 돌아오기 전 약 1/10초 동안 지속한다. 실험동물에서 근육을 제거하고 전기적 자극을 가한 후 근수축을 그림 6-9에서와 같이 측정하여 도면화하였다. 이러한 도면형태를 **근육운동기록도**(myogram)라고 하는데 여기서 주의할 것은 자극적용 후 수축의 지연으로 이를 **잠복기**(latent period)라 한다. 이는 칼슘이온의 방출에 필요하는 시간으로 생각된다. 미오신이 활성화되면 교차다리의 부착이 유발된다. 잠복기는 **수축기**(period of contraction)에 의하여 선행 수반되며 이는 근육운동기록도에서처럼 약간 위로 향한 것처럼 나타난다. 수축기 동안에는 근육은 부착점에서 잡아당겨져 그 결과 짧아지며 수축기 다음에 진행되는 하향선은 **이완기**(period of relaxation)로서 이 기간에 근육은 원래의 길이로 돌아온다.

연축은 근육 수축의 기본적인 단위로 이는 일상적인 신체이동 방법이 아니다. 왜냐하면 적은 수의 섬유만 수축하기 때문이다. 알다시피, 모든 다른 수축은 기본적으로 연축과 연관되어 있다.

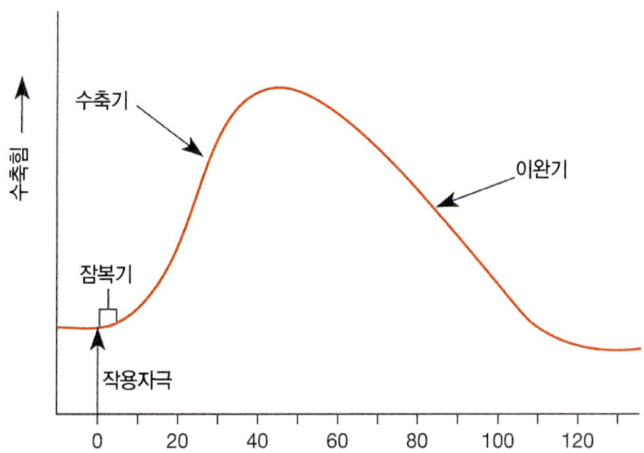

잠복기에 의해 어떤 기전이 나타나는가?

그림 6-9 한 개 근육의 연축에 대한 근육운동기록도
하나의 자극은 한 개의 근육수축을 유발하며 이는 시간 단위당 수축력으로 측정할 수 있다.

계단현상 Treppe

근육이 서로 빠르게 하나의 연축을 유발하는 방법으로 자극되면 처음의 몇몇 연축들은 점점 수축력이 증가되는데 이러한 현상을 **계단현상**, 또는 계단효과(staircase effect)라고도 한다(그림 6-10a). 또한, 계단현상은 근육이 완전수축에 도달하기 전의 운동이라고 제안되었다.

파동중첩 Wave Summation

자극이 충분히 크면 근육수축이 일정 시간 동안 지속할 수 있게 된다. 만약 근육의 전수축주기가 종료되기 전에 다음 자극을 받을 경우 두 번째 수축은 첫 번째 수축보다 더욱 강하게 나타나는데, 이러한 현상을 **파동중첩**이라 하며 **그림 6-10b**의 근육운동기록도에서 볼 수 있다. 파동중첩에 의한 근수축력은 연속적인 연축에 의해 이루어진 것보다 4배 정도 크다.

강직 Tetanus

만약 각 수축주기가 완전히 끝나기 전에 초당 20~30의 비율로 연속적인 자극이 근육에 가해지면 파동중첩값은 최고치에 도달하며 자극이 멈출 때까지 계속된다. 근육의 이러한 현상을 **불완전강직**(incomplete tetanus)이라 하며 이는 **그림 6-10c**에 나타나 있다. 불완전강직 동안 부분적인 이완이 자극 사이에 일어난다. 만약 자극이 이의 빈도를 초당 30~50으로 증가시키면 지속되는 수축은 어떤 근육이완도 없이 지속될 것이다. 이 경우 근수축의 상태를 **완전강직**(complete tetanus)이라 부른다(**그림 6-10d**). 완전강직은 연축의 융합으로 나타나며 강력하고도 지속적인 수축이 일어난다. 파상풍으로 알려진 질환에서 천자부위를 통해 인체의 침입으로 인한 세균에 의해 발병되는 질환으로 이 질환의 용어는 턱을 포함한 신체근육의 지속적인 강직을 포함한 심한 경련을 동반하는 증상에 적용된다.

강직에 의한 근수축은 대개 신체이동의 수단을 제공하는 데 필요한 수축강도에 따라 이는 불완전강직을 비롯하여 완전강직, 또는 양쪽의 결합과 같은 것을 제공한다. 예를 들면, 걷기는 뇌와 척수로부터 다리의 근육으로 높은 자극의 빈도를 요하며 이는 지속적인 수축에 의해 반응된다. 달리기와 뛰기는 많은 빈도의 자극을 요구하며 일시적인 완전강직 상태에서 연속적인 강한 근육수축을 제공한다.

강직은 또한 **근육긴장도(근장력,** muscle tone)를 유지시키는 데 필요한 근육수축 형태를 제공한다. 근육긴장도는 신체의 운동을 일으키는 것이 아닌 근육을 약간 묶어주는 몇몇의 근육섬유에 의한 연속적이면서 지속적인 수축현상이다. 자세유지에 있어 이의 중요성은 근육긴장도가 갑자기 소실되었거나 사람이 의식을 잃었거나 신체가 약해졌을 경우에 확실하게 나타난다.

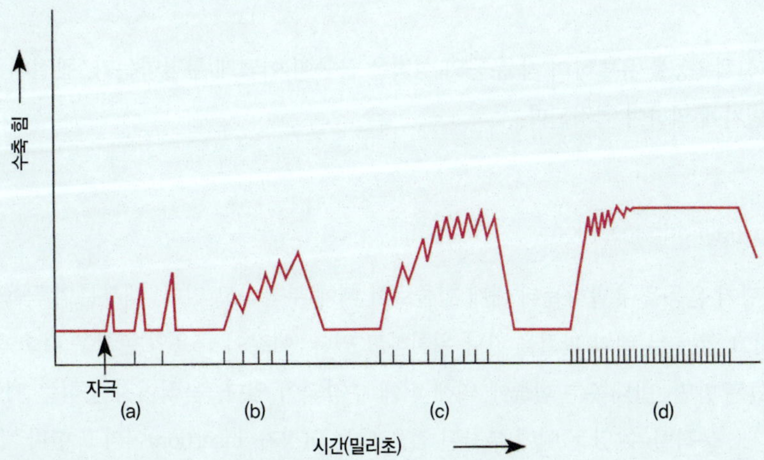

걷는 것과 같은 활동에는 뼈대근육의 어느 형태의 근육수축이 작용하는가?

그림 6-10 근육수축의 형태
자극빈도가 증가하면 근육수축 성질은 변한다. (a) 계단현상. 만약 근육이 자극 사이에서 이완이 되면 근육수축은 강도가 점점 증가하는 단순한 연축이 될 것이다. (b) 파동중첩. 만약 근이 자극 사이에서 이완이 허락되지 않을 때 수축은 상당한 강도로 증가할 것이다. (c) 불완전강직. 만약 자극빈도가 더욱 더 증가한다면, 중첩은 큰 값으로 나타날 것이다. (d) 완전강직. 자극의 빈도가 훨씬 증가한다고 해도 자극 사이에는 아무런 이완이 없으며 강축은 완전히 큰 값으로 유합된다.

등장성 및 등척성 Isotonic and Isometric

등장성과 등척성 수축은 실제로 강직의 두 형태이다. 이들은 근육장력(tension)의 두 종류의 다른 효과로 해석된다. 장력은 근육수축에 의해 나타나는 힘이다.

등장성 수축(isotonic contraction)은 근육이 부착된 구조물, 대개 뼈나 고정구조와 같은 것을 잡아당길 때의 움직임에서 나타난다. 적용된 장력은 근육이 이완될 때까지 계속되며 이는 대개 신체이동의 수단으로 작용한다. 이는 커다란 근육의 비대나 지구력을 키우는 운동에서 활동적인 형태로 나타난다.

등척성 수축(isometric contraction)은 근육장력을 유발하지만 근육단축이 일어나지 않는다. 즉, 에너지는 장력을 일으키는데 사용되지만 신체의 이동은 없다. 등척성 수축의 한 예는 우리가 벽과 같이 움직일 수 없는 물체를 밀었을 때 나타난다. 이때 근육은 수축되고 긴장되지만 신체의 이동은 없다. 등척성 운동은 가끔 운동선수들이 관절을 강화할 때나 근육덩어리의 팽창을 최소화할 때 에너지 소모로 시용된다.

개념 확인

1. 강도가 점점 증가하는 자극이 주어질 때 어떤 근육섬유가 반응하는가?
2. 근육수축의 강도에 얼마나 많은 보강이 증가하는가?
3. 빈도가 증가하는 자극을 받았을 때 근육은 어떻게 반응하는가?
4. 등장성 수축과 등척성 수축 간의 차이는 무엇인가?

운동의 생산

운동은 부동뼈를 향하여 가동뼈를 움직일 경우와 같이 근육이 수축할 때 일어난다. 대부분의 운동에 있어서 많은 근육들이 관여하고 있으며 각각 몇 가지의 가능한 역할을 수행하고 있다.

근육수축은 광범위한 신체운동을 유발하며 각 운동의 성격은 근육이 어떻게 부착하는가, 관절의 구조, 인접한 근육의 상호작용 등과 같은 다양한 인자에 의하여 결정된다.

이는곳과 닿는곳 Origin and Insertion

근육은 부착점을 잡아당겨 운동을 유발하는데 대개 힘줄로서 뼈에 부착하고 있다. 대부분의 근육은 하나의 뼈에서 다른 뼈로 이어져 있거나 관절하고 있는 두 뼈의 관절을 지나 위치하고 있다. 이같이 근육의 한끝은 다소 움직이지 못하거나 고정된 뼈에 힘줄로 부착되어 있는 반면, 반대쪽은 힘줄에 의해 뼈에 부착되어 있다. 움직이지 못하는 뼈에 부착된 점을 **이는곳**(**기시**, origin)이라고 하며 다소 움직일 수 있는 뼈에 부착된 점을 **닿는곳**(**정지**, insertion)이라고 한다. 근육수축은 닿는곳을 이는곳 쪽으로 잡아당기는데 팔다리의 근육에 있어서 이는곳이 몸쪽 부위이며 닿는곳이 먼쪽 부위를 형성한다.

근육군의 작용 Group Actions

자연스러운 근협동과 같은 특수한 운동이 일어나는 데는 한 개 이상의 많은 근육들이 관여하고 있다. 예를 들면, 손을 머리

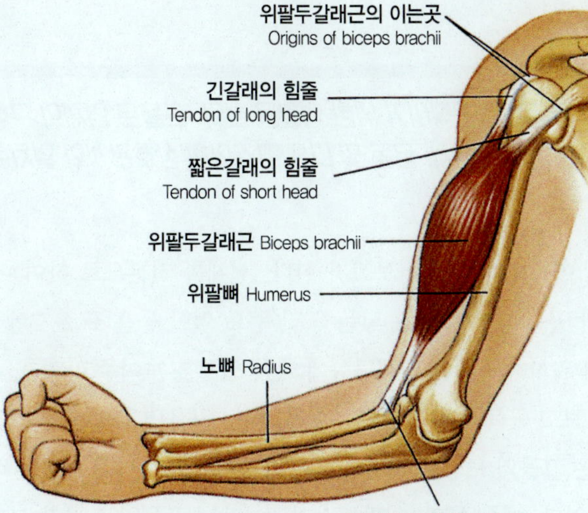

이 그림에서 무엇이 가동뼈인가?

그림 6-11 근육의 이는곳 및 닿는곳을 보여주고 있는 근육은 위팔두갈래근으로 팔에 위치하고 있다.

위로 올리려고 할 때 어깨 위에 위치하고 있는 하나의 근육이 단순히 수축하게 되거나 뇌가 근육군에 적당한 간격으로 팔을 들어 올리는 신호를 보내면 된다. 이와같이 신체이동을 위한 근육군 간의 협동반응을 **근육군의 작용**(group action)이라 한다.

근육군작용 내에 있는 근육은 우리가 원하는 운동을 수행하기 위하여 특수한 역할을 담당하는데, 즉 우리가 원하는 운동을 일으키는 **주동근**(prime movers)을 비롯하여 운동할 때 이완되는 근육을 **대항근**(**길항근**, antagonists), 운동을 도와주는 **협동근**(**협력근**, synergists), 주동근의 이는곳을 안정시키는 **고정근**(fixators)이 있다.

이러한 역할에 대한 예로서 의도적으로 팔꿉관절이 있는 팔을 굽혀보자. 팔꿉관절에서 팔을 굽히기 위해서는 위팔뼈(상완골, humerus)의 앞면에 위치하고 있는 위팔세갈래근(상완삼두근, triceps brachii)이 위팔뼈쪽으로 아래팔(전완, antebrachii)을 잡아당겨 수축하지 않으면 안 된다. 왜냐하면, 이 근육은 운동(굽힘)을 유발하므로 이를 주동근이라 한다.

위팔두갈래근(상완이두근, biceps brachii)과 반대되는 근육은 위팔뼈의 뒷면에 위치하고 있는 위팔세갈래근으로 이는 이완함으로써 운동을 수행한다. 따라서 위팔세갈래근은 이같은 운동에 있어서는 대항근(antagonist)으로 작용한다. 위팔두갈래근과 이웃하고 있는 위팔과 아래팔의 다른 수많은 근육들은 팔과 팔꿉관절을 움직이지 못하도록 하기 위하여 굽힘 시에 수축하여야 하는데 이러한 운동을 하는 근육을 협동근이라 한다. 끝으로, 어깨관절(견관절 showlder joint) 가까이에서 기시하는 가슴, 등 및 어깨의 근육들은 안정화를 유지하기 위하여 수축하지 않으면 안 되며, 또한 이를 위하여 위팔두갈래근의 강한 힘을 필요로 하게 되는데 이같은 역할을 수행하는 근육을 고정근(fixator)이라 한다. 만약 우리가 어깨에서 팔의 모음(내전 adduction)과 같은 운동을 한다면 이들 근육들은 각각 이 운동을 완성하기 위해서 다른 역할을 하게 된다.

개념 확인

1. 이는곳과 닿는곳의 정의는 무엇인가?
2. 특별한 근육군의 활동에 있어서 주동근의 역할은 무엇인가?
3. 자연스러운 운동을 할 때 왜 고정근의 활동이 중요한가?

인체의 주요 근육

인체의 주요 근육은 모든 가동뼈를 움직이기 위한 역할을 한다. 그들은 인체의 구석구석에 분포되어 있으며 이들 근육 각각의 이름은 형상이나 위치, 운동 및 다른 구조와의 상호관계와 일치한다.

이 장에서는 인체의 주요 근육들의 이름에 대해 알아보고자 한다. 신체를 기본으로 하여 머리 부분에서 시작하여 신체의 아래로 내려가 이를 세분화하였다. 각 근육들의 이는곳, 닿는곳 및 주요 역할 등은 표 6-2에 기술하였으며 그림 6-12와 그림 6-13에서는 인체의 앞쪽과 뒤쪽에 위치하고 있는 인체근육에 대한 위치를 보여주고 있다.

근육을 공부하기 전에 표를 간단히 보고 근육의 이름에 주목하자. 어떤 근육명은 단순하지만 대부분 상당히 과학적으로 명명되었다. 다시 말해 각 근육의 이름은 그들의 모양을 비롯하여 위치, 운동 또는 다른 구조물과의 상호관계에 따라 명명하였으며 라틴어나 그리스어원으로 되어 있다. 예를 들면, 위팔두갈래근이라는 근육명은 글자 그대로 위팔에 있는 두 개의 갈래(이는곳)를 의미한다. 즉, 이는 위팔에 위치하고 있는 갈래가 두 개(또는 두 개의 이는곳)인 근육을 묘사하였다. 다른 예로는 가슴부위에 있는 커다란 근육인 큰가슴근(대흉근, pectolaris major)으로 이는 커다란 가슴이라는 것으로부터 유래하였다.

머리와 목의 근육 Muscles of the Head and Neck

머리와 목에 관련된 주요 근육들은 얼굴의 표정이나 씹기와 관여된 근육, 머리를 움직이면서 목에 위치하고 있는 근육들을 말한다.

얼굴표정근육 Muscles of Facial Expression

머리부위의 여러 근육들은 얼굴의 표정을 변화시킬수 있는 근육들로 구성되어 있다(그림 6-14). 이마의 **이마근(전두근, frontalis)**은 눈썹을 위로 올리며, 머리의 뒤아래부에 위치하고 있는 **뒤통수이마근(후두근, occipitalis)**은 머리덮개를 뒤로 잡아당긴다. 각 눈주위를 둥글게 싸고 있고 있는 **눈둘레근(안륜근, orbicularis oculi)**은 눈꺼풀을 닫게 하여 눈을 감게 하며, **입둘레근(구륜근, orbicularis oris)**은 입주위를 둥글게 싸고 있으며 **볼근(협근, buccinator)**과 함께 이들은 키스를 하게 하거나 입에 주름을 만든다. 왜냐하면, 볼근은 트럼펫이나 휘파람을 불 때 볼을 팽팽하게 하기 때문이다. 따라서 이 근육을 트럼펫근이라고도 불린다. 미소는 주로 입꼬리를 올려주는 **광대근(관골근, zygomaticus)**에 의하여 일어난다. 얼굴표정근육은 표 6-2에 요약하였다.

표 6-2 얼굴표정근육

근육	이는곳	닿는곳	작용
이마근	뒤통수뼈	눈주위의 피부	눈썹을 올림
뒤통수이마근	뒤통수뼈	머리덮개널힘줄	머리덮개를 뒤로 당김
눈둘레근	눈주위의 위턱뼈와 이마뼈	눈꺼풀	눈을 감음
입둘레근	입을 싸는 근육	입꼬리의 피부	입술을 닫고 내민다: 말하는 동안 입술 모양을 변화
볼근	위턱뼈와 아래턱뼈	입둘레근	휘파람불 때, 불 때, 빨때에 뺨을 압박한다.
광대근	광대뼈	입꼬리주위의 피부와 근육	미소지을 때 입꼬리를 올림

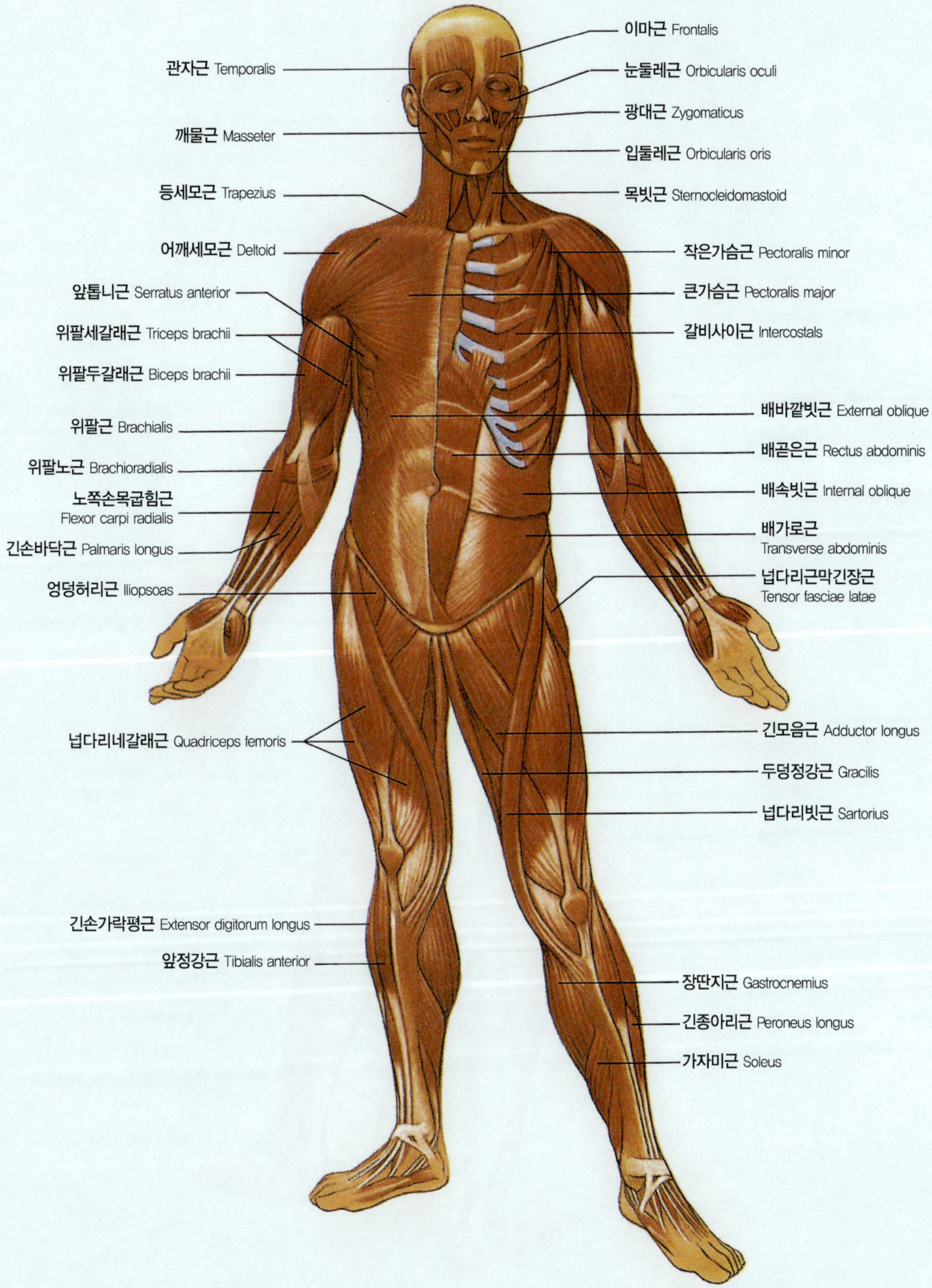

어깨세모근(삼각근)은 기관인가, 조직인가 또는 막인가?

그림 6-12 인체의 주요 근육, 앞면

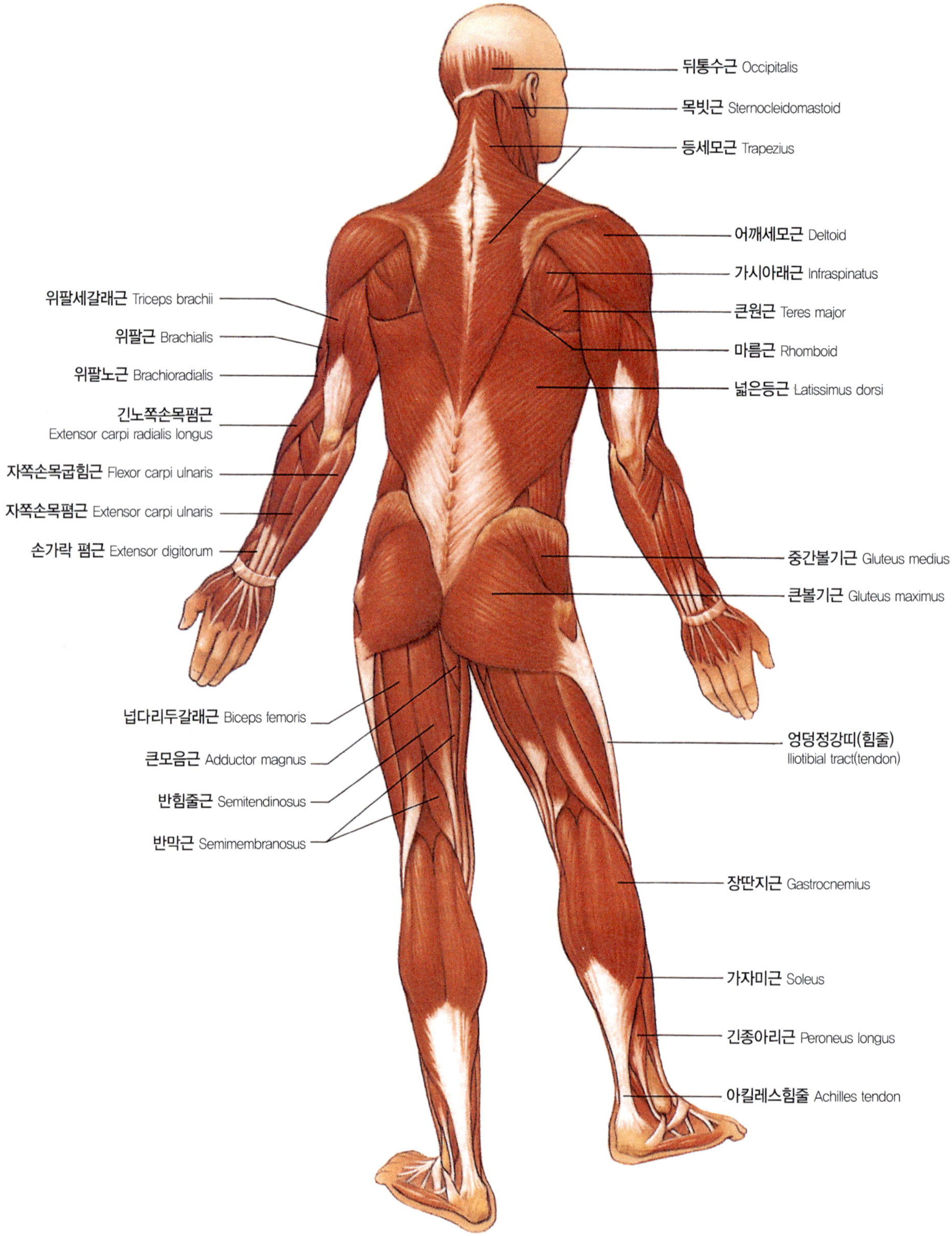

이 그림에서 어떤 근육이 뒤에서 보이는가?

그림 6-13 인체의 주요 근육, 뒷면

씹기근 Muscles of Mastication

씹는 일에 관여하는 씹기근(저작근)은 인체에서 가장 강력한 두 개의 근육을 포함하고 있다(그림 6-14). 첫째, **깨물근**(교근, masseter)으로 광대돌기에서 아래턱뼈에 뻗어 있으며 입을 닫거나 씹는 동안 턱 옆에서 감지할 수 있다. 둘째, **관자근**(측두근, tempolaris)은 관자뼈의 대부분을 차지하고 있으며 역시 입을 닫는 데 관여하고 있다.

목의 근육 Neck Muscle

목에서 머리를 움직이는 가장 중요한 근육인 **목빗근**(흉쇄유돌근, sternocleidomastoid)은 한 쌍의 좁은 근육으로 목의 앞쪽면과 가쪽면에서 볼 수 있으며(그림 6-12, 그림 6-14), 앞쪽에서 두 개의 이는곳을 가지고 있다. 목의 바닥에서는 V자 모양을 하고 있으며 턱과 머리를 움직인다. 표 6-3에서 요약하였다.

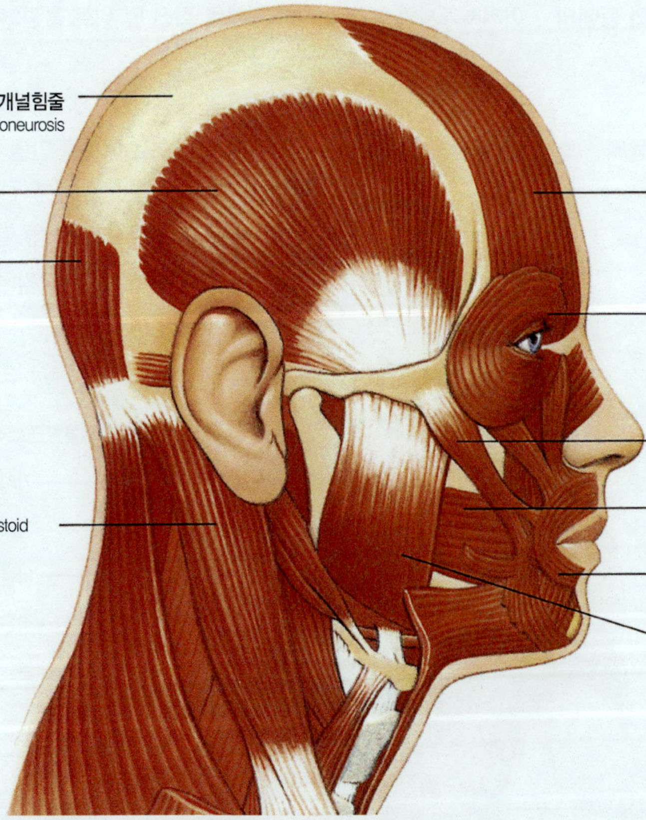

관자근과 깨물근에 의하여 어떤 운동이 행하여 지는가?

그림 6-14 목부위의 근, 가쪽면

표 6-3 아래턱과 머리를 움직이는 근육

근육	이는곳	닿는곳	작용
깨물근	관자뼈의 광대돌기와 광대활	아래턱뼈	아래턱뼈를 올려 입을 닫음
관자근	관자뼈	아래턱뼈	아래턱뼈를 올려 입을 닫음
목빗근	복장뼈자루와 빗장뼈	관자뼈의 꼭지돌기	양쪽을 수축하면 머리를 굽히게 하고; 한쪽면을 수축하면 머리를 회전시킨다.

팔의 근육 Upper-Limb Muscles

위팔의 근육은 팔이음뼈(어깨뼈와 빗장뼈)를 보호하고 부착하는 근육을 비롯하여 위팔, 아래팔, 손을 움직이는 근육들을 포함한다.

팔이음부위의 근육 Muscles of the Pectoral Girdle

팔이음부위와 가슴우리의 연결은 근육군들에 의하여 지지된다. 이 근육들은 어깨뼈를 가슴에 부착하며 어깨뼈를 움직이게 한다. 이러한 근육은 **그림 6-13**, **그림 6-15**, **그림 6-18**에 나타내었다. 이 근육군중에서 가장 큰 근육은 **등세모근(승모근,**

표 6-4 팔이음부위를 움직이는 근육

근육	이는곳	닿는곳	작용
등세모근	뒤통수뼈 및 목뼈와 등뼈의 가시돌기	어깨뼈가시와 봉우리	어깨뼈를 회전 및 위로 올림; 어깨뼈 모음; 어깨압박; 머리를 폄
어깨올림근	제1~4목뼈	어깨뼈	어깨뼈의 모음 및 회전; 한쪽 방향으로 머리를 굽힘
마름근	제7목뼈와 제1~5등뼈	어깨뼈	사각형 모양으로 어깨를 만들 때 어깨뼈를 모음; 카누를 저을 때와 같이 어깨뼈를 회전시킴
앞톱니근	제1~8갈비뼈	어깨뼈	어깨뼈 벌림(앞쪽으로 당김) 및 회전
작은가슴근	제3~5갈비뼈	어깨뼈, 부리돌기	어깨뼈를 앞아랫쪽으로 당김; 갈비뼈를 위로 올림

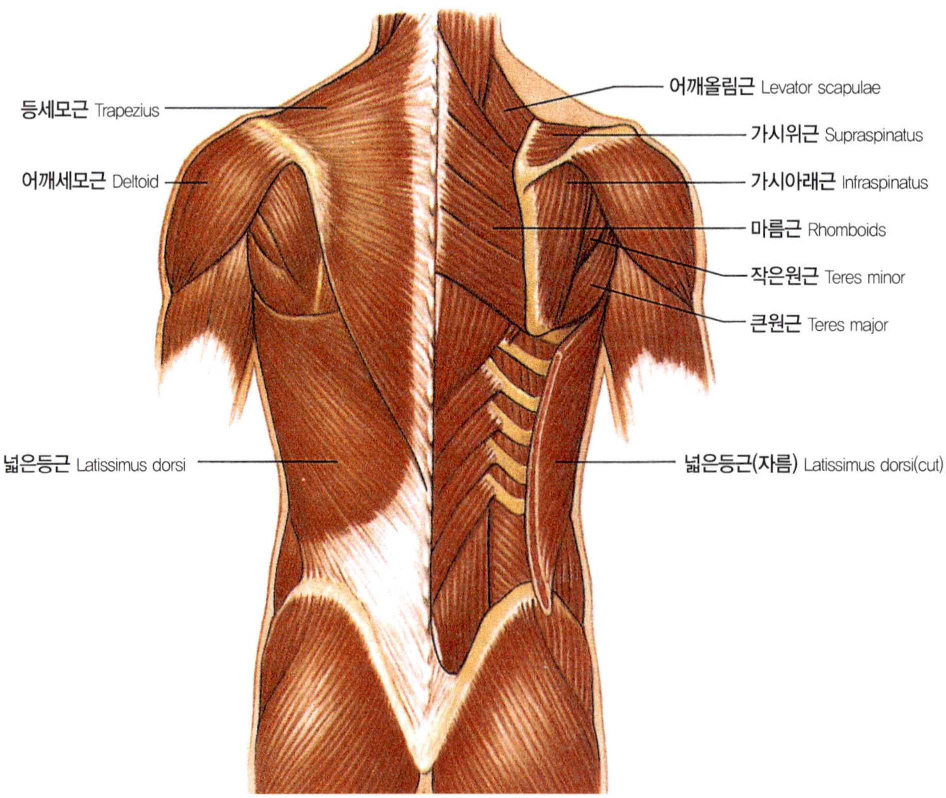

팔이음 부위의 근육들의 주된 역할은 무엇인가?

그림 6-15 몸통의 근육, 뒷면
오른쪽의 얕은근(등세모근 및 넓은등근)을 제거하여 그 아래 있는 근육을 나타내었다.

trapezius)으로 다이아몬드 모양으로 인체의 뒤부분에 위치하고 있는 편평한 근육이다. 이 근육은 뒤통수뼈의 바닥과 처음 18개의 척추에서 시작하여 어깨뼈의 어깨뼈가시와 봉우리에 부착한다. 팔이음부위에 속하는 다른 근육은 **어깨올림근(견갑거근, levator scapulae)**과 **마름근(능형근, rhomboids)**, **앞톱니근(전거근, serratus anterior)**, **작은가슴근(소흉근, pectoralis minor)**이다.

대부분 팔이음부위의 근육들은 팔의 근육이 수축할 때 어깨뼈를 단단히 유지시키기 위한 고정근으로서 작용하며, 또한 다른 위치에서 어깨뼈를 움직이면서 팔의 운동폭을 증가시킨다. 팔이음부위의 근육은 표 6-4에 요약하였다.

위팔을 움직이는 근육 Muscles That Move the Arm

위팔에서 팔이음부위 간의 부착은 **큰가슴근(대흉근, pectoralis major)**, **넓은등근(광배근, latissimus dorsi)**, **어깨세모근(삼각근, deltoid)**에 의하며 큰가슴근은 가슴의 위쪽을 형성한다(그림 6-12, 그림 6-16). 이 근육이 위팔뼈의 큰 결절에 닿으면 팔을 굽힘, 모음 및 안쪽 회전을 가능하게 해 준다. 넓은등근은 인체의 등의 아래에 위치하고 있는 커다란 편평근육으로 위팔뼈의 결절사이고랑에 닿으며(그림 6-13, 그림 6-15), 가끔 운동선수들에 의해서 "lat"라고 불리는 강력한 근육은 팔을 펴거나 모으고, 또한 안쪽 회전을 시킨다. 이는 또한 수영근으로도 불리는데 수영선수들이 강력한 크로울수영 시 세 가지 동작을 하는 데 사용되기 때문이다. 어깨세모근은 어깨위를 싸고 있으며 팔의 주된 벌림근으로 작용하며(그림 6-15, 그림 6-16), 근육내주사를 위한 공통적인 장소이다.

팔을 움직이는 동안 어깨관절을 더욱 강화시키는 4개의 근육군을(그림 6-17, 그림 6-18) 돌림근띠(회전근개, rotator cuff)

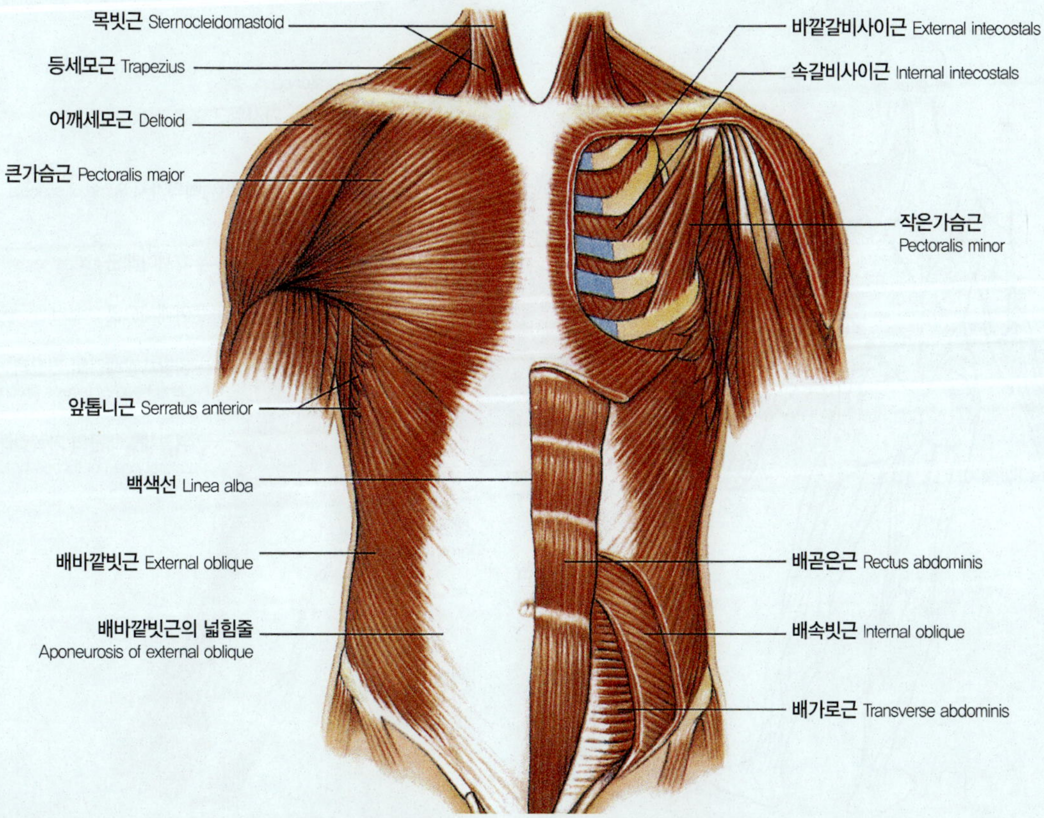

큰가슴근은 어디에 닿으며 이의 주된 역할은 무엇인가?

그림 6-16 **몸통의 근육, 앞면**
왼쪽에 있는 얕은근(큰가슴근 및 배바깥빗근)을 제거하여 그 아래에 있는 근육을 나타내었다.

라고 부르며 **어깨밑근(견갑하근, subscapularis)**, **가시위근(극상근, supraspinatus)**, **가시아래근(극하근, infraspinatus)**, **작은원근(소원근, teres minor)**으로 되어 있다. 이 근육들은 어깨뼈에서 기시하며 이들의 힘줄은 섬유성 관절주머니와 섞여 위팔뼈 몸쪽부위를 감싸고 있다. 따라서 돌림근띠의 손상은 이 근육이나 힘줄의 한 개 또는 그 이상의 손상을 말한다. **큰원근(대원근, teres major)**은 작은 근육으로 어깨관절 위를 지나는데 돌림근띠의 구조와는 상관이 없다. 위팔을 움직이는 근육들은 **표 6-5**에 나타냈다.

표 6-5 위팔을 움직이는 근육

근육	이는곳	닿는곳	작용
큰가슴근	빗장뼈, 복장뼈, 첫 6개 갈비뼈의 갈비연골	위팔뼈의 큰결절	팔의 굽힘;모음 및 안쪽회전
넓은등근	하위 6개 등뼈의 가시돌기	위팔뼈의 결절사이고랑	팔의 폄;팔의 모음 및 안쪽회전; 어깨를 뒤아래방향으로 당김
등세모근	어깨뼈돌기와 봉우리, 빗장뼈	위팔뼈의 등세모근거친면	팔의 모음;위팔뼈의 펼침 및 굽힘보조
어깨밑근	어깨뼈, 앞면	위팔뼈의 작은결절	팔의 안쪽회전
가시위근	어깨뼈, 뒷면	위팔뼈의 큰결절	팔의 모음
가시아래근	어깨뼈, 뒷면아래	위팔뼈의 큰결절	팔의 가쪽회전
큰원근	어깨뼈	위팔뼈의 작은결절	펼침, 모음, 팔의 안쪽회전
작은원근	어깨뼈	위팔뼈의 큰결절	가시아래근과 함께 팔의 가쪽회전

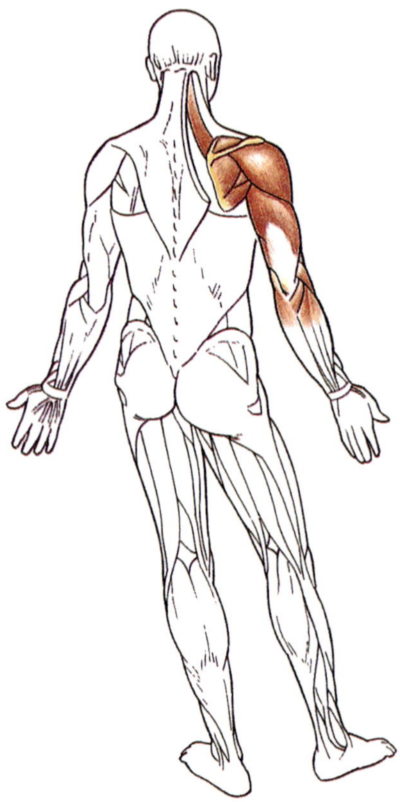

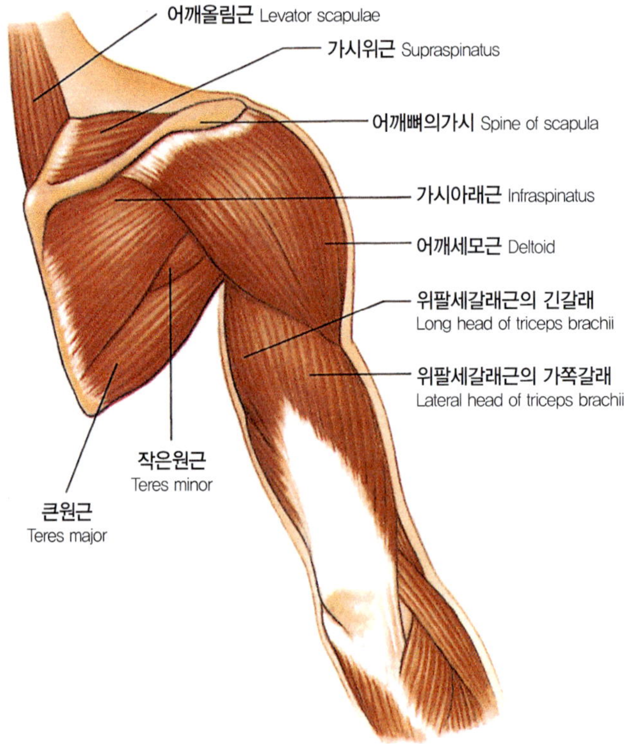

4개의 어떤 근육들(그림에서 3개가 보임)이 돌림근띠를 형성하는가?

그림 6-17 오른쪽 어깨와 팔의 근육, 뒷면
이 그림에서 등세모근은 제거되었다.

아래팔을 움직이는 근육 Muscles That Move the Forearm

아래팔(전완, antebrachii)을 움직이는 근육들은 앞부분과 뒤부분으로 나뉜다. 커다란 뒤부분의 근육은 **위팔세갈래근(상완삼두근, triceps brachii)**으로(**그림 6-17**), 이는 아래팔의 주된 폄근이다. 이보다 적은 **위팔근(상완근, brachialis)**은 다른 근육이 아래팔을 굽히는 것을 도와준다(**그림 6-19, 그림 6-20**). 앞면의 근육들은 아래팔의 굽힘근으로, 이에는 커다란 **위팔두갈래근(상완이두근, biceps brachii)**과 이보다 안쪽에 위치하고 있는 **위팔근(상완근, brachialis)**이 있다.

굽힘과 폄 외에 아래팔은 또한 뒤침(손바닥이 보이도록 아래팔뼈를 회전)과 엎침(손바닥이 아래로 가도록 아래팔뼈를 회전)을 할 수 있다. 뒤침은 위팔두갈래근과 팔꿈치를 지나는 작은 근육들, 즉 **손뒤침근(회외근, supinator)**에 의해 일어나며 엎침은 팔꿈치를 지나는 다른 작은 근육인 **원엎침근(원회내근, pronator teres)**에 의하여 이루어지는데 아래팔을 움직이는 근육들을 **표 6-6**에 나타냈다.

표 6-6 아래팔을 움직이는 근육

근육	이는곳	닿는곳	작용
위팔두갈래근	어깨뼈에서 두 갈래가 시작	노뼈의 노뼈거친면	아래팔굽힘 ; 손의 뒤침
위팔근	위팔뼈몸통	자뼈의 갈고리돌기	아래팔의 굽힘
위팔노근	위팔뼈의 먼쪽끝	노뼈의 붓돌기 아래	아래팔의 굽힘
위팔세갈래근	어깨뼈와 위팔뼈에서 세 갈래가 시작	자뼈의 팔꿈치머리	아래팔의 폄침
손뒤침근	어깨뼈의 먼쪽끝과 자뼈의 몸쪽끝	노뼈의 몸쪽끝	아래팔의 뒤침
원엎침근	위팔뼈의 먼쪽끝과 자뼈의 봉우리돌기	노뼈의 몸통	아래팔의 엎침

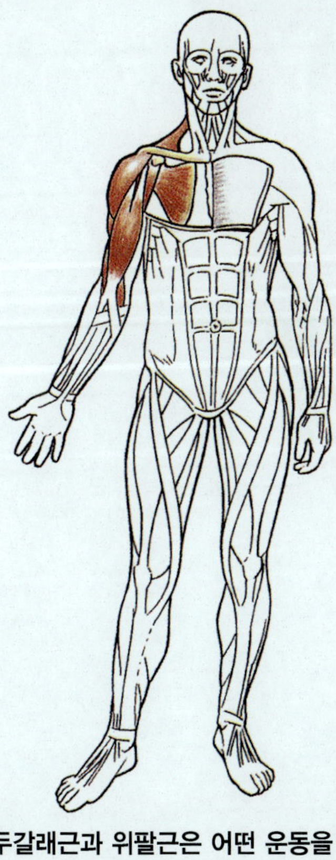

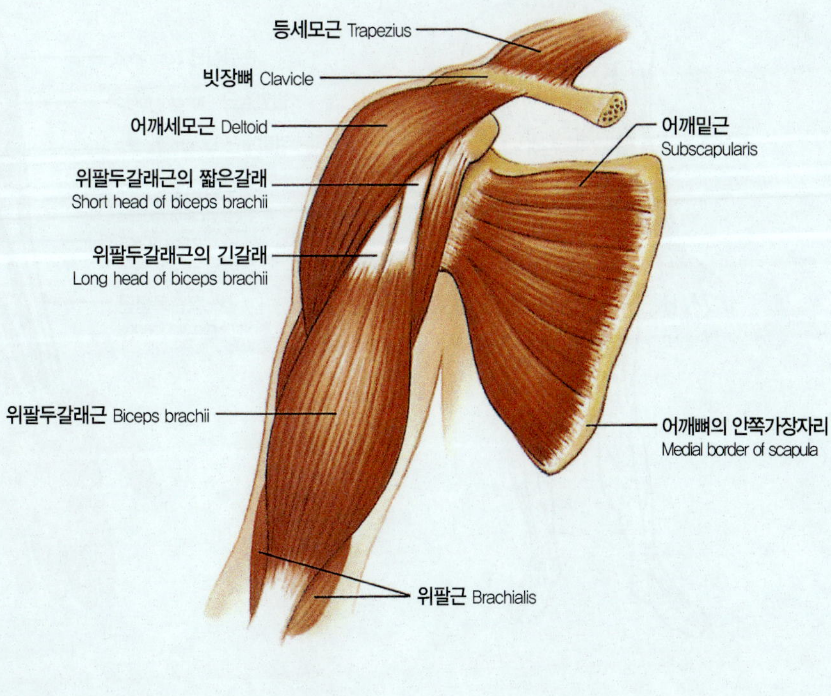

위팔두갈래근과 위팔근은 어떤 운동을 하는가?

그림 6-18 오른쪽 어깨와 팔의 근육, 앞면
이 그림에서 큰가슴근은 젖혔으며 갈비뼈는 제거하였다.

손과 손가락을 움직이는 근육 Muscles That Move the Hand and Finger

손과 손가락을 움직이는 근육들은 앞부분과 뒤부분으로 나뉜다. 이들은 아래팔 부위를 차지하고 있으며 그림 6-19와 그림 6-20에 나타냈다. 여기에는 실제로 약 20개의 근육이 있으나 우리는 단지 얕은근육에 속하는 몇 개의 근육만을 살펴보기로 한다. 대부분, 앞쪽면에 위치하고 있는 근육들은 손목과 손가락(지절골)을 굽힘시키는 반면, 뒤쪽에 위치하고 있는 근육들은 펼침을 유도한다. 이 근육들의 힘줄은 근육들이 수축할 때 아래팔의 표면을 통해서 볼 수 있다.

노쪽손목굽힘근(요측수근굴근, flexor carpi radialis)은 아래팔의 앞쪽에 위치하고 있으며 손목을 굽히고 벌린다. **자쪽손목굽힘근(척측수근굴근, flexor carpi ulnaris)**은 노쪽 손목굽힘근의 안쪽에 위치하고 있으며 이 근육과 동일한 역할을 한다. **긴손바닥근(장장근, palmaris longus)**은 위의 두근육 사이에 위치하며 손목을 굽히는데 이들을 보조해 준다. **깊은손가락굽힘근(심지굴근, flexor digitorum profundus)**은 자뼈의 앞면을 따라 위치하고 있으며 각각의 손가락뼈를 굽힌다.

긴노쪽손가락폄근(장요측수근신근, extensor carpi radialis longus)은 아래팔의 뒷면에 위치하고 있으며 **자쪽손가락폄근(척측수근신근, extensor carpi ulnaris)**과 함께 손목을 펴게한다. **손가락폄근(지신근, extensor digitorum)**은 이름이 말해 주듯이 각 손가락의 손가락뼈들을 펴게한다. 손과 손가락을 움직이는 근육은 표 6-7에 나타나 있다.

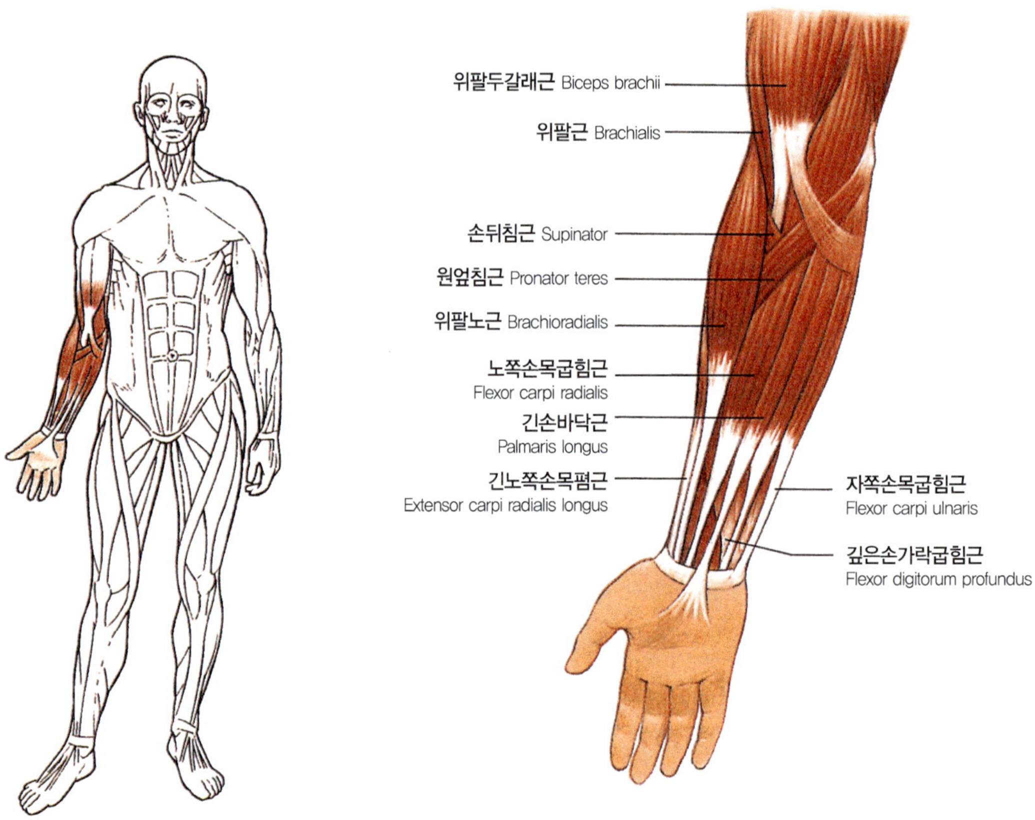

어떤 근육들이 손을 펴게하는가?

그림 6-19 오른쪽 위팔의 근육, 앞면

표 6-7 손과 손가락을 움직이는 근육

근육	이는곳	닿는곳	작용
노쪽손목굽힘근	위팔뼈의 먼쪽끝	제2,3손허리뼈	손목의 굽힘과 벌림
자쪽손목굽힘근	위팔뼈의 먼쪽끝과 자뼈의 갈고리돌기	손허리뼈와 손목뼈	손목의 굽힘과 모음
긴손바닥근	위팔뼈의 먼쪽끝	손바닥의 근막	손목의 굽힘
깊은손가락굽힘근	자뼈의 앞면	제2~5손가락의 끝마디뼈	각 손가락의 끝마디뼈를 굽힘
긴노쪽손목폄근	위팔뼈의 먼쪽끝	제2손허리뼈	손목의 폄과 벌림
자쪽손목폄근	위팔뼈의 먼쪽끝	제5손허리뼈	손목의 폄과 모음
손가락폄근	위팔뼈의 먼쪽끝	제2~5손가락의 중간과 끝마디 뼈	각 손가락을 폄

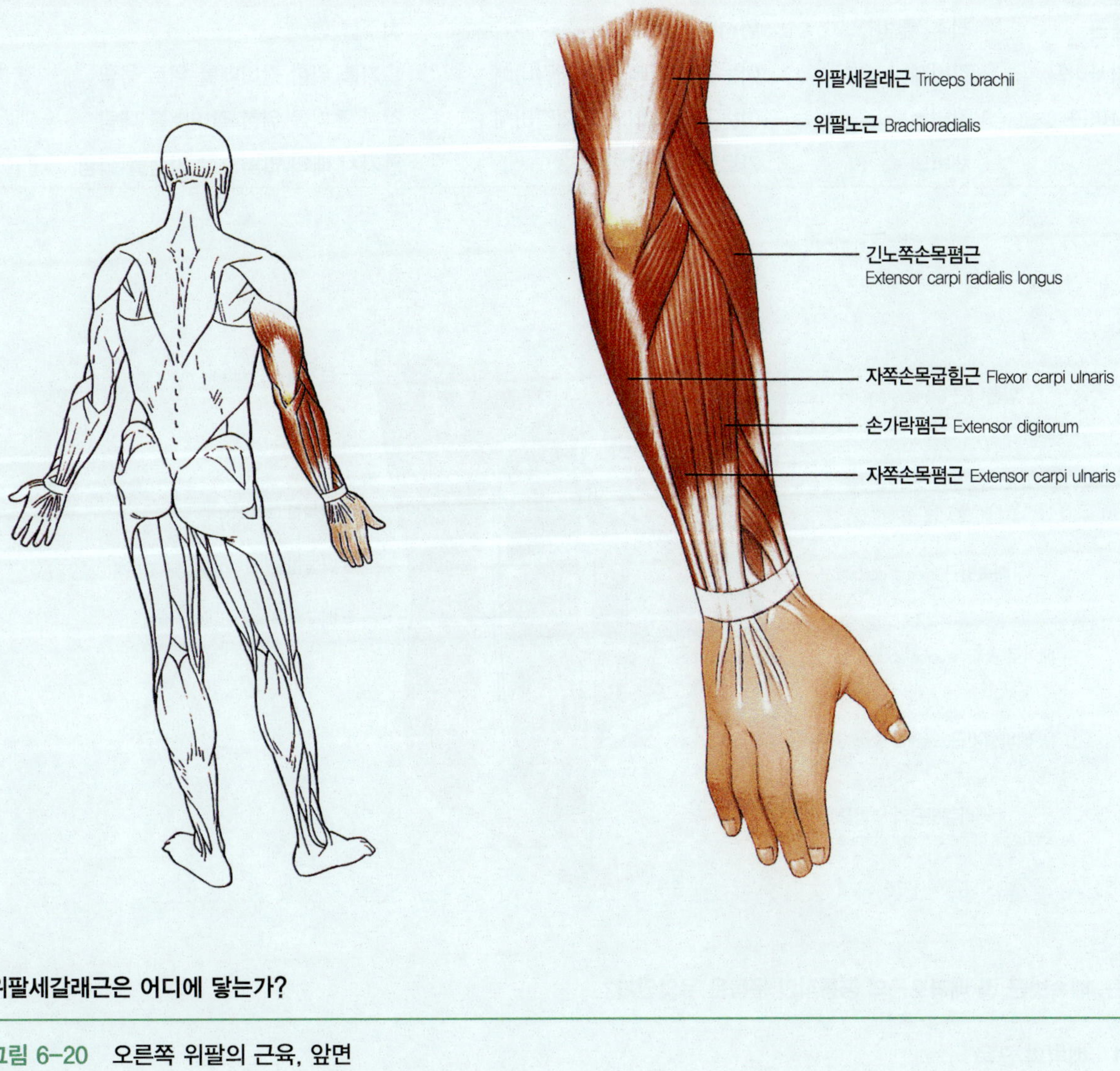

위팔세갈래근은 어디에 닿는가?

그림 6-20 오른쪽 위팔의 근육, 앞면

몸통의 근육 Trunk Muscles

몸통의 근육은 척주를 비롯하여 가슴의 근육 및 배벽의 근육을 포함한다.

척주를 움직이는 근육 Muscles That Move the Vertebral Column

척주를 움직이는 근육은 몸통을 구부리고, 비틀고, 잡아당길 수 있도록 하는 매우 강한 근육으로 사람이 곧 바로 서거나 또는 앉을 때와 같은 자세를 강하게 지지하여 준다. 척주를 움직이는 근육들은 근육군들이 연속적으로 체계화되어 있는데 이중 가장 현저한 근육은 **척주세움근(척주기립근, erector spinae)**이다(표 6-8). 이 근육은 인체의 등 양쪽에 놓여 있으며 등세모근과 넓은등근의 안쪽에서 등을 곧게 하고 자세를 반듯이 하는데 중요한 역할을 한다. 다른 근육들은 이 보다 더 깊이 위치하고 있으며 척주를 굽힘, 폄침, 벌림 및 회전을 담당하고 있다.

표 6-8 척주와 가슴의 근육

근육	이는곳	닿는곳	작용
척주세움근	척추, 골반	위척추, 갈비뼈	척주를 폄
바깥갈비사이근	갈비뼈	이는곳 갈비뼈의 아래갈비뼈	흡기를 위한 갈비뼈를 위로 올림
속갈비사이근	갈비뼈	이는곳 갈비뼈의 위의갈비뼈	강한 호기를 위한 갈비뼈를 내림
가로막	체벽의 속	가로막의 중심힘줄	흡기시 배의 압박으로 가슴을 넓힘

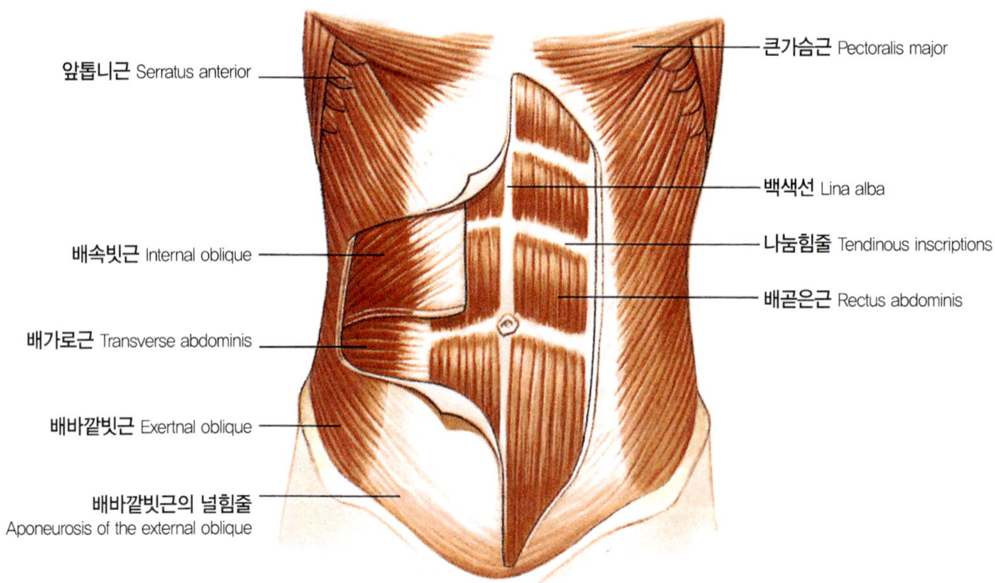

배바깥빗근, 배속빗근 및 배가로근의 공통적인 운동은 무엇인가?

그림 6-21 배벽의 근육

가슴의 근육 Muscles of Thorax

가슴의 근육은 주로 호흡에 관여한다. 예를 들면, **바깥갈비사이근(외늑간근, external intercostalis)**은 흡기 동안 갈비뼈를 위로 올려(**그림 6-16**), 가슴우리를 팽창하게 만든다. **속갈비사이근(내늑간근, internal intercostalis)**은 강한 호기 동안 갈비뼈를 누른다(강하게 내뿜다). 세 번째 가슴근육인 **가로막(횡격막, diaphragm)**은 가슴안과 배안 사이에 위치하는 돔모양의 근육으로 수축시 배안을 아래쪽으로 밀어 가슴안의 체면적을 확장시켜 흡기를 돕는다. 가슴의 근육은 **표 6-8**에 나타냈다.

배벽의 근육 Muscles of Abdominal Wall

배의 앞벽을 형성하는 근육은 척주를 굽힘과 회전시키며 배안을 누르며(**그림 6-21**), 배벽을 형성함에 따라 배의 내장기관을 보호하는 얇은 방어벽 역할을 하고 있다. 근육이 잘 발달되고 체지방이 적은 사람에 있어서 이 근육의 막은 **백색선(백선, linea alba)**이라 불리는 수직선으로 복장뼈에서 배꼽 중앙까지 연결되어 있다. 백색선의 양쪽 옆에는 **배곧은근(복직근, rectus abdominis)**이라는 편평한 근육이 위치하고 있으며 이 근육은 세 개 이상의 **나눔힘줄(건획, tendinous inscription)**이 지나고 있다. 이는 배벽의 근육이 잘 발달된 사람에서는 절편처럼 보인다.

배곧은근의 가쪽에는 세 층의 근육이 위치하고 있는데 얕은층에서부터 깊은층순으로 **배바깥빗근(외복사근, external oblique abdominis)**, **배속빗근(내복사근, internal oblique abdominis)**, **배가로근(복횡근, transverse abdominis)**이 있다. 이 세 개의 근육섬유들은 서로 서로 반대방향으로 배열되어 있으며 세 근육이 모두 수축할 경우 배부위를 압박하게 된다. 세 근육 모두 동측이 수축하면 척주의 가쪽굽힘을 도와준다. 배벽의 4개의 근육은 **표 6-9**에 나타냈다.

다리의 근육 Lower-Limb Muscles

다리의 근육은 넓적다리, 종아리, 발 및 발가락을 움직이는 근육을 말한다.

넓적다리를 움직이는 근육 Muscles That Move the Thigh

엉덩관절이 있는 넓적다리를 움직이는 근육은 다리이음부위에 위치하고 있으며(**그림 6-22**, **그림 6-24**), 그들은 전형적으로 엉덩뼈에서 이는곳으로 하여 넓적다리에 닿는다. 앞면에 위치하고 있는 근육군을 **엉덩허리근(장요근, iliopsoas)**이라 하며

표 6-9 복벽의 근육

근육	이는곳	닿는곳	작용
배곧은근	두덩뼈와 두덩결합	복장뼈 칼돌기와 제5~7갈비뼈의 갈비연골	척주를 굽힘, 배부압박
배바깥빗근	하위 8개의 갈비뼈	엉덩뼈능선과 백색선	양옆으로 수축 시 배곧은근을 도움; 한쪽이 수축 시 몸통에 있는 등근육이 회전하거나 척주를 가쪽으로 굽히는데 도움
배속빗근	등아래쪽 등줄, 엉덩뼈능선, 하위 갈비뼈의 갈비연골에 널힘줄	백색선과 두덩뼈	배바깥빗근과 동일
배가로근	등아래쪽, 엉덩뼈능선, 하위 갈비뼈의 갈비연골에 널힘줄	백색선과 두덩뼈	배바깥빗근과 동일

넓적다리를 굽힌다. 골반의 가쪽에 위치하고 있는 근육은 **넙다리근막긴장근(대퇴근막장근, tensor fasciae latae)**으로서 넓적다리를 벌림, 굽힘 및 안쪽회전시킨다. 넙다리근막긴장근은 넓적다리의 가쪽에 있는 두꺼운 근육막대상 띠모양인, 즉 엉덩정강띠(장경인, iliotibialtract tendon)를 긴장시킨다는 데서 유래되었으며 이는 넓적다리를 벌린다. 골반의 뒷면위에는 볼기근육들이 위치하고 있으며 이 중 가장 큰 근육이 **큰볼기근(대둔근, gluteus maximus)**이다. 이는 볼기에 근육덩어리로 이루어져 있으며 넓적다리를 45°로 굽힐 때 넓적다리를 펼친다. **중간볼기근(중둔근, gluteus medius)**은 큰볼기근의 바로 위가쪽에 위치하고 있으며 근육주사를 위한 근육부위로서 넓적다리를 벌림 및 안쪽회전 시킨다.

앞에서 알아본 골반근육 외에 넓적다리에 위치하고 있는 몇몇의 근육들은 엉덩뼈에 부착하고 있어 넓적다리를 움직이면서 대부분 이중적인 역할을 한다: 즉, 무릎관절부위의 다리를 움직인다. 일차적으로 넓적다리를 움직이는 넙다리근육은 **긴모음근(장내전근, adductor longus)**, **큰모음근(대내전근, adductor magnus)**, **두덩정강근(박근, gracillis)**이며 이들 세 개의 근육은 각각 넓적다리의 안쪽에 자리잡고 있다(그림 6-22). 이들 근육의 수축은 넓적다리를 인체의 정중선 쪽으로 잡아당기거나 모음시킨다. 나머지의 안쪽넙다리근육들은 이중 역할을 하는데 다리를 움직이는 근육에 포함시킨다. 넓적다리를 움직이는 근육들은 표 6-10에 나타냈다.

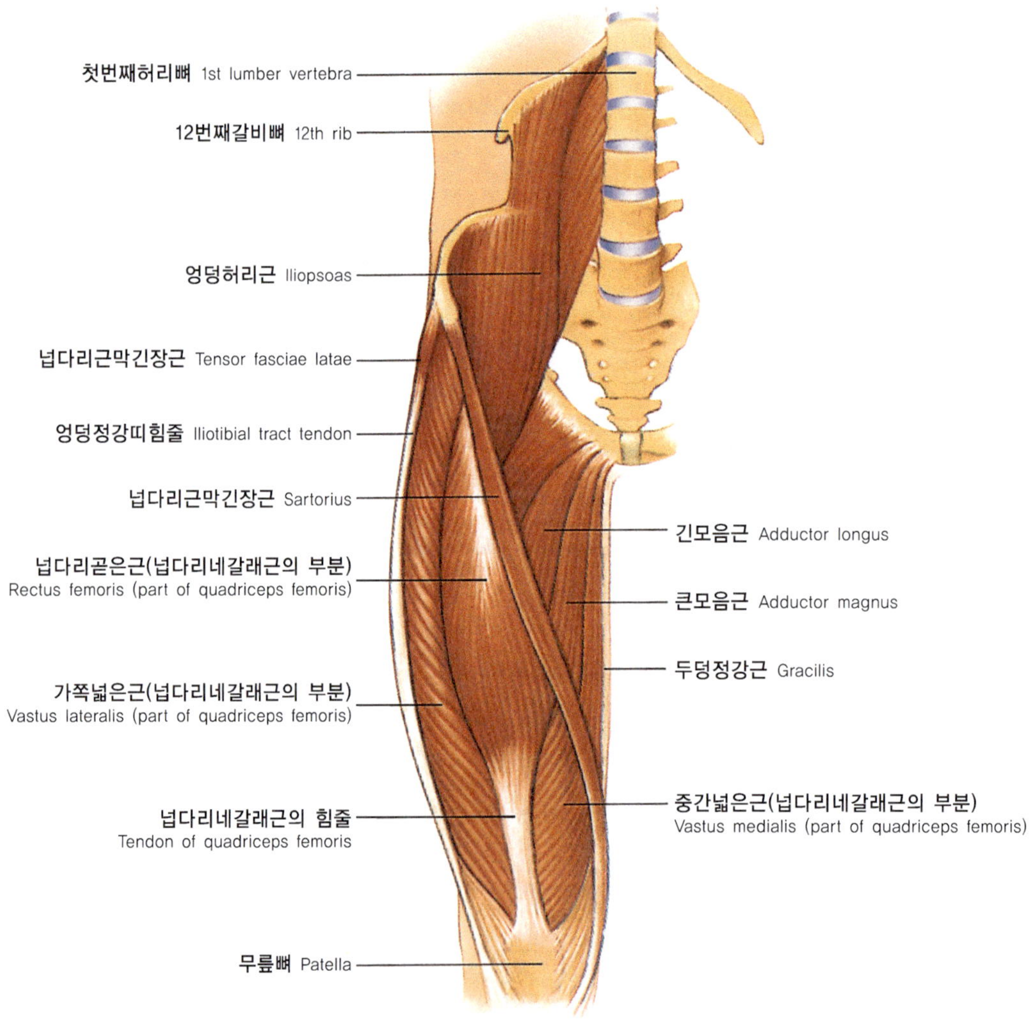

종아리의 모음근은 어떤 긴 뼈에 닿는가?

그림 6-22 오른쪽 넓적다리와 골반의 근육, 앞면

종아리를 움직이는 근육 Muscles That Move the Leg

종아리(다리, leg)를 움직이는 근육들은 넓적다리에 위치하고 있으며 이에 속한 많은 근육들은 넓적다리를 움직이는 것과 같은 이중 역할을 하고 있다. 이들은 두 개의 근육군으로 나뉘어 진다: 종아리를 펴고 넓적다리를 굽히는 앞쪽 넓적다리근, 종아리를 굽히고 넓적다리를 펼치는 뒤쪽 넓적다리근, 넓적다리를 모으는 안쪽넓적다리근은 이미 앞에서 기술하였다.

표 6-10 넓적다리를 움직이는 근육

근육	이는곳	닿는곳	작용
엉덩허리근	엉덩뼈능선과 허리뼈	넙다리뼈의 작은돌기	넓적다리 굽힘 및 안쪽회전
넙다리근막긴장근	엉덩뼈능선	넓적다리 근육막에 의하여 정강뼈	넓적다리 벌림, 굽힘, 안쪽회전
큰볼기근	엉덩뼈, 엉치뼈, 꼬리뼈	넙다리뼈의 뒷면, 넓적다리 근육막	넓적다리 폄
중간볼기근	엉덩뼈	넙다리뼈의 큰돌기	넓적다리 벌림 및 안쪽회전
긴모음근	두덩뼈와 두덩결합	넙다리뼈의 뒷면	넓적다리 모음 및 가쪽회전
큰모음근	궁둥뼈결절	넙다리뼈의 뒷면	넓적다리 모음; 앞쪽부분은 넓적다리를 굽히고 뒤쪽부분은 넓적다리를 폄
두덩정강근	두덩뼈	정강뼈의 안쪽면	넓적다리 모음; 종아리의 굽힘과 안쪽회전

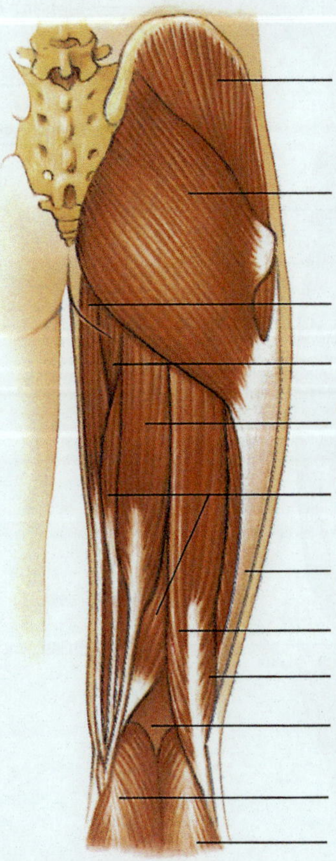

볼기의 근육은 어떤 뼈에서 이는가?

그림 6-23 오른쪽 넓적다리와 골반의 근육, 뒷면

앞쪽넓적다리근은 **넙다리빗근(봉공근, sarorius)**과 **넙다리네갈래근(대퇴사두근, quadriceps femoris)**인 4개의 근육들로 이루어져 있다(그림 6-22, 그림 6-24). 넙다리빗근은 길고 좁은 근육으로 궁둥뼈에서부터 정강뼈의 몸쪽 끝까지 뻗어 있으며 "재단사근육"으로 알려져 있다. 이는 넓적다리를 굽히게 하여 종아리를 교차하여 앉을 수 있도록 해 주기 때문이며 이는 오랜 동안 재단사 자세에 적용, 사용되어왔다.

넙다리네갈래근은 4개의 근육으로 주로 종아리의 폄근으로 작용하며 각각의 근육은 다른 갈래, 즉 이는곳(4개의 갈래는 4두를 의미)에서 시작하여 공통적인 힘줄에 의하여 닿는다. 이 힘줄은 무릎인대가 되어 정강뼈거친면에 부착하기 전에 무릎뼈(슬개골)에 정지한다.

뒤쪽 넓적다리근은 가끔 **무릎굽힘근(슬건근, hamstring muscles)**으로 불리며(그림 6-23), 일반적으로 이들은 종아리를 굽히거나 넓적다리를 편다. 힘줄의 닿는 곳은 무릎의 뒤쪽에서 쉽게 만져지는데, 특히 무릎이 약간 굽어질 경우이다. 무릎굽힘근은 푸줏간에서 유래된 것으로 돼지 넓적다리의 닿는 곳의 힘줄은 염지중 햄을 매달 때 사용된다. 심각한 손상이 일어난 선수에 있어서 한 개 또는 그 이상의 무릎굽힘근이나 이의 힘줄을 한계 이상으로 잡아당긴 경우 근육이 찢어지게 되는데, 이런 이유에서 "잡아당겨진 무릎굽힘근"으로 알려져 있다. 종아리를 움직이는 근육들은 표 6-11에 나타나 있다.

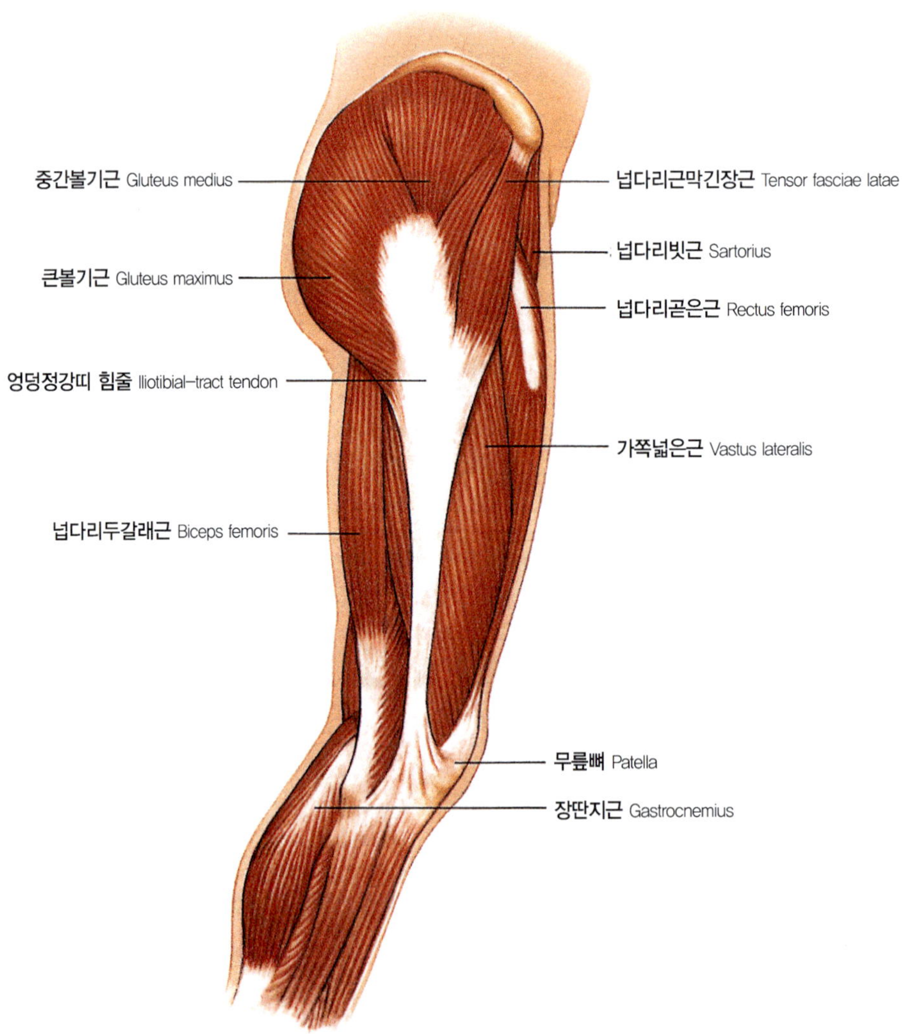

넙다리네갈래근에 속하는 네 개의 근육은 무엇인가? (이 중 두 개는 이 그림에서 볼 수 있다)

그림 6-24 오른쪽 넓적다리와 골반의 근육, 가쪽면

표 6-11 종아리를 움직이는 근육

근육	이는곳	닿는곳	작용
넙다리네갈래근			
넙다리곧은근	엉덩뼈와 절구 가장자리	공통힘줄에 의하여 무릎뼈와 정강뼈 거친면	무릎관절에서 종아리를 폄 정강뼈거친면과 엉덩관절에서 넓적다리를 굽힘
가쪽넓은근	큰돌기 및 넙다리 뒷면	넙다리곧은근과 동일	종아리를 폄
안쪽넓은근	넙다리뼈의 안쪽면	넙다리곧은근과 동일	종아리를 폄
중간넓은근	넙다리뼈의 앞면과 가쪽면	넙다리곧은근과 동일	종아리를 폄
무릎굽힘근 넙다리두갈래근	두 개의 갈래 이는곳: 1. 궁둥뼈 2. 넙다리뼈의 거친선	종아리뼈의 몸쪽 끝과 공통힘줄에 의한 정강뼈	종아리를 가쪽으로 굽힘과 회전; 넓적다리를 폄
반힘줄근	궁둥뼈	정강뼈의 안쪽면	넓적다리를 폄과 종아리를 굽힘
반막근	궁둥뼈	정강뼈의 몸쪽끝	넓적다리를 폄과 종아리를 굽힘

발과 발가락을 움직이는 근육 Muscles That Move the Foot and Toes

발과 발가락을 움직이는 근육들은 종아리에 위치하고 있으며 이들의 힘줄은 발에 닿는다. 이들은 세 개의 근육군으로 나뉘는데 앞쪽, 뒤쪽 및 가쪽근육군이다. 아래팔의 근육들에서 보았듯이 여기서도 우리는 단지 얕은층근육만을 볼 수 있다.

종아리의 앞쪽근육들은 폄근들로서 이들은 발의 발등굽힘과 발가락의 폄근으로서 두 개의 기본적인 앞쪽종아리근은 앞정강근(전경골근, tibialis anterior)과 긴발가락폄근(장지신근, extensor digitorum longus)이다(**그림 6-25**).

종아리의 뒤쪽에 위치하고 있는 뒤쪽종아리근의 얕은면은 종아리의 근육덩어리인 장딴지근(비복근, gastrocnemius)과 가자미근(soleus)이 위치한다(**그림 6-25**, **그림 6-27**). 이들은 발꿈치뼈(발꿈치)에 공통적인 힘줄을 형성하여 닿는데 이 힘줄을 아킬레스힘줄(Achilles tendon)이라 한다. 이들의 양 근육은 굽힘근으로서 발의 발바닥굽힘을 담당한다.

가쪽종아리근 중 가장 현저한 근육은 긴종아리근(장비골근, peroneus longus)으로서 이의 수축은 발을 가쪽번짐과 발바닥굽힘 시 뒤쪽종아리근을 도와준다. 이보다 더 작은 제3종아리근(제3비골근, peroneus tertius) 역시 발의 가쪽번짐과 발등굽힘시 앞쪽종아리근을 도와준다. 종아리 근육은 **표 6-12**에 나타나 있다.

개념 확인

1. 오른쪽 목빗근의 수축은 머리를 어떤 방향으로 돌리게 하는가?
2. 큰가슴근의 수축 시 팔은 어떤 방향으로 움직이는가?
3. 앞배벽을 구성하고 있는 4개의 근육은 무엇인가?
4. 공을 찰 때와 같이 다리를 뻗을 때 일차적으로 어떤 근육군이 작용하는가?

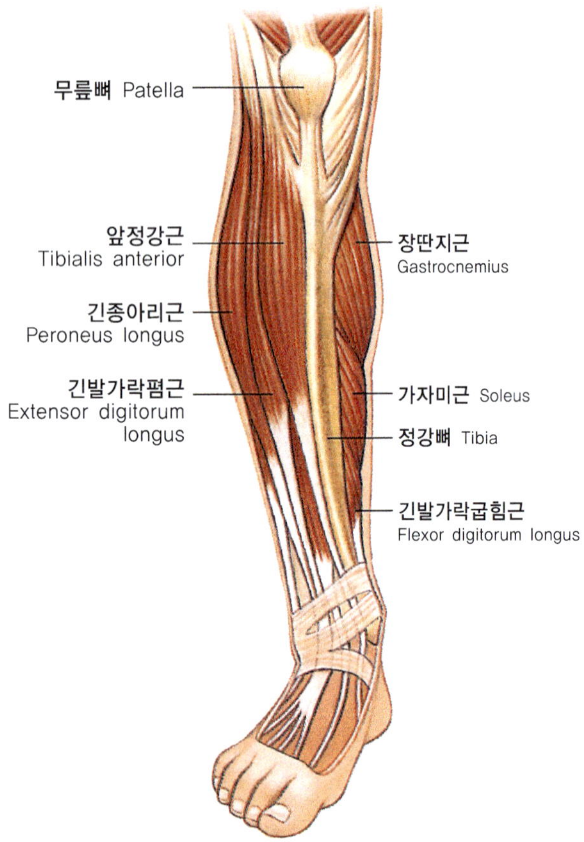

앞쪽 종아리근의 공통적인 운동은 무엇인가?

그림 6-25 오른쪽 종아리의 근육, 앞쪽면

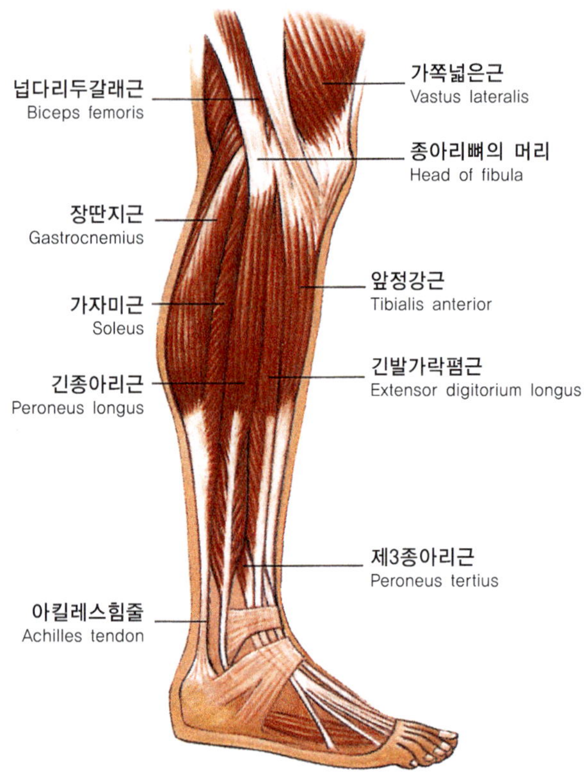

어떤 두 개의 근육이 아킬레스힘줄과 같은 공통힘줄에 의해 발꿈치뼈에 부착되는가?

그림 6-26 오른쪽 종아리의 근육, 가쪽면

표 6-12 발과 발가락을 움직이는 근육

근육	이는곳	닿는곳	작용
앞정강근	정강뼈의 몸쪽 2/3	발목뼈(쐐기골)와 제1발허리뼈	발등굽힘과 발의 안쪽 번짐
긴발가락폄근	정강뼈의 몸쪽끝과 앞면	제2~5 발가락뼈의 윗면	발등굽힘과 발의 가쪽 번짐
장딴지근	두 갈래가 넙다리뼈의 먼쪽끝	아킬레스힘줄에 의해 발꿈치뼈	발바닥굽힘; 무릎에서 종아리의 굽힘; 발바닥 굽힘
가자미근	정강뼈와 종아리뼈의 몸쪽끝	아킬레스힘줄에 의해 발꿈치뼈	발바닥굽힘
긴종아리근	정강뼈와 종아리뼈의 몸쪽끝	발목뼈와 발허리뼈	발의 가쪽번짐; 발바닥굽힘
제3종아리근	종아리뼈의 먼쪽면	제5발허리뼈	발등굽힘; 발의 가쪽번짐

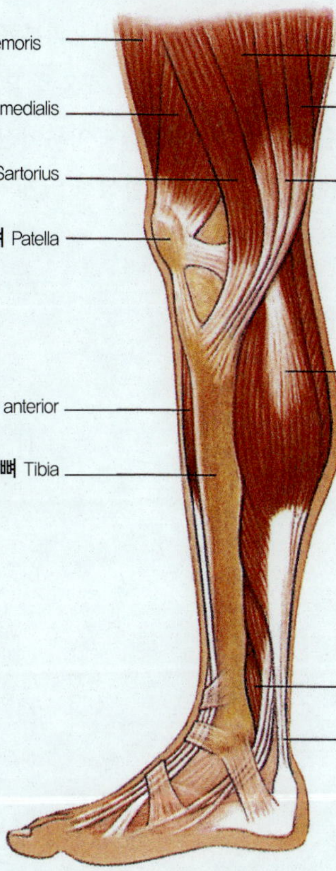

앞정강근이 수행하는 운동은 무엇인가?

그림 6-27 오른쪽 종아리의 근육, 안쪽면

항상성

근육계통은 두 가지의 다른 방법에 의해 항상성 유지를 도와준다: 신체운동과 온도조절을 위한 열생산으로 신체부분의 움직임은 생존을 위한 필요한 활동이다. 즉, 우리의 환경을 만드는 것뿐만 아니라 입으로 음식을 나르고 씹으며 삼키는 것이다. 그러나 뼈대근육의 운동은 큰 정맥군으로부터 보호되며 우리몸에 혈액순환이 잘 되도록 도와준다. 혈관을 싸고 있는 근육의 수축은 혈관벽을 밀어 심장쪽으로 피가 흐르도록 한다. 뼈대근육운동이 방해받을 경우 마비를 초래하는 손상이 일어나기도 하며 활동장기에 충분하지 못한 혈액순환의 공급이 제한되기도 한다. 이는 아파 누워 있는 환자에게 마사지를 하고 주기적으로 돌아눕게 하는 것이 왜 중요한가를 말해 준다.

온도조절은 외피계통을 비롯하여 심혈관계통, 신경계통 및 근육계통과 같은 여러 기관계통에 의하여 제공되는 항상성 기능이다. 내적 체온을 유지하는 데 근육계통의 역할은 매우 중요하다. 왜냐하면 뼈대근육의 수축은 인체가 열을 발생하는 기본적인 수단이기 때문이다. 근수축의 신진대사 동안에 생산되는 에너지의 약 80%는 열의 형태다. 어떤 조건에서는 열은 지나친 내적 온도의 조절을 위하여 없어지지 않으면 안 되는데, 즉 따뜻하거나, 활발히 활동했을 경우 인체는 근육수축으로 생산된 지나친 열을 제거하지 않으면 안 된다. 앞 장에서 살펴본 바와 같이 이는 피부표면의 증가된 혈류나 발한의 증가 및 호흡률의 증가에 의한다. 한편, 날씨가 춥거나 몸의 활동이 적은 경우 내적인 체온을 유지하기 위하여 인체는 부가적으로 열을 생산하는데, 이는 피부에 있는 작은 근육(털세움근)의 수축과 떨림에 의하여 이루어진다. 이같이 근육들은 수축에 의하여 최온의 저하로부터 내적 온도의 유지에 필요한 열을 공급함으로써 인체의 항상성 있게 균형을 유지한다.

그림 설명의 질문과 답

그림 6-1 어떤 형태의 근육조직이 근육기관의 주요 요소인가?
뼈대근육조직은 주요 근육요소이다.

그림 6-2 각 근육섬유를 싸고 있는 결합조직의 층은 무엇인가?
근육속막이 근육섬유를 싸고 있다.

그림 6-3 근육세포질(근형질) 내에는 대부분 어떤 물질로 채워져 있는가?
근육섬유는 근육세포질을 대부분 채우고 있다.

그림 6-4 뼈대근육섬유에 있어서 어떤 단백질섬유가 밝은 띠를 형성하는가?
액틴, 트로포닌, 트로포미오신이 가는근육잔섬유로 이루어져 있으며 밝은 띠를 형성한다.

그림 6-5 얼마나 많은 운동신경세포가 하나의 운동단위를 형성하는가?
한 개의 운동신경세포가 한 개의 운동단위를 지배한다.

그림 6-6 운동신경세포의 연접소포를 채우고 있는 신경전달물질은 무엇인가?
아세틸콜린이 운동신경세포의 연접소포 내에 있는 신경전달물질이다.

그림 6-7 근수축에 있어 칼슘의 역할은 무엇인가?
칼슘은 가는근육잔섬유와 결합하여 굵은근육잔섬유의 교차다리가 부착하는 부위를 노출시킨다.

그림 6-8 근수축 동안 ATP의 역할은 무엇인가?
ATP는 일단 굵은근육잔섬유에 부착하면 교차다리를 움직이는 데 필요한 에너지를 공급하며, 또한 이의 일부는 교차다리의 부착을 깨뜨려 근육세포질로부터 온 칼슘을 제거하는 효소를 도와주는 데 관여한다.

그림 6-9 잠복기에 의해 어떤 기전이 나타나는가?
잠복기에는 칼슘이온이 근육세포질 내로 되돌아가는 시간이며 미오신이 활성화되면서 교차다리의 부착이 일어난다.

그림 6-10 걷는 것과 같은 활동에는 뼈대근육의 어느 형태의 근수축이 작용하는가?
기본적으로, 완전강직이 걷는 것과 같은 운동을 수행하는데 뼈대근육에 의하여 사용된다.

그림 6-11 이 그림에서 무엇이 가동뼈인가?
위팔두갈래근이 수축하는 동안 노뼈가 가동뼈이다(닿는뼈).

그림 6-12 어깨세모근(삼각근)은 기관인가, 조직인가 또는 막인가?
어깨세모근은 모든 근육에서와 같이 기관이다.

그림 6-13 이 그림에서 어떤 근육이 뒤에서 보이는가?
등세모근, 가시아래근, 큰원근, 마름근 및 넓은등근들이 뒤에서 보이는 근육들이다.

그림 6-14 관자근과 깨물근에 의하여 어떤 운동이 행하여 지는가?
관자근과 깨물근은 함께 턱을 위로 올림으로써(씹기 위하여) 입을 닫는다.

그림 6-15 팔이음부위의 근육들의 주된 역할은 무엇인가?
팔이음부위의 근들은 어깨뼈를 움직인다.

그림 6-16 큰가슴근은 어디에 닿으며 이의 주된 역할은 무엇인가?
큰가슴근은 위팔뼈의 큰결절에 닿으며 팔을 굽힘, 모음 및 안쪽회전을 시킨다.

그림 6-17 4개의 어떤 근육들(그림에서 3개가 보임)이 돌림근띠를 형성하는가?
어깨밑근, 가시위근, 가시아래근 및 작은원근이 돌림근띠를 구성한다.

그림 6-18 위팔두갈래근과 위팔근은 어떤 운동을 하는가?
위팔두갈래근과 위팔근은 팔꿈치에서 팔을 굽힌다.

그림 6-19 어떤 근육들이 손을 펼치는가?
긴노쪽손목폄근과 자쪽손목폄근이 손목에서 손을 펴게 한다.

그림 설명의 질문과 답

그림 6-20 **위팔세갈래근은 어디에 정지하는가?**
위팔세갈래근은 자뼈의 갈고리돌기에 정지한다.

그림 6-21 **배바깥빗근, 배속빗근 및 배가로근의 공통적인 운동은 무엇인가?**
배바깥빗근, 배속빗근, 배가로근은 척주를 굽히며 배를 압박한다.

그림 6-22 **종아리의 모음근은 어떤 긴 뼈에 닿는가?**
종아리의 모음근은 넙다리뼈에 닿는다.

그림 6-23 **볼기의 근육은 어떤 뼈에서 기시하는가?**
볼기의 근육은 골반의 엉덩뼈에서부터 기시한다.

그림 6-24 **넙다리네갈래근에 속하는 네 개의 근은 무엇인가? (이 중 두 개는 이 그림에서 볼 수 있다)**
넙다리네갈래근은 넓적다리의 넙다리곧은근, 가쪽넓은근, 안쪽넓은근 및 중간넓은근으로 이루어져 있다.

그림 6-25 **앞종아리근의 공통적인 운동은 무엇인가?**
앞쪽종아리근은 발등굽힘과 발가락을 펴게한다.

그림 6-26 **어떤 두 개의 근육이 아킬레스힘줄과 같은 공통힘줄에 의해 발꿈치뼈에 부착되는가?**
장딴지근과 가자미근은 모두 아킬레스힘줄에 의하여 발꿈치뼈에 정지한다.

그림 6-27 **앞정강근이 수행하는 운동은 무엇인가?**
앞정강근은 발목에서 발등굽힘을 일으키고 발을 안쪽번짐하게 한다.

7 신경계통의 구성

ORGANIZATION OF THE NERVOUS SYSTEM

개요

학습목표

1. 신경계통을 분류하고 확인한다.
2. 기능적 · 구조적으로 신경아교세포와 신경세포 간의 차이를 구분한다.
3. 신경세포의 구조를 설명하고, 말이집신경섬유와 민말이집신경섬유 간의 차이를 확인한다.
4. 다른 형태의 신경세포의 차이를 확인한다.
5. 안정막전위의 유지와 활동전위의 시작과 관련된 현상에 대해 묘사한다.
6. 연접의 구조를 설명하고 세포 간에 자극이 어떻게 전달되는가에 대해 설명한다.
7. 뇌와 척수의 보호막에 대해 확인한다.
8. 척수의 구조를 설명하고 백색질과 회색질 간의 차이를 확인한다.
9. 척수와 반사활의 전도로에 대해 묘사한다.
10. 뇌실의 확인과 뇌척수액의 생산을 확인한다.
11. 구조와 기능적 차이에 기인한 뇌부분 간의 차이를 확인한다.
12. 말초신경계통을 이루는 기관에 대해 확인한다.
13. 뇌신경과 척수신경 간의 차이와 척수신경의 가지에 대해 묘사한다.
14. 효과기와 전도로에 기초한 몸신경계통과 자율신경계통 간의 차이를 확인한다.
15. 교감신경계와 부교감신경계의 차이를 확인한다.

신경계통의 분류

신경계통은 뇌(brain)와 척수(spinal cord)인 중추신경계통과 신경(nerve)으로 된 말초신경계통으로 구성된다.

신경계통은 중추신경계통과 말초신경계통으로 나뉘며(그림 7-1), **중추신경계통**(CNS)은 **뇌**(brain)와 **척수**(spinal cord)로 이루어져 있다.

말초신경계통(PNS)은 CNS 밖에 위치한 신경으로서 CNS와 신체사이에서 인체의 감각과 운동자극을 전달하는데 뇌에서 나오는 **뇌신경**(cranial nerve)과 척수에서 나오는 **척수신경**(spinal nerve)으로 구성되었다.

뇌와 척수에서 기원하는 신경들은 **몸신경계통**(somatic system)과 **자율신경계통**(autonomic system)으로 나눈다. 몸신경계통은 감각수용체에 관여하는 감각신경과 운동을 의식적으로 조절할 수 있는 운동신경으로 되어 있는데 이를 수의적 신경계통이라고도 부른다. 자율신경계통은 자극을 내장기관, 혈관 및 샘에 전달하는 운동신경이며 인체의 무의식이나 자율적인 조절에 관여하기 때문에 불수의적 신경계통이라고도 한다.

자율신경계통은 **교감신경계**(sympathetic division)와 **부교감신경계**(parasympathetic division)로 나뉜다.

개념 확인

1. 중추신경계통을 이루는 기관은 무엇인가?
2. 척수로부터 기시하는 신경은 무슨 신경인가?
3. 자율신경계통으로부터 나온 신경의 지배를 받는 인체의 구조는 무엇인가?

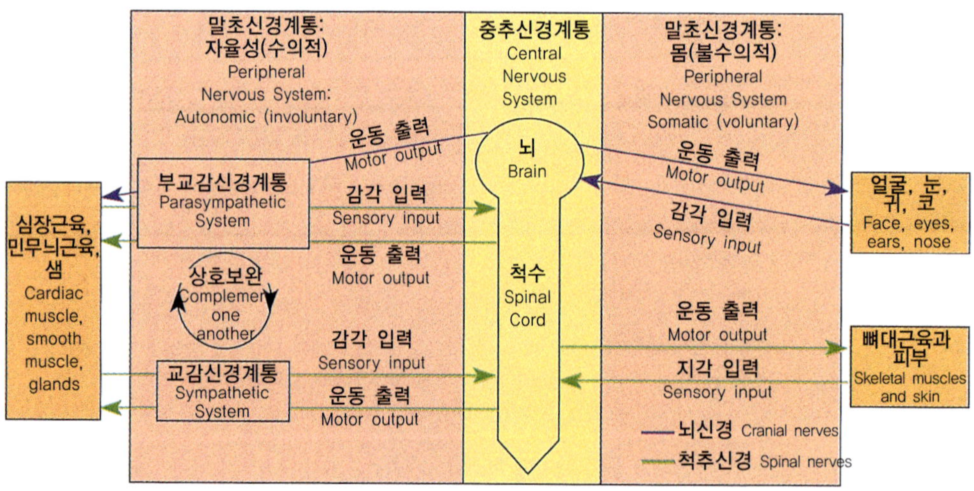

중추신경계통을 이루는 기관은 무엇인가?

그림 7-1 신경계통의 구성
화살표는 뇌신경(뇌와 연결되는)과 척수신경(척수와 연결되는)을 나타낸다. 노란색으로 된 구조는 중추신경계통을, 빨간색으로 된 구조는 말초신경계통을, 오렌지색으로 된 구조는 신경계통이 아닌 몸기관을 나타낸다.

신경조직

신경조직의 주요 구조적 및 기능적 단위는 신경세포(neuron)이다. 각 신경세포는 세포에서 세포로 자극전도나 전달을 위하여 특별히 적응되어 있다.

제2장에서 살펴본 바와 같이 신경조직은 주위의 환경변화에 반응하여 자극을 전달할 수 있도록 특별하게 분화되었으며 두 종류의 세포로 구성되어 있다. 즉, 자극을 빠르게 전달하는 **신경세포**(neuron)와 신경세포의 구조와 기능을 도와주는 **신경아교세포**(neuroglia)이다.

신경아교세포 Neuroglia

신경아교세포(또는 신경아교세포)는 뇌와 척수의 약 90%를 차지하고 있으며 뇌와 척수에서 신경세포의 뼈대를 형성하며 축삭 주위에 지질막을 형성하고, 포식작용 및 뇌척수액의 순환을 도와준다(그림 7-2). 말초신경에서 신경아교세포는 많은 축삭 주위에 지질성인 신경집을 만드는데 신경아교세포에 대한 위치와 기능은 표 7-1과 같다.

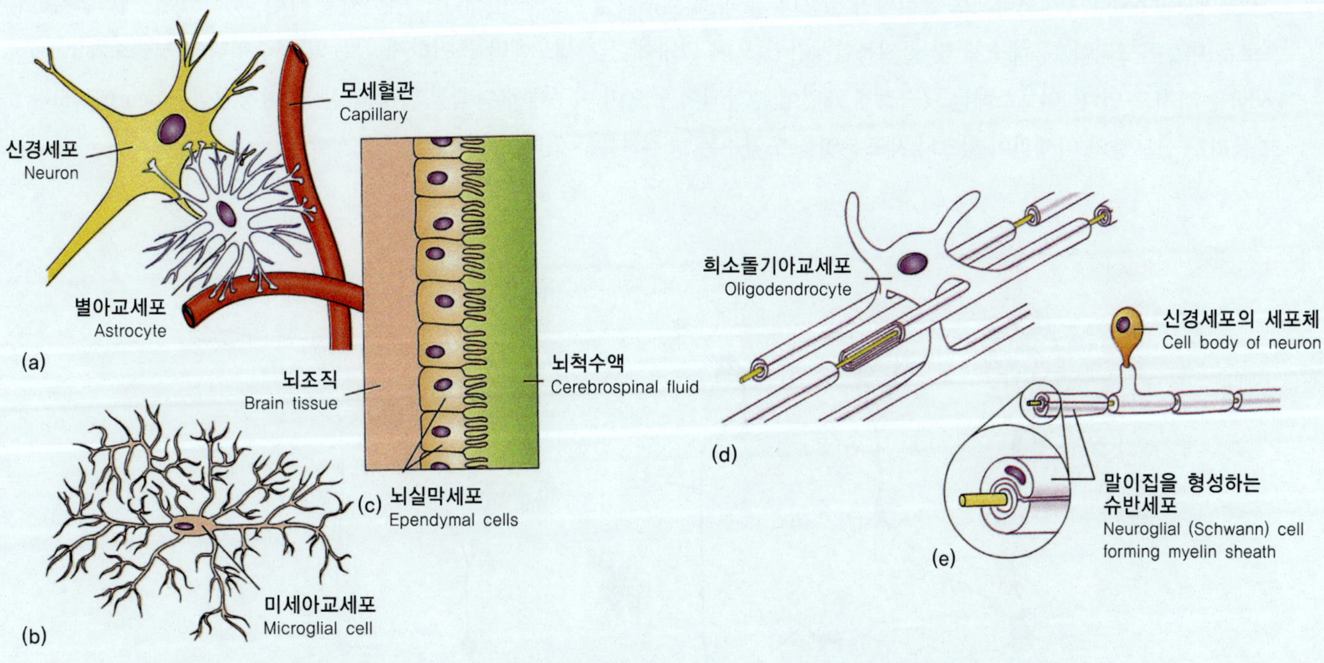

어떤 신경아교세포가 중추신경계통에서 말이집을 형성하는가?

그림 7-2 신경아교세포의 형태

(a) 별아교세포(astrocyte)는 연약한 뇌의 뼈대를 제공하며 신경세포와 혈관을 함께 연결해 준다.
(b) 미세아교세포(microglia)는 중추신경계통 내를 질주하여 외부파편물이나 죽은세포를 포식한다.
(c) 뇌실막세포(ependymal cell)는 중추신경계통 내의 뇌실주변을 싸고 있다.
(d) 희소돌기아교세포(oligodendrocyte)는 중추신경계통의 축삭을 싸서 말이집이라는 절연장벽을 형성한다.
(e) 슈반세포(Schwann cell)는 말초신경계통의 긴 축삭을 싸며 절연체인 말이집을 만든다.

표 7-1 신경조직의 지지세포: 신경아교세포

세포형태	위치	기능
별아교세포	뇌와 척수	신경세포를 모세혈관에 연결; 신경세포 주위의 이온흐름의 조절; 자극전달에 있어 신경세포의 보조
뇌실막세포	뇌실과 척수공간의 둘레	뇌척수액의 형성과 순환을 도움
미세아교세포	뇌와 척수	침입한 미생물 및 죽은 신경조직의 포식
희소돌기아교세포	뇌와 척수	중추신경계통의 축삭 주위에서 절연보호막 형성
슈반세포	말초신경계통의 큰세포	긴 말초신경계통의 축삭 주위에서 절연보호막 형성

신경세포 Neurons

신경조직의 기본적인 구조와 기능적인 단위는 신경세포이다. 이들은 신경계통에서 필요로 하는 기능을 통합적으로 수행하며 기능에 따라 여러 형태로 분류된다(그림 7-3).

구조 Structure

신경세포는 모양과 크기에 있어 다양하지만 세포체, 수많은 가지돌기 및 한 개의 축삭으로 되어 있다(그림 7-4).

세포체(cell body)는 세포막으로 둘러싸여 있으며 그 속에 세포질을 비롯하여 커다란 핵소체를 가진 핵이 있다. 세포소기관으로는 미토콘드리아, 용해소체 및 골지복합체가 있으며 그밖에 신경세포에만 특이하게 작은 막성주머니인 **닛슬소체**(Nissl body)를 가지고 있다. 리보소체는 닛슬소체 표면에 부착되어 있으며 이곳에서 단백질 합성을 한다. **신경원섬유**(neurofibril)라고 불리는 실모양의 미세관이 있으나 세포분열을 도와주는 방추섬유는 없다.

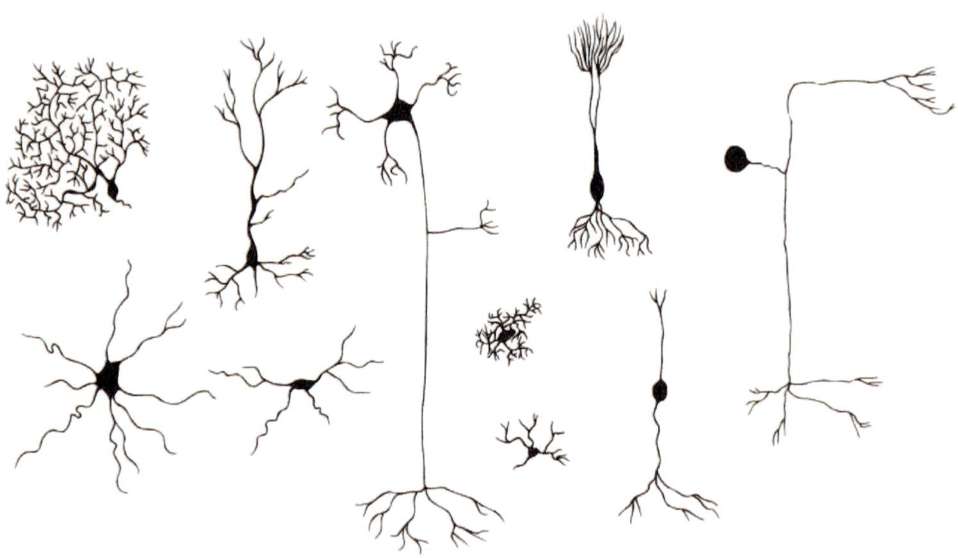

모든 신경세포는 세 가지의 어떤 공통적인 구조적 모양을 하고 있는가?

그림 7-3 신경세포의 모양
위의 그림에서처럼 다양한 모양과 크기로 되어 있다.

가지돌기(dendrites)는 나뭇가지모양의 돌기로 세포막으로 싸여 있다. 이 속에는 세포체에서 볼 수 있는 내용물들이 들어 있으며 전달된 자극을 오직 세포체 쪽으로 전달한다.

축삭(axon)은 세포체에서 멀리 자극을 전달하는 돌기로 **신경섬유**(nerve fiber)라고도 불린다. 축삭도 세포막으로 싸여 있으며 세포질에는 세포체에서 볼 수 있는 많은 내용물들이 들어 있다.

말초신경계통에서 축삭은 어떤 것은 1 m가 넘는다. 이들 축삭은 부분적으로 슈반세포(Schwann cell)로 된 집으로 싸여 있다. 슈반세포는 축삭 주위를 싸고 있으며 소량의 세포질을 갖는 다층의 세포막을 구성하고 있다. 세포막은 지질이 풍부하며 축삭에 대하여 영양과 절연작용을 하는데 이를 **말이집**(myelin sheath)이라고 부른다. 또한 슈반세포는 **신경집**(neurilemma)을 형성한다. **그림 7-4**를 자세히 보면 축삭은 전체적으로 연결되어 있지 않다.

축삭에서 말이집이 없는 간격을 **랑비어결절**(nodes of Ranvier)이라고 하며 자극전달을 도와주고 있다. 이 장 후반부에서 다시 논의하겠다.

말초신경에서 더 짧은 축삭은 슈반세포로 싸여 있으나 두꺼운 말이집이 없는데 이를 **민말이집신경섬유**(unmyelinated fibers)라고 부르며, 반면 말이집으로 싸인 긴 축삭을 **말이집신경섬유(유수신경섬유**, myelinated fibers)라고 한다. 또한 희소돌기아교세포나 슈반세포에서 만든 말이집을 말이집신경섬유라고 하는데 하얗게 보여 **백색질**(white matter)이라고 하는 반면, 민말이집신경섬유를 **회색질**(gray matter)이라고 부른다.

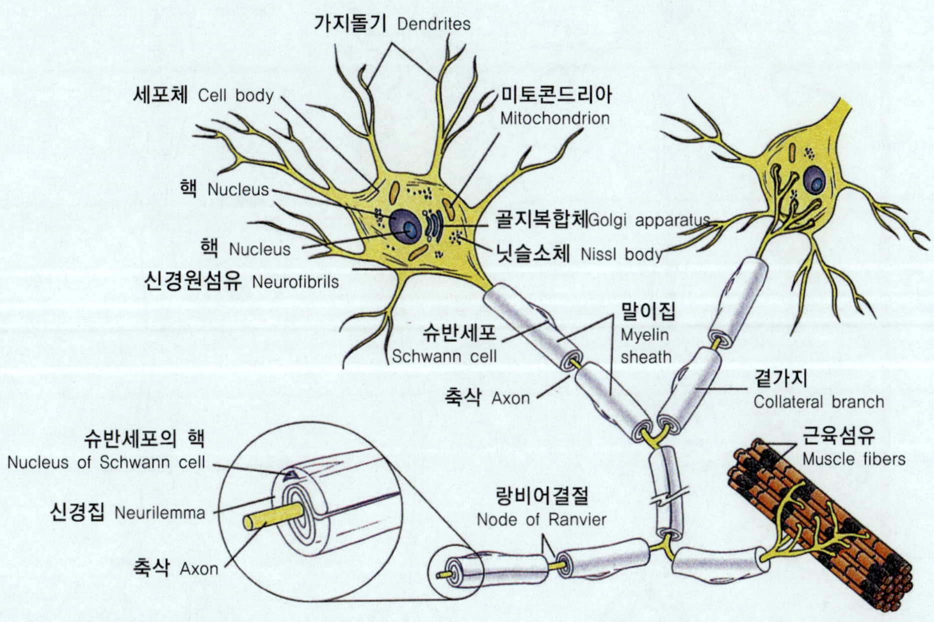

자극은 축삭을 통과하면서 어느 방향으로 진행되는가?

그림 7-4 신경세포의 구조
전형적인 운동신경세포로 가지돌기, 세포체 및 축삭을 볼 수 있다. 축삭의 가지를 곁가지라고 부른다. 세포체는 핵과 많은 세포질을 가지고 있다. 말이집을 확대한 절단면. 슈반세포는 축삭 주위를 감싸서 여러층의 절연층을 만든다. 핵과 대부분의 세포질은 바깥층에 위치하여 신경집을 형성한다.

신경세포의 형태 Types of Neurons

신경세포는 다양한 종류와 크기로 되어 있으며 구조와 기능에 따라 다양하게 분류된다. 구조적 차이에 따라 신경세포는 뭇극신경세포, 두극신경세포, 홑극신경세포와 같이 세 종류로 나뉜다.

뭇극신경세포(다극신경원, multipolar neurons)는 세포체로부터 수많은 가지돌기와 한 개의 축삭이 나오는데 이러한 신경세포는 운동신경세포에서 관찰된다. **두극신경세포(이극신경원, bipolar neurons)**는 세포체에서 한 개의 가지돌기와 한 개의 축삭이 각각 반대쪽에서 나오는데 눈, 귀, 코와 같은 특수감각기관의 세포에서 관찰된다. **홑극신경세포(단극신경원, unipolar neurons)**는 세포체에서 한 개의 신경섬유가 나오다가 신경세포체에서 좀 더 떨어진 곳에서 두 개의 가지로 나뉘는데 이러한 신경세포는 척수신경절에서 관찰된다.

기능적인 차이에 의하여 감각신경세포, 연합신경세포 및 운동신경세포로 나눈다. **감각신경세포(sensory neurons)**는 신경자극을 인체의 말초에서 중추신경계통으로 전달하며 이는 뭇극신경세포의 구조로 되어 있다. **연합신경세포(association neurons)**는 중추신경계통 안에 위치하며 신경세포 간에 연결 고리를 형성하며 뇌와 척수의 한 부분에서 다른 부분으로 자극

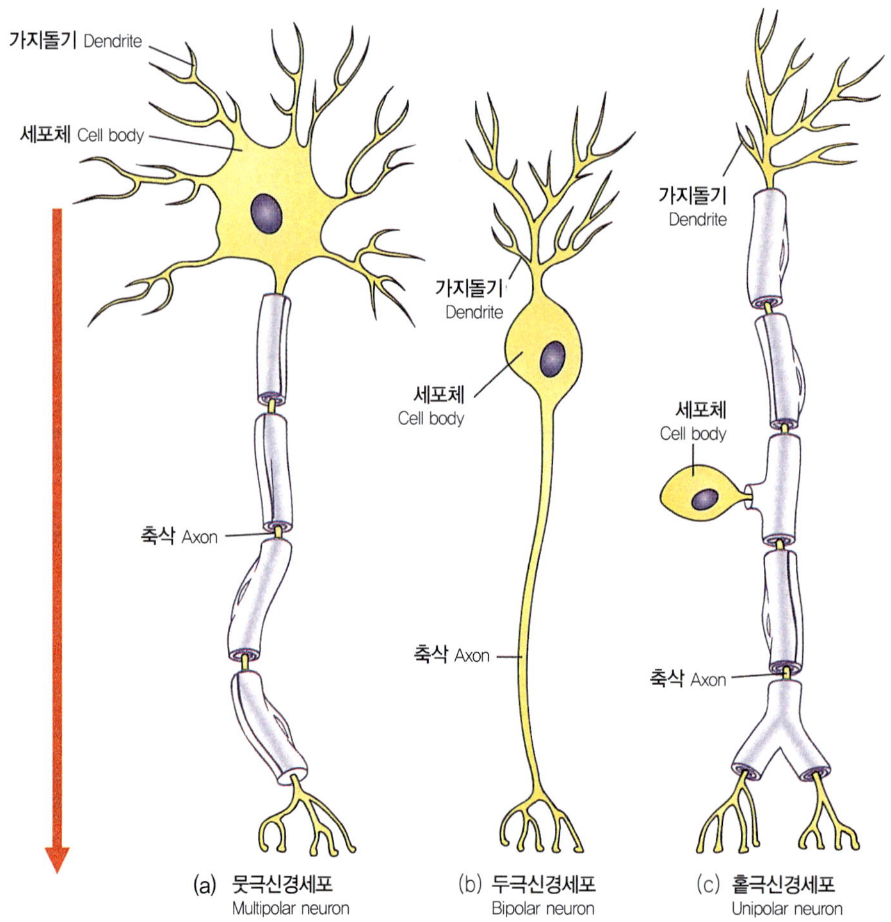

신경세포의 세 가지 기능적인 차이점은 무엇인가?

그림 7-5 신경세포의 구조적 형태
(a) 뭇극신경세포 (b) 두극신경세포 (c) 홑극신경세포
붉은 화살표는 자극전달의 방향을 나타낸다.

을 전달하는 중계역할도 하는데 대개 뭇극신경세포의 구조로 되어 있다. **운동신경세포**(motor neurons)는 자극을 중추신경계통으로부터 근육이나 샘 등에 전달하는데 자극이 반응하는 부위를 **효과기**(effectors)라고 한다.

기능 Function

신경세포의 일차적인 기능은 신경자극유발로 이 장에서는 신경자극이 어떻게 세포속을 흐르는가, 또는 세포에서 세포로 어떻게 흐르는가를 공부하겠다.

안정막전위 Resting Membrane Potential

전위차는 양극과 음극 사이에 전기흐름의 차이로 이는 전압을 일으키기 때문에 이를 측정할 수 있다. 전위차는 세포외 환경과 세포내 환경 간의 부하의 차이로 세포의 세포막을 통해서 일어나며 부하의 차이는 막을 통과하는 불균형적인 이온분포나 **이온통로**(ion channels)를 통한 세포막 내의 통합단백질에 의하여 유지된다.

대부분 세포막의 부하 차이를 유발하게 하는 이온은 나트륨(Na^+)과 칼륨(K^+)으로 신경세포가 휴지기일 경우(즉, 자극을 전하지 않을 때), 세포 안보다 세포 밖에 약 10배 정도의 나트륨이 많으나 칼륨의 분포는 대개 이와 반대이다(그림 7-6). 이온의 불균형적인 분포는 **나트륨-칼륨 펌프**(sodium-potassium pump)로 알려진 이온 채널 기전에 의하여 세포는 나트륨이

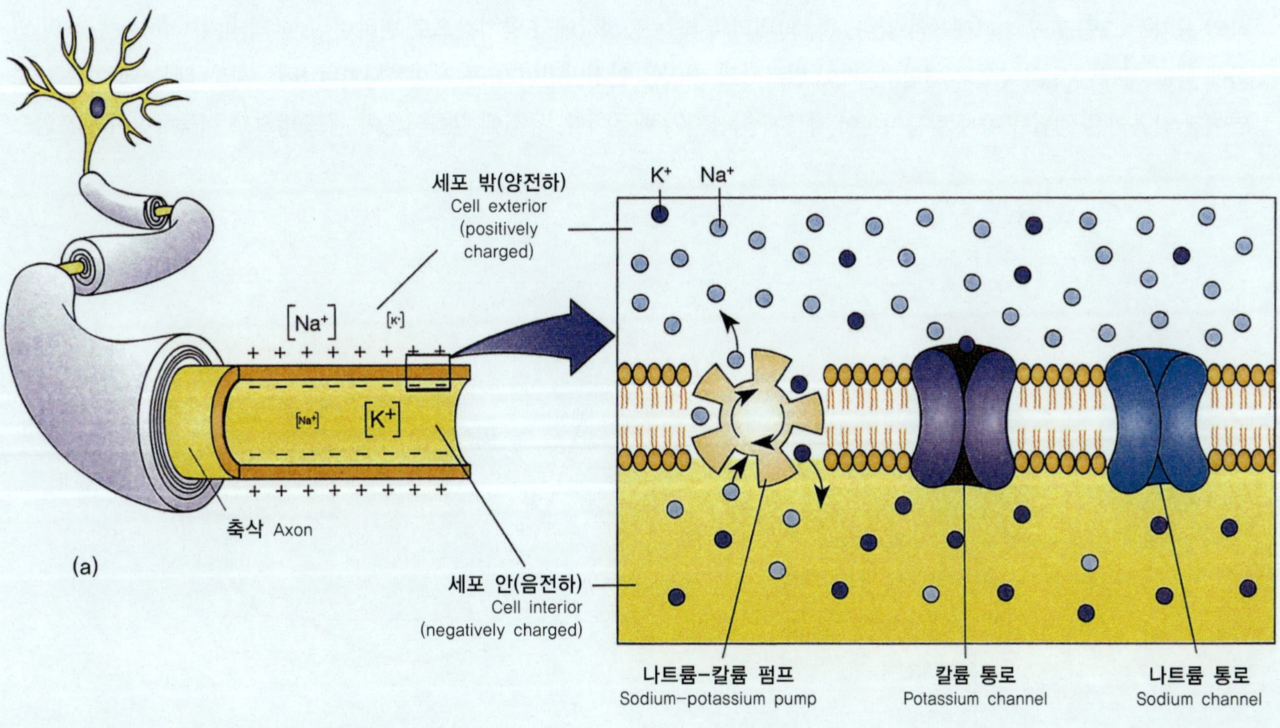

높은 나트륨농도가 세포 밖에서 어떻게 유지되는가?

그림 7-6 안정막전위
(a) 이 예에서 상대적 이온크기(Na^+과 K^+)는 서로 간 상대적인 농도를 가리킨다. 양전하그룹은 세포막의 밖에 나타나고 음전하는 세포막의 내표면에 나타난다. (b) 이온의 불균형적 분포(파란색 점은 Na^+, 자주색 점은 K^+)는 근본적으로 세포막의 나트륨-칼륨 펌프에 의하여 유지되며 매회 3개의 Na^+을 세포 밖으로, 2개의 K^+을 세포 속으로 보낸다. 이는 또한 약간의 칼륨이 세포 밖으로 유출됨에 의해 유지된다. 여기서 보는 바와 같이 휴지기 때 나트륨-칼륨채널이 닫혀진다. 활동전위 동안에는 이러한 이온 채널이 막을 빠르게 통과하기 위하여 이온 채널이 열린다.

온을 세포 밖으로, 칼륨이온을 세포내로 수송하기 위하여 끊임없이 많은 양의 에너지를 사용한다.

나트륨–칼륨 펌프는 세포내로 칼륨을, 세포 밖으로 나트륨을 내보내려는 힘이 세포막을 통한 농도구배에 의해 형성되는데 이러한 농도구배는 나트륨이온을 세포내로, 칼륨이온을 세포 밖으로 확산시키려는 방향으로 작용한다. 확산비율이 방해받는 경우로는 첫째로 나트륨–칼륨 펌프가 이온의 평행수송을 방해받을 경우이다. 둘째로, 세포막이 나트륨이온보다 칼륨이온이 더욱 투과적인 경우로 칼륨이온은 확산에 의해 세포 밖으로 빠져나갈려고 하는 나트륨이온보다 힘이 더욱 강하다. 따라서 세포내에는 소량의 양이온과 세포내 음이온(Cl^-) 및 막을 통과할 수 없는 음전하 단백질로 음전하를 띠게 된다. 휴지기의 신경세포에 있어서 불균형적인 이온분배에 의한 전위차를 **안정막전위**(**resting membrane potential**)라고 부르며 이 경우 막은 분극상태에 있다고 말한다.

분극상태의 내막의 전위는 −70 milivolts (mV)이며 단일손전등축전지("D"cell)는 1,500배 이상(1.5 volts)인 전위를 가지고 있다. 막을 통해 흐르는 실제로 이온수는 세포내외에 존재하는 나트륨이온과 칼륨이온의 농도가 거의 같기 때문에 매우 적으나 만일 많은 칼륨이온이 막을 통하여 빠져나가면 안정막전위를 유발하여 이온분포차를 나타낸다.

활동전위 Action Potential

주위의 환경변화에 대한 반응능을 흥분이라고 부르며 이는 막의 특정부위의 안정막전위를 변화시킨다. 이러한 현상은 나트륨을 통과시킬 수 있는 특별한 막부위에서 빠르게 일어나는데 이는 새로 열린 나트륨이온채널을 통해 안쪽으로 확산되기 때문이다. 나트륨은 막의 안쪽을 더욱 양전하로 만들게 되는데 자극점에 가까운 부위의 막은 탈분극된다. 탈분극 동안의 부하의 증가는 그림 7–7의 그래프와 같다. 즉, 막내의 부하는 음성값에서 양성값으로 변하며 또한 막 밖의 전하는 반응의 변화에 따라 양극에서 음극으로 변한다. 막이 탈분극된 지역은 안정막전위가 곧 재회복되거나 또는 재분극되는데 이는 새로 열어진 칼륨이온 채널을 향해 칼륨이온이 빠르게 확산되기 때문이다. 동시에 칼륨이온이 세포 밖으로 이동하면서 세포안으

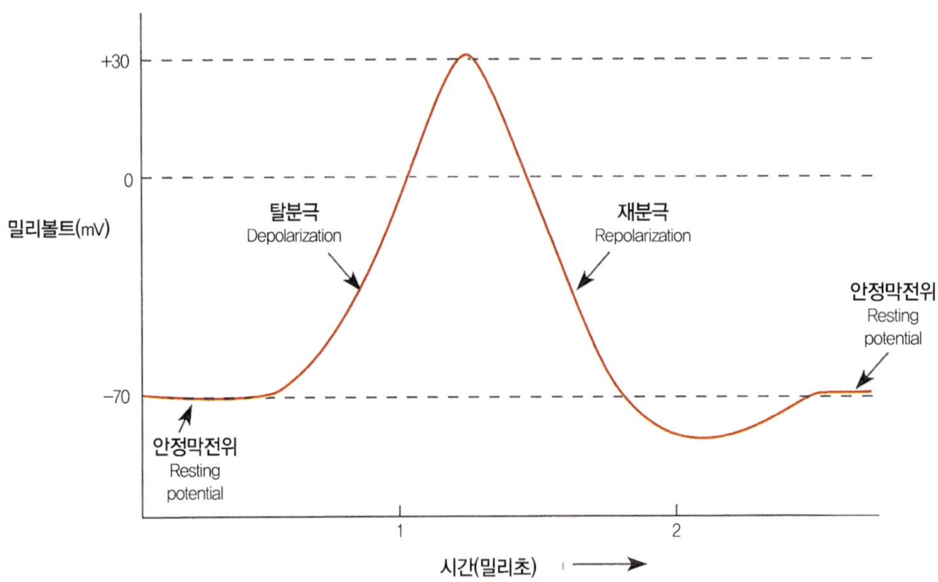

세포 속으로 어떤 이온의 빠른 이동이 탈분극을 일으키게 하는가?

그림 7–7 활동전위
그래프는 세포막을 횡단하는 전기적 전하의 변화를 나타낸다. 탈분극기는 안정막전위(−70 mV)를 +30 mV까지 전하를 증가시킨다. 이는 빠르게 재탈분극에 의해 이루어지는데 결과적으로 휴지기의 전하로 돌아온다. 활동전위는 완전하게 1 millisecond보다 더욱 작게 일어난다.

로 나트륨이온의 흐름이 나트륨 이온채널의 폐쇄에 의하여 느려진다. 그 결과 세포 밖으로 양이온이 나가게 되어 세포 밖이 다시 양전하로 된다(그리고 세포내면은 음전하이다).

세포막의 탈분극 지역은 재분극에 의하여 빠르게 회복되는데 이를 **활동전위**(action potential)라고 한다(그림 7-8). 이는 소위 신경자극으로 밖을 향한 칼륨이온의 흐름에 의해 발생되는 안쪽으로의 나트륨이온의 흐름을 포함한 활동전위와 관련된 화학적 현상은 매우 빠르게 일어난다. 다양한 형태의 세포가 안정막전위를 나타내지만 신경세포와 근육세포만이 활동전위를 생성할 수 있다.

신경자극의 전도 Conduction of the Nerve Impulse

일단 활동전위가 발생하면 신경세포의 축을 따라 흘러가며 탈분극하는 동안 세포내는 양성으로서 전기적 구배는 자극점과 이와 이웃하고 있는 막부분 사이에서 형성된다. 결과적으로 세포내의 이온흐름은 나트륨이온을 위한 막투과성을 증가시키는데 이러한 흐름은 이온분포를 역으로 만들어 이웃하는 부분을 탈분극시키는데 이를 재탈분극이라 한다(그림 7-8).

신경자극의 전도속도는 말이집의 유무에 따라 변한다. 말이집신경섬유에서 자극은 **도약전도**(saltatory conduction)에 의하여 자극은 실제로 랑비어결절에서 다른 랑비어결절로 말이집을 횡단하여 도약한다(그림 7-9). 자극은 결절에서 결절로

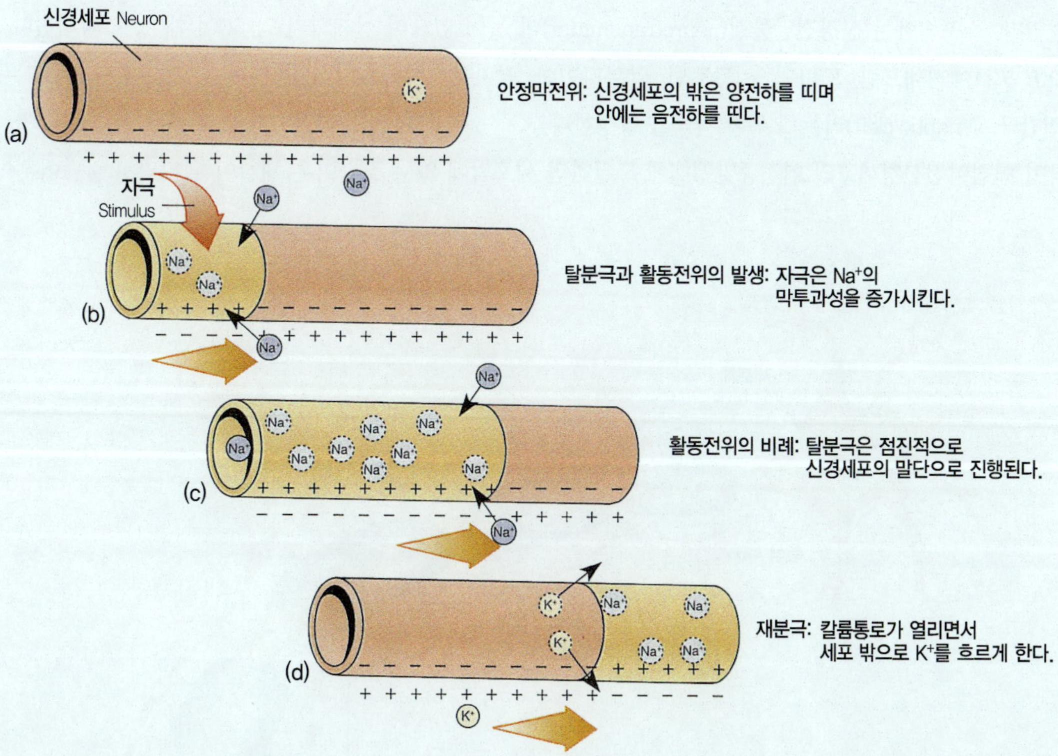

세포막 안의 어떤 두 변화가 재분극을 유도하는가?

그림 7-8 탈분극 그리고 재분극
(a) 안정막전위는 세포 밖에 양전하를, 세포막의 내측을 따라서는 음전하를 유지한다. (b) 탈분극은 나트륨이온 변화로 막투과성에 의하여 발생되며 안쪽으로 빠른 확산을 유도한다. 그 결과 막의 전하는 역전된다. (c) 활동전위는 막을 따라 탈분극이 퍼지는 것에 비례한다. (d) 탈분극 즉시 막 채널이 열려 밖으로의 빠른 칼륨의 확산을 유도하며 막 밖에는 양전하를 회복하게 한다. 따라서 막은 재분극이 된다.

진행하면서 전도속도가 섬유를 따라 자극보다도 훨씬 커져 그 결과 말이집신경섬유는 매초당 130 m 속도(시간당 300마일 이상)로 자극을 전달할 수 있다. 반면에 민말이집신경섬유는 초당 10 m의 속도를 넘지 못한다. 빠른 도약전도에서는 항상성이 중요한데 이는 위급상황에 대해 분지이차반응과 같은 대처를 보여주기 때문이다.

실무율 All-or-None Response

신경자극의 전도는 **실무율** 방식에 의하여 일어나는데 활동전위를 유발하는 자극의 최소강도를 **역치자극**(threshold stimulus)이라 하며 역치수준 이하에서는 자극강도가 증가하더라도 자극에 대한 효과는 나타나지 않는다. 또한 역치보다 더욱 약한 자극을 **역치하**(subthreshold)라고 부르며 이 역치자극을 시작할 수 없다. 그러나 신경세포에 빠르게 적용되는 연속적인 아역치의 자극은 활동전위를 일으킬 수 있는 축적효과를 가지게 되는데 이러한 현상을 **가중**(summation)이라 부른다.

세포간 자극전달 Transmission of Impulses from Cell to Cell

신경세포 간의 연결을 **연접**(synapse)이라고 부르며(그림 7-10), 자극을 보내는 신경세포를 **연접이전신경세포**(presynaptic neuron), 연접을 지나 자극을 받는 신경세포를 **연접이후신경세포**(postsynaptic neuron)라 하며 전달은 항상 연접이전신경세포에서 연접이후신경세포로 향한다.

연접이전신경세포의 축삭은 **연접종말팽대(연접종구,** synaptic end bulb)에서 끝나며 이 속에는 많은 **연접소포**(synaptic vesicles)가 있다. 소포속에는 **신경전달물질**(neurotransmitter)이 들어 있으며 현재까지 약 50여 개 정도 밝혀졌다. 즉 아세틸콜린(ACh), 노르에피네프린, 도파민, 세로토닌, 글루타민산, 감마부티릭산(GABA) 등이다. 연접이후신경세포는 대개 **연접틈새(연접간극,** synaptic cleft)라는 오목한 간극을 형성한다.

신경자극이 연접이전신경세포의 연접종말팽대에 도달하면 세포막에 있는 칼슘이온 채널이 열리면서 칼슘이온이 사이질

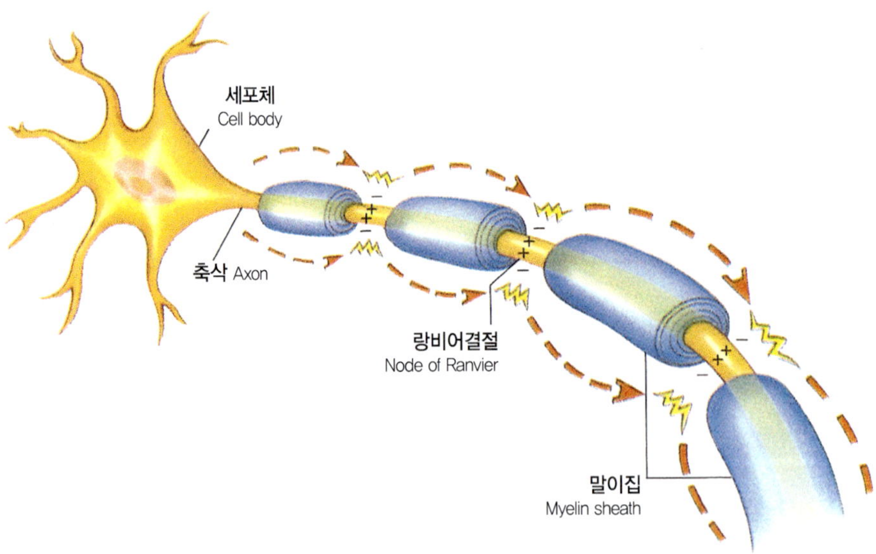

도약전도의 장점은 무엇인가?

그림 7-9 도약전도
활동전위는 한 랑비어결절에서 다른 결절로 도약하여 말이집신경섬유를 따라 진행된다.

액으로 부터 종말방울속으로 흘러 들어온다. 이들은 연접이전세포막과 연접소포를 융합하게 하여 신경전달물질을 연접내로 방출시킨다. 이러한 화학물질들은 연접이후막신경세포막을 흥분 또는 억제시키는데 이는 신경전달물질과 수용체에 의하여 달라진다. 신경전달물질은 전달 직후 즉시 효소에 의하여 불활성된 후 수송되어 소실된다.

흥분성 전달 대 억제성 전달 Excitatory versus Inhibitory Transmission

연접이후신경세포에 대한 신경전달물질이 나트륨이온에 대한 막투과성을 증가시킨 경우 이를 **흥분성 전달**(excitatory transmission)이라고 한다. 신경전달물질이 전달되면 연접이후막에는 나트륨이온이 세포내로 유입됨에 따라 한 층 더 흥분된다. 이 시점에서 연접이후막은 활동전위를 촉발하여 분극상태를 만드는데 이를 **촉진**(facilitation)이라고 한다. 일단 흥분성 전달물질이 연접이후막에 도달되면 활동전위가 발생된다. 흥분성 신경전달물질에는 아세틸콜린과 노르에피네프린이 있

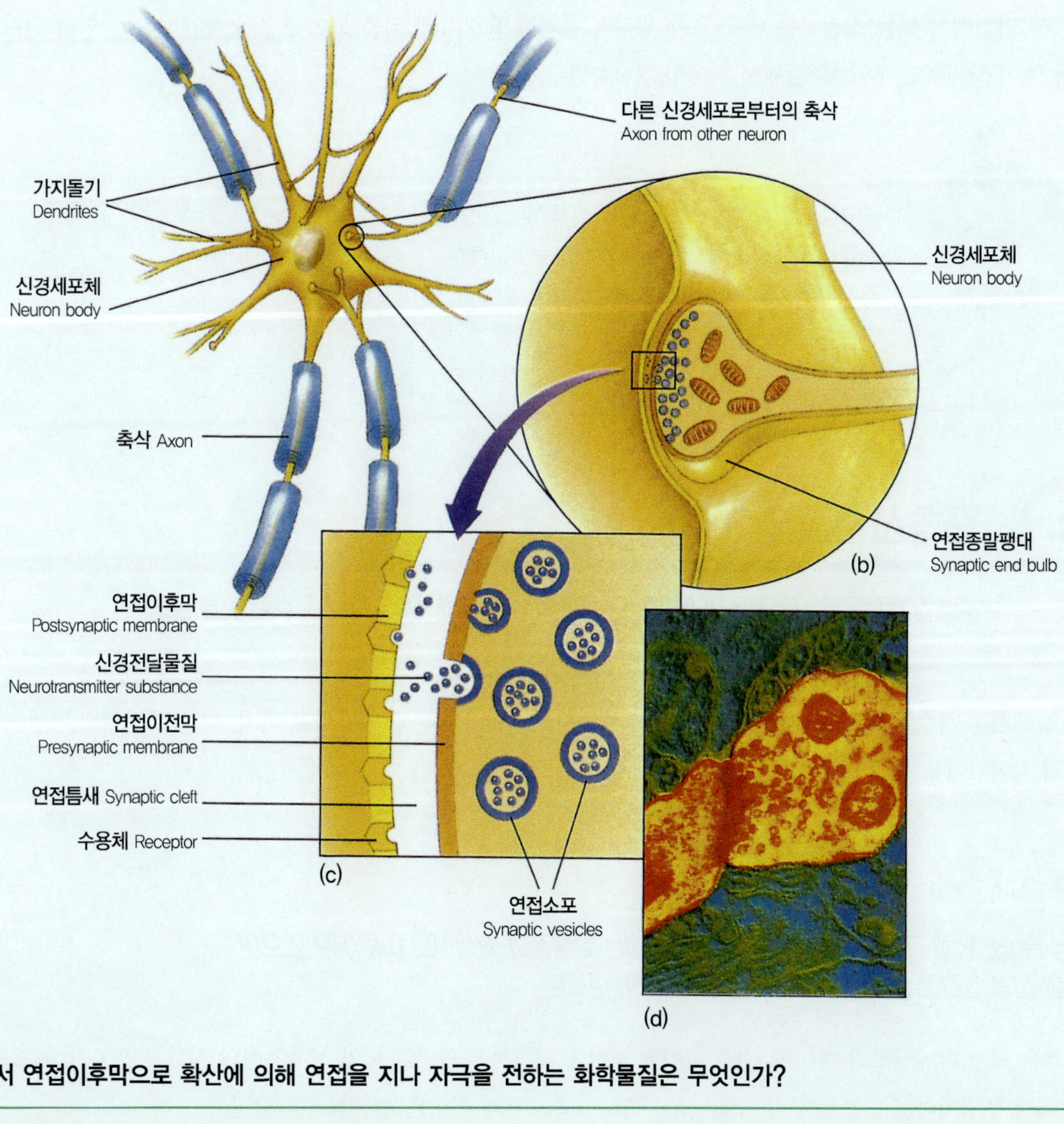

연접이전막에서 연접이후막으로 확산에 의해 연접을 지나 자극을 전하는 화학물질은 무엇인가?

그림 7-10 자극전달

(a) 자극은 연접이라고 알려진 틈새연결을 지나 한 신경세포에서 다음 신경세포로 전달된다. (b) 연접의 확대면 (c) 연접의 확대그림에 있어서 신경전달물질의 기질은 연접이전막에서 분비되어 연접틈새를 지나 연접이후막에 도달한 후 수용체와 결합한다. (d) 인접한 신경세포 사이의 연접에 대한 컬러전자현미경 사진(검은선).

으며 연접이후막의 나트륨이온 투과력을 증가시키는 경우 이를 **억제성 전달**(inhibitory trasmission)이라고 한다. 세포 밖으로 칼륨이온이 빠져나가고 염소이온 채널이 열려 세포 속으로 이동하면 나트륨이온의 투과는 영향을 받지 않게 됨으로써 세포 밖은 양전하를 띠는 반면, 음전하는 세포막 안을 따라 형성되는데 이 경우 과분극되었다고 말한다. GABA를 포함한 엔돌핀, 엔케팔린을 포함한 저해성 신경전달물질은 선택적으로 통증자극에서 발생된 자극을 억제시킴으로써 통증사멸제 역할을 한다.

연접에서의 과정 Processing at the Synapse

연접이후막은 연접이전신경세포에서 기원되는 연접이전종말팽대를 받는데 이때 도달되는 어떤 신경전달물질은 흥분이나 억제효과를 가진다. 만약 신경전달물질이 흥분성일 경우 활동전위가 발생된 반면, 억제성 신경전달물질의 경우 활동전위는 억제될 것이다. 연접은 흥분성 또는 억제성의 신경전달물질의 복합적인 과정에 의하여 신경계통의 자극을 조절한다. 뇌연접에서 일어나는 과정은 정보의 저장과 복원, 마음속의 시각적 영상의 창조, 행동의 발달과 변화를 관장한다. 이러한 활동은 연접에서 뇌를 조절하는 데 필요한 생리적 변화를 요구하게 되는데 이를 가소성(plasticity)이라 한다. 뇌의 기능적 활동은 이 장의 후반부와 제8장에서 자세히 기술하였다.

개념 확인

1. 말이집신경섬유는 무엇인가? 그리고 왜 민말이집신경섬유보다 자극전도가 빠른가?
2. 신경세포의 구조적 · 기능적 형태는 무엇인가?
3. 휴지기 신경세포는 어떻게 활동전위를 발생하는가?
4. 흥분성 전달과 억제성 전달 간의 차이는 무엇인가?

중추신경계통

중추신경계통은 신경계통의 통합적인 기능적 중추이다. 이는 뇌와 척수로 구분된다.

이 장에서는 척수와 뇌의 구조 및 그들 사이의 기능적인 상호관계를 살펴보기로 하며, 더욱 복잡하고 통합적인 기능은 제8장에서 알아보기로 한다.

척수 The Spinal Cord

척수는 뼈, 액체 그리고 막에 의해 보호된다. 이는 회색질과 백색질로 이루어져 있으며 뇌와 신경 그리고 반사중추 사이의 전도로로 작용한다.

척수는 뇌 바닥에서부터 제1 또는 제2 허리뼈 사이에 위치하는 약 42 cm의 신경조직의 길고 얇은 다발로(**그림 7-11**), 머리뼈의 바닥에 위치하고 있는 큰구멍(foramen magnum)으로부터 척주관의 중심속을 달린다.

보호층 Protective Covering

척수는 부드럽고 약한 신경조직으로 척주를 비롯하여 완충 역할의 액체 및 **척수막**(meninges)에 의하여 보호되고 있다.

척수막은 세 층으로 제일 바깥의 경막, 중간층의 거미막, 제일 안쪽의 연질막으로 되어 있다(그림 7-12, 그림 7-13). **경막**(dura mater)은 척수 밖을 싸는 강인한 막으로 척주와는 부착되어 있지 않으나 **경막바깥공간**(epidural space)을 형성하며 이곳은 지방과 성긴결합조직으로 차 있어 절연체나 방어장벽의 역할을 한다. 중간막인 **거미막**(arachnoid mater)은 아교섬유가 두꺼운 빗과 같이 되어 있다. 가장 안쪽막은 **연질막**(pia mater)으로 아주 얇고 섬세하며 척수의 바깥표면과 밀착되어 있다. 거미막과 연질막 사이의 공간을 **거미막밑공간(지주막하강**, subarachnoid space)이라 하며 뇌척수액이 차 있다. **뇌척수액**(cerebrospinal fluid)은 척수와 뇌 주위를 순환하는 액체로 충격흡수 및 활성물질을 운반하는 역할도 한다. 뇌척수액과 세 층의 뇌척수막 및 뇌줄기의 상호 관계에 대해 좀 더 자세히 알아보겠다.

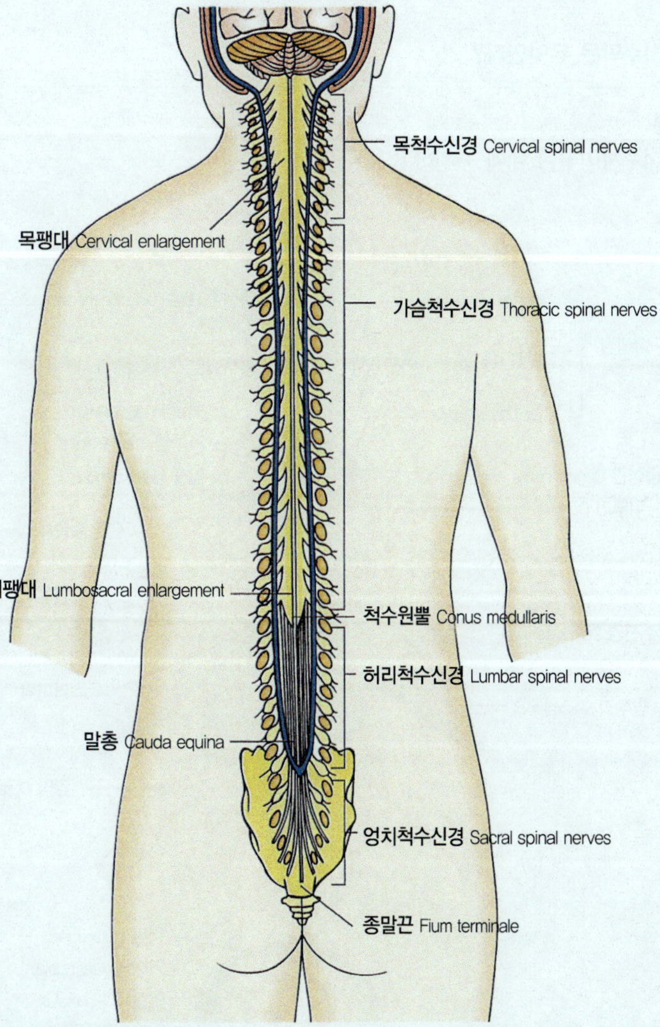

신경계통의 어떤 두 요소가 척수를 연결시키는가?

그림 7-11 척수
척수의 중요한 구조를 보기 위하여 척주의 척주고리를 제거하였다.

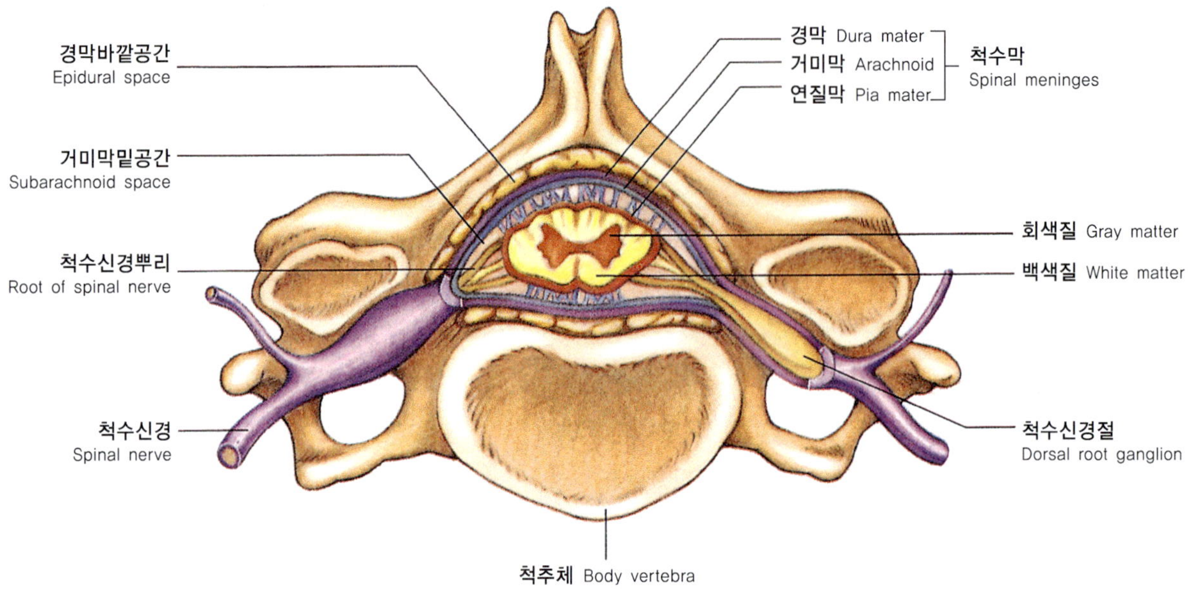

가장 밖을 둘러싸고 있는 뇌척수막은 무엇인가?

그림 7-12 **척수의 가로단면**
척수는 척주의 척주사이구멍 내에 위치하고 있다.

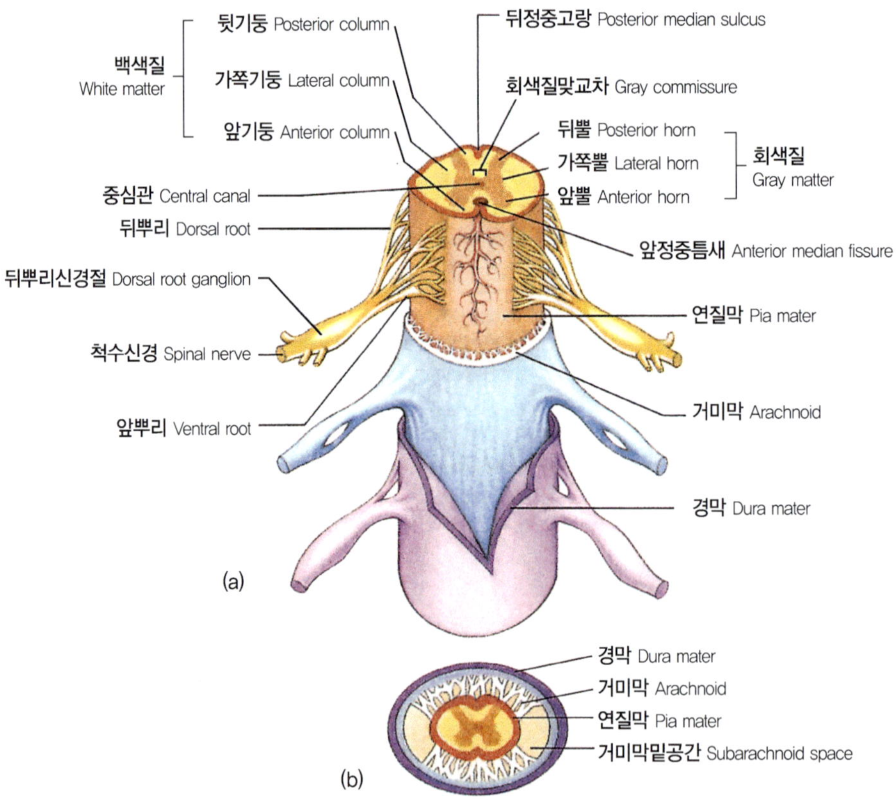

척수의 뒤뿔은 기능적으로 앞뿔과 어떻게 다른가?

그림 7-13 **척수의 구조**
(a) 척수의 약간 틀어진 앞면은 31쌍의 척수신경과 연결되어 있다. (b) 척수의 단면과 척수막

구조 Structure

척수는 앞, 뒤 표면이 약간 편평한 긴 원통모양의 구조로(그림 7-11, 그림 7-12), 31쌍의 절편이 나온다.

척수의 각 절편은 한 쌍의 **척수신경**(spinal nerve)이 **척수신경뿌리(척수신경근,** spinal roots)를 통과한다. 척수는 두 곳에서 약간 부풀어 있는데 목부분의 **목팽대(경팽대,** cervical enlargement)와 후하부의 **허리엉치팽대(요천골팽대,** lumbosacral enlargement)(그림 7-11)로 전자는 팔을, 후자는 다리를 각각 관장하고 있다. 척수는 제2허리뼈 높이에서 끝나는데 이 부위를 **척수원뿔(척수원추,** conus medullaris)이라고 하며(그림 7-11), 이 지점으로부터 많은 척수신경은 척주관을 통하여 아래로 내려와 빠져나오는데 아래부위에서 척수신경의 집단이 말꼬리 모양을 닮아 있기 때문에 **말총(마미,** cauda equina)이라고 부른다. 척수를 덮고 있는 연질막이 변하여 척수 끝에서부터 꼬리뼈까지 연장되어 있는데 이를 **종말끈(종사,** filum terminale)이라 한다.

척수의 가로단면을 보면 앞뒤로 편평한 모양으로 되어 있으며(그림 7-12, 그림 7-13), 오른쪽과 왼쪽으로 나누고 있는 깊은 **앞정중틈새(전정중열,** anterior median fissure)와 이보다 얕은 **뒤정중틈새(후정중열,** posterior median fissure)가 있다. 척수 가로단면의 안쪽에서는 회색질과 백색질을 볼 수 있다.

회색질 Gray Matter

회색질은 민말이집신경섬유와 신경세포체로 이루어져 있으며 신경아교세포 또한 회색질의 일부를 형성하고 있다. 척수에서는 중앙의 H자 모양의 회색질을 중심으로(그림 7-12, 그림 7-13), H자의 두 개의 위팔을 **뒤뿔(후각,** posterior horn), 아래 두 개의 팔을 **앞뿔(전각,** anterior horn), 이들 사이에 있는 회색질을 **가쪽뿔(외측각,** lateral horn)이라 부르며 이는 단지 가슴부위의 척수영역과 제1, 제2 허리척수영역에서만 볼 수 있다. 회색질의 수평 막대는 H자의 좌우를 함께 묶고 있는데 이를 **회색질맞교차**(gray commissure)라 하며 이의 중심에는 **중심관**(central canal)이 있어 뇌척수액을 나른다.

척수의 회색질에 위치하고 있는 앞뿔은 운동신경세포체를 가지고 있으며 뒤뿔은 척수신경의 감각신경세포의 종말이 있어 피부나 근육, 내장기관 및 **척수신경절**(spinal ganglia)의 바로 바깥에 있는 세포체에 가지를 내고 있다. 가쪽뿔은 자율신경계통의 운동신경세포를 가지고 있다.

백색질 White Matter

척수의 백색질은 대부분 말이집신경섬유로 구성되어 있다. 척수의 가로단면을 보면(그림 7-12, 그림 7-13), 백색질이 회색질을 감싸고 있는데 각각 **앞기둥(전주,** anterior column), **뒷기둥(후주,** posterior column) 및 **가쪽기둥(외측주,** lateral column)을 형성한다. 각 기둥은 척수의 위와 아래로 뻗어 있는 섬유다발로서 이를 **신경전도로**(nerve tracts)라고 한다.

기능 Functions

척수는 두 가지의 기능을 수행한다: 즉, 뇌와 말초신경 사이를 지나는 자극의 전도로 기능과 반사중추의 기능이다.

전도로 Conduction Pathways

척수에 의한 전도로는 두 종류로 뇌쪽으로 올라가는 **오름로(상행로,** ascending tracts)와 뇌아래로 하행하는 **내림로(하행로,** descending tracts)로 구성된다. 전도로에 의하여 척수는 감각신경세포, 뇌의 통합적인 기능 및 운동신경으로부터의 수많은 정보를 함께 입력할 수 있다.

반사중추 Reflex Center

반사(reflex)는 긴급상황에 대해 가장 빠른 반응으로 자극에 대응하는 가장 단순한 전도로로서 몇몇 신경세포만이 관여하고 있다. 반사는 자극이 뇌의 중추부위까지 전하지 않고 대신 척수내에 위치하거나 뇌보다 훨씬 아래 위치하고 있는 이차적인 신경세포와 직접 연결시킨다.

반사활(반사궁, reflex arc)은 감각신경세포의 **수용체**(receptor)에서 시작하는 고도화된 감각신경의 가지돌기를 말한다. 일단 수용체에 갑작스런 자극이 주어진 경우(그림 7-14), 신경자극은 빠르게 **감각신경세포**(sensory neuron)를 따라 중추신경계통인 척수로 전달된다. 일단 중추신경계통 내에서 자극은 하나 또는 그 이상의 **연합신경세포**(association neurons)를 통과하여 적절한 **운동신경세포**(motor neurons)와 연결함으로써 빠르게 정보를 전해 주는 **반사중추**(reflex center) 역할을 한다. 반사활의 종류에는 **회피반사**(withdrawal reflex)를 비롯하여 무릎반사 또는 **무릎힘줄반사**(슬개건반사, patellar reflex)가 있다. 또한 후퇴 및 무릎힘줄의 반사인 **몸반사**(체성반사, somatic reflex)와 박동이나 호흡, 구토, 재채기 및 기침과 같은 자율적인 반응을 일으키는 **내장반사**(visceral reflex)가 있다.

개념 확인

1. 척수와 뇌를 보호하는 뇌척수막의 층은 무엇인가?
2. 회색질은 기능적으로 척수를 어떻게 유기적으로 조직화하는가?
3. 척수에서 전도로는 무엇인가?
4. 반사활의 요소는 무엇인가?

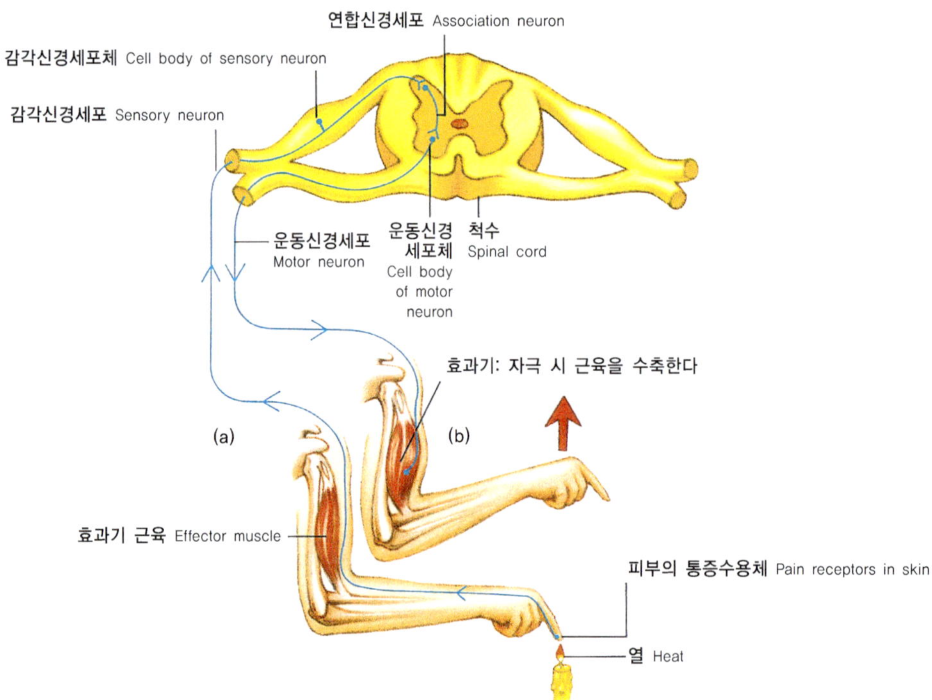

반사활은 왜 협동적이고 기술적인 운동보다 더욱 빠른 반응을 일으키는가?

그림 7-14 반사활
(a) 반사는 감각수용체로부터 시작하며 감각신경세포를 따라서 척수의 뒤뿔로 들어간다. 척수 내의 자극은 연합신경세포와 연결되며 이는 앞뿔과 운동신경세포로 전한다. (b) 운동신경세포는 반응을 나타내기 위하여 자극을 뼈대근육의 효과기로 보낸다.

뇌 The Brain

뇌는 신경계통의 통합중추이며, 특수한 기능수행을 위한 몇 개의 영역으로 구성된다.

뇌는 인체에서 가장 큰 기관의 하나로 수많은 신경아교세포 외에 약 1억 개의 신경세포로 구성되어 있다. 그림 7-15에서 볼수 있는 바와 같이 **앞뇌(전뇌, forebrain)**, **중간뇌(중뇌, midbrain)**, **뒤뇌(후뇌, hindbrain)**로 되어 있으며 앞뇌는 **대뇌(cerebrum)**와 **사이뇌(간뇌, diencephalon)**로 구성된다. 중간뇌는 사이뇌 아래에 위치하고 있으며 **다리뇌(교뇌, pons)**, **숨뇌(연수, medulla oblongata)**, **소뇌(cerebellum)**로 구성된다. 그림 7-15에서 볼 수 있는 바와 같이 중간뇌, 다리뇌, 숨뇌를 합쳐서 **뇌줄기(뇌간, brain stem)**라고 한다.

보호층 Protective Coverings

뇌조직은 머리뼈라는 편평골을 비롯하여 뇌척수액 및 뇌막으로부터 보호를 받는다. 또한 뇌막은 바깥층인 **경막(dura mater)**, 중간층인 **거미막(지주막, arachnoid)** 및 속층인 **연질막(pia mater)**으로 이루어져 있으며, 거미막과 연질막 사이에 **거미막밑공간(지주막하강, subarachnoid space)**이 있다(그림 7-16). 뇌막은 척수막과 연결되어 있음을 상기하라.

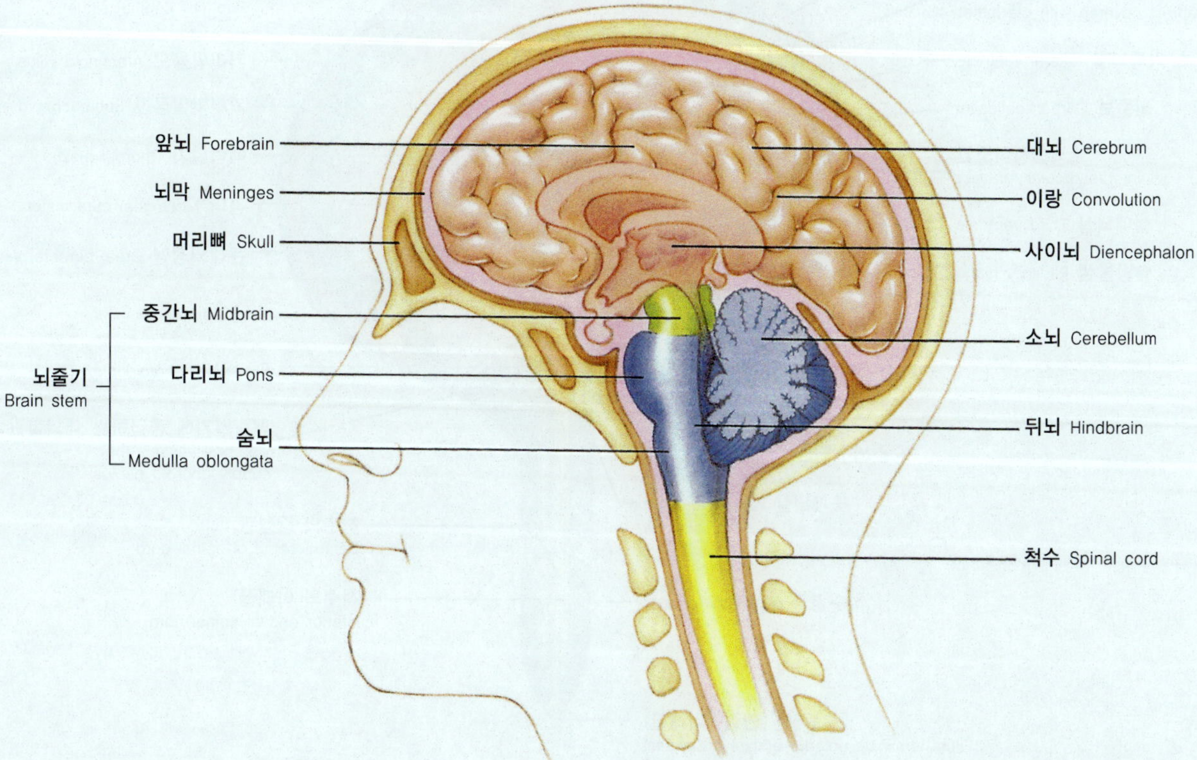

대뇌는 뇌의 어느 부분인가?

그림 7-15 뇌
뇌의 가쪽에서 본 시상단면으로 주요 영역을 색으로 구분하였다(앞뇌는 분홍색, 중간뇌는 녹색, 뒤뇌는 푸른색).

뇌척수액과 뇌실 Cerebrospinal Fluid and Ventricles of the Brain

뇌척수액(cerebrospinal fluid, CSF)은 척수와 뇌속의 주위를 순환하는 맑고 무색의 액체로 뇌의 완충작용을 비롯하여 영양공급, 신진대사의 노폐물 제거 및 영양분을 공급한다. 뇌척수액 상당량은 **뇌실**(ventricle)에 있으며 뇌실은 척수의 중심관을 비롯하여 뇌와 척수에 모두 연관된 거미막밑공간으로 연결되어 있다(그림 7-16, 그림 7-17). 뇌에는 대뇌반구의 각각에 놓여 있는 두 개의 **가쪽뇌실(측뇌실**, lateral ventricle), 사이뇌의 중앙에 위치하고 있는 **셋째뇌실(제3뇌실**, third ventricle), 소뇌와 숨뇌 사이에 좁은 한 개의 **넷째뇌실(제4뇌실**, fourth ventricle)이 있다. 각 가쪽뇌실은 **몬로구멍(몬로공**, foramen of Monro)이라 불리는 통로에 의하여 넷째뇌실과 교통하고 있으며, 셋째뇌실은 중간뇌수도관(중뇌수도, cerebral aqueduct)에 의하여 넷째뇌실과 교통한다.

뇌척수액은 **맥락얼기(맥락총**, choroid plexus)에서 생산되며 맥락얼기의 모세혈관벽과 이를 지지하는 신경아교세포들은 **혈관-뇌장벽**(blood-brain barrier)을 형성하여 물이나 글루코스, 산소와 같은 물질을 선택적으로 투과시킨다. 뇌실에서 생

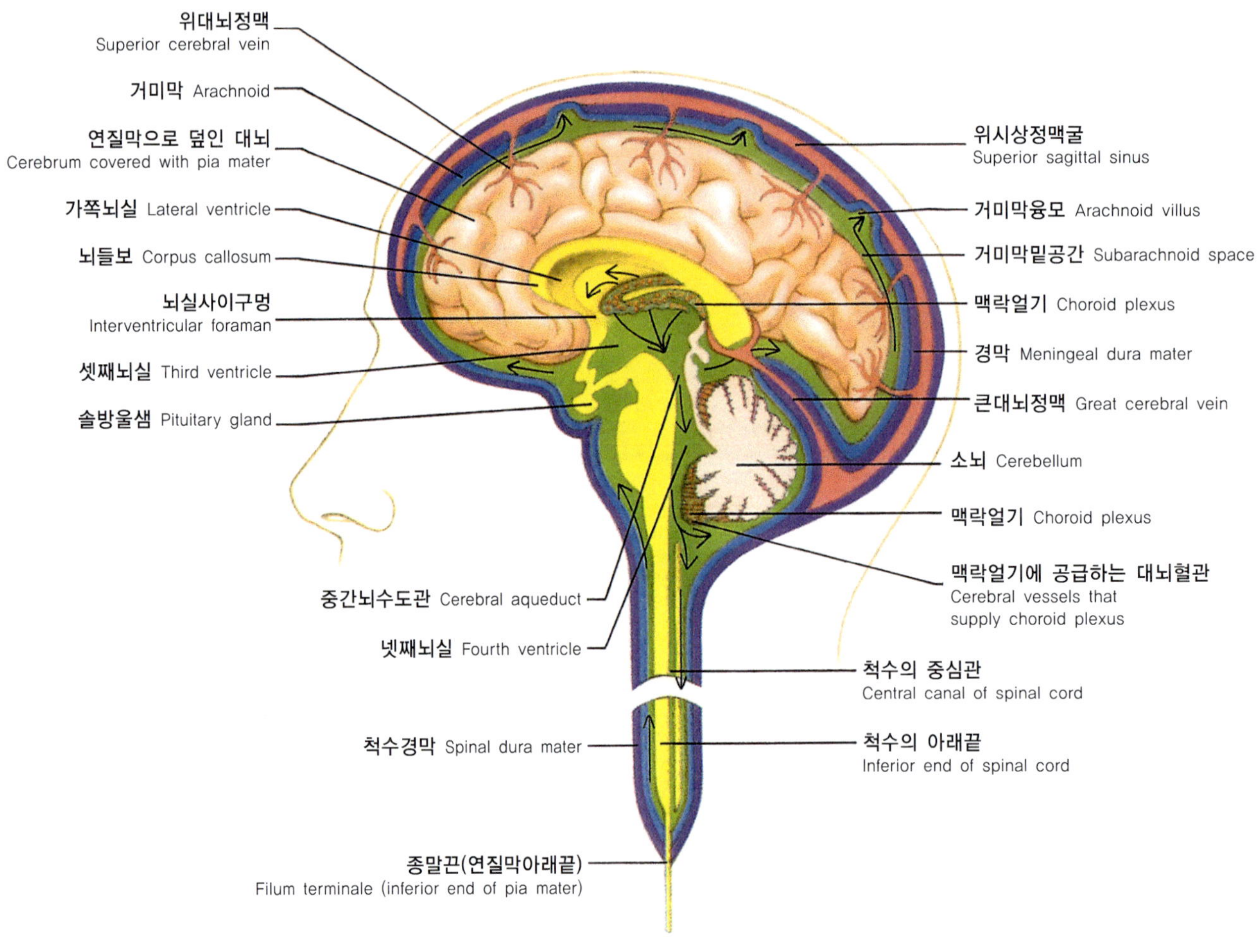

뇌척수액 흐름의 시작에서 재흡수되는 통로를 추적하시오.

그림 7-16 **뇌척수액의 순환**
뇌척수액은 가쪽뇌실의 맥락얼기에서부터 형성된다. 그 곳에서 척수의 중심관과 거미막밑공간으로 유입되기 전 셋째뇌실과 넷째뇌실을 통과한다. 이는 거미막융모에 의해 재흡수된 후 혈액순환에 합류한다. 이 그림에서 뇌막과 뇌실의 위치에 유의하시오.

산되는 뇌척수액은 뇌와 척수를 순환한 후 **거미막융모(지주막융모, arachnoid villi)**에 흡수되어 위시상정맥굴에 위치하고 있는 커다란 정맥으로 들어가 혈액순환에 합류하게 된다.

가쪽뇌실의 맥락얼기에서 만들어진 뇌척수액은 몬로구멍을 통하여 셋째뇌실로 흐르며 여기에 모인 뇌척수액은 중간뇌수도관을 따라서 넷째뇌실로 간 다음 척수의 중심관을 거쳐 거미막밑공간으로 들어간다. 그곳에서 온몸을 순환하게 되며 뇌의 거미막융모에 흡수된 후 혈액순환으로 들어간다.

대뇌 Cerebrum

대뇌는 앞뇌의 대부분과 뇌의 총용량을 차지하고 있다. 소위 뇌라고 불리며 의식적인 사고, 기억 및 학습과 같은 다양하고 복잡한 기능을 수행한다. 뇌는 또한 감각과 운동을 맡아보며 **대뇌반구**(cerebral hemisphere)라는 왼쪽과 오른쪽의 두 부분으로 나뉜다. 대뇌의 구조적 특징은 뇌이랑(convolusions)인 **이랑(회, gyrus)**과 아래의 **고랑(구, sulcus)**으로 구성되며 대뇌를 우측과 좌측으로 나누는 **세로틈새(종열, longitudinal fissure)**와 대뇌를 소뇌와 구분하는 **가로틈새(횡열, transverse fissure)**가 있다. 대뇌는 **엽**(lobes)이라고 부르는 기능적인 영역으로 되어 있으며(그림 7-18), 각 엽은 서로 다른 기능을 수행한다. 이는 제8장에서 기술하기로 한다.

대뇌반구에는 **이마엽(전엽, frontal lobe)**, **마루엽(두정엽, parietal lobe)**, **뒤통수엽(후두엽, occipital lobe)**, **관자엽(측두엽, temporal lobe)**이 있다. 이마엽과 마루엽은 **중심고랑(중심구, central sulcus)**에 의하여 분리되어 있으며 이마엽과 관자엽은 가쪽고랑(외측구, lateral sulcus)에 의하여 구분되어 있다.

대뇌의 각 엽은 바깥은 **대뇌겉질**(cerebral cortex)로서 회색질로 이루어져 있으며 안쪽은 대뇌속질(cerebral medulla)로서 백색질로 이루어져 있다. 두 개의 대뇌반구를 지나 이들을 묶어주는 **뇌들보(뇌량, corpus callosum)**는 대뇌반구의 한쪽에서 뇌의 다른 부분을 연결해 준다.

각 대뇌반구의 백색질 속에 위치하고 있는 **바닥핵(기저핵, basal ganglia)**은 대뇌겉질에서 시작하는 운동자극의 중계 역할과 무의식적인 뼈대근육의 운동을 지배한다.

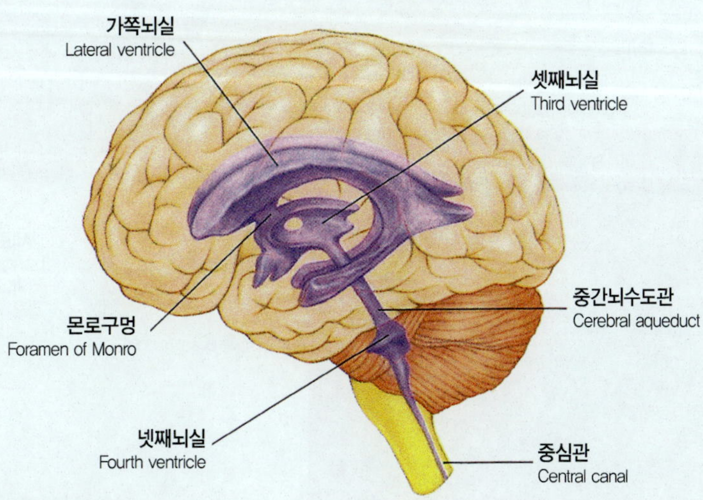

어떤 뇌실이 중간뇌수도관에 의하여 연결되어 있는가?

그림 7-17 **뇌실**
이 그림에서 두 개의 가쪽뇌실, 셋째뇌실, 넷째뇌실이 뇌속에 위치한 것을 보여주고 있다.

사이뇌 Diencephalon

사이뇌는 대뇌와 같이 앞뇌의 앞부분을 형성하며 커다란 회색질로 이루어진 돌출된 두 개의 구조로 되어 있다: 즉, **시상**(thalamus)과 **시상하부**(hypothalamus)로서 **솔방울샘**(**송과선**, pineal glands)과 **뇌하수체**(pituitary glands)라는 내분비샘과 연관되어 있다.

시상 Thalamus

시상은 사이뇌 중 가장 큰 부분으로 전중량의 4/5를 차지하고 있다. 이는 셋째뇌실에 둘러싸여 있으며 두 개의 회색질 덩어리로 이루어져 있다. 각 덩어리는 좁은 다리에 의하여 연결되어 있으며 이의 후연에는 난원형의 **솔방울샘**(**송과선**, pineal glands)이 위치하고 있다.

시상은 신경세포의 집합체인 핵을 가지고 있는데 이들은 대뇌의 겉질로 투사하는 감각신경세포의 자극에 대한 중계 역할과 의지적인 운동자극을 전해 주는 기능을 한다. 따라서 시상은 대뇌로 투사하는 감각자극(후각제외)과 밖으로 나가는 불수의적인 운동자극의 중계소이며 그밖에도 원시적 감각인 통각, 온도각, 압각과 같은 생존에 필수적인 감각을 중계한다.

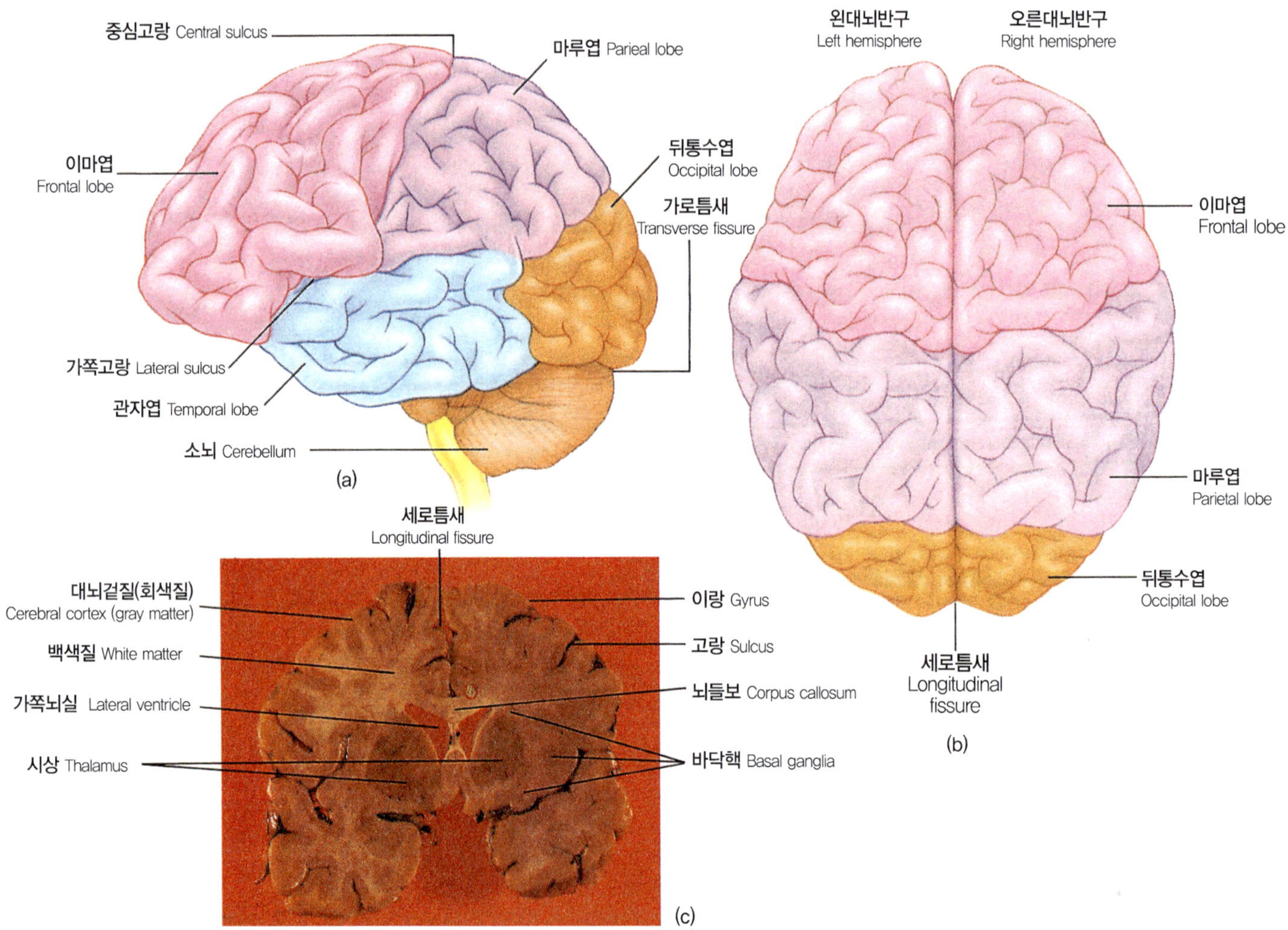

각 대뇌반구의 네 엽에 위치한 것은 무엇인가?

그림 7-18 대뇌
(a) 가쪽면 (b) 위면 (c) 이마단면의 사진으로 뇌 안의 몇 가지 구조를 보여주고 있다. 회색질과 백색질의 위치에 유의하시오.

시상하부 Hypothalamus

시상하부는 커다란 시상 아래에 위치하고 있으며 나비뼈의 안장내에 잘 보호되어 있다. 하연은 **뇌하수체(pituitary gland)**가 부착되어 있어 내분비기능과도 관련이 깊으며 무의식적 인체운동과 항상성에 영향을 미치는 신경세포체(핵)를 포함하고 있다.

시상하부는 자율신경계통의 중추로서 모든 내장운동(소화, 호흡, 박동)을 조절할 뿐만 아니라 인체의 신경계통의 중간적인 역할을 한다. 또한, 시상하부는 몸의 체온을 조절하거나 음식이나 음료, 보행 및 수면상태를 조절하며 분노, 공격, 성적욕구, 감정적 스트레스와 같은 본능과도 밀접한 관련이 있다. 특히, 감정발달과 관련이 깊은 **변연계(limbic system)**를 형성하여 시상을 비롯하여 대뇌겉질, 바닥핵과도 밀접히 연결되어 있다. 이는 다음 장에서 더욱 자세히 서술하겠다.

중간뇌 Midbrain

중간뇌는 사이뇌와 다리뇌 사이에 위치하고 있으며(그림 7-19), 기능이 다른 앞부분과 뒷부분으로 구성된다. 앞부분은 **대뇌다리(대뇌각, cerebral peduncle)**로 대뇌와 소뇌를 잇는 주된 운동전도로서의 역할을 하며 뒷부분은 **둔덕체(사구체, corpora quadrigemina)**가 있어 눈, 머리, 몸통의 빠른 운동과 관련된 반사중추에 관여하는 핵이다.

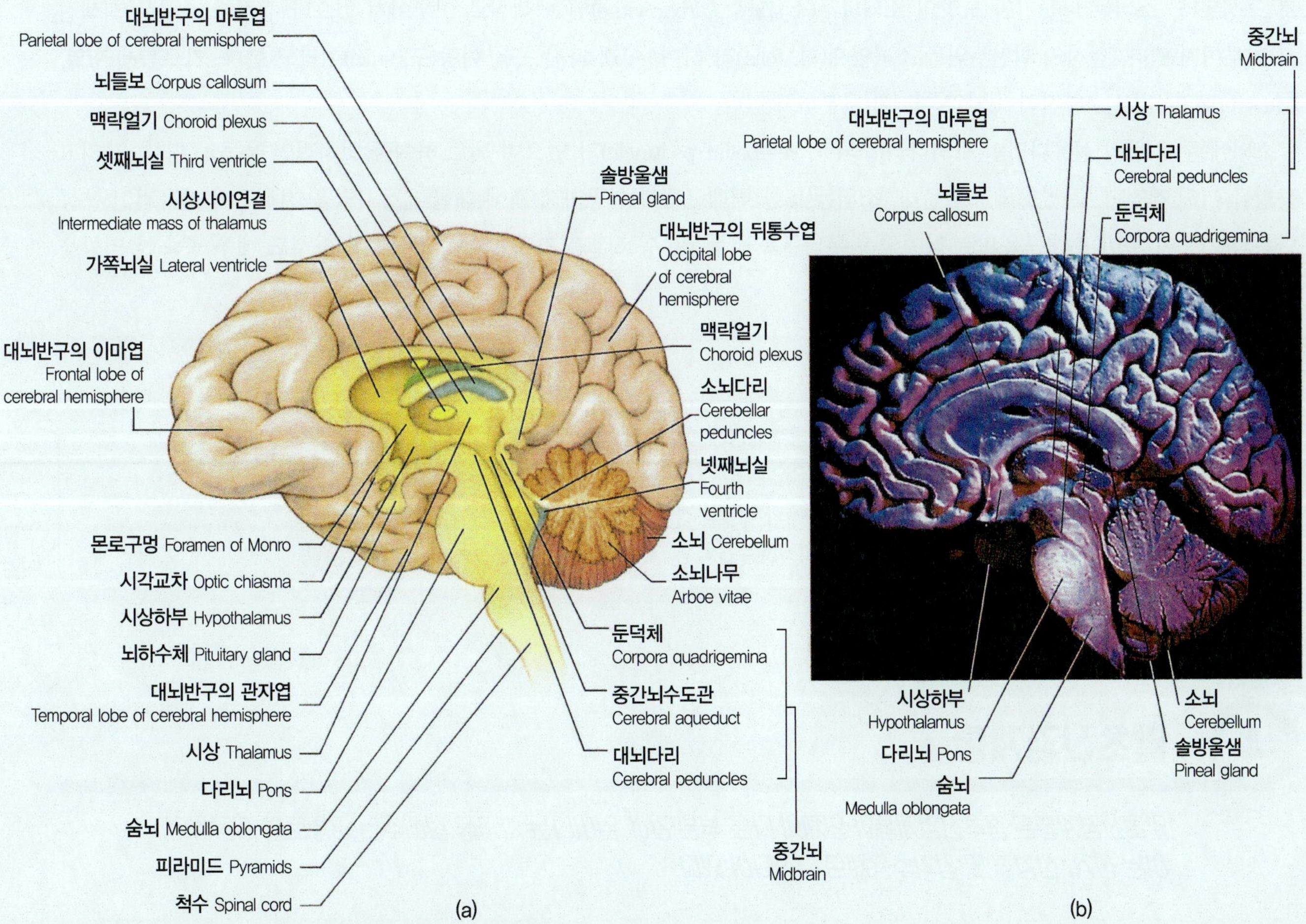

사이뇌의 어느 부분이 뇌하수체와 연결되어 있는가?

그림 7-19 **뇌의 내면**
(a) 뇌의 시상단면의 가쪽면 (b) 뇌의 시상절단면의 사진

다리뇌 Pons

다리뇌(교뇌)는 중뇌 바로 아래에 위치하고 있으며(그림 7-19), 백색질은 뇌와 척수를 세로와 가로로 주행하는 신경섬유가 있다. 몇몇 핵은 숨뇌의 중추와 함께 작용하며, 다른 핵은 말초신경에서 대뇌겉질로 투사하는 감각자극을 중계한다.

숨뇌 Medulla Oblongata

숨뇌(연수)는 다리뇌의 아래에 있으며(그림 7-19), 중간뇌, 다리뇌와 함께 뇌줄기(brain stem)를 형성한다.

숨뇌는 겉은 백색질로, 안쪽은 회색질로 되어 있으며 뇌와 척수 사이를 연결하는 오름로 신경섬유(감각성)와 내림로 신경섬유(운동성)로 구성되어 있다. 내림로의 반대편 섬유는 교차하여 **피라미드**(pyramids)를 형성하여 이는 대뇌겉질의 왼쪽에서 시작되는 신경섬유는 오른쪽부분의 근육을, 오른쪽은 반대 근육을 각각 활성화시킨다.

숨뇌의 회색질은 내장반사중추를 비롯하여 **심장중추**(cardiac center), **혈관운동중추**(vasomotor center), **호흡중추**(respiratory center)가 있다.

소뇌 Cerebellum

소뇌는 뒤뇌의 뒷부분으로(그림 7-18, 그림 7-19), **소뇌벌레(충부소체**, vermis)를 잇는 두 개의 **소뇌반구**(hemisphere)로 구성된다. 소뇌는 나뭇가지 모양의 **소뇌나무(소뇌활수**, arbor vitae)인 백색질로 이루어져 있으나 겉질(cortex)은 회색질로 이루어져 있다. 겉질의 회전부위를 **소뇌잎새(회**, folia)라 하며, 아래 파진 곳을 **이랑**(구, sulci)이라고 한다. **가로틈새(횡열**, transverse fissure)는 완전히 소뇌와 대뇌를 구분하고 있다.

소뇌에는 세 쌍의 섬유다발인 **소뇌다리(소뇌각**, cerebellar peduncle)가 있으며 뇌로 하여금 의지적인 운동과 평형, 그리고 균형을 위해 결정할 수 있도록 도와준다. 소뇌는 또한 뼈대근육의 협동과 수축에 대한 운동자극을 전해주며 자율적인 운동반응의 기능이 있어 뼈대근육으로 하여금 민무늬근육의 협동운동조절과 자세유지의 조절에 있어서도 매우 중요한 역할을 한다.

개념 확인

1. 뇌척수액은 어떻게 형성되어 중추신경계통을 순환하는가?
2. 대뇌겉질의 중요한 기능은 무엇인가?
3. 뇌의 어느 부분이 자율신경계통과 내분비기능을 조절하는가?
4. 뇌의 어느 부분이 뇌줄기를 형성하는가?

말초신경계통

말초신경계통은 중추신경계통과 인체의 다른 부분 간에 일어나는 자극을 전해주는 교통로를 제공하며, 이는 신경, 신경절 및 감각수용체로 구성되어 있다.

말초신경계통(peripheral nervous system, PNS)은 중추신경계통의 밖에 위치하며 **신경절**(ganglia), **감각수용체**(sensory receptors)를 포함한다.

이 장에서 이미 살펴본 바와 같이 말초신경계통은 **몸신경계통**(**체성계**, somatic system)과 **자율신경계통**(autonomic system)으로 나뉘며 후자는 더욱 빈번히 운동활동에 관여하지만 양쪽 모두 감각과 운동자극을 전해 준다.

다음 장의 말초신경계통에서는 기관을 비롯하여 신경, 신경절 및 감각수용체에 대해 알아보기로 하겠다. 또한 뇌와 척수에서 나오는 뇌신경과 척수신경이 어떻게 인체의 말초에 분포하는가를 알아보며 마지막으로 말초신경계통의 몸신경계와 자율신경계의 구조와 기능에 대해서도 알아보기로 한다.

말초신경계통의 기관 Organs of the PNS

신경, 신경절, 그리고 많은 형태의 감각수용체가 말초신경계통의 기관에 속한다.

신경과 신경절 Nerves and Ganglia

신경은 한 개 이상의 신경섬유다발(모두 다 말이집신경섬유는 아니다)로 구성되어 있으며(그림 7-20), 세 겹의 결합조직으로 싸여 있다. 즉, 전체 신경을 싸는 **신경바깥막**(**신경상막**, epineurium), 중간막인 **신경다발막**(**신경외막**, perineurium), **신경속막**(**신경내막**, endoneurium)이 있다. 신경섬유는 감각신경세포 또는 운동신경으로부터 온 섬유만을 갖거나 양쪽 모두를 갖는

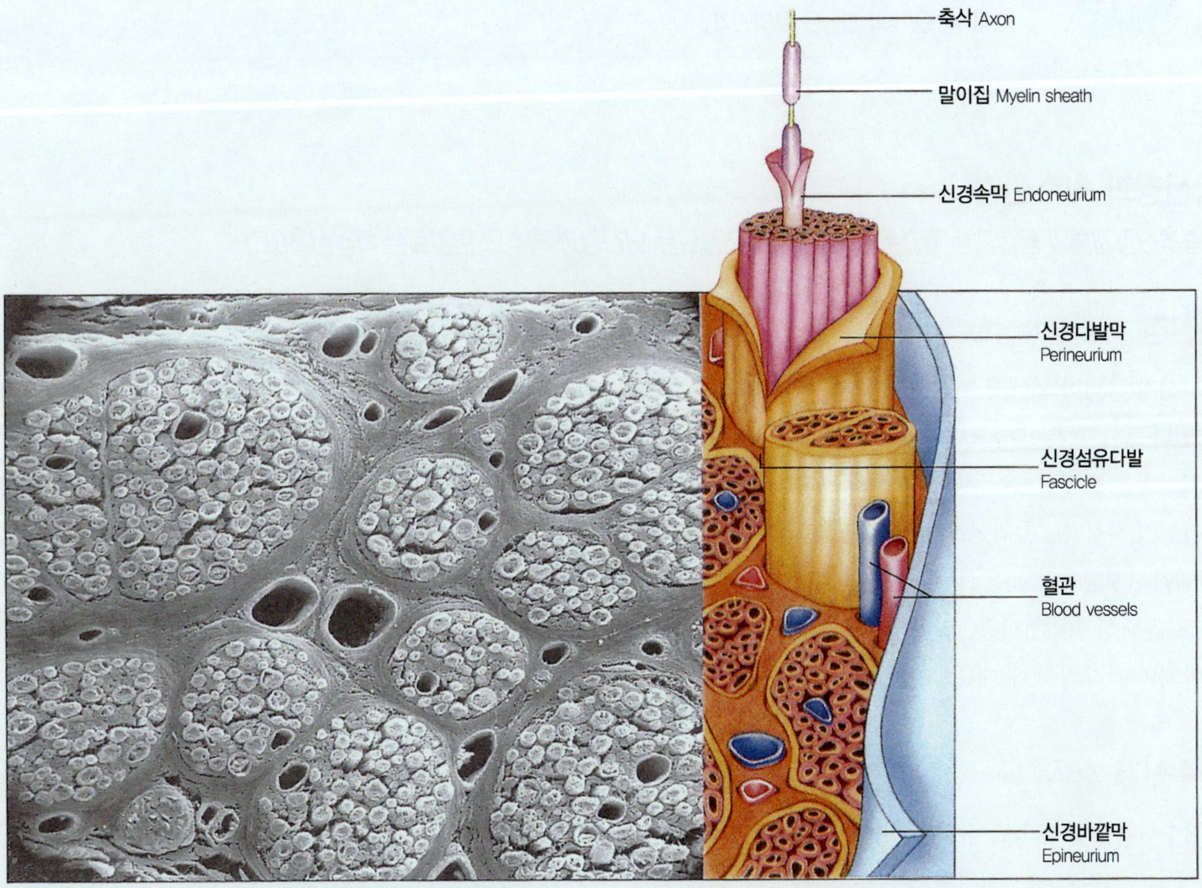

결합조직이 어떻게 뼈대근육에서처럼 평행하게 주행하여 신경을 싸고 있는가?

그림 7-20 **신경구조**
그림의 왼쪽은 신경 한 개의 전자현미경 사진의 가로단면. 오른쪽은 신경과 관련된 구성요소를 나타내고 있는 그림

다. 감각신경섬유만을 갖는 신경을 **감각신경**(sensory nerves), 또는 **들신경**(**구심성신경**, afferent nerves)이라 하며 운동신경섬유만을 갖는 신경을 **운동신경**(motor nerve) 또는 **날신경**(**원심성신경**, efferent nerves)이라 한다. 또한, 감각신경세포와 운동신경세포로부터 나오는 신경섬유를 모두 가지고 있는 경우를 **혼합신경**(mixed nerves)이라고 부른다.

신경절(ganglia)은 중추신경계통의 밖에 위치하고 있는 신경세포체의 집단으로 신경과 같이 신경절은 결합조직으로 싸여 있다.

감각신경수용체 Sensory Receptors

감각신경수용체는 자극에 반응할 수 있도록 특수한 구조로 되어 있는 감각신경세포의 가지돌기의 종말로 인체조직 내에서 자유스럽게 끝난다. 끝에는 팽대가 있어 통각이나 온도각에 반응한다. 몇몇 감각수용체는 결합조직주머니로 싸인 가지돌기를 가지고 있는데 이는 피부의 진피에서는 흔하며 압각에 관여하고, 근육과 관절에서는 운동과 관련이 있다.

감각수용체는 **특수감각기관**(special sensory organs)으로도 작용하는데 이에는 눈을 비롯하여 귀, 혀의 미뢰 및 코상피에 있는 후각기관이 있다. 감각신경수용체와 4개의 특수감각 기관은 제8장에서 자세히 기술하기로 한다.

개념 확인

1. 신경과 연결되어 있는 결합조직의 세 층은 무엇인가?
2. 신경과 신경절은 왜 기관으로 생각하는가?
3. 감각수용체의 기능은 무엇인가?

뇌신경과 척수신경 Cranial Nerves and Spinal Nerves

중추신경계통과 융합되는 돌출된 신경은 뇌와 연결되는 뇌신경과 척수와 연결되는 척수신경이다.

뇌신경 Cranial Nerves

뇌신경은 직접 뇌에서 기시하는 신경으로(그림 7-21), 머리뼈에 있는 다양한 구멍을 통해 주로 머리와 목의 구조를 지배하고 있다. 뇌신경은 12쌍으로 모두 로마숫자에 의하여 명명되어 있다.

뇌신경은 감각성, 운동성 및 혼합성으로 되어 있으며 뇌신경 중 3쌍은 특수감각기관과 밀접하게 관련되어 있는 후각신경, 시각신경(시신경), 속귀신경(전정와우신경)이다. 2쌍은 운동성으로 더부신경(부신경)과 혀밑신경(설하신경)이며, 나머지 7쌍은 감각신경섬유와 운동신경섬유를 동시에 가지고 있는 혼합신경으로 눈돌림신경(동안신경), 도르래신경(활차신경), 삼차신경, 갓돌림신경(외전신경), 얼굴신경(안면신경), 혀인두신경(설인신경) 및 미주신경이다. 12쌍의 뇌신경은 표 7-2에서와 같이 요약되며 각각의 쌍에 대해 로마숫자, 이름, 기능 및 지배에 대하여 간단한 묘사되어 있다.

척수신경 Spinal Nerve

척수신경은 31쌍으로 직접 척수와 연결되어 있으며 각 절편마다 1쌍이 나온다(그림 7-22). 척수에서 기시한 척수신경은 목, 몸통, 사지를 중추신경계통과 연결시켜 주며 더욱 작은 신경가지로 분지된다. 8쌍의 목신경을 비롯하여 가슴신경은 12쌍, 허리신경은 5쌍, 엉치신경은 5쌍, 꼬리신경은 1쌍이 각각 나온다.

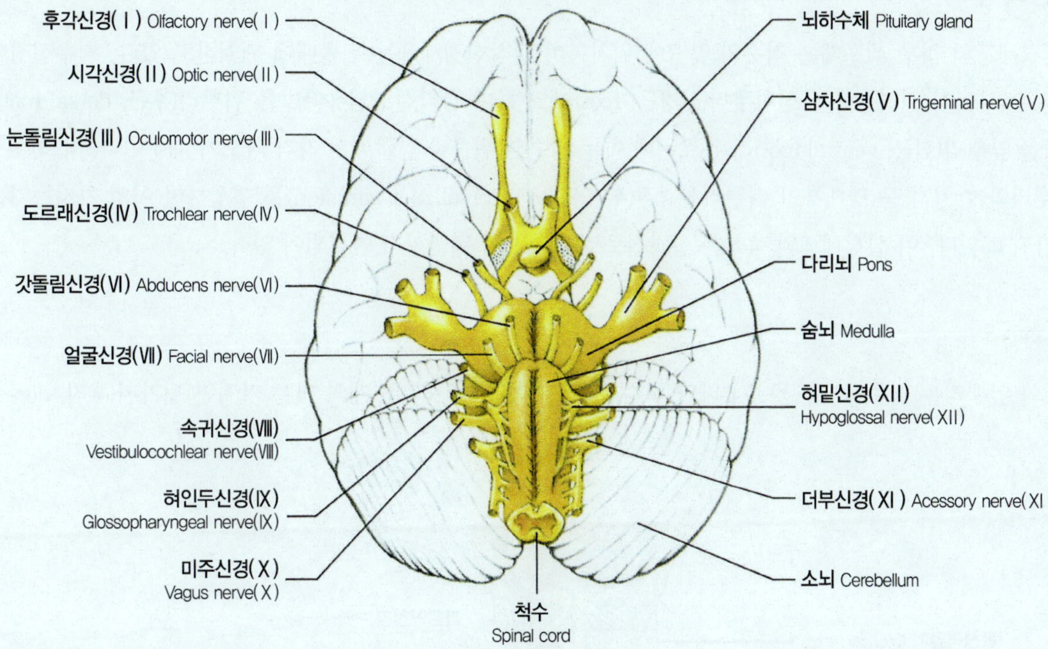

뇌신경의 기능 중 감각신경, 운동신경, 혼합신경은 각각 어느 뇌신경인가?

그림 7-21 뇌신경
뇌 바닥으로부터 기원하는 뇌신경을 보여준다.

표 7-2 뇌신경

뇌신경	신경형태	지배	감각 또는 운동
Ⅰ 후각신경	감각성	코상피의 감각신경종말	후각
Ⅱ 시각신경	감각성	각 눈의 망막에 있는 감각세포	시각
Ⅲ 눈돌림신경	혼합성	안구의 뼈대근육, 홍채의 민무늬근육, 눈근육의 감각종말	눈의 운동, 빛의 조절, 안구근의 감각
Ⅳ 도르래신경	혼합성	안구근의 뼈대근육, 눈근육의 감각종말	눈과 안구근의 운동, 감각
Ⅴ 삼차신경	혼합성	눈, 눈물샘, 위눈꺼풀, 이마의 피부	지배영역의 감각
1. 눈신경		위턱, 얼굴피부	지배영역의 감각
2. 위턱신경		두피의 감각섬유, 아래 턱피부, 입아래, 턱근육의 운동 섬유, 입안 바닥의 근육	지배영역의 감각; 씹을 때의 턱운동
3. 아래턱신경			
Ⅵ 갓돌림신경	혼합성	안구근의 운동과 감각	
Ⅶ 얼굴신경	혼합성	혀의 감각섬유; 안구근, 눈물샘, 침샘의 운동섬유	미각; 얼굴표정근; 샘분비
Ⅷ 속귀신경	감각성	속귀	청각과 평행감각
Ⅸ 혀인두신경	혼합성	인두, 혀, 목동맥의 감각섬유; 인두와 침샘의 감각섬유	미각; 목과 입의 촉각; 인두의 운동
Ⅹ 미주신경	혼합성	후두, 인두, 심장, 목과 배의 내장 기관의 운동섬유; 인두, 후두, 식도, 목과 배의 내장기관의 감각섬유	언어, 삼킴과 관련된 운동; 심박동; 연동운동; 내장감각
Ⅺ 더부신경	운동성	위턱의 근육, 인두, 후두, 목, 등의 근육	언어, 삼킴과 관련된 운동; 어깨와 머리운동
Ⅻ 혀밑신경	운동성	혀의 운동	혀의 운동

척수신경의 뿌리 Roots of Spinal Nerve

운동신경세포의 경우 세포체는 척수의 앞뿔에 위치하며 감각신경세포는 뒤뿔내에 위치하고 있다. 척수신경이 형성되는 지점과 척수 사이의 신경섬유를 **신경뿌리(신경근, root)**라고 하며 감각신경섬유다발을 **뒤뿌리(후근, dorsal root)**, 운동신경섬유다발을 **앞뿌리(전근, ventral root)**라 부르는데 이는 척수의 뒤뿔과 앞뿔에서 각각 나오기 때문이다. 각 척수신경의 뒤뿌리는 앞뿌리와 합쳐져 큰 팽대부인 뒤뿌리신경절(후근신경절, dorsal root ganglion)을 형성하며 이의 가지돌기는 감각신경세포를 가지고 있다. 이 신경세포의 축삭은 신경절로부터 척수의 뒤뿔까지 연결되어 있다.

가지 Rami

뒤뿌리와 앞뿌리는 척주사이구멍에서 나와 척수신경을 형성한 후 곧 두 개의 작은 가지인 **뒷가지(후지, dorsal ramus)**와

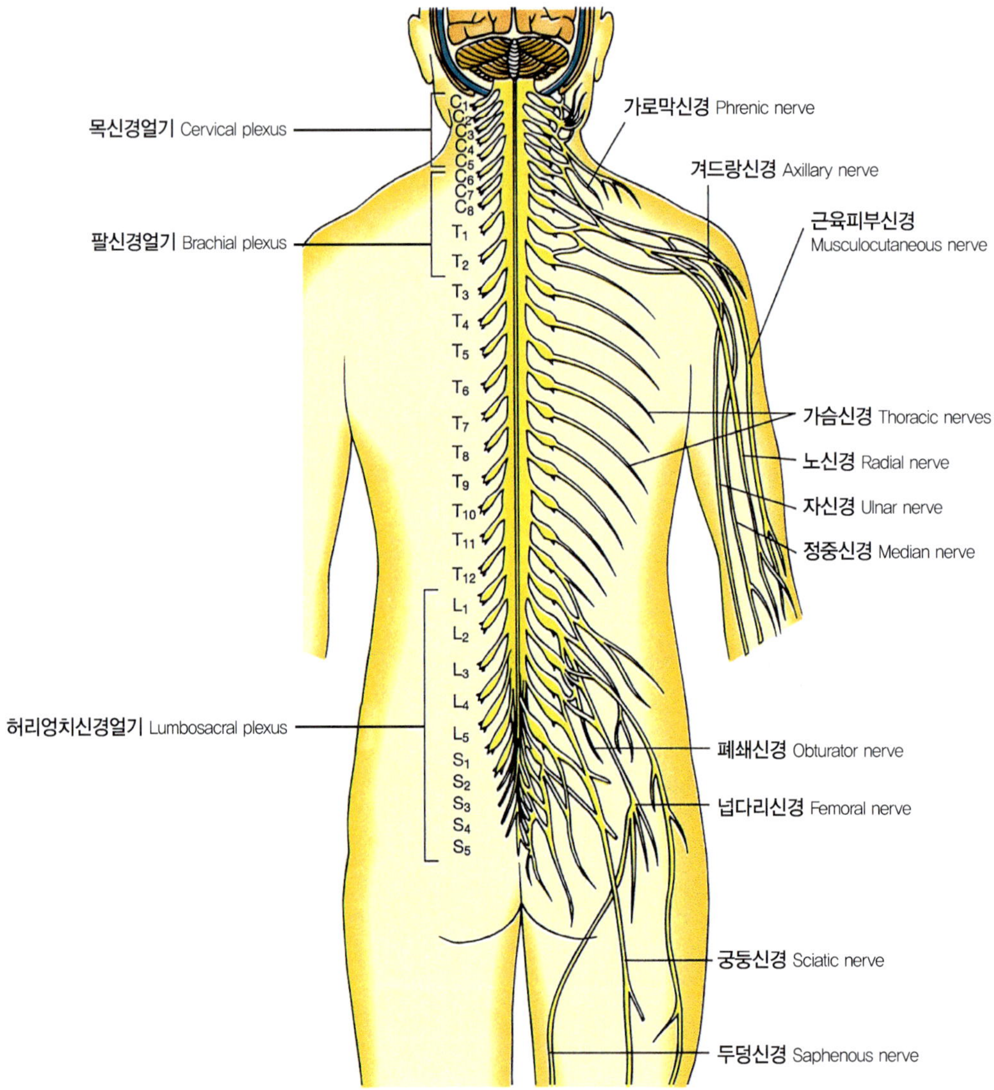

척수신경은 기능에 있어 감각성인가, 운동성인가, 혼합성인가?

그림 7-22 **척수신경**
오른쪽의 척수신경은 팔, 다리, 몸통을 향해 뻗어 있는 반면 왼쪽은 뒷면에서 잘려 있다.

앞가지(전지, ventral ramus)로 나뉘며 이중 앞가지가 뒷가지보다 훨씬 커서 몸통과 팔다리를 관장한다.

척수신경으로부터 나오는 또 하나의 작은가지가 자율신경계통의 교감신경가지로 이를 **교통가지**(communicating rami)라 한다. 이들은 가슴부위의 척수영역과 제1, 2 허리척수영역에만 위치하고 있다.

신경얼기 Plexuses

31쌍의 척수신경 앞가지는 아래쪽 몸통영역에서(제2~제12가슴뼈)는 직접 체벽을 지배하나, 모든 다른 앞가지는 복잡한 그물인 **신경얼기(신경총)**를 형성하는데, 이는 척수의 양쪽에서 목, 팔(상흉부), 허리, 엉치에서 관찰된다(그림 7-22).

목신경얼기(경신경총, cervical plexus)는 첫 4쌍의 목신경에 의해서 형성되며 여기서 기원하는 1쌍의 신경은 **가로막신경**(phrenic nerves)이 되어 가로막의 호흡을 위해 운동을 지배하게 된다(그림 7-22). **팔신경얼기(완신경총, brachial plexus)**는 아래 4쌍의 목신경과 첫 가슴신경으로 형성되는데(그림 7-22), 이의 주된 가지로는 **근육피부신경**(근피신경, musculocutaneous nerves), **자신경**(척골신경, ulnar nerve), **정중신경**(median nerve) 및 **겨드랑신경**(액와신경, axillary nerve), **노신경**(요골신경, radial nerve)이다.

처음 4쌍의 허리신경과 엉치신경은 혼합되어 **허리신경얼기(요신경총, lumbar plexus)**를 형성하며(그림 7-22), 이의 주된 가지로는 **넙다리신경**(대퇴신경, femoral nerve), **폐쇄신경**(obturator nerve), **궁둥신경**(좌골신경, sciatic nerve) 등이 있다.

개념 확인

1. 뇌신경과 척수신경의 차이점은 무엇인가?
2. 척수신경의 뿌리 중 어느 것이 운동신경섬유만을 가지고 있는가?
3. 위쪽 가슴부위에서 앞가지로부터 어떤 신경얼기가 형성되는가?

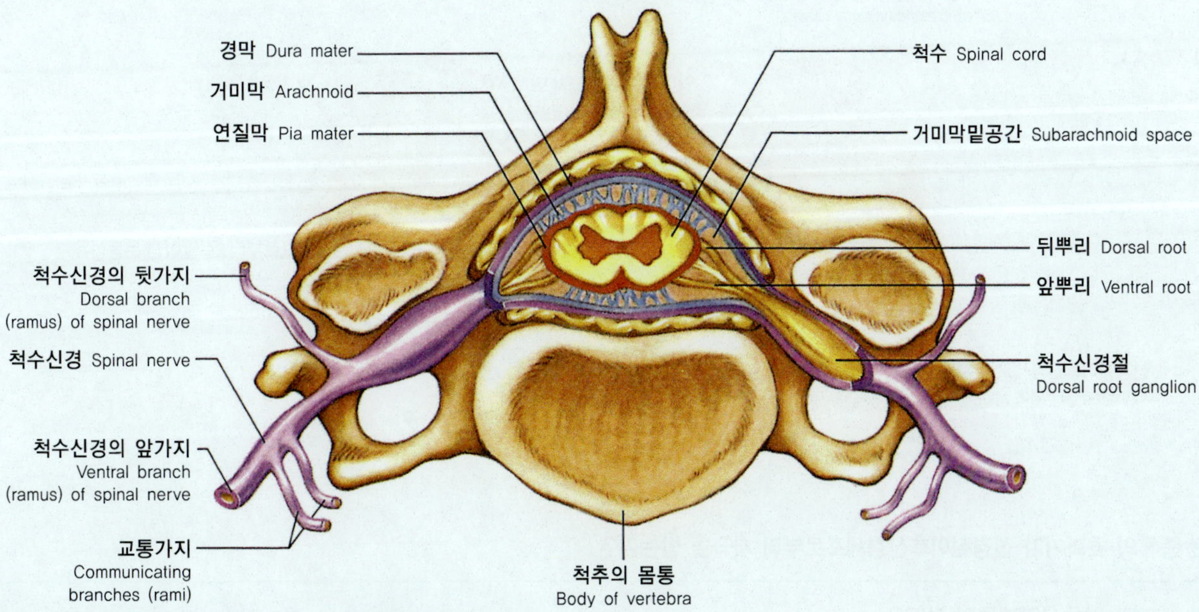

척수의 뒤뿌리를 따라 전달되는 자극의 방향은 무엇인가?

그림 7-23 **척수, 척수뿌리 및 척수신경의 가로단면**
척주관내 척수의 위치를 보여준다.

말초신경계통의 기능적 분류 Functional Divisions of the PNS

몸신경계통과 자율신경계통은 기능적으로 상이하다. 즉, 몸신경계통은 의식적인 행동에 관여하며 자율신경계통은 무의식적 행동에 관여한다. 비록 그들이 기능이 다를지라도 그들의 전도로는 수많은 뇌신경과 척수신경의 통로를 공유한다.

몸신경계통 Somatic System

몸신경계통은 의식적인 행동과 관련되며 신경, 신경절 및 감각수용체로 구성되어 있다. 이의 감각과 운동의 전도로는 말초 영역과 중추신경계통 사이에 위치하고 있다(그림 7-24a).

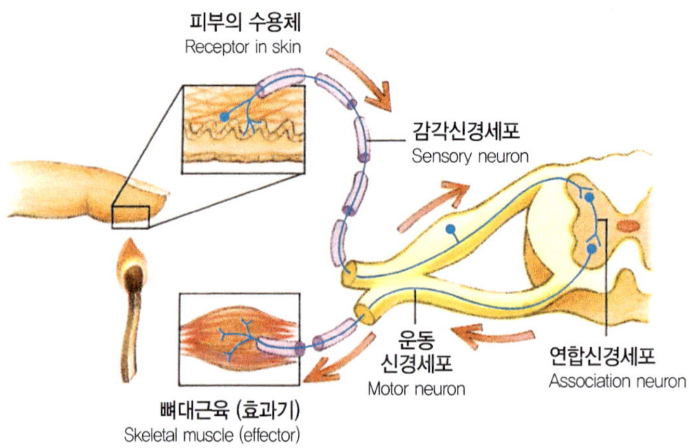

(a)

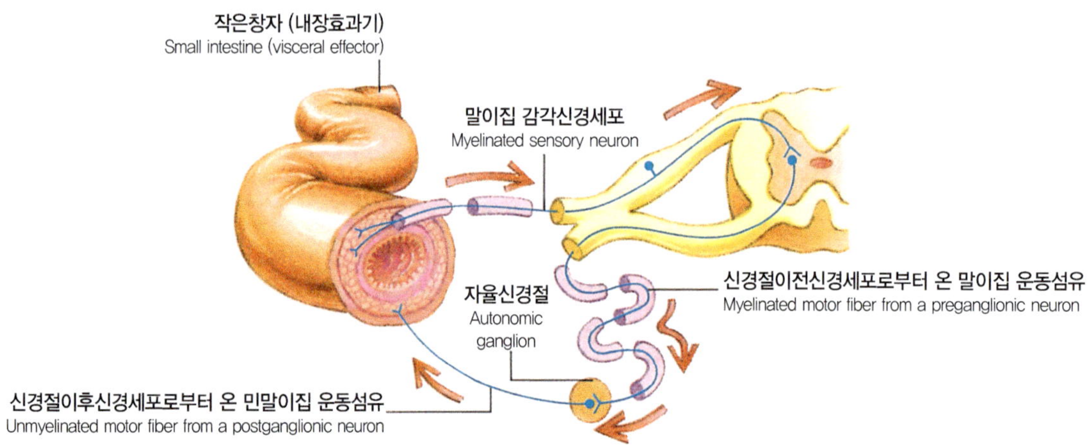

(b)

어떤 종류의 효과기가 신경절이후신경세포로부터 자극을 받는가?

그림 7-24 말초신경계통의 전도로
(a) 몸신경계통. 몸전도로의 예에서 반사활이 피부수용체에서 근육의 효과기로 연결되어 있다.
(b) 자율신경계통. 자율신경전도로의 일반적인 예로 감각자극은 내장기관에서 중추신경계통으로 통과한다. 운동자극은 신경절이전신경세포를 통한 중추신경계통으로부터 자율신경절을 통해 전달되며 그리고 신경절이후신경세포로 전달된다. 신경절이후신경세포는 내장효과기에서 끝난다(예, 작은창자의 민무늬근육).

몸신경계통의 감각신경의 요소는 감각수용체를 가지고 중추신경계통으로 자극을 투사하는 감각신경(또는 감각섬유와 혼합신경)을 가지고 있다.

운동신경(운동신경과 혼합된 신경)은 뼈대근육내에 위치하고 있는 효과기에서 끝나며 뼈대근육은 오직 한 종류의 신경전달물질인 아세틸콜린(ACh)이 분비되어 진다. 몸신경계통의 전도로는 다음 제8장에서 기술하기로 하겠다.

자율신경계통 Autonomic System

자율신경계통은 무의식적 활동과 관련된 자극을 전달하는 말초신경계통의 일종으로 뇌의 시상하부나 숨뇌에 의해서 조절된다.

자율신경계통은 운동과 감각의 요소를 가지고 있는데 전자는 피부나 내장기관내의 수용체로부터 신호를 전달하는 감각신경세포로 운동자극은 신경전달물질의 성질에 따라 민무늬근육의 수축이나 심장근수축 또는 샘분비를 자극하거나 억제한다.

세포로 자율신경계통의 운동전도로는 교감신경계(sympathetic division)와 부교감신경계(parasympathetic division)로서 수많은 내장기관은 이들로부터 신경섬유를 받는다. 이들 작용은 길항적으로, 예를 들면 교감신경섬유로부터 오는 자극은 소화를 저해하는 반면 부교감신경으로부터 온 섬유는 소화를 촉진시킨다.

자율성 운동전도로 Autonomic Motor Pathway

자율성 운동전도로는 두 개의 신경세포를 가지고 있다(그림 7-24a). 처음 신경세포는 뇌와 척수내에 위치하고 있는 신경세포체에서 시작하는데 이를 **신경절이전신경세포(절전신경세포, preganglionic neuron)**이라 한다. 이의 축삭은 중추신경계통의 밖으로 나온 후 **신경절(ganglion)**로 가서 끝난다. 신경절에 연접한 **신경절이후신경세포(절후신경세포, postgaglionic neuron)**의 가지돌기는 내장효과기(민무늬근육, 심장근육, 또는 샘)와 연접한 후 그곳에서 끝난다. 신경절이전신경세포, 신경절 및 신경절이후신경세포의 배열은 실제로 두 개의 분지 사이에서 변한다.

세포교감신경에 있어서는 신경절이전신경세포는 척수의 가쪽뿔에서 기원하는데 제12가슴뼈척수영역에서부터 첫 번째 2~3 허리뼈척수영역에서 나온다(그림 7-25). 신경절이전신경섬유는 척수로부터 나온 후(그림 7-26), **교감신경줄기신경절(교감신경간신경절, sympathetic trunk ganglia)**로 들어간다. 이 신경세포로부터 나온 축삭은 교통지를 통해 다시 척수로 되돌아 간다.

신경절이전신경섬유는 이에 상응한 첫 번째 교감신경세포신경절에서 끝나지 않고 다른 신경절에 연속되며 이곳에서 신경절이후신경세포와 연접후 척수를 따라 내장효과기로 간다.

어떤 경우, 신경절이전신경세포는 교감신경줄기신경절에서 끝나지 않고 배나 골반안으로 가서 **척추앞신경절(prevertebral ganglion)**에 있는 신경절이전신경세포와 연접한다. 신경절이전신경세포에서 나온 축삭은 내장효과기에서 종료되기 전 신경얼기를 통해 신경절로부터 뻗어 나간다.

부교감신경에 있어서는 신경절이전신경세포는 그림 7-25와 같이 뇌줄기나 척수의 엉치뼈(S_2-S_4)에서 기원하며 **종말신경절(종신경절, terminal ganglia)**에서 끝난다. 신경절이후신경세포는 종말신경절에서 나온 후 얼마 안가서 내장효과기로 들어간다.

자율적 기능 Automonic Functions

민무늬근육, 심장근육, 샘과 같은 자율적인 자극효과는 자율신경계에서 분비되는 두 가지 신경전달물질에 기인한다. 대부분 교감신경계통의 신경절이후신경섬유는 노르에피네프린(노르아드레날린)을 분비하기 때문에 **아드레날린성 신경섬유(adrenergic fibers)**라고도 부르는 반면, 부교감성 신경절이후신경섬유는 아세틸콜린을 분비하기 때문에 **콜린성신경섬유**

(cholinergic fibers)라고 부른다. 이 두 종류의 신경전달물질은 내장기관에서 반대작용을 나타내며 양쪽 모두의 신경절이전신경섬유의 지배를 받는 내장기관은 각각에 의해 자극이나 억제된다. 내장기관에 대한 자율적인 자극은 표 7-3과 같이 요약된다.

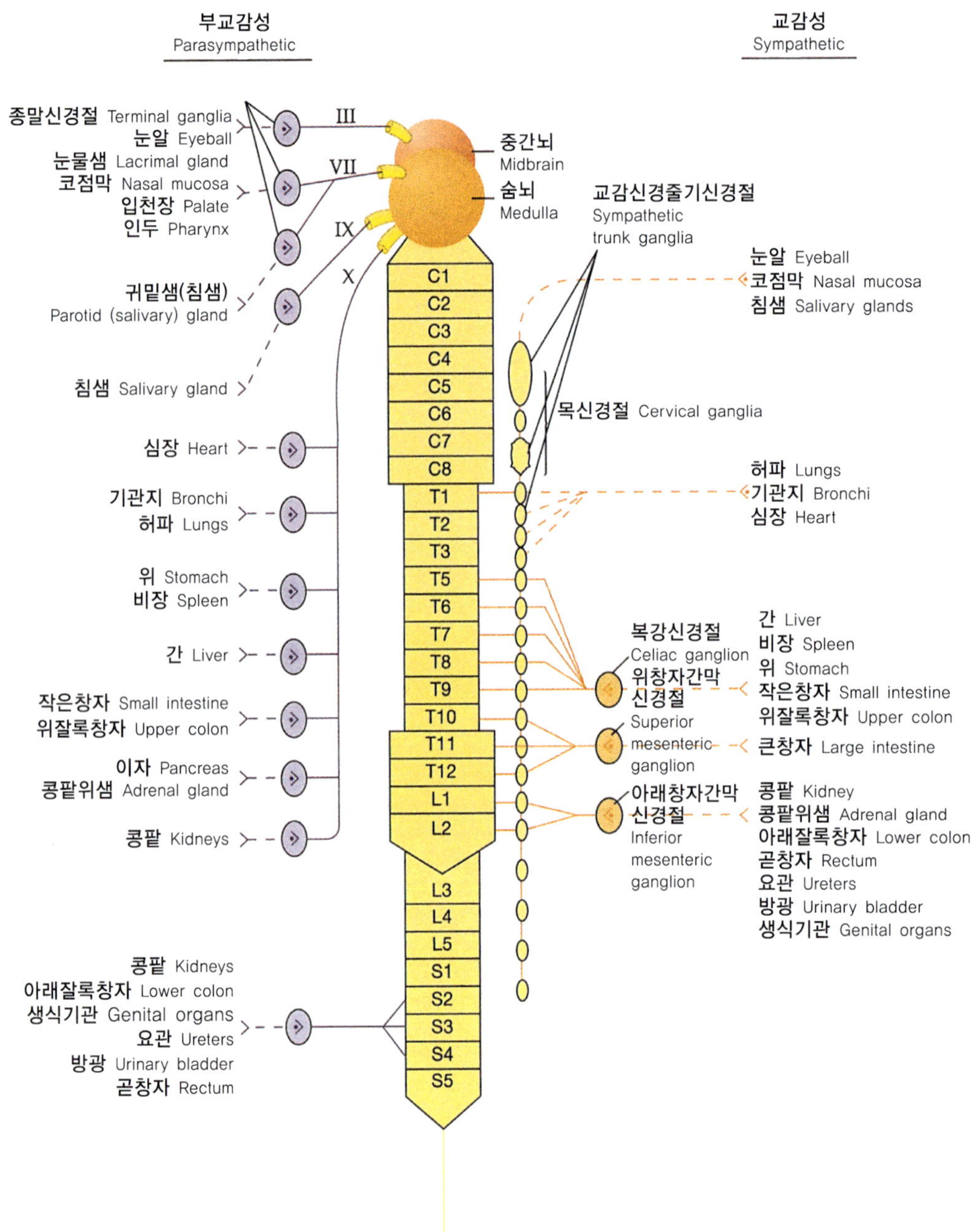

교감신경절이전신경섬유의 분포는 부교감신경절이전신경섬유의 분포와 어떻게 다른가?

그림 7-25 자율성 운동전도로
교감신경신경절이전 신경섬유는 척수의 제1가슴척수영역에서부터 허리뼈 제2척수영역 사이에서 나오는 반면, 부교감신경신경절이전 신경섬유는 뇌줄기와 척수의 엉치뼈척수영역에서 나온다. 교감신경전도로는 오른쪽의 오렌지색으로, 부교감신경전도로는 왼쪽의 자주색으로 표시되어 있다. 그들이 지배하는 기관들도 열거하였다.

교감신경의 아드레날린성 섬유는 심박동의 증가를 비롯하여 혈중 혈당치의 상승, 뼈대근육과 허파, 심장의 혈류량 통로 개방, 소화운동의 수축저해와 같은 일을 한다. 또한 위급상황에 관여하기 때문에 싸움(fight) 또는 도주(flight) 신경이라고도 부른다.

부교감신경의 콜린성 섬유는 소화기계통의 민무늬근육이나 소화관벽내의 분비샘을 자극하여 음식물을 소화 또는 저장하는 기능을 한다. 따라서 이를 휴식(rest–repose) 신경이라고 부른다.

자율적 조절 Autonomic Regulation

자율신경계통의 조절중추는 중추신경계통 안에 위치하고 있으며 여기서 자율적 자극이 시작되어 전도로를 통해 내장효과기에 도달하게 된다. 교감신경과 부교감신경의 양분지로부터 이중 신경지배를 받지 않은 내장기관은 조절중추는 효과를 조절하기 위하여 자극의 강도를 조절한다. 예를 들면, 대부분의 혈관들은 단지 아드레날린성 섬유를 받기 때문에 그들의 벽에 위치하고 있는 민무늬근육을 자극한다. 혈관의 직경은 자극강도가 감소함으로써 증가(확장)된다. 이중 신경지배를 받는 내장기관에서는 조절중추는 한 분지는 자극의 강도를 줄인 반면, 다른 분지는 이를 증가시켜 이들 분지에 의한 지배효과가 나타난다. 예를 들면, 위벽에 있는 민무늬근육이 콜린성 섬유에 의하여 자극강도가 감소되고, 아드레날린성 섬유에 의해 증가되면 아드레날린성 섬유가 수축을 억제하여 위는 동요를 멈추게 된다.

조절중추는 근본적으로 시상하부와 숨뇌이다. 다시 살펴보면, 시상하부는 체온조절을 위시하여 내분비샘, 기아 및 목마름에 관여하며, 이는 자율신경성 전도로를 따라 전달통로를 통하여 자극강도를 조절한다. 이와 비슷한 방법으로, 뇌줄기에 속하는 숨뇌는 심장박동을 비롯하여 혈관의 직경, 호흡률 등을 조절한다. 이러한 중추는 상당부분 대뇌겉질의 영향을 받지만 개체가 감정적으로 스트레스를 받을 경우 자율신경계통이 관여하게 된다. 자율성 전도로는 감성적 행동을 조절하는데 이같은 고도의 중추를 사용한다.

개념 확인

1. 얼마나 많은 신경세포들이 척수에서 뼈대근육으로 운동자극을 전하기 위하여 필요한가?
2. 교감신경계와 부교감신경계는 그들의 전도로가 어떻게 다른가?
3. 두 개의 자율성 분지는 반응에 있어서 어떻게 다른가?
4. 자율신경계통의 주된 조절중추는 무엇인가?

표 7-3 자율신경계통의 생리적 효과

기관	교감신경 자극효과	부교감신경 자극효과
눈	동공확대	동공수축
심장	수축률과 수축력의 증가	수축률과 수축력의 감소
허파	소화활동의 감소	소화활동의 증가
방광	벽안의 근육 이완	벽안의 근육 수축
땀샘(피부안)	분비자극	신경지배 없음
뼈대근육내 혈관	혈관확장(혈류증가)	신경지배 없음
피부내 혈관	혈관수축(혈류감소)	신경지배 없음

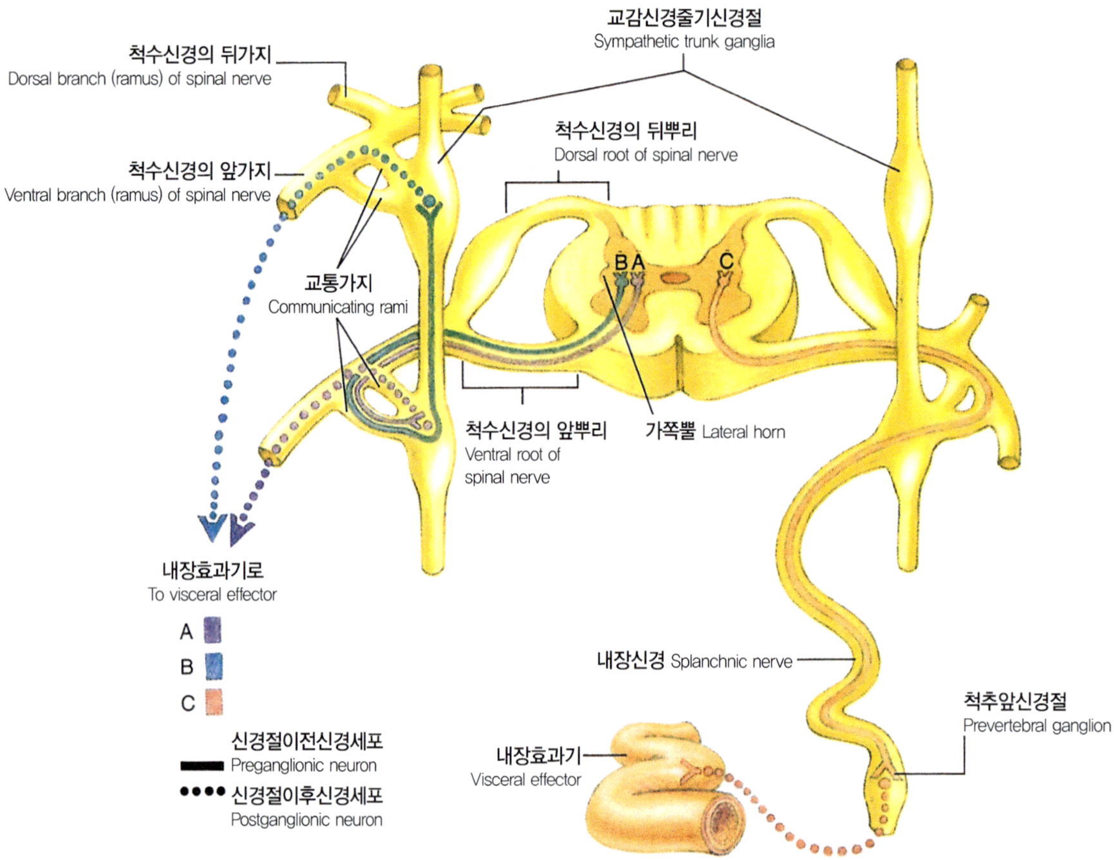

교감신경자극에 대한 일반적인 효과는 무엇인가?

그림 7-26 교감신경운동전도로의 상호통로
(a) 신경절이전신경섬유는 그것이 나오는 높이에 상응한 교감신경줄기신경절에서 연접한다. (b) 이는 다른 높이에 위치하고 있는 교감신경줄기신경절에서 연접한다. (c) 또는 교감신경줄기신경절로 주행한 후 척추앞신경절과 연접한다. 신경절에서 신경절이전신경섬유와 연접한 후 신경절이후신경섬유는 효과기로 주행한다.

항상성

내적 체계의 안정성을 유지시키기 위한 자율신경계통의 역할은 많은 다른 측면에서 중요하다. 예를 들면, 단순반사가 어떻게 위험으로부터 도피반사에 의하여 우리를 보호할 수 있는 것일가와 같은 것이다. 우리가 가지고 있는 모든 다른 반사는 의식적인 노력 없이도 일어나는 많은 내장반사로서 호흡이나 눈깜박임, 심박동리듬, 혈관수축 및 다른 모든 운동들이 방해받지 않는 안정상태, 즉 최적의 인체의 내적상태를 유지하기 위하여 일어난다. 반사는 뼈대근육의 수축이나 심장근육수축, 민무늬근육수축 및 샘분비와 같은 내적 자극에 의해 시작되는데, 만약 조건이 변하면 반사는 안정성을 유지하기 위하여 변화된 환경에 적절한 반응을 조절하여 내보내게 된다. 대부분, 반사는 시상하부와 숨뇌에 의하여 조절된다. 이 반응시간은 극히 짧은데 이는 적절한 반응이 취해지기 전에 자극을 뇌(대뇌겉질)에서 더 높은 중추로 보내야 하기 때문이다. 반사활동에 의한 내적운동조절은 신경계통이 항상성을 유지하기 위한 기본적인 수단이다.

신경계통은 반사 뿐만 아니라 그보다 더 다른 방법으로 항상성을 유지한다. 예를 들면, 고도의 중추는 의식적으로 위급상황에 대해 반응을 직접 지시할 수 있다. 이는 개체가 최적인 방법으로 상황을 대처할 수 있도록 지난 경험을 살릴 수 있게 만든다. 예를 들면, 항상성 유지를 위하여 뇌의 고도한 중추를 사용하면 문제해결능력과 다른 지적인 수단을 사용케 한다.

항상성 유지를 위하여 인체활동을 조절할 수 있는 양방법들은 신경계통의 주요 특징에 의한다. 이러한 특징들은 환경변화를 감지할 수 있는 능력(내적 및 외적)과 이 정보를 빠르게 중추신경계통으로 전달할 수 있는 능력이다. 감각성 기능은 항상성 관리에 관여되는 생체기전요소인데 이는 신경계통이 의미 있는 반응을 시작하기 위하여 변화를 감시하지 않기 때문이다.

그림 설명의 질문과 답

그림 7-1 중추신경계통의 기관은 무엇인가?
뇌와 척수는 중추신경계의 기관들이다.

그림 7-2 어떤 신경아교세포가 중추신경계통에서 관찰되는가?
별아교세포, 희소돌기아교세포, 미세아교세포는 중추신경계에 놓여 있다.

그림 7-3 모든 신경세포는 세 가지의 어떤 공통적인 구조적인 모양을 하고 있는가?
모든 신경세포는 신경세포체, 가지돌기 및 축삭을 가지고 있다.

그림 7-4 자극은 축삭을 통과하면서 어느 방향으로 진행되는가?
자극은 항상 신경세포체에서 축삭으로 전달된다.

그림 7-5 신경세포의 세 가지 기능적인 차이점은 무엇인가?
신경세포는 감각성(CNS쪽으로 자극을 전달), 연합성(CNS 내에 다른 신경세포로 자극을 전달), 운동성(CNS로부터 자극을 전달)신경세포가 있다.

그림 7-6 높은 나트륨농도가 세포 밖에서 어떻게 유지되는가?
나트륨이온은 나트륨-칼륨 펌프에 의하여 끊임없이 세포 밖으로 내보낸다.

그림 7-7 세포 속으로 어떤 이온의 빠른 이동이 탈분극을 일으키게 하는가?
세포 속으로 나트륨의 빠른 이동은 탈분극을 유도한다.

그림 7-8 세포막 안의 어떤 두 변화가 재분극을 유도하는가?
막의 칼륨이온 채널이 열리면 밖으로 칼륨이온이 나가게 되고 나트륨이온 채널이 닫히면서 재분극이 된다.

그림 7-9 도약전도의 장점은 무엇인가?
도약전도는 더 빠른 신경자극의 진행을 유도한다.

그림 7-10 연접이전막에서 연접이후막으로 확산에 의해 연접을 지나 자극을 전하는 화학물질은 무엇인가?
이 화학물질은 신경전달물질이다.

그림 7-11 신경계통의 어떤 두 요소가 척수를 연결시키는가?
척수는 뇌와 함께 말초신경을 연결한다.

그림 7-12 가장 밖을 둘러싸고 있는 뇌척수막은 무엇인가?
가장 밖의 뇌척수막은 경막이다.

그림 설명의 질문과 답

그림 7-13 **척수의 뒤뿔은 기능적으로 앞뿔과 어떻게 다른가?**
뒤뿔은 감각신경세포로부터 오는 신경섬유를 가지고 있는 반면, 앞뿔은 운동신경세포로부터 오는 신경섬유를 가지고 있다.

그림 7-14 **반사활은 왜 협동적이고 기술적인 운동보다 더욱 빠른 반응을 일으키는가?**
반사활은 수용체에서 효과기로 가장 짧은 거리를 지나가기 때문에 더욱 빠른 반응을 나타낸다.

그림 7-15 **대뇌는 뇌의 어느 부분인가?**
대뇌는 배자기의 앞뇌부분이다.

그림 7-16 **뇌척수액 흐름의 시작에서 재흡수되는 통로를 추적하시오.**
뇌척수액은 가쪽뇌실에 있는 맥락얼기에서 만들어지기 시작한다. 이는 몬로구멍을 통해 셋째뇌실로 들어가고 여기서 CSF는 더욱 증가되어 중간뇌수도관을 따라 넷째뇌실로 유입된다. 그 곳에서 CSF는 증가되어 뇌와 척수주위의 거미막밑공간으로 유입 후 CSF는 결과적으로 뇌의 꼭대기로 되돌아가서 거미막과립의 융모로 재흡수된다.

그림 7-17 **어떤 뇌실이 중간뇌수도관에 의하여 연결되어 있는가?**
셋째뇌실과 넷째뇌실이 중간뇌수도관에 의하여 연결된다.

그림 7-18 **각 대뇌반구의 네 엽에 위치한 것은 무엇인가?**
이마엽, 관자엽, 마루엽, 뒤통수엽이 각 대뇌반구 내에 위치하고 있다.

그림 7-19 **사이뇌의 어느 부분이 뇌하수체와 연결되어 있는가?**
뇌하수체는 시상하부와 연결하고 있다.

그림 7-20 **결합조직이 어떻게 뼈대근육에서처럼 평행하게, 주행하여 신경을 싸고 있는가?**
신경은 근육에서와 같이 세 층으로 이루어져 있는데 각 세포(또는 세포돌기)를 싸는 가장 안쪽층을 신경속막이라하고, 신경다발을 싸는 중간층을 신경다발막 및 신경 밖을 싸는 바깥층으로 이루어진 막을 신경바깥막이라고 한다.

그림 7-21 **뇌신경의 기능 중 감각신경, 운동신경, 혼합신경은 각각 어느 뇌신경인가?**
감각신경은 후각신경, 시각신경 및 속귀신경이며 운동신경은 더부신경과 혀밑신경이며, 혼합신경은 나머지 뇌신경들이다.

그림 7-22 **척수신경은 기능에 있어 감각성인가, 운동성인가, 혼합성인가?**
모든 척수신경은 혼합성이다.

그림 7-23 **척수의 뒤뿌리를 따라 전달되는 자극의 방향은 무엇인가?**
척수의 뒤뿔을 따라 운반된 자극은 척수로 들어간다.

그림 7-24 **어떤 종류의 효과기가 절후신경세포로부터 자극을 받는가?**
민무늬근육, 심장근육, 분비샘들은 신경절이후신경세포로부터 자극을 받는다.

그림 7-25 **교감신경절이전신경섬유의 분포는 부교감신경절이전신경섬유의 분포와 어떻게 다른가?**
교감신경절이전신경섬유는 척수에서 인접한 교감신경줄기신경절까지 연결되며, 부교감신경절이전신경섬유는 효과기 인접한 부위에 위치한 척추앞신경절까지 연결되어 있다.

그림 7-26 **교감신경자극에 대한 일반적인 효과는 무엇인가?**
교감신경자극은 대개 위급한 상황에 대하여 신체를 준비하는 활동을 일으킨다.

8 특수감각과 신경계통의 기능적 관점

THE SPECIAL SENSES AND FUNCTIONAL ASPECTS OF THE NERVOUS SYSTEM

개요

감각기능 SENSORY FUNCTIONS

- 감각신경로 Sensory Pathways
- 일반감각 General Senses
- 특수감각 Special Senses

통합적인 기능 INTEGRATIVE FUNCTIONS

- 대뇌겉질의 기능적 부위 Functional Regions of the Cerebral Cortex
- 생각과 기억 Thought and Memory
- 감정: 변연계 Emotions: The Limbic System

운동기능 MOTOR FUNCTIONS

- 운동의 기시 Motor Origins
- 운동신경로 Motor Pathways

학습목표

1. 감각(sensation)이라는 용어를 정의하고 수용체의 특징적인 구조를 설명한다.
2. 일반감각신경로와 특수감각신경로의 구성성분을 설명한다.
3. 일반감각수용체의 구조와 기능을 설명한다.
4. 네 종류의 특수감각을 구분한다.
5. 냄새를 맡는 특수감각기관과 후각신경로를 설명한다.
6. 맛을 느끼는 특수감각기관과 미각신경로를 설명한다.
7. 눈을 이루고 있는 구조물과 부속기관의 구조들을 구분한다.
8. 눈이 어떻게 근시와 원시를 조절하는지 또는 빛이 어떻게 신경자극으로 변환되는지를 설명한다.
9. 시각신경로를 설명한다.
10. 귀를 구성하는 구조물들을 구분한다.
11. 음파가 귀를 통하여 들어간 후 신경자극이 발생하여 뇌에 도달될 때까지의 경로를 추적한다.
12. 대뇌겉질의 기능적 부위를 구분다.
13. 뇌에서 생각, 기억, 감정이 어떻게 일어나는지를 설명한다.
14. 운동자극의 기시점을 구분한다.
15. 주요 운동신경로들 간의 차이를 구분한다.

감각기능

감각 기능은 항상성을 유지하기 위하여 신체의 상태에 대한 중요한 정보를 뇌에 전달한다.
이러한 기능은 환경변화에 반응하는 일반 감각기관이나 특수한 감각기관에 의하여 기능을 수행한다.

우리들은 눈으로 보고, 소리를 듣고, 압력을 느끼고, 따뜻함을 느끼고, 배가 고프다는 느낌을 통증으로 감지한다. 이러한 감각들은 우리 주변에서 감지하는데, 이를 **감각**(sensation)이라고 한다; 감각이란 우리 신체의 내부와 외부 상태를 인지하는 상태를 말한다. 감각은 우리가 살아가는 데 필수적이며, 항상성을 유지하는 데 필요한 정보를 뇌에 전달한다.

감각신경로 Sensory Pathways

수용체(receptors)는 모든 감각신경로의 시작점(origin)이다. 수용체에서 뇌까지 연결된 감각신경로에는 최소한 세 개의 신경세포(neuron)로 구성되어 있다.

모든 감각신경로는 **자극**(stimulus) 또는 신경자극(nerve impulse)을 일으킬 정도의 큰 환경변화에 의하여 시작된다. 자극은 **수용체**(receptor)에 의하여 신경자극으로 변화되어 감각신경세포를 따라 중추신경계로 전달된다.

수용체 Receptors

감각수용체는 감각신경세포에서 돌출한 한 개의 가지돌기(수상돌기, dendrite)가 피부에 노출되어 종지하는 단순한 형태와 귀 또는 눈과 같은 기관에서는 복잡한 구조로 되어 있다. 이러한 구조적인 차이에도 불구하고 모든 수용체는 공통적으로 흥분(excite)을 할 수 있는 기능을 갖고 있다. 즉, 수용체는 활동전위(action potential 또는 nerve impulse)를 발생할 수 있는 능력을 갖고 있으며 이 현상은 역치(threshold, 활동전위를 일으킬 수 있는 최소한의 자극)보다 더 큰 자극을 받았을 때 일어난다.

여러 가지 형태의 수용체에서의 역치수준은 전형적으로 한 가지 형태의 자극에는 매우 낮으나 다른 형태의 자극에는 매우 높다. 즉, 수용체는 특이한 환경변화에는 매우 민감하나 일반적인 다른 환경변화에는 무감각하다. 예를 들면, 눈에 있는 수용체는 빛에는 낮은 역치를 갖고 있으므로 빛에 반응하여 신경이 자극되나, 온도 또는 화학물질에 대한 약간의 변화에는 매우 높은 역치를 가지고 있어 잘 반응을 하지 않는다. 이와 같이 수용체는 자극특이성(stimulus-specific)을 갖고 있다.

많은 수용체에서 특이한 자극에 대한 역치수준은 연속적으로 자극을 한 후에는 증가한다. 이러한 현상을 **감각적응**(sensory adaptation)이라고 한다. 이러한 수용체에서 신경자극은 반응성이 감소하여 결국 감각기능이 소실된다. 감각적응은 옷을 입을 때 경험한다; 옷을 입을 때 피부에서 옷을 입는 감각을 느끼게 되나 촉각수용체(touch receptor)가 자극에 적응할 때에는 곧 사라지게 된다.

수용체는 감각의 유형에 따라 분류한다. **기계수용체**(mechanoreceptors)는 수용체 또는 인접한 세포에서의 기계적 또는 물리적인 변화를 감지한다. 이 수용체는 촉각, 압각, 근육의 긴장, 청각, 전정 및 혈압과 같은 감각에는 민감하다. **온도수용체**(thermoreceptors)는 온도의 변화를 감지하고, **통각수용체**(nociceptors)는 인접한 세포에 화학적 또는 물리적 손상이 일어난 후에 나타나는 통증을 감지한다. **광수용체**(photoreceptors)는 빛의 양의 변화에 민감한 수용체를 말하며 눈의 망막에서만 관찰된다. **화학수용체**(chemoreceptors)는 액체에 용해된 화학물질을 탐지하여 후각과 미각을 느끼게하거나 혈액내 산소와 이산화탄소의 농도를 감지한다.

일반감각신경로 General Sensory Pathways

피부, 내장기관 및 근육과 같은 단순한 수용체로부터 뇌까지 자극을 전도하는 전도로를 **일반감각신경로**라고 한다. 자극은 수용체로부터 목적지인 뇌까지 도착하기 전에 세 개의 감각신경세포를 따라 전달된다(그림 8-1a).

한 개의 감각신경세포는 말초에 있는 수용체와 척수를 연결한다. 이 신경세포를 **일차신경세포**(first-order neuron)라 하고 척수에서 종지하거나 또는 위로 주행하여 숨뇌(medulla oblongata)에 종지한다. 또 다른 경우에는 **이차신경세포**(second-order neuron)와 연접하여 자극을 시상(thalamus)까지 전달하고, 시상으로부터 **삼차신경세포**(third-order neuron)는 대뇌겉질까지 자극을 전달하여 인지하게 된다.

특수감각신경로 Special Sensory Pathways

눈과 귀와 같은 특수감각기관내에 있는 복잡한 수용체로부터 자극을 운반하는 전도로를 **특수감각신경로**라고 한다. 기본적으로 특수감각신경로에는 말초에 있는 수용체와 대뇌겉질의 특수한 부위를 연결하는 최소한 세개의 감각신경세포가 있다(그림 8-1b). 특수감각은 머리(눈, 귀, 혀, 코의 상피)에 있기 때문에 자극을 뇌신경을 따라 뇌까지 전달된다. 대부분의 경우에 자

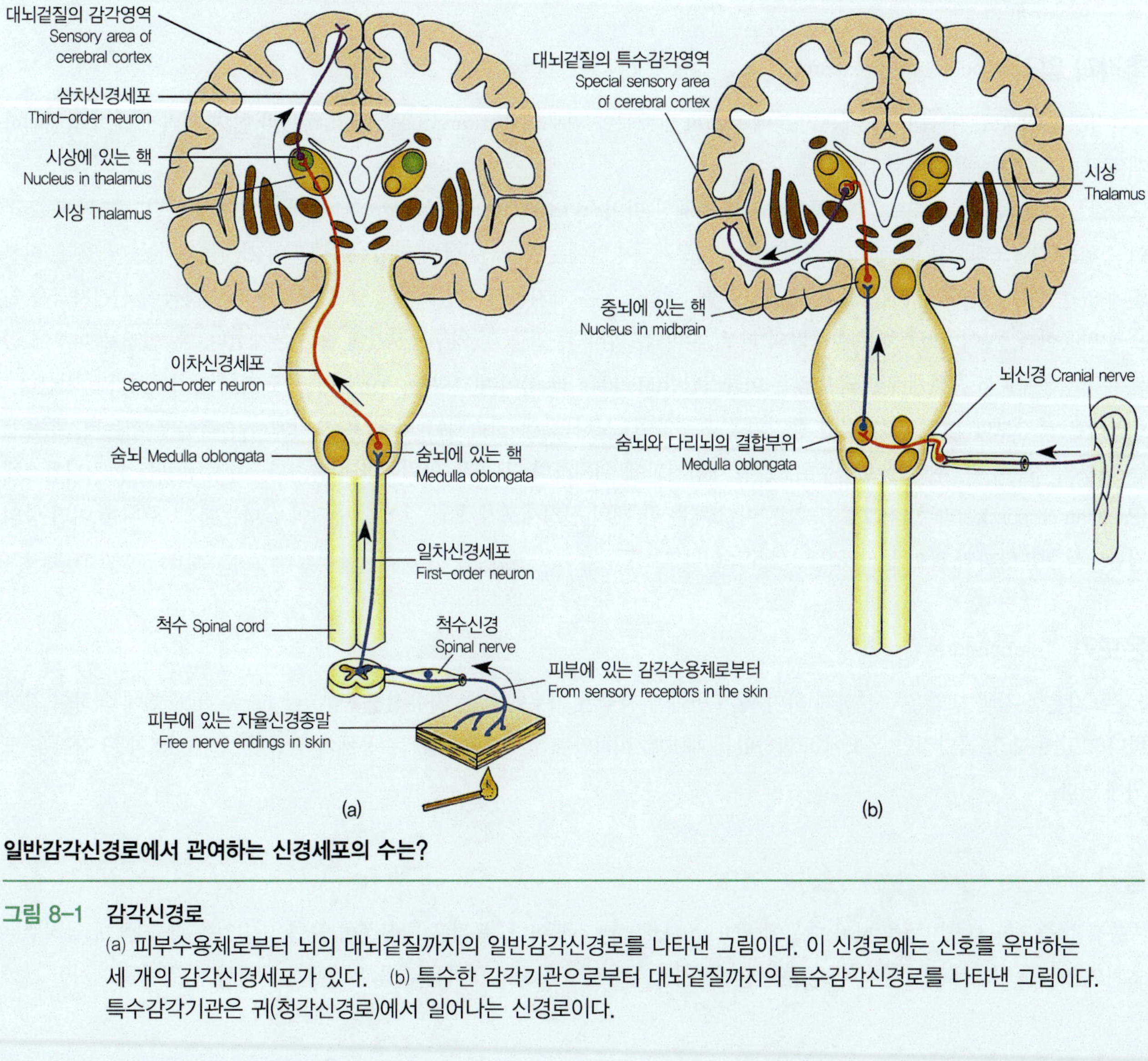

일반감각신경로에서 관여하는 신경세포의 수는?

그림 8-1 감각신경로
(a) 피부수용체로부터 뇌의 대뇌겉질까지의 일반감각신경로를 나타낸 그림이다. 이 신경로에는 신호를 운반하는 세 개의 감각신경세포가 있다. (b) 특수한 감각기관으로부터 대뇌겉질까지의 특수감각신경로를 나타낸 그림이다. 특수감각기관은 귀(청각신경로)에서 일어나는 신경로이다.

극은 대뇌겉질에 전달되기 전에 시상을 통하여 뇌로 들어간다.

개념 확인

1. 감각은 살아가는 데 왜 중요한 도구인가?
2. 느끼는 감각에 따라 여러 가지 형태의 수용체를 구분하시오.
3. 일반감각신경로에서 뇌까지 연결된 신경세포는 몇 개인가?

일반감각 General Senses

일반감각은 단순한 형태의 수용체에서 감지하는 감각이다. 일반감각에는 촉각, 압각, 온도각, 통각 및 신체의 위치와 관련된 감각이다.

단순한 형태의 수용체는 피부, 근육 및 내장기관에 위치하여 일반감각을 감지한다. 일반감각에는 촉각, 압각, 온도각, 통각 및 신체의 위치와 관련된 감각으로서 자극은 수용체를 지나 일반감각신경로를 따라 감각을 통합하는 대뇌겉질까지 전달된다.

촉각과 압각 Touch and Pressure

촉각과 압각을 감지하는 수용체는 피부에 위치하기 때문에 피부감각(cutaneous sensation)이라 하며 우리 몸에서 광범위하게 분포하는 기계수용체에서 감지된다.

촉각은 일차적으로 피부에 있는 특수화된 수용체인 **마이스너소체(Meissner's corpuscles)**에 의하여 감지된다(그림 8-2a). 이 소체는 결합조직으로 된 작고 타원형인 주머니로서, 이 안에는 두 개 이상의 감각신경세포의 가지돌기가 들어 있다. 피부 밑에 있는 결합조직이 기계적으로 약간 움직일 때, 결합조직은 가지돌기와 접촉하고 있으므로, 이러한 자극이 신경자극을 일으켜 반응한다. 마이스너소체는 손가락의 피부, 손바닥, 발바닥, 입술 및 외부생식기에 많이 존재한다. 두 번째로 피부에 있는 촉각수용체로서 흔하게 관찰되지 않는 **머클스원반(Merkel's discs)**이며(그림 8-2b), 피부의 표피에 가지돌기가 종지한다.

압각은 촉각보다 더 큰 기계적인 움직임을 요구하며, 보다 오래 지속되고 더 많은 부위에서 감각을 느끼는데, 수용체는 피부의 깊은부위, 관절과 힘줄주위, 일부 내장기관에 위치하며, 무거운 압력에만 반응한다. 이 수용체를 **파치니안소체(Pacinian corpuscles)**라 한다(그림 8-2d). 이 소체는 한 개의 신경세포가 혹과 같이 돌출되어 끝나는데 그 주위를 여러 층의 결합조직층이 양파와 같이 둘러싸고 있는 구조이다.

온도각 Temperature

온도각은 온각과 냉각을 구분하게 하며, 온도변화에 자극된 피부에 있는 자유신경종말(free nerve ending)에 의하여 감지한다(그림 8-2c). 극단적인 온도에 도달하였을 때(10℃ 이하와 45℃ 이상)에 통각수용체가 작동하여 타는(뜨거운) 감각을 느끼게 한다.

통각 Pain

통각은 중요한 보호기능을 하기 때문에 필요악(necessary evil)이다. 통각은 항상성이 균형을 잃었을 때 뇌에게 알려주는 초기의 경고를 나타내는 계통이다. 통증은 불쾌하지만 항상성에 이상이 있다는 것을 우리에게 알려서 그 원인을 제거할 기회를 제공한다.

통각은 피부, 근육 및 대부분의 내장기관에 자유롭게 종지하는 감각신경세포의 분지된 가지돌기에 의하여 탐지된다(그림 8-2c). 이 가지돌기는 세포가 파괴되거나 손상될 때 방출되는 화학물질에 민감하다고 생각해왔으며, 많은 수의 세포가 파괴되거나 손상이 되었을 때 화학물질이 많이 방출되어 더욱 강한 통증을 나타낸다. 신체 일부에 혈액순환이 잘 안 될 때에도 역시 통각수용체를 자극한다.

통증은 특수화된 통각수용체보다 다른 수용체에 의하여 발생한다. 이러한 경우 통증의 기원은 여러 가지 수용체 가운데 하나가 지나치게 자극되어 일어나 밝은 빛을 바라보면 당신의 눈에 손상을 일으킨다. 이 통증은 눈에 있는 통각수용체에 의하여 일어나는 것이 아니라 광수용체에 의하여 발생한다.

내장기관의 벽에 위치한 통각수용체에서 느끼는 통증을 **내장통증**(visceral pain)이라 한다. 이 수용체는 신체의 표면에 더욱 근접한 통각수용체와 다르게 반응하며, 광범위한 부위에 이상이 있을 때에만 반응하여 위와 장의 경련, 속쓰림, 두통 및 자궁경련과 같은 감각을 나타낸다.

내장통증은 통증이 일어나는 부위를 찾기가 매우 어렵다. 예를 들면, 심장에서 기원한 통증은 왼쪽 위팔과 어깨를 따라서 느껴진다. 이러한 현상을 **연관통**(referred pain)이라 한다(그림 8-3). 이러한 현상은 주요 신경로가 신체의 다른 부위로부터 온 자극과 공통의 신경로를 형성하기 때문에 뇌에서 쉽게 구분하지 못하여 일어난다. 예를 들면, 심장통증은 왼쪽 어깨와 팔에 연관통을 야기하는데 그 원인은 어깨와 팔에서 뇌로 가는 신경로가 심장에서 뇌로 가는 신경로와 공통의 신경로를 형성하기 때문에 일어난다고 한다.

통증이 야기된 곳으로부터 감각신경세포를 따라 대뇌겉질까지의 자극 전도로에서 통증의 강도를 인지할 수 있다. 다행히, 이러한 경로를 따라 자극의 전달을 방해하여 통증의 강도를 줄일 수 있다. 진통을 줄이는 방법에는 진통제(analgesic drugs),

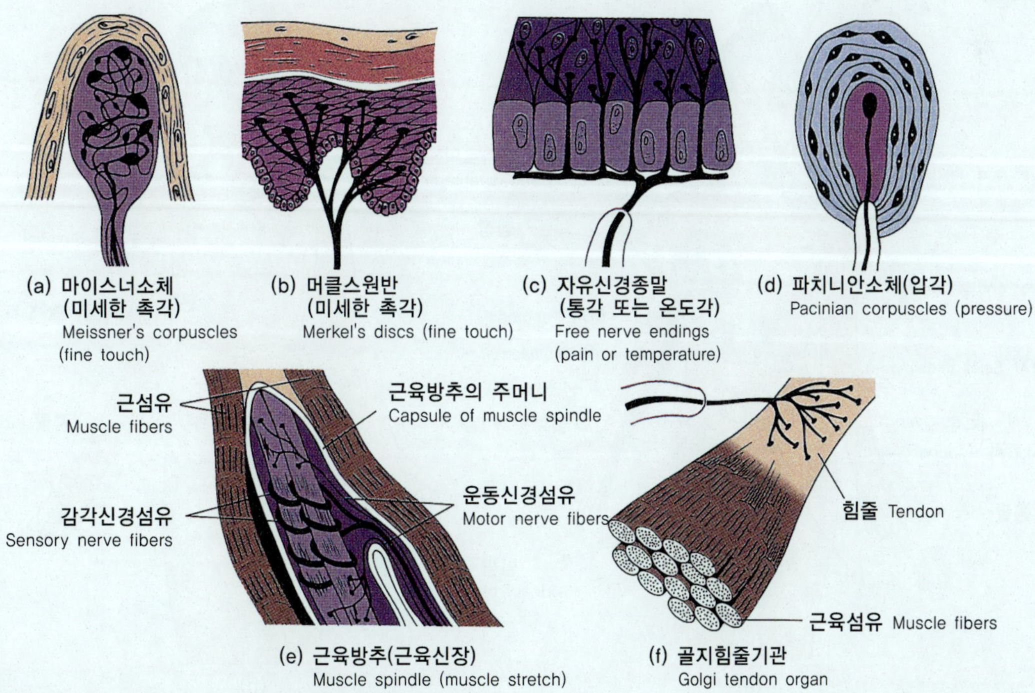

마이스너소체와 파치니안소체는 어느 곳에서 관찰되는가?

그림 8-2 일반감각의 수용체들

마취제(anesthetic drugs), 조절호흡법, 외과적인 수술, 침, 최면, 마사지 및 생체피드백과 같은 여러 가지 기법이 있다.

신체의 위치 Body Position

우리는 근육, 힘줄, 관절의 활동 및 속귀의 전정중심에 의하여 몸의 위치를 알게 된다. 이러한 활동을 감지하는 수용체를 **고유감각수용체**(proprioceptors)라 한다. 특이하게 고유감각수용체는 근육의 수축 정도, 힘줄에서의 긴장도, 관절의 위치, 땅과 관련된 머리의 위치에 대한 정보를 알려준다. 이 수용체는 시각, 청각, 촉각 또는 다른 감각을 이용하지 않고 신체의 운동을 조절하게 한다.

신체의 위치를 감지하는 일차적인 수용체는 뼈대근육에 있는 **근육방추**(muscle spindle)이며, 힘줄과 뼈대근육 사이에 위치한 **힘줄기관**(건기관, tendon organ)이다(그림 8-2e, 그림 8-2f). 근육방추는 감각신경세포와 관련된 특수화된 근육섬유이다. 이들은 근육의 신전에 의하여 자극되며 수축 시 뼈대근육의 실제적인 길이를 감시하고 있다. 힘줄기관은 두 개 또는 그 이상의 감각신경세포로 구성되며, 이 신경세포의 가지돌기는 결합조직으로 된 주머니에 종지한다. 이들은 주변에 있는 힘줄의 장력에 의하여 자극을 받는다. 다른 종류의 고유감각수용체는 관절 주위나 속귀(inner ear) 안에 위치한다.

개념 확인

1. 촉각과 압각에 민감한 수용체를 무엇이라 하며, 이들은 어느 곳에 위치하는가?
2. 통각은 어떻게 자극을 받는가?
3. 통각수용체가 없다면 무슨 일이 일어나겠는가?
4. 근육방추와 힘줄기관은 어떻게 자극을 받는가?

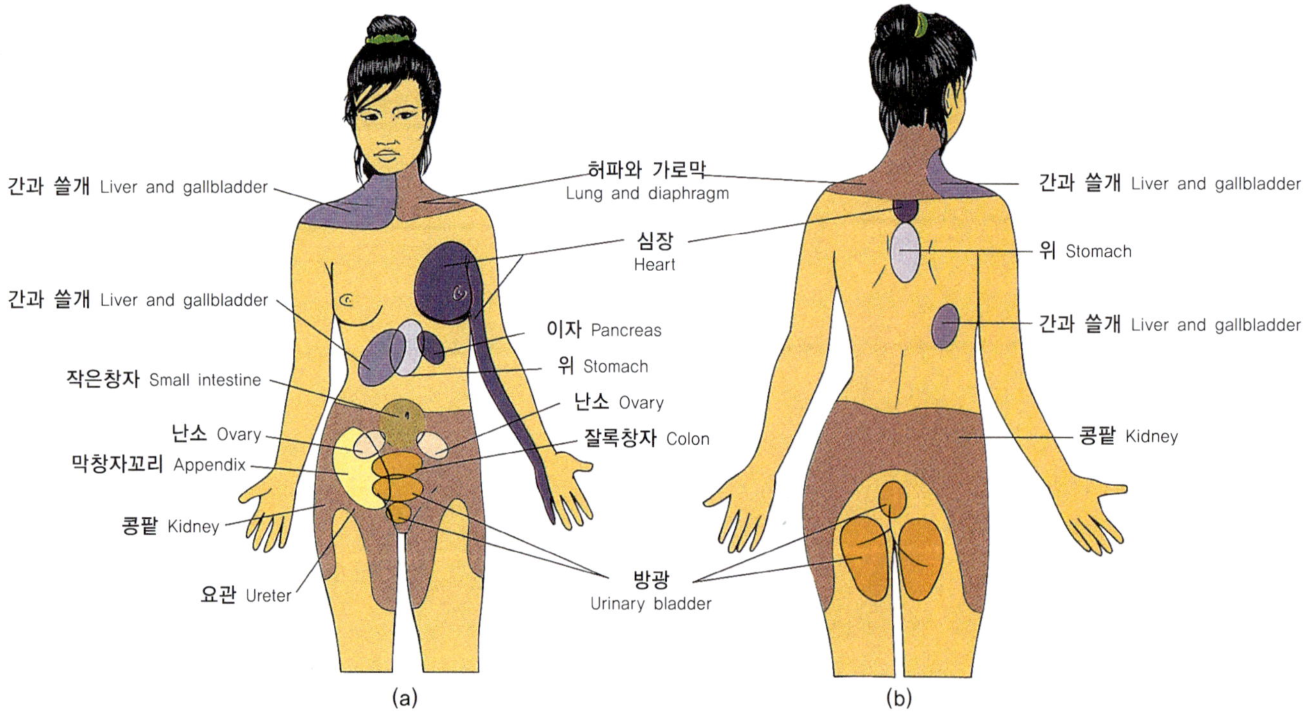

허파질환에 의한 통증감각은 어느 부위에서 느낄 수 있는가?

그림 8-3 **연관통(관련통)의 영역**
색깔로 표시한 영역은 내장기관에서 유래한 통증을 느낄 수 있는 피부표면의 위치를 나타낸다. (a) 앞쪽 (b) 뒤쪽

특수감각 Special Senses

각각의 특수감각은 지지조직(supportive tissue) 내에 위치한 수용체에서 감지된다.
이 수용체는 매우 특이하게 한 가지 유형의 자극에 반응한다.

특수감각은 네 가지 종류로서 후각, 미각, 시각, 청각이다. 각각의 특수감각은 다른 조직에 의하여 지지받고 도움을 받는 감각수용체에 위치한다. 이러한 특수화된 복잡한 구조들은 두 개 또는 그 이상의 조직으로 구성되어 있으므로 진정한 특수감각기관(special sensory organs)이라고 한다.

후각 Smell

후각은 olfaction이라고도 한다. 후각은 코안의 위쪽벽에 위치한 수천 개의 화학수용체에서 감지한다(**그림 8-4**). 이 수용체는 약 1/2평방인치되는 작은 공간 내로 돌출되어 있으며, 관련된 다른 세포들과 함께 **후각기관(olfactory organs)**을 형성한

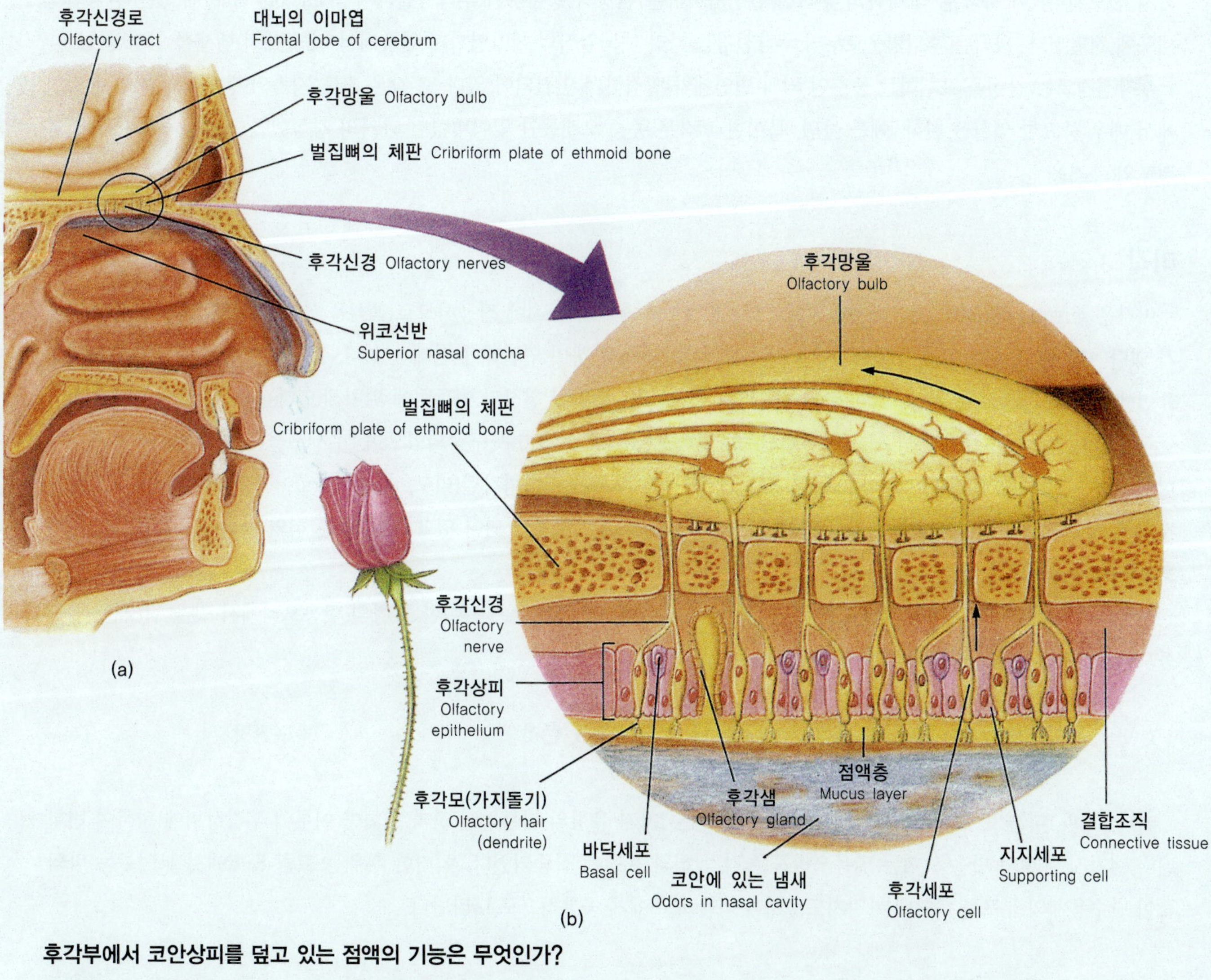

후각부에서 코안상피를 덮고 있는 점액의 기능은 무엇인가?

그림 8-4 후각
(a) 후각수용체는 코안의 위쪽벽에 있는 점막에 위치해 있다. (b) 이 부위를 확대하면 후각상피세포와 뇌의 후각망울(olfactory bulb) 사이의 연결을 볼 수 있다.

다. 후각기관은 흡입한 공기가 지나가는 통로와 떨어져 있는 코안의 위쪽에 위치하므로 냄새를 수집하기에는 부적절한 위치에 놓여 있다. 이러한 이유는 '킁킁' 콧소리를 내며 코로부터 더욱 많은 공기를 들이쉬면서 후각기능을 최대화한다. 후각기관은 약 50개 이상의 냄새를 구분하는데, 실제로 냄새를 구분하는 능력은 개인에 따라 다르며 나이가 증가함에 따라 냄새를 구분하는 능력은 감소한다.

후각수용체세포는 코안 상피의 점막내에 묻혀 있다(그림 8-4). 각각의 신경세포는 지지기능을 하는 원주상피로 둘러싸여 있다. 후각상피세포의 자유연에는 가지돌기 또는 **후각모(olfactory hairs)**가 위치하며 상피층의 위쪽으로 돌출되어 점액층을 형성한다. 바닥층에는 신경세포에서 나온 축삭이 벌집의 체판(사판, cribriform plate)을 통하여 돌출되어 뇌의 후각망울(후구, olfactory bulb)에 종지한다.

후각신경로 Olfactory Pathway

후각의 전도경로는 수용체세포의 후각모에서 시작된다. 공기를 흡입할 때 가스분자는 코안으로 들어가 점액층에 용해된다. 용해된 분자가 후각기관에 도달하면 후각모는 활동전위를 일으켜 수용체세포를 따라 코안 상피와 체판을 통하여 머리안까지 전도된다. 이 자극은 뇌 바닥의 후각신경이 기시하는 한쌍의 팽대부인 **후각망울(후구, olfactory bulb)**에 있는 감각신경세포에 전달된다. 자극은 후각망울로부터 후각신경을 따라 대뇌겉질의 이마엽까지 연속되어 이 곳에서 냄새를 인지한다.

후각신경로는 감정을 표현하는 중추인 뇌의 변연계와 밀접하게 연결되어 있다. 후각은 오래 지속되며 우리의 기억과 감정에서 매우 중요한 역할을 한다. 예를 들면, 특이한 후각은 종종 오랫동안 잊어버렸던 과거의 경험했던 기억들을 다시 회상할 정도의 충격을 준다.

미각 Taste

미각은 gustation이라고도 한다. 미각은 화학수용체이며 후각과 동시에 작용하므로(음식을 섭취할 때) 후각과 밀접한 관계가 있다. 미각을 느끼는 특수기관을 **맛봉오리(미뢰, taste bud)**라 하며 입안내에 산재해 있다. 1만 개 정도의 맛봉오리는 혀의 표면에 있는 융기부인 유두(papillae)에 위치해 있으며, 일부는 입안의 천장과 인두벽에 위치해 있다.

각각의 맛봉오리는 맛수용체 세포들의 집단, 즉 **맛세포(gustatory cell)**로 구성되었으며 이 세포들은 지지상피의 세포주머니에 의하여 주위가 둘러싸여 있다(그림 8-5). 맛세포들의 자유단에는 **미각털(미모, taste hairs)**이라고 하는 미세융모를 가지고 있으며 맛봉오리의 개구부인 **맛구멍(미공, taste pore)**을 통하여 돌출되어 있고, 맛구멍은 혀의 표면에 열려 있다. 맛세포의 바닥에는 감각신경종말들이 망상구조를 형성하고 있다.

맛봉오리에는 4가지 유형의 기본적인 맛감각을 감지하는데, 각각의 맛은 특이한 유형의 맛봉오리에서 맛을 감지한다. 맛봉오리를 자극하는 4가지 맛감각과 화학물질은 다음과 같다:

1. **단맛**
2. **신맛**
3. **쓴맛**
4. **짠맛**

커피, 계피, 마늘 및 후추와 같은 모든 다른 맛감각은 4가지 유형의 기본적인 맛과 조화를 이루어 후각상피에 의하여 변형된다. 4가지 유형의 맛을 느끼는 맛봉오리들은 각각 혀의 표면에 집중되었다. 이러한 부위는 그림 8-6에서 보여주는 바와 같이 맛수용체의 분포를 나타내는 맛지도로서 우리들 모두에게 공통적으로 나타난다.

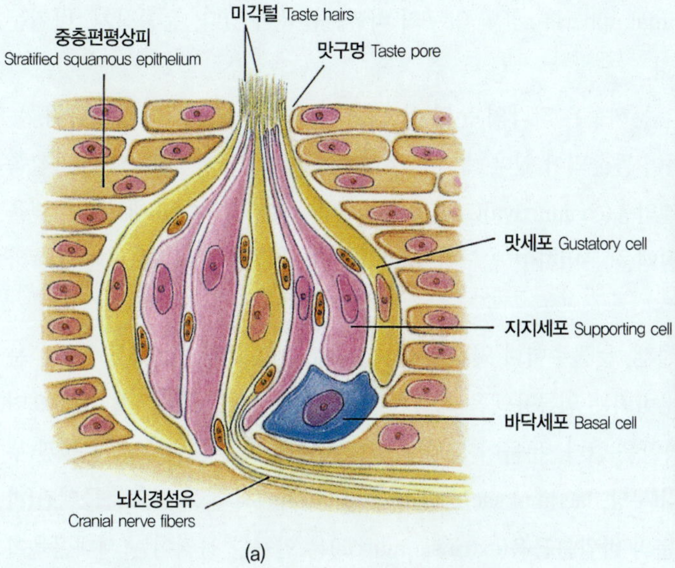

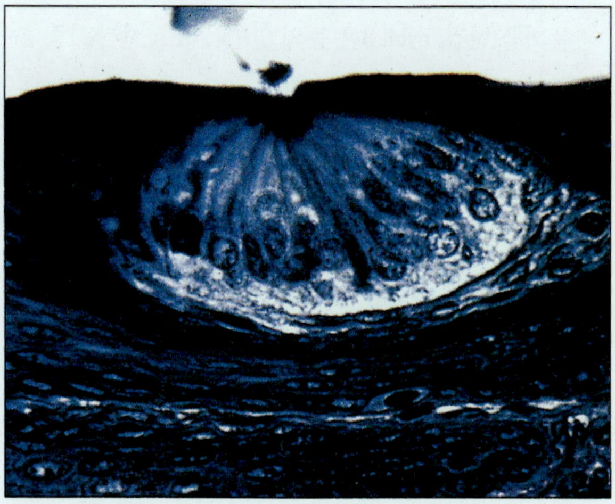

용해된 화학물질에 민감한 맛봉오리세포를 무엇이라고 하는가?

그림 8-5 미각
(a) 혀의 표면에 위치한 맛봉오리(taste bud)의 모습이다. (b) 한 개의 맛봉오리 사진.

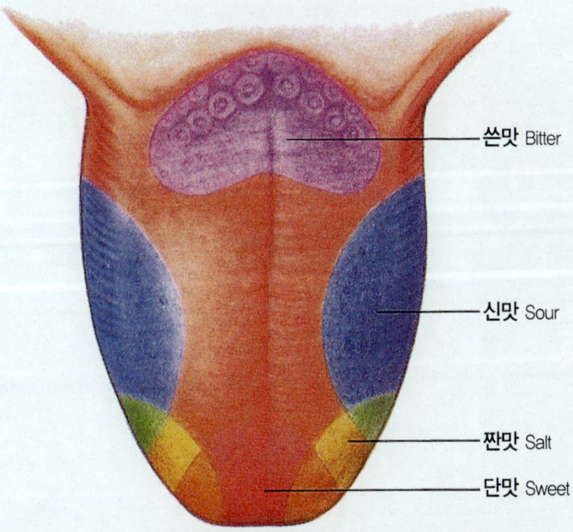

혀 끝에 위치한 맛봉오리는 일차적으로 무슨 맛을 감지하는가?

그림 8-6 혀에 있는 4가지 유형의 맛봉오리의 위치를 보여주는 맛지도: 쓴맛, 신맛, 짠맛, 단맛.

미각경로 Gustatory Pathway

입안에 있는 화학물질이 침에 용해되었을 때 용해된 침은 맛세포에 있는 미각털과 함께 결합하여 변화를 일으킨다. 이러한 변화가 충분히 일어난다면 세포의 바닥에 있는 감각신경섬유에서 활동전위를 일으킨다. 이러한 실제적인 변환기전은 잘 밝혀지지 않았으나 이곳에서의 자극은 얼굴신경(VII번 뇌신경), 혀인두신경(IX번 뇌신경), 미주신경(X번 뇌신경) 섬유를 타고 숨뇌까지 주행하여 시상을 지나 대뇌겉질에 있는 미각중추까지 간다.

시각 Sight

시각, 즉 vision은 우리 몸에서 가장 복잡한 감각기관이다. 사실 몸에 있는 모든 감각수용체 가운데 70%가 빛을 감지하는 광수용체이다. 이러한 광수용체는 시각기관인 **눈**(eye) 또는 **안구**(eyeballs) 내에 위치한다. 눈 이외에도 부속기관들이 시각을 도와준다.

부속기관 Accessory Structures

눈의 부속기관에는 눈꺼풀(안검, eyelid), 눈물장치(lacrimal apparatus) 및 안구의 바깥눈근육이 있다. 눈물장치, 바깥눈근육 및 안구 그 자체는 머리뼈의 눈확(orbit) 내에 위치한다.

눈꺼풀(안검, eyelid)은 눈의 앞면을 보호한다(그림 8-7). 눈꺼풀은 각각의 눈의 안쪽눈구석과 가쪽눈구석에서 만나며, 눈꺼풀의 자유연에는 **속눈썹(첩모, eyelashes)**이라고 하는 털이 돌출되어 있다. 눈꺼풀은 4층으로 구성되어 있다: 얇은 바깥쪽의 피부층, 뼈대근육층, 결합조직층 및 안쪽의 점막층인 **결막층**(conjunctiva)(그림 8-8). 결막은 눈의 앞쪽면 대부분을 덮을 수 있도록 뒤쪽으로 주름이 형성되었다. 이 부위에서는 점액을 분비하여 안구가 잘 움직이도록 윤활작용을 하거나 촉촉하게 해 준다.

각각의 눈과 관련된 **눈물장치**(lacrimal apparatus)는 눈물샘, 눈물주머니 및 코눈물뼈관으로 구성되어 있다(그림 8-7). **눈물샘(누선, lacrimal gland)**은 눈물을 분비하여 계속해서 분비되는 염류용액을 희석한다. 눈물에는 항균효소가 들어 있으며 눈을 촉촉하게 하고 윤활작용을 하며 감염에 대한 방어 역할을 한다. 눈물이 눈의 표면으로 넘쳐 흐를 때 눈물은 **눈물관(누관, lacrimal canal)**에 모인 후에 눈물뼈에 있는 **눈물주머니(누낭, lacrimal sac)**로 들어간다. 여기에서 눈물은 **코눈물뼈관(비루관, nasolacrimal duct)**을 지나 코안 속으로 들어간다. 눈의 **바깥눈근육**(extrinsic muscle)은 안구를 움직이는 뼈대근육이다. 이 근육은 눈확의 벽에서 기시하여 눈확의 질긴 가쪽벽에 종지한다. 바깥눈근육에는 6개의 근육으로 구성되며 표 8-1에 신경지배와 그 기능에 대하여 요약하였다. 바깥눈근육은 그림 8-9에서 보여준다.

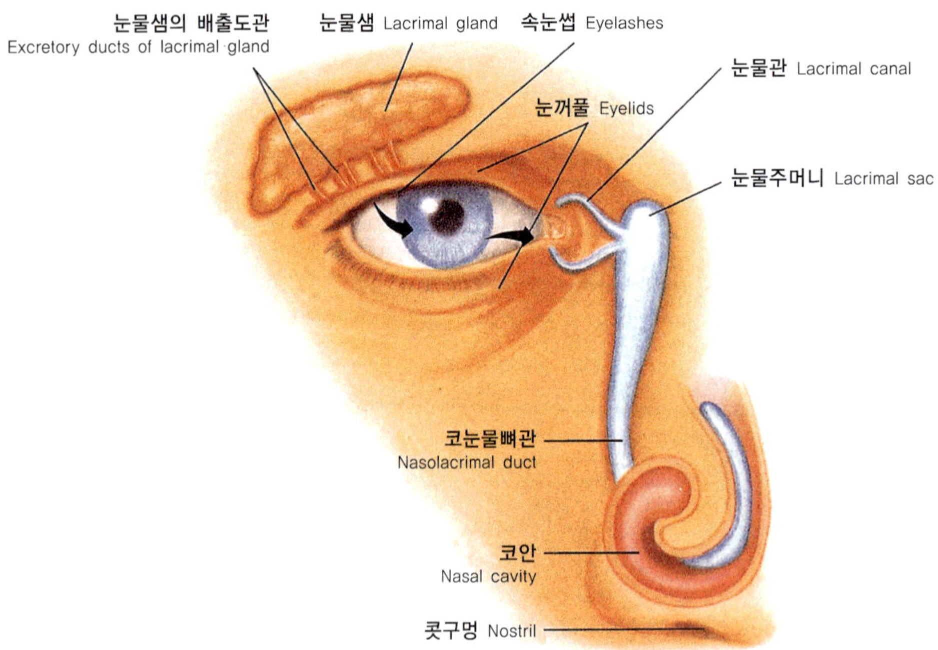

눈물은 왜 연속적으로 분비되는가?

그림 8-7 눈의 부속구조
앞에서 본 모습. 눈물샘, 눈물관 및 코눈물뼈관을 얼굴머리뼈와 피부위에 도식화하였다. 화살표는 눈물이 흐르는 방향을 나타낸다.

눈의 구조 Structure of the Eye

눈은 직경이 약 2.5 cm의 구형의 구조로서 벽은 뚜렷하게 세 층으로 구별되는데, 바깥층의 섬유층(fibrous tunic), 중간층의 혈관층(vascular tunic), 안쪽의 신경층(nervous tunic)으로 되어 있다. 눈의 내부는 눈을 액체로 채워진 구획으로 나누는 구조물들이 있다.

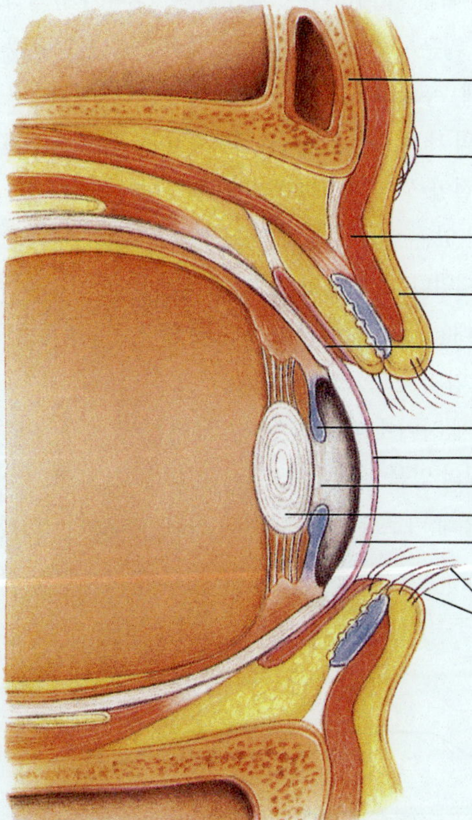

결막은 안구의 어느 부위를 덮고 있는가?

그림 8-8 눈의 부속구조
가쪽에서 본 모습. 눈과 눈확은 내부 구조를 노출시키기 위하여 시상으로 절단하였다. 이 그림에서 결막(conjunctiva)의 위치를 주목하라.

표 8-1 눈의 바깥눈근육

근육	조절하는 뇌신경	기능
가쪽곧은근(lateral rectus)	갓돌림신경(abducens, VI)	가쪽으로 눈을 돌린다.
안쪽곧은근(medial rectus)	눈돌림신경(oculomotor, III)	안쪽으로 눈을 돌린다.
위곧은근(superior rectus)	눈돌림신경(oculomotor, III)	위로 눈을 올리거나 돌린다.
아래곧은근(inferior rectus)	눈돌림신경(oculomotor, III)	아래로 눈을 내리거나 돌린다.
아래빗근(inferior oblique)	눈돌림신경(oculomotor, III)	가쪽으로 눈을 올리거나 돌린다.
위빗근(superior oblique)	도르래신경(trochlear, IV)	가쪽으로 눈을 내리거나 돌린다.

섬유층(fibrous tunic) **섬유층**은 안구의 가장 바깥층으로서 가장 두꺼우며 두 층으로 구성되었다: 뒤쪽의 공막(sclera)과 앞쪽의 각막(그림 8-10). **공막**(sclera)은 대부분이 섬유층이며 흰색의 섬유층으로 구성되어 있으므로 눈의 흰자라고 한다. 이 층은 두껍고 강한 보호층으로 안구의 형태를 유지하고 내부의 구조물들을 보호한다. 이 층에는 혈관공급이 풍부하여 일부 혈관들은 눈이 자극을 받았을 때 관찰된다. 공막의 뒤쪽은 시각신경이 관통한다. **각막**(cornea)은 섬유층 앞쪽에 있는 투명층으로서 약간 앞쪽으로 돌출되었다. 빛이 눈의 내부구조와 속공간으로 들어가기 전에 통과하는 눈의 "창문" 역할을 한다. 이 층이 투명한 것은 혈관이 없기 때문이며, 또한 단백질섬유가 규칙적으로 배열되어 있기 때문이다.

혈관층(vascular tunic) **혈관층**은 눈의 많은 구조에 영양을 공급하기 위한 혈관이 풍부하기 때문에 혈관층이라 한다. 가장 특징적인 구조물들은 맥락막, 모양체, 홍채이다(그림 8-10). 혈관층과 관련된 구조물에는 수정체가 있다. **맥락막**(choroid)은 얇고 짙은 갈색막으로서 공막의 내면 대부분을 둘러싸고 있다. 갈색 색소는 빛을 흡수하여 눈으로부터 굴절되는 양을 최소화한다. 이러한 기능은 굴절이 상을 찌그러트리게 하며 빛에 대한 눈의 감수성을 떨어뜨리기 때문에 중요하다. 맥락막층에 있는 혈관들은 속면에 있는 망막에 영양을 공급한다. 맥락막 앞쪽의 혈관층은 민무늬근으로 구성된 2개의 구조물들을 형성하기 위하여 변형되었다: 모양체와 홍채. **모양체**(ciliary body)는 맥락막의 연속으로서 혈관층에서 가장 두꺼운 층이다. 이 구조는 지지인대(suspensory ligaments)에 의하여 수정체를 연결하는 민무늬근육으로 구성되었다. 모양체의 안쪽연에 부착된 도넛츠모양의 구조물을 **홍채**(iris)라고 하며 외부에서 볼 수 있는 눈에서의 아름다운 색깔을 띤 부분이다. 이 구조는 각막과 수정체 사이에 매달려 있다. 근육섬유의 수축에 의하여 홍채 가운데에 있는 구멍의 직경을 조절하여 눈의 내부로 들어오는 빛의 양을 조절한다. 이 구멍을 **동공**(pupil)이라 하며 눈의 중심에 있는 검은 반점으로 나타난다. **수정체**(lens)는 동공과 홍채 바로 뒤에 위치한다. 어린 아이들의 건강한 눈에 있는 동공은 투명하나 나

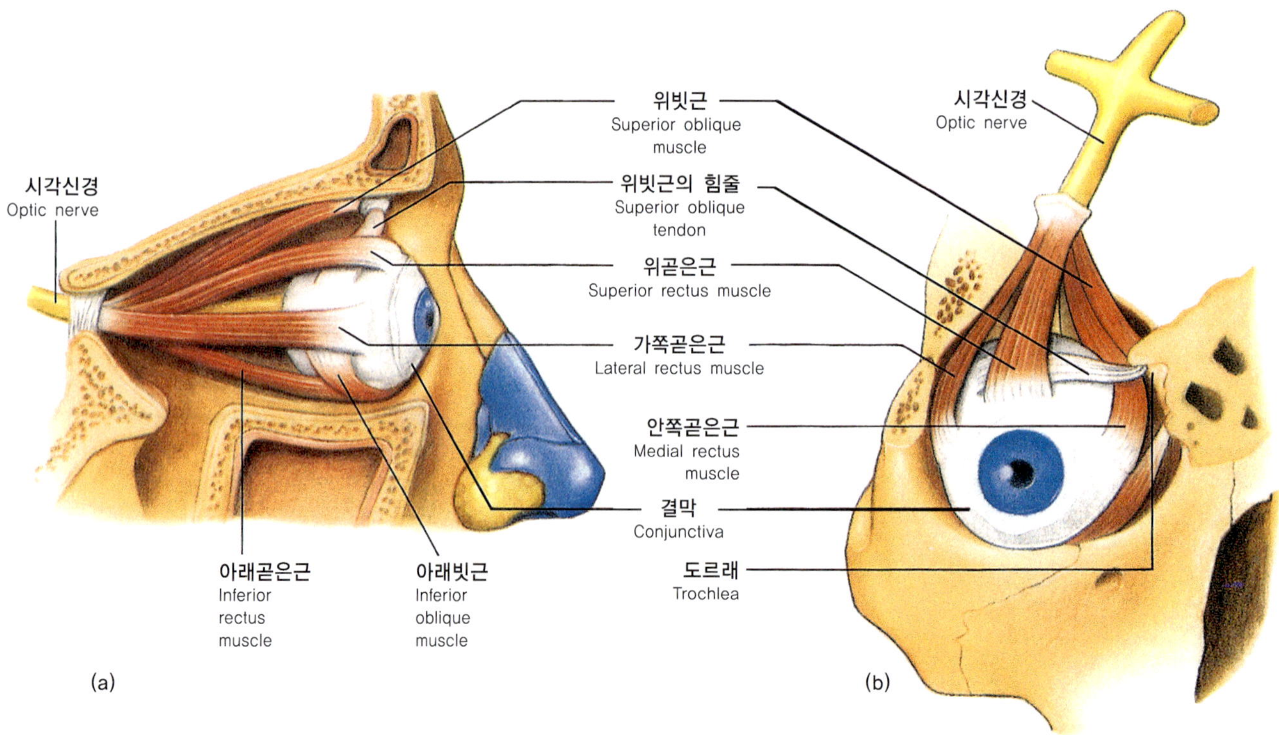

안구를 위로 돌리는 기능을 하는 바깥눈근육은 무엇인가?

그림 8-9 눈의 바깥눈근육(extrinsic muscles)
(a) 가쪽에서 본 모습 (b) 앞위쪽에서 본 모습

이가 늘어나면서 점차 투명도가 떨어진다. 이러한 상태를 백내장(cataract)이라 한다. 내부의 구조는 상피세포에서 기시한 투명한 세포질돌기가 서로 겹쳐 있다. 이러한 투명하고 젤리모양의 내부를 둘러싸고 있는 구조물을 탄력주머니(elastic capsule)라 하며 투명하게 관찰된다. 수정체는 모양체근에서 수정체피막까지 지지인대에 의하여 제 위치에 고정되어 있다. 이 인대는 눈에서 초점이 변할 때 장력의 힘도 변하지만 모양체근에 의하여 일정한 장력하에 고정되어 있다. 장력이 이완되었을 때 탄력주머니는 팽창하여 수정체는 더욱 볼록하게 된다. 이러한 현상은 수정체가 가까운 물체에 초점을 맞출 때 일어난다. 장력이 증가할 때 수정체피막은 편평하게 되고 수정체는 덜 볼록하게 된다. 이러한 현상은 수정체가 멀리 있는 물체에 초점을 맞출 때 일어난다. 수정체는 눈을 2개의 주요 구획으로 나누는 물리적 분리벽을 형성한다(그림 8-10). 앞쪽 구획은 홍채에 의하여 두 개의 방으로 나뉜다. 각막과 홍채 사이를 **앞방**(anterior chamber)이라 하고, 홍채와 수정체 사이를 **뒤방**(posterior chamber)이라 한다. 이 두 개의 방 내에는 투명한 액체가 들어 있는데 이를 **안구방수**(aqueous

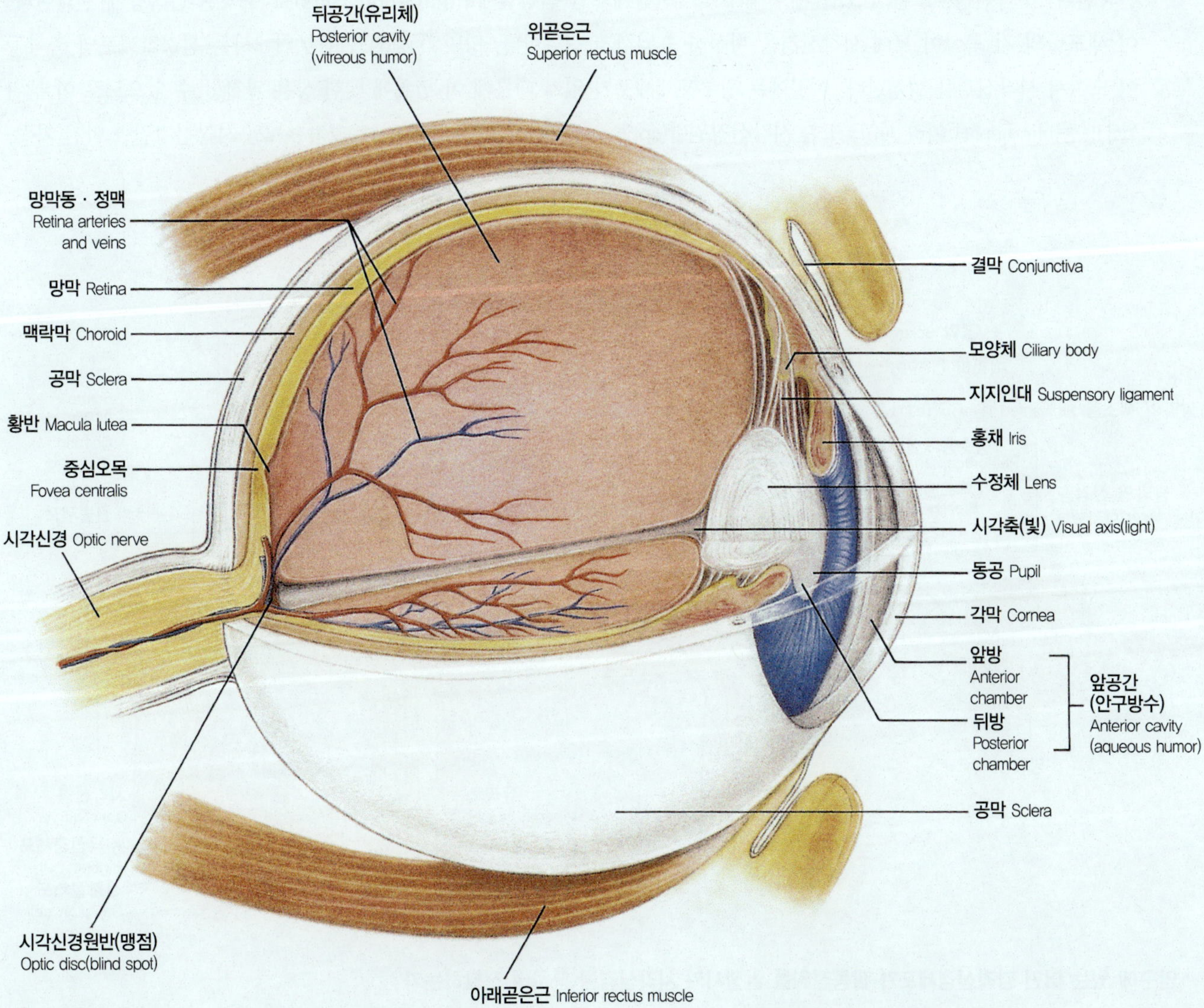

지지인대(suspensory ligament)는 어디에 붙어 있는가?

그림 8-10 눈의 구조
가쪽에서 본 모습으로, 눈은 속공간과 구조물들을 관찰하기 위하여 부분적으로 시상면을 따라 절단하였다.

humor)라 하며, 이 액체는 순환하여 계속하여 혈액으로 재순환한다. 렌즈 뒤쪽에 있는 뒤쪽구획은 **뒤공간**(posterior cavity)이라 하며, 이곳에는 끈적끈적한 겔과 같은 액체인 **유리체**(vitreous humor)가 채워져 있어 안구의 구조를 지지하는 데 도움을 준다. 안구방수와 달리 유리체는 계속하여 재순환하지 않는다.

신경층(nervous tunic) **망막**(retina)으로 구성되어 있고 얇고 약한 신경세포층으로 안구의 뒤쪽벽을 둘러싸고 있다. 망막은 대부분의 영양공급은 망막 바깥층에 위치한 맥락막의 혈관에 의하여 공급받지만 자체 혈관들에 의해서도 공급받는다. 망막의 기능은 빛을 탐지한 후에 눈을 관통하는 시각신경을 통하여 신경자극을 전달한다. 망막은 뚜렷하게 구분되는 세 개의 신경층으로 구성되었다(그림 8–11). 맥락막에 가장 가까운 층은 빛에 반응하는 특수화된 **광수용체세포**(photoreceptor cells)라고 하는 신경세포가 위치한다. 이 세포는 장방형이고 원주형인 가지돌기가 있는 **막대세포(간상세포**, rod cells)와 원뿔모양과 같이 끝이 가는 가지돌기가 있는 **원뿔세포(원추세포**, cone cells) 두 종류가 있다. 막대세포는 색깔에 민감하지 않고 적은 양의 빛에도 민감하나, 원뿔세포는 색깔에 민감하고 많은 빛을 필요로 하나 더욱 선명한 상을 제공한다. 이 두 세포들은 **두극신경세포**(bipolar neuron)인 망막의 중간층을 형성하는 세포에 신호가 전달됨으로써 빛에 반응한다. 두극신경세포는 신호를 세포체가 뭇극신경세포인 **신경절세포**(ganglion cells)로 구성된 안쪽층에 전달한다. 이 세포들의 긴 축삭이 모여 시각신경을 형성하여 뇌까지 전달한다. 망막의 중심 인접부위에서는 신경절세포의 축삭들이 모여서 시각신경을 형성한다. 이곳에는 광수용체세포가 없기 때문에 이 부위에 맺힌 상은 관찰할 수 없으므로 이 부위를 "맹점(blind spot)"이라 하고, 또한 **시각신경원반**(optic disc)이라고 한다(그림 8–11, 그림 8–12). 시각신경원반 약간 가쪽,

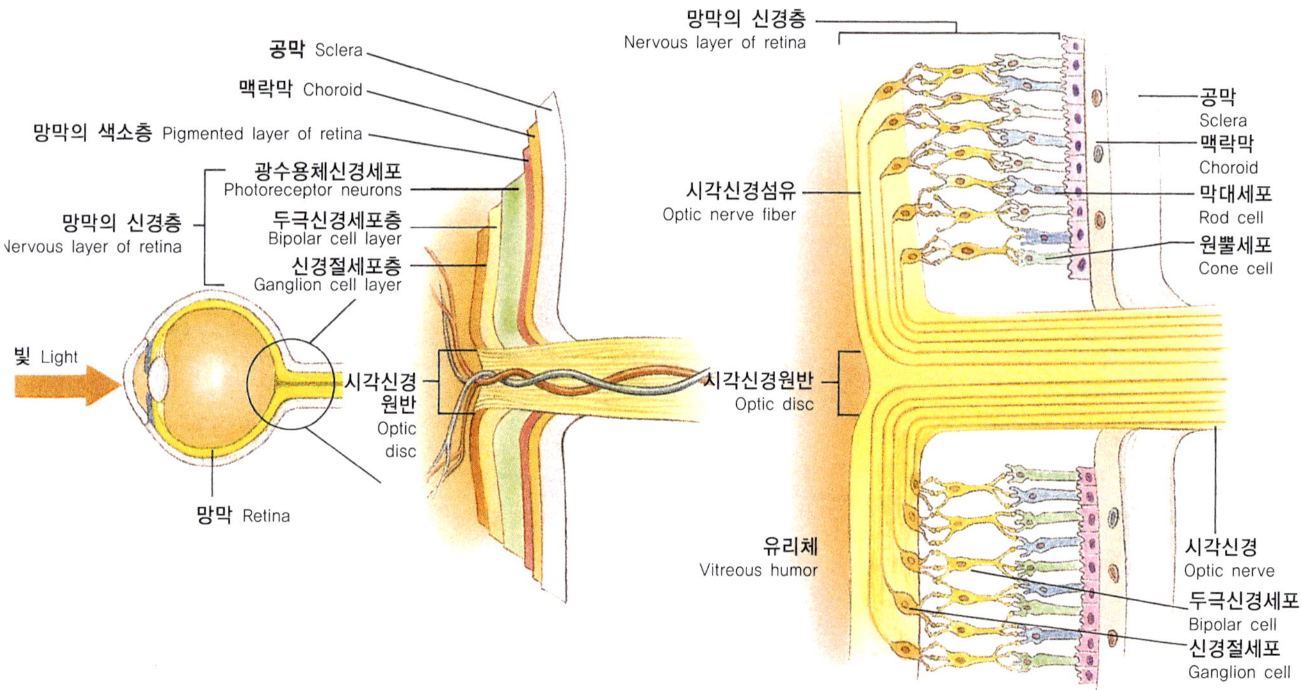

안구에 있는 어떤 감각신경세포가 활동전위를 발생시켜 시각신경을 통하여 전달하는가?

그림 8–11 **망막**
얇은 종이모양으로 넓게 펴진 신경조직이 눈의 뒤쪽벽을 안쪽에서 둘러싸고 있다. 망막은 세 층의 신경세포로 구성되었다: 광수용체세포(맥락막에 가장 근접한다), 두극신경세포 및 신경절세포. 신경절세포의 축삭이 모여서 시각신경이 된 후(시각신경원반) 망막을 빠져나간다.

즉 망막의 중심 인접부에 노란색 반점이 있는데 이 부위를 **황반**(macula lutea)이라고 한다(그림 8-12). 이 부위의 중심에는 원뿔세포가 집중적으로 모여 있는 약간 오목하게 패인 곳으로서, 이 부위를 **중심오목**(**중심와**, fovea centralis)이라고 한다. 이 부위에 맺힌 상은 가장 선명한 상 또는 시력(visual acuity)으로 관찰할 수 있는 곳이다.

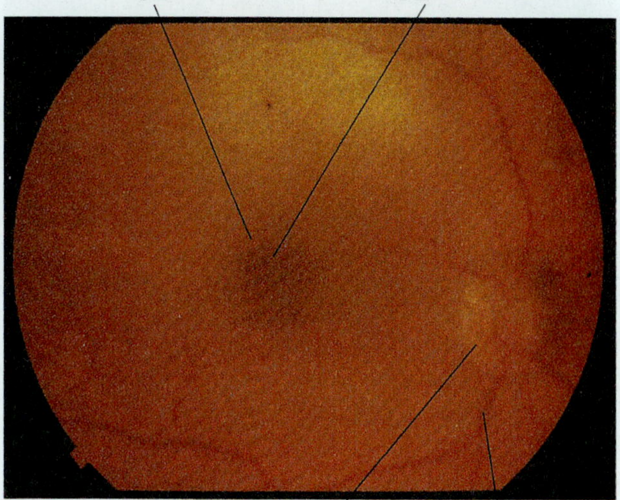

원뿔세포가 많이 모여 있는 부위는 이 사진에서 어느 부위인가?

그림 8-12 검안경(ophthalmoscope)으로 관찰한 망막사진.

눈을 통한 빛의 통과 경로 Pathway of Light Through the Eye

눈을 통하여 지나가는 빛은 공기의 매질을 지나서 눈의 구조들과 액체를 통과할 때 변한다. 공기, 딱딱한 구조 및 액체는 강도가 다르므로 한 매질에서 다른 매질로 통과할 때 빛의 속도를 변화시킨다. 빛의 속도가 변함에 따라 방향도 변하고 결국에는 빛이 굽어지게 된다. 빛이 굽어지는 현상을 **굴절**(refraction)이라 한다. 이와 같이 빛은 눈의 각막, 안구방수, 수정체 및 유리체를 지나갈 때 굴절을 한다(그림 8-13).

눈의 각각의 구조물들 표면에서 일어나는 굴절되는 양은 매우 정밀하다. 모든 구조에서는 항상 일정하나 수정체에서는 우리가 아는 바와 같이 초점을 맞추기 위하여 모양을 변화시킬 수 있는 능력이 있다—**조절**(accommodation). 정상적인 눈은 사물로부터 망막에 선명한 상을 맺기 위하여 빛을 굴절시킬 수 있다. 그러나 렌즈가 너무 약하거나 강할 때 또는 안구의 구조적 문제가 있을 때 시력에 문제를 일으킨다(그림 8-13). 예를 들면 굴절량이 너무 클 때(안구가 해부학적으로 너무 길 때), 상이 망막의 앞에 맺히므로 멀리 있는 물체는 흐릿하게 관찰된다. 이러한 상태를 **근시**(myopia)라 하고, 정상적으로 가까이 있는 물체만 상을 맺게 하므로 근시안이라 한다. 만약 상이 망막의 뒤에 맺히면 **원시**(hyperopia)라 하고, 멀리 있는 물체는 정상적으로 관찰되기 때문에 원시안이라 한다. 원시는 수정체가 약하거나 또한 안구가 너무 짧을 때 일어난다. 각막의 만곡이 일정하지 않을 때, 또한 수정체에 **난시**(astigmatism)가 있을 때 가깝고 먼 물체가 흐릿하게 관찰된다.

눈의 다른 부분들에 의하여 생긴 굴절효과들이 뇌에서 해석하는 것과 매우 다르게 망막에 상을 맺게 한다(그림 8-13). 상은 도립상이며, 크기는 축소되어 있고 좌우가 바뀐 상태이다. 우리는 이러한 상을 보지는 못한다. 왜냐하면 뇌는 출생 시부터 눈에 맺은 상과 진정한 세계의 사물의 위치를 조절하는 능력이 있기 때문이다. 유아기 때 우리는 뇌가 진정한 상과 실제의 상과의 차이를 인지할 수 있는 것을 배울 때까지 반복적으로 사물을 만지거나 집는 행동을 한다. 그래서 뇌는 우리를 위하여 매우 빨리 상을 재배열하므로 위와 아래의 세계를 인지할 수 없게 된다.

시각의 생리 Physiology of Vision

상이 망막에 형성될 때 빛의 유형에서 신경자극으로 변해야 한다. 이러한 현상은 막대세포와 원뿔세포에 의하여 시작되는데, 이 세포들은 빛에 의하여 활성화되어 신경전달물질의 방출량을 증가시킨다.

막대세포와 원뿔세포는 빛을 인지하는 데 서로 다른 역할을 한다. 막대세포는 빛을 이용할 수 없을 때나 색깔에 대한 감수성이 둔하여 극단적으로 매우 적은 양의 빛에 민감하다. 그래서 막대세포는 밤이나 어두운 곳에서 이용된다. 이 세포는 사물의 모습만을 식별하게 한다. 왜냐하면 뇌로 가는 경로가 대개 공통된 신경섬유가 관여하므로, 뇌가 이 상을 선명하게 해석할 수 있는 능력이 감소하기 때문이다. 다른 한편으로 원뿔세포는 막대세포와 같이 종종 공통된 경로를 공유하지 않으므로 뇌에서 더욱 선명하게 상을 맺게 한다. 그래서 이 세포는 선명한 상을 맺게 하는 데 중요하며 색깔에 대한 감수성이 민감하다.

막대세포와 원뿔세포는 빛을 인지하는 데 민감한 색소를 가지고있다. 이 색소는 빛으로부터 에너지를 흡수할 때 분해되며, 분해에 의해 활동전위가 발생한다. 막대세포의 색소를 **로돕신(rhodopsin)** 또는 시각보라(visual purple)라고 한다. 로돕신은 단백질과 비타민 A에서 합성된 retinene이라고 하는 물질로 구성되었다. 음식에서 비타민 A가 결핍되면 막대세포의 감수성과 어두운 빛에 반응하는 능력의 결핍에 의하여 야맹증을 일으킨다.

매우 적은 양의 빛만 있어도 로돕신 분자는 일련의 반응을 일으킬 정도의 효소를 활성화시키기 위하여 분해된다. 이러한

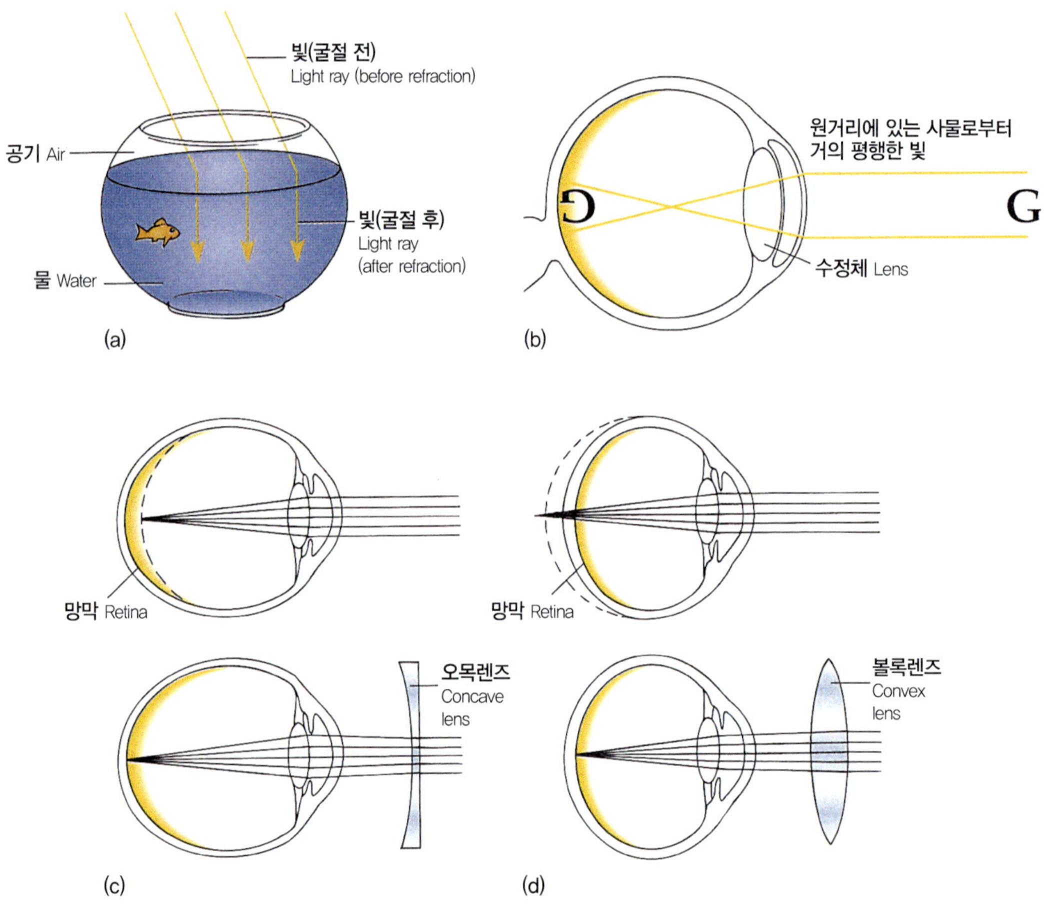

빛이 안구를 통과할 때 굴절이 일어나는 부위는?

그림 8-13 빛의 굴절과 시력조절

(a) 광선은 공기에서 물과 같은 액체성 매질을 통과할 때 굴절한다. (b) 사물을 관찰할 때 광선은 안구의 두꺼운 매질을 통과하여 지나갈 때 굴절된다. (c) 근시(myopia)는 멀리 있는 물체로부터 온 광선이 망막 앞에서 상이 맺을 때 일어난다. 근시는 광선이 눈으로 들어가기 전에 광선을 빗겨가게 하는 오목렌즈를 사용하여 교정한다. (d) 원시(hyperopia)는 멀리 있는 물체로부터 온 광선이 망막 뒤에서 상이 맺힐 때 일어난다. 이러한 상태는 눈으로 들어가는 광선을 모이게 하는 볼록렌즈로 교정한다.

반응은 막대세포막의 투과성에 변화를 일으켜서 신경전달물질의 방출량을 증가시키고, 신경자극의 발생을 일으킨다(신경절세포). 분해된 후 곧 로돕신은 다음에 들어올 빛에 대비하여 재합성된다. 로돕신이 재생되는 동안의 시간은 빛에 대한 감수성이 없는 기간이 되며, 이는 조명이 환하게 켜진 방에서 어두운 방으로 들어갈 때 우리가 왜 몇 초 동안 볼 수 없는지를 설명해 준다.

원뿔세포에는 로돕신과 매우 유사한 색소가 들어 있다. 이 색소에는 역시 retinene이 들어 있으나 단백질 성분은 막대세포의 단백질과 차이가 있다. 실제로 세 종류의 다른 유형의 원뿔세포가 있는데 각각의 색소에는 서로 다른 단백질 성분이 들어 있다. 이러한 유형의 각각의 원뿔세포에는 주로 세 가지 색깔 가운데 한 가지 색깔에 민감하다: 빨간색, 녹색, 파란색. 단백질 성분과 관계없이 원뿔세포의 활성기전은 막대세포와 같다. 색소의 분해는 효소를 활성화하여 일련의 반응을 일으키며 원뿔세포막의 투과성(결국 신경절세포에서)과 활동전위를 변화시킨다.

시각경로 Visual Pathway

시각을 인지하는 신경경로는 망막에 있는 막대세포와 원뿔세포에서 시작된다(**그림 8-11**). 이러한 광수용체세포들로부터 온 자극이 망막 내의 두극신경세포와 신경절세포를 지나간다. 신경절세포는 자극의 강도가 충분하면 활동전위가 발생하여 신경절세포의 축삭을 지나 시각신경(II번 뇌신경)을 경유하여 안구를 빠져나간다. 각각의 안구에서 나온 신경들은 뇌의 바닥에 있는 뇌하수체 앞쪽의 **시각신경교차(optic chiasma)**에서 X자 모양으로 교차한다(**그림 8-14**). 시각신경교차 내에서 일부 신경은 교차하는데 망막의 안쪽에서 기시한 신경은 교차하며 가쪽에서 온 신경은 교차하지 않는다. 오른쪽의 시각신경교차와 연결된 시각신경로(시삭, optic tract)는 왼쪽 눈의 안쪽 반쪽과 오른쪽 눈의 가쪽 반쪽에서 기시한 신경섬유가 들어 있다. 왼쪽의 시각신경교차와 연결된 시각신경로(optic tract)는 왼쪽 눈의 가쪽 반쪽과 오른쪽 눈의 안쪽 반쪽에서 기시한 신경섬유가 들어 있다. 2개의 시각신경로는 시상까지 연결되며, 이 신경섬유의 일부는 눈의 반사를 조절하는 핵에서 종지한다. 시상으로부터 온 자극은 시각신경로로 들어가 대뇌겉질의 뒤통수엽으로 들어가는데 이 부위를 시각과 관련된 신호를 인지하는 **시각겉질(visual cortex)**이라 한다.

청각 Hearing

청각 또는 audition은 매우 특수화된 감각기관으로서, 이 장의 뒤에서 언급할 **균형감각(equilibrium)**과 함께 관련되어 있다. 이 두 개의 감각은 귀의 깊은층에 위치한 기계수용체(mechanoreceptor)에 의하여 감지된다.

귀와 청각 The Ear and the Sense of Hearing

귀(ear)는 청각기관으로서 소리를 인지하게 한다. 소리는 에너지의 움직이는 파동(wave)형태, 즉 음파(sound waves)로서 공기의 교란에 의하여 만들어진다. 우리는 음파가 공기를 통하여 귀를 지나갈 때 소리를 감지할 수 있는데, 이는 귀에 있는 수용체세포에 도달하여 활동전위를 일으켜 뇌까지 전달되기 때문이다.

귀는 크게 세부분으로 구성되어 있다: 바깥귀, 가운데귀, 속귀(**그림 8-15**). 각 부분들은 외부에서 속귀에 있는 수용체세포까지 직접 음파를 전달하는 구조물들이 들어 있다.

바깥귀(outer ear) **바깥귀**는 머리 양쪽에 있는 외부 부속기관인 귓바퀴(이개, auricle)와 관자뼈에 있는 관 모양의 관인 **바깥귀길(외이관, 외이도, external auditory canal)**로 구성되어 있다(**그림 8-15**). 바깥귀길에 의하여 형성된 뼈에 있는 공간을 차지하고 있으며, 피부상피 내에서 **귀지(cerumen, ear wax)**라고 하는 왁스물질을 분비하는 샘(gland)이 존재한다. 귓바퀴는 귀에서 음파를 모으고 그 음파를 바깥귀길로 보내준다. 바깥귀길은 음파를 가운데귀의 입구인 고실(eardrum)

까지 보내주는 통로 역할을 한다.

가운데귀(middle ear) **가운데귀**는 고실(tympanic cavity)이라고 하는 관자뼈 내에 있는 공기가 차 있는 공간에 위치한다. 가운데귀에는 고실(eardrum) 또는 고막(tympanic membrane) 및 작은 뼈인 귓속뼈(auditory ossicles)들이 들어 있다. 가운데귀는 그림 8-15에서 보여준다. **고실(tympanic cavity)**은 속귀의 가쪽벽을 형성하는 뼈와 고막의 속면 사이에 위치한다. 고실은 상피로 둘러싸여 있으며 세개의 귓속뼈가 존재한다. 고실은 **귀인두관[이관, auditory (eustachian) tube]**이라고 하는 좁은 관에 의하여 인후부와 교통한다. 이 관은 공기가 인후부와 고실 사이를 지나가도록 해주는 통로 역할을 한다. 고실의 기능은 고막 양쪽에 있는 공기의 압력을 같게 하는 역할을 한다. 이러한 기능은 여러분이 고도가 높은 곳에 있을 때 머리의 압력을 낮추기 위하여 하품을 하거나 껌을 씹는 일을 하는 것으로 설명된다. 하품과 연하는 대기의 압력과 고실의 내부 압력이 같을 때까지 대기에 있는 공기를 귀인두관을 통하여 고실로 보내준다. 이렇게 해서 압력이 떨어지지 않으면 통증, 청각손상 및 현기증이 동반된다. 귀인두관의 해로운 기능 가운데 하나는 입안과 인후부의 점막으로부터 가운데귀까지 감염에 의하여 전염될 수 있는 통로 역할을 하는 것이다. 이러한 감염이 가운데귀에서 관자뼈의 꼭지돌기에 있는 작은 방으로 전염되면 매우 심각한 꼭지돌기염(mastoiditis)을 초래할 수 있다. **고막(tympanic membrane)**은 얇고 반투명의 경계막으로서 바깥귀와 가운데귀를 나누는 막이다. 가쪽면에는 얇은 피부층을 덮고 있는 점막으로 구성되어 있

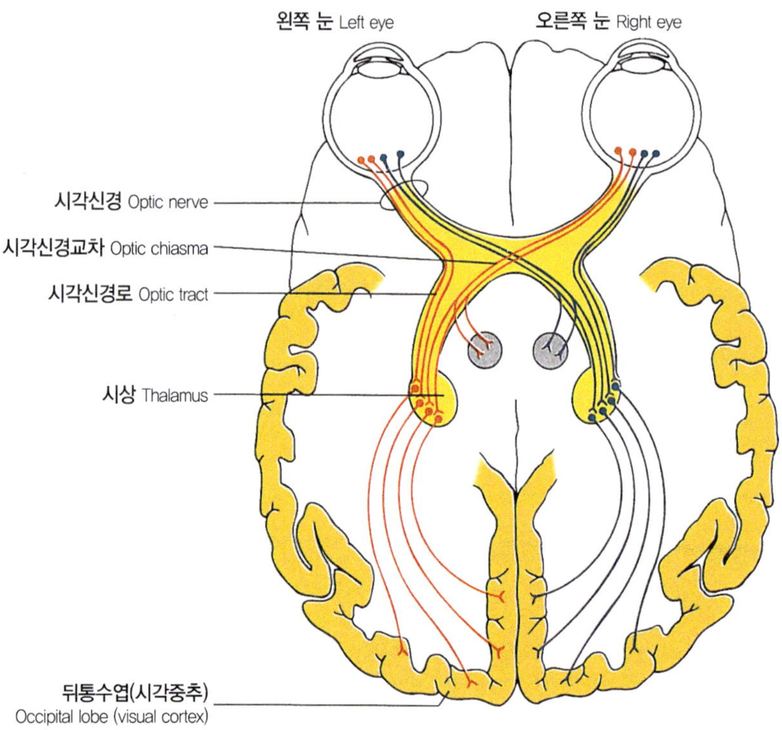

시각신경으로부터 시각겉질까지의 신경전도경로를 설명하시오.

그림 8-14 **시각신경로**
뇌의 아랫면에서 본 모습으로, 양쪽 눈에서 기시한 신경섬유가 들어 있는 왼, 오른 시각신경로(optic tracts)를 주목하시오.

다. 고막은 약간 원뿔모양이며 뾰족한 꼭대기(apex)는 고막쪽으로 돌출되어 있고 귓속뼈의 하나인 망치뼈에 연결되어 있다. 고막은 바깥귀길로부터 음파를 받아서, 음파에 반응하여 진동을 일으켜 귓속뼈에 전달한다. 세 개의 **귓속뼈(이소골, auditory ossicle)**는 우리 몸에서 가장 작은 뼈로서 **망치뼈(추골, malleus)**, **모루뼈(침골, incus)**, **등자뼈(등골, stapes)**로 구성되어 있다. 이들은 고실벽에 붙어 있는 작은 근육과 인대에 의하여 제 위치에 고정되어 있다. 세 개의 뼈들은 서로 연결되어 고막과 속귀를 연결하는 다리를 형성한다. 음파가 뼈로 된 다리를 지나 전달될 때 증폭이 일어난다. 고막이 음파에 반응하여 진동할 때, 처음에는 진동이 망치뼈에 전달되어 같은 음파로 진동에 반응한다. 망치뼈로부터 진동은 모루뼈를 지나 등자뼈까지 간다. 등자뼈는 진동을 고실벽에 있는 구멍, 즉 **타원창(난원창, oval window)**까지 전달한다. 타원창은 속귀의 달팽이(와우, cochlea)에 열려 있다. 속귀 내에서 등자뼈로부터 온 진동은 속귀에 있는 액체를 움직여 청각과 관련된 수용체를 자극한다.

속귀(inner ear) **속귀**는 굽어져 있고 복잡하게 연결된 통로 또는 관으로 되어 있기 때문에 **미로(labyrinth)**라고 한다. 속귀는 두 부분으로 되어 있다: 가쪽의 뼈미로(bony labyrinth)와 안쪽의 막미로(membranous labyrinth)이다. 속귀는 그림 8-15, 그림 8-16, 그림 8-17에서 보여준다. **뼈미로(bony labyrinth)**는 관자뼈 내의 일련의 연속된 관이다. 이 관은 속귀에서 세 부분으로 나뉜다: **반고리뼈관(골반규관, semicircular canals)**, **안뜰(전정, vestibule)**, **달팽이(와우, cochlea)**이

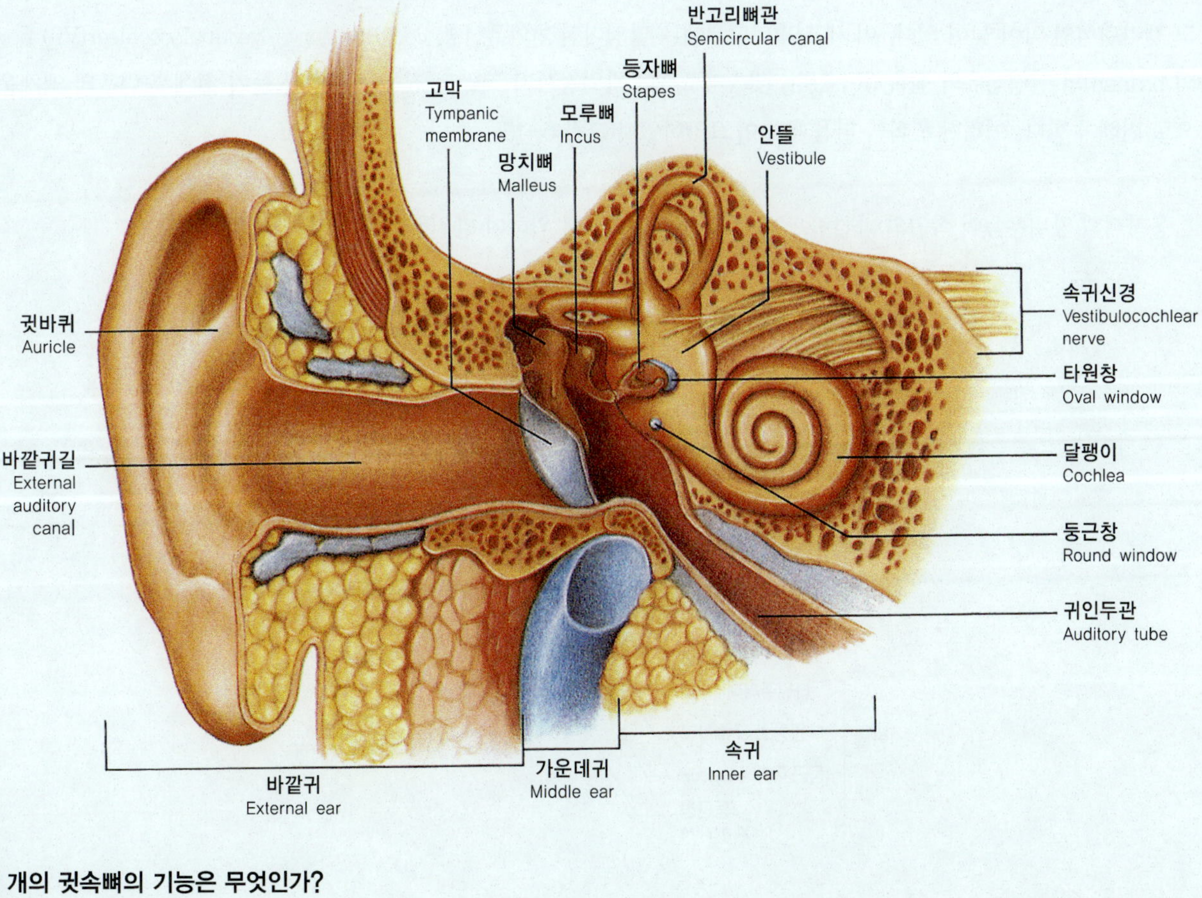

세 개의 귓속뼈의 기능은 무엇인가?

그림 8-15 귀의 구조

다. 뼈미로의 가쪽벽 내에 있는 뼈로 된 벽의 내부에는 일련의 주머니와 관으로 구성된 **막미로**(membranous labyrinth)가 있다. 막미로는 뼈미로의 모양과 똑같이 **반고리관**(**반귀관**, semicircular duct), **타원주머니**(**난형낭**, utricle), **원형주머니**(**구형낭**, saccule), **달팽이관**(**와우**, cochlea duct)을 형성한다. 뼈미로의 가쪽벽과 막미로의 벽 사이에는 **바깥림프**(**외임파**, perilymph)라고 하는 액체가 채워져 있다. 막미로 내에는 다른 액체인 **속림프**(**내임파**, endolymph)가 있다. 반고리뼈관은 서로 직각을 형성하는 세 개의 고리로 구성되어 있다. 안뜰은 반고리관과 달팽이관 사이에 있는 방이다. 균형을 감지하는 세 개의 관과 안뜰의 기능은 다음에 학습할 예정이다. 달팽이는 달팽이 껍질 모양과 유사한 속귀의 부위이며 관의 모양은 나선과 코일 모양이다. 뼈미로는 실제로 막으로 둘러싸인 얇은 뼈선반에 의하여 위쪽 구획과 아래쪽 구획으로 반절씩 나누어져 있다. 이러한 모습은 달팽이관을 가로 절단하였을 때 잘 관찰된다(그림 8-17). 위쪽 구획은 타원창에서 달팽이의 끝까지 연결된 **안뜰계단**(**전정계단**, scala vestibuli)이다. 아래쪽 구획은 달팽이의 끝에서 속귀의 벽에 있는 점막으로 덮여 있는 구멍인 둥근창(round window)까지 연결된 **고실계단**(scala tympani)이다. 그림 8-17에서 보여주는 가로단면을 잘 살펴보면 달팽이를 관통하는 제3의 관이 있다. 이 관은 막미로의 일부이며 **달팽이관**(**와우관**, cochlear duct)이라고 한다. 이 관은 끝이 막혀 있으며, 이 두 개의 관 모양의 구조가 끝나는 부위 사이를 지나간다. 달팽이관은 **안뜰막**(**전정막**, vestibular membrane)에 의하여 안뜰계단과 분리되어 있으며, **바닥막**(basilar membrane)에 의하여 고실계단과 분리되어 있다. 바닥막의 꼭대기에는 청각기관인 **나선기관**(**코르티기관**, organ of Corti)이 위치한다. 나선기관은 상피세포에 의하여 지지받고 있는 수용체세포인 털세포(유모세포, hair cells)로 구성되어 있다. 털세포는 자유연에 긴 섬모를 가지고 있는데, 이 섬모가 달팽이관의 속림프속으로 돌출되어 있다. 섬모 위에는 **덮개막**(**개막**, tectorial membrane)이라고 하는 가늘고 젤라틴성인 막이 놓여 있다. 이 세포의 바닥부에는 달팽이신경(와우신경, cochlear nerve, vestibulocochlear(VII) nerve의 branch)의 신경섬유와 접촉되어 있다. 귓속뼈로부터 타원창까지 전달된 진동은 소리를 듣기 전에 속림프의 액체운동으로 변해야 한다. 이러한 변화를 다음과 같이 요약하였다(그림 8-18).

1. 등자뼈의 앞뒤운동이 속귀의 바깥림프 내에 파동을 일으키기 위하여 타원창의 안과 밖으로 밀어낸다.

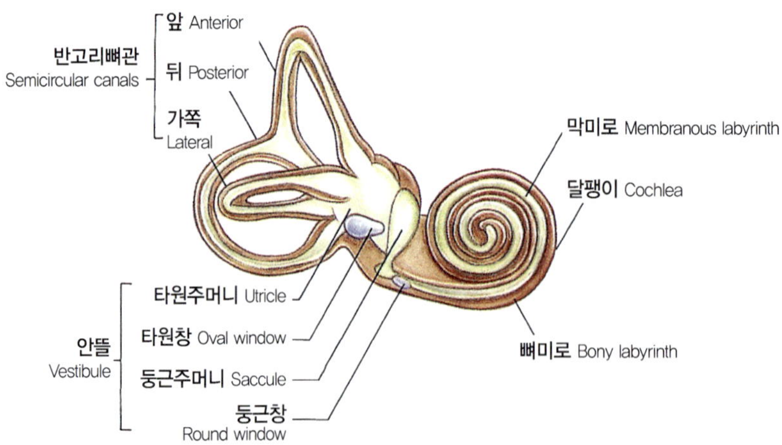

미로의 어느 부위에 청각기관이 들어 있는가?

그림 8-16 속귀 또는 미로(labyrinth)

2. 바깥림프 내 압력에 의하여 생긴 파동은 안뜰계단을 통하여 지나간다. 이 파동은 안뜰막 안쪽으로 밀려가서 달팽이관 내에 있는 속림프의 압력을 증가시킨다. 바깥림프의 파동이 달팽이의 끝에 도달할 때 파동은 고실계단을 지나 둥근창을 통하여 지나가면서 흩어져 고실쪽으로 나간다.
3. 바깥림프에 전달된 압력에 의하여 생긴 파동은 바닥막을 약간 움직이게 한다.
4. 바닥막의 운동은 덮개막 아래에 있는 나선기관의 털세포를 굽어지게 한다. 털세포의 운동은 털세포막에서 신경전달물질을 방출하게 한다. 운동이 일어날 정도로 신경전달물질이 충분히 방출되면 활동전위가 달팽이신경에 있는 감각신경세포를 자극하게 된다.

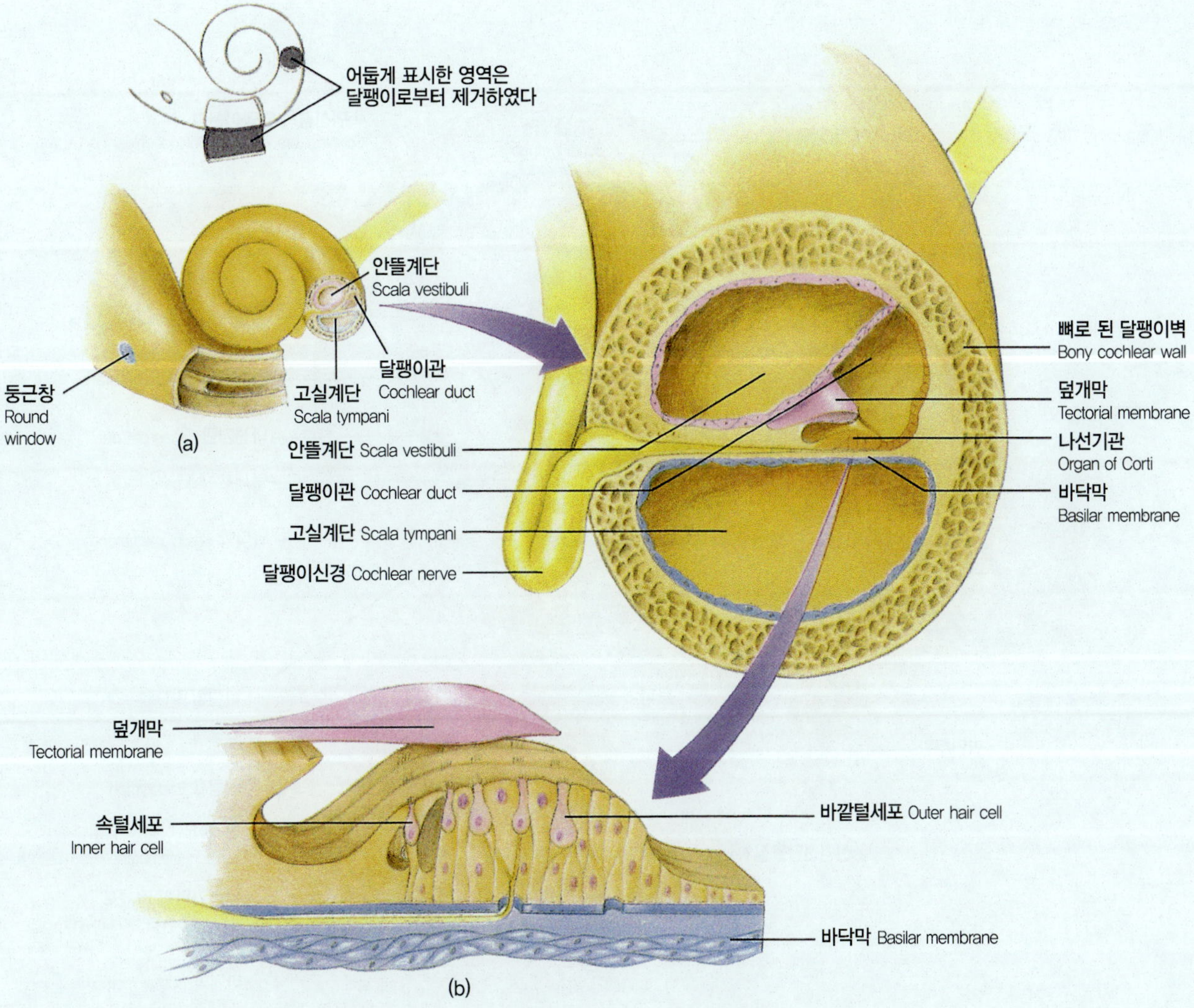

달팽이관(cochlear duct) 내에 있는 액체를 무엇이라 하는가?

그림 8-17 청각기관

ⓐ 달팽이에는 음파의 진동에 반응하는 세포가 위치한다. 달팽이관(cochlear duct)이라고 하는 중심도관에 위치해 있다. 바깥림프는 고실계단(scala tympani)과 안뜰계단(scala vestibuli)을 통하여 순환하고, 속림프는 달팽이관에 위치해 있다. ⓑ 청각기관 또는 나선기관(organ of Corti) 내에 위치한 수용체세포는 바닥막(basement membrane)과 덮개막(tectorial membrane) 사이에 위치해 있다.

청각신경로 Auditory Nerve Pathway

나선기관 내의 털세포는 속림프의 운동과 신경전달물질의 방출로 인하여 변하게 된다. 이러한 신경전달물질의 방출은 털세포 바닥에 있는 감각신경섬유를 경유하여 달팽이신경의 신경자극을 일으킨다. 감각신경섬유는 달팽이신경을 따라 자극이 전달되며, 이 신경은 달팽이를 나오자 마자 곧 안뜰신경과 결합하여 속귀신경을 형성한다(VIII번 뇌신경). 속귀신경은 자극을 뇌줄기의 숨뇌까지 전달한다. 여기서 자극은 중뇌와 시상으로 가기 전에 반대쪽으로 교차하여, 마지막으로 대뇌겉질의 관자엽에 있는 청각영역까지 간다.

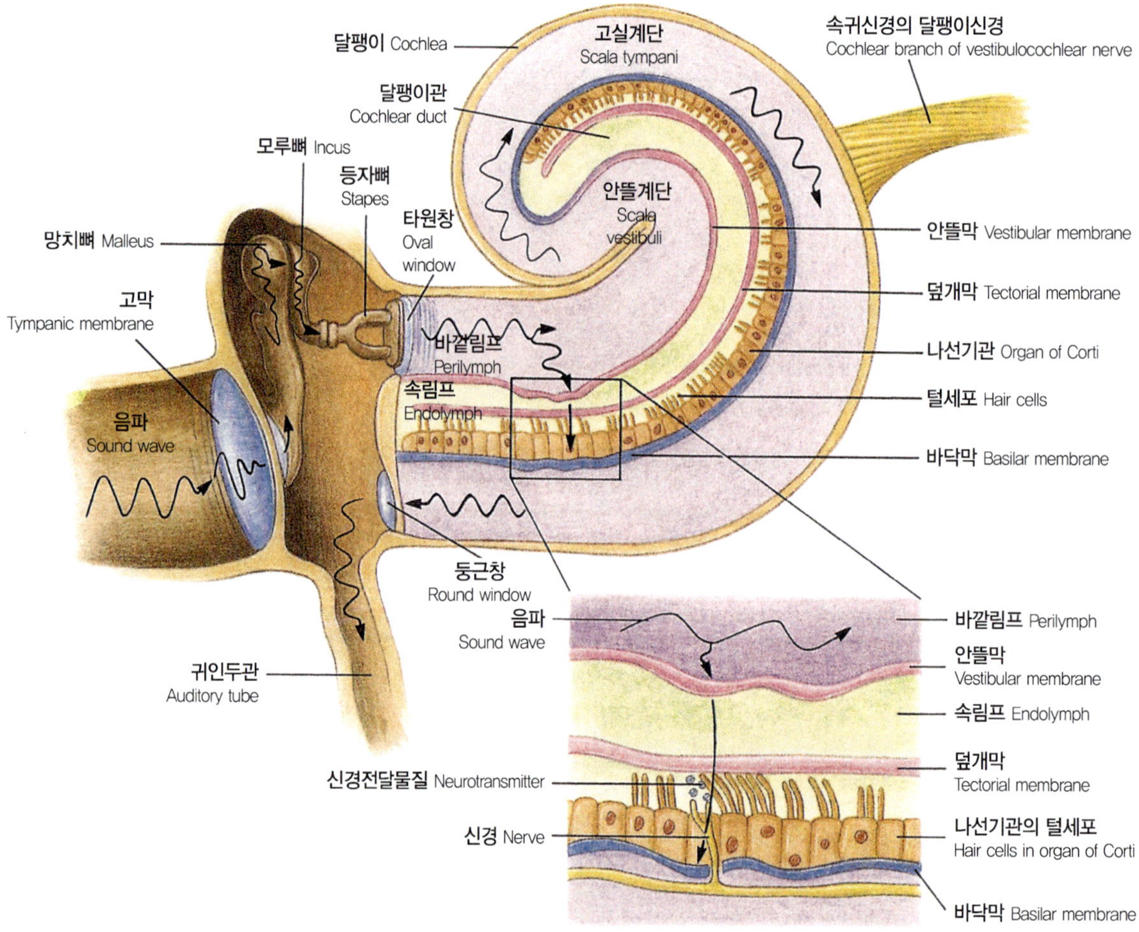

진동은 속귀에서 다시 진동하기 위하여 어떻게 빨리 전달되는가?

그림 8-18 진동으로부터 신경자극의 전달

가운데귀와 달팽이를 나타내는 이 모식도는 어떻게 고막의 진동이 귓속뼈를 통하여 타원창까지 전달되는지를 보여주며, 연속적으로 일어나는 달팽이에서의 바깥림프의 운동에 의하여 털세포와 덮개 사이를 접촉시켜주는지를 보여준다. 화살표는 귀에서 일어나는 진동이 나아가는 경로를 나타낸다.

균형감각 The Sense of Equilibrium

균형은 속귀의 수용체세포에서 감지한다. 균형감각은 두 가지 형태이다: 정적인 균형과 동적인 균형.

정적 균형(static equilibrium) **정적인 균형**은 신체의 위치를 감지하는 곳이다. 자세를 유지하는 데 필요한 머리의 정확한 위치에 대한 정보를 제공받는 곳이다. 이 수용체는 속귀의 안뜰 내에 위치해 있다. 안뜰의 막미로에는 두 개의 주머니(낭, sac)인 **타원주머니(난형낭, utricle)**와 **둥근주머니(구형낭, saccule)**이며, 서로 작은 도관에 의하여 연결되어 있다(그림 8-16). 이들 벽 내에는 특수한 세포들이 있는 작고 편평한 부위가 있는데, 이를 **평형반**(macula)이라 하며 그림 8-19에서 보여준다. 두 가지 유형의 세포들이 평형반을 형성한다: 지지상피세포와 털세포. 털세포는 정적인 균형을 잡아주는 수용체세포이다. 이들 세포들은 긴 돌기가 있어(미세융모와 한 개의 섬모) 두껍고 젤리같은 덩어리 안으로 돌출되어 있다. 이 덩어리에 있는 물질은 탄산칼슘(calcium carbonate) 결정으로서 **평형모래(이석, otolith)**라고 한다. 머리의 위치는 평형반에 있는 평형모래의 운동에 의하여 조절된다. 머리를 한 쪽으로 기울일 때 평형모래는 관성(중력)에 반응하여 위치를 변화시킨다. 이러한 운동은 젤리와 같은 덩어리를 움직이게 하고 털세포의 돌기를 잡아당겨서 털세포돌기를 굽어지게 한다. 이렇게 돌기가 굽어지면 털세포에서 신경전달물질이 방출되어 안뜰신경(속귀신경의 분지, VIII번 뇌신경)에서 활동전위를 일으킨다.

동적 균형(dynamic equilbrium) **동적인 균형**은 대개 머리에서의 빠른 운동을 감지한다. 수용체세포는 갑자기 머리를 움직일 때 감각을 감지하여 머리와 몸의 균형을 잡는 역할을 한다. 수용체세포는 속귀의 액체로 가득찬 반고리관 내에 위치한다. 세 개의 반고리뼈관 내의 각각의 막미로(반고리관)에는 팽창된 부분이 있는데 이를 **팽대부**(ampulla)라고 한다(그림 8-20). 이곳에는 동적인 균형을 감지하는 감각기관인 **팽대능선**(crista ampullaris)이 위치한다. 각각의 팽대능선에는 지지세포와 털세포들이 위치한다. 평형반에서와 같이 털세포는 수용체세포로서 털과 같은 돌기가 젤리와 같은 덩어리

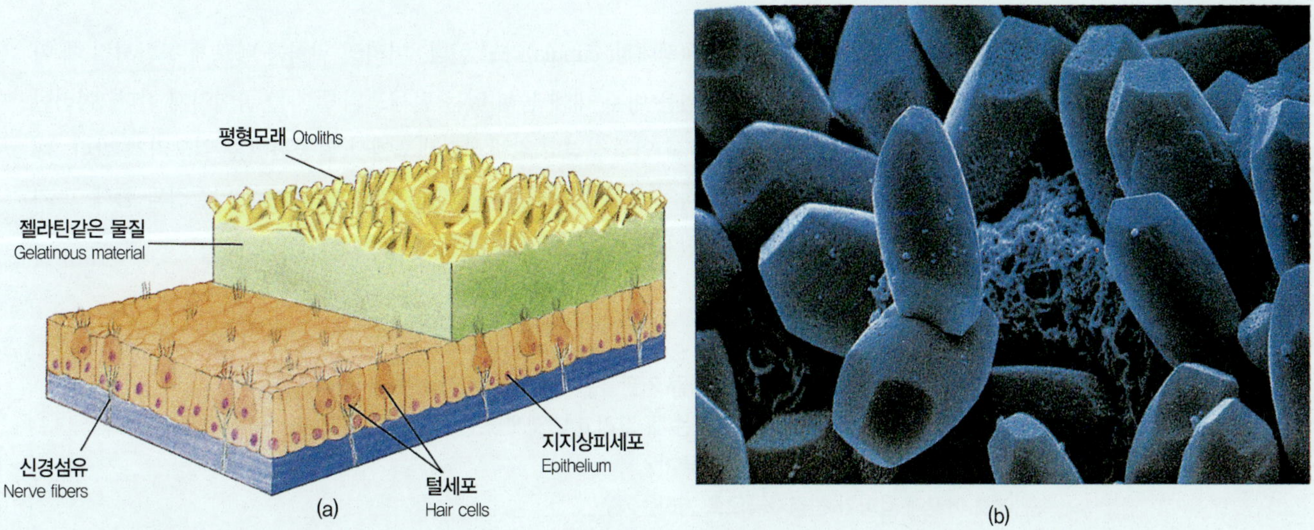

어떠한 운동을 하였을 때 평형반(macula) 내에 있는 털세포에서 탐지되는가?

그림 8-19 **정적인 균형을 감지하는 귀의 구조물**
(a) 안뜰 내의 둥근주머니(saccule)와 타원주머니(utricle) 내에 평형반(macula)이 위치해 있다. 머리가 기울어지면 평형모래(otoliths)의 위치가 변하여 젤리와 같은 덩어리가 움직여서 이 속에 묻혀 있는 털세포가 자극을 받는다.
(b) 평형모래의 주사전자현미경 사진.

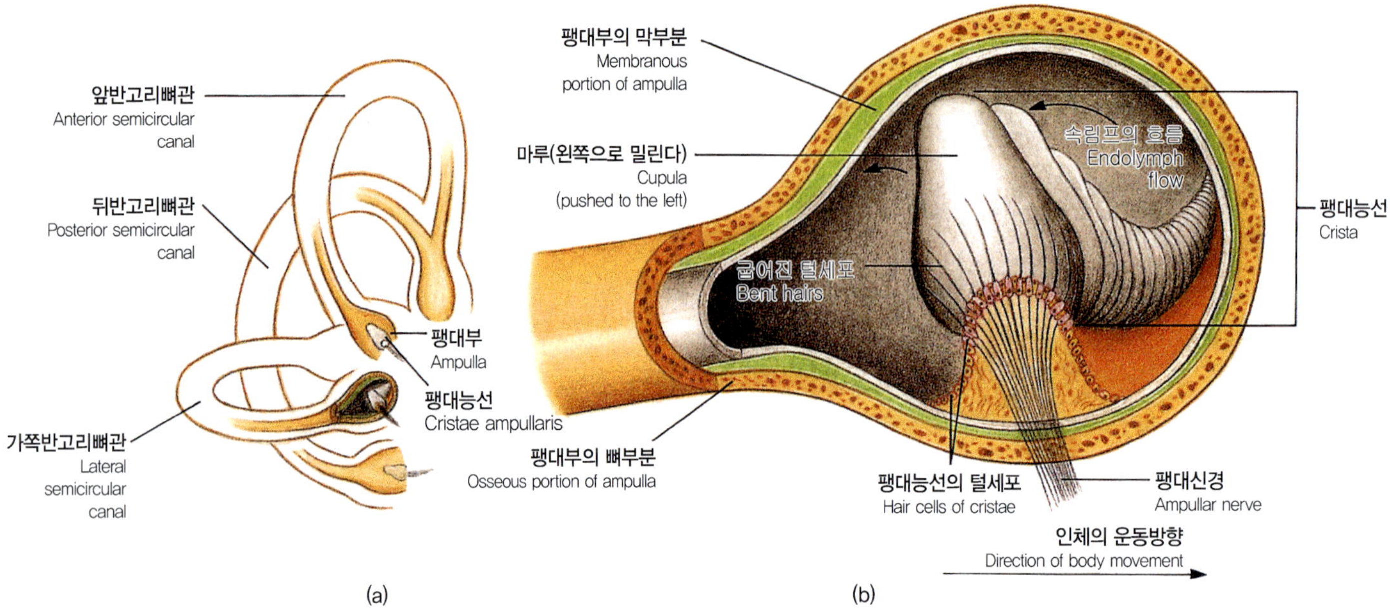

갑작스런 머리의 운동을 탐지하는 마루(cupula)에 있는 젤리와 같은 물질이 하는 기능은 무엇인가?

그림 8-20 동적인 균형을 감지하는 귀의 구조물
(a) 반고리관의 저부에는 동적균형을 감지하는 기관이라고 하는 팽대능선(cristae ampullaris)이 들어 있는 팽대부(ampullae)가 있다. (b) 팽대부를 확대한 모습. 머리의 갑작스러운 운동은 마루(cupula)를 움직여서 감각모를 자극한다.

쪽으로 돌출되었다. 팽대능선에서 이러한 덩어리를 **마루(팽대정, cupula)**라고 한다. 머리의 위치를 빠르게 변화시킬 때 마루는 머리의 움직임에 반응하여 움직이며, 마루의 움직임은 마루 내에 묻혀 있는 털세포의 돌기를 굽어지게 한다. 이러한 현상은 털세포를 자극하여 신경전달물질을 방출하게 하여 안뜰신경의 감각신경세포에서 활동전위를 일으키게 한다. 대부분의 자극을 받는 부분은 소뇌로서 정적인 균형과 동적인 균형을 유지하는 역할을 한다. 소뇌는 대뇌겉질과 함께 그 기능을 하며, 운동자극을 특수한 뼈대근육에 보냄으로써 신체가 균형감각에 반응할 수 있게 한다.

개념 확인

1. 네 종류의 특수감각기관은 무엇인가? 이들 기관들은 어디에 위치하는가?
2. 눈의 어느 부분이 근시와 원시를 조절하는가, 그리고 어떻게 조절하는가?
3. 막대세포와 원뿔세포는 어떠한 점이 다른가?
4. 속귀에서 어떻게 음파가 신경자극으로 변하는가?

통합적인 기능

신경계통에서 대부분의 통합적인 활동은 대뇌겉질의 기능적인 부위 내에서 수행된다.
통합적인 활동은 감각, 생각, 기억, 감정을 인식하는 일들이다.

신경계통은 운동반응을 보내기 전에 감각정보를 해석하고 처리하는 **통합기능**(integrative function)을 하며 일차적으로 대뇌겉질에서 그 기능을 수행한다. 통합기능에는 생각, 기억, 감정과 같은 활동을 포함한다.

대뇌겉질의 기능적 부위 Functional Regions of the Cerebral Cortex

대뇌겉질은 뇌로 들어가는 대부분의 감각자극의 최종 목적지이다. 감각자극이 대뇌겉질에 도달하자 마자 자극은 해석되고 처리된다. 만약 운동반응을 일으킬 정도의 충분한 자극이 도달하면 대뇌겉질에서는 반응이 일어나 적당한 경로를 통하여 보내진다. 이러한 중요한 대뇌겉질의 기능은 특수한 부위에서 일어나는데 이러한 부위는 뇌를 연구하는 학자들에 의하여 구분되고 지도화되었다. 이러한 영역들은 감각영역, 연합영역, 운동영역으로 분류된다.

감각영역 Sensory Areas

대뇌겉질의 감각영역에는 감각자극을 받아들이고 해석하는 수많은 신경세포로 되어 있다. 이러한 신경세포는 대뇌겉질의 일부 엽에 위치해 있다(**그림 8-21**).

일반감각영역(general sensory area)은 중심고랑(중심구, central sulcus)의 뒤쪽에 있는 마루엽에 위치해 있으며, 주로 피부에 있는 수용체로부터 온 감각을 받는다. 이 감각은 당신에게 감각을 일으키는 곳의 위치를 정밀하게 찾아낼 수 있는 능력을 제공한다. 이러한 영역의 재미있는 점은 신체부위에서 해석된 감각은 그 부위에 있는 수용체의 상대적인 크기가 아니라 감각신경수용체의 수에 의하여 결정된다. 예를 들면 입술, 혀, 손가락끝에는 어깨아래의 모든 신체부위보다 많은 수의 수용체가 있으며, 크기가 작음에도 불구하고 매우 민감하다. 이러한 관계를 나타내는 그림은 **그림 8-22**에서 보여준다. 일반적인 감각영역에 도달한 자극은 종종 더 많은 해석을 위하여 다른 감각영역으로 상행한다.

몸감각관련영역(somesthetic association area)은 일반감각영역의 뒤쪽에 위치해 있다. 이 감각은 시상과 일반감각영역으로부터 온 자극을 받아 감각의 성질을 해석한다. 이 감각은 또한 과거에 경험했던 감각에 대한 기억을 저장하여 과거의 경험과 현재의 경험과의 관계가 부합되는지를 인지한다.

일차시각영역(primary visual area)은 눈으로부터 감각정보를 받아들인다. 일차시각영역은 뒤통수엽에 위치하고 시각관련영역(visual association area)과 관련되어 있다. 이러한 시각영역은 상을 해석하고 무엇을 보았는지를 분석한다.

일차청각영역(primary auditory area)은 귀로부터 감각자극을 받아서 들은 소리의 성질을 해석한다. 일차청각영역은 대뇌겉질의 관자엽에 위치한다. 인접한 위치를 **청각관련영역**(auditory association area)이라 하고 인지할 수 있는 소리들을 구분하고 말하는 소리를 생각으로 바꾸어준다.

다른 감각영역에는 마루엽에 위치하여 맛을 해석하는 **일차맛감각영역**(primary gustatory area)과 관자엽에 위치하여 냄새를 해석하는 **일차후각영역**(primary olfactory area)이 있다.

연합영역 Association Areas

대뇌겉질의 **연합영역**(association areas)은 각각의 감각영역으로부터 자극을 받는다. 이 영역은 감각과 운동영역 사이를 연결한다. 감각과 운동영역과 함께 연합영역은 감각정보에 대한 반응을 일으켜 분석하고 인지한다. 다른 말로 정보를 통합(integration)한다고 한다. 연합기능에는 학습하고, 추론하고, 기억을 저장하고, 회상하고, 언어능력 및 의식과 같은 기능을 한다. 일반적으로 대뇌겉질에서 일차감각영역 또는 운동영역을 식별하지 못하는 영역은 연합기능과 관계가 있다고 한다.

대뇌겉질의 한 부분으로서 통합기능을 하는 영역을 **인지영역**(gnostic area)이라 한다. 이 영역은 관자엽에 위치해 있으며 오직 한쪽 대뇌반구, 대체로 왼쪽에 한정되어 있다. 이 영역은 들어오는 모든 감각정보 신호를 의식적인 생각 또는 이해로 통합하여 적당한 운동반응을 일으키기 위하여 대뇌피질의 다른 부분을 활성화시킨다. 인지기능의 예는 만약 친구와 이야기를 하는 동안 무릎에 뜨거운 커피를 떨어뜨릴 때 일어날 수 있다: 여러분들은 컵이 넘어져 떨어지는 것을 본다; 무릎에 뜨거운 감각을 느낀다; 여러분은 차의 수증기에서 냄새를 맡는다; 여러분은 컵이 바닥에 부딪혔을 때 부서지는 소리를 듣는다. 여러분이 대화를 하고 있기 때문에 이러한 감각은 여러분의 생각보다 우세하지 않으나 인지영역에서의 통합기능은 위급한 상황에 반응한 신호에 의하여 발을 빨리 올리게 하여 옷에서 흐르는 액체에 닿지 않도록 한다.

운동영역 Motor Areas

대뇌겉질의 **운동영역**은 중심고랑 앞쪽에 있는 이마엽에 위치해 있다(그림 8-21). 이 영역은 운동반응을 일으키기 위하여 연합영역으로부터 자극을 받는다. 대부분 이 영역에서 기시한 각각의 운동신경세포는 특수한 운동신경로의 기시부에 대한

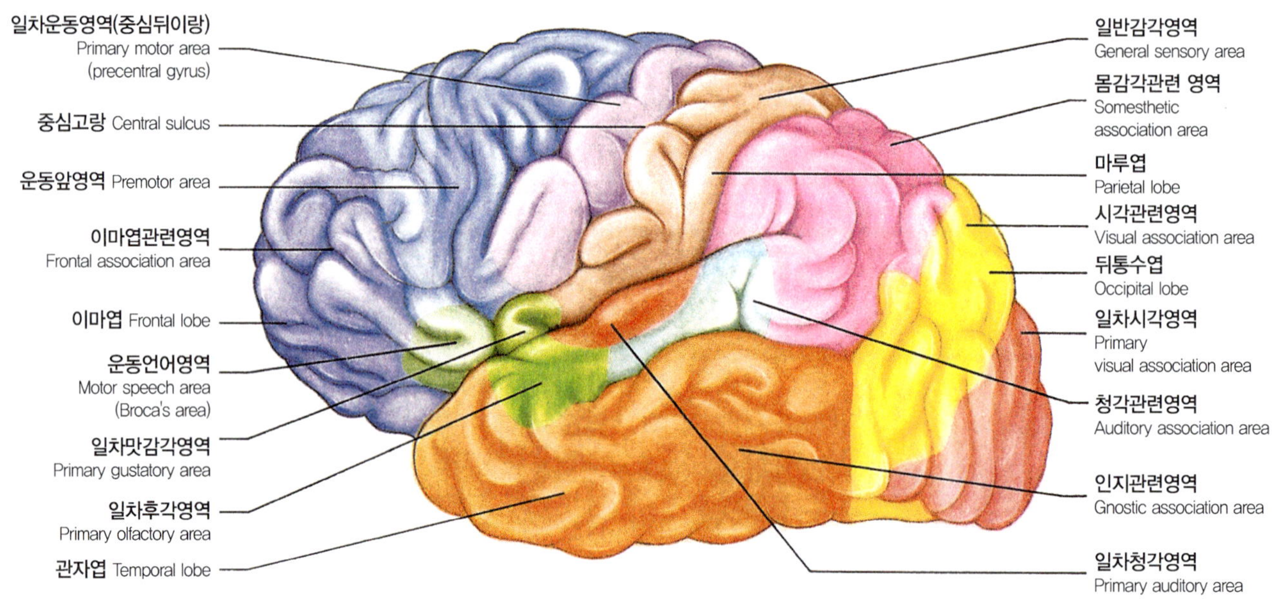

몸감각관련 영역의 기능은 무엇인가?

그림 8-21 대뇌겉질의 기능적 부위
여러 가지 부위를 가쪽에서 본 대뇌의 표면에 색깔로 표시하였다.

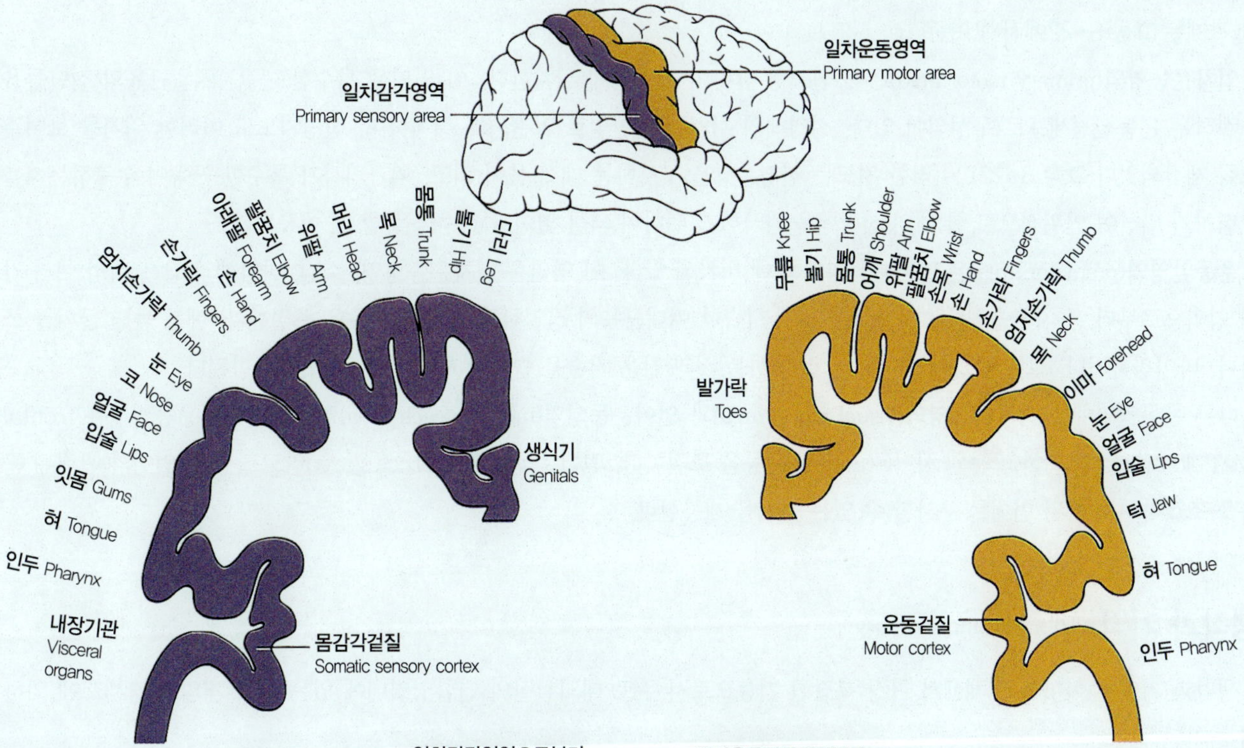

일차감각영역으로부터 감각반응의 강도

엄지손가락
입술

생식기
손
손가락

눈
코
얼굴
잇몸
혀

다리
볼기
몸통
목
머리
위팔
아래팔
팔꿈치
인두
내장기관

일차운동영역으로부터 운동반응의 강도

입술
턱

손
손가락
엄지손가락
눈
얼굴
혀

발가락
무릎

볼기
몸통
어깨
위팔
팔꿈치
손목
목
이마
인두

모든 감각은 균등하게 대뇌겉질에서 느끼는가?

그림 8-22 대뇌겉질의 운동기능과 상대적인 감각의 강도

목표를 가지고 있다. 일반적으로 서로 다른 근육 집단들은 정밀하게 근육을 통제하는 정도에 의하여 묘사하지, 신체 일부의 크기에 의하여 묘사되지 않는다. 예를 들면 입술, 혀 및 성대는 몸통 전체보다는 대부분의 운동영역을 차지하고 있다. 이러한 관계는 **그림 8-22**에서 보여준다.

일차운동영역(primary motor area)은 중심고랑 앞쪽의 이마엽에 위치한다. 이 영역은 특수한 근육 또는 근육의 집단들을 조절하는 운동신경세포로 구성되어 있다. 신경핵의 위치는 개인별로 일관되게 위치하며, 신경지도도 이러한 위치를 보여주도록 제작되었다(**그림 8-22**). 이러한 지도는 신경손상을 구분하는 데 도움이 되고, 외과의사가 특수한 근육이 수축하는지를 시험하기 위하여 인위적으로 한 개의 신경핵을 자극하기 위하여 뇌를 열어 외과수술을 할 때 이용된다.

운동앞영역(premotor area)은 일차운동영역 앞에 위치해 있다. 이 영역은 일차운동영역, 소뇌, 바닥핵과 같은 뇌의 여러 가지 영역으로부터 온 자극을 받는다. 자극은 대개 학습한 뼈대근육의 정밀하고 통합된 운동을 조절한다. 예를 들면 글씨를 쓰거나, 타이핑하거나, 그림을 그리거나, 바느질을 하는 것과 같은 기술을 습득할 때와 같은 학습이 포함된다.

다른 운동영역에는 **시각운동영역**(visual motor area)과 **언어운동영역**(motor speech area)이 있다. 시각운동영역은 frontal eye field area라고도 하고 눈의 시야(scanning)운동을 조절한다. 언어운동영역은 Broca's area라고도 하며 언어와 관련된 근육을 조절하여 통합된 언어를 구사할 수 있는 능력을 제공한다.

생각과 기억 Thought and Memory

생각과 기억은 아마도 인체에서 가장 복잡한 기능으로서 주로 대뇌겉질의 연합영역내에 있는 수조 개의 신경세포에 의하여 처리된다.

생각(thought)이라는 용어는 의식적인 이해라 하고, 뇌에 투사된 영상 형태나 언어 형태로 된 일련의 상징이다. 생각은 수조 개의 연접을 통한 많은 신경전달물질의 교환과 수백만의 신경세포를 지나 수백만의 자극이 전도되어 나온 결과이므로 뇌 안에서의 진정한 경험이다. 생각은 대개 연합중추에 도달한 감각신경자극에서 기시하여 연합중추 내에서 발달한다. 이러한 현상은 연접에서 복잡한 처리과정의 산물이다. 대뇌겉질의 많은 영역들이 동시에 활성화되지만 이마엽과 관자엽은 생각을 일으키게 하는 데 가장 활성화된다.

기억(memory)은 생각과 같은 과거의 경험을 회상하는 능력이며, 뒤에 회상하기 위하여 대뇌겉질 내에 저장된 사건이다. 기억을 가지고 있다는 것은 학습이 일어나도록 하므로 살아가는 데 있어서 큰 이점이다. **학습**(learning)은 경험을 통하여 새로운 지식과 기술을 얻는 능력이다; 반복적으로 과거의 실수를 피하게 한다.

기억과 학습을 담당하는 뇌에서의 중추는 실제적인 기억이 저장되는 영역과 기억정보가 통합되는 곳을 포함한다. 이러한 영역들은 순환고리 형태로 정보를 앞뒤로 중계하는 섬유망에 의하여 서로 연결되어 있다. 기억은 현재 뇌의 일부 영역 내에 존재한다고 생각하고 있는데 기억을 회상하여 새 정보를 옛날의 정보와 관련되게 하기 위하여 기억을 회상한다. 예를 들면 시각적인 기억은 뒤통수엽에 저장되어 있고, 청각과 관련된 기억은 관자엽에 저장되어 있으며, 그리고 미각에 대한 기억은 마루엽에 저장되어 있다. 기억과 관련된 통합중추는 뇌 연구의 노력에 의하여 구분되었다: 앞이마겉질의 배쪽안쪽, 사이뇌의 일부(시상과 시상하부), 변연계(편도핵과 대뇌의 바닥핵의 일부분), 관자엽에 있는 해마. 변연계는 다음 편에서 설명할 예정이다. 기억과 관련된 뇌의 영역들은 **그림 8-23**에서 보여준다.

기억을 회상하면 감각적인 인식은 기억이 저장되었던 대뇌겉질에서 처음으로 형성된다. 연결섬유들은 자극을 따라 정보를 처음으로 변연계를 지나 간뇌 및 앞이마겉질까지 운반한다.

연결섬유들은 이때 앞이마겉질로부터 뒤로 자극을 처음으로 인식한 감각과 관련된 겉질까지 전달한다. 이러한 통합중추를 통한 되먹임 고리는 기억을 변하게 하여 더욱 오랫동안 감정상태나 세 가지의 기억들이 조합을 이루는 데 영향을 미치게 한다.

두 가지 유형의 학습과정이 있는데, **단기간의 기억**(short term memory)과 **장기간의 기억**(long term memory)이 있다. 단기간의 기억은 대개 수초에서 수시간 동안 짧은 기간 동안 지속되어 짧은 정보를 회상하게 한다. 예를 들면 시험 전에 수분 내에 퀴즈에 대한 답을 기억하는 것은 이러한 단기간의 기억을 이용한다. 단기간의 기억 정보는 대개 빨리 잃어버리고 다시 기억이 되살아나지 않는다. 그러나 장기간의 기억은 오랫동안(종종 수년 동안) 지속되며, 장기간의 기억에 필요한 추가적인 과정은 반복적인 생각, 이미 잘 저장된 생각과 관계가 있어야 하고 또한 오랜 기간 동안 초점을 맞추어 집중을 함으로써 자극을 받아야 한다. 장기간의 기억의 발달은 뇌의 해부학적 변화가 일어나야 한다. 그러나 우리의 생각을 장기간의 기억으로 남도록하거나 기억을 다시 회상할 수 있는 능력은 나이에 따라 감소하며, 우리에게 시간에 따라 변하는 기억은행을 제공한다.

감정 Emotions : 변연계 The Limbic System

변연계는 대뇌겉질의 대부분과 대뇌의 바닥핵, 시상하부, 시상, 뇌줄기를 차지하는 뇌의 기능적 영역이다(그림 8-23). 우리 자신과 우리가 위치한 세계에서의 감정 또는 감각을 담당하는 뇌의 중추이다. 우리가 앞장에서 학습한 바와 같이 변연계는 기억을 처리하는 역할을 한다.

변연계는 많은 핵과 뇌의 여러 부위를 연결하는 신경섬유망으로 되어 있다. 이 섬유들은 고위 그리고 저위 뇌 중추 사이에 있다. 이들이 연결됨으로써 우리 몸을 이루는 계통들이 우리의 의식에 도달하는 냄새에서부터 우리가 알지 못한 내장의 감각과 같은 광범위한 자극으로부터 온 정보를 받아서 통합조절하게 한다. 이러한 연결은 정신신체질환(psychosomatic disorders)을 일으키는 자율신경계통을 통하여 시작되는 복잡한 반응을 일으키게 한다. 이러한 질환은 긴장이나 위에서 위산이 과다하게 분비되어 궤양을 일으킨다. 두통, 근육경련, 감정상태에 대한 가장 심한 상태의 반응은 매우 심한 걱정과 두려

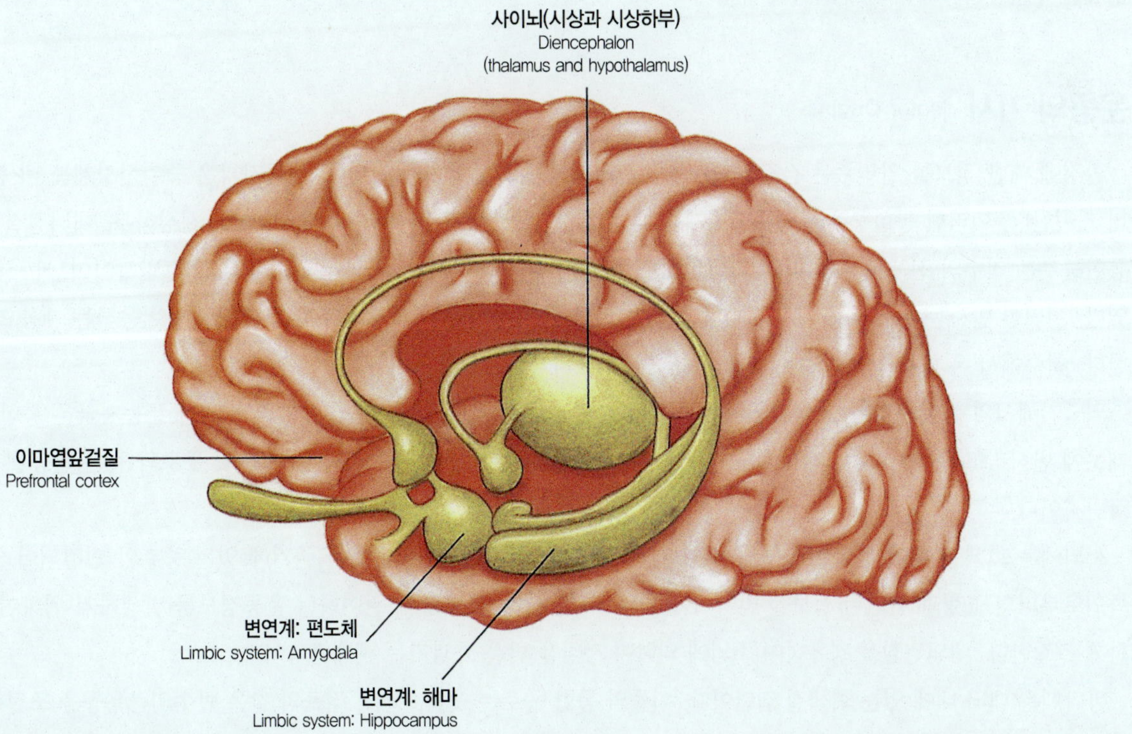

기억을 회상하고 감정을 표현하는 데 변연계에서 수행하는 기능은 무엇인가?

그림 8-23 **기억과 관련된 뇌의 영역**
배쪽안쪽의 이마엽앞겉질, 사이뇌(시상과 시상하부), 변연계(편도체와 해마). 변연계는 감정과 관련되어 있다.

움에 의한 심장의 정지이다.

긍정적인 면에서 감정의 반응은 따뜻한 감정, 안전, 행복한 감정을 일으킨다. 이러한 반응은 변연계와 대뇌겉질 내 생각과 관련된 고위중추와의 연결 때문에 가능하다. 이러한 연결에 의하여 우리는 의식적으로 우리의 삶에서 감정적인 상태를 알게 된다.

개념 확인

1. 촉각과 압각수용체로부터 자극을 받는 대뇌겉질의 감각영역은 어느 부위인가?
2. 대부분의 운동영역이 들어있는 대뇌의 엽은 무엇인가?
3. 생각과 기억의 통합적인 기능은 대뇌겉질의 어느 영역에서 수행하는가?
4. 감정과 관련된 뇌의 부위는 무엇인가?

운동기능

운동계는 우리의 환경에서 변화에 반응하는 수단을 제공한다.
신경로는 중추신경계통을 통한 통합중추에서 시작한다.

중추신경계통은 감각을 받아들이고 정보를 통합하기 때문에 반응을 일으키기 위하여 운동자극을 발생한다. 이러한 운동자극은 목적지에 도달할 때까지 신경계통을 통한 경로를 따라 주행한다. 운동자극의 기시와 신경로는 우리들 주위의 세계에 반응하게 하는 운동계로 구성되어 있다. 이 장에서는 운동자극의 기시와 자극이 주행하는 일반적인 신경로를 관찰함으로써 신경계통의 운동기능에 대하여 관찰할 예정이다.

운동의 기시 Motor Origins

환경에 대한 정보를 알려주는 감각신호는 중추신경계통에 도달하여 통합된다. 운동자극은 중추신경계통 내 통합중추로부터 기시한다. 이러한 통합중추는 중추신경계통 내에 위치한다: 척수, 뇌줄기, 소뇌, 바닥핵, 시상하부, 대뇌겉질. 척수에서의 통합중추는 척수의 전체 길이를 따라 회색질 내에 위치해 있다. 발생하는 자극은 반사활과 같은 반사이며, 제7장에서 학습하였다. 이러한 반사는 통합기능 없이 감각자극을 받은 후 곧 운동자극이 발생하기 때문에 빠르게 반응하는 계통으로서 역할을 한다. 척수에서 온 대부분의 반사는 뼈대근육의 수축을 자극하는 역할을 한다.

뇌줄기에서의 통합중추는 숨뇌, 다리뇌, 중간뇌에 있는 핵내에 위치해 있다. 여기서 발생한 운동자극은 통합기능이 없기 때문에 반사라고 한다. 뇌줄기에서 기시한 운동반사는 기침, 재채기, 호흡, 심박의 변화 및 구토와 같은 반응을 일으키는 내장반사이다.

소뇌에는 회색질 내에 통합중추가 들어 있다. 이 중추는 대뇌겉질, 바닥핵, 뇌줄기에 있는 중추와 연결되어 있다. 이들은 속귀로부터의 균형과 관련된 정보를 받아서 신체의 자세, 균형 및 조절에 관여하는 운동정보를 발생하기 위하여 대뇌겉질과 함께 조절한다. 대뇌겉질을 경유하여 소뇌에 의하여 자극을 받은 효과기는 뼈대근육이다.

바닥핵은 대뇌 내에 있는 회색질 집단이다. 이들의 통합 중추는 웃음, 걸음, 점프와 같은 반수의근운동을 조절한다. 바닥핵은 시상을 경유하여 뼈대근육의 수축을 조절한다. 시상하부는 불수의적인 통합 조절중추이다. 운동자극의 기시부로서 자율신경계통 역할을 하며 특수한 신경로를 따라간다. 신경로는 민무늬근육, 심장근육 및 샘을 지배한다. 대뇌겉질은 가장 고위에 있는 통합중추이다. 운동자극을 발생하고 조절하는 부위를 **운동대뇌겉질**(motor cortex)이라 하고 중심고랑의 앞쪽에 위치하고 있다(**그림 8-21**). 운동대뇌겉질은 생각, 기억, 숙련된 신체조절 및 정밀한 근육운동에 필요한 운동자극이 기시하는 일차적인 부위이다.

운동신경로 Motor Pathways

통합중추에 의하여 발생한 운동자극은 단순한 반사활, 자율신경로 또는 몸신경로를 따라 지나간다. 반사활과 자율신경로는 제7장에서 학습하였다. 몸신경로는 다음과 같은 수의적인 신체 운동을 위하여 뼈대근육을 자극한다.

몸신경로 Somatic Pathway

몸신경로는 뇌의 운동영역으로부터 뼈대근육까지 수의적인 운동자극을 전달한다(**그림 8-24**). 이 신경로는 대부분 운동대뇌겉질로부터 기시하여 대뇌를 따라 내려가다가 뇌줄기에서 서로 교차하여 뇌신경의 핵 또는 척수까지 연속된다. 이러한 몸신경로를 따라 자극은 한개의 신경세포, 즉 **상부운동신경세포**(upper motor neuron)에 의하여 전달된다.

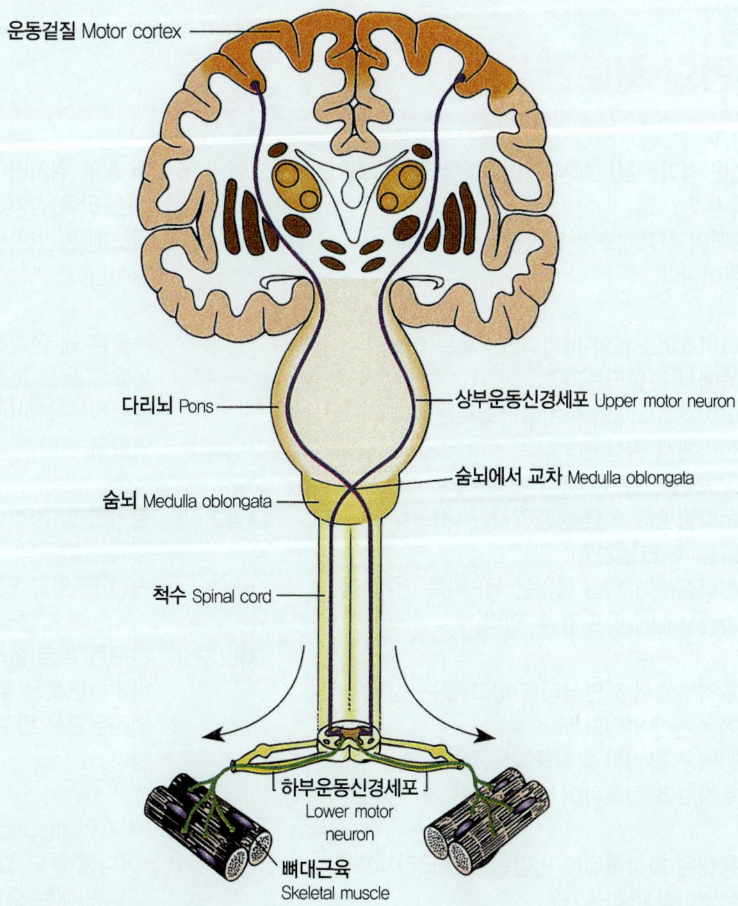

몸운동신경로에 관여하는 신경세포는 몇 개인가?

그림 8-24 대뇌겉질부터 척수신경의 운동신경을 경유하여 말초신경계통까지의 운동신경로를 나타낸 그림이다. 상부운동신경세포(upper motor neuron)와 하부운동신경세포(lower motor neuron)의 연접은 척수의 각 분절을 따라 일어난다.

상부운동신경세포로부터 온 자극은 신경로에 있는 이차신경세포인 **하부운동신경세포**(lower motor neurons)에 전달된다. 뇌신경의 자극전달경로의 경우에는 상부운동신경세포는 자극을 뇌신경의 핵 내에 있는 하부운동신경세포까지 전달하여 자극을 머리 또는 목에 있는 효과기인 뼈대근육까지 전달한다. 척수의 자극전달경로의 경우에는 상부운동신경세포는 척수의 앞뿔의 회색질과 연접할 때까지 척수의 하행로를 따라 주행하다가 이곳의 하부신경핵에서 자극을 효과기인 뼈대근육에 전달한다.

개념 확인

1. 운동자극이 기시하여 자율신경 효과기까지 지나가는 통합중추가 위치하는 중추신경계의 부위는 무엇인가?
2. 몇 개의 운동신경이 한 개의 자극을 대뇌겉질로부터 뼈대근육까지 운반하는가?

그림 설명의 질문과 답

그림 8-1 **일반감각신경로에서 관여하는 신경세포의 수는?**
3개의 신경세포가 일반감각신경로에 관여한다.

그림 8-2 **마이스너소체와 파치니안소체는 어느 곳에서 관찰되는가?**
마이스너소체와 파치니안소체는 피부의 진피에서 관찰된다.

그림 8-3 **허파질환에 의한 통증감각은 어느 부위에서 느낄 수 있는가?**
허파질환에 의한 통각은 목, 위쪽 어깨, 등, 가슴부위에서 느낄 수 있다.

그림 8-4 **후각부에서 코안상피를 덮고 있는 점액의 기능은 무엇인가?**
점액은 흡입한 화학물질을 용해시켜 후각모와 접촉하여 냄새를 맡도록 한다.

그림 8-5 **용해된 화학물질에 민감한 맛봉오리세포를 무엇이라고 하는가?**
용해된 화학물질에 민감한 맛봉오리에 있는 세포를 맛세포(gustatory cells)라고 한다.

그림 8-6 **혀 끝에 위치한 맛봉오리는 일차적으로 무슨 맛을 감지하는가?**
단맛에 민감한 맛봉오리는 혀끝에 위치한다.

그림 8-7 **눈물은 왜 연속적으로 분비되는가?**
눈물은 눈을 촉촉하게 적셔주고, 윤활작용을 하며 감염에 대하여 보호 역할을 한다.

그림 8-8 **결막은 안구의 어느 부위를 덮고 있는가?**
결막은 안구의 앞쪽면(그리고 눈꺼풀의 속면)을 덮고 있다.

그림 8-9 **안구를 위로 돌리는 기능을 하는 바깥눈근육은 무엇인가?**
위곧은근은 안구를 위로 돌리는 기능을 한다.

그림 8-10 **지지인대(suspensory ligament)는 어디에 붙어 있는가?**
지지인대는 모양체의 근육과 수정체를 연결시키는 인대이다.

그림 설명의 질문과 답

그림 8-11 **안구에 있는 어떤 감각신경세포가 활동전위를 발생시켜 시각신경을 통하여 전달하는가?**
신경절세포(ganglion cells)는 활동전위를 발생시켜 시각신경을 통하여 전달한다.

그림 8-12 **원뿔세포가 많이 모여 있는 부위는 이 사진에서 어느 부위인가?**
중심오목에는 원뿔세포가 집중적으로 모여 있는 곳이다.

그림 8-13 **빛이 안구를 통과할 때 굴절이 일어나는 부위는?**
각막과 수정체이며, 앞공간에 있는 안구방수와 뒤공간(posterior cavity)에 있는 유리체이다.

그림 8-14 **시각신경으로부터 시각겉질까지의 신경전도경로를 설명하시오.**
안구로부터 온 신경자극은 시각신경을 따라 전달되어 시각신경교차에서 다른 눈에서 온 것과 일부 교차된다. 이 자극은 시각신경교차에서 교차된 후에 뇌의 반대편으로 전달된다(시각로를 따라서). 이 자극은 눈의 반사를 조절하는 핵(nucleus)에서 종지하거나 시상까지 간다. 시상에 도달하자마자 자극은 다른 대뇌겉질의 뒤통수엽에 있는 신경세포에 전달된다.

그림 8-15 **세 개의 귓속뼈의 기능은 무엇인가?**
귓속뼈는 고막으로부터 온 기계적인 진동을 타원창까지 전달한다. 귓속뼈에 전달되었을 때 진동은 증폭한다.

그림 8-16 **미로의 어느 부위에 청각기관이 들어 있는가?**
달팽이관에는 청각을 담당하는 나선기관이 들어 있다.

그림 8-17 **달팽이관(cochlear duct) 내에 있는 액체를 무엇이라 하는가?**
속림프가 달팽이관 내에서 순환한다.

그림 8-18 **진동은 속귀에서 다시 진동하기 위하여 어떻게 빨리 전달되는가?**
바깥림프의 파동이 달팽이의 끝에 도달하자 마자 고실계단을 지나 타원창을 통하여 고실강으로 퍼져나간다.

그림 8-19 **어떠한 운동을 하였을 때 평형반(macula) 내에 있는 털세포에서 탐지되는가?**
머리를 한 쪽으로 기울였을 때 평형반(macula) 내에 있는 털세포에서 탐지된다.

그림 8-20 **갑작스런 머리의 운동을 탐지하는 마루(cupula)에 있는 젤리 같은 물질이 하는 기능은 무엇인가?**
마루의 움직임은 균형을 잡기 위하여 몸의 위치, 특히 머리의 위치에 대한 정보를 뇌에 전달한다.

그림 8-21 **몸감각관련 영역의 기능은 무엇인가?**
몸감각관련 영역은 시상과 일반 감각영역으로부터 자극을 받아들이고 감각의 성질을 해석한다. 과거에 경험했던 감각에 대한 기억을 저장하여 과거의 경험과 현재의 경험과의 관계가 부합되는가를 알게 한다.

그림 8-22 **모든 감각은 균등하게 대뇌겉질에서 느끼는가?**
아니오, 감각은 불균등하게 느낀다.

그림 8-23 **기억을 회상하고 감정을 표현하는 데 변연계에서 수행하는 기능은 무엇인가?**
변연계에서는 기억을 회상하고 감정을 표현하는 중심적인 기능을 한다. 왜냐하면 변연계는 이러한 기능을 활성화하는 뇌의 여러 부위들의 기능을 통합조절하기 때문이다.

그림 8-24 **몸운동신경로에 관여하는 신경세포는 몇 개인가?**
2개의 신경세포가 몸운동신경로에 관여한다.

9 내분비계통

THE ENDOCRINE SYSTEM

개요

내분비계통의 구성 COMPOSITION OF THE ENDOCRINE SYSTEM

호르몬 HORMONES

- 호르몬의 작용 Hormonal Action
- 호르몬의 조절 Hormonal Control

내분비샘들 THE ENDOCRINE GLANDS

- 뇌하수체 Pituitary Gland
- 갑상샘 Thyroid Gland
- 부갑상샘 Parathyroid Glands
- 콩팥위샘 Adrenal Glands
- 이자 Pancreas
- 생식샘 Gonads
- 솔방울샘 Pineal Gland
- 가슴샘 Thymus Gland

항상성 HOMEOSTASIS

학습목표

1. 외분비샘과 내분비샘의 차이점을 구별한다.
2. 호르몬을 정의하고, 표적세포에만 작용하는 원인을 설명한다.
3. 수용성 호르몬에서 이차전달체계를 설명한다.
4. 지용성 호르몬에 의해 어떻게 유전자가 활성화되는지를 설명한다.
5. 프로스타글란딘이 몸에 어떤 영향을 끼치는지 호르몬과의 차이점은 무엇인지 설명한다.
6. 음성 또는 양성 되먹임 조절 기전의 차이점을 구별한다.
7. 각각의 주요한 내분비샘의 위치와 구조를 설명한다.
8. 각각의 주요한 내분비샘에서 생성한 호르몬과 그들의 기능을 확인한다.

내분비계통의 구성

내분비계통은 세포 밖 공간으로 그들의 생성물을 분비하는 많은 샘(선)들로 구성된다. 이 생성물을 호르몬이라 한다.

내분비계통은 호르몬을 생산하고 분비하는 기관으로 구성된다. 이 기관들은 주로 분비기능들을 수행하기 때문에 샘(선)이라고 한다. 인체에는 두 종류의 샘인 **외분비샘**(exocrine gland)과 **내분비샘**(endocrine gland)(그림 9-1)이 있다.

외분비샘은 분비물을 도관을 통해 분비하여 몸 안에 분비물을 수송한다. 외분비샘은 도관을 통해 기관 안의 공간이나 인체의 표면 위로 분비하는데, 이러한 분비샘에는 기름샘, 땀샘, 점액분비샘 및 침샘 등이 있다. 반대로, 내분비샘은 분비세포 주변의 세포 밖 공간으로 생성물을 분비하기 때문에 도관이 없는 샘이라 하며, 이들은 분비물인 호르몬을 혈액으로 방출한다.

인체의 주요 내분비샘은 뇌하수체, 갑상샘, 콩팥위샘, 이자, 생식샘(남성의 정소, 여성의 난소)이다. 부수적 역할을 하는 내분비샘은 솔방울샘과 가슴샘이다. 또한, 비교적 소수의 내분비세포들이 분포하는 인체의 기관들이 있다.

호르몬작용에 의해 신체의 유지를 위한 그들의 역할은 주기능에 비해 부수적인 것이다. 이러한 기관들에는 콩팥, 위, 작은창자, 태반(태아를 위한) 등이 있다.

개념 확인

1. 내분비샘과 외분비샘은 어떻게 다른가?
2. 인체에서 주요한 내분비샘은 무엇인가?
3. 주요 내분비샘은 호르몬만 분비하는 유일한 구조들인가?

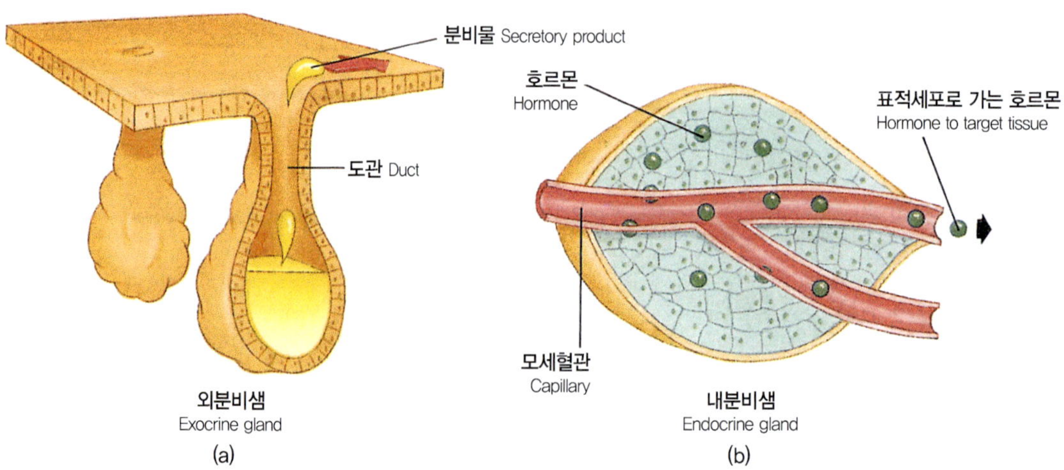

이전에 공부한 몇 개의 외분비샘을 확인하시오.

그림 9-1 외분비샘과 내분비샘
(a) 외분비샘은 도관 밖으로 분비물을 분비하는 데 인체 표면이나 몸 안으로 이동시킨다.
(b) 내분비샘은 조직 주변으로 분비물을 방출하여 확산 또는 혈액에 의하여 운반한다.

호르몬

호르몬은 표적세포에만 작용을 하는 화학물질이다. 그들의 효과는 표적세포를 활성화하고, 호르몬의 방출은 되먹임조절에 의해 주로 조절된다.

호르몬은 내분비샘에 의해 생성된 화학물질이다. 호르몬은 인체의 활성을 조절하여 인체의 항상성을 유지시켜준다. 호르몬은 어떻게 조절이 가능한가? 이 질문에 답하기 위해 호르몬의 작용에 대하여 알아보자.

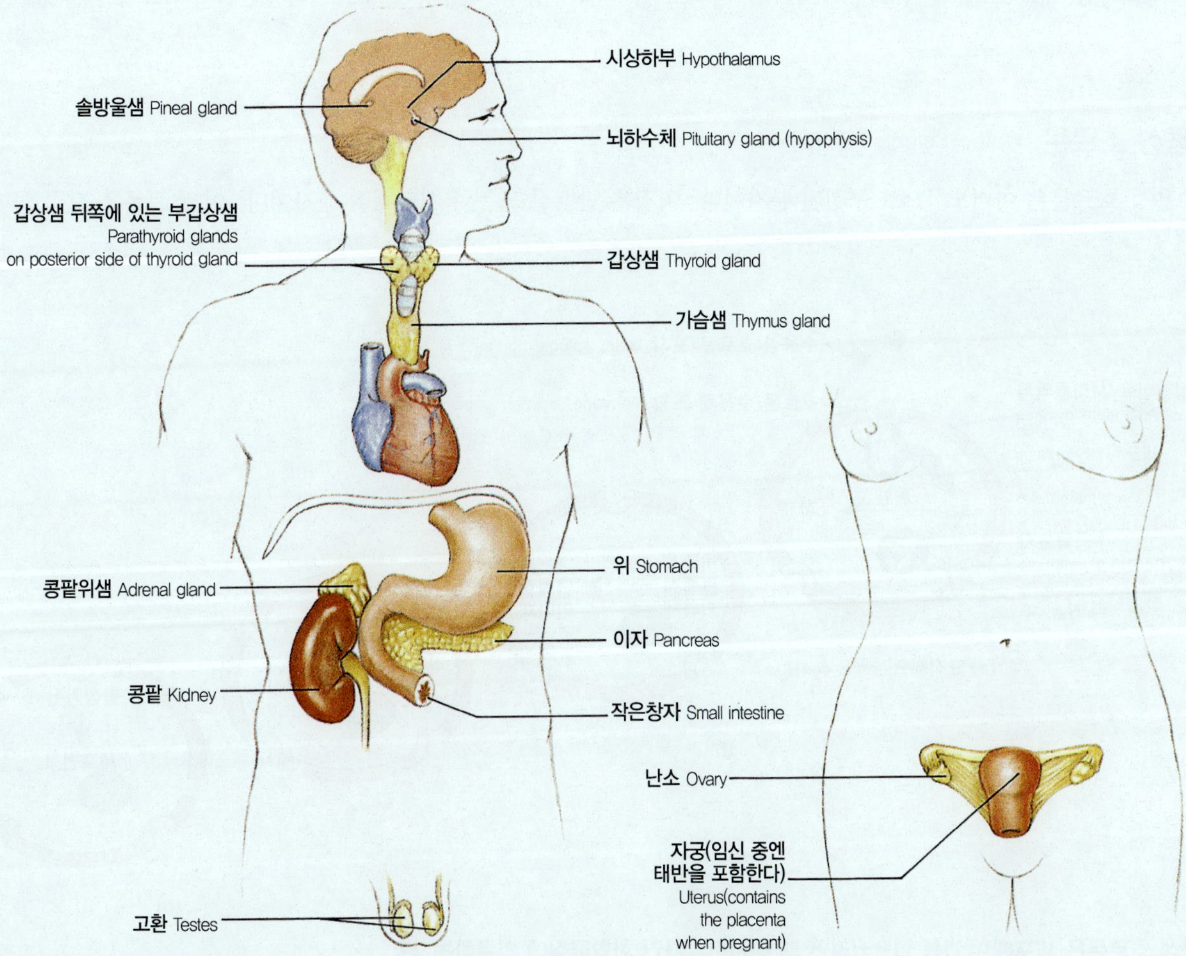

항상성 유지에 어떤 내분비샘이 역할을 하는가?

그림 9-2 내분비샘

호르몬의 작용 Hormonal Action

호르몬은 그들이 선택적으로 결합하는 세포에만 작용한다. 주요 호르몬의 분류는 2가지 방식에 의해 세포 활성의 변화를 유도한다.

호르몬은 아주 적은 양으로 매우 영향력이 있는 화합물이다. 분비세포에서 세포 밖으로 방출되어 혈액으로 확산된다. 대부분 혈액을 통하여 순환하지만 몇몇 호르몬은 짧은 거리를 이동한다. 모든 호르몬은 오직 특별한 형태의 세포에만 영향을 미치는데, 이 세포를 **표적세포(target cell)**라 한다. 세포는 하나 또는 그 이상의 호르몬에 대한 표적세포가 된다. 그들은 세포막에 특이한 호르몬을 인식하고 결합하는 수용체라고 하는 특별한 단백질 분자를 포함하기 때문에 효과는 표적세포에 제한된다. 그들은 감각기관의 역할을 하는 세포막의 특별한 단백질 분자를 인식하여 특정한 호르몬과 결합한다. 다른 세포는 거의 수용체가 없기 때문에 호르몬의 영향을 받지 않는다. 일단 호르몬과 표적세포의 세포막 수용체와 결합하면 영향을 발휘하기 시작하여 세포의 신진대사 과정을 변화시킨다. 예를 들면, 호르몬은 효소 활성, 단백질 합성의 비율, 분비율, 또는 어떤 물질이 세포막을 통한 수송비율을 변화시킬 것이다. 이 영향은 호르몬의 화학적인 성질에 결정된다. 호르몬은 화학적으로 많은 다른 형태가 있어도 호르몬은 용해성에 따라 두 가지로 나눈다: 수용성, 지용성 및 프로스타글란딘이라고 하는 물질로 구별한다.

수용성 호르몬 Water-Soluble Hormones

수용성 호르몬은 아미노산으로 구성된 분자이다. 이것은 단백질 또는 유사단백질 분자이다. 이 호르몬은 오직 물에만

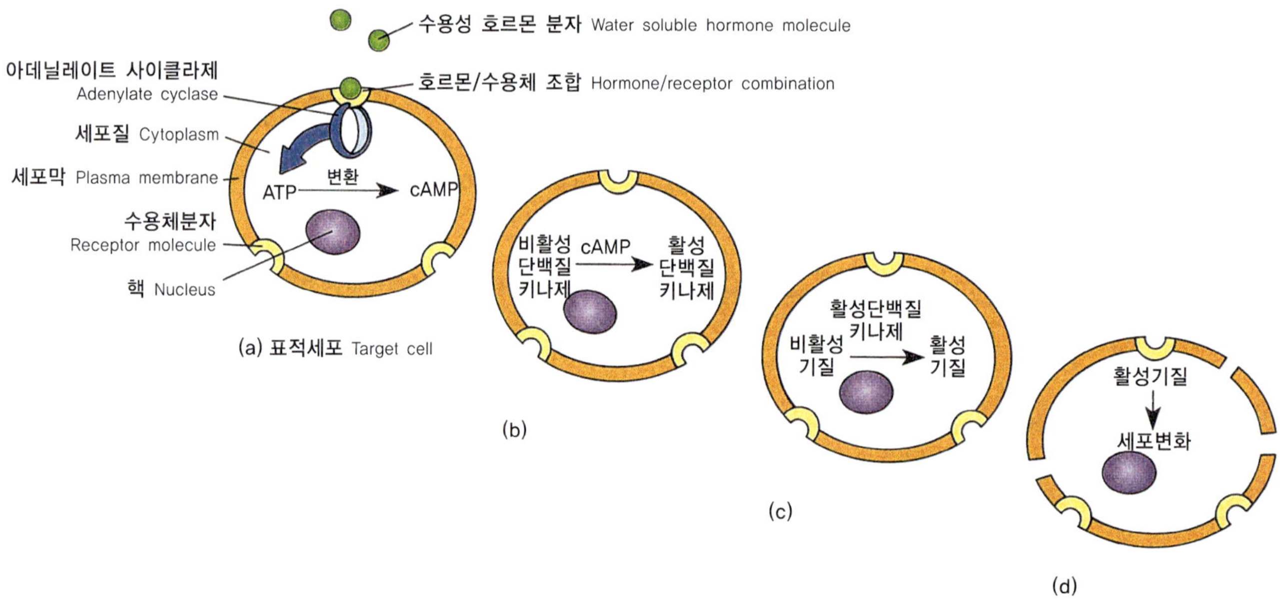

수용성 호르몬은 세포에 효과를 일으키려면 왜 이차전달자인 화학물질에 의존하는가?

그림 9-3 **수용성 호르몬의 작용**
이차전달계. 이 예에서, cAMP는 세포 안에 이차전달자이다. (a) 세포막에서 수용체 분자와 호르몬의 결합은 아데닐레이트 사이클라제에 의해 ATP를 cAMP로 전환을 일으킨다. (b) cAMP의 존재는 단백질키나제로 알려진 세포질에 있는 효소의 활성화를 일으킨다. (c) 단백질키나제는 세포에서 결과적으로 많은 수의 활성화된 기질을 만들어 다른 반응들을 일으킨다. (d) 활성화된 기질은 신진대사의 경로를 변경하고 막 투과성을 변화시키거나 호르몬과 같은 세포의 생성물을 분비하는 등 변화를 유도한다.

녹기 때문에 지질 세포막을 통과할 수 없다. 막을 통과할 수 없는데 어떻게 호르몬은 세포에서 영향을 일으킬까? 그것은 그 세포 안 **이차전달계**(second-messenger system)에 신호를 보내서 행해진다. 일반적인 이차전달계는 cAMP (adenosine monophosphate)라 부르는 화합물이다(그림 9-3). 수용성 호르몬과 표적세포의 초기 접촉은 호르몬이 막 경계 효소와 연결된 수용체와 화학적으로 결합할 때 형성된다.

cAMP시스템의 이 효소를 아데닐레이트 사이클라제라 부른다. 호르몬은 첫 번째 전달자이며, 아데닐레이트 사이클라제와 접촉하여 ATP를 cAMP로 전환하여 활성화한다. cAMP는 단백질키나제라 불리는 효소활성의 결과로 화학적 반응 단계를 일으키기 위해 세포를 통해 확산시켜 이차전달자로서 작용한다. 활성화된 단백질키나제는 세포 안의 다른 단백질의 활성화를 진행시키고 세포의 변화를 유도할 다른 분자와 반응한다. 이차전달 시스템에 의한 효소 활성화 반응은 세포내에서 크게 증폭된 효과를 가진다. 하나의 호르몬 분자는 하나의 효소와 반응한다. 글자 그대로 수백 가지의 반응을 촉매한다. 이 반응은 다양한 신진대사의 경로를 자극하거나 억제하고 단백질의 합성을 증진하며 막 투과성을 변화시키고 호르몬과 다른 세포의 분비물의 분비를 자극하면서 세포에 다양한 변화를 일으킨다. 첫 번째 전달자로서의 역할을 하는 수용성 호르몬에는 에피네프린, 노르에피네프린(NE), 항이뇨호르몬(ADH), 옥시토신(OT), 칼시토닌(CT) 및 부갑상샘호르몬(PTH)이 있다.

지용성 호르몬 Lipid-Soluble Hormones

지질에 녹는 호르몬은 스테로이드 호르몬이다. 세포막은 이중의 지질분자이므로 스테로이드 호르몬은 쉽게 표적세포를 확산하여 통과한다(스테로이드는 지질의 한 형태이고 지질은 다른 지질을 녹인다). 그리하여 세포질 내에 있는 단백질수용체와 결합한다(그림 9-4). 형성된 호르몬-수용체 복합체는 세포핵으로 움직인다. 그곳에서 단백질수용체 성분을 위해 특이한 DNA

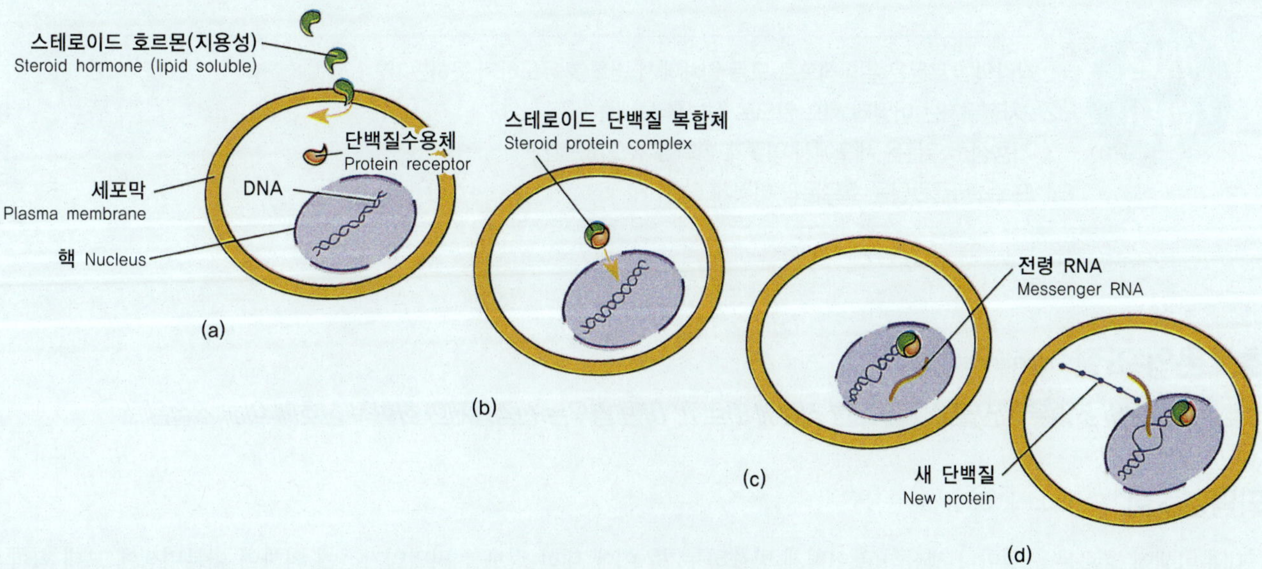

세포 안에 있는 어떤 물질의 합성이 스테로이드 호르몬에 의해 자극되는가?

그림 9-4 지용성 호르몬의 작용
(a) 스테로이드 호르몬은 세포막을 통해 직접적으로 확산할 수 있다. (b) 일단 세포 안으로 들어가면 스테로이드 호르몬은 단백질수용체와 결합한다. 새롭게 형성된 그 화합물은 핵으로 이주하고 들어간다. (c) 핵 안에서 스테로이드-단백질 복합체는 DNA의 특이한 영역과 결합한다. (d) 스테로이드-단백질 복합체 사이의 반응은 새 단백질과 효소의 합성을 위해 유전자를 활성화시킨다.

영역과 결합한다. 이 반응은 "자극한다", 복제와 번역(이 과정의 복습은 제2장을 보라)의 과정을 통하는 DNA에 의한 특정한 단백질 분자의 합성을 위해 지용성 호르몬은 새 단백질과 효소를 합성하기 위해 유전자를 활성화시킨다. 새롭게 형성된 단백질 생산물은 호르몬에 의해 특징지어진 대사활성을 증진시키는 효소를 포함한다. 이 효소는 대사경로를 자극하거나 억제한다. 또는 다른 세포 과정 비율을 변화시킨다. 단백질 생성은 세포막의 구조적 단백질로 작용한다. 단백질 합성을 자극하는 지용성 호르몬은 알도스테론, 코티솔, 테스토스테론, 에스트로겐, 티록신이다.

프로스타글란딘 Prostaglandins

프로스타글란딘은 세포에 조절효과를 가지는 화합물 집단이며 인체의 많은 부분을 형성하는 지질이다. 허파, 간, 소화관, 콩팥, 이자, 뇌 및 생식기관 등에서 분비한다. 호르몬처럼 그들은 적은 양을 방출하여 최고의 효과를 내는 화합물이다. 그들은 지엽적인 호르몬이라 하며 방출되어 가까운 거리에 있는 세포에 작용한다. 프로스타글란딘은 다양한 대사활성을 조절하기 위해 호르몬과 서로 작용한다.

지질구조이므로 단순한 확산으로 세포막을 쉽게 통과한다. 이것은 세포내 직접적으로 어떤 호르몬의 효과를 변경할 수 있게 한다. 특히, 프로스타글란딘은 이차전달자로서 cAMP를 사용하는 호르몬의 효과를 조절하여 cAMP 형성을 자극하고 억제한다. 자신의 효과를 유도하지 않고 호르몬의 효과를 변화시키므로 프로스타글란딘은 호르몬으로 여기지 않는다.

많은 형태의 프로스타글란딘은 인접한 표적에 놓인 표적세포에 특이적 효과를 발휘한다. 예를 들면, 몇몇의 프로스타글란딘은 혈압을 줄이고 민무늬근육을 이완시켜 공기통로(호흡을 위한)를 개방한다. 반면에 다른 것들은 민무늬근육 수축을 자극하여 반대의 효과를 가진다. 다른 형태는 위의 염산분비 억제, 창자수축 증가, 자궁수축 자극, 대사 조절, 염증과 발열도 일으킨다. 최근에는 몇몇의 프로스타글란딘은 수면유도와 항종양 활성을 나타낸다(암세포 파괴).

개념 확인

1. 각각의 호르몬은 일반적으로 모든 인체에서 변화를 유도하지 못하는가?
2. 2차전달자는 어떻게 세포 안으로 정보를 보내는가?
3. 지용성 호르몬은 세포에서 어떻게 변화를 유도하는가?
4. 프로스타글란딘은 호르몬과 어떻게 다른가?

호르몬의 조절 Hormonal Control

호르몬의 분비 조절은 생산물 수준에 대한 정보에 따르고, 어떤 경우는 신경통제의 화학적 신호에 의해 조절된다.

되먹임조절 Feedback Control

내분비샘이 호르몬을 얼마나 생산하고 어떻게 방출하는가? 이에 대한 정보를 되먹임기전에 의하여 내분비샘에 보내 화학적 신호로 사용한다. 조건이 변하면 내분비샘은 **되먹임기전**에 작용하여 분비를 조절한다. 이 방법에는 음성피드백과 양성피드백 두 가지 계통이 있다.

음성되먹임계통(negative feedback system)은 자극의 반대 방향에 응답하여 호르몬방출을 조절한다. 이 계통에서 호르몬 분비는 음성되먹임 신호에 의해 억제되어 활성을 촉진하는 호르몬의 분비는 음성되먹임 신호에 의해 억제되고 활성을 낮추는 호르몬의 분비는 더욱 더 자극한다.

부갑상샘호르몬은 음성되먹임계통의 일예이다(그림 9-5). 이 시스템에서 부갑상샘이 분비하는 부갑상샘호르몬은 뼈에서 칼슘의 방출을 자극하여 혈중의 칼슘농도를 조절한다. 혈중의 칼슘농도가 정상보다 증가하면 부갑상샘은 억제되고 호르몬 분비는 감소한다. 그리하여 고칼슘의 혈중농도는 부갑상샘호르몬의 생산을 멈추도록 부갑상샘을 자극한다. 이와 같은 음성되먹임계통은 일반적으로 인체 호르몬의 조절 방식이다.

양성되먹임계통(positive feedback system)은 자극이 같은 방법으로 응답하여 호르몬 분비를 조절한다. 예를 들면, 호르몬의 자극으로 요구된 응답이 발생하면 화학적 되먹임 신호는 호르몬의 방출을 증가시키고 더 많은 응답을 자극한다(그림 9-6).

양성되먹임계통은 인체에서 격렬하게 변화를 일으키는 경향이 있고 결과적으로 꽤 불안전하고 비정상적이다. 그 예로 뇌하수체에서 옥시토신의 생성인데 옥시토신은 분만 중 자궁의 수축을 자극한다. 혈액 내 농도가 증가하면 더욱 자극되어 옥시토신의 생산을 증가시켜 출산 시 자궁 수축에 반응한다.

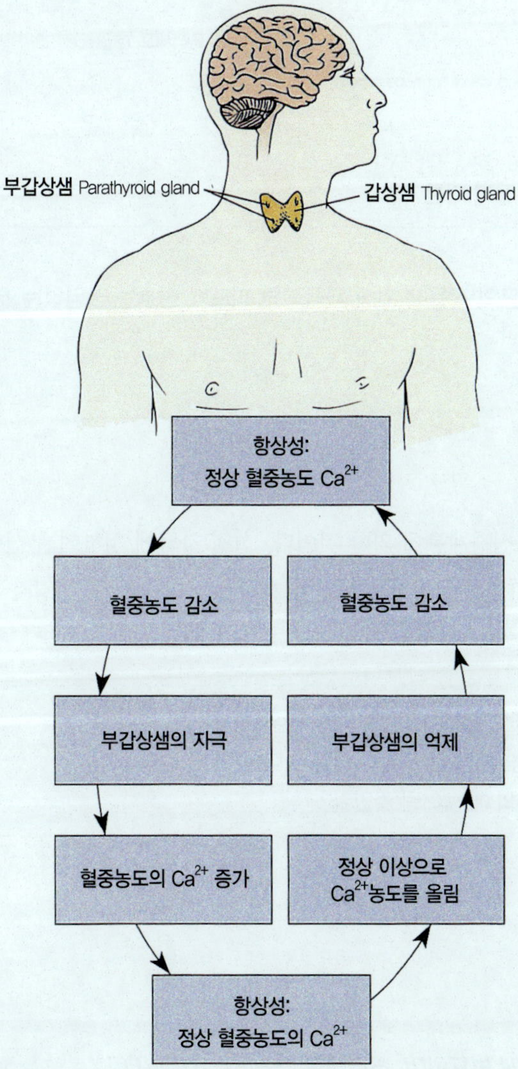

음성되먹임계통에서 활성을 전환시키기 위해서 내분비샘에 어떤 신호가 제공되는가?

그림 9-5 음성되먹임계통
부갑상샘은 혈액 내 칼슘이온을 증가시키는 호르몬이다. 정상 수준보다 칼슘의 농도가 증가하면 이 호르몬의 지속적인 분비가 억제되는데, 올라가는 수준의 억제효과를 음성되먹임이라 부른다.

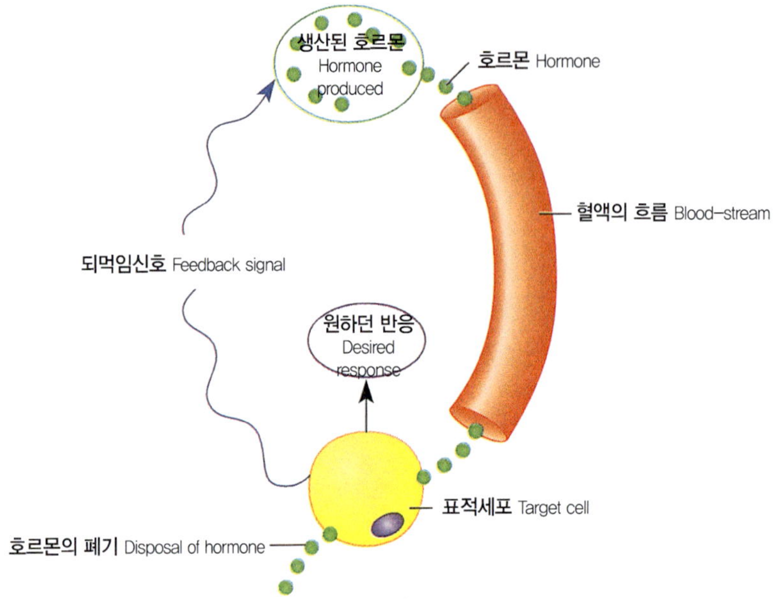

양성되먹임계통은 음성되먹임계통과 어떻게 다른가?

그림 9-6 **양성되먹임계통**
원하던 반응이 생성된 호르몬의 작용에 의해 자극되면 피드백 신호는 끊임없는 호르몬 분비를 자극한다. 결과적으로, 원하던 반응은 또한 계속된다.

신경조절 Nervous Control

호르몬 방출의 두 번째 조절방법은 신경계통에 의한 것이다. 신경 자극에 의하여 부신속질과 뇌의 시상하부에서 분비하는 몇 개의 내분비샘을 조절한다. 이 분비샘은 신경자극을 받아 호르몬을 방출하고, 신경자극이 멈추면 호르몬분비는 멈춘다.

개념 확인

1. 음성되먹임기전에 의하여 어떤 정보가 제공되는가?
2. 양성되먹임은 음성되먹임 조절과 어떻게 다른가?
3. 음성되먹임계통의 예는 어떤 것인가?

내분비샘들

내분비샘들은 인체에 넓게 분포하며, 호르몬을 분비하는 기관이다.

내분비샘들은 뼈대, 근육 및 신경계통과 상호 연결되어 있지 않고 인체의 다양한 부위에 흩어져 있다. 각각의 내분비샘들은 머리, 목, 배안에 위치하고 있다.

뇌하수체 Pituitary Gland

작은 뇌하수체는 많은 호르몬을 생산하고 몇몇 호르몬들은 다른 내분비샘의 활성을 조절한다.
뇌하수체의 두 엽은 시상하부의 통제를 받는다.

뇌하수체는 뇌(**그림 9-7**)의 바닥에 위치한 완두콩 크기 정도로 작으며 무게는 0.5 g 정도이다. 깔때기(infundibulum)라 불리는 좁은 줄기에 의해 시상하부에 위치하고 나비뼈의 안장에 형성된 동굴 안에 위치한다. 뇌하수체는 많은 호르몬을 생산하고 몇몇 호르몬들은 다른 내분비샘의 활성을 조절하여 광범위하게 인체의 기능에 영향을 미친다.

뇌하수체는 앞엽과 뒤엽으로 나뉘는데 앞엽은 뇌하수체의 샘조직 부분으로 총 무게의 75%를 차지한다. 더 작은 뒤엽은 신경조직으로 구성되고 시상하부에서 기원한 축삭들이 위치한다. 두엽의 호르몬 방출은 시상하부의 조절을 받는다.

앞엽 Anterior Lobe

뇌하수체의 **앞엽(선뇌하수체)**은 결합조직으로 둘러싸인 샘상피로 구성된다. 상피 안에 7개의 호르몬을 방출하는 5가지의 다른 형태의 분비세포가 있다. 이 호르몬의 방출은 조절인자라 하는 화학적 분비물에 의하여 조절에 관여하는데, 이 화합물은 직접 시상하부에서 앞엽으로 혈액에 의하여 근거리로 이동된다(**그림 9-8**). 일단 **조절 인자(regulating factor)**가 앞엽을 자극하면 해당 호르몬의 방출을 자극하거나 억제한다. 시상하부는 뇌하수체 앞엽의 활성을 조절한다.

앞엽에서 방출하는 7개의 호르몬은 성장호르몬(GH), 유즙분비호르몬(PRL), 갑상샘자극호르몬(TSH), 부신겉질자극호르몬(ACTH), 멜라닌세포자극호르몬(MSH), 난포자극호르몬(FSH), 황체호르몬(LH)이다. 4개의 앞엽호르몬은 자극호르몬으로서 다른 내분비샘을 자극하는 TSH, ACTH, FSH, LH이다. 나머지 두 종류의 호르몬은 **생식샘자극호르몬(gonadotropic hormones)**인데 생식샘과 생식기관에 영향을 주는 FSH와 LH이다(**그림 9-9**).

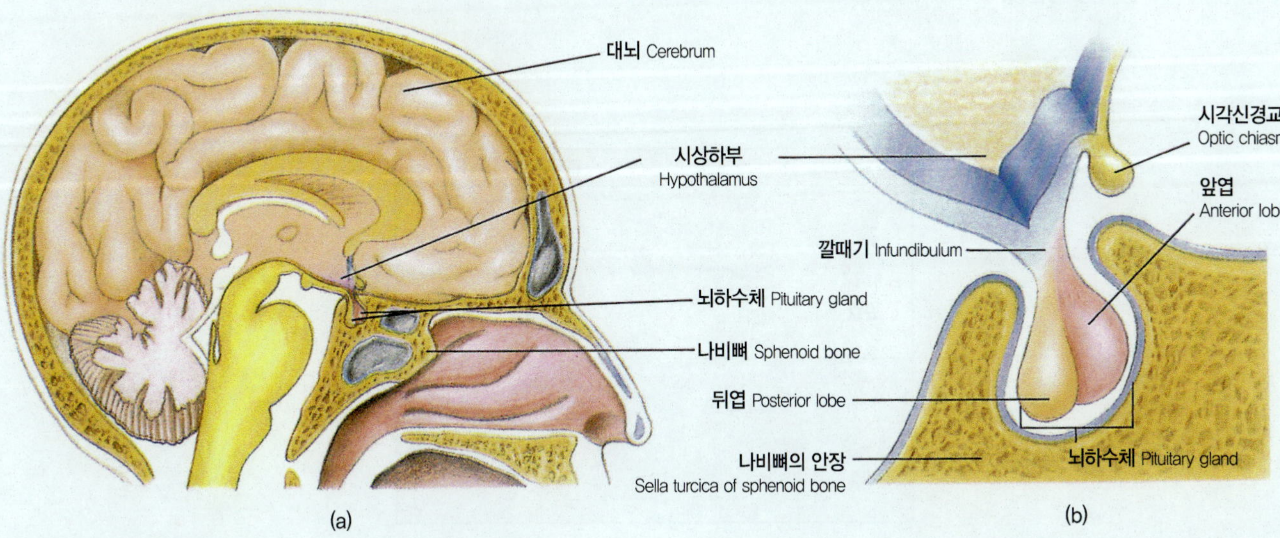

뇌의 어느 부분이 뇌하수체와 직접 연결되었는가?

그림 9-7 뇌하수체
(a) 뇌의 가쪽면모습, 시상면 (b) 뇌 바닥에 붙어 있는 뇌하수체의 확대 모습

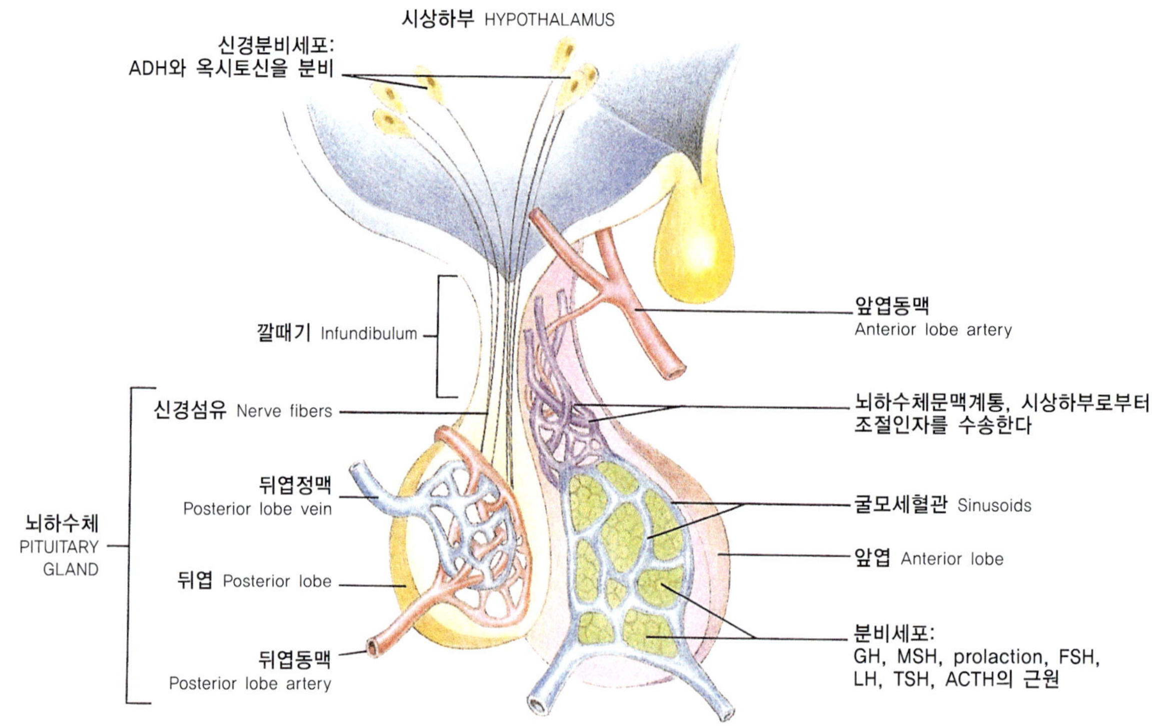

뇌하수체에서 샘상피는 어떤 엽을 구성하고 신경조직은 어떤 엽을 구성하는가?

그림 9-8 **시상하부와 뇌하수체의 통로**
앞엽은 뇌하수체문맥계통을 통해 시상하부로부터 조절인자를 받는다. 뒤엽은 시상하부에서 기원하는 신경세포(신경분비세포)를 받는다. 신경분비세포는 호르몬 ADH와 옥시토신을 생산한다. 그것은 혈액으로 방출하여 뒤엽에 수송된다.

뇌하수체	호르몬	표적세포의 위치
앞엽	ACTH	부신겉질
	TSH	갑상샘
	FSH, LH	난소, 고환
	Prolactin (유즙분비)	젖샘
	MSH	피부색소
	GH	주로 뼈
뒤엽	ADH	콩팥세관
	옥시토신	젖샘 자궁근

뒤엽호르몬의 방출을 통제하는 구조는 무엇인가?

그림 9-9 **뇌하수체 호르몬과 표적세포의 위치**

성장호르몬 Growth Hormone

성장호르몬(GH)은 인체의 성장과 분화를 자극한다. 이 호르몬은 아미노산과 새롭게 합성된 단백질로서 세포의 크기를 증가시킨다. 이 호르몬은 탄수화물과 지방의 이화작용 비율을 증가시킨다(그것은 에너지 방출을 위해 깨진다).

더욱 짧은 기간에 기초를 두면, 인체의 영양상태에 따라 비교적 지속적으로 혈당의 농도를 유지하기 위해 GH 방출을 촉진한다. 당의 농도가 낮으면 저혈당증이라 하는데 시상하부는 조절인자의 방출을 자극한다. 일단 이 인자가 앞엽에 도달하면 GH는 혈액으로 방출된다. GH가 표적세포와 반응하면 글리코겐이 글루코스로 전환하여 혈액으로 방출되어 혈당의 농도를 증가시킨다. 고농도의 혈당이나 고혈당증은 반대의 효과(GH가 억제되는)를 일으켜 혈당의 농도는 GH를 포함한 음성되먹임 기전에 의해 상대적으로 일정하게 유지된다.

멜라닌세포 자극호르몬 Melanocyte-Stimulating Hormone

멜라닌세포 자극호르몬(MSH)은 피부에서 색소를 증가시켜 멜라닌생성을 자극한다. 그 분비물의 자극과 억제는 시상하부의 조절인자인 방출인자에 의해 분비된다.

유즙분비호르몬 Prolactin

다른 호르몬과 공동으로 **PRL호르몬**은 여성의 젖샘에 의한 유즙의 자극과 분비 유지를 한다. 유즙의 실제적 방출은 옥시토신이라는 뒤엽의 호르몬에 의해 조절된다. 사춘기 전 정상적인 성장기 동안 GH와 유즙분비호르몬의 분비가 부족하면 결과적으로 왜소증을 초래한다. PRL의 농도는 그의 분비를 조절하는 인자를 통하여 시상하부에서 통제된다. 이 호르몬의 조절은 월경, 임신, 그리고 분만 시 분비되는 호르몬에 의존한다.

갑상샘자극호르몬 Thyroid-Stimulating Hormone

갑상샘에 의한 호르몬의 생성과 분비는 **갑상샘자극호르몬**(TSH)에 의해 자극된다. 조절인자에 의한 통제로 시상하부에서 방출된다. 또한 몸의 신진대사의 비율에 의해, 혈액 내 티록신이라는 갑상샘호르몬의 농도 및 다른 요소에 영향을 받는다.

부신겉질호르몬 Adrenocorticotropic Hormone

부신겉질에서 분비되는 일부 호르몬의 분비와 생산은 **부신겉질호르몬**(ACTH)에 의해 조절된다. ACTH의 분비는 부신겉질호르몬의 낮은 농도에 반응하여 시상하부에서 생산된 조절인자에 의해 피드백된다. ACTH의 분비는 또한 여러 가지 스트레스에 의해 영향을 받는다.

난포자극호르몬 Follicle-Stimulating Hormone

난포자극호르몬(FSH)은 두 성에 따라 다른 효과를 가진다. 여성에서 FSH는 매달 난소 내의 난자의 발육을 자극하며, 난소에서 분비하는 에스트로겐 호르몬을 분비하도록 자극한다. 남성에서 FSH는 고환에서 정자의 생산을 자극한다. 음성되먹임계통으로 여성에서는 에스트로겐을, 남성에서는 테스토스테론에 반응하여 시상하부에서 조절인자의 방출을 조절한다.

황체호르몬 Luteinizing Hormone

황체호르몬(LH)은 남성과 여성에서 서로 다른 역할을 한다. 여성에서는 난자(배란이라 부르는 과정)의 방출을 위한 난소의 자극과 수정란의 자궁으로의 착상을 위해 에스트로겐과 함께 작용한다. 그외 다른 기능은 제16장에서 학습할 것이다. 남성에서는 테스토스테론의 생산과 분비를 위해 고환내 세포를 자극한다. LH 분비는 음성되먹임계통의 방법에 의해 시상하부로부터 조절인자의 방출에 의해서 조절된다.

뒤엽 Posterior Lobe

뇌하수체의 **뒤엽(신경하수체)**은 시상하부가 아래로 확장되어 발생한다(**그림 9-8**). 뒤엽에는 주로 축삭의 말단을 지지하는 신경아교세포로 구성된다. 이 축삭의 신경세포체는 시상하부 안에 위치한다. 이 세포는 인체에서 두 종류의 호르몬인 옥시토신(OT)과 항이뇨호르몬(ADH)을 분비한다. 그래서 신경분비세포라 한다. 일단 생성되면 옥시토신과 항이뇨호르몬은 저장을 위해 작은 소포 안에 싸여 있다가 뒤엽의 **신경분비세포**(neurosecretory cell)의 축삭 아래로 수송된다. 뒤엽에서는 호르몬을 생산하지 않고 혈액 안으로 그들이 방출될 때까지 시상하부에 의해 생산된 것을 저장한다.

옥시토신 Oxytocin

옥시토신(OT)은 자궁벽의 민무늬근육의 수축을 자극한다. 또한 젖샘 주위세포를 수축하여 모유의 분비를 자극한다. 출산을 위해 자궁이 수축되면 이 호르몬의 농도는 출산할 때까지 증가할 것이다. 옥시토신의 농도는 양성되먹임 기전에 의해 조절된다(즉, 호르몬 분비가 증가되면 옥시토신의 분비를 더욱 자극한다).

피토신이라고 하는 추출 또는 합성된 옥시토신은 때로는 분만을 유도하기 위해 산모에게 투여한다. 이 호르몬은 자궁의 근육을 회복시키거나 출산 후에 곧 자궁을 수축시킨다. 출산 후에, 아기가 모유수유를 시작할 때 증가하지만 옥시토신의 농도는 감소한다. 젖을 빠는 것은 더 많은 옥시토신을 생산하기 위해 시상하부의 신경분비세포를 자극하여 뒤엽에서 혈액으로 호르몬의 분비를 촉진한다. 그 농도가 증가하면 모유의 분비뿐만 아니라 임신전의 자궁으로 빠른 복구를 위해 자궁을 수축시킨다.

항이뇨호르몬 Antidiuretic Hormone

항이뇨호르몬(ADH)은 인체에서 체액의 균형을 조절한다. 항이뇨호르몬이라는 용어는 배뇨를 억제하는 물질이라는 의미이며 더 정확하게는 ADH는 인체가 콩팥에서 수분의 재흡수량을 증가시킴으로써 수분의 균형을 유지한다. 재흡수된 물은 콩팥 세뇨관으로부터 혈액으로 이동한다. 재흡수된 후 적은 양의 수분은 소변으로 배설된다. 그러므로, ADH는 소변량의 감소와 체액량을 증가시킨다. ADH 분비는 시상하부에 의해 조절된다. 수분이 부족하여 탈수되면 혈액의 삼투압은 증가한다. 삼투압의 증가는 뇌신경분비세포에서 ADH의 분비에 의해 삼투압수용체를 자극한다. 합성된 ADH는 뒤엽으로 운반되어 혈액 안으로 방출된다. 이 호르몬이 콩팥에 도달할 때, 더 많은 수분이 재흡수되고 혈액은 더 많이 희석된다. 당신이 수분을 과도하게 마실 때, 혈액은 더 묽게 되고 ADH의 분비는 억제된다. 결과적으로, 콩팥은 적게 수분을 재흡수하고 지나치게 많은 수분은 부피가 정상으로 회복될 때까지 소변으로 제거된다(**그림 9-10**). ADH는 또한 혈압 조절을 돕는데, 동맥벽에 있는 민무늬근육의 수축을 자극하기 때문에 ADH는 혈압을 상승시키는 호르몬이라 한다.

개념 확인

1. 어떻게 뇌하수체 앞엽호르몬의 분비는 관리되는가?
2. 성장호르몬의 기능은 무엇인가?
3. 실제로, 뇌하수체 뒤엽호르몬은 어디에서 생산되는가?
4. 항이뇨호르몬의 기능은 무엇인가?

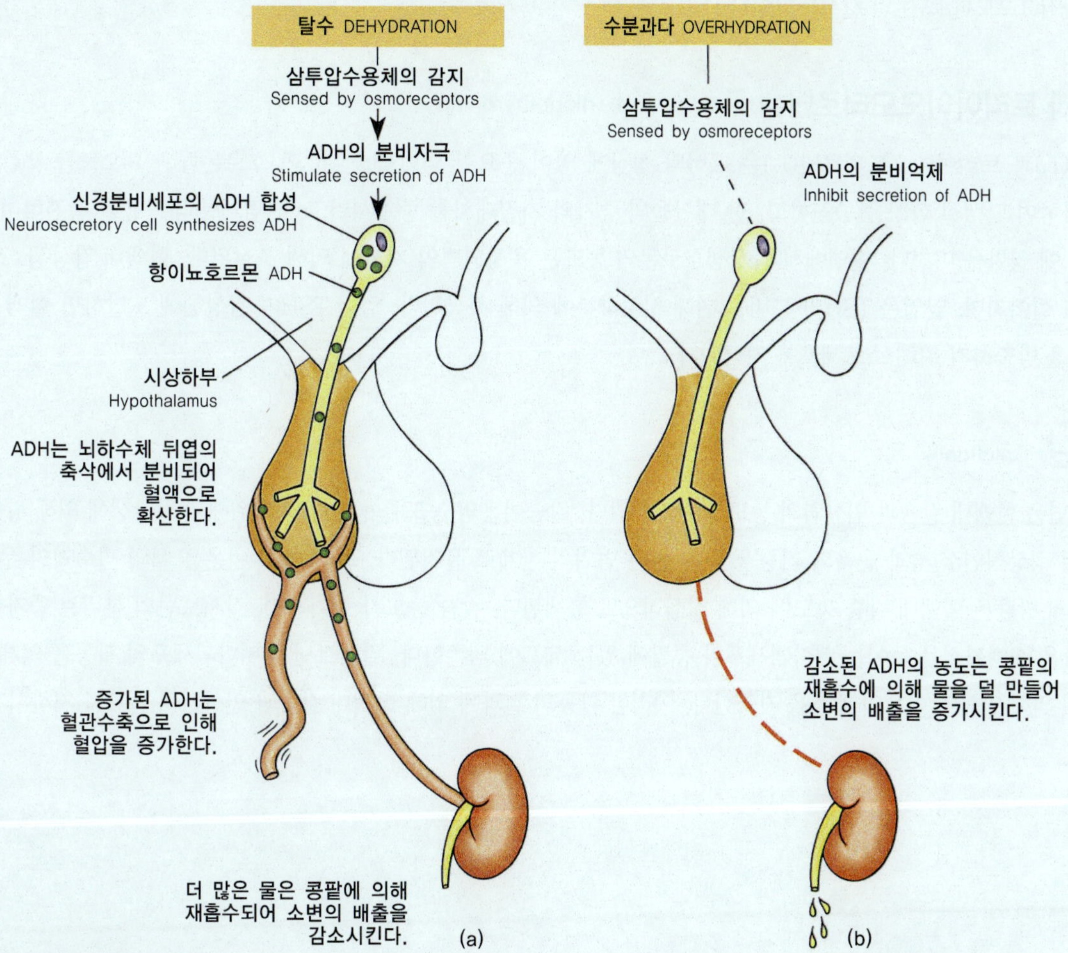

ADH는 어떻게 혈압을 증가시키는가?

그림 9-10 ADH의 통제와 작용

(a) 시상하부 내 신경분비세포로부터 ADH 분비는 탈수에 의해 자극된다(혈액내 지나친 수분부족으로). ADH의 농도가 증가되면 혈액에서 더 많은 수분을 재흡수하기 위해 콩팥을 자극하고 결과적으로 소변 배출을 감소시킨다. 이것은 탈수상태로 전환된다. ADH는 또한 혈관수축을 일으켜 혈압 상승을 일으킨다. (b) 수분과다의 상태는(혈액내 지나친 수분의 과다) ADH의 분비를 억제한다. 결과적으로, 수분이 부족하면 콩팥에 의해 재흡수되고 소변의 배출을 증가시켜 지나친 수분을 배출한다.

갑상샘 Thyroid Gland

갑상샘호르몬은 대사와 성장의 조절을 돕고 혈액 내 칼슘과 인의 농도를 줄인다.

갑상샘은 목부위에 돌출된 기관으로서 기관의 앞쪽과 후두의 약간 아래에 위치한다(**그림 9-11**). 이 내분비기관은 기관의 가쪽면에 두 개의 엽으로 구성된다. 오른엽과 왼엽은 잘룩이라고 하는 수축된 부분에 의해서 서로 연결되어 있다. 갑상샘은 얇은 결합조직에 의하여 샘상피를 나눈다. 상피는 소포에 의하여 작고 많은 구획으로 분할된다. 각각의 소포의 벽은 한층으로 된 입방형의 상피로 둘러싸여 있고 콜로이드라고 하는 밝고 끈적끈적한 액체를 저장하고 있다. 소포세포는 갑상샘호르몬을 생산하고 분비한다. 콜로이드에 일시적으로 저장하거나 모세혈관을 통해 혈액으로 즉시 방출하기도 한다. 갑상샘에 의해 생산된 세 가지 주요한 호르몬은 T_4 (요오드 원자 4개를 가짐)인 티록신, T_3이라 불린 트리아이오도티로닌(요오드원자를 세 개가지므로, 삼요오드티로닌) 및 칼시토닌이다.

티록신과 트리아이오도티로닌 Thyroxine and Triiodothyronine

티록신(T_4)과 트리아이오도티로닌(T_3)은 대사와 성장에 있어 중요한 역할을 한다. 이 호르몬들은 요오드를 포함하고 대사율을 자극하며 단백질 합성을 증진하고, 당 대사율의 증가와 지질대사를 증가시키고, 신경계통의 작용을 촉진하며 인체에서 모든 세포에 영향을 미친다. 혈액에서 갑상샘호르몬의 농도는 음성되먹임 기전에 의해 조절된다. 혈액내 갑상샘호르몬(TSH)의 농도가 떨어지며, 앞엽은 TSH의 분비를 위해 시상하부에 의해 자극된다. 일단 TSH가 갑상샘에 도달하면 혈액 내로 갑상샘호르몬을 방출하기 위해 소포세포를 자극한다.

칼시토닌 Calcitonin

칼시토닌은 혈액내 칼슘과 인산염의 농도를 감소시킨다. 칼슘이온의 농도를 증가시키기 위해 부갑상샘에 의해 방출한다. 칼슘 농도는 정상적인 신경과 근육의 기능을 위해 좁은 범위의 한계로 유지된다. 그리고 두 이온은 뼈의 필수적인 무기질이다. 칼시토닌의 방출은 혈액내 칼슘 농도에 의해 직접적으로 통제된다. 칼슘 농도가 증가하면, 칼시토닌의 분비는 증가한다. 칼시토닌의 작용은 뼈기질을 녹이는 뼈파괴세포와 콩팥에 있는 세포에 의존한다. 칼시토닌은 뼈파괴세포의 활동을 억제하고 칼슘과 콩팥에 의해 인산염 이온의 배출을 자극한다. 이러한 활동의 결과에 의해 혈액내 칼슘과 인산염의 농도를 저하시킨다.

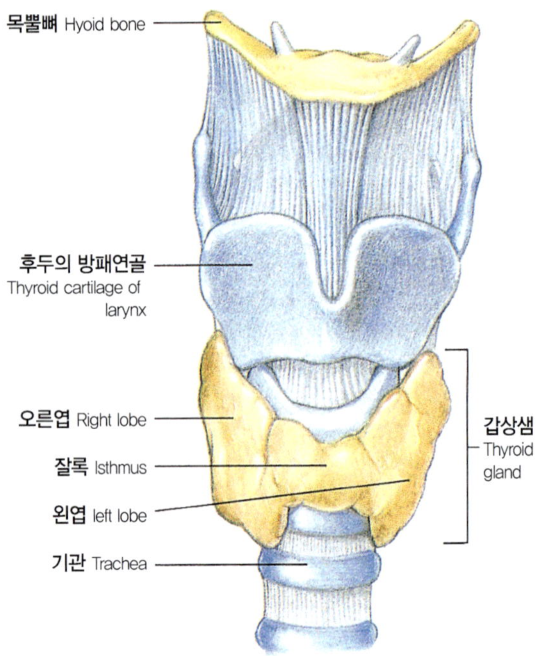

(a)

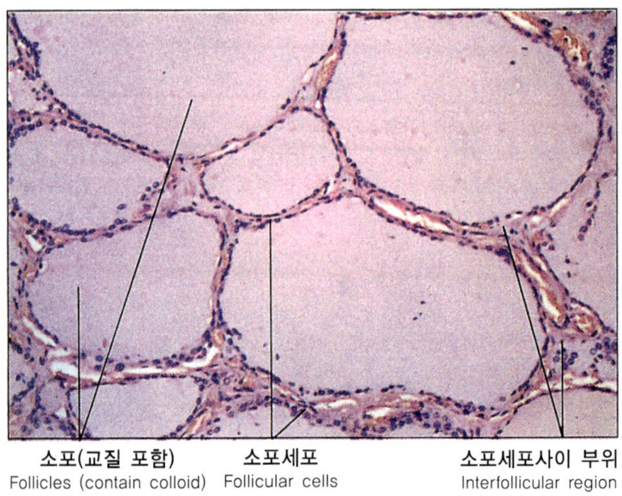

(b)

성장과 대사를 조절하는 갑상샘은 어떤 호르몬을 생성하는가?

그림 9-11 갑상샘 구조
(a) 갑상샘은 목에서 후두 아래에 위치한다. (b) 갑상샘의 소포를 확대한 사진이며, 소포 내에 콜로이드를 저장한다.

개념 확인

1. 갑상샘은 어디에 위치하는가?
2. 티록신과 트리아이오도티로닌의 분비는 어떻게 조절되는가?
3. 칼시토닌의 기능은 무엇인가?

부갑상샘 Parathyroid Glands

목의 갑상샘 뒤에 있는 작은 부갑상샘은 부갑상샘호르몬을 분비하고 혈액의 칼슘과 인의 농도를 증가시킨다.

부갑상샘은 4~5개의 완두콩 모양의 샘상피 형태의 덩어리이다. 갑상샘의 뒤엽에 각각 대개 둘 또는 세 개의 덩어리로 놓여 있다(그림 9-12). 이 부갑상샘호르몬(PTH)이라고 하는 호르몬을 분비하고 인체의 혈액순환을 통해 인접한 모세혈관으로 확산된다.

부갑상샘호르몬 Parathyroid Hormone

부갑상샘호르몬(PTH)은 혈액내 칼슘과 인산염의 농도를 유지하는 데 중요한 역할을 한다. 혈액내 칼슘의 농도를 증가시키는데 갑상샘에서 방출하는 칼시토닌의 반대효과를 나타낸다. 또한 혈액내 인산염의 농도를 감소시킨다. 대부분의 다른 호르몬과 다르게 이 호르몬의 분비 비율은 시상하부나 뇌하수체에 의해 조절되지 않는다. 부갑상샘호르몬은 혈액내 낮은 칼슘 농도에 반응하여 부갑상샘에 의해 방출된다(그림 9-13). 일단 방출되면, 부갑상샘호르몬은 뼈조직에서 뼈파괴세포의 활성을 증가시킨다. 뼈파괴세포는 칼슘이온을 방출하기 위해 뼈바탕질을 파괴시킨다. 이때 혈액 내로 확산되어 혈액내 칼슘 농도는

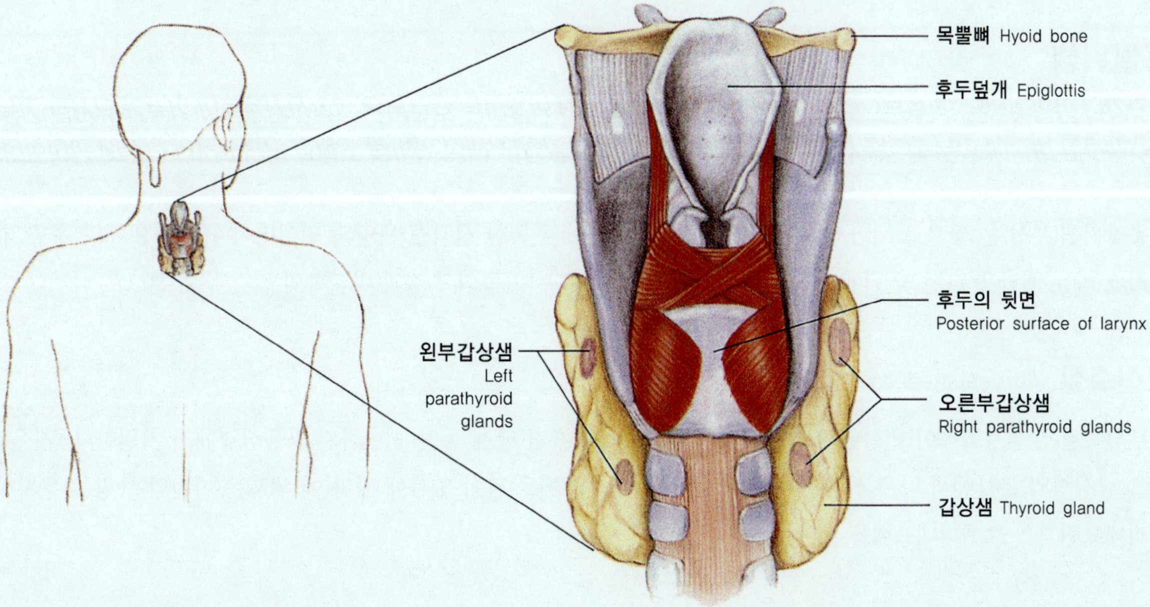

부갑상샘에서는 어떤 호르몬이 생성되는가?

그림 9-12 부갑상샘의 위치
완두콩 모양의 부갑상샘은 큰 갑상샘의 뒤쪽면에 묻혀 있다.

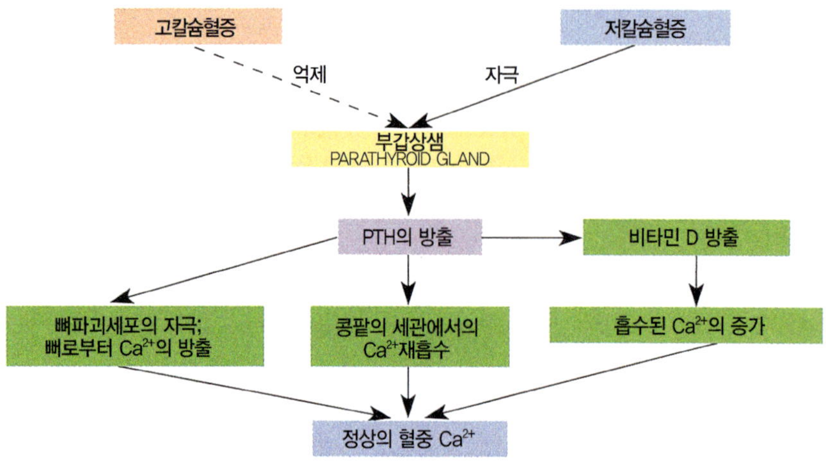

적절한 칼슘이온의 유지를 위해 어떤 호르몬이 부갑상샘호르몬의 효과를 방해하는가?

그림 9-13 부갑상샘의 통제와 작용

증가한다. 이 호르몬에 의하여 콩팥에서 칼슘의 재흡수를 증가시켜 배출에 의해 잃은 칼슘의 양을 증가시킨다. 또한, 부갑상샘호르몬은 비타민 D를 활성화시킨다.

개념 확인

1. 부갑상샘은 어디에 위치하는가?
2. 어떻게 부갑상샘호르몬은 혈액내 칼슘농도를 증가시키는가?

콩팥위샘 Adrenal Glands

각각의 콩팥위샘은 두 부분으로 되어 있다. 안쪽의 속질에서 방출하는 호르몬은 교감신경계통의 기능과 유사한 기능을 수행하고 바깥에 있는 겉질에서 분비하는 호르몬은 체액의 균형(전해질균형)의 조절과 글리코겐의 합성에 관여한다.

콩팥위샘(부신)은 쌍으로 되어 있고 각 콩팥 꼭대기 부근에 위치한 삼각형 모양의 덩어리이다(그림 9-14). 콩팥처럼, 배막이라고 하는 배안을 싸는 막 뒤에 위치한다. 이 샘의 내부구조는 안쪽의 속질과 바깥쪽의 겉질 두 부분으로 나뉜다.

부신속질 Adrenal Medulla

부신속질은 신경조직이 변화한 조직이다. 이 세포는 배아후기 단계 동안에 변화된 자율신경에서 기원한다. 자율신경계통의 교감신경의 분할에서 나온 신경절이전신경섬유에 연속된 채로 남아 있음에 따라 이 세포는 이전의 특징을 유지하고 있어 에피네프린과 노르에피네프린을 분비한다.

에피네프린과 노르에피네프린 Epinephrine and Norepinphrine

에피네프린과 **노르에피네프린**은 부신속질에서 만들어진 물질이다. 이들은 구성과 기능에서 매우 유사하다. 사실, 에피네프린은 분비 세포 안에 있는 효소에 의해 노르에피네프린에서 생산된다. 또한, 노르에피네프린이란 용어를 인식할 수도 있

다: 이것은 그 "싸움 또는 도주"에 반응하여 신경전달물질로서 교감신경계통에 의해 방출되는 물질과 같은 물질이다. 이 두 호르몬은 모두 그 안에서 노르에피네프린이 신경전달물질로서 역할을 하여 인체에서 같은 효과를 나타낸다. 비록 그들의 효과가 10배 더 오래 지속될지라도 신경전달물질이 연접에서 제거되는 것보다 호르몬이 혈액에서 더 천천히 제거되기 때문에 효과는 지속된다. 에피네프린과 노르에피네프린은 교감신경흥분제이다. 이 호르몬은 교감신경계통에 의해 생성된 것과 유사하게 인체에서 변화를 일으키는 것을 의미한다. 이 변화는 신진대사 비율의 상승을 포함한다; 뇌, 심장 및 뼈대근육과 같은 생명과 관련된 기관에 혈액의 흐름을 유지하고, 긴장을 증가시키며, 호흡통로를 확장시킨다. 그래서 인체는 비상사태나 위협적인 상태에 생리학적으로 잘 대처할 준비가 된다. 우리는 빨리 생각할 수 있고 더 빨리 이동하며, 이 호르몬의 분비에 의하여 더 열심히 오래 싸운다. 그러므로 부신속질은 인체의 비상사태와 관련된 샘(선)으로서 기능을 한다. 에피네프린과 노르에피네프린의 분비는 신경제어 아래에 놓여 있다. 그 호르몬이 정상적인 조건 아래에서 지속적으로 방출될지라도 화가 나면 분비율은 증가된다.

부신겉질 Adrenal Cortex

부신겉질은 전형적인 내분비샘과 구조적으로 비슷하다. 왜냐하면 샘상피로 구성되었기 때문이다. 샘상피는 콩팥위샘의 많은 부분을 차지하고 상피세포는 뚜렷하게 여러 층인 밖, 중간, 안쪽 부위로 배열되어 있다. 콩팥위샘의 각 부위에 있는 분비세포는 스테로이드호르몬을 분비한다. 이 호르몬은 콜레스테롤로부터 합성된다. 이 호르몬에는 전해질코르티코이드, 당류코르티코이드 및 성호르몬이 있다.

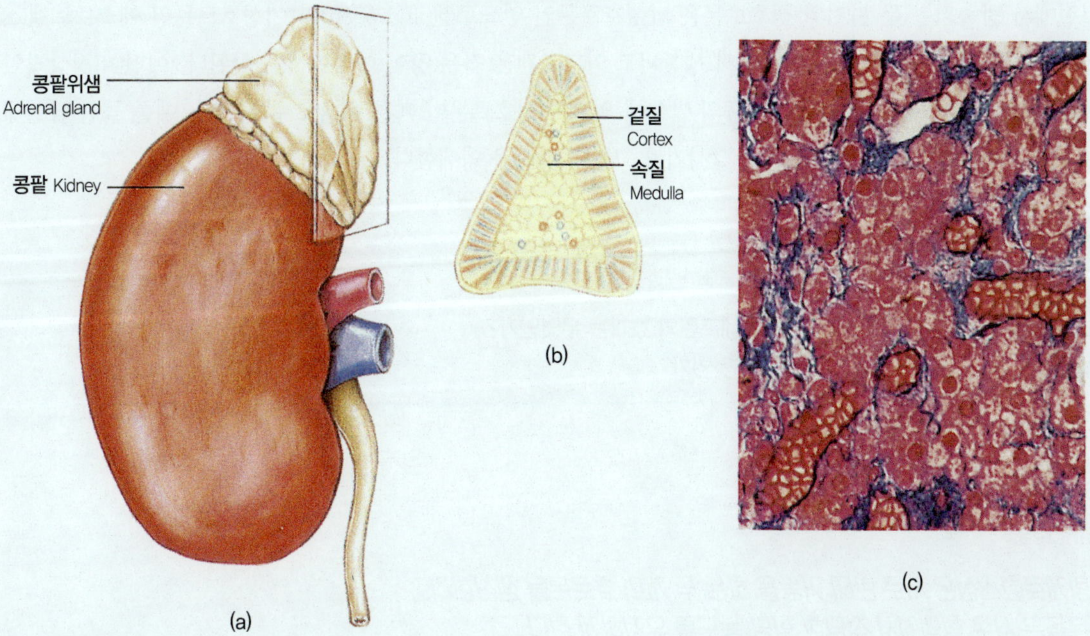

부신속질과 부신겉질은 구조적으로 어떻게 다른가?

그림 9-14 콩팥위샘의 구조
(a) 각각의 콩팥위샘은 콩팥의 꼭대기에 위치한다. (b) 콩팥위샘은 밖의 겉질과 안쪽의 속질 두 부분으로 나눈다.
(c) 확대된 부분의 사진은 부신속질 내 세포의 구성을 보여준다.

전해질코르티코이드 Mineralocorticoids

주요한 전해질코르티코이드는 **알도스테론**이다. 이 스테로이드 호르몬은 체액의 균형을 유지한다. 이 호르몬은 나트륨과 칼륨이온의 농도를 조절한다. 주된 표적 세포는 콩팥으로서 나트륨을 흡수하고 칼륨을 배설하게 한다. 다른 표적부위는 땀샘, 침샘 및 소화관이다. 이들 기관에 있는 세포들은 나트륨의 농도를 유지하고 지나치게 많은 칼륨을 제거하는 알도스테론에 의해 자극된다. 알도스테론에 의한 나트륨의 보유는 인체에 적절한 물의 양을 유지할 수 있게 한다: 나트륨이 소실되면서 물도 삼투압에 의해 소실될 것이고, 혈액내 부피(그리고 혈압)는 위험할 정도로 낮게 감소할 것이다. 그러므로, 부적절하게 알도스테론이 분비되면 혈액의 부피를 증가시켜, 결국 혈압을 증가시킨다. 알도스테론 분비는 체액의 부피를 감소시키고, 또는 혈액내 나트륨이온 농도 감소에 의하여 혈압을 감소시킨다.

당류코르티코이드 Glucocorticoids

당류코르티코이드는 **코티솔(하이드로코티손)**과 **코르티코스테론**이며 가장 많은 양을 차지하는 코티솔인 **코르티손**을 포함한다. 코티솔 그리고 다른 당코티코이드)의 주요기능은 간세포에 당과 글리코겐 합성을 증진시킨다. 이러한 기능을 당신생(gluconeogenesis)이라 한다.

이 과정에 의해 혈액내 당의 농도를 증가시키는 경향이 있다. 그리하여 세포가 적절한 에너지 공급을 지원받는다. 세포가 충분한 에너지 지원을 받으며, 부신겉질은 부신속질에 의해 제공된 스트레스 반응에 반응하여 지원시스템을 제공한다. 당코르티코이드의 다른 영향은 알레르기 반응의 억제와 염증의 감소에 관여한다. 당류코르티코이드의 분비는 뇌하수체에서 분비되는 ACTH 호르몬에 의해 조절된다.

성호르몬 Sex Hormones

부신겉질에서 방출되는 두 가지의 성호르몬은 남성호르몬인 안드로겐(androgen)과 여성호르몬인 에스트로겐(estrogen)이다. 에스트로겐은 매우 적은 양이 남성에서 생산되고 안드로겐은 적은 양이 여성에서 생산된다. 어떤 비정상적인 조건하에서는 종양의 발생이나 선천성 효소 결핍증의 발생에 의하여 성호르몬이 빠른 비율로 분비된다. 예를 들면 남성에서 과도한 에스트로겐은 남성에게 여성형유방을 발달시키고 고환의 발육을 억제한다.

개념 확인

1. 부신속질은 구조상 무엇으로 구성되는가?
2. 에피네프린과 노르에피네프린의 효과는 무엇인가?
3. 알도스테론의 기능은 무엇인가?

이자 Pancreas

이자의 랑게르한스섬은 서로 반대 기능을 하는 두 개의 호르몬을 생산한다.
이 호르몬들은 서로 혈액에서 적당한 혈당 농도를 유지하게 한다.

이자는 부드럽고 위 뒤쪽의 배안에 위치한 긴 나뭇잎모양의 기관이다(**그림 9-15**). 별개로 두 기능을 수행하므로 실제로 두 종류의 인체 계통이다. 혈액으로 두 가지 중요한 호르몬을 분비하므로 이자는 내분비샘이고 작은창자로 흘러가는 배출도관을 통하여 소화효소를 분비하므로 소화기관이다. 그래서 이자는 소화계통일 뿐만 아니라 내분비계통의 부분도 있다. 이자의

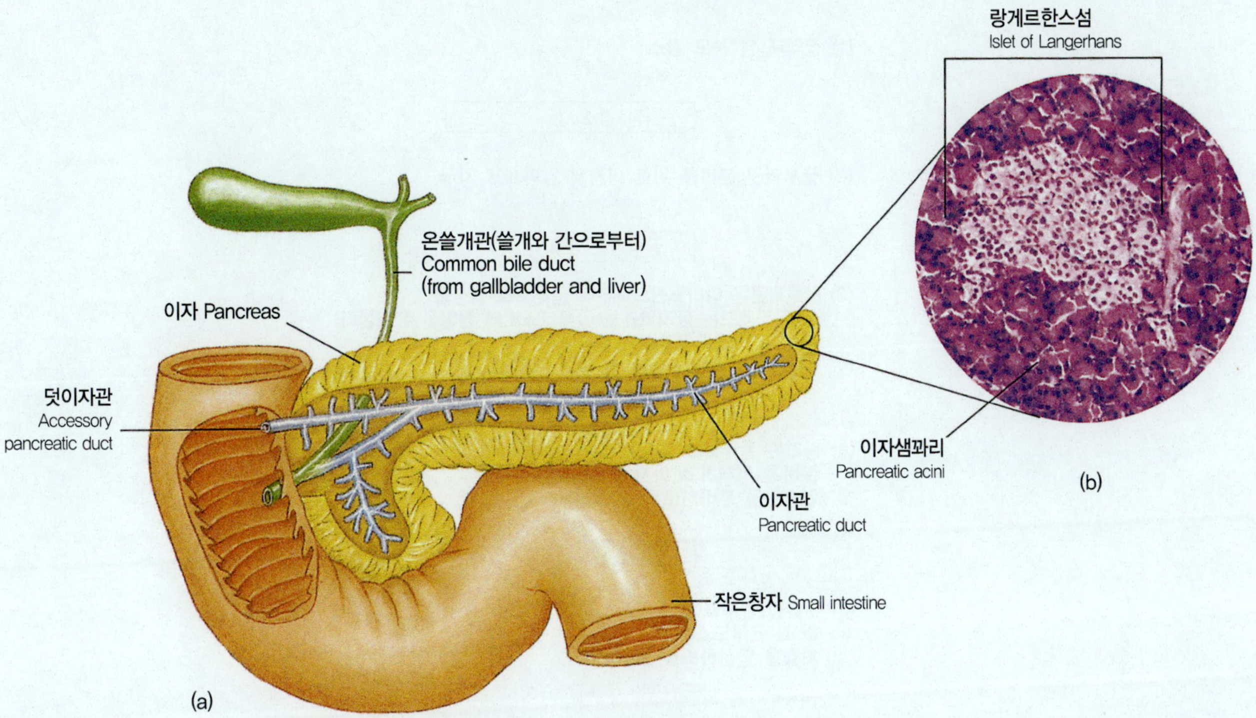

이자의 랑게르한스섬의 두 가지 형태의 세포는 무엇이고, 어떤 호르몬이 생성되는가?

그림 9–15 이자구조
(a) 이자는 배안 위쪽의 위 뒤에 위치한다. 중앙의 이자관은 작은창자로 들어오기 바로 전에 쓸개나 간에서 오는 온쓸개관과 합쳐진다. 여기서 이자조직은 이자관을 나타내기 위해 제거됐다. (b) 이자의 내분비세포는 랑게르한스섬이라는 집단 내에 위치한다. 섬 주위에 있는 세포는 샘꽈리(선포; 포도송이)라 하고 관으로 소화효소를 분비한다(그래서 외분비세포이다).

내분비세포는 이자 내에 무작위로 흩어져서 집단을 이루고 있다. 이것을 **랑게르한스섬**(islets of Langerhans)이라고 한다. 그리고 혈관과 가까이 연결되어 있다. 그 작은 섬 안에 주로 두 형태의 세포가 있고 각각의 세포는 다른 호르몬을 분비한다. 대략, 그 세포의 1/4은 알파세포이며, 글루카곤 호르몬을 분비한다. 그 나머지 세포 대부분은 베타세포로서 인슐린을 분비하여 혈당(glucose)을 조절한다.

글루카곤 Glucagon

글루카곤은 글리코겐을 단순한 글루코스로의 전환을 자극한다. 이 활동 대부분이 간세포 안에서 발생하므로 주요 표적기관은 간이다. 이러한 전환에 의하여 혈액 내로 당이 방출되는 것이고 몸의 모든 세포로 그것을 운반한다. 글루카곤의 방출은 혈액내 글루코스 농도에 민감한 음성되먹임기전에 의해 조절된다(그림 9–16). 저혈당 상태가 되면 알파 세포는 글루카곤의 방출을 자극한다.

인슐린 Insulin

인슐린은 간세포에서 글루카곤의 영향과 다른 효과를 가진다: 인슐린은 글루코스로부터 글리코겐의 형성을 자극한다. 그

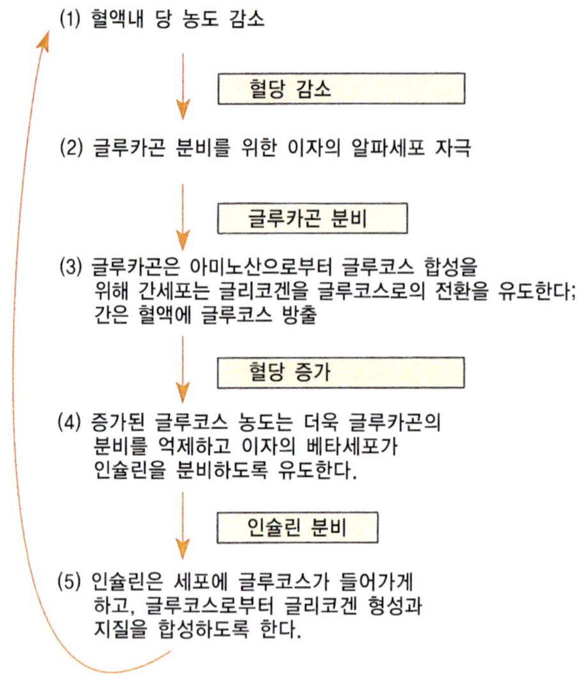

인슐린을 분비하기 위해 세포를 자극하면 항상성에 어떤 변화가 오는가?

그림 9-16 이자호르몬의 통제와 작용

것은 또한 글루코스로 탄수화물과 다른 영양 분자의 전환을 억제한다. 이 활동을 수행함으로 인해 인슐린은 효과적으로 혈액에서 글루코스를 제거하고 더 나중에 사용하기 위해 글리코겐 형태로 저장한다. 그러므로 즉각적인 영향은 혈액에서 글루코스의 농도를 감소시키는 것이다. 더불어, 인슐린은 세포로 특히 뼈대근육세포, 심장근육세포 및 지방세포로 당의 이동(촉진적 확산에 의해)을 증진한다. 이것은 훨씬 더 혈액내 글루코스 농도를 감소시킨다. 인슐린의 분비는 글루카곤의 방출을 조절하는 것과 유사한 음성되먹임 기전에 의해 조절된다. 그림 9-16 보면, 인슐린 분비율은 혈액내 글루코스의 농도에 의해 결정된다. 고혈당 농도에 의해 인슐린의 분비를 자극하고 낮은 농도에 의해 인슐린 분비를 억제한다. 두 호르몬은 함께 비교적 안정된 혈당의 농도를 유지하는 기능을 한다.

개념 확인

1. 이자의 어디에서 호르몬이 생성되는가?
2. 글루카곤과 인슐린의 역할은 무엇인가?
3. 어떻게 글루카곤과 인슐린의 분비율을 통제하는가?

생식샘 Gonads

생식샘은 성기관이다; 즉, 성세포와 주요 성호르몬을 분비하는 기관이다. 여성에서 **난소**(ovaries)는 1쌍으로 되어 있고 골반안 내에 위치한 아몬드 크기의 기관이다. 주요 여성 호르몬인 **에스트로겐**(estrogen)을 분비한다. 또한 **프로게스테론**

(progesterone)이라 알려진 또 다른 스테로이드 호르몬을 분비한다. 남성에서 알 모양으로 된 **고환**(testis)은 1쌍으로 되어 있는데 골반 밖의 음낭안에 위치하며, 남성호르몬인 테스토스테론을 분비한다(그림 9-2).

솔방울샘 Pineal Gland

솔방울샘은 뇌와 연관되며 머리뼈 내에 있는 작은 구조이다. 이 분비샘은 사이뇌의 일부분으로서 제3뇌실 지붕의 일부를 형성하고, 시상의 위쪽 가장자리에 붙어 있다(그림 9-2). 이런 이유로 종종 분비시상이라 부른다. 변형된 신경세포로 구성되어 있고 신경아교세포의 지지를 받는다. 이 세포의 기능은 교감신경세포에 의해 자극된다. 비록 약간의 의심은 있지만 솔방울샘이 적어도 하나의 호르몬을 분비하는 몇몇의 증거가 있다. 또한 이 호르몬을 멜라토닌이라 한다. 뇌하수체 앞엽의 FSH와 LH 분비를 억제한다고 생각하고 있다. 더 흥미로운 사실은 인간의 멜라토닌 분비에 의하여 낮과 밤의 변동과 계절 주기를 나타내게 한다.

가슴샘 Thymus Gland

가슴샘은 어린이나 유아에게는 현저하게 발달하나 어른이 되면 크기가 감소한다. 부드럽고 불규칙적인 모양의 구조로 심장 위의 가슴세로칸에 위치한다(그림 9-2). 유아기에 티모신이라는 호르몬을 분비하고 T 림프구의 생성을 자극한다. 연구자들은 또한 가슴샘은 일단 생성된 특이적 세포를 배양하는 작용을 한다고 믿고 있다. 그리하여, 가슴샘은 면역에서 중요한 역할을 한다. 인체의 주요한 효과는 표 9-1에 요약한다.

항상성

내분비샘의 분비를 통제하는 조절기전은 인체에 광범위한 효과를 가진 포괄적인 기능을 가진다: 항상성 유지. 반면에 신경계통은 환경에 변화를 느끼고 신경자극의 전달에 의해 빨리 반응함으로써 항상성을 유지하는데, 내분비계통의 샘들은 혈액내 호르몬의 방출에 의하여 안정을 유지한다. 호르몬이 인체활동에서 빠른 신경자극보다 더 느리게 작용할지라도, 이 장에서 그들이 인체의 더 큰 영역(또는 인체 전체)에 영향을 미치고 그들의 영향이 더 오래 지속된다는 것을 학습하였다. 예를 들면 신경자극이 잠재적으로 아픈 경험으로부터 당신에게 빠른 반사행동을 제공할 수 있지만, 호르몬은 몸에서 음식이 부족한 시간에 순응할 수 있게 하기 위해 신진대사 비율을 변화시킬 수 있다.

항상성에 대한 내분비의 긍정적인 영향은 우리가 그 항상성에 이상이 있을 때 부정적인 영향을 고려할 때 가장 잘 보여준다. 내분비 혼란은 혈액내 그 호르몬이 비정상적으로 높은 농도로 증가하면 내분비샘의 **과다분비**에 의한 과잉생성이 일어날 수도 있다. 또는 내분비샘의 낮은 활성에 의하여 **분비결핍**-분비샘의 기능이상, 사람의 나이, 성에 따라 극단적으로 기능이상의 효과가 다양하게 나타나지만 대부분 샘의 기능이상은 인체의 기능과 구조 또는 두 가지 모두에 많은 영향을 미친다. 인체에서 항상성을 유지하는 것은 균형 잡힌 내분비계통의 전체적인 중요성을 나타낸다(표 9-2).

표 9-1 내분비샘과 효과의 요약

샘	분비 호르몬	주요 효과
뇌하수체		
앞엽	성장호르몬(GH)	성장과 발육의 통제
	멜라닌세포 자극호르몬(MSH)	멜라닌세포에서 피부색소의 증가를 자극
	유즙분비호르몬(PRL)	젖샘에서 유즙분비를 자극
	부신겉질자극호르몬(ACTH)	콩팥위샘의 겉질을 자극
	갑상샘 자극호르몬(TSH)	갑상샘 자극
	난포자극호르몬(FSH)	난소의 난자와 고환의 정자 발달 자극
	황체형성호르몬(LH)	생식샘에서 성호르몬의 분비를 자극
뒤엽	옥시토신(OT)	자궁수축과 젖샘에서 모유 방출 자극
	항이뇨호르몬(ADH)	콩팥에서 물의 재흡수를 자극
갑상샘	티록신과 트리아이오도티로닌(T_3)	인체 대부분 세포의 이화적 대사와 단백질 합성
	칼시토닌(CT)	혈액내 칼슘과 인산염 농도의 감소
부갑상샘	부갑상샘호르몬(PTH)	혈액내 칼슘농도 증가, 인산염 농도의 감소
콩팥위샘		
속질	에피네프린과 노르에피네프린	대사, 심장박동, 혈압의 증가와 같은 싸움 또는 도주(fight-or-flight) 반응에 대한 상태 연장
겉질	전해질코르티코이드(알도스테론)	나트륨 보유와 칼륨 배출의 자극으로 인체 전해질 균형의 유지
	당류코르티코이드(코티솔, 코르티코스테론, 코티손)	글리코겐의 형성과 저장을 자극, 스트레스에 대한 인체 저항 증가와 염증 감소
	성호르몬(안드로겐, 에스트로겐)	성적 특징을 나타냄, 성세포 발달을 자극
이자(랑게르한스섬)	글루카곤	글리코겐을 글루코스로의 전환을 자극
	인슐린	글루코스를 글리코겐으로 전환, 모든 인체 세포로 글루코스 유입
생식샘		
난소	에스트로겐	여성의 성적 특징을 발달시키고, 난소주기와 생리주기를 자극
고환	테스토스테론	남성 성의 특징과 정자생성의 자극
솔방울샘	멜라토닌	생식샘 활성을 억제하고 신체리듬을 조절
가슴샘	티모신	T 림프구 성숙을 자극

표 9-2 중요 내분비 배출에 의한 항상성 장애

호르몬	분비감소증후군	주 증상	분비과다증후군	주 증상
성장호르몬 (GH)	뇌하수체 왜소증	느린 성장, 비정상적인 지방 분포	거인증, 말단거대증	과도한 성장
티로신	점액종, 크렌틴병	낮은 대사율, 인체발육 손상	그레이브씨병	높은 대사율
부갑상샘(PTH)	부갑상샘기능저하	혈액내 칼슘 농도 저하, 근육 약함, 테타니, 신경성 문제	부갑상샘 기능과다	혈액내 높은 칼슘은 근육, 뇌 및 신경에 이상을 초래
항이뇨호르몬(ADH)	요붕증	다뇨증(많은 소변을 배출), 당뇨	불충분한 ADH 분비 증후군	체중 증가
인슐린	당뇨병	높은 혈당 수준, 혼수 초래	과도한 인슐린	혈당 감소로 혼수 초래
전해질코르티코이드	알도스테론 부족증	다뇨, 낮은 혈액량	알도스테론증	물 보유, 고혈압과 체중 증가
당류코르티코이드	애디슨씨 병	탈수, 혈당유지, 스트레스 견딤, 보존 지질 이용에 능력	쿠싱병	당 이용 손상 단백질이용 과도
안드로겐	생식샘과소증, 남성 성호르몬 감소; 여성은 영향없음	불임, 털과 다른 남성적 특징 부족	남성 영향없음; 여성의 남성적 증후군	남성적 특징 발달
에스트로겐	생식샘과소증, 여성 폐경기; 남성은 영향없음	불임, 여성적 특징 부족, 무월경	여성의 유방암과 난소암의 발생 증가; 남성의 여성형 유방 발달	유방암과 난소암 발달; 남성에서 유방 발달

그림 설명의 질문과 답

그림 9-1 **이전에 공부한 몇 개의 외분비샘을 확인하시오.**
외분비샘에는 땀샘, 기름샘 및 침샘이 있다.

그림 9-2 **항상성 유지에 어떤 내분비샘이 역할을 하는가?**
모든 내분비샘은 항상성을 유지한다.

그림 9-3 **수용성 호르몬은 세포에 효과를 일으키려면 왜 이차전달자인 화학물질에 의존하는가?**
세포막은 그들의 불용해성과 그들이 세포에 들어갈 능력이 없기 때문에 수용성 호르몬은 이차전달자에 의존해야 한다.

그림 9-4 **세포 안에 있는 어떤 물질의 합성이 스테로이드 호르몬에 의해 자극되는가?**
단백질 그리고 효소의 합성은 스테로이드 호르몬에 의해 자극된다.

그림 9-5 **음성되먹임계통에서 활성을 전환시키기 위해서 내분비샘에 어떤 신호가 제공되는가?**
내분비샘에 의해 생산된 호르몬이나 그것의 생성물은 샘의 활동을 반대로 하기 위해 신호를 제공한다.

그림 9-6 **양성되먹음계통은 음성되먹임계통과 어떻게 다른가?**
양성되먹임계통은 그 자극과 같은 방향에서의 응답을 발생시키지만, 반면에 음성되먹임계통은 그 자극의 반대 방향에서의 응답을 발생시킨다.

그림 9-7 **뇌의 어느 부분이 뇌하수체와 직접 연결되었는가?**
시상하부는 뇌하수체와 직접 연결된다.

그림 9-8 **뇌하수체에서 샘상피는 어떤 엽을 구성하고 신경조직은 어떤 엽을 구성하는가?**
앞엽은 샘상피로, 뒤엽은 신경조직으로 구성된다.

그림 9-9 **뒤엽호르몬의 방출을 통제하는 구조는 무엇인가?**
시상하부는 뒤엽호르몬(이 호르몬은 실상 시상하부의 신경내분비세포에서 생성되어 뒤엽으로 운반된다)의 방출을 관리한다.

그림 9-10 **ADH는 어떻게 혈압을 증가시키는가?**
ADH는 직접적으로 세동맥 벽의 수축을 자극함으로써 혈압을 증가시킨다. 또한 소변의 생산(혈액량을 증가시켜)을 줄이는 역할은 혈압을 간접적으로 증가시킨다.

그림 9-11 **성장과 대사를 조절하는 갑상샘은 어떤 호르몬을 생성하는가?**
티록신과 트리아이오도티로닌 둘 다 성장과 대사를 조절한다.

그림 9-12 **부갑상샘에서는 어떤 호르몬이 생성되는가?**
부갑상샘호르몬은 칼슘 흡수율을 증가시킨다.

그림 9-13 **적절한 칼슘이온의 유지를 위해 어떤 호르몬이 부갑상샘호르몬의 효과를 방해하는가?**
칼시토닌은 갑상샘에서 생성, 부갑상샘호르몬의 효과를 방해한다.

그림 9-14 **부신속질과 부신겉질은 구조적으로 어떻게 다른가?**
조직의 바깥층의 부신겉질은 몇 개의 샘상피 지역으로 구성된다(각 지역은 다른 스테로이드호르몬을 생성한다). 부신속질은 안쪽 지역으로 변형된 신경조직으로 구성된다.

그림 9-15 **이자의 랑게르한스섬의 두 가지 형태의 세포는 무엇이고, 어떤 호르몬이 생성되는가?**
랑게르한스섬의 두 가지 형태의 세포는 글루카곤을 분비하는 알파세포와 인슐린을 분비하는 베타세포이다.

그림 9-16 **인슐린을 분비하기 위해 세포를 자극하면 항상성에 어떤 변화가 오는가?**
혈액내 고혈당 농도는 베타세포를 자극하여 인슐린을 분비한다.

10 혈액

THE BLOOD

개요

혈액의 특성 CHARACTERISTICS OF BLOOD
- 혈액의 기능 Functions of Blood
- 혈액의 성질 Properties of Blood

혈장 PLASMA
- 혈장단백질 Plasma Proteins
- 다른 혈장내 용질 Other Plasma Solutes

세포성분 FORMED ELEMENTS
- 적혈구 Red Blood Cells (Erythrocytes)
- 백혈구 White Blood Cells (Leukocytes)
- 혈소판 Thromocytes

지혈 HEMOSTASIS
- 혈관수축 Blood Vessel Spasm
- 혈소판 마개 형성 Platelet Plug Formation
- 응고 Coagulation

혈액형 BLOOD GROUPS
- ABO 혈액형 ABO System
- Rh 혈액형 Rh System

항상성과 혈액 HOMEOSTASIS AND THE BLOOD

학습목표

1. 혈액의 세 가지 주요 기능을 확인한다.
2. 혈액의 성질을 설명한다.
3. 혈장과 세포성분을 구별한다.
4. 혈장내에 녹아 있는 물질들을 확인한다.
5. 혈액을 분석할 수 있는 두 가지 방법을 설명한다.
6. 혈액의 세포성분들을 혈액내 농도, 구조, 주된 기능을 기초로 하여 구별한다.
7. 헤모글로빈의 기능을 이해한다.
8. 백혈구의 종류를 구조와 기능적 차이를 기초로 하여 구별한다.
9. 혈병 형성에서 혈소판의 역할을 이해한다.
10. 혈관수축, 혈소판 마개 형성, 응고의 과정을 설명하고, 각 과정을 지나친 혈액소실 예방과 관련하여 설명한다.
11. 수혈을 하는 데 있어 혈액형의 중요성을 확인한다.

혈액의 특성

혈액은 항상성을 유지하는 데 중요한 3가지 주요 기능을 수행한다. 이들의 기능은 운반, 방어, 조절이다. 혈액의 특성은 모든 사람에게 일반적이어서 자주 건강상태의 지표(indicators)로 사용된다.

혈액의 기능 Functions of Blood

혈액은 인체의 모든 다른 조직들과 구별되는 일련의 특성들을 가지고 있는 살아 있는 조직으로서 우리 몸의 9만6천 Km의 혈관을 계속적으로 흐름으로써 모든 신체기관과 조직의 항상성을 유지한다. 혈액은 다음의 세 가지 기능을 수행하여 항상성을 유지한다.

1. **운반**(transportation): 혈액이 신체를 통하여 이동하면서 세포는 소화기관으로부터 운반된 영양소와 폐에서 운반된 산소, 내분비기관에서 분비된 호르몬과 같은 생명유지 물질들을 혈액으로부터 받아들인다. 세포는 이산화탄소, 요소와 요산과 같은 비단백 질소화합물, 분비물과 같은 노폐물을 혈액으로 내보낸다.
2. **방어**(protection): 혈액은 포식능력이 있는 백혈구와 항체(antibody)라고 하는 특수화된 단백질의 작용을 통하여 미생물과 이들의 독소와 같은 해로운 물질로부터 인체를 보호한다. 혈액은 또한 응고기전을 통하여 상해에 따르는 체액손실로부터 인체를 보호한다.
3. **조절**(regulation): 혈액은 완충액에 의하여 체액의 산-염기 균형을 조절하며, 과도한 이산화탄소, 젖산, 다른 화합물들을 중화시킨다. 혈액은 또한 신체의 부위를 차게 또는 따뜻하게 함으로써 체온조절을 돕는다.

혈액의 성질 Properties of Blood

인간의 혈액은 다른 형태의 조직과 구별되는 특성을 가진다. 이들의 특성은 개인의 건강상태를 나타내는 지표로 사용되기도 한다. 이는 색, 용량, 점도, pH를 포함한다.

혈액의 붉은 색은 적혈구의 **헤모글로빈(혈색소, hemoglobin)** 때문이다(그림 10-1). 동맥혈은 풍부한 산소분자들이 헤모글로빈과 화학적으로 결합하여 선홍색을 띤다. 정맥혈은 다소 푸른빛을 띠는 암적색을 나타낸다. 암적색의 혈액은 피부층을 통해서 보면 청록색으로 보이지만 우리의 혈액이 청색이나 녹색은 아니다.

건강한 성인의 혈액량은 체중의 8% 정도이며 대부분 혈관 내에 있다(나머지는 주로 심장 내에 있다). 보통 남성은 5~6리터, 여성은 4~5리터의 혈액을 차지한다. 이러한 차이는 성별 때문이 아니라 평균 체중의 차이 때문이다. 혈액은 물보다 진하며 끈적거린다. 이는 주로 적혈구와 같은 세포성분의 존재로 인하며, 혈액을 물보다 5배 정도 서서히 흐르도록 한다. 이 흐름의 저항을 점도(viscosity)라 한다.

혈액은 7.35~7.45의 pH를 나타내는 약알칼리성이다. 이 범위는 음식이나 세포 분비물, 대사율의 변화에도 불구하고 수소이온(H^+)을 제거하는 완충체계에 의하여 한정된 범위를 유지한다. 완충이 실패하여 혈액이 산성(pH 6.0 이하)으로 되면 인

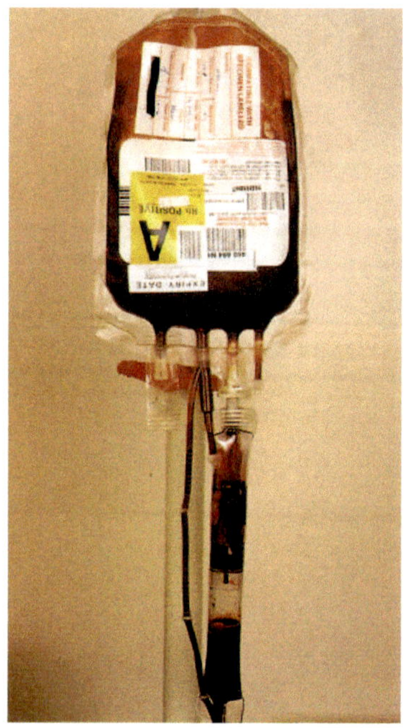

그림 10-1 인간의 혈액
이 사진은 수혈(blood transfusion) 과정 동안 환자에게 주고 있는 전혈(A형 Rh양성)이 담긴 혈액주머니이다.

체의 세포들은 기능이 멈추고 신속하게 항상성을 잃게 된다. 이러한 위험한 상태를 산증(acidosis)이라 부른다. 혈액내의 산이 너무 적으면 알칼리증(alkalosis)이라 하며, 이 또한 항상성을 깨뜨린다.

개념 확인

1. 혈액의 세 가지 기능은 무엇인가?
2. 왜 건강한 혈액의 색은 붉은가?
3. 혈액의 좁은 pH 범위는 어떻게 유지되는가?

혈장

혈장은 대부분 물로 이루어져 있다. 이는 용질과 세포성분들을 위한 이동 매체로 작용한다.

혈장(plasma)은 혈액의 액성 부분이며 대부분 물로 이루어졌다(92%). 나머지 8%는 용해되어 있는 물질들, 즉 용질(solutes)이다. 이 용질들은 주로 단백질이지만 또한 대사과정의 파괴산물, 기체, 영양소, 전해질, 호르몬들도 포함된다.

혈장단백질 Plasma proteins

혈장내의 가장 많은 용질은 **혈장단백질**이다. 이들 대부분은 간에서 합성되어 혈류로 들어간다. 약 50종류의 혈장단백질이 알려져 있지만, 대부분 알부민, 글로불린, 피브리노겐의 세 가지 부류 중 하나에 속한다.

알부민(albumin)은 혈장단백질의 약 55%를 차지한다. 막을 통과하여 물이 이동될 때의 압력을 삼투압(osmotic pressure)이라 하는데, 혈장내의 알부민은 혈액내 삼투압의 유지를 돕는다.

글로불린(globulin)은 혈장내 용질농도의 38%를 차지하며, 몇 종류의 글로불린 중 가장 중요한 것은 감마글로불린(gamma globulin)이다. 이는 면역반응에서 항체(antibody)로서 작용하는데, 항체는 인체의 여러 유형의 질병으로부터 방어기능을 한다.

피브리노겐(fibrinogen)은 혈장단백질의 나머지 7%이며, **피브린(fibrin)**의 전구물질이며 혈액응고기전(이 장의 지혈 부분에서 이후 논의될 것이다)에서 주된 역할을 한다. 피브리노겐과 다른 혈액응고인자들이 혈액검체로부터 선택적으로 제거되어 남은 액체를 혈청(serum)이라 한다.

다른 혈장내 용질 Other Plasma Solutes

혈장단백질 외에도 혈장은 많은 다른 용해물질들을 운반한다. 이런 용질들의 한 가지 부류는 대사의 이화과정의 부산물들인 비단백 질소화합물(non-protein nitrogeneous substance, NPN substance)이라 불리는 아미노산, 요소, 요산(아미노산과 단백질의 소화 결과 요소, 핵산의 분해로부터 요산)과 같은 단백질이 아닌 질소원자를 포함하는 분자들이다. 요소와 요산은 콩팥에 의해 혈액으로부터 소변으로 배출되어 제거된다.

혈장내에 용해되어 있는 가스는 호흡가스인 산소와 이산화탄소, 그리고 호흡에 의해 들여 마신 다른 가스들을 포함한다. 질소는 가스 용량의 많은 부분을 차지하지만 의미 있는 생리학적 역할은 하지 않는다. 다음 장에서 학습할 내용에서와 같이,

혈액에 의하여 운반된 대부분의 산소와 이산화탄소의 일부가 적혈구내의 단백질 분자인 헤모글로빈과 결합한다.

영양소 분자들 또한 혈장내 용질의 일부를 이룬다. 이들은 소화관 내에서 음식물의 소화와 흡수에 의하여 생성되며, 모든 인체 세포로 운반되기 위하여 혈류로 들어간다. 혈장 영양소는 단당류, 지방, 아미노산을 포함한다.

혈장내에 녹아 있는 전해질 또한 소화관에 의한 흡수에 의하거나 대사과정의 부산물로서 세포에서 방출되어 온 것이다. 많은 순서로 보면, 나트륨, 염소, 중탄산, 칼륨, 칼슘, 인, 황, 마그네슘 이온 순서이다. 이들 전해질은 산-염기 균형(pH)과 혈액의 삼투압 유지에 중요한 역할을 한다. 이들의 농도는 주로 콩팥(신장)에 의하여 조절되는데, 음식과 세포분비물의 변동에도 불구하고 그 수치를 일정하게 유지한다.

개념 확인

1. 혈장의 주된 성분은 무엇인가?
2. 혈장단백질의 3가지 주된 부류는 무엇인가?
3. 영양소는 혈장내에서 왜 이동되는가?

세포성분(혈구)들

혈액의 세포성분들은 적혈구, 백혈구, 혈소판이다. 이들은 혈액에서 대부분의 기능을 수행한다.

혈액의 세포성분들은 세포와 세포파편들을 포함한다. 이들은 혈액에서 대부분의 기능을 수행하며 총 혈액용량의 45%를 차지한다. 세포성분은 적혈구, 백혈구, 혈소판의 세 가지 종류로 나뉜다. 이들은 각각 상이한 밀도를 가지기 때문에 원심분리기에 고속으로 돌려서 분리할 수 있다. 이 과정은 혈액검체 내 적혈구의 비율을 확인하는 데 일반적으로 시행하는 방법을 **적혈구용적**(hematocrit)이라고 한다(그림 10-2). 혈액을 분석하는 다른 방법은 **혈액도말법**(blood smear)인데, 이는 혈액검체를 유리슬라이드에 도말하여 염색시약으로 염색하여 현미경으로 관찰하는 방법이다. 정상 혈액의 도말표본을 현미경으로 보면 그림 10-3과 같다.

혈액의 세포성분을 생산하는 과정을 **조혈**(hematopoiesis)이라 하며, 출생 전에는 난황주머니, 간, 지라(비장)에서 생산된다. 출생 후에는 전생애를 통하여 적골수에서 주로 일어난다. 일부 어떤 백혈구들은 림프조직에서 생성된다. 모든 세포성분은 **줄기세포**(stem cells, 또는 hemocytoblast)라고 부르는 한 가지 세포군에서 기원한다. 이러한 특수한 세포들은 분화하여 상이한 세포계열을 형성하며, 각각 특별한 형태의 세포성분으로 분화된다(그림 10-4). 주된 세포성분들은 표 10-1에 요약되어 있다.

적혈구 Red Blood Cells, Erythrocytes

적혈구는 가장 많은 형태의 세포성분이다. 이들은 혈액내 세포성분의 95% 이상을 차지하며 총혈액용량의 40% 이상을 차지한다. 시간에 따라서 수적인 변화는 있지만 정상 적혈구의 수는 성인남성 460만~620만/㎣, 성인여성 420만~540만/㎣이다. 적혈구의 일차적인 기능은 호흡가스인 산소와 이산화탄소의 운반이다. 적혈구 수의 감소, 즉 가스운반 능력의 감소는 빈혈(anemia)을 유발한다.

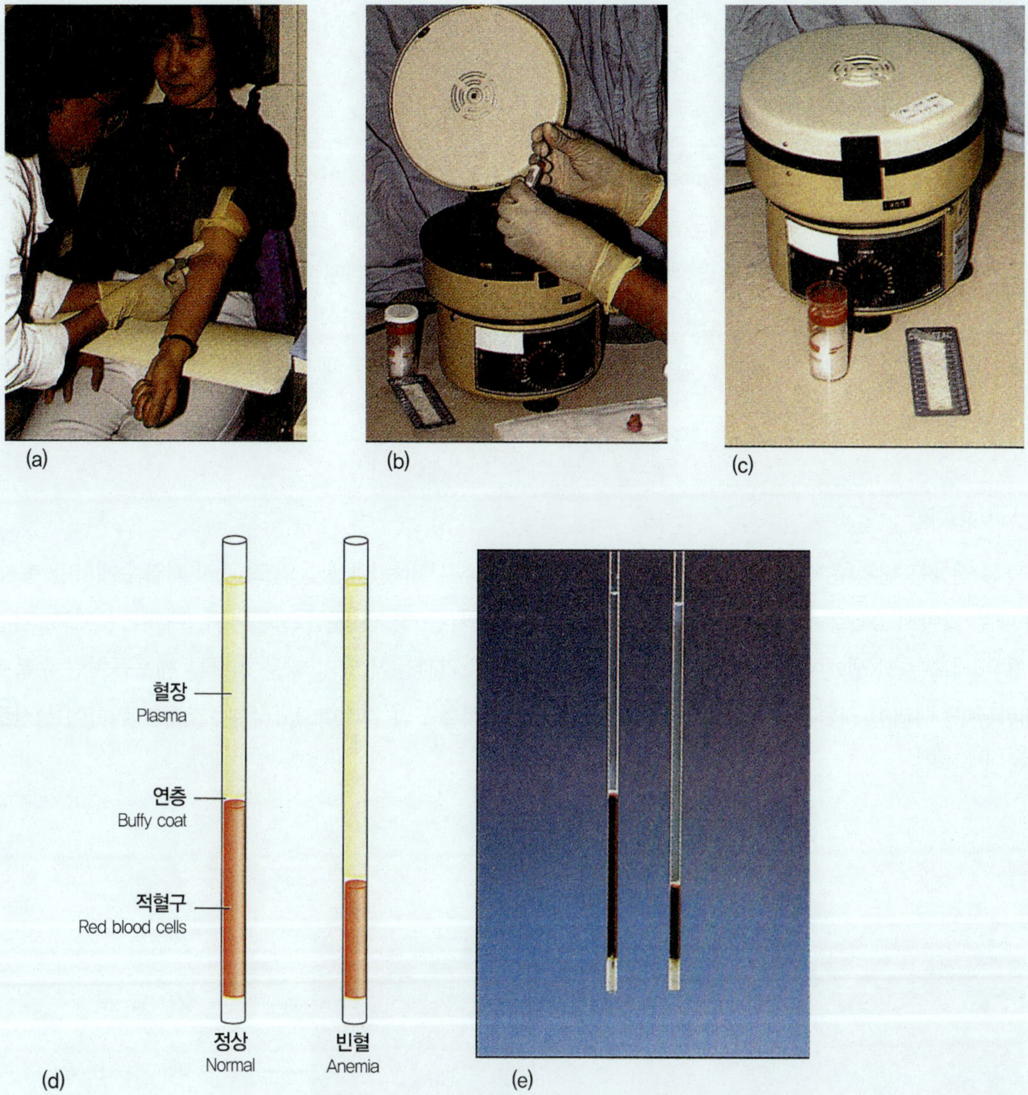

적혈구용적을 검사하는 목적은 무엇인가?

그림 10-2 혈구세포의 조성을 검사하는 방법 즉 적혈구용적
(a) 환자로부터 혈액검체를 채취한다. (b) 전혈 검체를 주사기로부터 유리 모세관에 옮긴다. (c) 원심분리기에 돌리면 밀도 차이에 따라 혈구성분이 분리된다. (d) 적혈구는 모세관의 아랫 부분에 위치하며, 백혈구와 혈소판은 적혈구 위에 연층(buffy coat)을 형성하며, 혈장은 맨 위에 있게 된다. 왼쪽의 적혈구용적은 건강인의 것이며, 오른쪽은 비정상적으로 낮은 적혈구수를 보이는 빈혈환자의 것이다. (e) 정상 적혈구용적과 비정상적으로 낮은 적혈구용적을 보이는 두 가지 경우의 비교 사진

구조 Structure

적혈구는 원반 모양의 작고 유연성이 있는 세포이다(그림 10-3~그림 10-5). 적혈구의 중심부는 얇고 가장자리는 더 두꺼워 양면이 오목한 모양(biconcave disc)을 나타낸다. 이는 적혈구가 만들어지는 단계에서 핵이 빠져나간 결과로서(그림 10-6), 순환혈액 내의 성숙한 적혈구는 핵을 가지지 않는다. 핵의 소실은 건강에 이익을 제공한다. 즉 양면이 오목한 구조는 가스확산을 위한 더 넓은 표면적을 제공하며, 핵이 차지하던 공간은 더 많은 혈색소를 가질 수 있다.

기능 Function

적혈구의 일차적인 기능은 **헤모글로빈**(hemoglobin)에 의해 폐로부터 산소를, 이산화탄소를 폐로 운반하는 것이다. 헤모글로빈 분자는 그림 10-7에서 설명하였다. 헤모글로빈은 철원자를 가져서 자석이 철과 결합하는 것처럼 산소분자에 선택적으로 결합하여 적혈구가 선홍색으로 변한다. 혈액이 산소가 낮은 조직을 순환할 때 헤모글로빈은 산소가 적혈구 밖으로 나가 조직으로 확산될 수 있게 한다. 동시에 소량의 이산화탄소는 적혈구내로 확산되어 헤모글로빈 분자의 다른 부분에 결합한다(대부분의 이산화탄소는 혈장내에 남아 있다). 이산화탄소는 혈액이 폐에 도달할 때 방출된다. 따라서 헤모글로빈은 적혈구내의 운반체 분자의 중요한 기능을 수행한다.

생활주기 Life cycle

적혈구는 출생 전에는 난황주머니, 간, 이자에서 생성되며, 출생 후부터는 일생 동안 오로지 적골수에서만 형성된다. 적혈구의 수명은 매우 짧아서 120일 정도이다. 대부분의 다른 인체세포들은 몇 년 동안 생존하며, 뼈대근육세포, 심장근육세포, 신경세포와 같은 세포는 전 생애에 걸쳐 생존한다. 적혈구는 핵과 소기관들이 없기 때문에 다른 세포들처럼 수복이 불가능하여 수명이 제한된다. 이러한 적혈구의 많은 소실에 대처하기 위한 적혈구의 일정한 공급을 유지하기 위하여 생산량은 세밀하게 조절되어야만 한다.

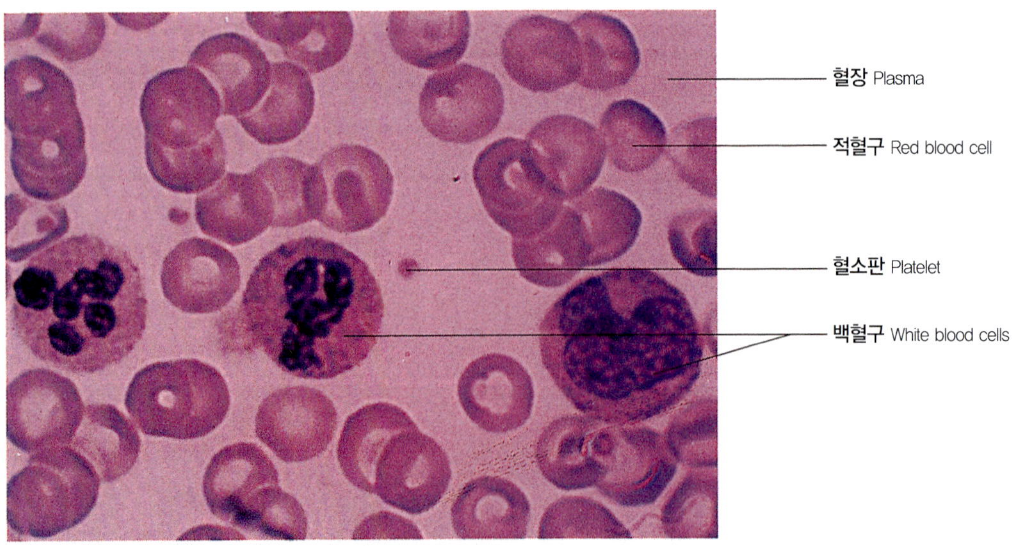

혈액도말표본에서 당신이 알아볼 수 있는 세포성분은 무엇인가?

그림 10-3 **혈액도말표본**

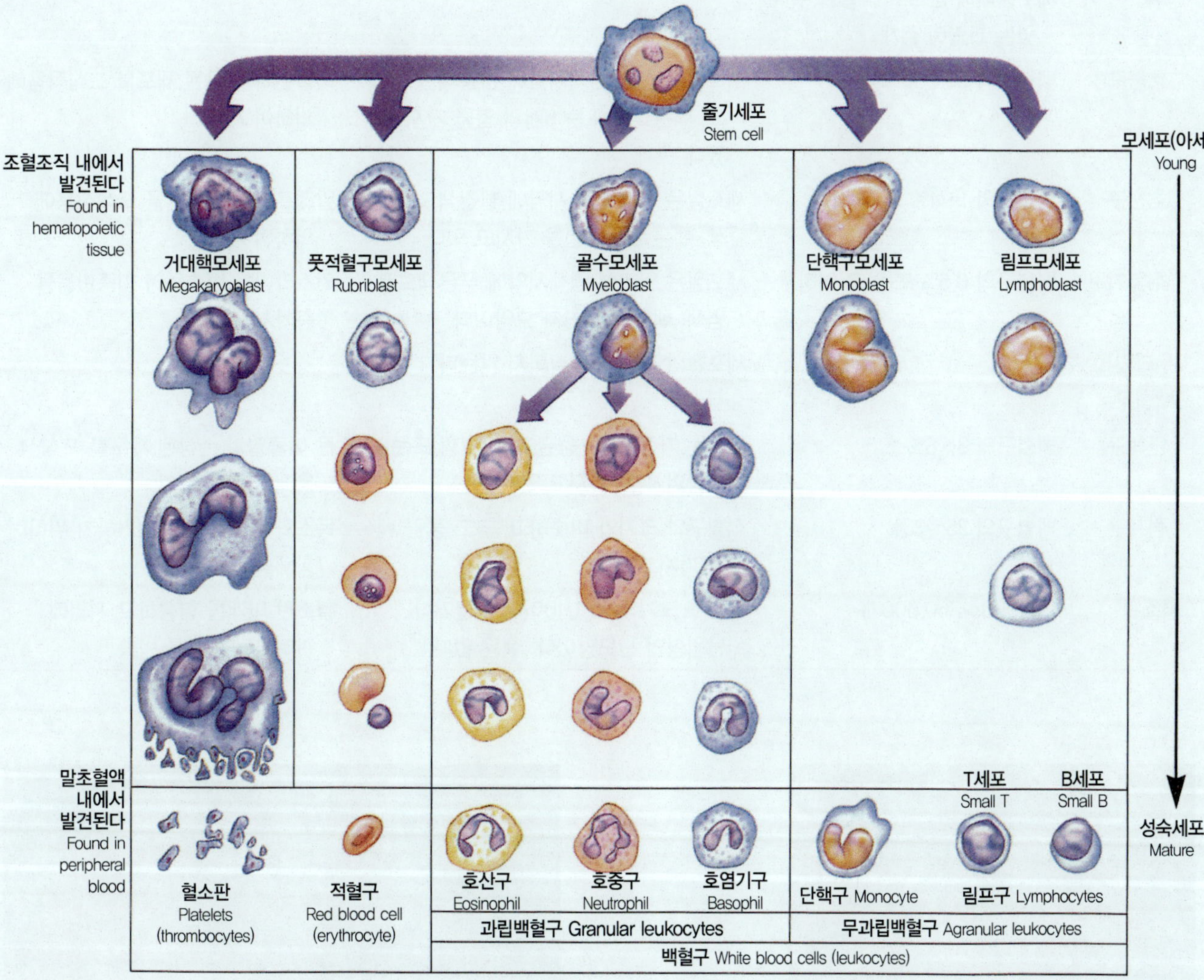

어떤 세포가 발달하는 동안 핵이 없어지는가?

그림 10-4 혈액세포의 발달과정
모든 세포 주(cell line)가 한 가지 줄기세포로부터 시작됨을 유의하시오.

표 10-1 혈액의 세포성분 : 요약

세포성분	세포의 수(입방 밀리미터당)	구조	기능
적혈구	4,200,000~6,200,000개	양쪽이 오목한 모양; 핵이 없다	허파로부터 전신의 세포에 산소를 운반하고 전신의 세포로부터 허파까지 이산화탄소를 운반
백혈구	5,000~10,000개	핵이 있으며 적혈구보다 크다	여러 가지 유형의 질병으로부터 보호
과립 백혈구	세포질내에 눈으로 식별할 수 있는 과립이 존재		
호중구	백혈구의 55~60%	세포질은 중성 염색시약에 분홍색을 띠고; 핵은 2개 또는 5개의 엽을 가지고 있다.	이물질과 손상된 세포를 포식작용에 의하여 제거
호산구	백혈구의 1~4%	세포질은 산성 염색시약에 빨간색으로 염색; 핵은 2개의 엽을 가지고 있다.	알레르기 유발물질을 포식작용에 의하여 제거
호염기구	백혈구의 0.5% 또는 그 이하	세포질은 염기성 염색시약에 푸른색으로 염색; 핵은 종종 S자 모양이다.	히스타민을 방출하여 염증반응을 증가시킴
무과립 백혈구		세포질내 과립은 관찰되지 않는다.	
단핵구	백혈구의 3~8%	크기는 가장 크고, 둥글고, 난원형 또는 엽상의 핵을 가지고 있다.	큰 이물질과 손상된 세포를 포식작용에 의하여 제거
림프구	백혈구의 25~33%	적혈구와 크기가 비슷하고, 크고 둥근 핵을 가지고 있다.	독소와 바이러스를 제거하기 위하여 항체를 생산
혈소판	150,000~360,000개	적혈구 크기의 약 1/10이며 둥글거나 난원형인 판모양이다: 핵은 없다.	혈소판 마개를 형성하고 지혈에 관여하는 인자를 방출

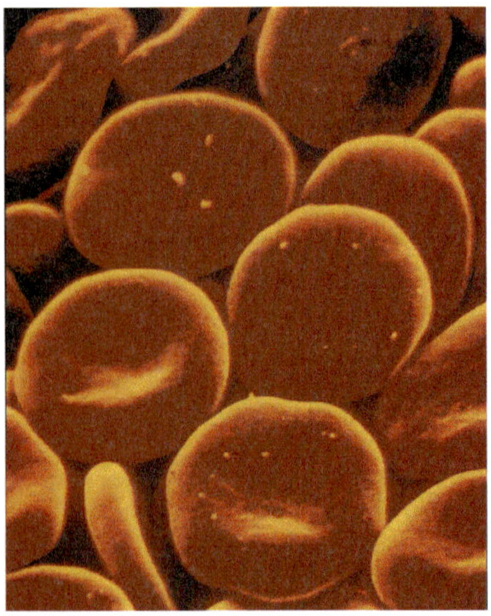

적혈구의 모양을 어떻게 설명하겠는가?

그림 10-5 **적혈구**
전자현미경 사진(11,000x)

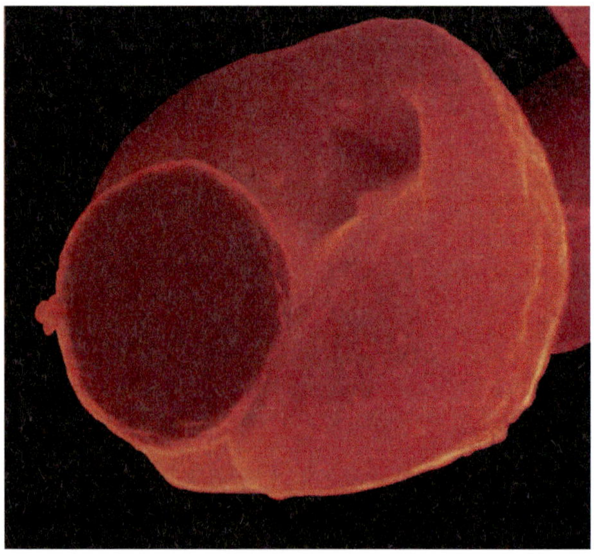

성숙된 적혈구는 세포분열할 수 있는가?

그림 10-6 **핵이 빠져나오는 적혈구**

적혈구의 생산은 콩팥에 있는 특별한 세포에 의하여 조절된다(그림 10-8). 이들 세포는 혈액 내 산소 농도의 감소를 감지하여 **에리스로포이에틴**(erythropoietin)이라는 호르몬을 혈중으로 방출한다. 에리스로포이에틴은 적골수로 가서 더 많은 적혈구가 생산되도록 자극한다. 적혈구용적이 복원되면 높은 산소 농도는 에리스로포이에틴의 방출을 억제하여 적혈구 생산을 감소시킨다. 음성되먹임계통(negative feedback system)은 호르몬 조절에 매우 보편적인 방법이다.

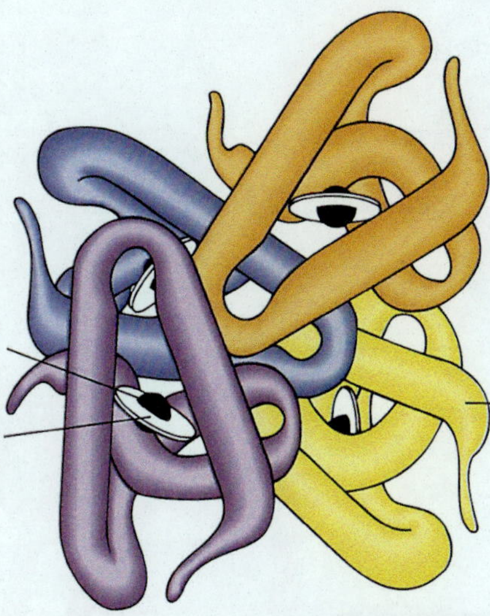

다량의 복잡한 단백질을 포함하는 혈액세포는 무엇인가?

그림 10-7 **헤모글로빈 분자**
각각 철을 가지는 헴(heme)을 포함하는 4개의 단백질 사슬로 구성된 복잡한 분자. 철 원자는 산소분자를 끌어당겨 결합한다.

우리 몸에서는 약 10억 개의 적혈구가 매시간 없어진다. 손상되고 노화된 적혈구는 **큰포식세포**(macro-phages)에 의해 제거되며 그들의 산물은 분비되거나 재활용된다. 헤모글로빈 분자는 효소에 의하여 **빌리버딘**(biliverdin)이라는 녹색 색소로 파괴되고, 이는 더 환원되어 **빌리루빈**(bilirubin)이라는 오렌지색의 색소로 되기도 한다. 빌리버딘과 빌리루빈은 간으로 가서 쓸개즙색소로서 담즙으로 분비된다. 담즙색소는 대변과 소변의 색깔의 주된 원천이다(제14장 참조).

헤모글로빈에서 유래한 철은 적색골수에서 새로운 헤모글로빈 분자를 만드는 데 사용하기 위하여 재활용되거나, 다음에 사용하기 위하여 간이나 이자에 비축된다.

백혈구 White blood cells, WBCs, Leukocytes

백혈구는 적혈구보다 수적으로 훨씬 적다. 이들은 총 혈액용량의 1% 이하를 나타내며, 수는 약 5,000~10,000/㎣ 이며 질병을 조절하는 데 매우 중요한 역할을 한다. 백혈구의 수적인 변화는 질병 상태를 나타낸다.

종류 Types

적혈구와 달리 모든 백혈구는 핵을 가지고 있으며, 순환계 밖으로 유주할 수 있다. 그러나 상이한 종류의 백혈구들 사이에 유사성, 세포질의 양상, 크기, 핵의 모양의 차이와 염색법에 어떻게 반응하는가에 따라 백혈구의 종류가 결정된다. 백혈구는 세포질이 어떻게 다른가에 기초하여 과립백혈구와 무과립백혈구의 두 종류로 분류한다.

과립백혈구 Granulocytes

세포질내에 매우 잘 보이는 과립(granules)이 있는 백혈구를 **과립백혈구**(granulocytes)라 한다. 백혈구는 적혈구의 두 배 정도 크기이며 엽(lobes)으로 분리되는 핵을 가진다. 과립백혈구는 적색골수 내에서 적혈구와 함께 생산된다. 과립백혈구에는 호중구, 호산구, 호염기구의 세 가지 형태가 있다. 이들 이름은 일반적으로 사용하는 염색시약으로 중성, 산성, 염기성을 나타낸다.

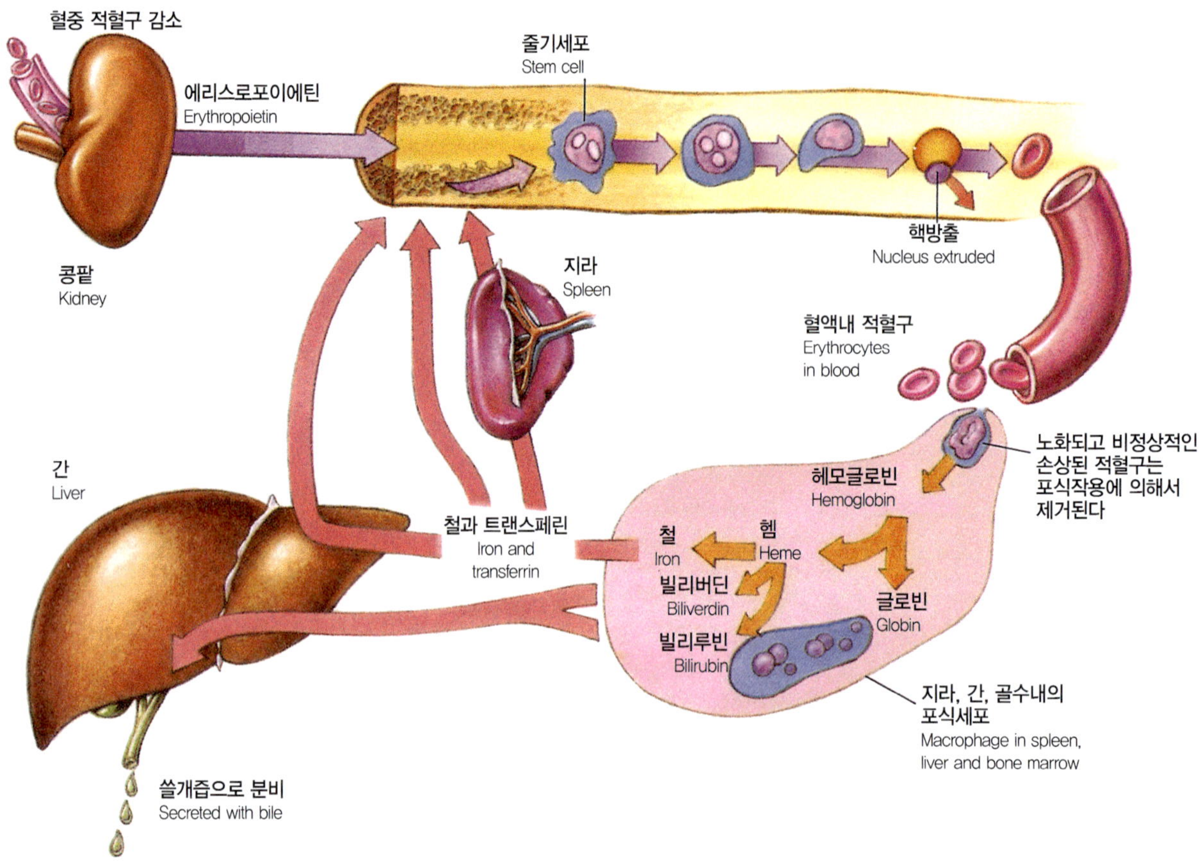

적혈구로부터 재활용 물질에 있어서 간의 역할은 무엇인가?

그림 10-8 적혈구의 생활주기

혈액 내에 가장 많은 과립백혈구는 **호중구**(neutrophil)이다(그림 10-9). 백혈구는 중성으로 염색되는 분홍색의 과립을 가지는 것이 특징이다. 핵은 가는 다리로 연결되는 2~5개의 엽을 가진다. 호중구는 정상 혈액검체에서 총 백혈구의 60% 정도를 구성한다(그림 10-9).

호산구(eosinophils)는 호중구보다 훨씬 적으며, 혈액검체에서 백혈구의 1~4%를 구성한다. 과립은 에오진 염료와 같은 산성 염색에 붉게 염색된다. 핵은 보통 2엽으로 되어 있다(그림 10-9). **호염기구**(basophils)는 가장 드물며, 혈액내 백혈구의 0.5% 이하이다. 이들은 염기성 색소에 청색으로 염색되는 커다란 과립이 있는 것이 특징이다(그림 10-9).

무과립백혈구 Agranulocytes

비교적 적거나 매우 작은 세포질 내 과립을 가지는 백혈구를 **무과립백혈구**(agranulocytes)라 한다. 무과립백혈구에는 단핵구와 림프구 두 종류가 있다. 이들은 다른 혈액 세포와 같이 적색골수에서 생성된다. 무과립백혈구는 또한 림프계통의 기관(림프절, 이자, 가슴샘)에 의해서도 생산된다.

단핵구(monocytes)는 혈액내에서 발견되는 가장 큰 세포이다(그림 10-9). 이들은 거의 적혈구의 3배 크기이며 과립백혈구의 2배 크기이다. 핵은 둥글거나 난형, 또는 분엽으로 세포 용량의 대부분을 차지한다. 단핵구는 혈액검체에서 백혈구의

3~8%를 차지한다.

림프구(lymphocytes)는 전형적으로 적혈구와 같은 크기이며 가장 작은 백혈구 중 하나이다(그림 10-9). 둥근 핵은 매우 크며 세포 용량을 거의 다 차지한다. 림프구는 혈액검체에서 백혈구의 25~33%를 차지한다.

기능 Function

백혈구는 질병으로부터 인체를 보호한다. 여러 가지 형태의 백혈구들은 상이한 방법으로 방어기능을 수행한다. 대부분의 백혈구는 혈관벽을 형성하고 있는 내피세포 사이로 빠져나올 수 있으며, 자유롭게 심장혈관계통과 인체의 모든 다른 부위 사이로 자유롭게 움직인다(그림 10-10). 이 과정을 **혈구누출**(diapedesis)이라 부르며 감염에 대항하여 싸우는 중요한 무기이다. 백혈구는 일단 사이질액으로 나오면 침범한 미생물과 손상된 세포에서 유리되는 화학물질에 의하여 활발하게 세포질의 허족을 내밀어 아메바처럼 움직여 감염 부위로 끌려간다. 백혈구가 침범한 미생물과 손상된 세포와 만나면 **포식작용**(phagocytosis)에 의하여 삼키게 된다. 더 많은 백혈구들이 감염 장소에 도달하면서 살아 있거나, 죽거나, 파괴된 세포와 혈장이 모여서 고름(pus)을 형성한다.

포식작용 외에도 여러 가지 백혈구들은 상이한 방법으로 질병과 싸우기 위하여 특수화된다. 예를 들어 어떤 림프구들은 **항체**(antibodies)라고 하는 고도로 특수화된 단백질을 생산하여 체내에 들어온 이물질과 독소에 대항하여 활동한다. 항체생성은 면역(immunity)에 기초한다. 호염기구 또한 특수화되어서 히스타민(histamine)이라고 하는 물질을 생성한다. 염증반응 동안 일어나는 체액의 축적은 다른 백혈구들이 감염부위로 이동하도록 돕는다.

포식작용을 위하여 특수화된 일차적인 세포는 호중구와 단핵구이다. 호중구는 매우 활동적이며 상해 부위에 제일 먼저 도달하여 박테리아와 파괴된 세포를 포식한다. 단핵구 또한 매우 활동적이며, 커다란 세포의 크기는 많은 수의 박테리아와 세

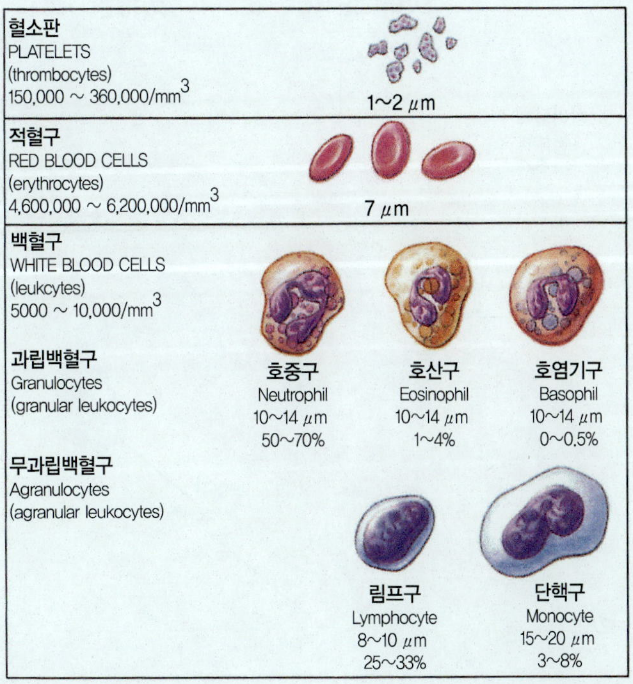

혈액 내에서 가장 적은 세포성분은 어느 것인가?

그림 10-9 순환 혈액내의 세포성분과 상대적으로 많고 적음을 나타낸다.

포 전체를 포식할 수 있도록 한다. 호산구는 움직이거나 활동적이지는 않지만 침범한 기생충, 꽃가루, 곰팡이 포자와 같은 알레르기를 일으키는 이물질을 포식하는 데 효과적이다.

혈소판 Platelets, Thrombocytes

혈소판은 핵이 없는 불완전한 세포로서 골수에 있는 커다란 전구세포의 세포질 조각이다(그림 10-3, 그림 10-9). 각 혈소판은 세포막에 의해 둘러 싸인 세포질로 구성된다. 혈소판은 핵이 없으나 세포질내 소기관이 있다. 혈소판은 적혈구의 1/10 정도의 크기이며 둥글거나 난형의 판모양이다. 혈소판은 적혈구보다 수적으로 더 적으며, 정상 혈액검체에서 150,000~360,000/㎣ 이다.

혈소판은 체액소실을 예방하는 중요한 역할을 한다. 이들은 혈병 형성을 시작하여 손상에 의해 파괴된 혈관벽의 구멍을 막는 기능을 한다.

개념 확인

1. 혈액내에 가장 많은 세포성분은 무엇인가?
2. 왜 혈액내의 혈색소 농도는 건강을 위하여 유지되어야 하는가?
3. 백혈구가 혈류에서 어떻게 이동해 나가는가?
4. 각 세포성분의 일반적인 기능은 무엇인가?

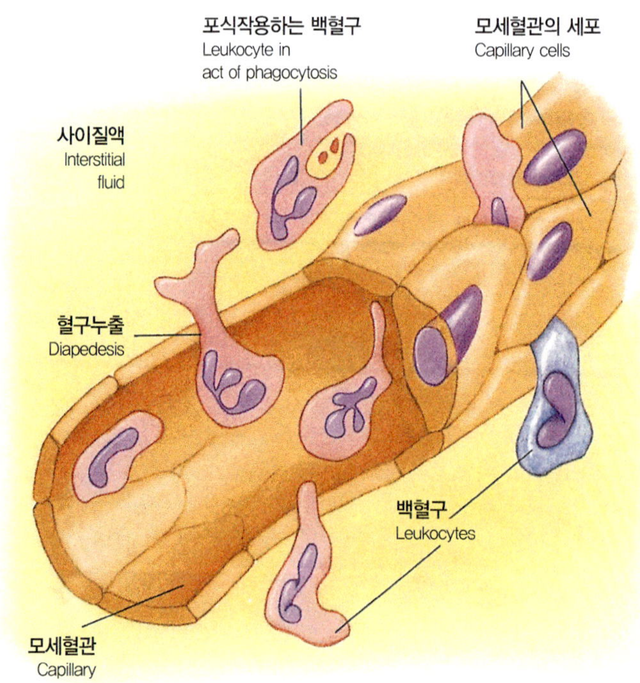

백혈구는 왜 혈류 밖으로 나가 유주하는가?

그림 10-10 모세혈관벽을 통과하는 백혈구의 이주, 즉 혈구누출(diapedesis)

지혈

혈관 사고에 따른 출혈의 정지를 지혈이라고 한다. 이는 3단계의 과정으로 이루어진다.

혈액은 대부분 혈관 내에 들어 있다. 혈관의 결함이나 손상으로 인하여 혈관이 파열되었을 때 많은 양의 혈장과 세포성분이 빠져 나가게 된다. 생명에 필요한 체액과 세포의 손실은 신속하게 항상성을 위협한다. 항상성의 치명적인 손실을 예방하기 위하여 인체는 출혈을 멈추기 위한 기전을 가지고 있는데, 이 기전을 지혈(hemostasis)이라 한다. 지혈은 (1) 혈관수축, (2) 혈소판 마개 형성, (3) 응고의 3단계 과정을 포함한다. 이는 작은 혈관의 출혈을 멈추게 하는 데 효과적이다. 그러나 큰 혈관의 손상은 일반적으로 의학적인 중재가 필요하다.

혈관수축 Blood Vessel Spasm

혈관벽이 잘리거나 찢어지면 민무늬근육이 자극받아 수축된다. 이러한 수축은 혈관벽의 찢어진 끝을 서로 당겨서 혈액소실을 최소화시킨다. 다른 항상성 기전으로는 혈소판에서 세로토닌(serotonin)이라는 물질이 방출되어 혈관벽의 민무늬근육의 지속적인 수축을 일으킨다.

혈소판 마개 형성 Platelet Plug Formation

혈소판이 혈관 파괴 부위에 도달하게 되면 크기가 커지고, 불규칙한 모양이 되며, 표면은 매우 끈적거리게 된다. 혈소판은 파괴부위의 너덜너덜한 혈관벽의 아교섬유와 다른 혈소판에 부착된다. 혈소판은 붙은 부위와 나머지 부위에 계속 도달하여 결국 아교와 함께 **혈소판 마개**(platelet plug)를 형성한다(그림 10-11). 이 과정은 손상이 매우 작다면 혈관의 구멍을 매우 효과적으로 막을 수 있으나 다음의 응고과정이 수반된다.

응고 Coagulation

응고 과정은 효과적이며 복잡한 혈액 응고 기전이다. 정상적으로 혈장내에 존재하는 많은 물질과, 손상 부위에 있는 혈소판에 의하여 분비된 물질들과, 손상된 조직 자체에 의하여 방출된 많은 물질들이 관여한다. **혈병**(blood clot) 형성은 일련의 과정을 밟는다.

응고는 혈장단백질인 **피브리노겐**(fibrinogen)이 **피브린**(fibrin)이라고 불리는 단백질이 길다란 실로 변하는 것이다. 이 과정은 손상된 혈관벽과 인접한 혈소판이 **트롬보플라스틴**(thromboplastin)이라는 물질을 방출할 때 시작된다. 트롬보플라스틴은 칼슘이온과 다른 물질들과 상호작용하여 혈장내에 소량 존재하는 단백질인 **프로트롬빈**(prothrombin)을 **트롬빈**(thrombin)으로 변화시킨다. 일단 생산된 트롬빈은 효소로 작용하여, 용해성인 피브리노겐 분자는 서로 합하여 비용해성 단백질인 길고 머리카락 같은 피브린 분자를 형성한다.

새로 형성된 피브린 분자들은 혈관 표면에 달라 붙기 쉽다. 그들은 곧 그물 같은 섬유소 그물을 형성하여 혈구를 잡고(그림 10-12), 이 피브린사와 혈구의 덩어리는 효과적으로 구멍을 봉하여 손상된 혈관벽을 통하여 세포와 혈장이 더 이상 소실되는 것을 막는다.

응고과정이 완성되기 위해서는 정상적으로 2~8분 정도가 걸린다. 그러나 응고에 필요한 응고인자의 부족은 혈액응고 능력의 감소를 초래할 수 있다. 예를 들어서 음식으로 인한 결핍(특히 비타민 K), 간 질환, 혈우병(hemophilia, bleeder's disease)

과 같은 유전적인 결핍은 하나 혹은 그 이상의 응고인자 부족으로 인하여 혈병을 형성하지 못하게 되므로 수혈을 받아야만 하거나 부족한 응고인자를 주사 받아야 한다.

일단 혈병이 형성되면 인접한 결합조직으로부터 섬유모세포의 활성이 관여하며 혈병은 더욱 단단해져서 손상된 혈관을 막는다. 수복의 초기단계 동안 혈병은 용해되는데 이 과정을 섬유소용해(fibrinolysis)라 불린다. 이 과정에서 효소는 활성화되어 피브린사를 용해시키고, 후에 재사용하기 위하여 피브리노겐을 혈장내로 돌려보낸다.

어떤 경우에 혈액은 필요로 하지 않을 때 혈관 내에서 응고되기도 한다. 죽상동맥경화증(atherosclerosis)에서 혈관 내벽이 거칠어지거나 지방이 축적되어 있을 때 **혈전(thrombus)**이 형성될 수 있다. 혈전이 떨어져 나와서 자유롭게 돌아다니게 되면 **색전(embolus)**이라고 한다. 이것이 심장이나 뇌와 같은 생명유지장기(vital organ)의 순환을 막으면 사망의 원인이 될 수 있다. 지혈에 있어서 혈관 수축, 혈소판 마개 형성, 응고는 그림 10-13에 요약되어 있다.

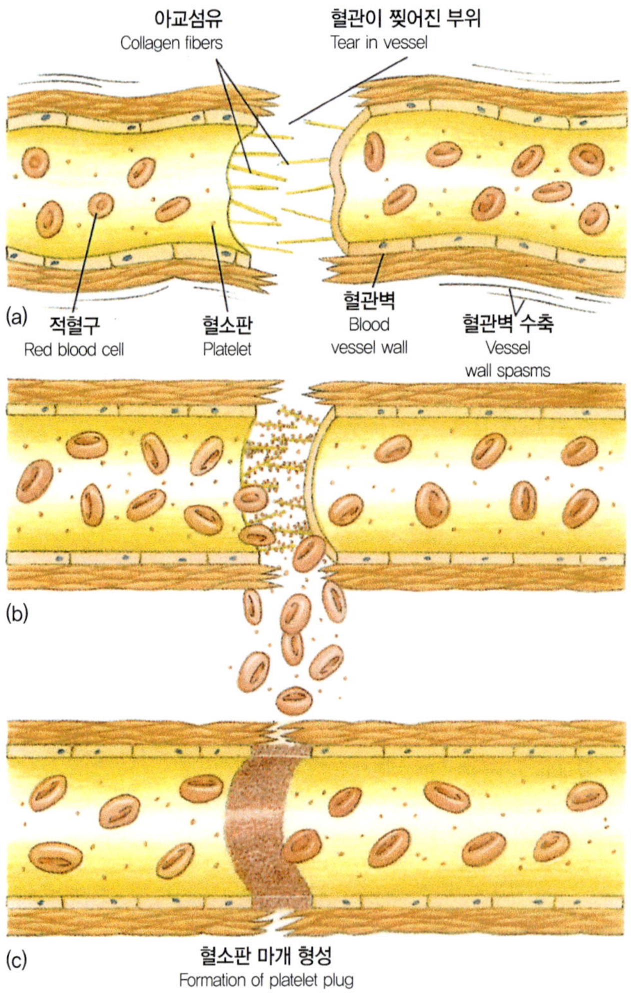

혈소판의 어떤 특징이 손상부위에 축적하는 능력을 촉진하는가?

그림 10-11 혈소판 마개 형성
(a) 손상이 일어나면 혈관벽에 구멍이 생긴다. 혈관벽은 바로 수축이 일어나 혈관의 찢어진 끝은 서로 가깝게 끌어당긴다. (b) 손상된 혈관벽을 통하여 혈액이 빠져 나가고, 혈소판은 손상부위에 축적되기 시작한다. 혈소판은 서로 달라 붙으며 파괴된 아교섬유에 달라붙는다. (c) 혈소판 마개가 형성되면 더 이상의 혈액소실은 차단된다.

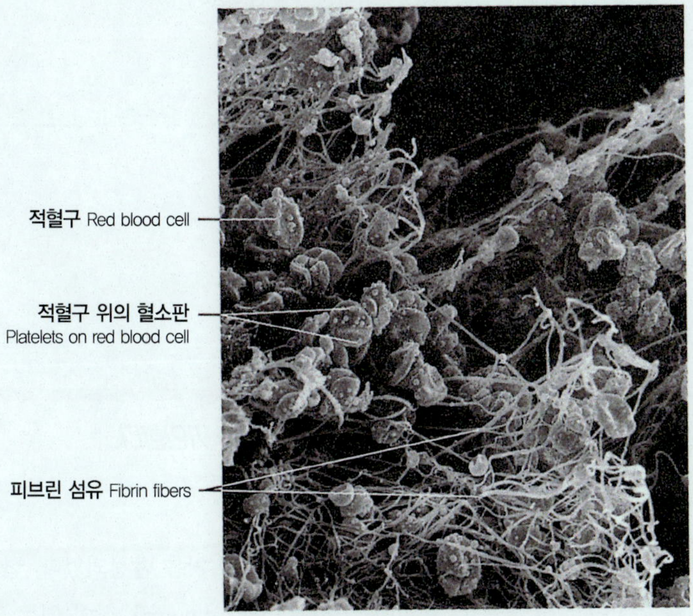

무엇이 이 전자현미경에서 보이는 피브린사(fibrin threads)를 생산하는가?

그림 10-12 혈액응고
전자현미경 사진에서 피브린 섬유의 실들을 명백히 볼 수 있다. 적혈구 위의 작은 융기들은 혈소판이다(3,848X).

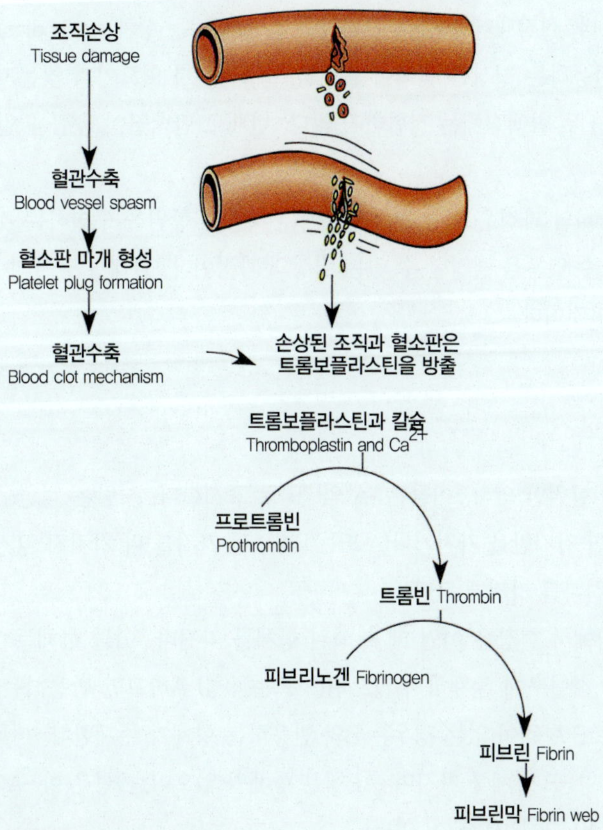

지혈에 있어서 피브리노겐의 역할은 무엇인가?

그림 10-13 지혈과정의 요약

개념 확인

1. 혈소판은 혈류를 순환할 때 정상적으로 서로 달라붙지 않는가?
2. 혈병의 형성에 있어서 주된 사건은 무엇인가?
3. 혈전이나 색전의 형성이 항상성을 위협하는 이유는 무엇인가?

혈액형

혈액형은 적혈구의 표면단백질과 특별한 혈장단백질 사이의 반응에 기인한다. 두 가지 주요 혈액형은 ABO와 Rh이다.

19세기 후반에 어떤 부류의 사람의 적혈구는 서로 다른 특성을 가진다는 것이 처음 발견되었다. 한 부류의 혈액이 다른 부류의 혈액과 만났을 때 세포는 서로 덩어리를 이룬다, 즉 **응집이 일어난다**(agglutinated). 살아 있는 사람에게 수혈하는 동안 응집이 일어나면 환자는 많은 적혈구가 파괴되어 사망하게 된다. 반면에 동일한 혈액형의 혈액끼리는 응집이 일어나지 않으므로 적합한 공혈자로부터 수혈자(환자)에게 혈액을 줄 수 있다. 결국 학자들은 왜 이런 반응이 일어나는지를 알아낼 수 있었으며, 인간에서 혈액의 상이한 그룹을 알아내게 되었다.

혈액형의 기초는 적혈구 세포막에 표면단백질의 존재이다. 이들 단백질은 유전적으로 결정되며 **항원**(antigens) 또는 응집원(agglutinogens)이라 부른다. 혈장내에는 다른 단백질이 있는데 이는 **항체**(antibodies) 또는 응집소(agglutinins)라 한다. 이 두 종류의 단백질이 서로 반응하는 성상은 혈액이 응집을 일으키는지 일으키지 않는지로 결정한다. 만일 항원과 항체 간의 반응이 혈액을 응집시킨다면 두 혈액검체는 적합하지 않다. 반대로 단백질이 응집을 일으키지 않는다면 검체는 적합하며 안전하게 혼합할 수 있다.

혈액형의 유형(blood typing)의 과정은 적혈구 세포막에 존재하는 항원을 구별하는 것이다. 이는 두 사람의 혈액이 적합하여 수혈로서 안전하게 섞을 수 있음을 결정할 수 있는 일상의 과정이다. 혈액형 검사의 많은 체계가 있지만 우리는 가장 흔한 ABO와 Rh 혈액형만 공부할 것이다.

ABO 혈액형 ABO System

ABO 혈액형에는 두 가지 항원만 있다. 이들은 “A”와 “B”로 표시한다. 사람은 적혈구 세포막에 두 가지 항원을 다 가지거나(AB형), 두 가지 항원 중 한 가지만을 가지거나(A 또는 B형), 두 가지를 다 가지지 않기도(O형) 한다. 따라서 누구나 AB, A, B, O형의 4가지 혈액형 중 하나를 가지게 된다.

A, B, O형을 가지는 사람에서 혈장은 어릴 때 형성된 항체를 가진다. 이들 항체는 가지지 않는 사람의 항원하고만 반응한다. 예를 들어, 항원 A가 적혈구에 존재하지 않으면(B 또는 O형) A하고만 반응하는 항체가 존재한다. 이 예에서 항체는 항-A라 부른다. 마찬가지로 B 항원이 없는 경우는 B와 반응하는 항체가 존재한다. 따라서 B형 혈액의 사람은 항-A 항체를 가지며, A형 혈액의 사람은 항-B 항체를 가지며, AB형은 항체가 없으며, O형은 항-A와 항-B 항체를 모두 가지고 있다. 이들 관계는 그림 10-14와 표 10-2에 요약되어 있다.

수혈 Blood Transfusion

성공적인 수혈이란 환자의 소실된 혈액을 다른 사람으로부터 얻은 혈액으로 응집반응(agglutination reaction)이 일어나지 않도록 대치해 주는 것이다. 만약 두 혈액형이 맞지 않아서 응집이 일어난다면 수혈부작용(transfusion reaction)이 일어난다. 이러한 위험한 반응은 적혈구가 파괴되어 혈색소와 빌리루빈이 체내로 유리되어 결국 신부전을 일으켜 사망을 초래하기 때문에 예방해야만 한다. 따라서 맞지 않는 혈액형의 조합은 피해야만 한다.

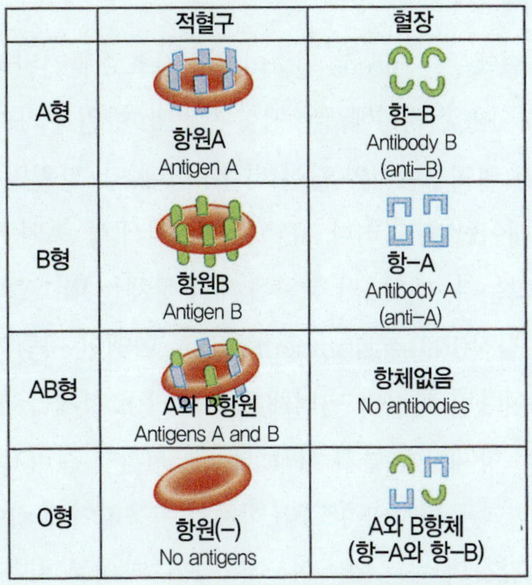

어떤 혈액형의 환자가 A형 혈액을 공급받을 수 있겠는가?

그림 10-14 ABO 혈액형 체계

수혈을 시도하기 전에 공혈자(donor, 혈액을 주는 사람)와 수혈자(recipient, 혈액을 받는 사람)의 혈액형을 조심스럽게 맞춰 봐야(cross match) 한다. 우선 생각해야 할 것은 수혈되는 혈액의 적혈구가 수혈자(환자)의 혈액과 적합한가 하는 것이다. 예를 들어 A형인 사람은 B 또는 AB형의 혈액을 맞으면 안 되는데, 이는 A형 혈액은 항-B 항체를 포함하여 B형이나 AB형 혈액 내의 항원과 반응하여 응집을 일으키기 때문이다. O형 혈액은 A, B, AB형의 혈액을 수혈 받으면 안 되는데, 이는 항-A와 항-B 항체가 둘 다 존재하기 때문이다.

일반적으로 수혈자의 혈액형과 동일한 혈액형의 혈액을 수혈하는 것이 가장 안전하다. 이 법칙은 적당한 혈액이 없는 응급 상황에서는 예외가 있을 수 있다. 이 경우 O형인 사람은 소량의 혈액을 수혈자(환자)에게 헌혈할 수 있는데 이는 적혈구에 ABO 표면 항원이 존재하지 않아서 환자의 A 또는 B 항체와 반응할 수 없기 때문이다(과거에는 O형 혈액을 가진 사람을 만능 공혈자 universal donor 라고 했다). 마찬가지로 AB형은 어느 혈액형이든 소량 수혈 받을 수 있다. 이는 응집반응이 매우 적기 때문이다. 그러나 O형과 AB형 혈액의 혼합은 주의해서 소량만 이루어져야 하는데, 이는 응집이 약간 일어나기 때문이다. 왜 이렇게 될까? ABO 혈액형 이외의 다른 혈액형도 있으므로 적합성이 있는지 반드시 맞춰 봐야만 한다. 또한 O형을 포함하는 어떤 공혈자의 혈액 내의 항체도 환자 혈액 내의 항원과 반응할 수 있다. 따라서 응집을 감소시키기 위하여 수혈 전에 모든 혈액형을 정확하게 맞춰보는 것(cross match, X-match)은 중요하다.

표 10-2 ABO 혈액형 계통

혈액형의 유형	적혈구에 있는 항원	혈장에 있는 항체	혈액을 줄 수 있는 혈액형	혈액을 받을 수 있는 혈액형
A	A	항-B	A, AB형	A, O형
B	B	항-A	B, AB형	B, O형
AB	A와 B	없음	AB형	A, B, AB, O형
O	없음	항-A와 항-B	A, B, AB, O형	O형

Rh 혈액형 Rh System

Rh 혈액형은 rhesus 원숭이에서 최초로 발견된 후 명명되었다. 그후 Rh 항원이 사람의 적혈구막에도 존재한다는 것을 알게 되었다. Rh 혈액형에서는 적혈구에 Rh 항원을 가지는 사람을 Rh^+, Rh 항원을 가지지 않는 사람을 Rh^-이라 한다.

ABO 혈액형에서와 같이 적혈구막에 Rh 항원의 존재는 유전적 특징을 지닌다. 대부분의 사람은 부모로부터 유전되어 Rh^+으로 태어난다. 그러나 ABO 혈액형에서 항-A와 항-B 항체가 있는 것처럼 Rh 항원에 대한 항체(항-Rh)는 자동적으로 형성되지 않는다. 대신 Rh 항원에 대한 항체는 Rh^- 혈액인 사람이 감작되었을 때만 형성된다.

Rh 감작(Rh sensitization)은 Rh^- 혈액인 사람이 Rh^+ 혈액을 수혈받거나 혈액이 Rh^+ 혈액과 섞였을 때 일어난다. 이것이 일어나면 환자의 면역체계는 항-Rh 항체를 생성하여 다른 혈액형에 대항하여 방어한다. 응집반응은 인체가 반응하여 항-Rh 항체를 만들기 시작하는 데 시간이 걸리기 때문에 처음에는 일어나지 않는다. 그러나 두 번째 이후는 언제라도 공혈자의 혈액은 환자의 항-Rh 항체와 반응하여 응집이 일어나게 될 것이다.

Rh 감작의 예는 Rh^- 임산부가 Rh^+ 태아를 처음 낳았을 때 일어난다(그림 10-15). 이 첫 임신은 큰 문제 없이 건강한 아이를 출산한다. 그러나 분만하는 동안 태반이 떨어지면서 엄마의 혈액과 아이의 혈액은 섞이게 된다. 아이의 Rh^+ 혈액에의 노출은 엄마의 면역체계를 감작하여 항-Rh 항체를 생산한다. 만약 엄마가 다시 Rh^+ 태아를 임신하면 엄마의 항-Rh 항체는 태반을 통과하여 태아의 적혈구와 반응하여 응집을 일으킨다. 이는 태아의 태아적모구증(erythroblastosis fetalis), 즉 용혈성 질환(hemolytic disease)의 원인이 되며, 이때 태어나지 않은 태아는 빈혈과 저산소증을 앓게 된다. 만약 출생 전에 수혈을 수행하여 산소운반을 위한 적혈구를 더 많이 공급하지 않으면 뇌손상과 사망까지도 일어날 수 있다. 다행히 첫아이를 임신했을 때 엄마가 Rh^-이고 태아는 Rh^+임을 알고 있다면 엄마는 RhoGAM이라 부르는 물질을 투여받음으로써 감작을 피할 수 있다.

개념 확인

1. 항원과 항체의 차이는 무엇인가?
2. 만약 A형 혈액이 모르는 혈액형과 섞여서 응집이 일어났다면 모르는 혈액은 무슨 혈액형인가?
3. 만약 엄마가 Rh^-이고 첫째 아이가 Rh^+라면 아이가 엄마로부터 수혈받았을 때 가능한 위험성은 무슨 이유 때문인가?

항상성과 혈액

혈액은 인체의 항상성을 유지하는 중요한 역할을 한다. 혈액의 세 가지 주된 기능(이동, 방어, 조절)은 직접적으로 이러한 역할에 관여한다. 결과적으로 혈액의 어떠한 정상 기능의 파괴는 인체의 항상성의 불균형을 초래한다.

혈액에 의해 제공되는 운반기능은 모든 세포에 필수적이다. 당신 몸의 모든 세포는 혈액에 의존하여 산소와 영양소를 공급받고 노폐물을 내보낸다. 이러한 운반기능이 없으면 세포는 수분 내에 죽게 될 것이다.

항상성은 또한 백혈구에 의하여 제공되는 면역이라는 방어기능을 요구한다. 면역부전은 항상성에 어떤 일을 초래할까? 백혈구에 의한 방어부전은 신속하게 건강을 파괴하며 감염성 질병의 빠른 확산을 초래한다. 이는 AIDS라는 질병에서 볼 수 있다.

혈액의 방어기능은 또한 응고기전, 즉 지혈을 포함한다. 상해에 따른 체액소실을 중지시키는 혈액의 능력은 생명유지에 필

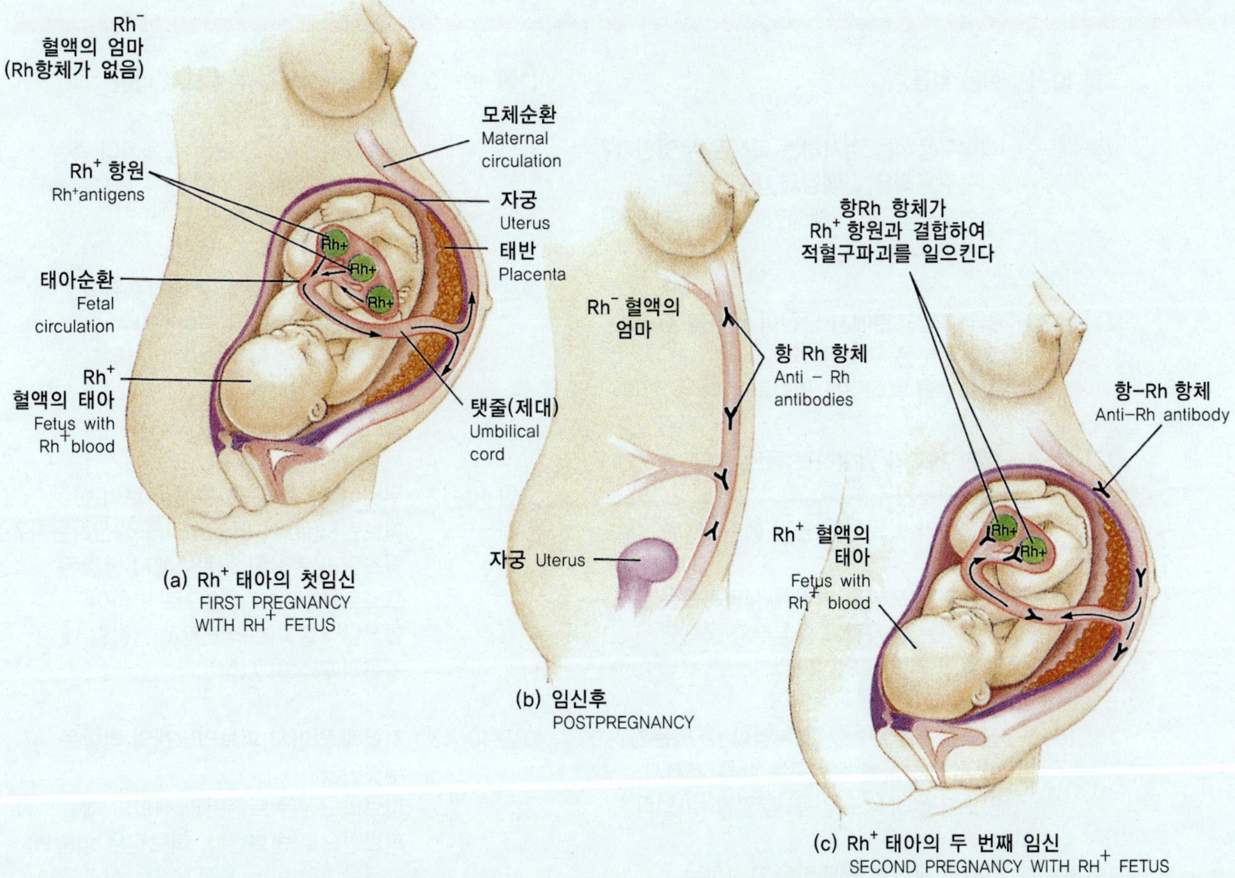

만일 두 번째 태아가 Rh⁻ 혈액을 가진다면 엄마의 항-Rh 항체와 불리하게 반응할 것인가?

그림 10-15 신생아에서 용혈성 질환의 발달과정
(a) Rh⁻ 엄마가 Rh⁺ 태아를 처음 임신한다. 때로는 Rh⁺ 항원(녹색)이 태반을 통해서 엄마의 혈류로 들어갈 수 있다.
(b) 조만간 항-Rh 항체가 만들어질 것이다. 첫째 아이는 이것이 항체에 의해 영향받기 전에 태어날 것이다.
(c) 두 번째 Rh⁺ 태아가 엄마로부터 항-Rh 항체를 받게 되어, 적절한 대응책을 받지 않으면, 항-Rh 항체는 아이의 적혈구를 파괴할 것이다.

요하다. 혈우병에서 볼 수 있는 것처럼 응고기전이 불완전한 환자의 혈액소실은 지혈이 안 되어 생명을 위협할 수도 있다.

산-염기 균형을 유지하고 체온을 조절하는 조절기전은 또한 항상성 유지에 있어서 직접적인 역할을 한다. 순환혈액 내의 완충체계는 모든 체액의 pH를 생명유지에 필요한 좁은 범위 내로 유지시켜준다. 완충액의 어떠한 변화로 인하여 이 균형을 깰 수 있다. 혈액내의 완충액 농도를 유지하기 위하여 폐는 과다한 이산화탄소(탄산의 원천)를 제거하고, 콩팥은 과다한 수소이온(모든 산의 원천)을 제거한다. 체온을 조절하는 데 있어 혈액은 뜨겁거나 차거운 온도를 인체의 여러 부위로 옮겨줄 수 있는 체액의 운반자로서 작용한다. 혈액은 이런 방법을 통하여 신체활동이나 외부 온도의 변화에도 불구하고 체온을 유지시켜준다.

그림 설명의 질문과 답

그림 10-1 **질문 없음**

그림 10-2 **적혈구용적을 검사하는 목적은 무엇인가?**
적혈구용적은 혈액검체 내의 적혈구, 백혈구, 혈장의 상대적인 농도를 측정하기 위하여 수행한다.

그림 10-3 **혈액도말표본에서 당신이 알아볼 수 있는 세포성분은 무엇인가?**
적혈구와 백혈구를 명확하게 볼 수 있다.

그림 10-4 **어떤 세포가 발달하는 동안 핵이 없어지는가?**
적혈구가 발달하는 동안 핵이 없어진다.

그림 10-5 **적혈구의 모양을 어떻게 설명하겠는가?**
적혈구는 납작하고 중심부가 움푹한 난형의 원반 모양이다.

그림 10-6 **성숙된 적혈구는 세포분열할 수 있는가?**
아니다, 성숙된 적혈구는 핵을 가지지 않으므로(DNA도 없음) 분열할 수 없다.

그림 10-7 **다량의 복잡한 단백질을 포함하는 혈액세포는 무엇인가?**
적혈구는 헤모글로빈 분자로 채워져 있다.

그림 10-8 **적혈구로부터 재활용 물질에 있어서 간의 역할은 무엇인가?**
간은 적혈구를 탐식한 큰포식세포에 의하여 방출된 철을 저장한다. 간은 또한 빌리루빈을 쓸개즙으로 만들어 소화관으로 방출하는 경로이다.

그림 10-9 **혈액 내에서 가장 적은 세포성분은 어느 것인가?**
혈액 내에서 가장 적은 세포성분은 백혈구이다(가장 적은 백혈구는 호염기구이다).

그림 10-10 **백혈구는 왜 혈류 밖으로 나가 유주하는가?**
백혈구는 이물질 또는 병들거나 죽은 세포를 추적하는 동안 혈류 밖으로 나가 유주한다.

그림 10-11 **혈소판의 어떤 특징이 손상부위에 축적하는 능력을 촉진하는가?**
혈소판은 구조적 특성이 변화한다: 혈소판의 크기가 커지며 불규칙한 모양이 되고, 표면은 매우 끈적거리게 된다.

그림 10-12 **무엇이 이 전자현미경에서 보이는 피브린사(fibrin threads)를 생산하는가?**
혈소판과 손상된 혈관벽에서 방출된 프로트롬빈이 트롬빈으로 변하여 혈장단백질 피브리노겐과 결합할 때 일련의 과정이 시작된다.

그림 10-13 **지혈에 있어서 피브리노겐의 역할은 무엇인가?**
피브리노겐은 트롬빈과 결합할 때 피브린으로 변화한다. 피브린은 혈병의 그물을 형성하는 끈적거리는 실로 구성된다.

그림 10-14 **어떤 혈액형의 환자가 A형 혈액을 공급받을 수 있겠는가?**
A형과 AB형 환자가 A형 공혈자로부터 안전하게 혈액을 받을 수 있다.

그림 10-15 **만일 두 번째 태아가 Rh^- 혈액을 가진다면 엄마의 항-Rh 항체와 불리하게 반응할 것인가?**
아니다, 엄마와 태아의 혈액은 적합하기 때문에 반응은 없을 것이다.

11 심장혈관계통

THE CARDIOVASCULAR SYSTEM

개요

심장 THE HEART

- 일반적인 특징 General Characteristics
- 심장을 둘러싸고 있는 막 Coverings of the heart
- 심장의 벽 Heart Wall
- 심장의 방 Heart Chambers
- 심장판막 Heart Valves
- 심장을 통한 혈액의 흐름 Blood Flow Through the Heart
- 심장의 혈액 공급 Supply of Blood to the Heart

심장의 생리 HEART PHYSIOLOGY

- 심장주기 Cardiac Cycle
- 심장음 Heart Sounds
- 심장전도계 Heart Conduction System
- 심전도 Electrocardiogram
- 심장박출량 Cardiac Output
- 심장활동의 조절 Regulation of Heart Activity

혈관 BLOOD VESSELS

- 동맥과 세동맥 Arteries and Arterioles
- 모세혈관 Capillaries
- 세정맥과 정맥 Venules and Veins
- 혈압 Blood Pressure
- 모세혈관에서의 물질교환 Capillary Exchange

순환경로 CIRCULATORY PATHWAYS

- 허파순환 Pulmonary Circulation
- 온몸순환 Systemic Circulation

항상성 HOMEOSTASIS

학습목표

1. 심장의 위치와 모양을 확인한다.
2. 심장막의 층을 묘사한다.
3. 심장벽의 층을 확인한다.
4. 심방과 심실의 구조를 묘사한다.
5. 심장 판막의 구조와 기능을 묘사한다.
6. 심방과 심실의 혈류를 추적한다.
7. 심장음을 확인하고 심장주기와 연결시킨다.
8. 심장전도계의 구성요소와 기능을 묘사한다.
9. 정상적인 심전도에서 측정된 전기적 기록을 확인한다.
10. 심장박출량을 정의하고, 어떻게 조절되는지 묘사한다.
11. 구조에 따른 혈관의 유형을 구분한다.
12. 혈압에 영향을 미치는 인자와 혈압조절에 대해 묘사한다.
13. 허파순환과 온몸순환의 기능적 차이를 서술한다.
14. 허파순환과 온몸순환의 주요 동맥과 정맥을 확인한다.

심장

심장은 심장혈관계통의 중심이다. 심장은 속이 비어 있는 근육 펌프로서 혈관을 통해 혈액을 박출한다.

일반적인 특징 General Characteristics

심장은 가슴의 중심에 위치하고, 특별한 구조로 이루어져 있다.

심장은 가슴 내, 양쪽 허파 사이에 위치한다(그림 11-1). 가슴 중앙에 수직선을 그려 넣을 때, 이 정중선의 왼쪽에 심장의 약 2/3가, 오른쪽에 1/3이 있게 된다(그림 11-1). 심장의 뾰족한 끝부분 또는 **심장끝(심첨, apex of heart)**은 가로막의 아래모서리에 닿아 있고 왼쪽으로 치우쳐 있다. 편평한 위모서리는 **심장바닥(심저, base of heart)**이라고 불린다. 심장은 거의 대부분 자기 주먹과 비슷한 크기이다.

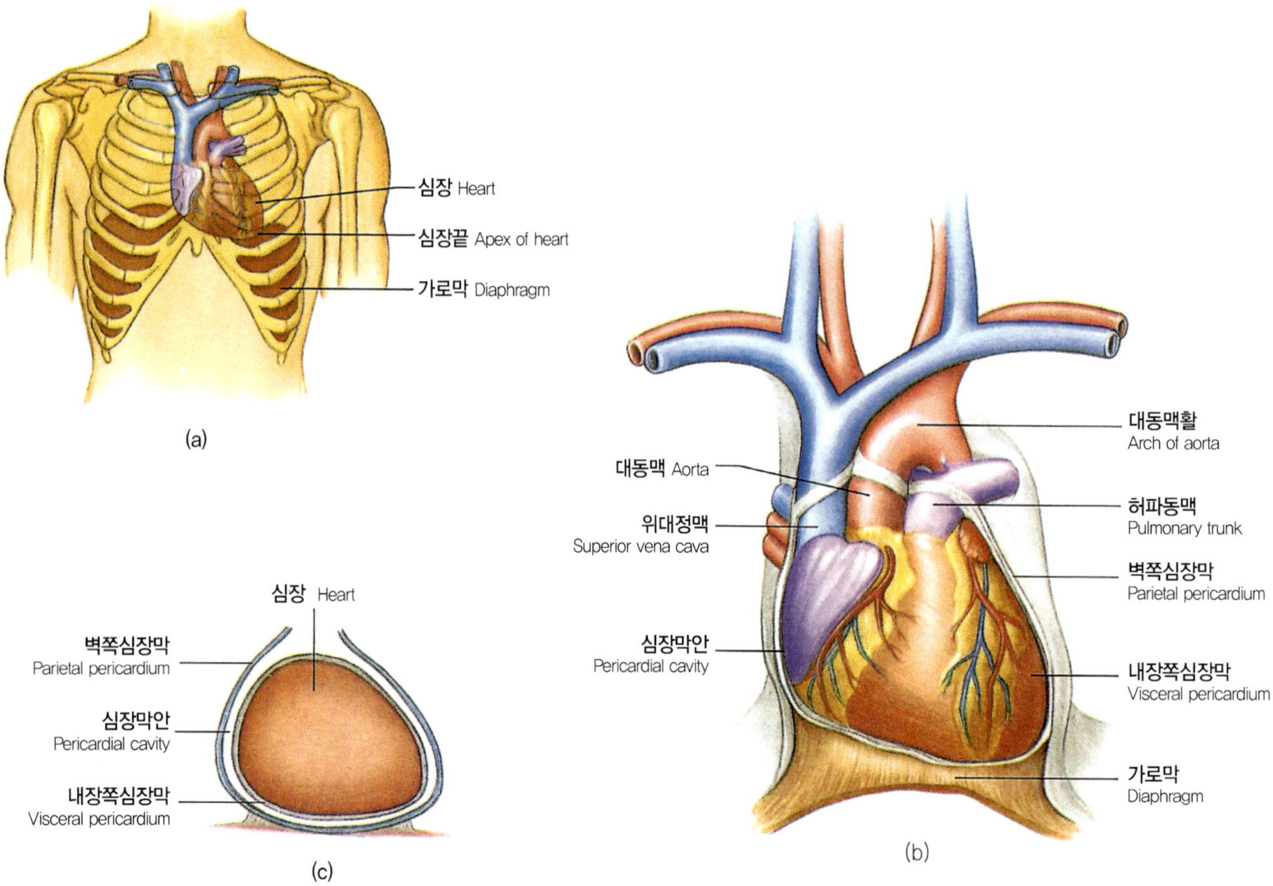

자신의 가슴 위에서 심장끝의 위치를 확인할 수 있는가?

그림 11-1 심장의 위치

(a) 앞쪽 가슴에서 심장은 가슴우리와 겹친 것으로 보인다. (b) 앞면에서 볼 때 복장뼈는 제거하였고 갈비뼈는 가쪽면으로 밀린 것으로 보인다. 심장의 바깥쪽 덮개인 벽쪽심장막은 심장의 표면을 관찰하기 위해 제거하였다. (c) 이 그림에 제시된 것처럼 두 겹의 심장막이 심장의 대부분을 둘러싸고 있다.

심장을 둘러싸고 있는 막 Coverings of the Heart

심장을 둘러싸고 있는 심장막은 두겹으로 이루어져 있다.

심장과 심장에 접해 있는 주요 혈관들은 **심장막(심낭, pericardium)**이라는 두 겹의 장막에 둘러싸여 있다(그림 11-1, 그림 11-2). 바깥막은 **벽쪽심장막**(parietal pericardium), 또는 **심장막(심낭막, pericardial sac)**으로 느슨하게 둘러싸인 주머니로, 바깥쪽의 두꺼운 섬유막(fibrous layer)과 안쪽의 얇은 장막(serous layer)의 두 부분으로 구성되어 있다.

치밀결합조직으로 되어 있는 섬유성 막은 심장을 보호하고 가로막과 복장뼈 및 심장에 인접한 주요 혈관에 심장이 고정되도록 돕는다. 장액성 막은 **내장쪽심장막**(visceral pericardium)이라는 심장막의 안쪽막으로서 심장표면 전체를 둘러싸고 심장 바닥으로 내려간다. 내장쪽심장막 또는 **심장바깥막(epicardium)**은 심장 표면에 부착되어 있는데 심장막의 속벽을 이루면서 심장의 바깥벽을 이루고 있다.

심장바깥막과 벽쪽심장막의 장막 사이는 **심장막안(심낭강, pericardial cavity)**으로서 심장막의 장액세포가 분비한 소량의 액체가 들어 있어 심장 박동 시마다 막 사이의 마찰을 감소시키기 위한 윤활액으로서의 역할을 한다. 윤활작용이 저하되면 심장막들이 서로 유착되어 심한 가슴통증이 발생하고 심장활동을 방해한다.

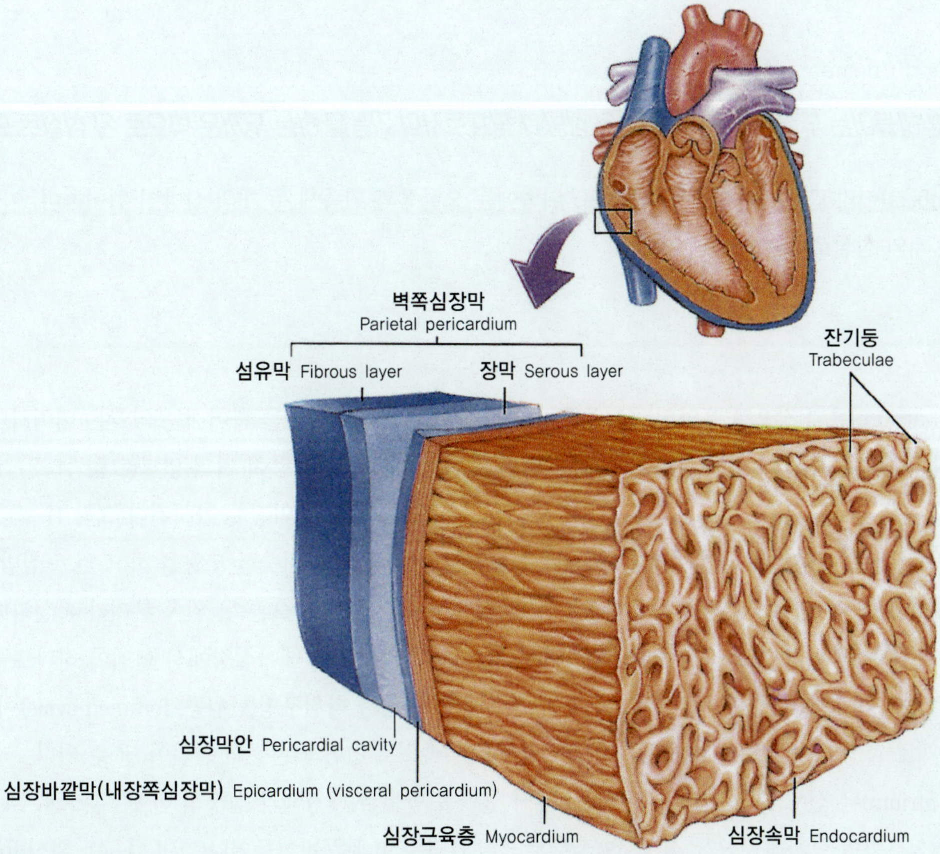

심장벽의 어떤 층이 가장 두꺼운가?

그림 11-2 심장벽의 구조
위의 그림에서 오른쪽 끝부분이 심장의 안쪽이다.

심장의 벽 Heart Wall

심장의 벽은 세 층으로 이루어져 있는데 그 중 가장 중요한 것은 중간층인 심장근육층이다.

심장벽(heart wall)은 세 층 모두에 혈관이 풍부히 분포하고 있다(그림 11-2). **심장바깥막(심외막, epicardium)**은 심장의 얇은 보호벽으로서 심장에 단단히 부착되어 있으며, 심장벽을 지나는 혈관을 따라 지방성 물질을 포함하기도 한다.

심장근육층(심근, myocardium)은 심장벽의 대부분을 형성하며 혈액을 박출해 내도록 수축하는 층이다. 심장근육세포는 결합조직섬유와 섞여 짜여져 지지되는 나선형 다발로 심장의 모든 부분을 통합적으로 연결한다.

심장속막(심내막, endocardium)은 심장벽의 속층을 형성하는 백색막으로서 심장판막을 둘러싸고 있다. 혈관의 속벽에서 발견되는 이 심장속막은 일반적으로 **내피**(endothelium)라고 한다.

개념 확인

1. 심장막의 바깥막을 무엇이라고 하는가?
2. 심장근육조직을 구성하는 심장벽은 어떤 막인가?
3. 내피는 무엇이며 어디에서 볼 수 있는가?

심장의 방 Heart Chambers

심장은 혈액을 받아들이는 두 개의 얇은 벽으로 된 심방과 펌프로서의 기능을 하는 두꺼운 벽으로 된 심실로 되어 있다.

심장은 **방**(chambers)이라고 부르는 네 개의 내실로, 위쪽에는 오른쪽과 왼쪽에 두 개의 심방이 위치하며, 아래쪽에는 오른쪽과 왼쪽에는 두 개의 심실로 되어 있다.

심방 Atria

심방(atria **단수**; atrium)은 심장으로 유입되는 혈액을 받아들이는 방으로서 혈액을 뿜어내는 역할은 미미하여 단순히 심실로 열려 있는 "옆문"으로 혈액을 밀어낼 뿐이다. 심방의 벽은 아주 얇고 심장근육층이 거의 없다(그림 11-3). 심방에 부착된 귀 모양의 속이 빈 작은 **심방귀(심이, auricles)**는 혈액을 받아들일 때 내부 용량을 약간 증가시킨다(그림 11-4).

심방의 속막은 부드러운 조직으로 되어 있다. 이 모서리들은 빗(comb)의 살과 비슷한 모양을 하고 있고 **심방사이막(심방중격, interatrial septum)**에 의해 왼쪽, 오른쪽 심방이 분리된다. 건강한 심장에서는 오른쪽, 왼쪽 분리가 확실하다. 오른심방사이막의 뒤벽에는 **타원오목(난원와, fossa ovalis)**이라는 약간 들어간 부분이 있어 태아심장에서 혈액이 허파로 들어가기 위해 오른심방에서 왼심방으로 유입되던 구멍의 흔적으로 태아에서는 이 구멍을 **타원구멍(난원공, foramen ovale)**이라고 한다. 타원구멍이 열린 상태로 출생한 경우 수술로 교정하지 않으면 산소부족으로 인한 뇌손상의 원인이 될 수 있다.

오른심방(right atrium)은 신체 중 심장의 윗부분으로부터 혈액을 받는 위대정맥과 심장의 아랫부분으로부터 혈액을 모으는 아래대정맥 및 심장벽의 혈액을 모으는 심장정맥굴로부터 유입되는 혈액을 받아들인다(그림 11-4). **왼심방**(left atrium)은 양쪽 허파로부터 모은 혈관인 허파정맥으로부터 혈액을 받아들인다.

심실 Ventricles

심실은 심장 외부와 온몸순환계로 혈액을 박출하기 위해 필수적인 힘을 제공한다(그림 11-3). 혈액은 심장근육층의 수축에 의해 박출되며 양쪽 심실 중 왼심실의 벽이 훨씬 두껍다. 이는 왼심실이 허파를 제외한 온몸혈관으로 혈액을 박출하기 위해 충분한 힘을 생성해내는 데에 필수적이다.

각 심실의 속벽은 **근육기둥**(trabeculae carneae)이 있으며, 심장속막과 연결된 불규칙한 주름과 구분된다. 이 주름의 일부는 심장판막에 부착되어 판막의 기능에 관여하는 **꼭지근**(**유두근**, papillary muscles)이 가느다랗게 돌출하였다.

양쪽 심실은 **심실사이막**(**심실간중격**, interventricular septum)이라는 두꺼운 근육 구획에 의해 내부적으로 나뉜다. 그 위치는 외표면상으로 알 수 있는데, **심실사이고랑**(**심실간구**, interventricular sulcus; 그림 11-3, 그림 11-4a)이라는 심장 바깥표면에 있는 주름과 평행하기 때문이다. **방실사이고랑**(**관상구**, coronary sulcus)이라는 심장 바깥표면의 또다른 주요 주름이 심실과 심방을 외적으로 구분한다(그림 11-4c). 이들 두 고랑은 심장벽과 지방층에 혈액을 공급하는 큰 혈관이 분포하고 있다.

심실이 심방에서 혈액을 받아들이면 강한 압력으로 온몸순환계로 혈액을 박출해내는데 오른심실은 오른쪽과 왼쪽허파로 혈액을 운반하는 허파동맥(pulmonary trunk)으로, 왼심실은 대동맥(aorta)과 대동맥 분지들로 혈액을 박출한다.

심장판막 Heart Valves

두 종류의 심장판막은 모두 심장의 혈액이 한 방향으로 흐르도록 유도한다.

심장의 **판막**(valves)은 혈액이 한 방향으로 흐르도록 하고 혈액의 흐름에 따라 신속히 열리고 닫히는 스프링이 장착된 덫의 문처럼 작동한다.

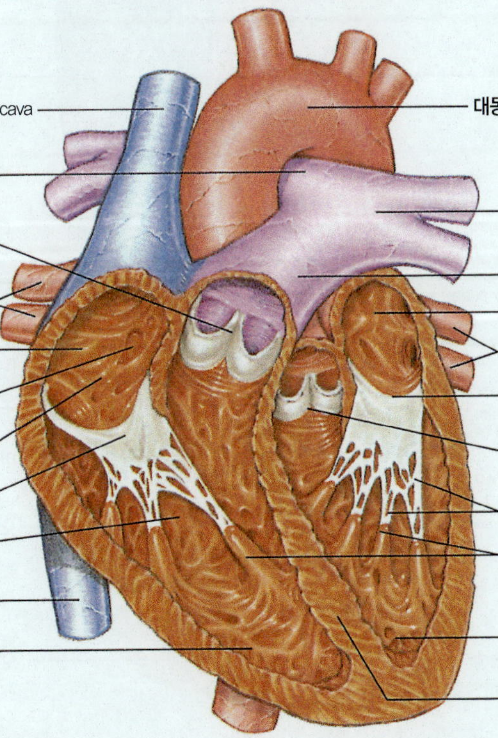

왼심실은 왜 가장 두꺼운 심장근육으로 이루어져 있는가?

그림 11-3 심장의 내부구조, 앞면

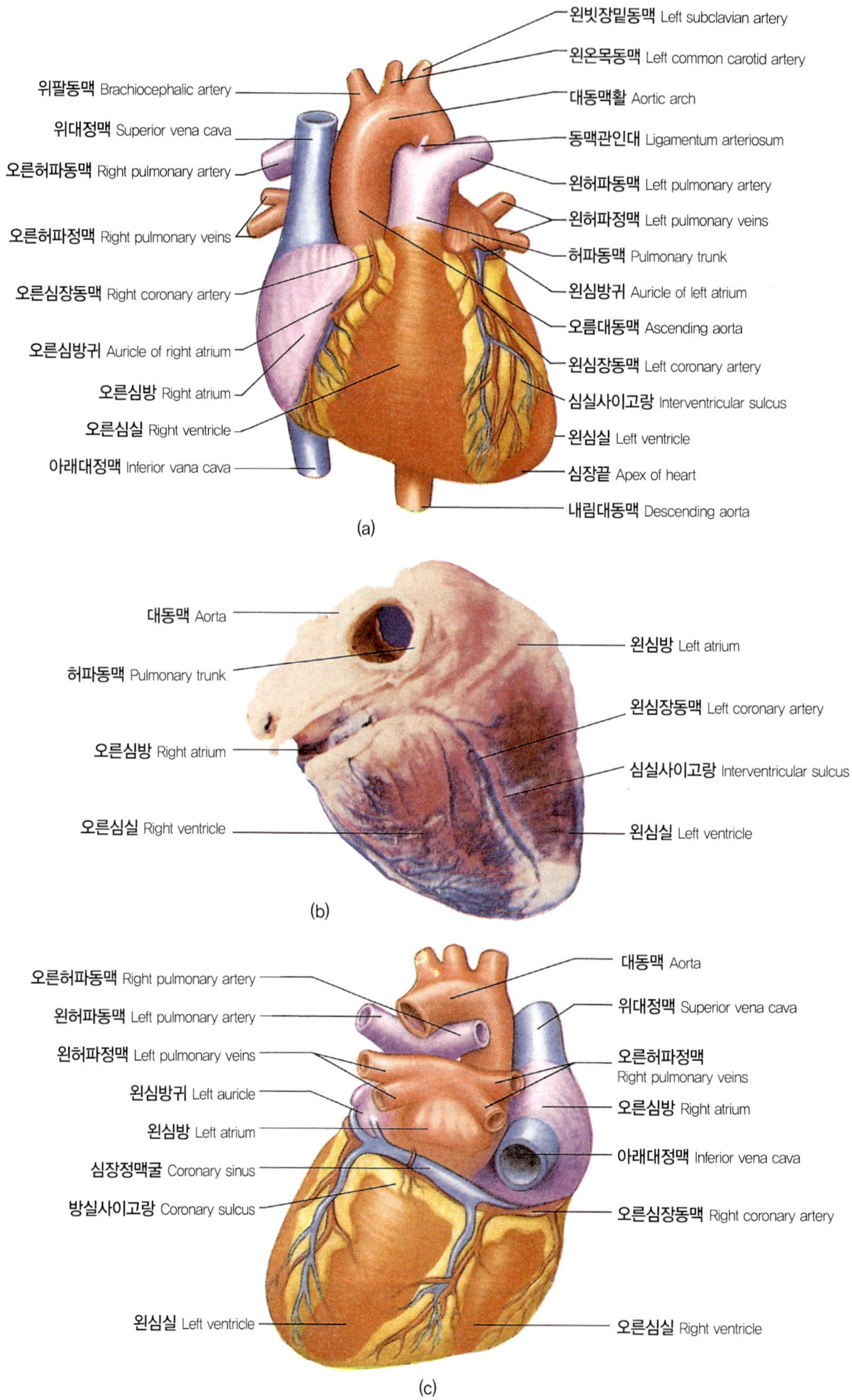

심장의 외부 표면에서 네 개의 방을 확인하시오.

그림 11-4 심장의 외부구조
(a) 앞면도 (b) 심장의 사진, 앞면 (c) 뒷면도

방실판막 Atrioventricular(AV) Valves

방실판막(AV valves)은 심방과 심실 사이에 있으며, 둘 또는 세 개의 삼각형 모양의 첨판으로서 심실 쪽을 향해 있다(그림 11-3, 그림 11-5). 오른심방과 오른심실 사이에는 **삼첨판막**(tricuspid valve)이 있으며 왼심방과 왼심실 사이에는 **승모판막**(mitral valve)이 있다.

방실판막의 첨판은 심장속막으로 둘러싸인 두꺼운 결합조직으로 되어 있고 **힘줄끈(건삭**, chordae tendineae)이라는 결합조직의 얇은 끈에 부착되어 있다. 이 끈들은 첨판을 심실 벽에 있는 꼭지근에 고정시킨다.

방실판막은 심장에서 혈액의 흐름에 반응하여 작용하며(그림 11-6), 심방에서 심실로 혈액이 한 방향으로 흐르도록 한다. 심방이 수축할 때, 첨판은 혈액을 첨판들 사이의 구멍을 통해 혈액을 심실로 향하도록 한다. 심실이 수축하여 혈액이 첨판을 위로 밀어 올리려 할 때 개구부는 닫히게 된다. 첨판은 힘줄끈에 부착되어 심방을 향해 뒤집히지 않게 되는데, 뾰족한 모서리가 꼭지근에 연결되어 심실벽에 단단히 부착되었기 때문이다. 판막에 결함이 있을 때 일부 혈액이 심방으로 유입될 수 있는데 이때에 심장잡음(heart murmur)이 발생한다.

반달판막 Semilunar(SL) Valves

두 개의 **반달판막**(semilunar valves)은 심실과 심장에서 허파동맥과 대동맥의 두 종류의 주요 혈관 사이에 있다(그림 11-3, 그림 11-5). 오른심실과 허파동맥 사이의 반달판막을 **허파동맥판막**(pulmonary valve), 왼심실과 대동맥 사이의 반달판막을 **대동맥판막**(aortic valve)이라고 한다.

방실판막과 같이 반달판막도 심장속막으로 둘러싸인 두꺼운 결합조직으로 되어 있으나 반달판막은 모두 심실과 접한 볼록한 면인 얇은 사발과 같은 세 개의 반달 모양의 첨판으로 이루어져 있다(그림 11-5). 첨판 가장자리의 반은 혈관 벽에 부착되어 있다. 반대쪽 가장자리 반은 혈관 개구부를 향해 밖으로 구부러져 있다.

반달판막의 기능은 심실로부터 허파동맥과 대동맥으로 혈액이 한 방향으로 흐르도록 하는 것이다. 그림 11-7에 제시된 것

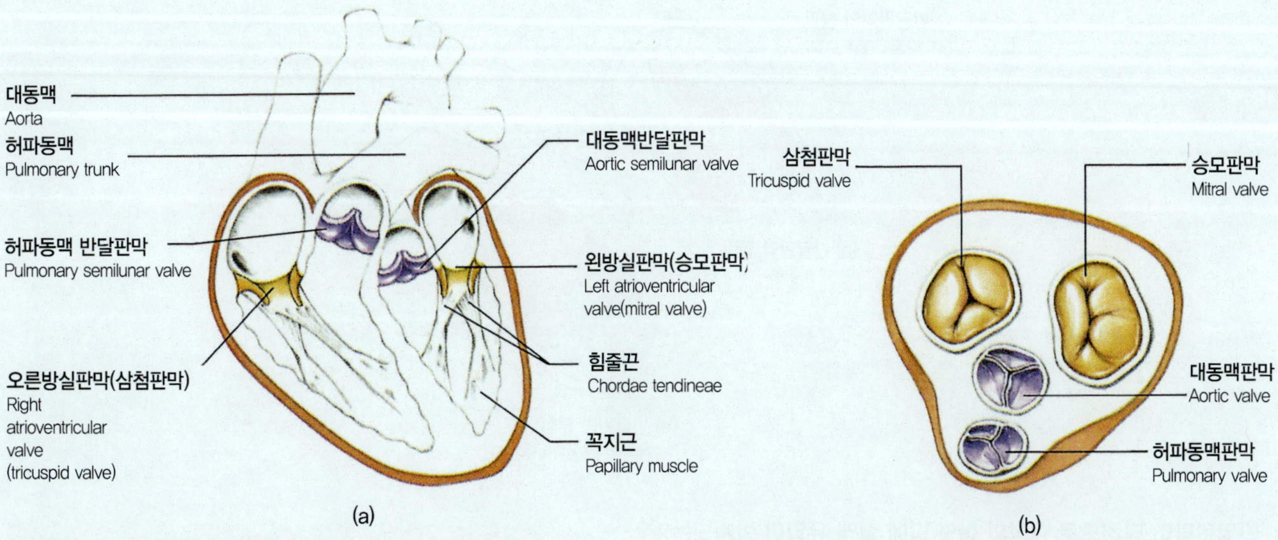

왼심실과 대동맥 사이에 있는 심장판막은 어떤 것인가?

그림 11-5 심장판막의 위치
(a) 절단된 심장의 앞면에서 판막의 색이 두드러지게 보임. (b) 수평면으로 절단된 심장을 위에서 내려다 본 그림.

처럼 반달판막은 심실수축에 의한 혈류와 혈압의 변화에 반응하여 작동한다. 심실이 수축할 때 혈액은 방실판막을 대항하여 박출되어 방실판막이 닫히게 되므로 혈액이 반달판막을 향해 우회하게 된다. 반달판막을 밀어내는 혈액의 힘이 반달판막을 열게 하고 혈액은 반달판막을 통해 혈관으로 흐르게 된다. 심실이 이완하면, 심실내 압력저하가 반달판막을 닫히게 한다. 심장잡음은 비록 방실판막의 결함에 의한 심장잡음처럼 빈번하지는 않지만, 반달판막이 불완전하게 닫힐 때 발생된다.

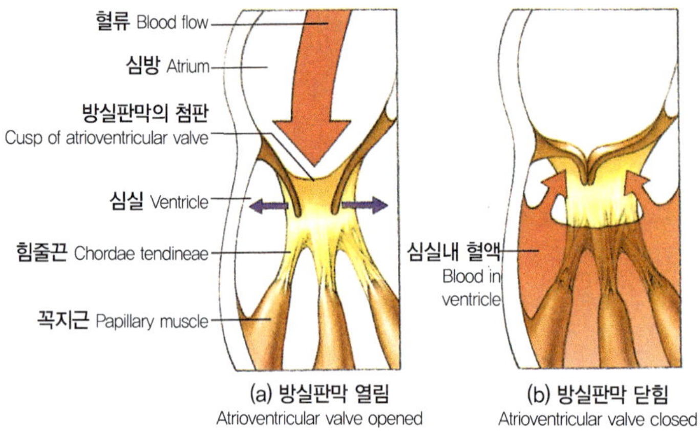

꼭지근에 부착된 힘줄끈이 떨어져 나간다면 혈류에 어떤 변화가 있을 것이라고 추측할 수 있는가?

그림 11-6 방실판막의 작동
(a) 판막은 혈액이 심방에서 심실로 밀려나갈 때 열린다. (b) 심실이 혈액으로 충만되면 수축하게 된다. 심실 수축기 동안 방실판막을 향한 압력 때문에 판막은 닫힌다. 이렇게 혈액이 심실에서 심방으로 역류되는 것이 방지된다.

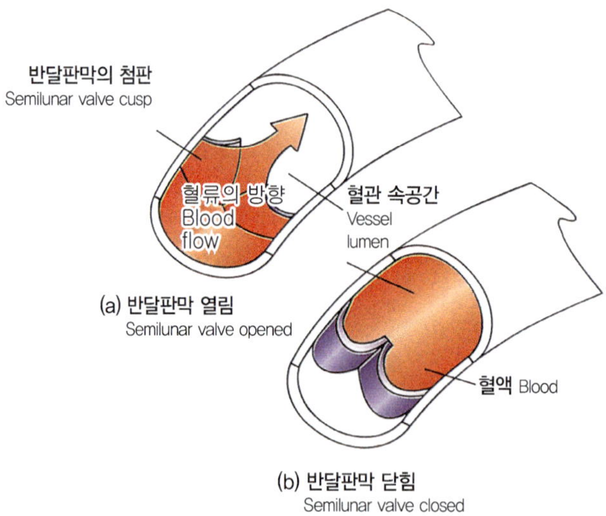

반달판막이 닫히므로 심장의 어떤 방에 혈액 유입이 방지되는가?

그림 11-7 반달판막의 작동
(a) 혈액이 심실 수축력에 의해 반달판막을 향해 밀려 나갈 때 반달판막이 개방된 것을 보이는 허파동맥과 대동맥의 단면. (b) 수축하자 마자 대동맥 내에 있는 혈액이 반달판막을 거슬러 당겨지고 반달판막을 닫게 한다. 따라서 혈액이 심실로 역류되는 것을 막는다.

심장을 통한 혈액의 흐름 Blood Flow Through the Heart

심장을 통한 혈류는 방들의 펌프작용과 판막의 작용에 의해 이루어진다.

심장의 방과 판막을 통한 혈류는 혈액이 위대정맥, 아래대정맥 및 심장정맥굴에서 오른심방으로 들어올 때 시작된다(그림 11-8). 이 혈액은 양쪽 허파를 제외한 온몸순환을 하고 돌아온 혈액이므로 산소 농도가 낮고 이산화탄소 농도는 높다. 오른심방이 수축할 때 혈액은 삼첨판막으로부터 오른심실로 밀려나간다. 혈액은 허파동맥으로 들어가는데 그것은 양쪽 허파로 혈액을 운반하기 위해 여러 가지로 나뉜다. 허파에서 혈중 산소 농도를 증가시키고 이산화탄소 농도는 감소시켜 신선한 혈액이 네 개의 허파정맥을 통해 왼심방으로 재유입된다. 왼심방의 수축은 승모판막을 통해 왼심실로 혈액을 밀어낸다. 혈액은 왼심실이

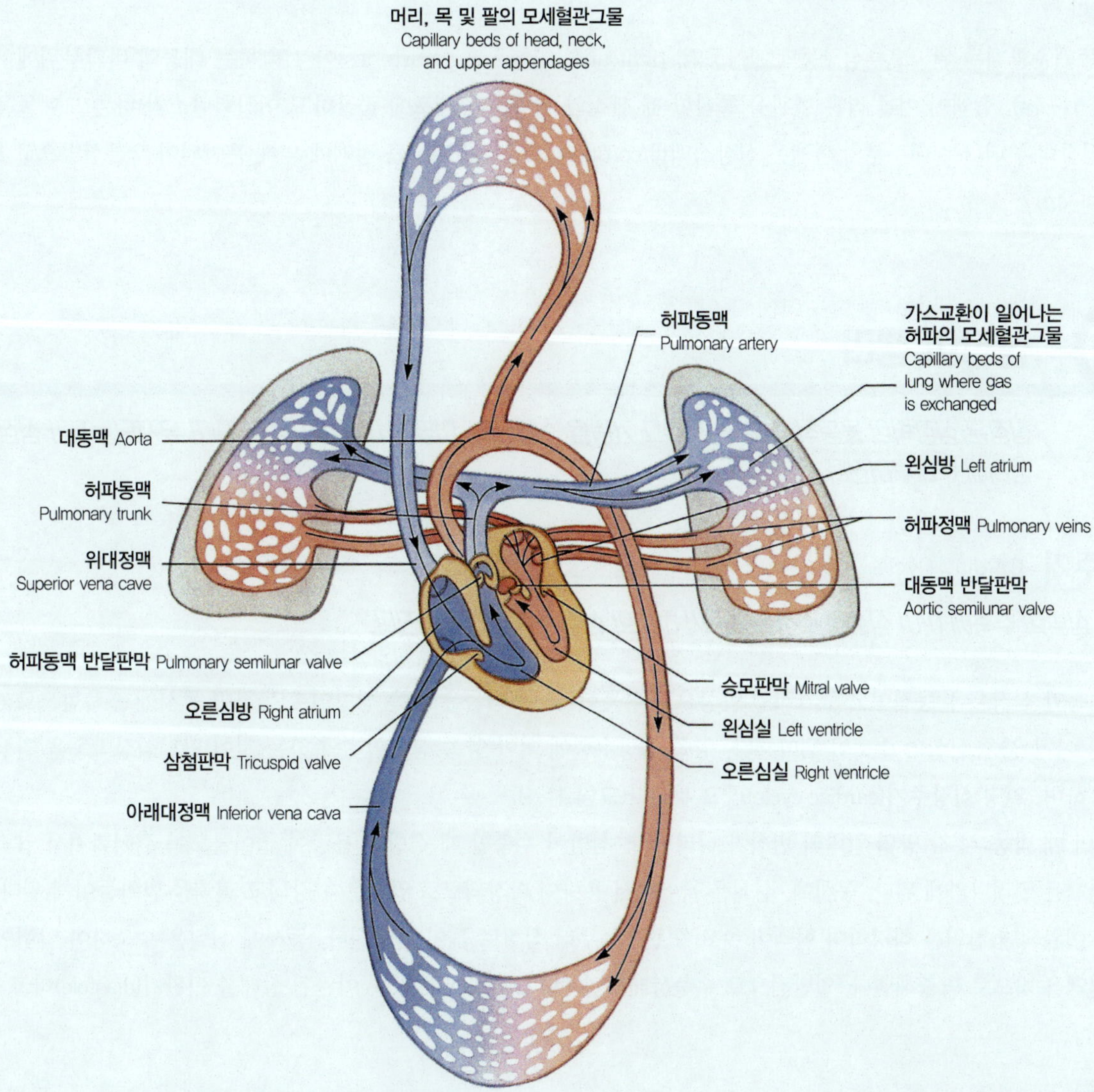

산소가 적은 혈액은 어떤 방을 통해 심장으로 들어가는가?

그림 11-8 심장을 통한 혈류
화살표는 혈류의 방향을 보인다. 적색 혈관은 산소가 풍부한 혈액을 운반하고, 청색 혈관은 산소가 적은 혈액을 운반한다.

수축할 때 혈액은 승모판막을 지나 대동맥판막에 이르게 된다. 대동맥은 허파를 제외한 신체 곳곳으로 혈액을 운반한다.

심장의 혈액 공급 Supply of Blood to the Heart

심장벽은 심장 자체의 순환그물로부터 영양공급을 받는다.

심장은 다른 기관들과 같이 노폐물을 제거하기 위해 계속적으로 산소와 영양공급을 필요로 한다. 이는 온몸에 혈류를 공급하기 위해 지속적인 율동적 수축을 하는 심장근육에 있어 특히 중요하다. 심장의 방들은 산소와 영양소를 포함하여 막대한 혈액공급을 받지만, 혈액이 심장벽 내의 세포들에게 영양공급을 하기 위해 침투할 수는 없다. 그래서 심장의 벽은 자체적으로 생명유지를 위해 자체의 혈관공급을 받는다. 이러한 혈관을 통한 혈류를 **심장동맥순환(관상순환, coronary circulation)**이라고 한다.

심장동맥순환계는 왼 · 오른심장동맥(관상동맥, right and left coronary arteries)이 시작하는 대동맥 바닥부위에서 시작된다(그림 11-4a). 혈액이 이들 작은 혈관을 통과할 때 산소와 영양분을 세포에 공급하고 이산화탄소와 다른 노폐물을 거두어 간다. 심장벽을 떠나는 대부분의 혈액은 심장정맥굴(coronary sinus)이라는 큰 정맥에 의해 운반되어 오른심방으로 보내진다(그림 11-4c).

심장의 생리

심장은 심장벽의 율동적 수축에 의해 그 기능을 수행한다. 어떻게 이 리듬이 생성되고 유지되는지가 심장의 생리에서 다루어진다.

심장주기 Cardiac Cycle

양쪽 심방의 수축에 이어 심실이 수축함으로써 하나의 심장주기가 이루어진다.

일생 동안 심장은 율동적이고 주기적인 양상으로 박동한다. 이 리듬은 양쪽 심방이 협동하여 동시에 수축함으로써 이루어지고 곧 이어 양쪽 심실의 수축이 뒤따른다. 양쪽 심방수축에 이어 양쪽 심실이 수축하는 것이 단일심장박동을 완성하기 위해 필요하며, 일명 **심장주기(cardiac cycle)**라고 부른다(그림 11-9).

심장의 매 박동 시 각 방의 압력의 변화가 나타난다. 심방이 수축할 때 심방내 용량이 줄어들도록 쥐어짜져서 압력은 증가하고 혈액은 밀려나가게 된다. 동시에, 심실은 늘어나서 용량이 확장되므로 압력은 하강되고 혈액을 받아들이게 된다. 반대로 심방이 이완되면 압력은 하강하여 혈액이 주요 혈관으로부터 심실로 들어오게 된다. 동시에 심실은 수축하여 압력이 증가함으로 혈액을 밖으로 박출해낸다. 일반적으로 수축상태를 **수축기(systole)**라 하고, 이완된 상태를 **이완기(diastole)**라고 한다.

심장음 Heart Sounds

심장판막이 닫힐 때 심장음이 생성된다.

청진기로 심장음을 들을 때 두 가지 음만이 계속 반복되는 것을 듣게 된다. 이 소리를 보통 "럽-덥(lupdup)"이라 하는데, 심장음의 리듬은 럽-덥, 퇴행기, 럽-덥, 퇴행기, 럽-덥, 퇴행기로 계속된다. 제1심장음인 "럽"은 심실이 수축할 때(심실수축기) 방실판막이 닫히고 있음을 나타낸다. 제2심장음인 "덥"은 심실이 이완할 때(심실이완기) 반달판막이 닫히고 있음을 나타낸다.

심장기능부전을 진단하는 데 가장 흔히 쓰이는 것이 심장잡음의 청취인데 청진기로 네 개의 심장판막 중 어느 부위에 어느 정도 문제가 있는지를 구분할 수 있다.

심장전도계 Heart Conduction System

매 심장주기는 심장에 있는 특수한 전도 세포에 의해 자극된다.

심장은 자율신경계통으로부터 신경 흥분을 전달받지만 이 신경을 절단하더라도 심장은 계속해서 박동하는데, 이는 그 자체가 스스로 박동할 수 있는 능력이 있기 때문이다. 이것을 내인성 조절계라 하며 이 조절계는 각각의 심장근육세포에 전기 자극을 보내는 특수 세포로 구성되어 있다.

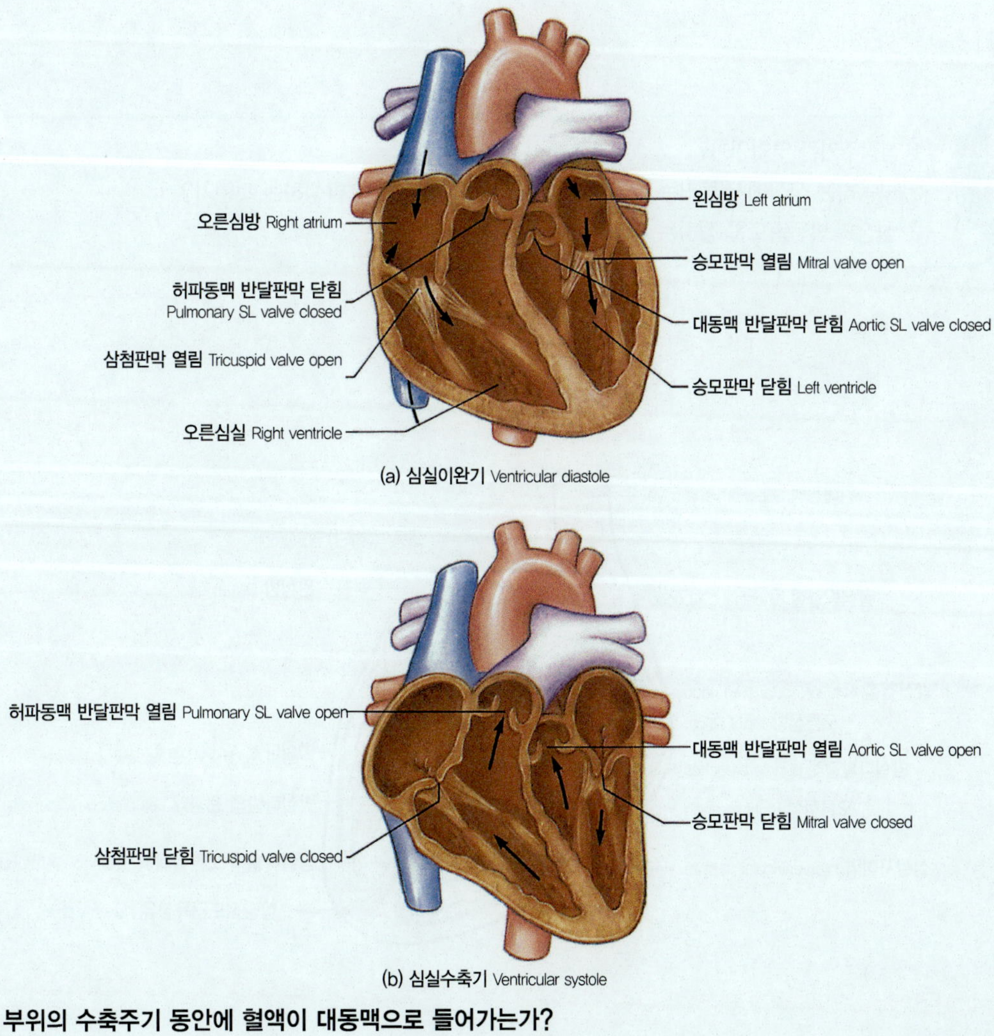

심장의 어떤 부위의 수축주기 동안에 혈액이 대동맥으로 들어가는가?

그림 11-9 심장주기
(a) 심실의 이완(심실 이완기)과 심방의 수축(심방 수축기)은 심방에서 심실로 혈액을 이동시킨다 (b) 심실의 수축(심실 수축기)은 액을 밀어내고, 심방의 이완(심방 이완기)은 유입되는 혈액을 받아들이게 한다.

심장근육세포는 근본적으로 수축력을 가진다. 심장근육세포들이 함께 합쳐질 때 가장 빠른 리듬을 가진 세포가 속도를 정하고 다른 세포들을 더 빨리 동시에 수축하도록 자극한다. 이것은 "속도를 결정한" 세포가 인접세포들에게 전기적 신호를 보내서 그들의 수축을 자극하기 때문이다. 속도를 결정하는 심장세포의 무리로 이루어진 심장전도계는 전기 신호를 전달하기 위해 특수화되어 있다. 주요 부위는 **굴심방결절**[sinoatria(SA) node, 그림 11-10]이라고 불리는 오른심방 벽에 있는 세포의 집단이다. 굴심방결절은 그것이 매 심장주기를 시작하기 때문에 pacemaker라고 하며, 전기적 충동을 양쪽 심방으로 신속하게 전도한다. 이것이 심방 수축(심방 수축기)의 원인이 된다.

방실결절[atrioventricular(AV) node]은 오른쪽에 있는 심방사이막 중격의 아래 부근에 있다. 그것이 굴심방결절에 의해 활성화되면 방실결절은 **방실다발**(AV bundle, bundle of His)이라는 전도섬유다발로 흥분을 전한다. 심장끝 부위에서 방실다발은 심실의 심장근육세포에 도달하기 위해 심장근육세포 속으로 깊이 통과하는 **심장전도근육섬유**(Purkinje fibers)라는 분지를 이룬다. 방실다발로 내려가서 퍼킨제섬유로 통하는 흥분은 심실을 거의 동시에 수축하도록 자극한다(심실수축기).

심실이 수축하도록 자극될 때 심방은 완전히 수축하고 이완상태로 되기까지 충분한 시간을 갖게 된다. 이 시간의 지연은 방실결절의 느린 전도에 의해 이루어진다. 이런 현상은 심실의 수축이 시작하기 전에 심방에 있는 혈액이 심실로 비워지도록 시간을 허락한다. 이와 같이 매 심장주기 동안에 먼저 심방이 수축하고 그 다음에 심실을 수축하여 조정된 펌프작용이 일어나도록 한다.

개념 확인

1. 심장주기란 무엇인가?
2. 박동하는 심장에서 들리는 소리는 심장의 어떤 작용에 의해 발생하는 것인가?
3. 심장의 박동속도를 정하는 세포는 어디에 위치하는가?

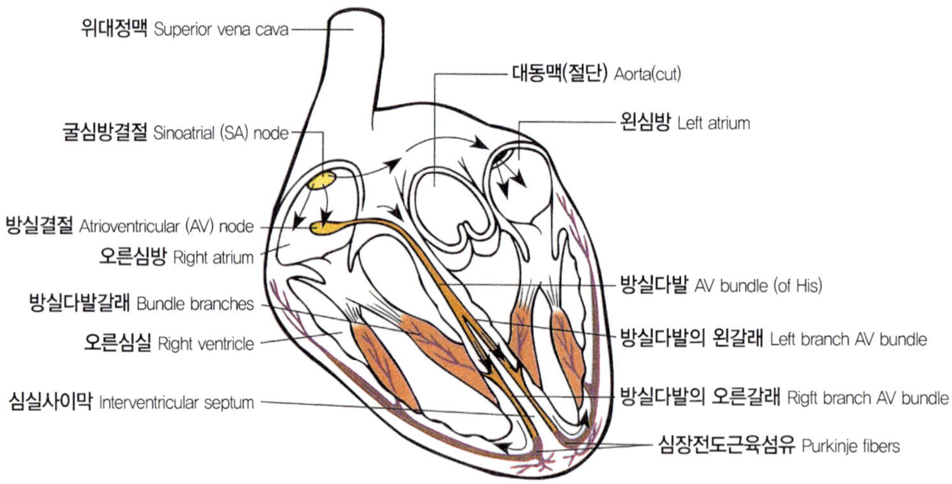

어떤 심장세포의 무리가 각 심장주기를 시작하는가?

그림 11-10 **심장전도계**
화살표는 굴심방결절로부터 흥분전도의 방향을 가리킨다.

심전도 Electrocardiogram, ECG

심전도는 심장주기 동안에 발생하는 전기적 현상을 측정하는 것이다.

심장전도계는 매 심장주기를 자극하는 일련의 전기적 현상을 만들어내는데, 이런 현상의 기록을 **심전도**(Electrocardiogram, ECG 또는 EKG)라고 하며 심장근육에서 나타나는 전기적 변화를 기록한다.

심전도는 피부 표면에 금속 전극을 부착하여 기록한다. 이것은 심장에서의 전기적 변화가 온몸은 물론 피부를 통해서 이온흐름의 변화를 유발하기 때문에 가능한 것이다. 전기적 활동의 변화가 기계에 의해 감지되면 기계에서 증폭된 전류는 기록기 위에서 펜이 오르고 내리게 한다. 펜이 움직여 용지를 옆으로 밀어내면서 그림으로써 확실한 서면 기록이 만들어진다.

그림 11-11의 일련의 자국이 심장의 매 박동 시 반복되는 단일주기를 나타낸다. 이 자극을 파동(waves)이라고 하며 심장근육의 전기적 활동의 변화를 나타낸다. 그림 11-11에 있는 하나의 파동은 단일 심장주기를 나타낸다.

심장주기 사이의 편평한 선은 심장주기 사이에 전기적 변화가 없음을 말하며 이때의 심장근육은 분극 상태이거나 휴식 중이다. 첫 번째 전기적 활동은 굴심방결절이 흥분하여 양쪽 심장으로 활동전압의 파동을 보내면서 나타난다. 이것은 심방근육

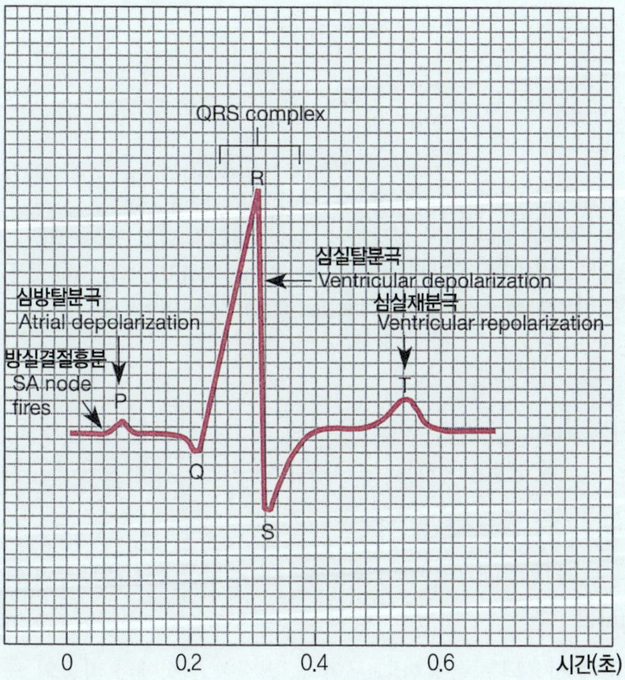

(a)

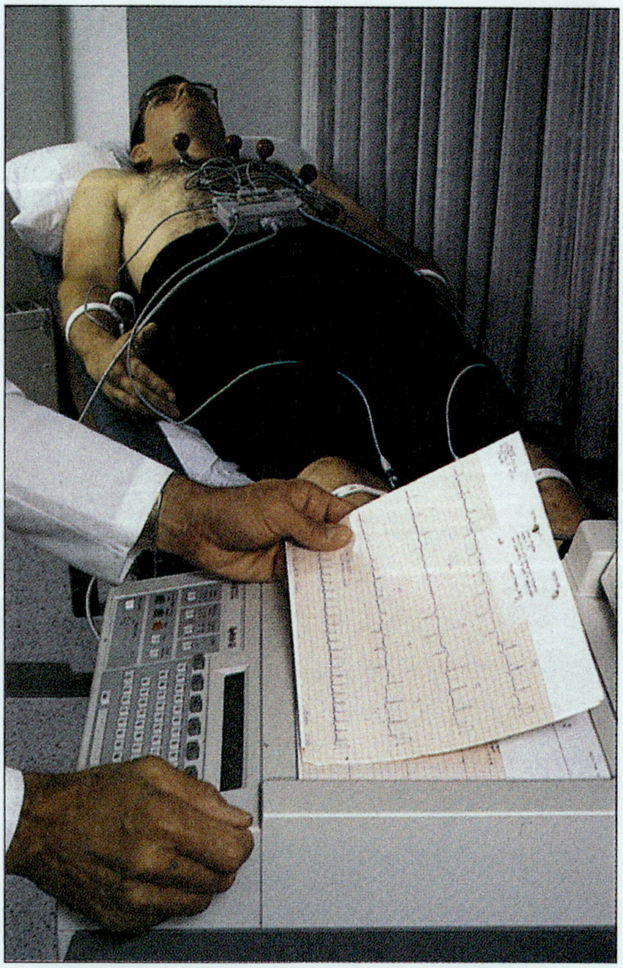

QRS complex 파동은 심장활동의 어떤 부분을 나타내는가?

그림 11-11 심전도
(a) 단일 심장주기는 이 일련의 파동에 의해 나타난다. (b) 환자에게서 심전도 기록을 한다. 나타난 기록이 정상이 아니다.

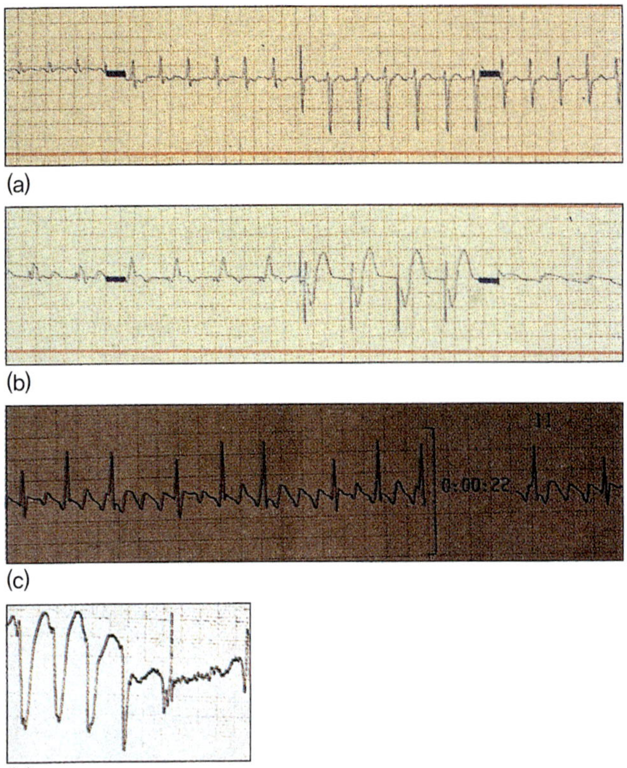

(a)
(b)
(c)
(d)

그림 11-12 **비정상 심전도 기록**
(a) 이 예에서 방실결절로 통과하는 전기신호의 일부가 차단되어 교란된 리듬이 나타난다. 이 상태를 부분 심장차단이라고 한다. (b) 독자적인 심방과 심실수축의 원인이 되는 완전 심장차단 (c) 심방의 빠르고 조정되지 않는 수축을 나타내는 이 기록에서 P파의 소실을 보인다. 이 상태를 심방세동(atrial fibrillation)이라고 한다. (d) 모든 방의 조절되지 않는 수축으로 나타난 불규칙 심장박동. 이 상태를 심실세동(ventricular fibrillation)이라고 한다.

의 탈분극을 자극한다. 피부 전극은 이 전기적 변화를 탐지하고 P wave 라는 위로 향한 작은 파동을 기록하게 된다.

심방의 심장근육이 탈분극을 마친 후 즉시 두 번째 현상이 나타나는데 흥분이 심실에 도달하게 되고 심실이 탈분극되는 것이다. 이것이 Q, R 및 S파를 그리게 되고 그것들이 합쳐져서 뚜렷한 QRS complex를 이룬다.

심실근육이 재분극되면 그 전기적 변화가 펜의 세 번째 굴곡을 그리게 된다. 이것이 T wave이다. 심방근육의 재분극 또한 전기적 변화를 생성시키지만, 이것은 심실탈분극과 동시에 일어난다.

심전도 유형은 심장 관련 문제를 밝히기 위해 심장전문가에 의해 사용되는 유용한 도구이다. 건강한 심장에서 파동의 크기, 기간 및 변화는 일치되는 경향이 있다. 그래서 심전도의 형태나 시간의 변화는 심장기능의 상실이나 심장전도계에 문제가 있음을 나타낼 수 있다. 예를 들어, P wave와 QRS complex 사이의 시간 간격은 굴심방결절로부터 방실결절로 그리고 심실벽 내로의 흥분전도의 시간을 나타낸다. 만일 이들 파동 사이의 기준선이 정상보다 길다면, 혈류가 제한되어 야기될 수 있는 전도계의 손상을 가리킨다.

심장박출량 Cardiac Output

심장박출량은 측정 가능한 수치이며 심장활동을 나타낸다.

심장의 율동적인 박동은 일련의 심장주기의 원인이 되고 그것은 규칙적인 간격으로 반복된다. 그러나 때때로 인체는 다른 기관으로 보낼 것 같지 않은 양의 혈액을 필요로 할 수 있다. 예를 들면 격렬한 운동을 할 때 뼈대근육은 많은 양의 혈액을 신속히 필요로 하지만, 휴식 시에는 대부분의 세포가 최소량의 혈액으로도 기능할 수 있다. 심장은 항상 신체의 필요에 응하기 위해 활동 시 이러한 변화에 적응해야 한다.

심장은 매 심장주기 또는 **심장박동수**(heart rate)의 기간을 변화시키고, **일박출량**(stroke volume)이라는 수축 시 심실에 의해 보내는 혈액량을 변화시키는 두 가지 방식으로 혈액 박출량을 조정한다. 휴식 중인 성인에서 평균심장박출량은 분당 75회이고 일박출량은 평균 70 ml 정도이다. **심장박출량**(cardiac output)이라는 수치는 심장박동수와 일박출량에 따라 변화되며 두 숫자의 곱셈으로 얻어진다.

심장박동수 × 일박출량 = 심장박출량

이 등식을 이용하여 평균 심장박출량은 75/분 × 70 ml = 5,250 mL/분, 또는 분당 5.25 L 임을 알 수 있다. 이와 같이 휴식 중인 성인에서 매분 심장에서 5L 이상의 혈액이 박출된다.

심장박동(또는 심실수축)의 강도는 혈액으로 방을 채울 때 심장근육세포가 얼마나 늘어나는지에 의해 결정한다. 이들 세포가 유입되는 혈액에 의해 더 많이 늘어날수록 심장근육세포는 혈액을 박출하기 위해 더 강하게 수축하게 된다. 이 현상을 **심장의 Starling의 법칙**이라고 하며 이는 어떻게 심장박출량이 운동과 혈류의 증가 정도에 의해 증가되는지에 대한 설명을 제공한다.

심장활동의 조절 Regulation of Heart Activity

심장주기는 압수용기로부터 정보를 받아들이는 숨뇌에 의해 조절된다.

심장박출량은 심장이 주어진 시간에 얼마나 활동적인지를 측정하는 것으로서 심장이 얼마나 빠르게 박동하며(심장박동률) 심실이 얼마나 강하게 수축하는가(일박출량)를 말한다. 심장박출량의 변화는 심장 밖으로 그리고 필요량만큼 조직으로 나가는 혈액의 양을 조절한다. 그러나 우리는 매 심장주기가 규칙적이고 율동적인 간격으로 흥분하는 굴심방결절에 의해 시작된다는 것을 살펴보았다. 그러면 심장박출량은 어떻게 변화될 수 있는가?

심장의 활동은 뇌의 숨뇌에 있는 심장중추에 의해 변화될 수 있다. 이 반사중추는 자율신경섬유에 의해 심장으로 연결된다. 교감신경섬유는 숨뇌와 심장 사이에 분포하고 마찬가지로 굴심방결절과 방실결절을 연결한다. 일부 교감신경섬유는 심실근육에서 종결된다. 심장에 도달하는 부교감신경 흥분의 효과는 아세틸콜린(Ach)을 방출함으로써 심장박동률을 느리게 하고, 교감신경 흥분은 노르에피네프린(NE)을 방출함으로써 심장박동률과 일박출량을 증가시킨다.

두 가지 자율신경 흥분 사이에서 정상적으로 나타나는 균형은 숨뇌에 의해 조절된다. 휴식 시에 숨뇌는 부교감성 흥분의 억제 효과를 나타낸다. 격렬한 운동시에는 교감신경 흥분의 자극 효과가 나타난다. 숨뇌의 **압수용기**(baroreceptors)는 혈압의 변화를 감지한다. 예를 들면 혈압이 증가하면 압수용기는 숨뇌에 있는 심장중추에 신호를 보내 심장의 굴심방결절로 부교감신경 흥분을 보내도록 한다. 이것이 심장박동수를 느리게 하여 혈압을 하강시키게 된다. 또한 숨뇌는 심장이 감정, 감각 자극 및 어떤 경우에는 고등적인 사고(higher thought)에 대한 반응으로 심장의 활동을 변화시키도록 대뇌나 시상하부로부터 신호를 받을 수 있다.

개념 확인

1. 정상적인 심전도에서 QRS complex는 심장의 어떤 작용을 나타내는가?
2. 심장박출량은 어떻게 결정되는가?
3. 뇌의 어느 부분이 심장 활동을 조절하는 반사중추를 포함하는가?

혈관

심장혈관계통의 혈관은 심장을 출입하는 혈액을 운반하는 폐쇄된 전달체계를 형성한다. 이는 동맥, 세동맥, 모세혈관, 세정맥 및 정맥으로 이루어지며 표 11-1에 요약되어 있다.

동맥과 세동맥 Arteries and Arterioles

동맥과 세동맥은 세 층으로 된 관으로 심장으로부터 혈액을 운반한다. 이들의 주요 특징은 수축성과 탄력성이다.

동맥은 심장으로부터 혈액을 운반하는 혈관이다. 동맥은 강하고 탄력성이 있는 관으로 심장의 주요 동맥인 대동맥과 허파동맥에서 시작되어 심장에서 멀리 뻗어 나가면서 점점 작아져서 많은 분지를 내며 **세동맥**에 이르게 되는데, 벽은 좀더 얇아지고 평균 직경은 0.5 mm 정도가 된다.

동맥은 내부를 둘러싸고 있는 속이 빈 세층의 벽 또는 **속공간**(lumen)으로 이루어져 있다(그림 11-13). 가장 안층은 **속막**(tunica intima)이라고 하는데, 탄력섬유가 풍부한 결합조직층(바닥층, basement membrane으로 불림)으로 둘러싸인 내피로 구성되었다. 중간층은 두꺼운 민무늬근육과 수많은 탄력섬유로 이루어진 **중간막**(tunica media)이다. **바깥막**(tunica adventitia)은 얇은 결합조직층으로 인접조직에 동맥을 부착시킨다.

중간막은 수축력(contractility) 또는 수축할 수 있는 능력과 탄력성(elasticity) 또는 원래 상태로 돌아올 수 있는 신장력의 두 가지 주요 속성을 동맥에 제공한다. 이 층의 민무늬근육은 자율신경 중 교감신경의 자극을 받아 수축한다. 이신경섬유를 **혈관운동섬유**(vasomotor fibers)라고 하며 그러한 자극에 의한 수축은 혈관 속공간의 직경을 감소시킨다. 이렇게 되면 혈관은 **혈관수축**(vasoconstriction) 상태로 있게 된다. 만약 신경의 흥분이 억제되면, 민무늬근육은 이완하고 탄력섬유의 반동작용이 관의 크기를 휴식 시보다 더 크게 회복시킨다. 이 상태를 **혈관이완**(vasodilation)이라고 한다.

세동맥의 벽은 더 얇지만 동맥과 같이 세 층으로 이루어져 있다. 그것은 심장에서 멀어질수록 직경은 짧아지고 벽은 얇아진다. 마침내는 내피로 이루어진 벽, 민무늬근육의 얇은 층 및 얇은 결합조직으로 된 바깥층으로 이루어진 작은 모세혈관으로 갈라지게 된다. 세동맥의 혈관수축과 이완은 혈류와 혈압을 유지하는 중요한 역할을 한다.

모세혈관 Capillaries

모세혈관은 얇은 벽으로 된 관으로 혈액과 사이질액 사이의 물질교환을 한다.

인체에서 가장 작은 혈관이 **모세혈관**(capillaries)(그림 11-13, 그림 11-14)이며 관의 평균 직경이 0.01 mm로 아주 미세하다. 이는 한 번에 하나의 적혈구를 통과시킬 수 있을 만큼의 넓이이다. 벽은 전체적으로 내피로 이루어졌으며 매우 얇다.

모세혈관은 혈액과 사이질액 사이에서 영양분과 가스교환을 가능하게 하는데 이는 굵은 혈관의 두꺼운 벽은 상대적으로 이런 일에 물리적 장애가 되는 반면, 모세혈관의 벽이 매우 얇기 때문에 가능하다. 그림 11-14c에 제시한 것처럼, 영양소와 산소는 모세혈관벽을 통해서 세포외 공간으로 이동하고, 이산화탄소와 기타 노폐물은 반대방향으로 이동한다.

모세혈관의 벽을 형성하는 내피는 반투과성 막을 제공하는데, 확산, 삼투, 촉진적 확산 및 능동수송(제2장 참고)에 의해 물질의 이동을 조절한다. 확산은 특히 중요한데, 그것은 가스분자, 이온 및 특정 노폐물을 혈액으로부터 출입하게 하는 수단이 된다. 어떤 모세혈관은 아주 작은 구멍을 가졌거나 또는 전혀 구멍이 없는 융합막(뇌에서 뇌혈관장벽을 이루는 것같이)을 가진 반면, 일부 모세혈관 내피는 많은 분자들의 이동(작은창자와 콩팥에서처럼)을 가능하게 하는 작은 구멍을 갖고 있다. 모세혈

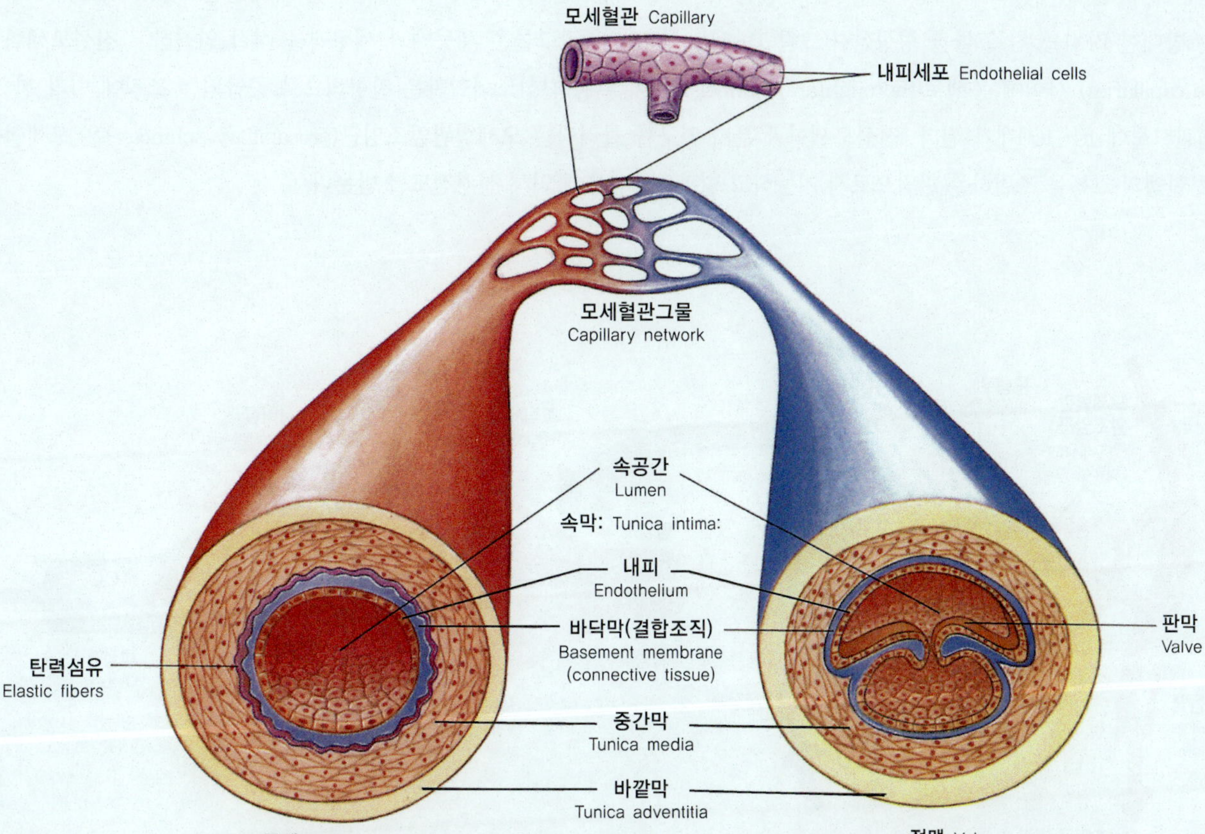

(a)

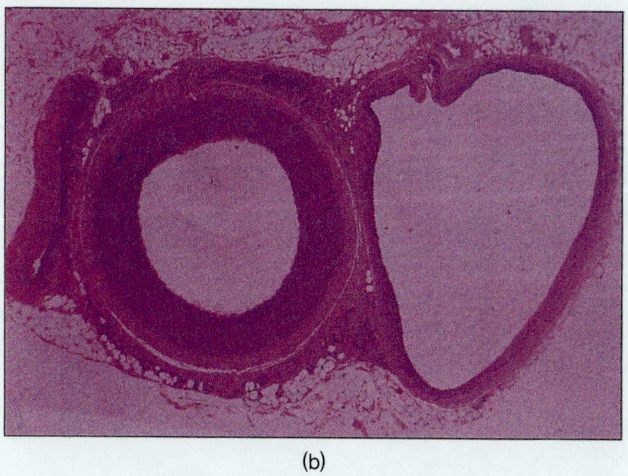

(b)

동맥과 정맥을 구분하는 구조적인 특성은 무엇인가?

그림 11-13 동맥, 모세혈관 및 정맥의 구조
(a) 주요 동맥(적색)과 정맥(청색)이 이 그림의 부분횡단면에 제시된다. 사이에 모세혈관 절단면의 확대된 면과 함께 모세혈관그물이 관찰된다. (b) 동맥과 정맥의 가로단면 사진

관 바로 바깥의 이 액체를 사이질액(interstitial fluid)이라고 한다.

인체조직 내에서 모세혈관은 그물을 형성하는데 다양한 배열을 보이며 세동맥과 세정맥을 연결한다. 일부 조직에서 모세혈관은 분지 없이 세동맥과 세정맥을 직접 연결한다. 그러나 대부분의 조직에서 모세혈관은 **모세혈관그물**(capillary beds)이라는 방대한 가지를 친 그물을 형성한다(그림 11-14). 이 모세혈관그물은 세동맥과 세정맥을 직접 연결하고 **진성모세혈관**(true capillaries) 사이에 **통행로**(thoroughfare channels)를 이룬다. 진성모세혈관은 전형적으로 공급되는 조직에 따라 한 모세혈관그물에 10~100개가 된다. 진성모세혈관 분지 입구를 둘러싸는 **모세혈관앞조임근**(precapillary sphincter)은 모세혈관으로 혈액의 흐름을 조절하는 판막으로서 기능하고 혈관운동섬유에 의해 신경전도를 받는다.

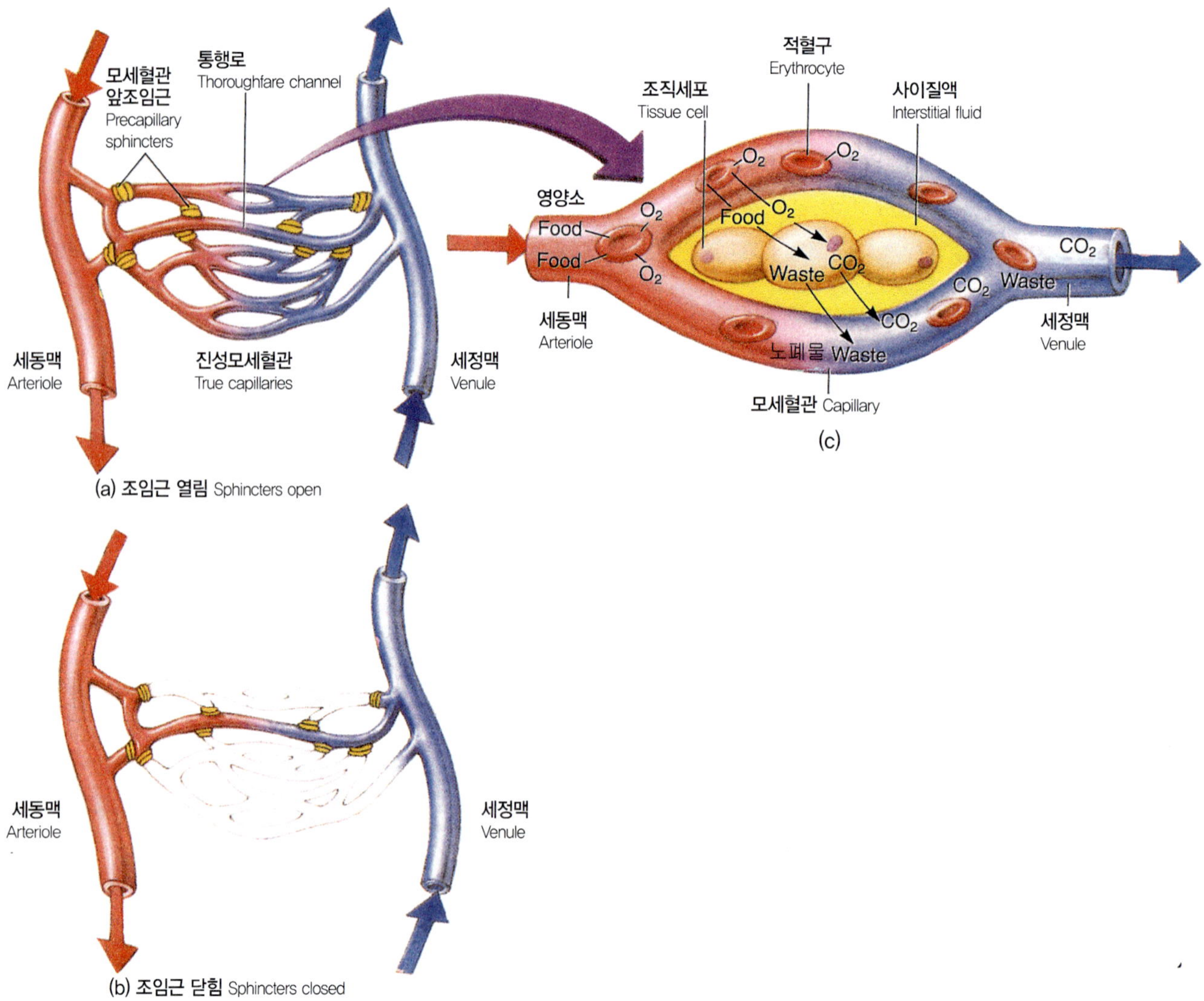

모세혈관은 동맥과 정맥이 하지 못하는 물질의 확산을 어떻게 가능하게 하는가?

그림 11-14 모세혈관그물

(a) 모세혈관앞조임근이 이완되면, 모세혈관그물을 통해 세동맥으로부터 세정맥으로 혈액이 흐른다. (b) 조임근이 수축하면, 통행로를 통한 혈류가 제한된다. (c) 모세혈관은 혈류와 사이질액 사이의 물질이동을 가능하게 하는 유일한 혈관이다. 그림에서 제시하듯이, 산소와 영양소는 혈류에서 조직으로 이동하고 이산화탄소와 기타 노폐물은 조직에서 혈류로 이동한다.

세정맥과 정맥 Venules and Veins

세정맥과 정맥은 심장으로 혈액을 운반하는 세 층으로 된 관이다.

모세혈관과 사이질액 사이의 물질교환이 이루어지게 되면, **세정맥**(venules)이라는 좀 더 큰 혈관으로 연결된다. 세정맥은 심장 쪽으로 갈수록 크기가 증가되고 **정맥**(veins)이 되기 위해 다른 세정맥과 합쳐진다. 정맥은 심장으로의 재순환을 위해 혈액의 귀환을 완성한다.

당연히 정맥과 세정맥은 심장으로 혈액을 운반한다. 비록 그들이 보통 산소가 적은 혈액을 운반하지만 어떤 정맥은 동맥과 같은 산화된 혈액을 운반한다. 예를 들어, 허파정맥은 심장으로(허파로부터) 산화된 혈액을 운반한다.

세정맥은 모세혈관이 합쳐져서 이루어진다. 그 혈관벽은 얇은 속막, 엉성한 중간막 및 좀 더 두꺼운 바깥막으로 구성되어 있다. 세정맥은 심장쪽으로 가면서 벽이 두꺼워지고 속공간이 넓어지면서 결국 정맥이 된다. 이같이 좀 더 큰 정맥벽도 세 층으로 이루어져 있다. 동맥과 비교할 때 정맥벽은 항상 더 얇고 관은 더 크다(**그림 11–13**). 특히, 민무늬근육과 탄력섬유의 양이 더 적기 때문에 중간막은 동맥에서보다 더 얇다. 그래서 그 수축력과 탄력성은 동맥과 비교할 때 제한되고 감소되어 있다.

정맥은 직경이 크기 때문에 많은 양의 혈액을 보유할 수 있다. 사실 일정 시간에 인체 내 총혈액의 약 65%가 정맥 내에 있다. 이렇게 많은 양에도 불구하고, 정맥은 부분적으로 혈액으로 차 있고 약간 찌그러져 있다.

혈류가 세정맥에서 정맥에 이르게 되면, 혈압은 상대적으로 하강하게 된다. 사실 혈압은 심장 쪽으로 혈액을 밀어낼 정도 이하로 하강한다. 인체와 정맥 자체의 특성이 혈액을 한 방향으로 흐르도록 돕는다. 한 예로서 정맥은 속막의 주름으로 만들어진 한 방향으로 흐르게 하는 판막을 가지고 있다. 이 판막은 그 구조와 기능에 있어서 심장의 반달판막과 유사하다(**그림 11–13**). 이 판막은 다리의 정맥에 무수히 많은데 이는 혈액이 중력에 대항하여 심장으로 돌아가야 하기 때문이다. 이들 판막이 약해지고 망가져 정맥벽이 과도하게 늘어나면 혈액이 판막 아래서 꽈리를 형성하게 된다. 이런 상태의 정맥을 정맥류(varicose veins)라고 한다. 항문관 주위 정맥에서 정맥류양종창을 치질(hemorrhoids)이라고 한다. 정맥을 통한 혈액 이동의 다른 특수장치로 호흡과 뼈대근육 "펌프"가 있다. 호흡펌프는 흡기 시마다 활성화되는데, 흡기는 배압을 증가시켜 국소정맥을 압착한다. 정맥을 두르고 있는 뼈대근육은 신체의 움직임 시에 수축하고 이완하여 혈액을 심장 쪽으로 밀어낸다(**그림 11–15**). 판막의 존재는 역류를 방지해서 혈액이 한 방향으로 밀려가도록 한다.

일부 정맥은 혈액을 저장하도록 특수하게 만들어져 있는데, 이러한 정맥을 **정맥굴**(venous sinuses)이라고 하고 내피로만 이루어진 매우 얇은 벽을 가진 편평한 혈관이다. 정맥굴의 예로 심장벽으로부터 배출되는 혈액을 모으는 심장정맥굴을 들 수 있고, 뇌 상부의 혈액과 뇌척수액을 모으는 위시상정맥굴을 들 수 있다.

개념 확인

1. 동맥벽의 어떤 층이 수축기능을 하는가?
2. 왜 혈액과 사이질액 사이의 물질교환이 모세혈관에서만 일어날 수 있는가?
3. 정맥의 구조는 동맥의 구조와 어떻게 다른가?

혈압 Blood Pressure

혈압은 동맥과 세동맥을 통해 혈액을 박출하는 일차적인 힘이다. 그것은 신경, 호르몬 및 콩팥의 요인에 의해 조절되는 심장박출량, 말초혈관저항 및 혈액량에 의해 영향받는다.

혈압(blood pressure)은 혈관의 속벽을 향해 혈액에 의해 가해지는 힘이다. 혈압은 중요한 추진력을 제공하여 혈액이 흘러갈 수 있게 한다.

혈압은 압력이 가장 높은 동맥과 세동맥에서 일차적인 역할을 한다(그림 11-16). 사실상, 임상에서 혈압이라는 용어는 대동맥의 주요 분지에서 동맥의 압력을 묘사하는 데 사용된다.

동맥혈압 Arterial Blood Pressure

혈액은 혈압이 높은 부위에서 낮은 부위로 움직여 다른 흐르는 물질처럼 반응한다. 혈압이 가장 높은 혈관은 대동맥이다. 이는 대동맥의 좁아진 공간으로 많은 혈액을 매 박동시에 밀어내는 심장의 펌프작용에 기인한다. 탄력성을 가진 대동맥의 벽은 최대치에 달하는 압력을 생성하는 혈액의 파도를 수용하기 위해 늘어나게 된다. 수축기압(systolic pressure)이라는 이 압력은 건강한 성인에서 평균 약 120 mmHg에 달한다. 심장과 대동맥 사이의 연결부위를 지나게 되면 압력은 더 낮아지고 혈액은 압력경사가 낮은 작은 혈관으로 이동한다. 혈액이 대동맥을 떠나가자 대동맥벽은 원래의 모양으로 되돌아오고 대동맥압은 가장 낮게 하강한다(70~80 mmHg). 대동맥벽의 탄력성은 압력이 더 하강되는 것을 막음으로써 혈액의 흐름을 유지한다. 이 하강된 혈압은 심실이완기(이완) 동안에 나타나 **이완기압(diastolic pressure)**이라고 한다.

동맥압을 측정하는 가장 흔한 방법은 그림 11-17에 제시한 것처럼 **혈압계(sphygmomanometer)**를 사용하여 측정한다. 처

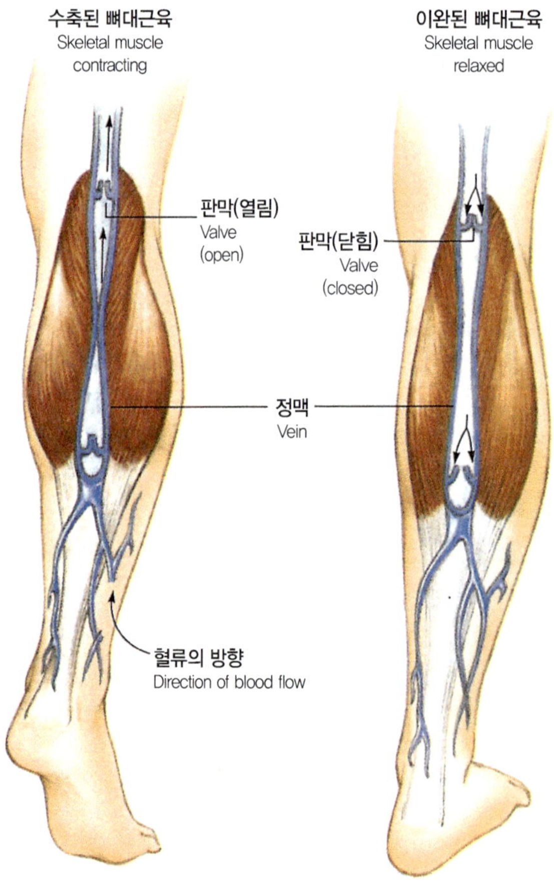

정맥혈류에서 판막이 정맥 내에서 하는 역할은 무엇인가?

그림 11-15 정맥혈류의 흐름에 관여하는 뼈대근육 펌프
뼈대근육이 수축할 때 혈액분출을 위한 펌프작용을 하도록 정맥을 압박한다.

음에 커프로 위팔동맥 위의 팔을 둘러싼다. 공기가 커프로 불어넣어질 때 위팔동맥은 압박되어서 혈액이 더 이상 통과할 수 없게 된다. 그러면 압력제거밸브를 약간 열어 커프의 압박을 줄여준다. 청진기를 사용하여 혈액이 동맥을 압착하며 지나가기 시작할 때 곧 두드리는 소리를 들을 수 있게 된다. 이 순간의 압력이 수축기압이다. 커프에서 압력이 계속 떨어짐에 따라 더 많은 혈액이 동맥을 통해 분출되고, 소리는 점점 더 커지다가 청취할 수 없게 되기 전에 소리의 질이 달라지게 된다. 청취할 수 없게 되는 소리가 나는 순간의 압력이 이완기압이다. 청진기를 통해 들려지는 두드리는 소리를 Korotkoff음이라 하고 동맥을 통한 격한 혈류를 나타낸다. 그 음은 커프의 압력이 이완기압보다 클 경우에 계속된다.

맥박 Pulse

혈액이 대동맥에서부터 작은 동맥으로 이동할 때 혈액이 흐르는 동맥은 대동맥과 같은 식으로 작용하게 된다. 혈액이 유입되면, 탄력성이 있는 벽은 확장되고 늘어나게 된다. 혈액의 파도가 흘러가게 되면 혈관벽은 그 원래의 모양으로 되돌아 간다. 혈관벽의 율동적인 확장과 회복은 그 혈관부위의 피부표면에서 **맥박(pulse)**을 느낄 수 있다. 맥박을 느낄 수 있는 가장 흔한 부위가 손목의 노동맥 부위이지만, 목 부위의 온목동맥이나 뼈나 다른 단단한 표면을 따라 주행하는 다른 얕은동맥에서도 가능하다.

매분 계산되는 맥박의 수가 매분 심장박동의 수이다. 이는 매 맥파가 심장의 수축(심실수축기)에 의해 생성되기 때문이다. 안정시 평균 맥박은 성인의 경우 70~90/분이고 어린이의 경우 80~140/분의 범위에 있다. 성인의 휴식 시 맥박이 분당 100회를 넘을 경우를 빈맥(tachycardia)이라고 하고, 분당 60회 이하로 떨어질 경우를 서맥(bradycardia)이라고 한다.

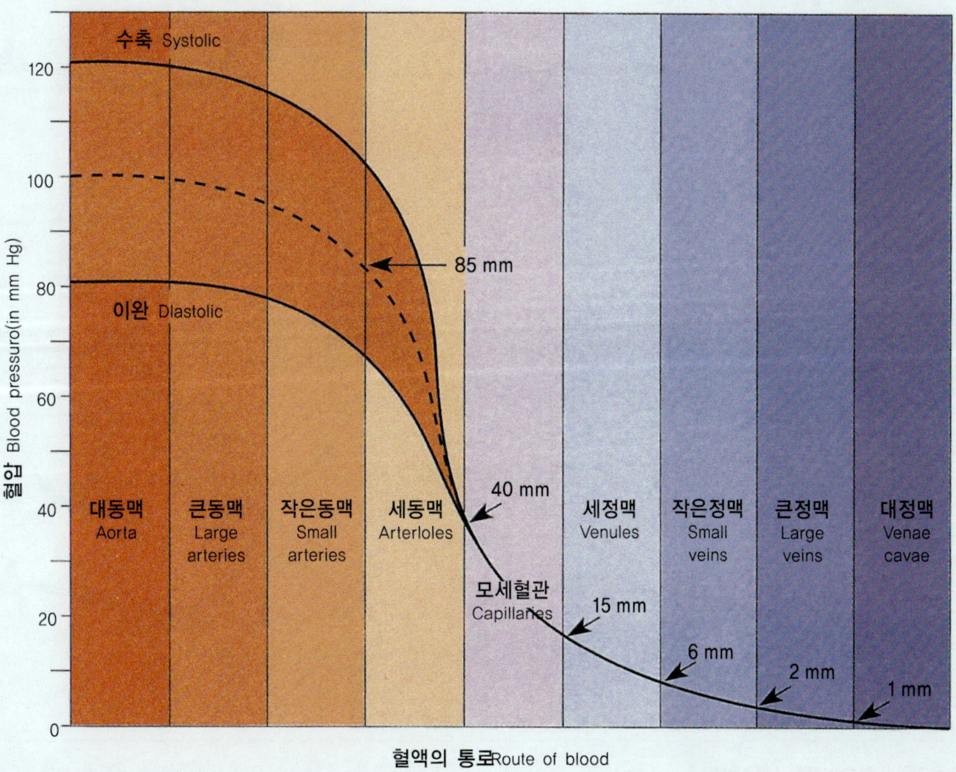

어느 지점에서 혈압이 가장 높은가?

그림 11-16 혈압 "경사"

이 그래프는 혈액이 심장을 출입할 때 혈압의 변화를 나타낸다.

혈압에 영향을 미치는 요인 Factors Affecting Blood Pressure

동맥압은 심장박출량, 말초혈관저항 및 혈액량의 영향을 받는다.

심장박출량 Cardiac Output

심장박출량은 일정 시간에 동맥계로 박출되는 혈액의 양을 나타내는데, 이 수치는 심장박동수와 일박출량을 곱해서 얻어진다. 따라서 심장박동수나 일박출량이 변화되면 심장박출량이 변하게 될 것이다. 일반적으로 심장박출량의 증가는 혈압을 증가시키고, 역으로 심장박출량의 감소는 혈압을 감소시킬 것이다.

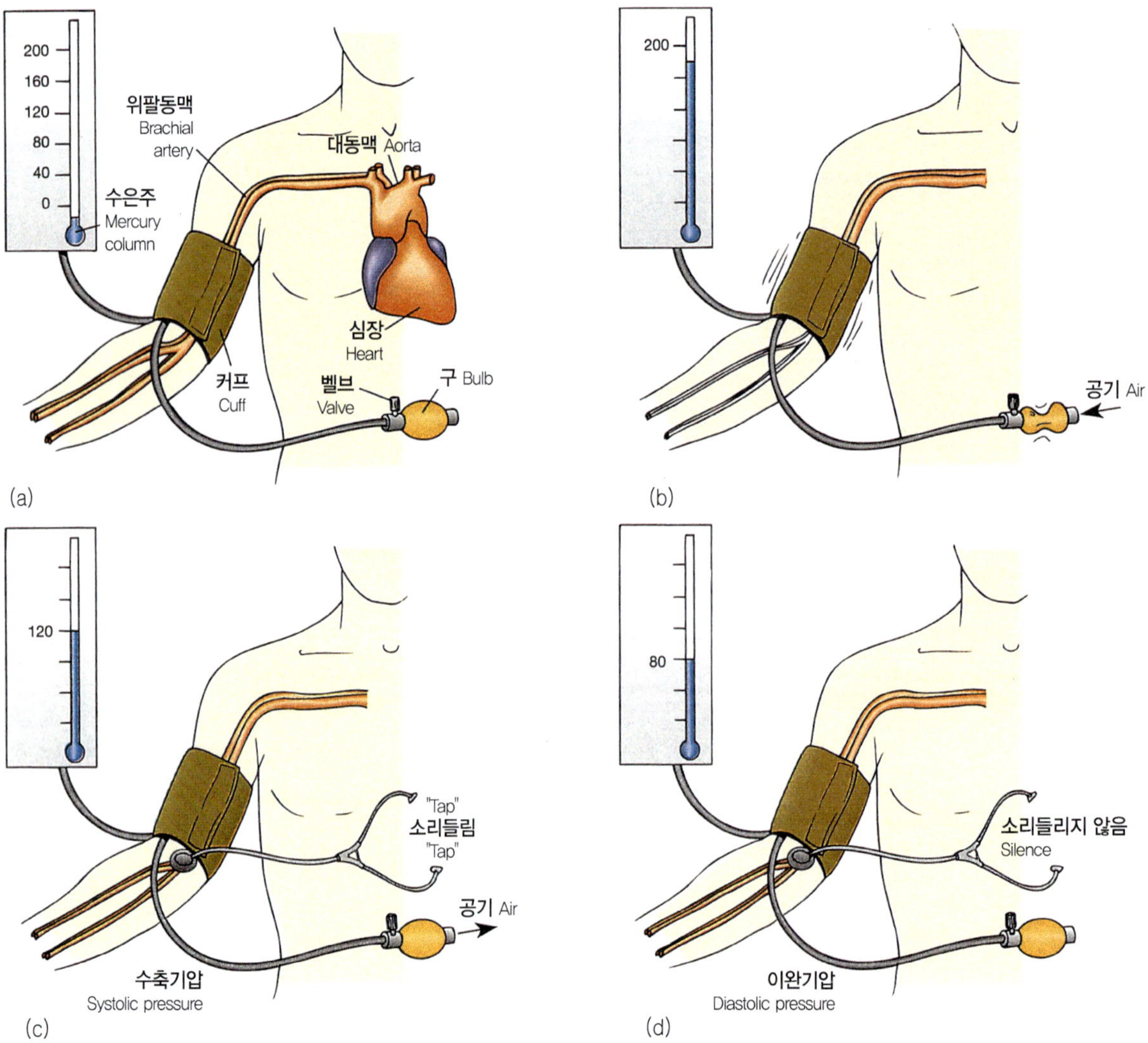

그림 11-17 혈압측정에 혈압계를 사용한다.
(a) 커프로 팔을 두른다. (b) 구를 펌프하면 커프 내의 압력이 증가되고 위팔동맥이 압박된다. (c) 커프의 압력이 서서히 감소되면서 위팔동맥이 서서히 혈류를 흐르도록 열리고 두드리는 소리가 청진기를 통해 들린다. 이 시점에서의 압력이 수축기압이다. (d) 위팔동맥이 완전히 열릴 때 혈액이 쉽게 흐르게 되고 두드리는 소리가 그치게 된다. 이 시점의 압력이 이완기압이다.

말초혈관저항 Peripheral Resistance

혈액이 혈관을 통해 흐를 때 혈관 벽에 물리적으로 접촉하게 된다. 이 접촉은 마찰과 지연 또는 혈액이 전방으로 흐르는 것을 약간 느리게 하는 **말초혈관저항**(peripheral resistance)을 생성한다. 말초혈관저항은 혈관의 직경에 의해 결정된다. 일반적으로 관의 직경이 작을수록 혈액은 혈관에 많이 접촉할 것이고, 결과적으로 말초혈관저항은 더 커지게 된다. 말초혈관저항은 혈액의 점도에 의해서도 영향을 받게 된다. 점도가 낮은 혈액은 말초혈관저항을 감소시키는 반면, 진하고 점도가 높은 혈액은 말초혈관저항을 증가시킨다. 원인에 관계없이 말초혈관저항의 증가는 혈압을 올리고, 말초혈관저항의 감소는 혈압을 내리는 결과를 가져온다.

혈액량 Blood Volume

혈액량은 심장혈관계에 존재하는 혈장과 혈구의 양을 측정한 것으로 건강한 성인에서 평균 약 5L 정도이다. 이 양의 변화는 직접적으로 혈압에 영향을 미친다. 예를 들면, 출혈에 의한 혈액의 상실은 혈압을 즉시 떨어뜨린다. 만일 정상 혈액량이 수혈에 의해 회복된다면 혈압은 예전처럼 올라갈 것이다(그림 11-18).

혈압의 조절 Regulation of Blood Pressure

혈압을 조절하는 인자는 신경, 호르몬 및 콩팥에 의한 인자들로 혈압을 조절하기 위해 계속적으로 심장박출량, 말초혈관저항 또는 혈액량을 조정하기 위해 반응한다.

신경계통 조절 Nervous System Controls

신경계통에 의한 혈압의 조절은 주로 심장박출량과 말초혈관저항을 조정함으로써 이루어진다. 심장박출량은 숨뇌와 심장의 굴심방결절 반사중추 사이에 있는 자율신경섬유의 활동에 의해 증가되거나 감소된다.

말초혈관저항은 숨뇌와 세동맥 혈관의 중간막에 있는 민무늬근육 사이에 분포한 혈관운동신경의 활동에 의해 조절된다.

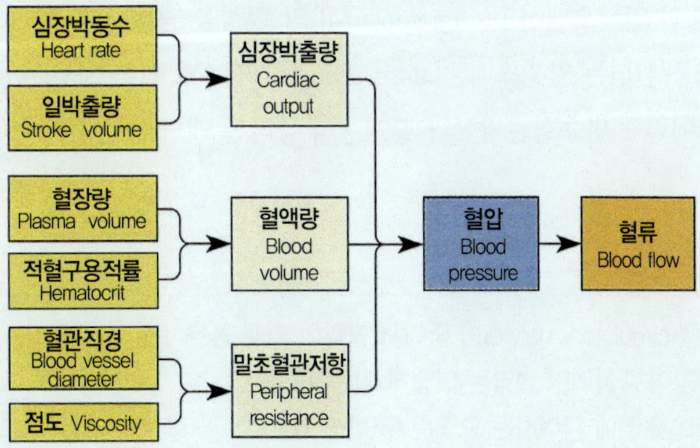

심장박출량, 혈액량 또는 말초혈관저항이 증가한다면, 혈압에 어떤 영향이 미치겠는가?

그림 11-18 혈압과 혈류에 영향을 미치는 요인

또한 숨뇌는 심장 위의 주요 혈관(대동맥과 목동맥 같은)에 있는 압수용체(baroreceptors)로부터 정보를 받아들인다. 이 특수한 감수체는 혈압을 변화시킨다. 혈액 내 산소나 수소이온 농도에 예민한 수용체가 대동맥과 목동맥을 포함한 심장 위의 큰 혈관에 위치한다. 이들을 화학수용체(chemoreceptors)라고 하며 혈압을 자극하기 위해 숨뇌에 흥분을 전한다. 화학수용체는 혈중 산소농도가 급격히 감소하거나 수소이온농도가 상승(pH 저하)할 때 자극된다. 고위 중추가 숨뇌에서의 반사에 영향을 미칠 수 있는데, 그것은 특정 정서적 반응이 혈압에 막대한 영향을 미치는지를 설명한다. 예를 들면, 졸도는 혈압의 갑작스런 하강으로 일어나며 흔히 정서적 장애에 의해 초래된다.

호르몬의 조절 Hormonal Controls

혈압을 조절하는 역할을 하는 호르몬에는 여러 가지가 있다. 노르에피네프린(NE), 에피네프린, 심방나트륨이뇨인자(atrial natriuretic factor, ANF) 및 항이뇨호르몬(ADH)이 그것이다.

에피네프린과 **노르에피네프린**은 스트레스 시에 부신속질에 의해 분비된다. 이들은 싸우느냐 피하느냐의 반응(fightor-flight response)을 증진시키고 지속시키는데 자율신경계의 교감신경 분지에 의해 활성화된다. 에피네프린은 심장박동수를 자극함으로써 심장박출량을 증가시키고 세동맥수축을 증진시켜 말초혈관저항을 증가시킨다. 노르에피네프린도 같은 방법으로 말초혈관저항을 증가시킨다.

심방나트륨이뇨인자(atrial natriuretic factor)는 심방에 의해 분비되는 호르몬이다. 이 호르몬은 혈액량을 감소시켜 혈압을 하강시킨다. 이 호르몬은 인체로부터 많은 나트륨과 물이 배설되도록 콩팥을 자극하여 탈수상태를 유발하여 혈압을 떨어뜨린다.

항이뇨호르몬(ADH)은 시상하부에 의해 생산되고 콩팥이 물을 보유하도록 자극하여 혈액량을 증가시켜 혈압을 증가시킨다.

콩팥의 조절 Kidney Controls

혈액량이나 혈압이 증가하게 되면 콩팥은 체내에 있는 많은 양의 수분을 소변을 통해 배출시키도록 반응한다. 혈액량이 감소하게 되면 혈압은 자연히 감소된다. 역으로 콩팥은 혈액량이나 혈압이 저하되었을 때 좀 더 바람직한 정도로 회복시키기 위해 소변을 통해 체외로 배출되는 물의 양을 감소시킬 수 있다.

콩팥은 또한 특정 화학물질을 방출하는데, 동맥압이 하강되면 콩팥의 특정세포가 혈액내로 레닌(renin)이라는 효소를 방출한다. 레닌은 강한 혈관수축제인 안지오텐신 II(angiotensin II)의 형성을 자극한다. 안지오텐신 II는 콩팥에 의한 나트륨 재흡수를 자극하고 부신에 의해 생산되는 알도스테론(aldosterone)이라는 또 다른 호르몬의 방출을 자극한다. 나트륨이 혈류로 이동할 때 물이 흡수된다. 이렇게 말초혈관저항과 혈액량의 증가는 레닌을 방출하게 하고 그것은 이어서 혈압을 증가시킨다.

개념 확인

1. 순환혈관그물(circulatory network) 중에서 혈압이 가장 높은 곳은 어디인가?
2. 말초혈관저항이 증가되면 혈압은 어떻게 되는가?
3. 콩팥에서 혈압조절에 관여하는 요인은 무엇인가?

모세혈관에서의 물질교환 Capillary Exchange

액체 이동은 정수압과 삼투압의 차이에 의해 일어나지만 물질은 확산에 의해 모세혈관벽을 통해 이동한다.

체내의 100억 이상의 모세혈관이 혈액과 사이질액 사이에서 물질교환을 한다. 영양소와 산소는 모세혈관 벽을 통해 세포밖공간으로 이동하고, 이산화탄소와 다른 노폐물은 반대방향으로 이동한다. 이들 물질은 단순확산, 삼투, 촉진적 확산 및 능동 수송 과정으로 모세혈관 내피에 의해 형성된 얇은 방어벽을 통과한다.

소량의 액체도 모세혈관벽으로 이동한다. 이 이동은 **정수압**(hydrostatic pressure)과 **삼투압**(osmotic pressure)이라는 두 힘에 의해 이루어진다(그림 11-19). 정수압은 모세혈관 내의 혈압인데 모세혈관에서 세포밖공간 주위로 체액을 밀어내고, 삼투압은 모세혈관으로 체액을 끌어당기는데, 이는 혈액의 용질농도가 사이질액보다 높기 때문이다. 혈액은 다량의 혈장단백질로 인하여 용질농도가 높아 모세혈관을 통과할 수 없으나 사이질액은 극히 적은 양의 단백질이 포함되었다.

그림 11-19에 표시된 것처럼 모세혈관에서 혈압은 세정맥끝보다 혈액이 들어오는 세동맥끝에서 더 높다. 혈압의 차이는 정수압에 의해 발생하며 세동맥끝에서 삼투압을 능가한다. 결과적으로 여기서는 모세혈관으로부터 밀려나오는 액체가 들어가는 양보다 더 많다. 모세혈관 정맥끝에서 혈압의 하강은 모세혈관으로부터 액체 이동의 원인이 된다. 결과적으로 나가는 양보다 더 많은 액체가 흡수에 의해 정맥끝에서 모세혈관으로 들어간다.

모세혈관동맥끝에서 액체의 이동은 세포외 환경에서 사이질액이라는 체액을 축적시키는 원인이 된다. 체액의 약 90%가 모세관혈류(주로 모세혈관의 세정맥단에서)로 돌아나가게 된다. 나머지 10%의 체액은 신체의 액체를 운반하여 결국은 심혈관계로 환원시키는 림프관으로 유입된다.

개념 확인

1. 산소와 영양소는 어떤 과정에 의해 모세혈관벽을 이동하는가?
2. 체액의 삼투압에 단백질은 어떤 영향을 미치는가?
3. 모세혈관 교환 시에 세포밖공간에서 생성된 10%의 초과액체에 대해서는 어떤 일이 발생하는가?

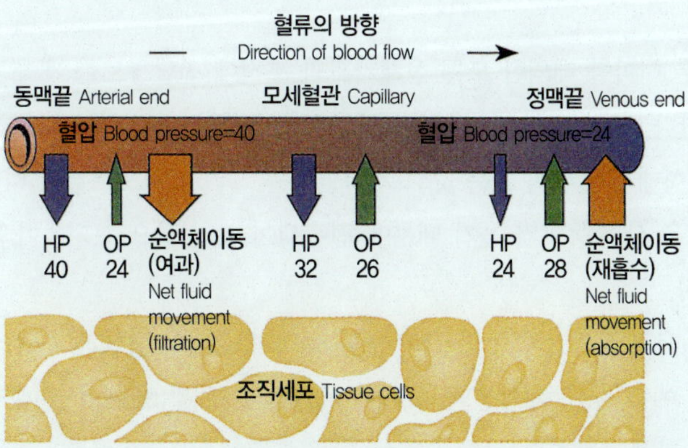

모세혈관의 동맥끝에서 액체를 밖으로 밀어내는 힘은 어떤 요인인가?
모세혈관의 정맥끝에서 액체를 안으로 당기는것은 어떤 요인인가?

그림 11-19 모세혈관 역학과 액체의 이동
모세혈관 동맥끝에서 순액체의 이동은 여과에 의해 바깥쪽으로 이루어진다. 모세혈관 정맥끝에서 순액체의 이동은 재흡수에 의해 안쪽으로 이루어진다. HP = 정수압, OP = 삼투압.

순환경로

순환계통의 혈관은 허파순환과 온몸순환의 두 가지 독특한 경로로 배열되어 있다. 허파순환은 심장에서 허파까지 혈액이 이동하고 귀환하는 통로이다. 온몸순환은 심장에서부터 신체 곳곳을 순환하다가 되돌아오는 좀 더 광범위하고 긴 순환이다.

허파순환 Pulmonary Circulation

허파순환은 심장과 허파 사이에 분포된 혈관과 가스교환이 일어나는 방대한 허파모세혈관망으로 구성된다.

허파순환(pulmonary circulation)은 혈액이 산소를 받기 위한 순환경로이다. 이 통로에서 낮은 농도의 산소와 많은 이산화탄소를 가진 혈액이 높은 농도의 산소와 낮은 농도의 이산화탄소를 포함한 흡기를 함유한 허파로 이동된다. 이러한 농도 경사에 따라 산소는 혈액 속으로 들어가고 이산화탄소는 밖으로 빠져나간다. 혈액은 이런 방법으로 다시 신선하게 된 후 신체의 다른 부분으로의 순환을 위해 심장으로 되돌아오게 된다.

허파순환의 경로는 심장의 오른심실로부터의 혈액을 운반하는 **허파동맥(폐동맥간**, pulmonary trunk)에서 시작된다(그림 11-21). 대각선으로 확장된 후 위로 약 8 cm 올라간 허파동맥줄기는 **오른허파동맥**(right pulmonary artery)과 **왼허파동맥**(left pulmonary artery)으로 나뉘어 각각 오른쪽, 왼쪽 허파로 들어간다. 허파 내에서 양쪽 허파동맥은 더 작은 동맥으로 갈라지고 그 가지들은 결국 많은 세동맥을 형성한다. 세동맥은 **허파모세혈관**(pulmonary capillaries)이 되어 허파의 정교한 허파꽈리를 둘러싸는 치밀한 그물을 형성한다. 허파모세혈관과 허파꽈리 사이에서 가스교환이 일어난다. 산소가 적혈구에 축적되면 혈액은 진홍색을 띠게 된다. 허파모세혈관그물은 세정맥으로 유출되고 마침내는 각 허파로부터 나오는 두 개의 **허파정맥**(pulmonary veins)이 된다. 네 개의 허파정맥은 왼심방으로 연결되어 허파순환을 마치게 된다.

온몸순환 Systemic Circulation

온몸순환은 왼심실로부터 오른심방까지 분포된 혈관으로 구성되며 허파를 제외한 모든 신체조직으로 신선한 혈액을 제공한다.

온몸순환(systemic circulation)은 허파를 제외한 모든 신체기관과 조직에 전달통로를 제공하는데 조직에 산소가 풍부한 혈액을 나르고 이산화탄소를 제거한다. 또한 소화관으로부터 영양소를, 내분비기관으로부터 호르몬을, 다양한 세포로부터 효소와 단백질을, 감염부위나 다른 형태의 질환이 있는 곳으로 백혈구를 그리고 세포로부터 비단백성 질소물질을 콩팥으로 운반한다. 이 회로를 시작하는 혈액은 산소 농도가 높기 때문에 진홍색이고, 심장으로 되돌아오는 혈액은 산소농도가 낮기 때문에 어두운 적색 또는 진흙색이다.

다음에서는 온몸순환의 주요 동맥과 정맥만이 논의된다. 보통 동맥과 정맥이 병행하여 달리는데 동일한 부위에 있는 동맥과 정맥은 유사한 이름을 가진다. 예를 들면, 위팔동맥(brachial artery)은 위팔(brachium)에 혈액을 공급하고 위팔의 혈액을 비우는 위팔정맥(brachial vein)과 함께 주행한다.

온몸동맥 Systemic Arteries

온몸동맥은 인체에서 가장 큰 동맥인 대동맥의 가지들이다. 왼심실에서 시작하여 가슴과 배골반안으로 들어가기 위해 뒤쪽과 아래쪽으로 굽기 전에 위로 짧은 길이만큼 올라간다. 길이가 뻗어감에 따라 대동맥은 수많은 가지를 내는데 그림 11-22와 그림 11-23에 제시된다.

대동맥의 가지 Branches of the Aorta

대동맥은 심장의 왼심실에서 시작된다. 여기서부터 대동맥은 짧은 길이만큼 위로 뻗어나가는데, 이 분절을 **오름대동맥**(ascending aorta)이라고 한다. 오름대동맥의 바닥부에서 심장벽에 혈액을 공급하는 **심장동맥**(coronary arteries)이 뻗어나온다.

뒤쪽으로 굽은 대동맥의 분절이 **대동맥활**(aortic arch)이다. 대동맥활에서 세 주요 가지인 **팔머리동맥**(brachiocephalic artery), **왼온목동맥**(left common carotid artery), **왼빗장밑동맥**(left subclavian artery)이 나온다. 대동맥이 활과 같이 휘어

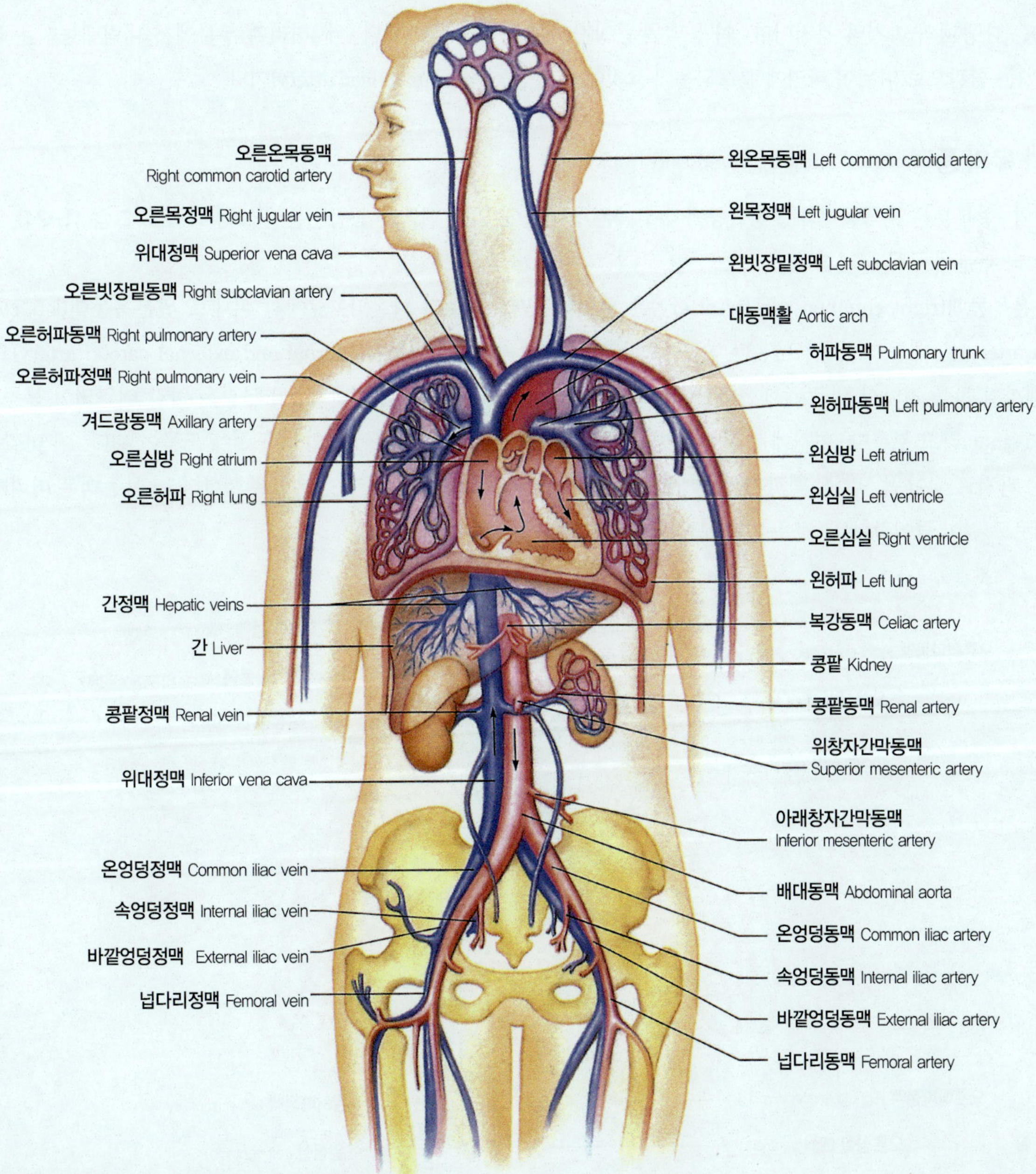

온몸순환을 시작하는 주요 동맥은 어떤 것인가?

그림 11-20 인체의 혈액순환그물

척주 부근에 닿게 되면, 두 개의 혈관으로 갈라질 때까지 하행하여 전체가 척주의 정면에 놓여 있게 된다. 대동맥의 이 큰 분절을 **내림대동맥**(descending aorta)이라고 한다(그림 11-23).

가로막 위의 내림대동맥 부분은 **가슴대동맥**(thoracic aorta)이며 수많은 가지를 내서 가슴벽에 분포하기 위해 복장뼈들 사이사이로 뻗어나간다. 이 혈관들을 **갈비사이동맥**(intercostal artery)이라 한다.

그 주요 가지가 **복강동맥**(celiac artery)인데 더 작은 가지로 나뉘어 간, 지라, 위, 이자로 분포된다. 복강동맥이 시작되는 아랫부위는 **위창자간막동맥**(superior mesenteric artery)으로 작은창자와 큰창자의 일부분에 분포된다. **부신동맥**(suprarenal artery)이라고 불리는 한 쌍의 동맥은 각 콩팥의 상부에 있는 부신으로 들어가고, 그 아래에서 나오는 **콩팥동맥**(renal artery)은 콩팥으로 통과한다. 콩팥동맥 아래에는 **생식샘동맥**(gonadal artery), 남성에서는 **고환동맥**(testicular artery)이고 여성에서는 **난소동맥**(ovarian artery)이 생식샘으로 분포하기 위해 하행한다. 큰 **아래창자간막동맥**(inferior mesenteric artery)은 대동맥의 마지막 분지이다. 이 동맥은 큰창자의 대부분을 지배한다. 제2허리뼈 부분에서 내림대동맥은 끝나며, 두 개의 큰 혈관으로 나뉘어 다리에 분포되는데 그것이 **온엉덩동맥**(common iliac artery)이다.

머리와 목의 동맥 Arteries of the Head and Neck

머리와 목 부분은 온목동맥과 빗장밑동맥에서 나온 동맥들에 의해 혈액을 공급받는다(그림 11-23, 그림 11-24). 온목동맥은 머리 부분에 주로 공급한다.

오른온목동맥(right common carotid artery)은 팔머리동맥으로부터 나온다. 앞에서 본대로 **왼온목동맥**(left common carotid artery)은 대동맥활에서 나온다. 이 중요한 혈관들은 **속 · 바깥목동맥**(internal and external carotid artery)으로 분지할 때까지 목을 지나서 위로 주행한다. 이는 후두의 상부 경계부위에서 일어난다. 이 부분은 약간 이완되어 목동맥팽대(carotid sinus)라고 부른다. 여기에는 혈압의 변화를 감지하는 압감수체가 있어 혈압의 조절에 도움이 된다. 이 바깥목동맥은 작은 가지로 되어 목, 얼굴, 턱과 머리덮개로 들어가기 위해 관자부 위를 따라 상부로 주행한다. 속목동맥은 머리뼈의 바닥부위로로 깊이 들어간다. 그것은 뇌에 분포되기 위해 머리안으로 들어간다.

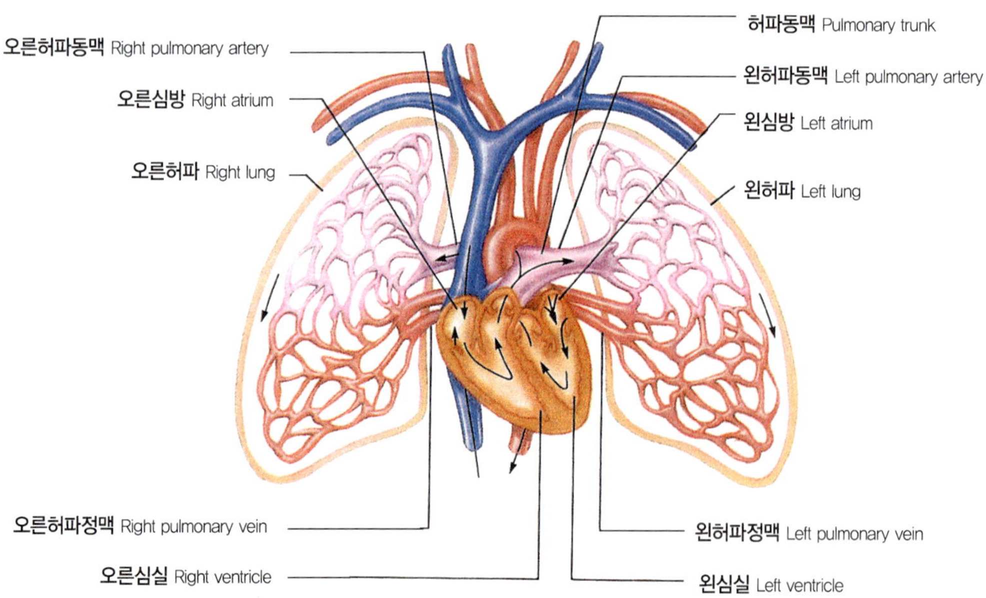

허파순환의 총체적인 목적은 무엇인가?

그림 11-21 허파순환

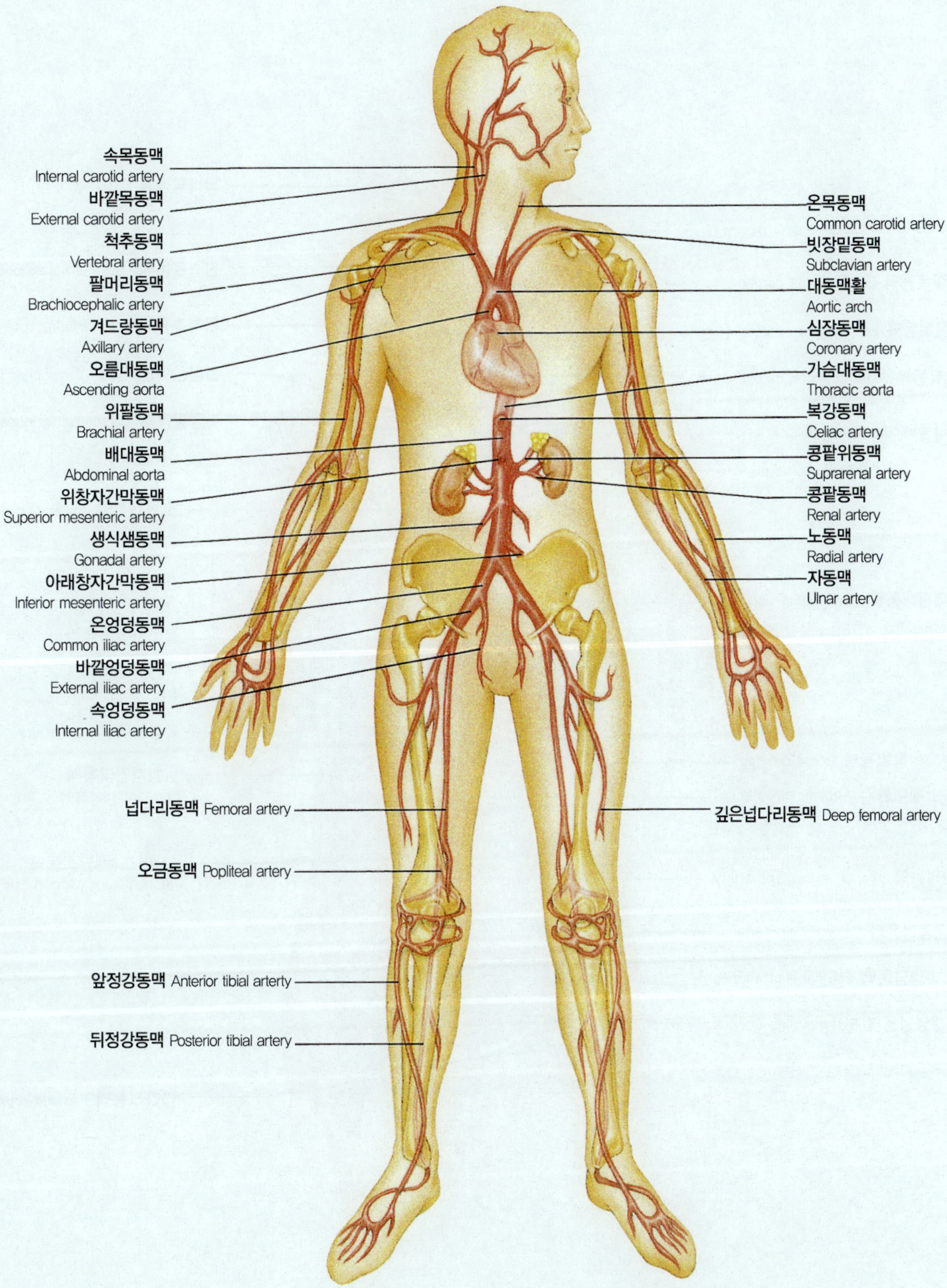

온몸순환의 총체적인 목적은 무엇인가?

그림 11-22 온몸순환 동맥

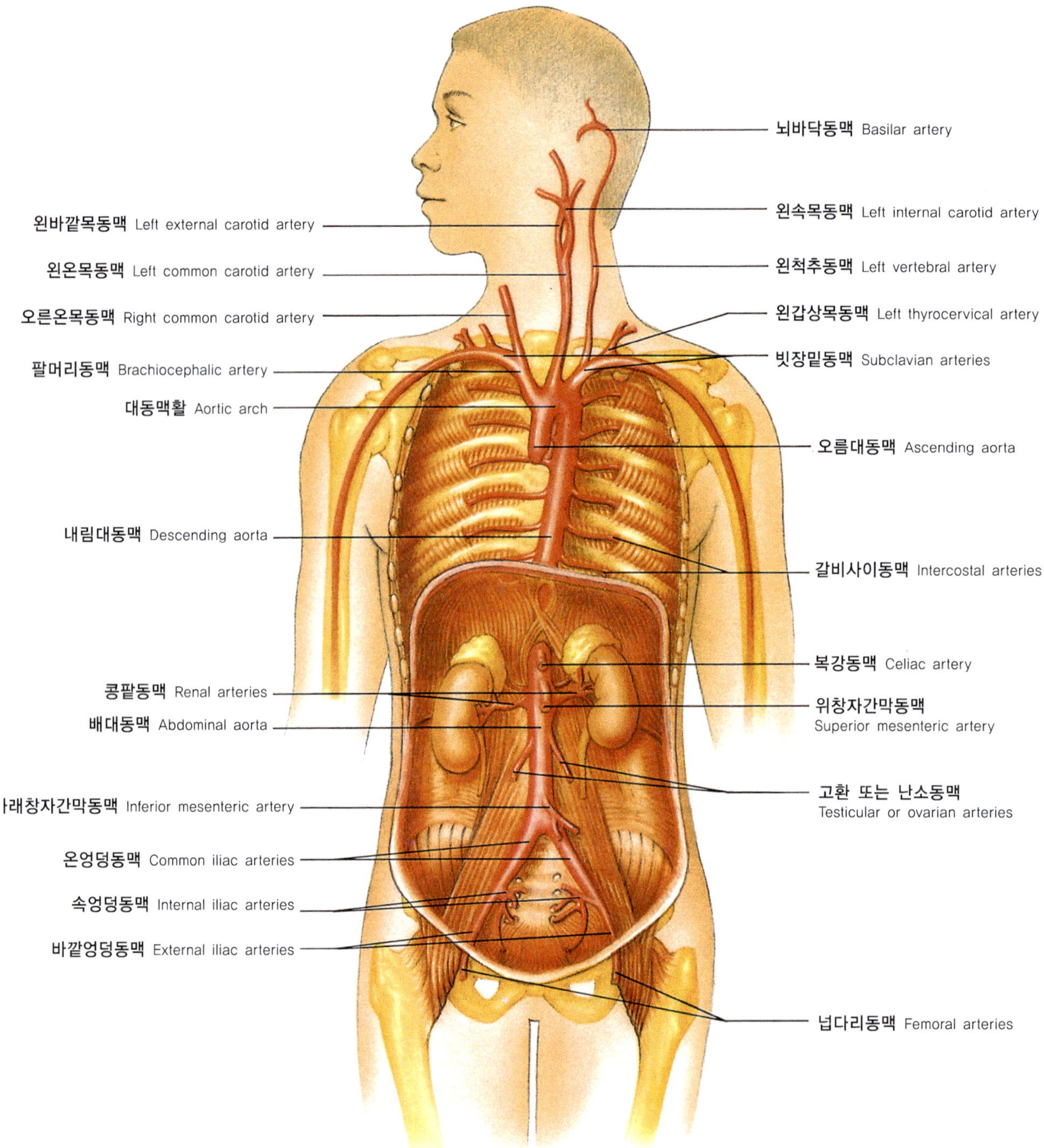

대동맥의 주요 분지는 어떤 것인가?

그림 11-23 대동맥과 주요 분지

오른빗장밑동맥(right subclavian artery)은 팔머리동맥에서 나오고, **왼빗장밑동맥**(left subclavian artery)은 대동맥활로부터 나온다. 그들이 나온 부위에서 바로 각각의 빗장밑동맥은 머리와 목에 분포하기 위해 두 개의 가지를 내는데 **척추동맥**(vertebral artery)과 **갑상목동맥**(thyrocervical artery)이 그것이다. 척추동맥은 목뼈의 가로구멍을 통해 위쪽으로 들어간다. 이들은 뇌에 분포되기 위해 큰구멍을 통해 머리안으로 들어간다. 갑상목동맥은 경부조직 내로 얕게 들어가서 갑상샘, 부갑상샘, 후두, 기관, 식도, 인두와 그 부위에 있는 다양한 근육에 분포되기 위해 가지를 낸다.

어깨와 위팔의 동맥 Arteries of the Shoulder and Upper Limbs

어깨와 위팔은 빗장밑동맥에서 나오는 동맥들에 의하여 혈액공급을 받는다(그림 11-25). 오른쪽과 왼쪽 빗장밑동맥의 분포영역은 신체 양쪽에서 같다.

빗장밑동맥이 **겨드랑이**(액와, axilla) 근처의 어깨 아래에 이르러서는 **겨드랑동맥**(axillary artery)으로 내려오게 된다. 겨드랑동맥의 분지는 겨드랑이와 가슴벽에 있는 근육과 다른 부분에 혈액공급을 한다. 위팔에 이르러서는 겨드랑동맥이 계속 내려와서 **위팔동맥**(brachial artery)이 된다. 근육 깊숙히 들어간 위팔동맥의 주요 가지는 **깊은위팔동맥**(deep brachial artery)이다. 위팔동맥은 위팔뼈와 나란히 위치하며 팔꿈치까지 내려가서 **자동맥**(ulnar artery)과 **노동맥**(radial artery)으로 나뉜다. 자동맥은 아래팔의 자쪽을 따라 내려가 손목까지 분포되고, 노동맥은 아래팔의 노쪽으로 내려가 손목까지 이른다. 이 동맥들이 아래팔의 근육에 혈액을 공급한다. 손목에서 이 두 동맥은 작은 동맥으로 갈라져서 손목, 손 및 손가락에 혈액을 공급한다.

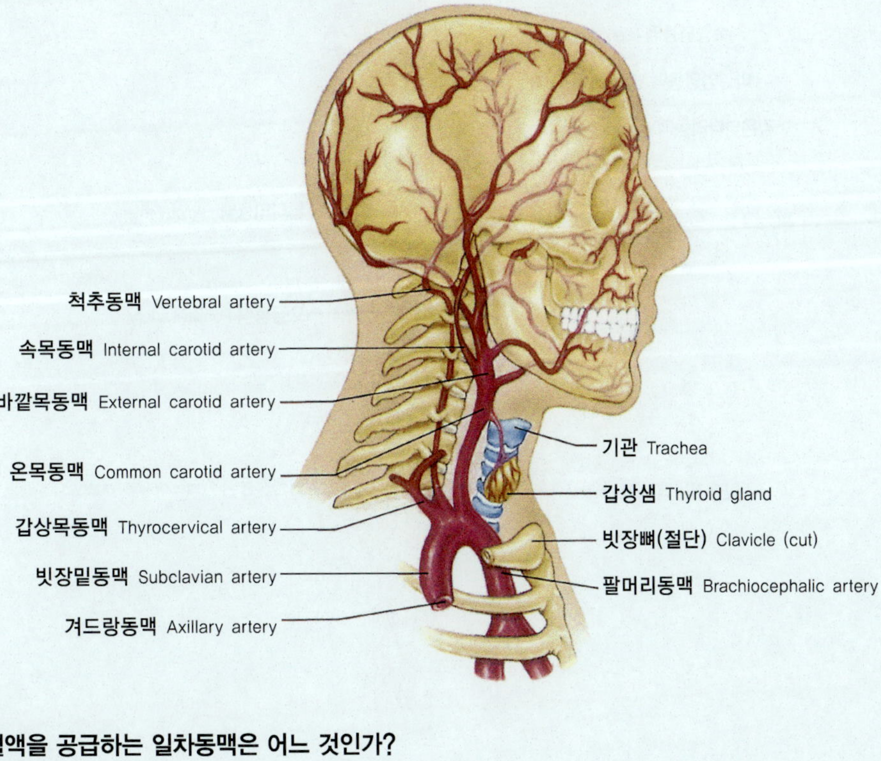

뇌에 산소가 풍부한 혈액을 공급하는 일차동맥은 어느 것인가?

그림 11-24 머리와 목의 동맥

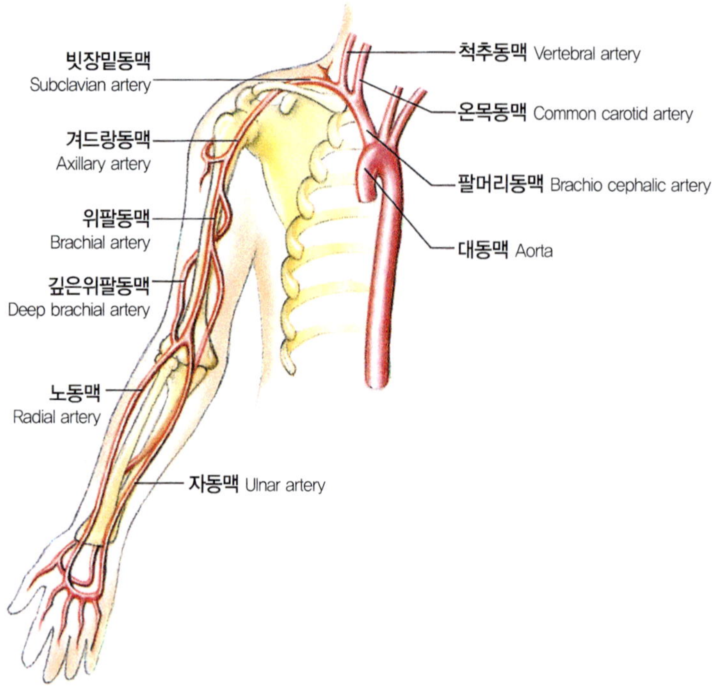

빗장밑동맥의 가지는 어떤 것인가?

그림 11-25 어깨와 위팔의 동맥

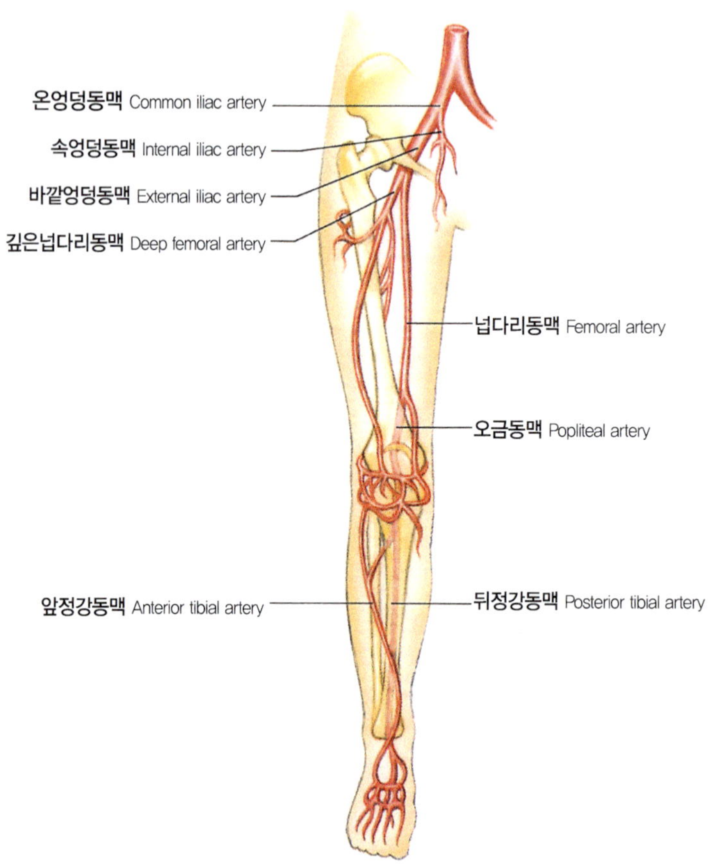

온엉덩동맥의 주요 가지는 어떤 것인가?

그림 11-26 골반과 다리의 동맥

골반과 다리의 동맥 Arteries of the Pelvis and Lower Limbs

골반과 다리는 배대동맥의 바닥부에서 나온 온엉덩동맥의 가지로부터 혈액공급을 받는다(그림 11-26). 위팔의 분포에서처럼, 온엉덩동맥의 분포영역은 신체의 양쪽에서 거의 같다.

각각의 온엉덩동맥은 **속엉덩동맥**(internal iliac artery)과 **바깥엉덩동맥**(external iliac artery)으로 나뉜다. 속엉덩동맥은 아래로 약간 내려가 골반벽으로 들어간다. 이 동맥의 분지는 골반안 내의 내장, 골반근육 및 외부생식기에 혈액을 공급한다.

바깥엉덩동맥은 주로 다리에 혈액을 공급한다. 그것은 넙다리로 들어가기 위해 골반과 샅고랑인대 하부를 따라 하행하고 거기서 **넙다리동맥**(femoral artery)이 된다. 넙다리동맥은 넙다리 아래로 내려가서 넙다리의 앞면을 따라 내려간다. 내려가면서 고샅부위와 하복부 피부는 물론 근육과 넙다리피부의 혈액공급을 위해 가지를 낸다. 넙다리동맥의 가장 중요한 가지가 **깊은넙다리동맥**(deep femoral artery)이며, 이 동맥은 넙다리의 굽힘근에 혈액을 공급한다. 넙다리동맥은 무릎 뒤쪽에 있는 오금속을 지나서 뒤쪽을 주행한다. 이 부위의 동맥을 **오금동맥**(popliteal artery)이라 하고 **앞·뒤정강동맥**(anterior and posterior artery)으로 나뉠 때까지 조금 밑으로 내려간다. 앞정강동맥은 정강뼈와 종아리뼈 사이로 내려가면서 다리의 앞쪽과 가쪽 위 근육과 피부에 가지를 낸다. 뒤정강동맥은 종아리근육 뒤로 내려가 분포한다. 이 동맥은 가지를 내어 다리의 앞쪽부위와 중앙부의 피부와 근육에 혈액을 공급한다.

온몸순환정맥 Systemic Veins

온몸순환을 하는 정맥은 큰 혈관인데 인체의 광범위한 모세혈관그물(허파를 제외한)로부터 혈액을 모으는 작은 정맥과 세정맥이 합쳐져서 형성된다. 혈액은 심장방향으로 운반되고 오른심방이 마지막 종착점이다. 온몸순환을 하는 정맥으로서 심장에 직접 합류하는(심장벽의 혈액을 배출하는 심장정맥굴과 함께) 큰 정맥으로는 위 · 아래대정맥이 있다.

온몸순환을 하는 정맥으로 위대정맥의 분지들과 아래대정맥의 분지들을 알아본다. 정맥을 통한 혈액의 운반이 그 주류를 이룰 것인데 먼쪽부위의 정맥에서부터 심장에 가장 가까운 정맥의 순서대로 알아본다.

위대정맥으로 들어가는 정맥 Veins Draining into the Superior Vena Cava

위대정맥은 허파를 제외한 가로막 위의 전 영역으로부터 들어가는 혈액을 받아들인다. 머리, 목, 가슴벽, 배벽, 어깨와 위팔의 특수한 부위로부터 비워지는 무수한 작은 정맥으로부터 혈액을 받는다. 이 혈관 중 가장 중요한 것들이 다음 내용과 그림 11-27에 제시된다.

얼굴, 머리덮개, 목 표면에 있는 혈액은 **바깥목정맥**(external jugular veins)으로 들어가는데 그림 11-27과 그림 11-28에 제시된다. 이들은 **빗장밑정맥**(subclavian vein)과 합류할 때까지 목의 양측면을 따라 내려간다. 뇌와 머리의 깊은 부분 그리고 목으로부터의 혈액은 약간 굵은 **속목정맥**(internal jugular vein)에 의해 비워진다. 이 정맥들은 바깥목정맥에 비해 중앙부위에서 목 하부를 흐른다. 이 정맥들의 몸쪽끝에서 속목정맥은 빗장밑정맥과 합류하여 큰 **팔머리정맥**(brachiocephalic veins)을 이룬다. 이 두 가지 중요한 혈관은 오른심방으로 혈액을 운반하는 **위대정맥**(superior vena cava)을 이루기 위해 합쳐진다. 심장과 합쳐지기 바로 전에 위대정맥은 가슴벽과 배벽의 혈액을 비우는 단일정맥을 받는다. 이것이 **홑정맥**(azygos vein)이다.

위팔은 두 가지 정맥 경로에 의해 비워지는데, 하나는 팔근육을 통해 깊은 곳을 흐르고 다른 하나는 피부 바로 밑을 얕게 주행한다(그림 11-27, 그림 11-28). 동맥의 경로와 평행하게 달리는 심층정맥은 **자정맥**(ulnar vein), **노정맥**(radial vein), **위팔정맥**(brachial vein), **겨드랑정맥**(axillary vein)과 같이 동맥의 이름과 비슷하게 명명한다. 얕은정맥은 더 크고 피부표면에서 잘 보인다. 이들은 상호연결그물을 가지고 있고 또한 앞에 언급한 깊은정맥과도 교통한다. 이는 다음에 나오는 많은 대체 통로에 혈액을 제공한다. 주요 표면정맥으로는 아래팔에서 위팔 중앙으로 올라가는 **자쪽피부정맥**(basilic vein), 손목에

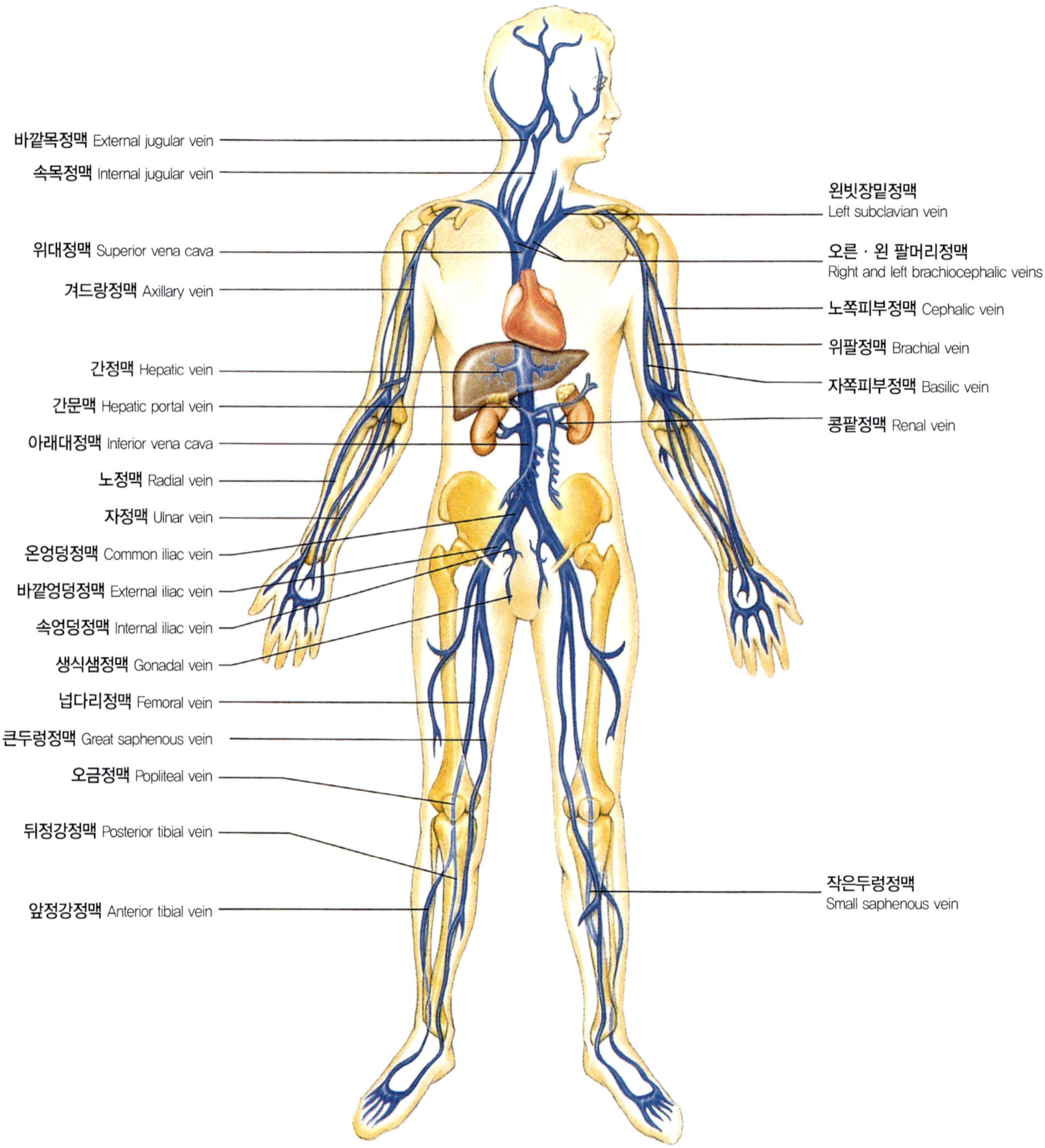

오른심방으로 들어가는 중요한 혈관은 어떤 것인가?

그림 11-27 온몸순환을 하는 정맥

서 어깨까지 상행하는 **노쪽피부정맥(요측피정맥, cephalic vein)**과 자쪽피부정맥과 노쪽피부정맥을 서로 연결하는 **정중팔꿈치정맥(median cubital vein)**이 있다. 정중팔꿈치정맥은 혈액을 모으는 공통부위이다. 어깨에서는 노쪽피부정맥이 겨드랑정맥과 합류한다. 겨드랑정맥은 겨드랑이를 지나서 **빗장밑정맥(subclavian vein)**으로 연결된 후에 결국 팔머리정맥을 형성하기 위해 속목정맥과 합류하게 된다.

아래대정맥으로 들어가는 정맥 Veins Draining into the Inferior Vena Cava

아래대정맥은 심장 아래의 신체 모든 부분으로부터의 혈액을 비우며 작은 정맥들을 통해서 골반, 다리 및 배부 장막으로부터 혈액을 받는다. 동맥에서처럼 정맥은 본질적으로 신체 양측에서 같다.

위팔의 정맥에서처럼, 다리의 정맥은 깊은경로와 얕은경로의 두 경로로 배열되어 있다(그림 11–27). 깊은정맥은 다리를 담당하는 동맥의 경로와 같이 달리며 동맥의 이름과 같이 **앞정강정맥(anterior tibial vein)**, **뒤정강정맥(posterior tibial vein)**, **오금정맥(popliteal vein)**, **넙다리정맥(femoral vein)** 및 **바깥엉덩정맥(external iliac vein)**이라고 명명한다. 얕은정맥은 발에서부터 위쪽 넙다리까지 분포하는 복잡한 망을 형성하기 위해 깊은정맥과 다른 혈관을 상호연결하는 정맥이다. 인체에서 가장 긴 혈관인 **큰두렁정맥(great saphenous vein)**은 무릎에서 넙다리까지 다리의 중앙을 따라 올라가 골반으로 들어가기 바로 전에 넙다리정맥과 합류한다. 표면혈관인 **작은두렁정맥(small saphenous vein)**은 발의 가쪽면을 따라 달리고 종아리근육을 통해 올라가서 비운다. 이 정맥은 무릎에서 오금정맥으로 비운다.

아래대정맥을 통해 배부에서 들어오는 많은 큰 정맥은 동맥과 같이 달리고 같은 이름을 사용한다(그림 11–27). 아래대정맥으로 배출되는 정맥은 생식샘에서 배출되는 **오른생식샘정맥(right gonadal vein)**, 콩팥에서 배출되는 **콩팥정맥(신정**

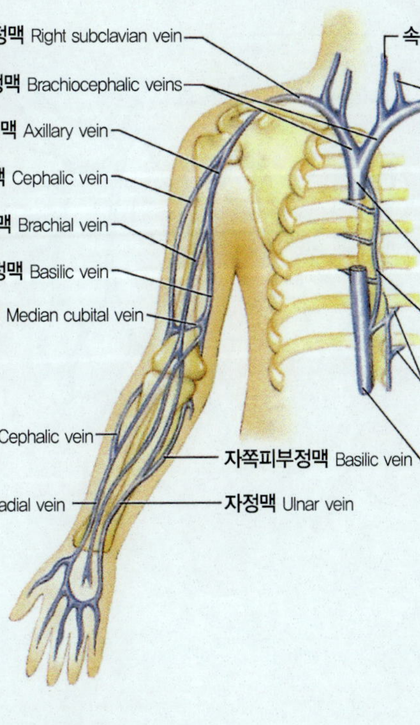

빗장밑정맥은 어떤 혈관들이 합쳐짐으로써 형성되는가?

그림 11–28 몸통벽, 어깨 및 위팔의 온몸순환을 하는 정맥

맥, renal vein)과 부신에서 배출되는 **부신정맥**(suprarenal vein)이 있다. **왼생식샘정맥**(left gonadal vein)은 아래대정맥으로 들어가지 않고 왼쪽 콩팥정맥으로 들어간다. 간을 비우는 **간정맥**(hepatic vein)은 가로막 아래 근처에서 아래대정맥과 합류한다.

배에서 배출되는 일부 특정정맥은 아래대정맥으로 합류하지 않고 간 쪽으로 방향을 돌려 주행한다. 그 혈관들은 소화기관에서 나오며 총괄하여 **간문맥계통**(hepatic portal system)이라 불린다(그림 11-29). 일반적 용어로 문맥계통은 혈액이 직접 하나의 모세혈관그물에서 다른 모세혈관그물로(심장 대신에) 흐르는 계통이다. 간문맥계통은 소화기관의 모세혈관에서 간의 모세혈관으로 혈액을 전환시킨다.

간문맥계통의 더 작은 정맥은 간으로 연결되는 **간문맥**(hepatic portal vein)을 이루기 위해 모이는 **위 · 아래창자간막정맥**(superior and inferior mesenteric veins)으로 혈액을 비운다. 이렇게 간은 간문맥과 간동맥의 두 곳으로부터 혈액을 받는다. 산소 농도가 높은 혈액은 간동맥을 통해서, 산소 농도가 낮은 혈액을 통해서 들어간다. 소화기관으로부터 오는 정맥혈은 산

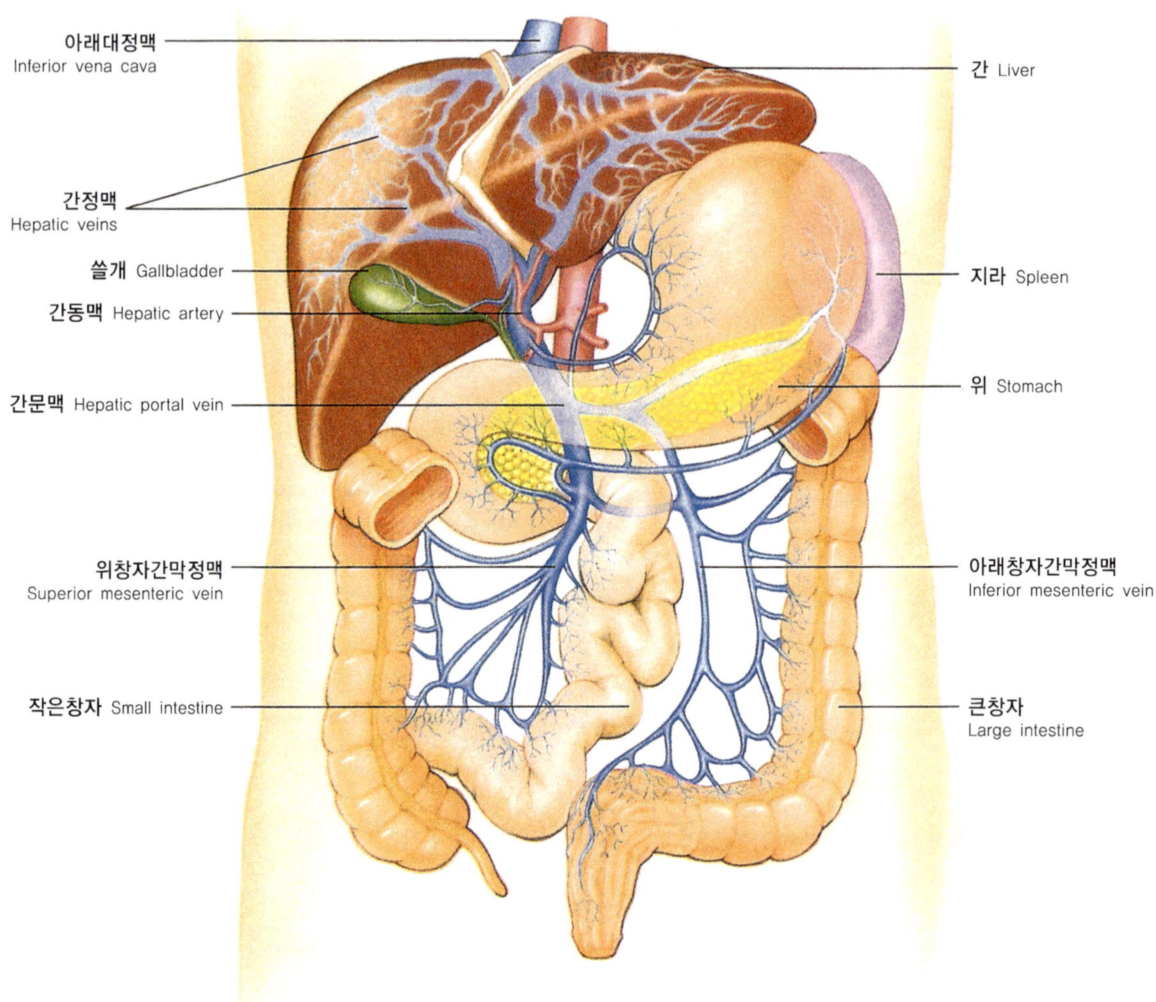

어떤 특정 정맥이 소화계통에서 간으로 혈액을 운반하는가?

그림 11-29 간문맥순환계통

소 농도는 낮지만 장에서 흡수된 영양분과 기타 물질이 풍부하다. 혈액이 간에 있는 특수한 모세혈관을 통해서 서서히 통과할 때, 간세포는 대사기능에 필요한 물질을 옮기고, 포식세포는 소화계통을 침투해 들어온 박테리아와 이물질을 제거한다. 혈액은 간모세혈관을 통과한 후 작은 정맥에 의해 수집되어 간정맥으로 가고 아래대정맥으로 배출된다.

개념 확인

1. 산소 농도는 낮고 이산화탄소 농도는 높은 혈액을 운반하는 동맥은 어떤 동맥인가?
2. 대동맥활의 세 개의 큰분지는 어떤 것들인가?
3. 심장높이 이하의 인체 부위의 혈액을 비우는 주요 정맥은 어떤 것인가?

항상성

심장혈관계통은 온몸에 혈액을 운반함으로써 혈액의 기능을 지지하는데, 심장의 펌프작용과 특수화된 혈관의 구조는 인체 전반에 혈액이 흐르도록 한다. 이 운반주기의 목적은 방대한 모세혈관그물을 통해 혈액을 느리게 흐르게 함으로써 모든 세포의 가까이까지 신선한 혈액을 운반하는 것이다. 혈액이 모세혈관으로 흐를 때 산소와 영양소의 중요한 분자는 주변 세포로 확산되고 노폐물은 제거된다.

혈액운반의 기능은 인체 항상성 유지의 면에서 대단히 중요하다. 혈류가 질환이나 상해를 감소시킨다는 것은 이에 대한 중요한 증거라고 할 수 있다. 인체조직이 충분한 혈액공급을 받을 수 없을 정도로 심장박출량이나 혈액량이 감소되는 일반적인 상태를 순환성 쇼크(circulatory shock)라고 한다. 이는 보통 실혈이나 출혈에 의해 발생한다. 순환성 쇼크를 특징짓는 증상은 약하고 빠른 맥박, 낮고 빠른 호흡, 낮아진 체온, 창백하고 축축한 피부, 입술이나 손가락의 청색증과 정신적 혼돈이나 무의식 등을 포함한다.

순환성 쇼크 발생 초기에 심장혈관계통은 신속히 항상성을 회복하고 유지하기 위해 노력한다. 예를 들면 혈압의 하강은 콩팥으로 하여금 레닌을, 그리고 부신으로 하여금 에피네프린 분비를 자극하여 대부분의 혈관의 수축을 자극한다. 이런 응급상황에 심장과 뇌로의 적정 혈류를 유지하기 위해 이 두 기관에 혈액을 공급하는 세동맥은 수축하지 않는다. 또한 부신에 의해 알도스테론이 방출되고 뇌하수체 뒤엽에서는 항이뇨호르몬이 방출되어 수분을 보유하도록 한다.

1L 이상의 혈액을 상실할 경우 항상성 유지 기전은 실패하게 된다. 이것은 심장을 유지하기에 혈액공급이 불충분하고 그래서 심장근육이 약해졌기 때문이다. 심장활동의 감소는 심장마비로 이어지고 산소 부족으로 뇌, 콩팥 및 간은 손상받게 된다. 이렇게 악화된 상태는 체액(수혈에 의해)이 즉시 보충되지 않으면 항상성의 파괴에 의해 사망을 초래한다.

그림 설명의 질문과 답

그림 11-1 **자신의 가슴 위에서 심장끝의 위치를 확인할 수 있는가?**
이를 위해서, 정중선의 왼쪽으로 약 10 cm쯤에 다섯째 복장뼈와 여섯째 복장뼈 사이에 손가락을 두라.

그림 11-2 **심장벽의 어떤 층이 가장 두꺼운가?**
심장근육층은 심장벽에서 가장 두꺼운 층이다.

그림 11-3 **왼심실은 왜 가장 두꺼운 심장근육으로 이루어져 있는가?**
왼심실은 다른 어떤 방보다 혈액을 멀리 박출해내야 하므로 가장 두꺼운 심장근육을 포함한다.

그림 11-4 **심장의 외부 표면에서 네 개의 방을 확인하시오.**
네 개의 방은 오른심방, 오른심실, 왼심방, 왼심실이다. 심방은 바깥에서 방실사이고랑에 의해 심실과 구분되고, 심실은 심실사이고랑에 의해 바깥에서 분리된다.

그림 11-5 **왼심실과 대동맥 사이에 있는 심장판막은 어떤 것인가?**
대동맥 반달판막이 왼심실과 대동맥 사이에 위치하고 있다.

그림 11-6 **꼭지근에 부착된 힘줄끈이 떨어져 나간다면 혈류에 어떤 변화가 있을 것이라고 추측할 수 있는가?**
꼭지근으로부터 힘줄끈이 떨어져 나간다면, 혈액은 심실이 수축할 때 심방으로 직접 밀려나갈 것이다.

그림 11-7 **반달판막이 닫히므로 심장의 어떤 방에 혈액 유입이 방지되는가?**
허파동맥판은 혈액이 오른심실로 들어가는 것을 막고, 대동맥판막은 혈액이 왼심실로 들어가는 것을 막는다.

그림 11-8 **산소가 적은 혈액은 어떤 방을 통해 심장으로 들어가는가?**
산소가 적은 혈액은 오른심방을 통해 심장으로 들어간다.

그림 11-9 **심장의 어떤 부위의 수축주기 동안에 혈액이 대동맥으로 들어가는가?**
혈액은 심실수축기 동안에 대동맥으로 들어간다.

그림 11-10 **어떤 심장세포의 무리가 각 심장주기를 시작하는가?**
굴심방결절이 각 심장주기를 시작한다.

그림 11-11 **QRS 生 파동은 심장활동의 어떤 부분을 나타내는가?**
심실의 탈분극은 QRS 生에 의해 나타내진다.

그림 11-12 **질문 없음**

그림 11-13 **동맥과 정맥을 구분하는 구조적인 특성은 무엇인가?**
동맥의 혈관중간막은 더 두껍고 탄력섬유가 풍부하고, 속공간은 더 좁고 판막이 없다.

그림 11-14 **모세혈관은 동맥과 정맥이 하지 못하는 물질의 확산을 어떻게 가능하게 하는가?**
확산은 동맥이나 정맥벽이 아니라 모세혈관벽을 통해 일어나는데 이는 모세혈관벽이 극도로 얇고 대부분의 경우에 구멍이 많이 있기 때문이다.

그림 11-15 **정맥혈류에서 판막이 정맥 내에서 하는 역할은 무엇인가?**
판막은 혈액의 역류를 막는다.

그림 11-16 **어느 지점에서 혈압이 가장 높은가?**
혈압은 대동맥에서 최고치에 이른다.

그림 11-17 **질문 없음**

그림 11-18 **심장박출량, 혈액량 또는 말초혈관저항이 증가한다면, 혈압에 어떤 영향이 미치겠는가?**
이런 요인들 중 어떤 것이라도 증가한다면 혈압은 상승한다.

그림 설명의 질문과 답

그림 11-19 모세혈관의 동맥끝에서 액체를 밖으로 밀어내는 힘은 어떤 요인인가? 모세혈관의 정맥끝에서 액체를 안으로 당기는 것은 어떤 요인인가?
세동맥 말단에서 모세혈관 정수압은 삼투압을 능가해서 체액이 모세혈관 내로 들어가기보다는 밖으로 더 많이 나가게 된다. 정맥말단에서는 삼투압이 정수압을 능가하므로 체액이 빠져나가기보다는 모세혈관 내로 더 많이 들어가게 된다.

그림 11-20 온몸순환을 시작하는 주요 동맥은 어떤 것인가?
대동맥은 왼심실로부터 혈액을 받아들이는 첫 번째 혈관이다.

그림 11-21 허파순환의 총체적인 목적은 무엇인가?
허파순환은 산소화된 혈액을 제공한다.

그림 11-22 온몸순환의 총체적인 목적은 무엇인가?
온몸순환은 산소화된 혈액을 허파를 제외한 온몸조직에 운반하고 탈산소화된 혈액을 심장으로 되돌린다.

그림 11-23 대동맥의 주요 분지는 어떤 것인가?
대동맥의 주요분지는 오름대동맥, 대동맥활과 가슴대동맥과 배대동맥을 포함하는 내림대동맥들이다.

그림 11-24 뇌에 산소가 풍부한 혈액을 공급하는 일차동맥은 어느 것인가?
온목동맥이 뇌에 혈액을 공급하는 일차 동맥이다.

그림 11-25 빗장밑동맥의 가지는 어떤 것인가?
빗장밑동맥은 척추동맥, 갑상목동맥과 겨드랑동맥으로 분지한다.

그림 11-26 온엉덩동맥의 주요 가지는 어떤 것인가?
온엉덩동맥은 속 · 바깥엉덩동맥으로 분지한다. 바깥엉덩동맥은 넙다리로 내려가서 넙다리동맥으로 이어진다.

그림 11-27 오른심방으로 들어가는 중요한 혈관은 어떤 것인가?
위대정맥, 아래대정맥과 심장정맥굴이 오른심방으로 비워진다.

그림 11-28 빗장밑정맥은 어떤 혈관들이 합쳐짐으로써 형성되는가?
빗장밑정맥은 겨드랑정맥과 노쪽피부정맥이 합쳐져 형성된다.

그림 11-29 어떤 특정 정맥이 소화계통에서 간으로 혈액을 운반하는가?
간문맥이 소화기관으로부터 간으로 혈액을 운반한다.

12 림프계통

THE LYMPHATIC SYSTEM

개요

림프관그물 THE LYMPHATIC NETWORK

- 모세림프관 Lymphatic Capillaries
- 림프관 Lymphatic Vessels
- 림프관줄기와 집합림프관 Lymphatic Trunks and Collecting Ducts
- 림프의 이동 Movement of Lymph

다른 림프기관들 OTHER LYMPHATIC ORGANS

- 림프절 Lymph Nodes
- 지라 Spleen
- 가슴샘 Thymus Gland
- 편도 Tonsils
- 파이어판 Peyer's Patches

항상성 HOMEOSTASIS

- 면역결핍 Immunodeficiency
- 후천성 면역결핍증 AIDS, Acquired Immunodeficiency Syndrome

학습목표

1. 림프계통의 기능을 익힌다.
2. 혈장, 사이질액 및 림프를 구분한다.
3. 림프의 구조를 익힘으로써 림프의 경로를 설명한다.
4. 림프절의 구조와 기능을 설명한다.
5. 림프기관의 위치와 구조를 확인한다.
6. AIDS 전달과 AIDS 전파를 막는 방법에 대해 설명한다.

림프관그물

림프관 그물은 림프를 운송하고 혈액으로 림프를 배출하는 일련의 관들로 구성된다.

림프관그물의 중요한 기능 중 하나는 체액을 세포 밖(사이질)에서 심장혈관계통으로 운반하는 것이다. 제11장에서 우리는 혈류로부터 혈장이 모세혈관 벽을 통해 빠져나와 **사이질액**(interstitial fluid)이 형성된다는 사실을 알았다. 이 수용성 체액은 가스, 영양소 및 세포와 혈액 사이의 다른 분자들을 운반하는 매체 역할을 한다. 대부분의 사이질액(약 90%)은 모세혈관으로 다시 들어와 심장으로 운반되나 소수의 사이질액은 그렇지 않다. 만일 사이질액이 모두 다 혈류로 돌아오지 않는다면 심장혈관계통은 적절하게 작용할 수 있는 충분한 혈액량을 확보할 수 없게 된다. 그렇다면 남은 소수의 사이질액은 어떻게 심장혈관계통으로 돌아오는가? 앞으로 살펴보겠지만 사이질액이 세포 밖 공간에 쌓이게 되면 압력차를 형성시키고 이 압력차로 인해 생겨나는 힘이 남아 있는 사이질액을 **림프관그물**(lymphatic networks)로 밀어낸다. 이러한 정맥과 같은 일련의 관들은 이 사이질액을 운송시켜 다시 혈류로 돌아가게 하는데, 이때의 이동은 말초에서 심장쪽으로 한 방향으로만 일어난다. 일단 이 사이질액이 림프관그물로 들어가게 되면 이때부터는 **림프**(lymph)라고 부른다. 림프관그물을 이루고 있는 관들에는 모세림프관, 림프관, 림프관줄기, 집합림프관이 있다.

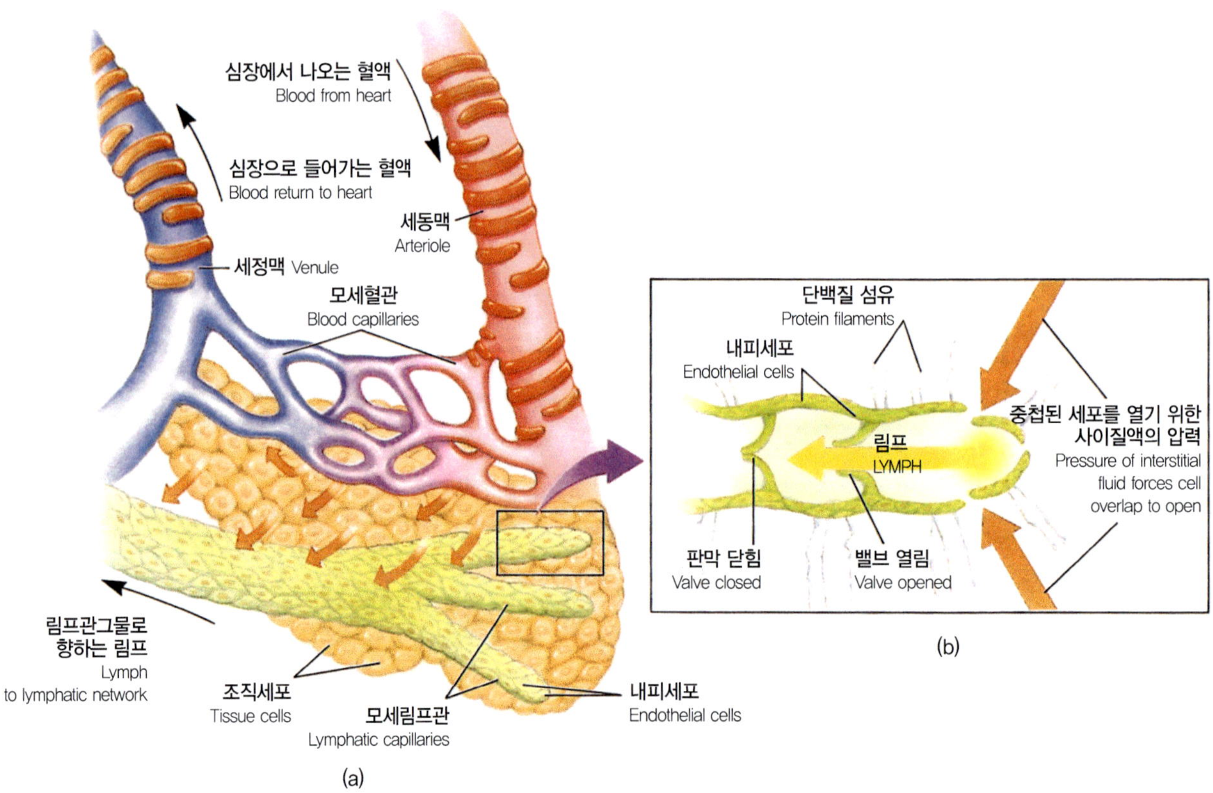

세포 밖 공간의 작은 단백질의 축적은 체액의 흐름에 어떤 효과를 가지는가?

그림 12-1 세포의 구획
림프순환은 모세림프관으로 알려진 맹관에서 시작한다. (a) 이 그림은 체액이 혈액의 모세혈관 또는 모세림프관으로의 흐름(화살표)을 보여준다. (b) 모세림프관의 구분의 관점. 사이질액 압력이 생겨 중첩된 세포의 열려진 틈으로 사이질액이 안으로 유입된다.

모세림프관 Lymphatic Capillaries

림프관그물은 **모세림프관**이라고 알려진 매우 작은 종말관으로부터 시작된다. 이러한 연약한 관들은 세포들 사이나 인체의 거의 모든 조직과 기관의 모세혈관 사이에서 발견된다. 모세림프관이 발견되지 않은 부위로는 뇌, 척수, 뼈조직 및 표피가 있다.

모세림프관은 벽이 한 층의 내피세포로 구성되어 있다는 점에서 그 구조가 모세혈관과 유사하다. 그러나 모세림프관의 내피세포들은 더 느슨하게 접합하고 있으며 서로 포개질 수 있다(그림 12-1b). 또한 단백질섬유가닥들이 내피세포와 세포 밖 공간을 연결하고 있는데, 이 세포 밖 공간의 압력이 커질 경우에는 단백질섬유들이 내피세포를 밀어서 체액이 들어갈 공간을 만든다. 이 공간을 통해 사이질 액이 모세림프관으로 들어오게 된다. 모세림프관 안의 압력이 세포 밖 공간보다 더 커질 경우 단백질섬유들은 내피세포들을 다시 겹치게 함으로써 림프가 다시 세포 밖 공간으로 빠져 나가는 것을 막는다.

림프관 Lymphatic Vessels

모세림프관들이 합쳐져서 생기는 것이 **림프관**이다. 림프관은 모세림프관보다 벽이 훨씬 두꺼우며, 내강도 크고 심장 가까운 곳에 있다. 이들은 구조면에서 정맥과 매우 유사한데, 이들의 얇은 벽(모세림프관보다는 훨씬 두꺼우나)은 세 층의 같은 조직으로 이루어져 있고 맨 안쪽 층은 밸브를 형성하고 있다. 림프관의 판막들은 림프가 거꾸로 흐르는 것을 막아준다.

림프관이 심장쪽으로 뻗어나감에 따라 크기는 점점 커지고 서로 문합하여 더욱 큰 림프관줄기와 집합림프관을 만든다(그림 12-2). 림프는 흘러가는 과정 중 **림프절(lymph nodes)**이라 부르는 작고 타원형의 기관으로 들어갔다가 다시 빠져나와 목적지를 향해 계속 나아간다.

림프관줄기와 집합림프관 Lymphatic Trunks and Collecting Ducts

많은 림프관들이 모여 **림프관줄기(lymphatic trunks)**를 형성한다. 이들은 오른팔이나 골반부위와 같은 신체의 큰 부위로부터 림프를 받아들인다. 이들은 심장을 향하여 짧은 거리로 확산되며 두 **집합림프관(가슴림프관, 오른림프관, collecting ducts)** 중 하나로 모이게 된다. 주요 림프관과 림프절, 림프관줄기 및 집합림프관들의 분포는 그림 12-2에 설명하였다.

가슴림프관(thoracic duct)은 림프계통에 있는 주요 집합림프관으로서 머리, 목, 가슴의 왼쪽부위, 왼쪽팔, 가로막 아래에 있는 모든 부위에서 모아진 림프를 배출한다. 이 림프관은 배부 아래에서 확장된 가슴림프관팽대(cysterna chyli)에서 기시하여 등의 앞쪽벽을 타고 위로 주행하여 가슴 위쪽까지 주행한다. 가슴림프관은 림프를 왼빗장밑정맥의 혈류에 배출하는데 이 부위에는 작은 판막이 있어 혈액이 가슴관으로 유입되지 못하도록 방지한다.

오른림프관(right lymphatic duct)은 머리, 목, 가슴의 오른쪽부위 및 오른팔부위에서 모은 림프를 배출한다. 목에서는 짧은 도관으로서 림프를 오른빗장밑정맥과 합쳐져서 림프를 혈류로 배출한다.

림프의 이동 Movement of Lymph

림프는 압력 차이에 의하여 림프계통을 통하여 이동한다. 이러한 압력 차이는 사이질액내의 단백질농도, 뼈대근육의 수축 및 호흡운동과 같은 여러 가지 인자에 의하여 일어난다.

림프형성 Lymph Formation

이미 학습한 바와 같이 사이질액은 모세혈관 밖으로 빠져나온 혈장의 이동에 의하여 형성된다. 사이질액은 혈장과 같이 물과 용해된 물질로 구성되었으나 세포나 큰 단백질과 같은 물질들은 부족하다. 그럼에도 불구하고 일부 작은 단백질들은 모세혈관의 동맥쪽끝에서 모세혈관벽을 통하여 새어나온다. 이러한 단백질들은 사이질액과 결합되므로, 많은 작은 단백질들은 사이질액이 재흡수될 때 모세혈관의 정맥쪽끝으로 다시 들어가지 못한다. 그 결과 사이질액에 있는 단백질의 농도가 증가하여 체액의 삼투압(osmotic pressure)을 증가시킨다. 사이질액에서 삼투압이 증가할 때 체액의 재흡수는 모세혈관으로 천천히 재유입된다. 이러한 현상은 모세혈관벽의 양쪽면 사이에서 압력차이가 감소하기 때문에 일어난다. 그 결과 사이질액은 세포밖 공간에 축적되기 시작하여 압력이 증가하기 시작한다. 압력의 증가는 모세림프관의 구멍을 열 정도로 커져서, 결과적으로 사이질액은 모세림프관으로 흘러들어간다. 이 모세림프관 내의 액체를 림프라고 한다.

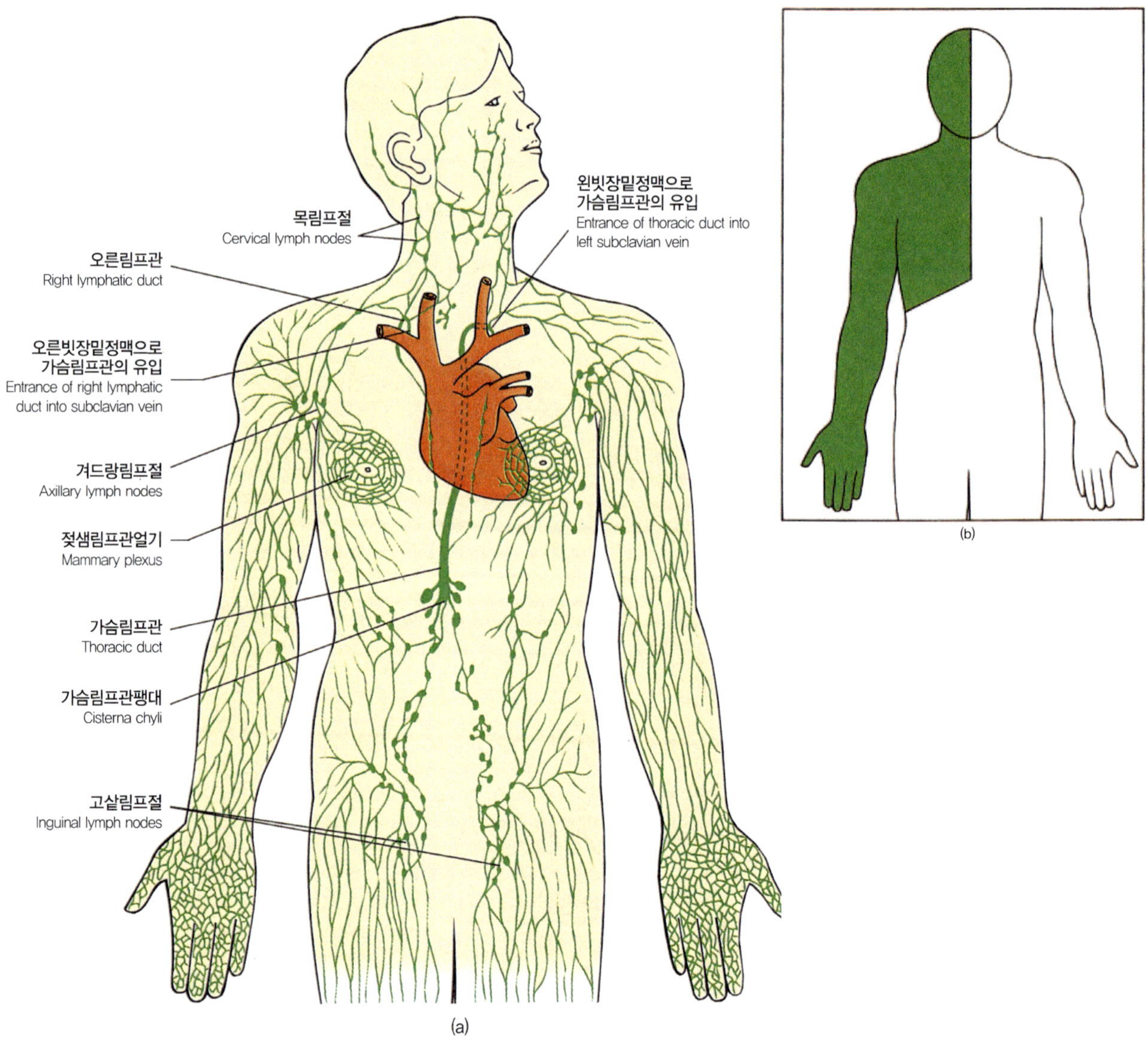

림프관그물의 주요 집합림프관은 어디인가?

그림 12-2 림프의 분포
(a) 림프관, 림프절, 림프관줄기를 통해 통과한 림프는 사실상 가슴림프관이나 오른림프관으로 흘러들어간다.
(b) 어두운 영역은 오른림프관에 의해 배출되는 인체의 부분을 나타낸다. 흰 영역은 가슴림프관으로 배출된다.

림프의 흐름 Flow of Lymph

림프의 흐름은 사이질액이 모세림프관으로 이동할 때 시작한다. 이러한 운동은 처음에는 더욱 압력이 높은 세포 밖 공간과 모세림프관의 내부 사이에 존재하는 압력 차이에 반응하여 일어난다. 림프는 끝이 막힌 모세림프관에 축적되기 시작될 때 이러한 작은 관 내의 압력이 증가한다. 이러한 압력의 증가가 림프를 압력이 낮은 큰 림프관으로 이동하게 한다. 이 지역 위쪽에 있는 림프의 이동은 다른 힘에 의하여 이루어진다.

림프는 혈액이 정맥을 통하여 이동하는 것과 같이 림프관, 림프관줄기 및 집합림프관을 통하여 이동한다. 이러한 많은 림프관들은 특히 팔과 다리에 있는 얕은정맥의 주행경로와 평행하게 달린다. 이러한 림프관들은 뼈대근육에 의하여 둘러싸여 있다. 이러한 근육이 수축하고 이완할 때 뼈대근육이 림프관을 쥐어짜서 림프를 밀어내는 "펌프기능"을 한다. 다른 림프관들은 깊은정맥을 따라 가슴공간이나 배안 내에 위치한다. 이 부위에 있는 림프는 호흡시 가슴의 규칙적인 확장에 의하여 림프관을 통하여 이동시킨다–호흡펌프–규칙적으로 가로막이 림프관에 대항하여 내장기관을 밀어낼 때 림프관을 쥐어짜서 열리게 한다. 이러한 두 가지 경우에, 한쪽 방향으로만 흐르게 하는 판막에 의하여 림프를 심장 쪽을 향하여 흐르게 한다.

개념 확인

1. 림프계통의 일차적인 기능은 무엇인가?
2. 체액은 세포 밖 공간에서 모세림프관으로 어떻게 흐르는가?
3. 림프관계통에서 주요 집합림프관은 무엇인가?

다른 림프기관들

림프관과 다른 림프기관은 방어기능을 수행하는 림프구 집단으로 구성되었다.

림프관그물을 이루는 림프관들은 일반적인 기능을 수행하기 위하여 서로 연결된 한 가지 유형 이상의 조직이 포함되었으므로 진정한 기관이다. 앞에서 학습한 바와 같이 림프관의 기능은 림프의 운반이다. 림프계통을 구성하는 다른 기관들은 우리 몸을 이루는 다른 기관과 차이가 있다. 림프기관들은 특수한 형태의 결합조직인 **림프조직(lymphatic tissue)**이 존재한다. 이러한 림프조직에는 제10장에서 학습한 백혈구의 일종인 **림프구(lymphocyte)**가 집단적으로 모여있다. 림프구는 병원성 미생물과 같은 이물질에 대한 방어적 면역반응 역할을 한다. 림프계통을 이루는 특수한 기관에는 림프절, 비장, 가슴샘, 편도 및 파이어판이 있다.

림프절 Lymph Nodes

림프절은 림프경로를 따라 위치한 작고 난원형의 림프조직 덩어리이다. 림프절은 먼쪽부위에서 배출된 림프관으로부터 림프를 받아 심장을 향하여 보내준다. 우리 몸에는 수백 개의 림프절이 있다: 림프절은 대개 목, 겨드랑이, 샅굴부위, 배안의 깊은 곳에서는 서로 연결되어 덩어리를 이루고 있다. 림프절의 분포영역은 그림 12-2에서 보여준다.

림프절의 구조 Lymph Node Structure

림프절의 모양과 크기는 다양하며, 대부분은 그 모양이 콩팥 모양이며, 길이는 2.5 cm 이하이다. 그림 12-3a에서 림프절의 구조를 보여준다.

림프절은 림프를 받거나 내보내는 곳이다. 볼록한 경계를 따라 림프관을 통하여 들어오는 림프를 받아 이곳에서 서로 합쳐진다. 이러한 림프관을 **들림프관(수입림프관, afferent lymphatic vessels)**이라고 한다. 오목한 경계에는 문(hilus)이 있는데, 이 문을 통하여 **날림프관(수출림프관, efferent lymphatic vessels)**이 심장을 향하여 나가는 곳이다.

각각의 림프절은 구조적으로 **섬유피막**(fibrous capsule)이라고 하는 치밀결합조직에 의하여 바깥쪽이 둘러싸여 있다. 이러한 단백질섬유는 림프절 내부로 들어가서 여러 개의 구획으로 나눈다. 이러한 구획 내에는 림프구가 빽빽하게 차 있는데, 이 구조가 림프절의 주요구조이다. 이러한 구획들을 **림프소절**(lymph nodule)이라고 한다.

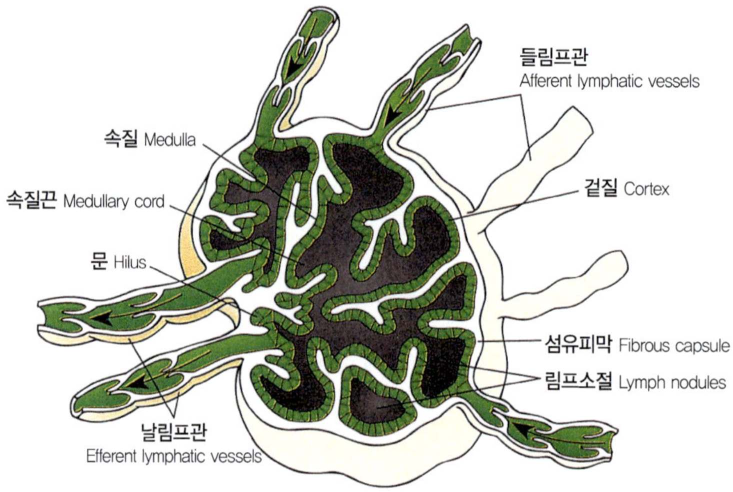

(a)

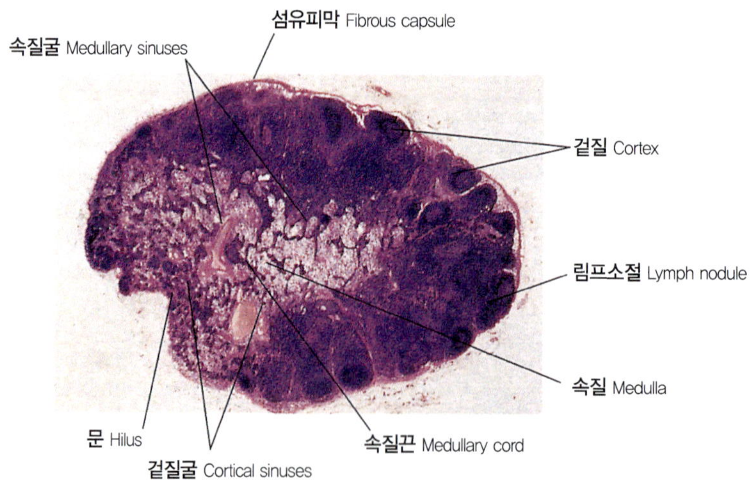

(b)

림프가 림프절을 통하여 지나갈 때 어떠한 현상이 일어나는가?

그림 12-3 **림프절의 구조**
(a) 림프절의 가로절단면 시 내부의 구조적 배열을 보여준다. 림프구와 다른 백혈구들이 내부에 있는 방(chambers) 또는 굴(sinuses) 내에 존재한다. (b) 절단된 림프절의 사진(약 5X)

림프절을 절단하였을 때 내부 구조는 두 부분으로 식별할 수 있다: 바깥쪽을 **겉질**(cortex)이라고 하고, 안쪽을 **속질**(medulla)이라고 한다(그림 12-3). 겉질은 여러 개의 림프소절로 구성되었는데 주로 림프구와 큰포식세포가 존재한다. 이곳이 림프구가 성숙하는 곳이다. 속질에서 림프구는 끈모양으로 배열되어 있는데 이를 **속질끈**(medullary cords)이라고 한다.

림프절의 기능 Lymph Node Function

림프가 심장쪽을 향하여 지나가는 도중에 있는 림프절을 통과할 때 림프에 의하여 운반된 미생물과 다른 이물질들은 여과되고 제거된다. 세균, 세균에 의하여 방출된 독소 및 바이러스와 같이 건강을 위협하는 물질들은 림프절 내에 있는 많은 림프구에 의하여 불활성화된다. 큰포식세포도 역시 관찰된다; 큰포식세포는 손상된 세포나 세포조각 등을 포식한다. 이러한 두 종류의 백혈구는 림프절을 통하여 흐르는 림프를 깨끗이하기 위하여 중요한 여과기전에 관여한다. 림프구와 큰포식세포의 활성은 이 장의 뒤에서 학습할 것이다.

지라(비장) Spleen

지라는 림프기관 가운데 가장 큰 기관이다. 지라는 가로막 바로 아래 배안의 왼쪽에 위치하며 위의 앞면 주위를 감싸고 있다(그림 12-4).

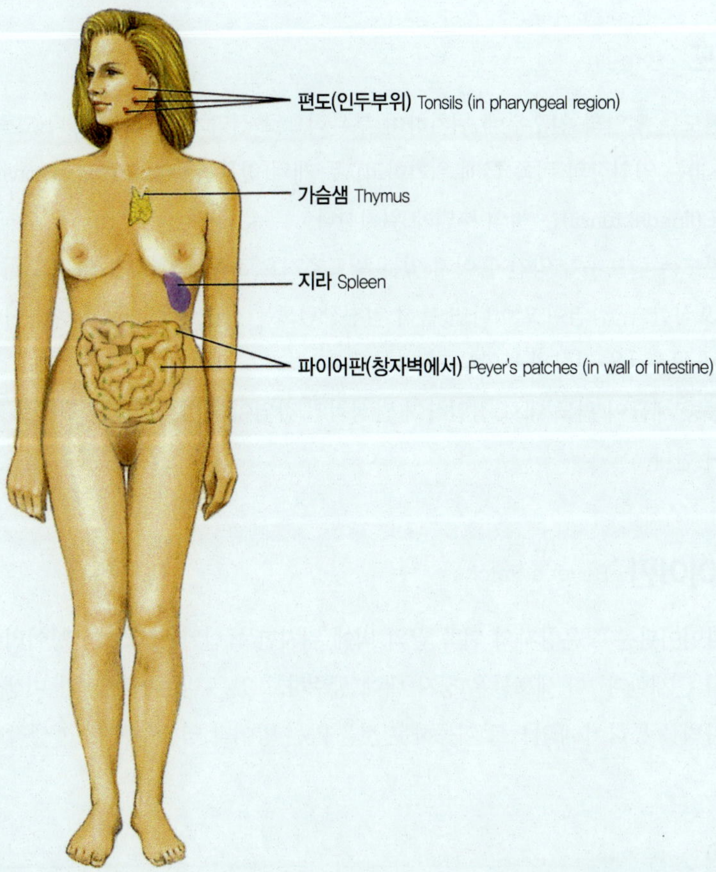

어떤 유형의 백혈구가 림프기관에 많이 존재하는가?

그림 12-4 주요 림프기관의 위치

여러 가지 면에서 지라는 크기가 큰 림프절과 유사하다. 단백질섬유인 **섬유피막**(fibrous capsule)으로 둘러싸여 있으며, 이 섬유가 지라 실질 내부로 들어가 여러 구획으로 나누는데, 이 구획 안에는 림프구와 큰포식세포가 존재한다. 지라에는 정상적으로 많은 수의 적혈구로 채워진 정맥굴이 존재하는데 이 영역을 **적색속질**(red pulp)이라 한다. 백혈구가 채워진 영역을 **백색속질**(white pulp)이라고 한다.

지라는 이물질, 노쇠하고 결함있는 적혈구 및 혈류로부터 온 혈소판을 제거하는 큰 여과기능을 한다. 이러한 기능은 백색수질에 있는 림프구와 큰포식세포에 의하여 이루어진다. 지라는 또한 혈액손실과 같은 위급한 상황시 많은 양의 혈액을 저장하는 저장소로서의 기능을 한다. 이러한 이차적인 기능은 적색속질에 의하여 수행한다.

가슴샘 Thymus Gland

가슴샘은 내분비기능(제9장 참조)과 관련되므로 학습하였다. 유아에서 가슴샘은 복장뼈 뒤쪽에 있는 가슴안에 위치한 큰 두 개의 엽으로 되어 있다(그림 12-4). 성인에서는 크기와 그 기능이 감소하였다.

가슴샘은 림프조직으로 구성되었으며 소엽(lobule)이라고 하는 여러 개의 림프구 집단으로 나누어져 있다. 이 세포들은 출생후 6개월에서부터 5세 때에 면역반응이 빠르게 일어날 때에만 활성화된다. 이 기간 동안에 가슴샘세포는 림프구를 T 림프구로 성숙시켜 혈류로 방출하게 한다. 청소년기에 가슴샘은 위축되기 시작하며 성인에서는 거의 섬유조직과 지방조직으로 대치된다.

편도 Tonsils

편도는 입안과 인후부에 위치하며 부분적으로 점막 내에 묻혀 있다(그림 12-4). 편도의 위치에 따라 **입천장편도**(palatine tonsil)는 입천장의 뒤쪽 끝에 위치하고, 두 개의 **인두편도**(pharyngeal tonsils)는 인후부 위쪽(코인두) 벽에 위치한다. 또한 **혀편도**(lingual tonsil)는 혀의 뿌리에 위치한다.

편도는 림프구가 약간 흩어져 있는 림프조직으로 구성되었다. 이 세포들이 서로 모여서 입안과 인후부에서 병원성 미생물을 포식한다. 감염이 일어나면 특히 입천장편도는 세균과 림프구의 증식이 일어나므로 커진다. 이때 목이 따끔거리는 증상이 일어나는 것을 경험해 보았을 것이다.

종종 세균이 편도 내로 침입하여 만성적인 감염이 일어나면 외과적으로 제거하는 시술인 편도절제술(tonsilectomy)을 시행해야 한다.

파이어판 Peyer's Patches

파이어판은 작은창자의 먼쪽 끝의 벽에 위치한 독립된 림프조직 덩어리이다. 파이어판에는 많은 수의 림프구와 큰포식세포가 존재한다. 이 세포들은 창자 내에 상주하고 있는 다른 이물질과 미생물을 식별한다고 믿고 있다. 큰포식세포는 세균이 창자벽을 통하여 배안으로 이동하는 것을 막는 방어막 역할을 한다고 생각해왔다.

개념 확인

1. 림프절의 기능은 무엇인가?
2. 림프기관들은 어떠한 점이 서로 유사한가?
3. 편도와 비장은 어디에 위치하는가?

항상성

림프계통은 인체의 항상성을 유지한다. AIDS와 같이 림프계통의 기능이 손상된 경우에는 항상성이 치명적으로 파괴된다.

림프계통은 두 가지 기능을 한다. 세포 밖 체액을 혈액 중으로 이동시키며, 인체를 질병으로부터 방어한다. 림프계통의 첫 번째 기능은 인체의 체액의 항상성을 유지시킨다. 갑작스런 체액소실의 결과(쇼크)를 상상해 보면 이 기능의 중요성을 알 수 있을 것이다. 림프계통의 두 번째 기능(질병으로부터의 방어기능) 또한 우리 몸의 항상성을 유지시킨다.

면역결핍 Immunodeficiency

우리는 매일 병원체와 독소에 노출되어 있으며 그것들이 면역반응에 의해 처리되지 않는다면 질병이 생길 수 있다. 면역결핍질환에서는 외부 병원체의 공격에 대항하지 못한 채 세포와 조직들이 파괴된다. 조직이 파괴되면 그 조직의 항상성이 깨지게 되고 적절한 치료를 받지 못하면 다른 조직까지 영향이 파급된다. 혈액 중 백혈구와 림프관그물이 보유한 비자기세포와 독소를 없애는 능력은 이물질이 몸의 항상성을 파괴하는 것을 막아준다.

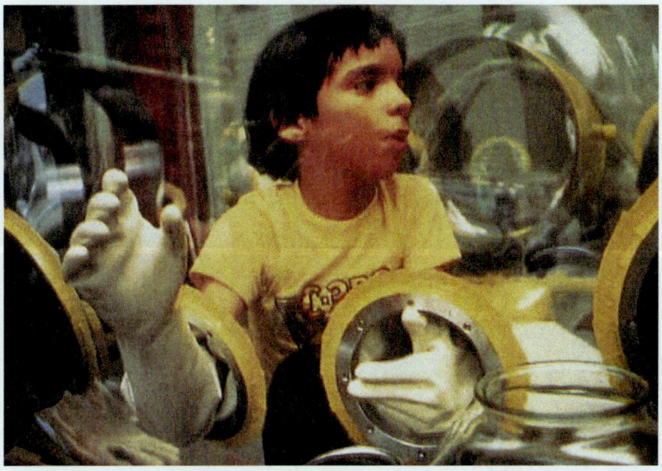

그림 12-5 데이비드는 중증혼합면역결핍증(SCID)의 희생자였다. 그는 면역반응의 기능이 결핍되었기 때문에 플라스틱 장치의 통제된 무균 환경에서 일생을 보내야만 했다.

하지만 어떤 경우에는 백혈구가 침입한 병원체에 의해 공격을 받을 수도 있다. 또 다른 경우에는 백혈구의 생산이나 발생에 이상을 일으킬 수 있다. 어느 경우이건 백혈구의 숫자가 두드러지게 감소하여 인체의 외부 병원체에 대한 방어력이 떨어지게 되는 상태를 **면역결핍**이라 한다. 면역결핍은 영양실조, 노화, 암, 백혈구 생산을 떨어뜨리는 다른 질환에 의해 발생한다. 또한 선천적으로 림프구를 생산하지 못하는 유전적 결핍이 있는 경우 발생하기도 한다. 대표적인 예가 중증혼합면역결핍증이다. 이 희귀 질환에서는 태어날 때부터 B 세포와 T 세포의 생산능력이 없다. 치료법으로는 건강한 줄기세포를 보유한 골수이식이 이용된다. 치료하지 않으면 생명을 위협하는 감염을 피할 방도가 없다. 치료받지 않고 가장 오래 산 예로 외부감염으로부터 보호받기 위해 플라스틱 방안에서 12년 동안을 살았던 아이가 있었다(그림 12-5).

후천성 면역결핍증 Acquired Immunodeficiency Syndrome, AIDS

가장 잘 알려진 면역결핍은 바이러스에 의해 생긴다. **후천성 면역결핍증**(AIDS)으로 알려진 이 질환은 가장 파괴적인 질환 가운데 하나로 전 세계적으로 유행하고 있다. AIDS는 환자의 면역능을 낮춤으로써 이차적인 감염으로 인한 치명적인 증상을 일으키는 무서운 질병이다.

1981년 미국에서 동성연애자들 가운데 매우 드문 폐렴이 발생함으로 인해 AIDS는 처음 확인되었다. 유사한 시기에 70세

이상의 연령대에서 주로 나타나던 유형의 피부암이 젊은 동성 연애자들 사이에서 관찰되기 시작하였다. 카포시육종이라 부르는 이 피부암은 피부에 짙은 반점을 일으키고 전신의 기관으로 퍼져나간다. 카포시육종에 걸린 남자들은 이들을 살리려는 노력들에도 불구하고 곧바로 사망하였다. 이로부터 연구자들은 폐렴과 육종이 면역을 결핍시키는 일차적인 감염에 따른 이차적 질병이 아닌가 하고 생각하게 되었다. 약 2년 후(1983년) 미국과 프랑스의 연구자들로 이루어진 연구팀에서 AIDS의 면역결핍을 야기하는 바이러스를 분리하였다. 이 바이러스가 바로 **인간면역결핍바이러스**(human immunodeficiency virus), 즉 HIV이다.

HIV에 감염된 지 약 6개월이 지나면 간단한 혈액검사를 통해서도 바이러스의 존재를 확인할 수 있다. 혈액검사는 HIV에 특이한 항체가 있는지 분석한다. HIV에 감염되었다 하더라도 AIDS 증상이 바로 나타나지는 않는다. 피부반점, 폐울혈, 림프절 종창 및 반복되는 감염 등의 AIDS 증상은 여러 해 동안 나타나지 않으며, 따라서 HIV에 감염된 사람은 AIDS 보균자라고 한다. 이 바이러스의 잠복기(감염으로부터 AIDS 임상증상이 나타나기까지의 시간)는 8~10년 정도이며, 일단 증상이 나타나게 되면 2~3년 이내에 사망한다.

현재까지 AIDS의 치료법은 없다. 바이러스의 활성도를 낮추는 집중약물치료가 있으나 성공률이 매우 낮고 이차감염에 초점을 두는 치료도 행해진다. 이러한 참담한 소식에도 불구하고 AIDS 치료에 대한 희망도 커지고 있다. HIV의 바깥층으로부터 gp120, gp160이라는 단백질을 함유한 치료백신이 현재 시험을 거치고 있다. 예비실험에서는 이 백신이 HIV감염자들이 AIDS로 진행되는 것을 늦추거나 막을 수 있을 것으로 암시하고 있다. 하지만 이 백신들이 HIV에 효과적인 것으로 인정받기 위해서는 많은 연구가 더 필요하다.

AIDS의 고위험집단은 동성연애자, 정맥주사자, 혈우병 환자들이다. 다른 집단보다도 이들 그룹에서 감염률이 높은 이유는 바이러스가 혈액이나 정액과 같은 체액에 직접 노출되기 때문이다. 이들 집단 외의 모든 사람들 역시 감염된 체액에 노출될 경우 AIDS로 발전할 수 있다. 사실 전 세계 국가에서 AIDS가 이성 간 연애자들 사이에서 전파되는 경향이 높아지고 있다.

HIV: 감염양식 Mode of Infection

전형적으로 바이러스는 중앙에 있는 DNA나 RNA를 단백질들이 둘러싸고 있는 구조를 가진다. HIV와 같은 바이러스는 단백질 주위에 지질층이 더해져 있다(그림 12-6). 바이러스의 구조는 놀라울 정도로 간단하다. 너무나도 간단하여 사실 대사나 성장과 같은 중추적 생명기능을 수행할 수 없다. 바이러스의 유일한 기능은 숙주세포에 들어와 자신의 유전정보를 집어넣는 것이다. 일단 숙주세포로 들어오면 바이러스의 핵산(DNA 혹은 RNA)은 세포의 기능을 돌려 바이러스 자신을 복제하도록 만든다. 얼마 후 많은 양의 새로운 바이러스들이 만들어지고 이들은 숙주세포를 떠나 다른 세포들을 감염시킨다. 바이러스가 탈출하여 숙주세포를 손상시키면 이 숙주세포들은 인체의 항바이러스 면역반응에 의해 죽는다. HIV의 경우 바이러스입자들은 수 년 동안 남아 있을 수 있다. 한번 활성화되면 많은 세포들 특히 보조 T 세포를 죽인다.

HIV는 다른 T 세포나 큰포식세포를 공격할 수 있지만 주로 보조 T세포를 감염시키고 죽인다. 일단 인체 내로 들어오면 우선 보조 T 세포를 감염시켜 인플루엔자와 유사한 증상들(발열, 두통, 피로, 림프샘종창)을 발현시키며, 이 증상들은 수주 간 지속된다. 이 후 바이러스는 잠복기로 들어가 약 6개월 동안은 활동적으로 재생되지 않는다. 이 잠복기는 사람마다 매우 다양하며 어떤 사람에서는 잠복기가 10년 이상 지속된다고 한다. 잠복기를 거친 후 바이러스는 재생기로 들어서며, 주로 보조 T 세포를 감염시키고 파괴하면서 새로운 바이러스들을 만들어낸다(그림 12-7). 이 기간 동안 수개월 사이에 전체 보조 T 세포의 60~90%가 피괴되는 것으로 추정하고 있다. 보조 T 세포가 파괴되면 세포매개성 면역이 억제된다.

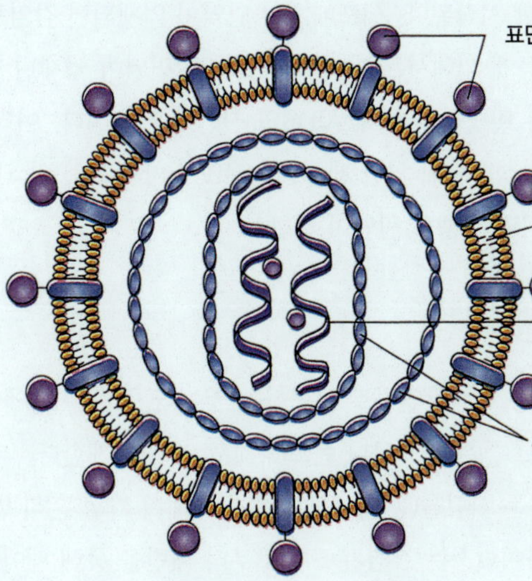

이 바이러스는 감염된 사람으로부터 감염되지 않은 사람에게 어떻게 전파되는가?

그림 12-6 AIDS 바이러스, HIV

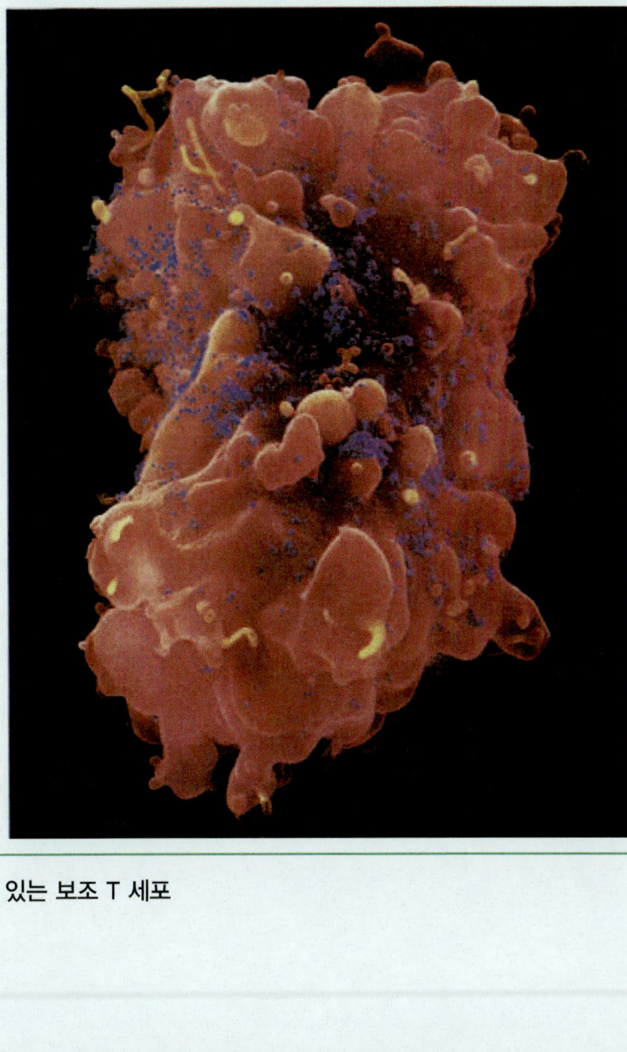

그림 12-7 HIV의 공격을 받고 있는 보조 T 세포

AIDS의 발병 Development of AIDS

AIDS의 발병은 보조 T 세포의 감소와 함께 시작된다. 세포매개성 면역이 억제되면 감염체들은 이 기회를 틈타 이차질병을 일으킨다. 이러한 병원체들은 정상 면역반응에 의해서는 파괴되는 것들로 면역이 억제된 기회를 틈타 인체를 감염시키므로 기회감염병원체라고 한다. 이들이 야기하는 질병들이 현재 AIDS의 진단에 사용된다. 이러한 질병으로 폐포자충에 의한 폐렴, 카포시육종, B형 간염, 톡소포자충증, 만성설사에 의한 체중감소(HIV 쇠약증후군) 및 뇌조직의 기능변성(AIDS 치매) 등이 있다. 이러한 이차 질병들은 AIDS로 인한 사망의 주요 원인이 된다.

전파와 예방 Transmission and Prevention

HIV의 전파방법은 감염자로부터 혈액을 통해 비감염자로 이동하는 것이다. HIV는 정액이나 질분비액을 통해서도 전파될 수 있다. 정액이나 질분비액에 있는 바이러스들은 림프구나 큰포식세포 안에 존재한다. 따라서 AIDS는 주사기를 공유하는 정맥주사자나 감염자와 더불어 성행위를 하는 사람들(동성, 이성연애자)에게서 가장 흔히 발병한다. 매우 드물게는 감염자로부터 혈액을 수혈할 때에도 발병한다. 이 바이러스는 감염된 모체로부터 태반을 통해 태아로, 분만 시, 태생 후 수유를 통해 전파된다.

현재까지의 연구조사에 따르면 AIDS는 일상 생활 중에는 전파되지 않는 것으로 알려져 있다. 일단 HIV가 인체 바깥으로 나오면 이 바이러스는 매우 연약하여 쉽게 제거된다. HIV는 공기를 통해 전파할 수 없으며 가족이나 친구, 직장 동료들도 체액의 접촉(성행위를 통해, 주사기를 통해)만 잘 예방된다면 얼마든지 AIDS 환자와 더불어 살 수 있다.

아직까지는 AIDS의 전파를 막을 수 있는 어떠한 백신이나 약물도 개발되어 있지 않다. 유일한 예방법은 HIV의 전파를 막는 길 뿐이다. 가장 흔한 감염 경로인 성적 전파는 감염자가 비감염자와 더불어 성접촉을 하지 않으면 예방될 것이다. 피치 못할 경우라면 콘돔이나 살정제를 항상 사용해야 할 것이다. 이러한 방어책을 적절히 사용하면 상대방이 HIV에 감염된 사실을 모르고 하는 성행위로부터 생기는 감염의 위험을 없앨 수 있다. 오염된 주사바늘로부터의 전파는 정맥주사자가 항상 새 주사바늘을 사용함으로써 막을 수 있다. 수혈을 통한 전파는 제공자의 혈액에 대한 HIV, HIV에 대한 항체의 유무를 선별 검사함으로써 차단할 수 있다. 효과적인 백신이나 약물이 개발되기 전까지는 AIDS의 예방은 위의 몇몇 방법들에 의존할 수밖에 없다.

개념 확인

1. 면역결핍이 어떻게 인체의 항상성을 파괴시키는가?
2. HIV의 주된 표적세포는 무엇인가?
3. HIV 전파의 예방법은 무엇인가?

그림 설명의 질문과 답

그림 12-1 **세포 밖 공간의 작은 단백질의 축적은 체액의 흐름에 어떤 효과를 가지는가?**
작은 단백질의 축적은 삼투압의 증가를 초래한다. 이 삼투압에 의하여 모세림프관으로 체액을 이동하게 한다.

그림 12-2 **림프관그물의 주요 집합림프관은 어디인가?**
가슴림프관이 주요 집합림프관이다.

그림 12-3 **림프가 림프절을 통하여 지나갈 때 어떠한 현상이 일어나는가?**
림프는 림프절을 통과하여 외부의 세포와 입자를 여과한다.

그림 12-4 **어떤 유형의 백혈구가 림프기관에 많이 존재하는가?**
림프구가 림프기관(림프조직이라 불리는)의 많은 실질조직을 구성한다.

그림 12-5 **질문 없음**

그림 12-6 **이 바이러스는 감염된 사람으로부터 감염되지 않은 사람에게 어떻게 전파되는가?**
HIV가 단지 인체 유체로, 안전하지 않은 성관계, 오염된 바늘, 또는 오염된 혈액으로 인한 수혈을 포함한 신체적 접촉에 의해 전달된다.

그림 12-7 **질문 없음**

13 호흡계통

THE RESPIRATORY SYSTEM

개요

호흡계통의 기관들 ORGANS OF RESPIRATORY SYSTEM

- 코 Nose
- 인두 Pharynx
- 후두 Larynx
- 기관 Trachea
- 기관지나무 Bronchial Tree
- 허파(폐) Lungs

호흡기전 MECHANICS OF BREATING

- 흡기작용 Inspiration
- 호기작용 Expiration
- 호흡량 Respiratory Volumes

가스교환 EXCHANGE OF GASES

- 외호흡 External Respiration
- 내호흡 Internal Respiration

호흡조절 CONTROL OF BREATHING

- 호흡중추 Respiratory Center
- 호흡에 영향을 주는 인자들 Factors that Affect Breathing

항상성 HOMEOSTASIS

학습목표

1. 호흡계통의 주요 기능을 안다.
2. 허파환기, 외호흡, 내호흡을 구분한다.
3. 호흡계통을 이루는 기관의 위치, 구조, 기능을 안다.
4. 허파꽈리와 호흡막의 구조와 기능을 설명한다.
5. 허파의 구조적 특징을 설명한다.
6. 흡기와 호기 때 일어나는 기전을 설명한다.
7. 호흡량 측정법을 익힌다.
8. 외호흡과 관련된 기전을 설명한다.
9. 내호흡과 관련된 기전을 설명한다.
10. 호흡조절기전을 알고 그 기능을 설명한다.
11. 호흡중추 이외에 호흡에 영향을 주는 인자를 설명한다.

호흡계통의 기관들

호흡계통의 기관은 코안에서 기관지까지 연속해서 이어져 있는 통로와 방으로 되어 있다.

호흡계통은 구조적으로 두 부분으로 나뉜다. **상부호흡기도**(upper respiratory tract)는 머리와 목, **하부호흡기도**(lower respiratory tract)는 가슴 안에 위치한다(그림 13-1). 상부호흡기도를 이루는 기관은 코, 인두, 후두이다. 하부호흡기도는 목의 바닥에서 시작하며, 기관과 기관지, 허파 안의 더 작은 기관인 세기관지, 허파 안의 작은 공기주머니로 이루어져 있다. 기관지나무와 허파꽈리, 결합조직이 허파를 형성한다.

호흡계통을 두 부분으로 나누는 두 번째 방법은 기능에 의한 구분이다. 뒤에 설명하겠지만, 대부분의 호흡기관은 바깥환경과 허파꽈리 사이의 공기 통로이다. 이러한 기능 때문에 이 기관들을 **전도부**(conduction zone)라고 한다. 통로영역의 기관들(코, 인두, 후두, 기관, 기관지, 세기관지)은 공기를 습하고 따뜻하게 만든다. 실제적인 가스교환은 허파꽈리와 모세혈관 사이에서만 일어난다. 허파꽈리와 관련된 구조만을 **호흡부**(respiratory zone)라고 한다.

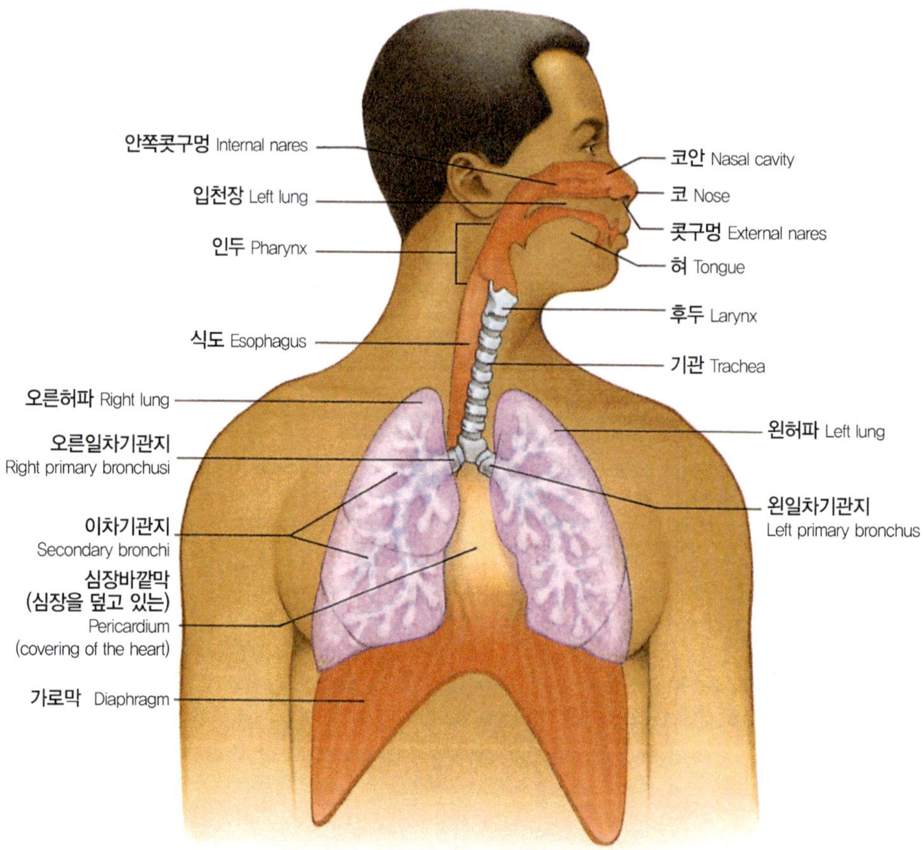

호흡계통의 두 가지 기능적 부위는 무엇인가?

그림 13-1 호흡계통과 주위 구조

코 Nose

코는 들여 마신 공기를 받는 첫 번째 공간이다(그림 13-1). 코는 두 개의 코뼈와 여러 개의 연골로 구성된다. 코의 바닥에 있는 두 개의 구멍을 **콧구멍**(external nares)이라 하며, **코중격**(nasal septum)이라는 정중앙의 구조에 의해 나뉘어 있다. 코중격은 콧구멍보다 뒤쪽에서 코안의 공간을 절반으로 나눈다. 각각의 구멍은 작은 공간인 **코안뜰**(vestibule)로 직접 열려 있다(그림 13-2). 코안뜰의 벽에는 털이 있어서, 들여 마신 호흡에서 입자들을 걸러낸다. 코안뜰은 뒤에 있는 더 큰 공간인 **코안(비강, nasal cavity)**으로 이어진다.

코안은 코중격에 의해 오른쪽과 왼쪽 방으로 나뉜다. 방의 가쪽 벽에는 뼈가 세 개 튀어 나와 있는데 이것을 **코선반**(nasal conchae)이라고 한다(제5장 참조). 약간 말려 있는 이 뼈들은 선반을 형성해서, 코안의 각 방을 다시 여러 개의 작은 공간으로 나누며 이 좁은 공간을 **콧길(비도, meati)**이라 한다(그림 13-2). 코선반은 코안의 표면적을 넓혀서 공기와 코안벽의 물리적 접촉 면적을 증가시킨다.

코안은 혈액공급이 풍부한 점막으로 완전히 덮여 있다. 콧길을 통해 공기가 들어오면 혈류의 열에 의해 공기가 따뜻해진다. 또한 점막에서 증발된 수분으로 습하게 된다. 점막의 바깥층에는 많은 털이 있어서 점액이 인두쪽으로 흐르도록 한다. 끈적거리는 점액이 세균이나 먼지 같은 작은 입자를 가지고 인두로 가면 대개 삼켜진다.

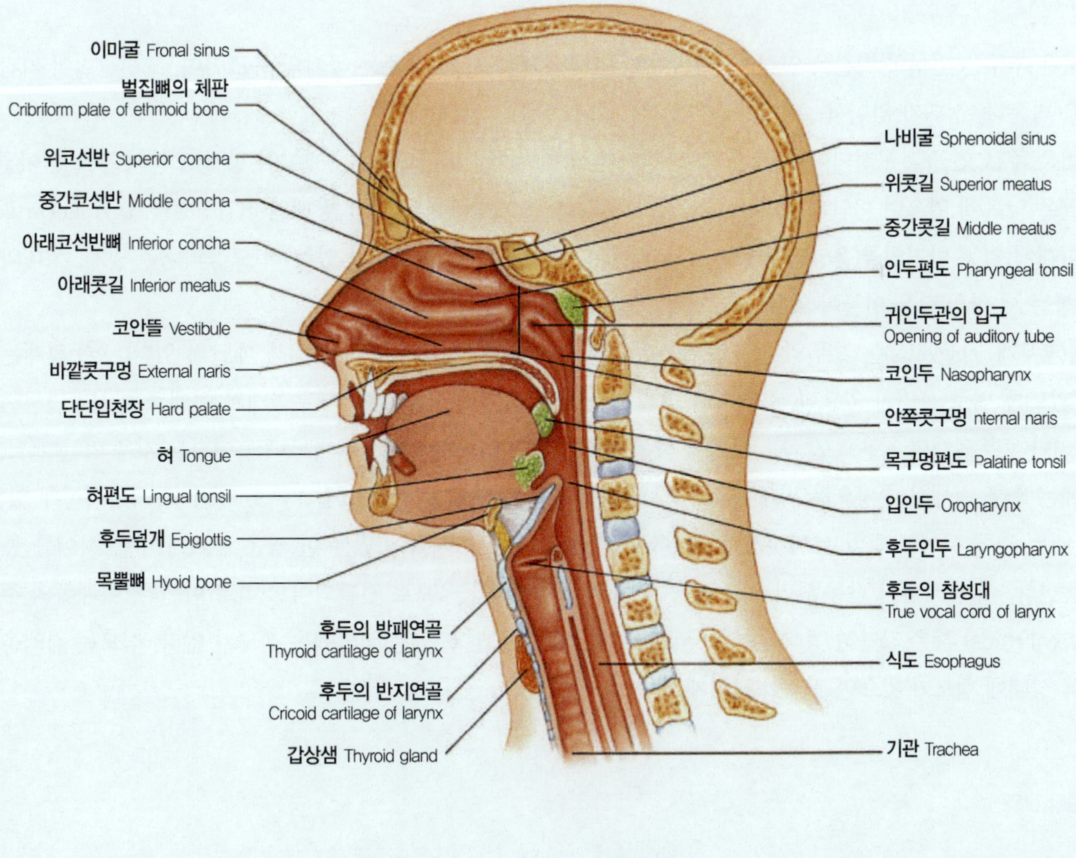

코안에서 인두로 들어가는 공기의 통로는 무엇인가?

그림 13-2 상부호흡기도
머리와 목의 시상절단면을 옆에서 보여주고 있다.

머리뼈에는 코안과 관련된 몇 개의 공간이 있는데, 이것을 **코곁굴(부비동, paranasal sinuses)**이라고 한다(제5장 참조). 코곁굴은 코안과 작은 관으로 연결되어 있으며 점막으로 덮여 있다. 관이 좁기 때문에 염증이나 감염이 있을 때 쉽게 막힌다. 점액이나 다른 분비액이 모이면, 코곁굴 안에 차게 되고 압력이 가해져 통증을 일으키는데 이것을 부비동염(sinusitis)이라고 한다.

인두 Pharynx

목구멍, 혹은 **인두**는 코안의 뒤쪽에서부터 후두까지 걸쳐 있는 공간이다(그림 13-1). 인두의 벽은 수의근육이며, 안쪽은 점막으로 덮여 있다. 위쪽 경계는 **안쪽콧구멍**(interna nares)이라고 하는 두 개의 구멍을 통해 코안으로부터 공기를 받는 곳이다.

인두는 연속된 세 부분으로 나눌 수 있다(그림 13-2). 인두의 위쪽 부분은 **코인두(비인두, nasopharynx)**이다. 안쪽콧구멍이 열려 있으며 가운데귀로 연결된 두 개의 귀인두관 구멍이 있다. 인두의 두 번째 부분은 자신의 입을 크게 벌리고 거울을 통해 볼 수 있는 **입인두(구인두, oropharynx)**이다. 혀의 아래로 인두의 세 번째 부분인 **후두인두**(laryngopharynx)가 있으며, 이는 목에서 후두와 만난다. 입인두와 후두인두는 코와 후두 사이의 공기의 통로이면서, 동시에 입에서 식도까지 음식물의 통로이다.

후두 Larynx

울림통 혹은 **후두**는 인두와 기관을 연결하는 짧은 통로이다(그림 13-1). 후두는 공기의 통로이며, 고형물질이 기관으로 들어가는 것을 막는다. 성대가 있어서 소리를 낼 수 있다.

후두의 벽은 주로 연골로 구성되며, 섬모가 있는 점막에 의해 덮여 있다. 연골은 9개이며 상자 모양의 구조를 이룬다(그림 13-3). 연골은 앞쪽에 있으며 아담의 사과(Adam's apple)라 하고 남성에서 발달한 **방패연골(갑상연골, thyroid cartilage)**, 방패연골의 아래에 있는 **반지연골(윤상연골, cricoid cartilage)**, 점막으로 완전히 덮여 있는 혀 모양의 후두덮개, 성대와 목구멍의 근육이 붙는 세 쌍의 작은 연골이 있다.

후두덮개(후두개, epiglottis)는 후두의 입구인 **성대문**(glottis) 위에서 근육과 인대에 의해 매달려 있다. 후두덮개는 공기가 통과할 수 있도록 위로 올라와 있으나, 음식물을 삼킬 때는 후두가 위로 올라오고 후두덮개가 아래로 내려가면서 성대문을 닫는다. 이러한 후두덮개의 작용으로 식도로 가야 하는 음식물이나 액체가 하부호흡기도로 들어가는 것을 막는다.

후두 안에는 후두 벽에서 수평으로 튀어나온 두 쌍의 주름이 점막에 덮여 있다(그림 13-3, 그림 13-4). 위쪽에 있는 한 쌍은 소리를 내는 것에 관여하지 않는 **거짓성대**(false vocal cords)이다. 아래쪽에 있는 한 쌍은 공기가 주름 사이를 통과할 때 앞뒤로 진동한다. 이 움직임이 진동을 만들고, 진동은 인두, 턱, 혀의 근육으로 전달되어 소리로 바뀐다. 아래쪽의 주름을 **참성대**(true vocal cords) 혹은 간단히 성대(vocal cords)라 한다. 성대를 덮고 있는 점막에는 섬모가 없다. 섬모는 점액을 이동시키기 때문에 성대에 섬모가 없으면 점액이 모이게 된다.

기관 Trachea

기관은 길이가 12 cm 정도, 너비가 2.5 cm 정도인 관모양의 공기통로이다. 기관은 식도 앞에 놓여 있으며, 목의 앞쪽 아래에서 단단한 구조로서 만져진다. 기관은 후두에서 아래로 내려와 가슴속 공간에서 왼쪽과 오른쪽의 기관지로 나뉜다(그림 13-1).

기관의 벽은 연골고리(cartilage ring)와 민무늬근, 탄력섬유로 이루어져 있다. 연골고리는 뒤쪽면이 열려 있어서 C자 모양을 쌓아놓은 것처럼 보인다. 그림 13-5는 기관과 주위 구조들을 뒤에서 본 모습으로, 연골고리의 열린 부분이 보인다. 연골고리의 열린 곳은 민무늬근육과 결합조직으로 연결되어 있어서, 식도가 음식을 삼킬 때 늘어날 수 있다. 연골고리는 기관의 모양을 유지시키며, 기관이 눌려서 공기가 통과하지 못하는 일이 생기지 않도록 막는다.

기관의 안쪽은 섬모가 있는 점막으로 덮여 있으며, 점액을 분비하는 세포가 많이 있다. 분비된 점액은 섬모 위에 두꺼운 점액으로 피복된다. 섬모는 함께 움직이면서 미생물을 옮기고, 가스를 녹이며, 작은 입자들을 점액으로 잡아서 이동벨트처럼 인두쪽으로 보낸다. 인두에 도착하면 점액은 삼켜지거나 가래로 배출된다. 이러한 점액 운반체계는 전도부 전체(성대 제외)에 걸쳐 있으며 **점액섬모전달계**(mucociliary transport system)라고 한다(그림 13-6). 이것은 미생물이나 먼지입자, 해로운 가스가 허파의 허파꽈리로 들어가는 것을 막는 데 도움을 준다.

기관지나무 Bronchial Tree

기관의 끝은 두 개로 나뉘어서 가슴 안에서 왼쪽과 오른쪽의 **일차기관지**(primary bronchi)로 분지된다. 각각의 일차기관지

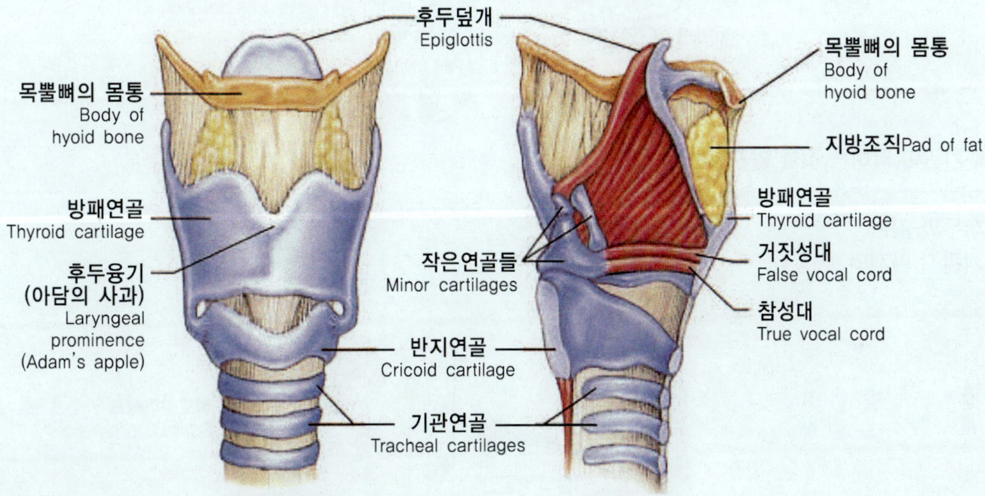

후두를 단단하면서 탄력적이도록 하는 조직은?

그림 13-3 후두
(a) 앞면 (b) 옆면. 후두의 안쪽을 보여주는 시상절단면

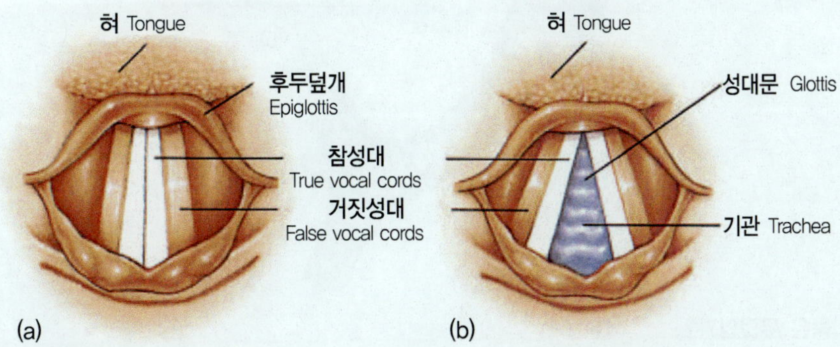

말하는 동안 음식을 삼킬 수 없는 이유는?

그림 13-4 후두의 작용
(a) 후두를 위에서 내려다본 모양. 성대문이 닫혀 있다. (b) 성대문이 열려 있다.

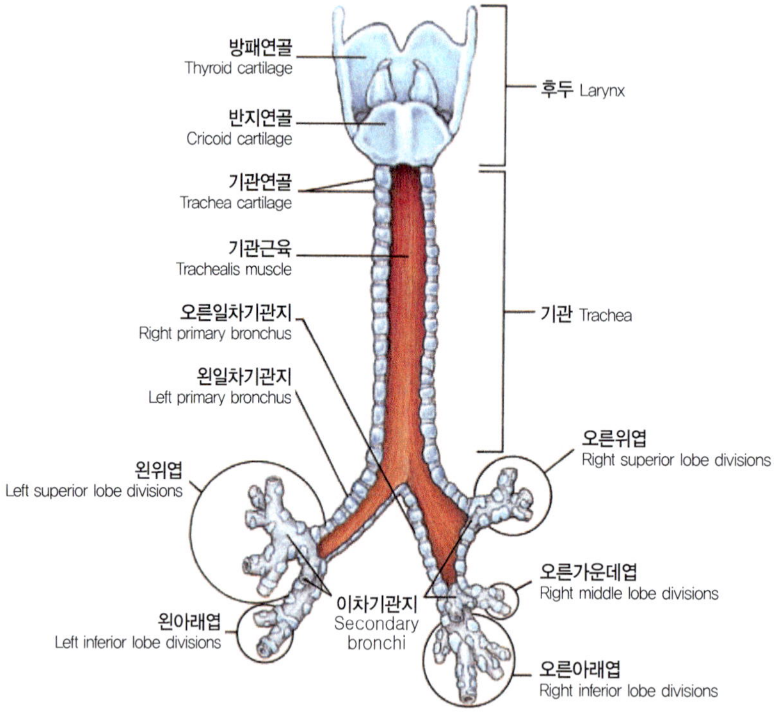

호기작용 후에 기관이 막히는 것을 방지하는 것은?

그림 13–5 **후두와 기관**
기관지 가지의 뒷면

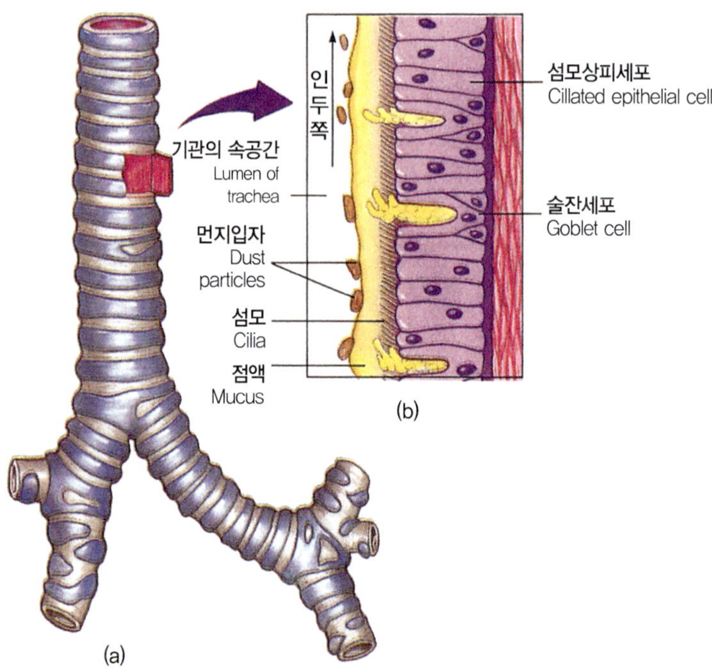

점액섬모전달계의 기능은 무엇인가?

그림 13–6 **점액섬모전달계**
(a) 기관과 일차기관지의 앞면. 절단면이 기관의 상피를 보여주고 있다. (b) 기관 상피의 절단면을 확대한 그림. 술잔세포에서 분비된 점액이 먼지입자를 붙잡고 이동 벨트처럼 인두 쪽으로 올라가고 있는 것을 보여준다. 섬모의 운동에 의해 이러한 이동이 가능하다.

는 기관에서 허파까지의 짧은 길이에 걸쳐 있으며 양쪽이 비대칭이다: 왼기관지는 오른기관지보다 더 각이 크다.

이런 해부학적 차이로 인한 사고로 어떤 물질이 기관으로 들어가면 대개 오른기관지로 들어간다. 기관지가 허파에 도달하면 작은 가지로 계속 나뉜다. 이렇게 가지치기는 모양이 나무를 닮았기 때문에 허파 안에서 기관지가 나뉘는 것을 **기관지나무**(bronchial tree)라고 한다(그림 13-7).

각각의 일차기관지는 기관의 구조와 매우 비슷하다. 기관의 벽은 C자 모양의 연골고리와 민무늬근육으로 지지되며 안쪽은 섬모가 있는 점막으로 덮여 있다. 허파로 들어가면서 가지는 점점 작은 관으로 나뉘고, 연골고리는 크기와 수가 줄어들어서 부분적인 고리나 판 모양을 형성하다가 결국 사라지게 된다. 점막도 점점 얇아진다. 결과적으로 관은 민무늬근육과 탄력조직에 의해서만 지지되며 얇은 점막으로 덮여 있게 된다. 이러한 작은 관들은 **세기관지**(bronchioles)라고 하며 각각의 허파에 아주 많이 있다. 세기관지는 더 작은 관인 **허파꽈리관**(alveolar ducts)으로 나뉘며, 아주 작은 주머니인 **허파꽈리**(alveoli)에서 끝난다.

기관지나무는 기관과 허파꽈리 사이에서 공기의 통로로 작용한다. 공기의 통로가 깨끗하게 유지되는 것은 생명유지에 매우 중요하다. 공기의 통로가 완전히 막힌 후, 수분 내에 해결되지 않으면 질식할 수 있다.

허파꽈리와 호흡막 Alveoli and Respiratory Membranes

성인의 허파에는 보통 3억 개에서 5억 개의 허파꽈리가 있다. 허파꽈리는 바깥환경과 혈류 사이에서 가스교환을 하는 유일한 장소이다. 엄청난 수의 허파꽈리는 가스교환이 일어날 수 있는 광대한 표면적을 만든다; 각각의 허파 내부 표면적은 체표면적의 80배 이상 되는 테니스장(70m²) 크기이다. 이렇게 광대한 표면적이 없다면 몸의 대사에 필요한 가스를 충분히 빠

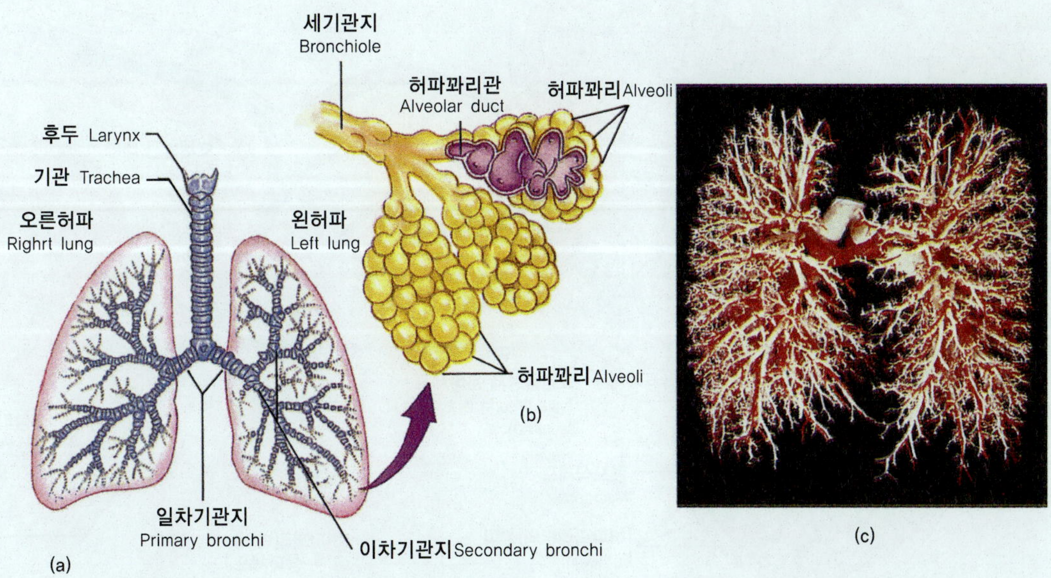

기관지와 그 가지들의 분포를 기관지나무라고 하는 이유는?

그림 13-7 기관지나무와 허파꽈리
(a) 기관지의 주요 가지는 각각의 허파안에서 시작된다. (b) 세기관지와 그 가지를 확대한 그림으로 포도송이 같은 허파꽈리가 달려 있는 것을 볼 수 있다. (c) 사람 기관지나무의 사진(특수플라스틱 기법으로 만들었다).

른 속도로 공급할 수 없다.

허파꽈리의 구조는 가스가 확산되기에 매우 효과적이다. 각각의 허파꽈리는 얇은 벽으로 둘러싸여 있으며 현미경으로만 볼 수 있는 작은 공기주머니이다. 허파꽈리의 벽은 허파꽈리와 허파꽈리 사이 혹은 허파꽈리와 모세혈관 사이를 나눈다(그림 13-8). 허파꽈리벽은 단층편평상피로 이루어져 있다. 상피세포들 사이에 흩어져 있는 특수화된 세포가 **표면활성제**(surfactant)라고 하는 계면활성 지방 분자를 분비해서 층을 만든다. 표면활성제는 수용성 액체와 함께 허파꽈리의 안쪽 벽을 따라 존재한다. 액체는 허파꽈리 표면을 촉촉하게 유지해서, 허파꽈리벽을 통해 가스가 확산되도록 하는 데 필수적이다. 그러나 이 액체 속의 물은 강하게 서로 당기는 힘(표면장력)이 있어서, 호기때 공기가 허파꽈리를 빠져나가면 허파꽈리벽이 서로 당겨져 무너질 수 있다. 표면활성제는 이런 힘과 반대작용을 해서, 호기 후에도 허파꽈리가 빨리 펴지도록 한다. 표면활성제가 없다면 강한 표면장력 때문에 허파꽈리를 다시 확장시키는 데 엄청난 근육의 힘이 필요할 것이다. 예를 들면, 임신 7개월 이전에 태어난 미숙아는 표면활성제를 생산할 수 있는 능력이 발달되어 있지 않다. 결과적으로 숨을 쉴 때마다 허파꽈리를 확장시키기 위해 힘을 많이 소비해야 하므로 질식으로 사망할 위험이 있다. 표면활성제를 생산할 수 있을 때까지 미숙아를 보육기에 넣어 치료하고 있으나, 호흡곤란증후군, 혹은 유리질막증이라고 알려진 이런 상태는 미숙아 사망의 주요 원인이다(미국에서 일년에 25,000명 사망). 표면활성제를 허파꽈리에 직접 주는 것과 같은 새로운 치료방법들이 개발되고 있다.

각각의 허파꽈리에는 몇 개의 모세혈관들이 인접해 있다. 허파꽈리의 벽은 모세혈관벽과 아주 가까이 있어서 가스가 빨리 확산되도록 한다. 이 벽을 **호흡막**(respiratory membrane)이라고 한다. 그림 13-8c에서처럼 호흡막은 허파꽈리의 상피벽, 결합조직의 바닥막, 모세혈관의 내피세포벽으로 구성된다. 호흡막의 두께는 평균 0.5 ㎛로 얇아서 가스가 확산되는 막으로 작용한다. 각각의 허파에 있는 수백만 개의 호흡막들이 넓은 표면적을 통해 효과적인 확산을 가능하게 한다.

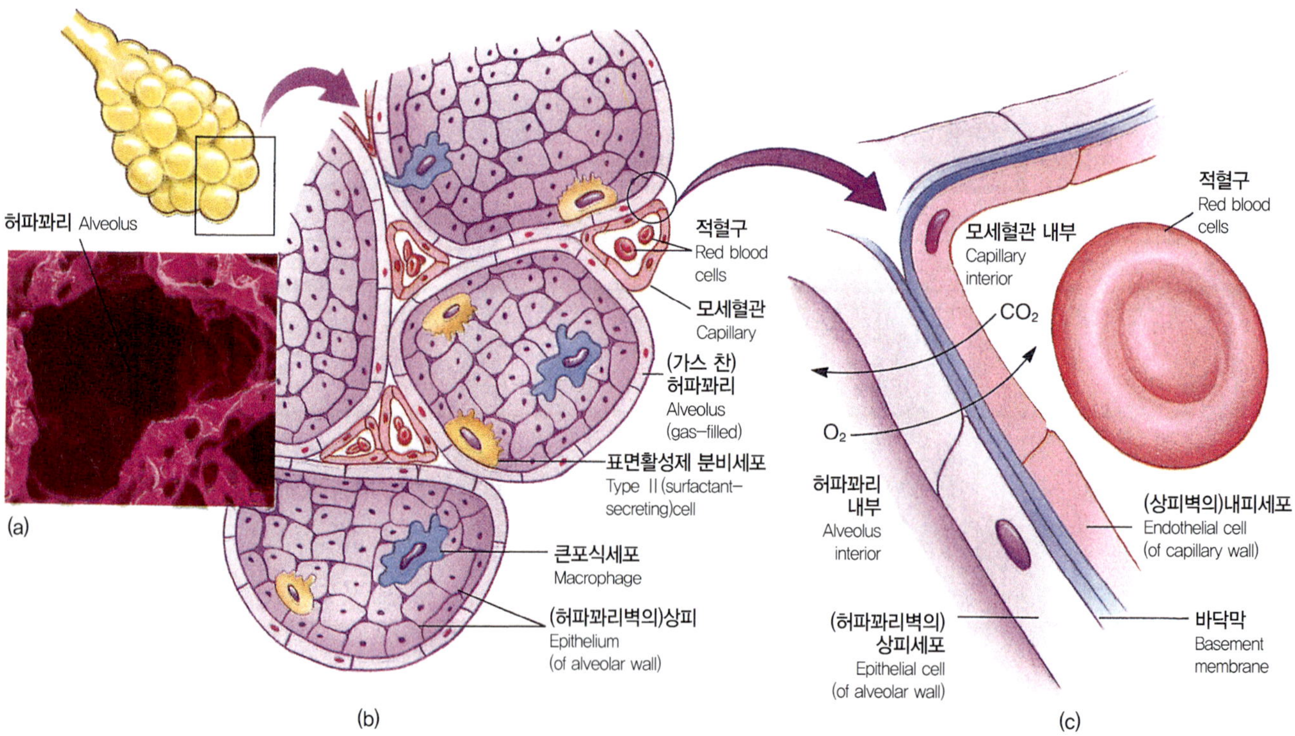

산소분자가 허파꽈리에서 모세혈관으로 확산되기 위해 반드시 지나가야 하는 층들은?

그림 13-8 허파꽈리의 구조
(a) 허파조직을 절단한 전자현미경 사진. 사진의 중앙에 하나의 허파꽈리가 보인다. (b) 여러 개의 허파꽈리가 잘린 모습을 보여주는 그림. (c) 가스 확산이 일어나는 곳인 호흡막을 확대한 그림

허파 Lungs

오른쪽과 왼쪽의 **허파(폐, lungs)**는 기관지나무를 이루는 많은 관과 수백만 개의 허파꽈리, 모세혈관, 결합조직들로 구성되어 있다. 허파는 외부환경과 혈류 사이에서 가스교환이 일어나는 장소이다.

일반적인 특징 General characteristics

허파는 부드러우며 스펀지 같은 기관으로 각각의 모양은 원뿔을 닮았다(그림 13-9). 허파는 가슴공간의 대부분을 차지하며 가로막에서 빗장뼈까지 걸쳐 있다. 갈비뼈가 허파표면의 앞뒤 경계를 이룬다. 오른쪽 허파는 왼쪽 허파보다 두껍고 넓다.

허파 위쪽의 좁은 부분을 **꼭지(apex)**라고 하며, 아래쪽의 넓은 부분을 **바닥(base)**이라고 한다. 바닥의 아래면은 볼록한 가로막위에 맞도록 오목하다. 갈비뼈와 닿는 부분은 **갈비면(costal surface)**이라고 하며, 심장을 향해 몸 중심 쪽으로 닿는 면은 **안쪽면(medial surface)**이라 한다. 허파의 안쪽면은 기관과 심장에 닿아 있다. 일차기관지, 큰 혈관, 신경이 들어가는 곳을 **허파뿌리(root)**라고 한다.

장액막 Serous embranes

각각의 허파를 감싸고 있는 두 층의 장액막(그림 13-9)을 **가슴막(흉막, pleurae)**이라 한다. 바깥쪽 막을 **벽쪽가슴막(parietal pleura)**이라 하고, 가슴벽과 가슴세로칸면을 덮는다. 이 막은 심장과 허파 사이를 돌아서 반대쪽 허파의 벽쪽가슴막과 섞인 후, 허파뿌리 주위에서 양쪽 허파를 지지하는 인대를 형성한다. 각 허파뿌리에서 벽쪽가슴막은 안쪽으로 접혀 들어가서, 허파쪽면에서 **허파쪽가슴막(visceral pleura)**을 형성한다. 허파쪽가슴막은 허파를 감싸고, 허파의 바깥쪽 면에 붙어 있다.

허파를 감싸고 있는 두 개의 가슴막 사이에 잠재적 공간이 있는데, 이를 가슴막안(흉막강, pleural cavity)이라 한다. 가슴막 공간에는 가슴막의 장액세포들이 생산한 얇은 액체층이 있다. 가슴막액은 두 가슴막 사이의 표면을 미끄럽게 해서, 숨쉬는

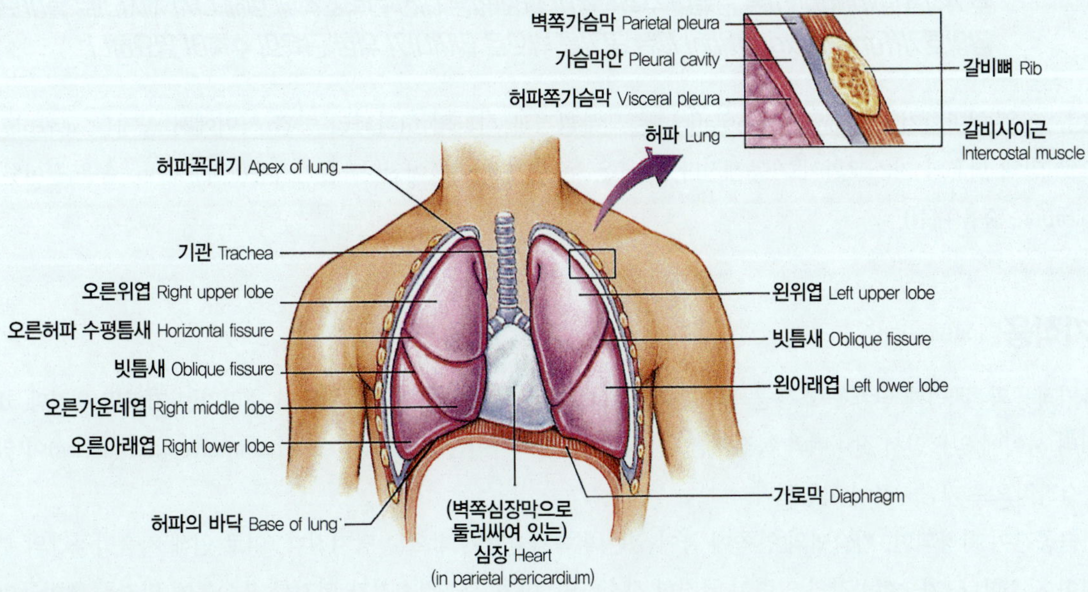

허파의 바깥벽에 단단히 붙어 있는 막은?

그림 13-9 **허파의 구조**
허파와 가슴막의 관계를 보여주고 있다.

동안 허파가 확장되고 수축할 때 마찰을 줄여준다. 가슴막액의 생산이 줄어들거나 막이 부으면, 숨 쉴 때마다 막이 마찰을 일으켜 통증을 유발하게 된다.

허파의 엽 Divisions

각각의 허파는 더 작은 구획들로 나뉜다. 첫 번째 분할은 **엽**(lobes)이라고 하는 구획이다(그림 13-9). 오른허파는 왼쪽 허파보다 크고 세 개의 엽으로 구성되어 있으며, 왼허파는 두 개의 엽으로 구성되어 있다. 허파를 통과하면서 엽 사이를 나누는 선을 틈새(fissure)라고 한다. 각각의 엽은 기관지나무의 주요 가지가 들어오며 결합조직에 싸여 있다.

엽은 **구역**(segments)이라고 하는 더 작은 구획으로 나뉜다. 각각의 구역으로는 기관지나무의 작은 가지가 들어가며 결합조직에 싸여 있다. 각각의 구역 안에는 수많은 **소엽**(lobules)이 있으며, 소엽에는 하나의 세기관지와 세동맥, 세정맥, 림프관이 위치한다. 소엽에는 세기관지의 가지–허파꽈리관–가 있을 뿐만 아니라 수많은 허파꽈리와 모세혈관그물이 있다.

개념 확인

1. 코안과 후두 사이에 있는 호흡기관은 무엇인가?
2. 기관과 일차기관지에 있는 연골고리의 기능은 무엇인가?
3. 호흡막은 어떻게 구성되어 있는가?
4. 각각의 허파를 싸고 있는 막은 무엇인가?

호흡기전

흡기작용(inspiration)은 가슴과 허파의 부피를 확장시키기 위하여 호흡근육의 수축이 필요하다.
호기작용(expiration)은 근육의 수축작용이 필요 없는 대신 탄력조직에 의해 다시 제자리로 돌아오는 것이며, 강압호기(forced expiration) 때는 공기를 밖으로 밀어내기 위한 근육의 수축이 필요하다.

호흡 혹은 허파환기(pulmonary ventilation)는 외부환경과 허파의 허파꽈리 공간 사이에서 공기를 교환하는 것이다. 호흡으로 인해 혈류와 가스교환이 가능해진다. 호흡은 두 단계로 이루어진다: **흡기작용**(inspiration, **숨을 들이쉼**)과 호기작용(expiration, **숨을 내쉼**).

흡기작용 Inspiration

흡기작용의 첫 번째 단계는 호흡근육의 수축이다. 호흡근육은 배안쪽으로 누르며 내려가는 **가로막(횡격막**, diaphragm)과 갈비뼈 사이에 있으면서 갈비뼈와 복장뼈를 올리는 **바깥갈비사이근(외늑간근**, external intercostal muscles)이 있다(그림 13-11). 결과적으로 가슴공간이 확장된다.

가슴공간이 확장되면, 가슴벽의 안쪽에 붙어 있는 벽쪽가슴막이 밖으로 당겨진다. 이로 인해 가슴막공간의 부피가 커지고 압력이 감소한다. 가슴막공간의 압력이 급격히 감소하면, 마치 진공청소기가 먼지를 흡수통에 먼지를 빨아들이듯이 허파쪽 가슴막과 허파의 표면을 바깥쪽으로 잡아 당기게 한다.

허파의 표면이 밖으로 당겨지면 허파꽈리의 안쪽 부피가 커진다. 이것은 허파꽈리 압력을 1~3기압 정도 떨어뜨리고, 허파꽈리와 바깥 환경 사이에 압력 차이를 만든다. 결과적으로 허파 안으로 공기가 들어가면서 압력을 맞추게 된다.

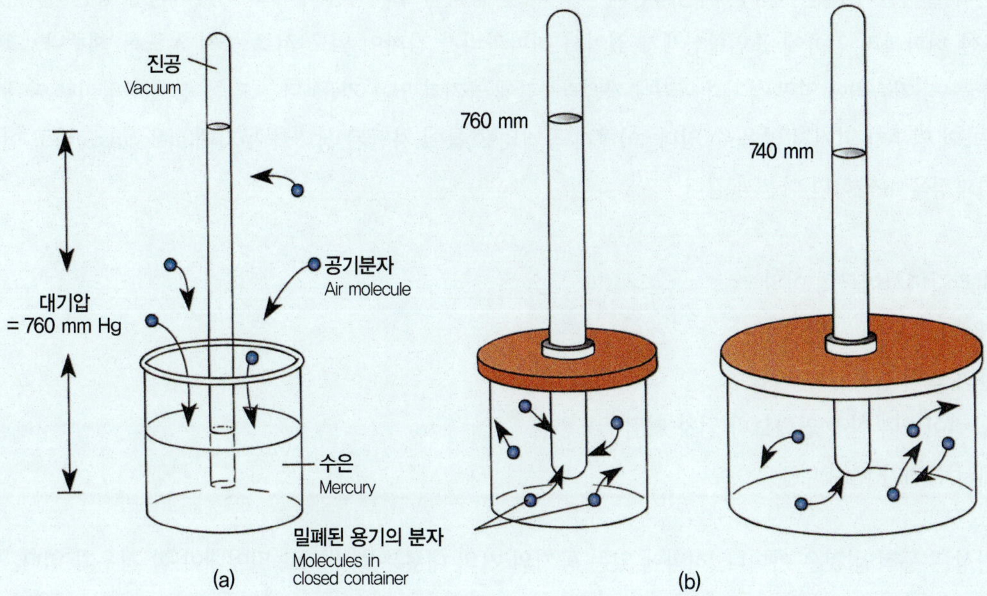

밀폐된 용기의 용량이 증가할 때 압력은 증가하는가, 감소하는가?

그림 13-10 호흡 시 압력 차이의 영향
(a) 대기압은 공기 중에 있는 분자의 무작위 운동에 의해 만들어진다; 대기압은 진공상태의 수은주를 760 mm 올릴 수 있다(화살표는 분자의 운동을 나타낸다). (b) 일정한 숫자의 분자를 포함한 밀폐된 용기의 용량이 증가하면 용기 내부의 압력은 떨어진다. 이러한 현상이 흡기작용 동안 확장되는 허파에서 일어난다.

흡기작용의 기전을 요약하면 다음과 같다.

1. 가로막과 바깥갈비사이근의 수축
2. 가슴공간의 확장
3. 가슴막공간의 압력 감소
4. 허파의 표면이 당겨지면서 허파의 부피가 증가
5. 허파꽈리 압력이 대기압 이하로 떨어짐
6. 공기가 허파꽈리로 들어감

호기작용 Expiration

앞에서 흡기작용을 할때는 호흡근육이 수축하면서 가슴공간을 넓히는 것을 설명했다. 흡기작용과 다르게 호기작용은 근육의 수축과 관계없는 수동적 과정이다. 호기작용은 마치 고무줄을 잡아당긴 후에 놓으면 줄어드는 것처럼, 허파와 가슴벽이 다시 제자리로 돌아오는 작용에 의해 일어난다.

흡기작용이 끝나면 가로막과 바깥갈비사이근이 이완된다. 가슴공간이 원래의 부피로 되돌아가면서 벽쪽가슴막도 원래의 크기로 돌아간다. 결과적으로 가슴막안의 압력이 빠르게 올라가면서 허파쪽가슴막과 허파의 표면이 원래의 모양으로 되돌아가도록 한다. 이와 함께 허파꽈리벽의 탄력조직이 원래로 돌아가면서 허파꽈리의 안쪽 지름이 점점 작아지고 공기를 밖으로 밀어낸다. 허파꽈리벽의 탄력성이 매우 강해서 마치 풍선에서 빠르게 바람이 빠지는 것처럼, 허파꽈리가 제자리로 돌아온다.

허파꽈리가 완전히 줄어들지 않는 이유는 가슴막안의 약간 낮은 압력이 호기작용 후에도 허파꽈리가 약간 펴져 있도록 해 주기 때문이다. 또한 허파꽈리 안쪽에 표면활성제가 있어서 허파꽈리가 가까이 와도 서로 붙지 않도록 해준다. 그러나 압력이 새나가거나(예를 들면, 가슴벽에 열린 상처가 나거나 가슴막공간에 공기가 있는 기흉) 다른 기능 장애(종양이나 다른 기관의 압력 등)가 있으면 허파의 일부가 펴지지 않을 수 있다. 이렇게 공기의 흐름이 차단된 상태를 무기폐(atelectasis)라고 한다.

정상적인 호기과정을 요약하면 다음과 같다.

1. 가로막과 바깥갈비사이근의 이완
2. 가슴공간의 축소
3. 가슴막공간의 압력 감소
4. 허파꽈리 압력이 외부환경 압력보다 점차 커짐
5. 허파꽈리에서 공기가 빠져 나감

호기과정이 항상 수동적인 것은 아니다. 허파에 있는 공기의 거의 대부분을 밖으로 밀어내야 할 경우가 있다. 이것을 **강압호기**(forced expiration)라 하고, 속갈비사이근과 배벽 근육의 수축이 동반된다. 이 근육들은 가슴공간을 눌러서 정상 이상으로 압력이 증가하도록 한다. 압력의 증가는 허파꽈리 안의 압력을 더욱 증가시키고 허파로부터 공기를 내보내게 한다.

호흡량 Respiratory Volumes

허파로 들어가고 나오는 공기의 양에 여러 가지 요인이 영향을 준다. 예를 들면 수면, 가벼운 운동, 심한 운동과 같이 몸의 활동량에 따라 호흡량이 바뀐다. 성별, 키, 나이, 몸무게처럼 개인간의 차이도 호흡량에 영향을 미친다. 게다가 호흡량은 허파와 다른 호흡기관의 건강상태에 따라 다를 수있다. 허파기능을 검사하는 일반적인 방법은 여러 상태에서 호흡량을 측정한

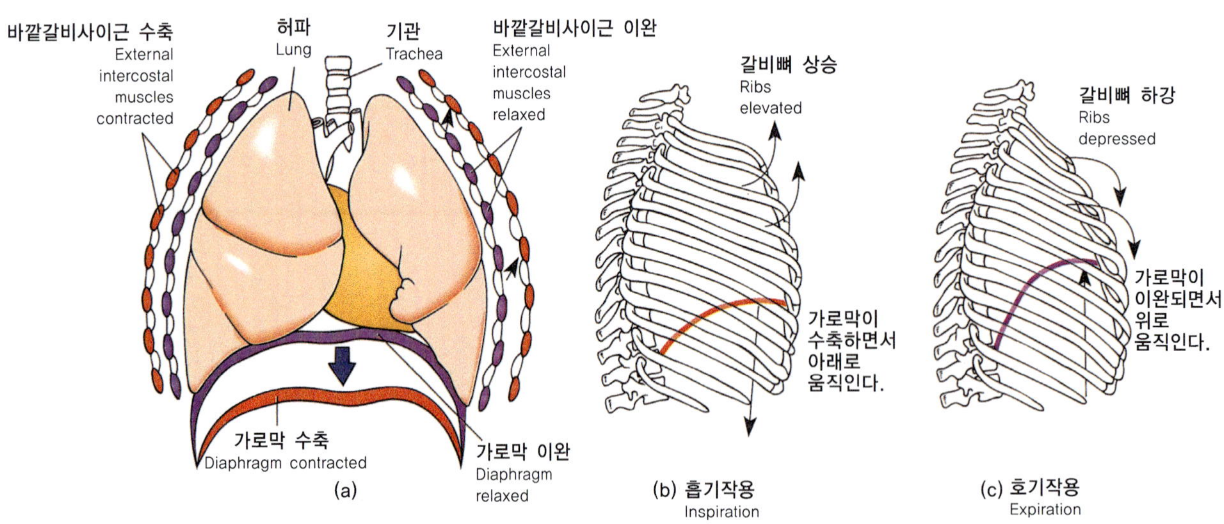

흡기작용을 하는 근육은?

그림 13-11 호흡의 기전
(a) 가로막과 바깥갈비사이근의 수축으로 가슴공간이 확장된다. (b) 흡기작용 동안 가로막은 아래로 내려가고 갈비뼈는 올라간다. (c) 호기작용 동안 가로막이 이완되면서 위로 올라가고 갈비뼈는 내려온다.

후 측정값과 평균값을 비교하는 것이다. 이러한 기계를 폐활량측정기(spirometer)라고 한다. 폐활량측정기는 허파기능의 검사와 몇 가지 호흡계 질환의 과정을 추적할 때 유용하다.

일반적으로 건강한 어른에서 정상적으로 조용히 숨쉴 때는 숨쉴 때마다 500 ml의 공기가 들어가고 나간다. 이것을 **일회호흡량**(tidal volume, TV)이라고 한다. 평상호흡량 이상으로 힘들여 들이마실 수 있는 공기의 양을 **흡기예비량**(inspiratory reserve volume, IRV)이라고 한다. 흡기예비량은 평균이 3100 ml 정도이다. 평상호기를 한 후 힘들여 더 호기할 수 있는 최대의 공기량을 **호기예비량**(expiratory reserve volume, ERV)이라고 한다. 힘들여 호기를 한 후에 도 허파에 남아 있는 공기의 양은 평균 1200 ml이며, 이를 **잔여용량**(residual volume, RV)이라고 한다. 호흡시 교환할 수 있는 공기의 총량은 평상호흡량과 흡기예비량, 호기예비량을 더한 것이다(TV + IRV + ERV). 이 총량은 4800 ml 정도이며 이를 **폐활량**(vital capacity, VC)이라고 한다. **총허파능력**(total lung capacity, TLC)은 폐활량과 잔여용량을 합한 값으로 평균 6000 ml이다. 일반적인 폐용량이 **그림 13-12**에 나와 있다.

평상호흡을 하는 동안, 호흡기로 들어가지만 허파꽈리에 도착하지 못하는 공기가 있다. 이 공기는 호흡계통의 공기통로에 있게 되며, 그 양은 150 ml로 **해부학적죽은공간용적(해부학적사강량, anatomic dead space volume)**이라 한다. 평상호흡 시에 허파꽈리까지 도착하는 공기의 실제량은 평균 350 ml이다.

개념 확인

1. 흡기 시 왜 호흡근육의 수축이 필요한가?
2. 호기작용 기전은 흡기작용과 어떻게 다른가?
3. 폐활량이란 무엇인가?

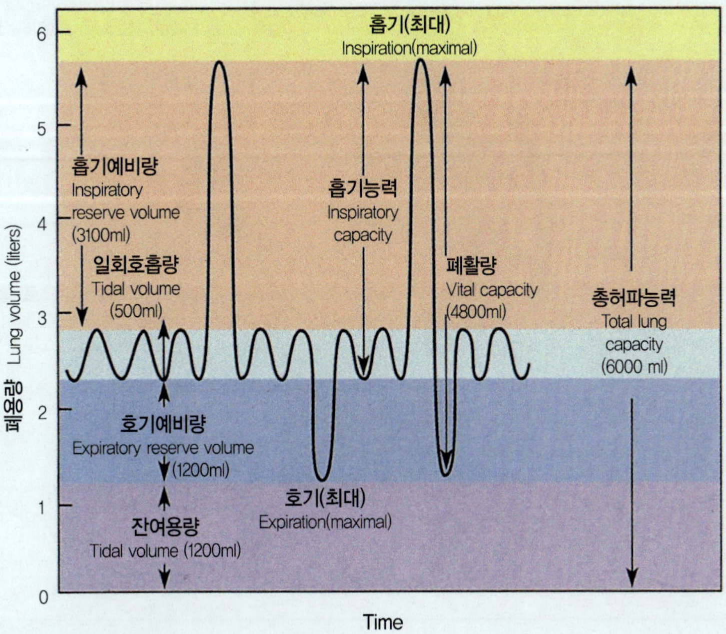

깊이 힘들여 들이 마실 수 있는 공기의 최대량을 무엇이라 하는가?

그림 13-12 호흡량
폐활량측정기로 측정한 그래프로 평균치를 보여주고 있다.

가스교환

성공적으로 가스교환을 하기 위해서는 허파꽈리와 혈액, 혈액과 체세포 사이에서 산소와 이산화탄소의 독립적인 확산이 필요하다.

가스교환에는 외호흡과 내호흡의 독립적인 두 단계가 있다. 이 두 단계는 확산에 의해 가스가 이동하는 것으로, 더 높은 농도에서 더 낮은 농도로 가스가 이동하는 것을 말한다. 이동 속도는 농도와 압력에 의해 결정된다.

실제로 우리가 마시는 공기는 질소(78%), 산소(21%), 이산화탄소(0.04%)가 합쳐진 것이다. 각각의 가스가 만드는 압력을 **부분압**(partial pressure)이라 한다. 특정 가스의 부분압은 가스가 차지하는 백분율과 전체 가스의 압력에 의해 결정된다. 예를 들면 전체 가스의 압력이 760 mmHg 해수면공기압)이고 산소가 21%를 차지한다면 산소의 부분압은 다음과 같이 계산할 수 있다.

$$760 \text{ mmHg} \times 21\% = 160 \text{ mmHg}$$

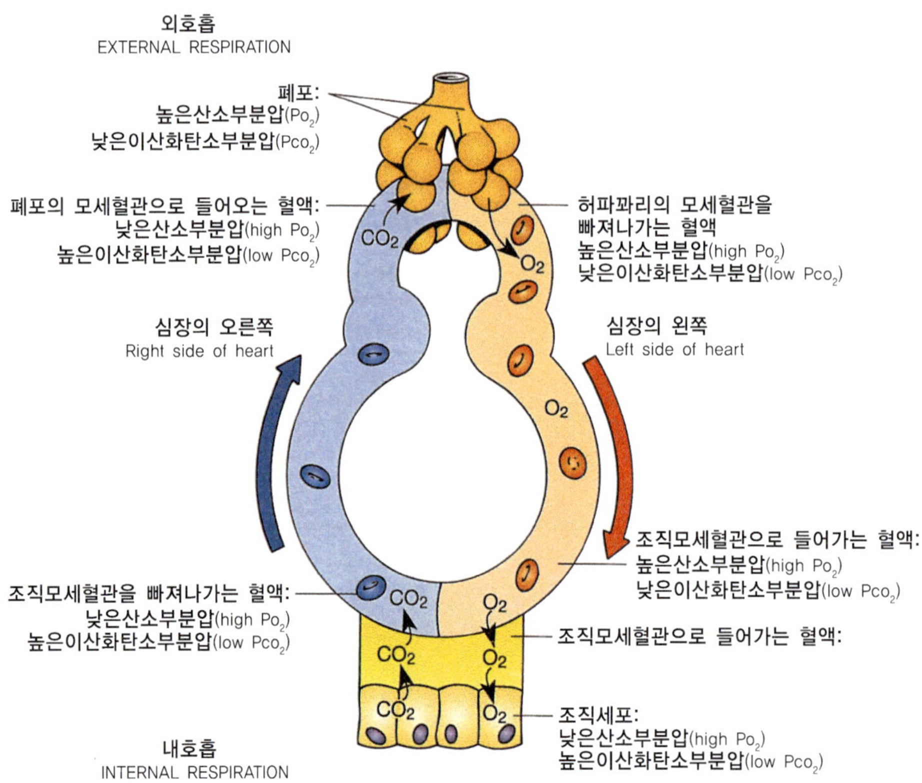

왜 산소는 허파꽈리에서 모세혈관으로 확산되는가?

그림 13-13 외호흡과 내호흡
외호흡 시 허파꽈리와 모세혈관 사이의 부분압 차이에 의해 가스가 움직인다. 이산화탄소가 허파꽈리로 움직이고 산소가 모세혈관으로 움직인다. 내호흡 시 모세혈관과 다른 조직 사이의 부분압 차이에 의해 가스가 움직인다. 산소가 조직으로 확산되고 이산화탄소가 모세혈관으로 확산된다.

그러므로 산소의 부분압은 160 mmHg이다. 가스가 혈액 속에 녹아 있을 때, 각 가스는 자신의 부분압에 의해 확산한다. 확산의 속도는 다른 가스에 의해 영향 받지 않는다. 결과적으로 각 가스는 두 지역의 부분압이 같아질 때까지 독립적으로 확산하게 된다.

가스는 혈류에서 운반될 때 여러 가지 상태에 있지만(혈장에 녹아 있거나, 단백질에 부착되어 있거나, 이온의 형태로 다른 화학물질과 결합되어 있거나), 가스의 부분압에 영향을 주는 것은 혈장에 녹아 있는 가스뿐이다. 예를 들면 대부분의 산소는 혈액 내에서 헤모글로빈에 부착되어 운반되며, 아주 적은 양만이 혈장에 녹아 있다. 비록 적은 양이긴 하지만 오직 혈장 산소만이 부분압을 결정한다. 산소가 헤모글로빈에 붙는 것은 혈액내에서 산소의 부분압에 영향을 주지 않으면서, 산소의 양을 엄청나게 증가시킬 수 있게 한다. 이러한 현상은 허파에서 혈액의 산소화 동안에 일어난다.

생리적으로 가장 중요한 두 종류의 가스는 산소와 이산화탄소이며, 이들은 들이마시고 내쉬는 공기에 모두 포함되어 있다. 이 가스들은 부분압으로 서로 독립적으로 확산되며, 다음 설명에서 보는 것처럼 외호흡과 내호흡을 가능하게 한다.

외호흡 External Respiration

외호흡은 허파꽈리와 혈류 사이의 가스교환이며(그림 13-13), 얇은 호흡막을 통해서 일어난다.

혈류보다 허파꽈리의 산소 부분압이 항상 높기 때문에 외호흡이 일어난다. 호흡막을 가로질러 생긴 압력의 차이가 산소분자를 허파꽈리에서 산소가 부족한 모세혈관의 혈액으로 움직이게 한다. 혈류로 들어가는 대부분의 산소(약 98%)는 적혈구내의 헤모글로빈과 결합한다. 산소와 결합한 헤모글로빈을 **산화헤모글로빈(oxyhemoglobin)**이라고 한다. 헤모글로빈은 허파꽈리의 모세혈관에서 부착한 산소를 혈류를 통해 조직의 모세혈관으로 운반해서 내호흡을 할 수 있도록 한다. 산소의 적은 양(약 2%)이 혈장에 녹은 상태로 운반된다.

허파꽈리에서 혈류로 산소가 이동하는 것과 동시에 반대방향으로 이산화탄소가 이동한다. 정상에서 이산화탄소의 부분압은 허파꽈리보다 혈장 내에서 더 높다. 이러한 압력차로 인해 이산화탄소가 혈액에서 허파꽈리로 이동한다.

내호흡 Internal Respiration

내호흡은 (허파 이외의) 몸의 모세혈관과 체세포 사이의 가스교환이다. 내호흡은 산소가 모세혈관에서 사이질이나 세포로 이동하는 것이며, 이산화탄소가 세포에서 사이질이나 모세혈관으로 이동하는 것이다. 내호흡은 그림 13-13에 나와 있다.

내호흡도 외호흡처럼 압력차에 의해 일어난다. 이 압력차는 모세혈관과 사이질 사이의 압력차와 사이질과 세포 사이의 압력차이다. 산소가 확산되기 위해서는 산소의 부분압이 모세혈관에서 가장 높아야 하며, 사이질과 세포로 갈수록 부분압이 낮아져야 한다. 압력차에 의해 헤모글로빈과 결합되어 있던 산소가 혈장내로 확산되어 나온다. 혈장의 산소가 모세혈관벽을 가로질러 사이질로 가며 세포로 이동하게 된다. 이산화탄소의 부분압은 세포에서 가장 높으며 사이질과 모세혈관으로 갈수록 낮아진다. 그러므로 이산화탄소는 세포에서 사이질로 이동한 후 다시 모세혈관으로 이동한다.

이산화탄소가 혈류로 들어가면, 형태를 바꾼다(그림 13-14). 대부분(약 60~70%)의 이산화탄소는 중탄산이온(HCO_3^-)의 형태로 혈류에서 운반되며, 이들은 주로 혈장에 있다(적혈구 내에 적은 양이 있다). 나머지는 적혈구 내에서 헤모글로빈과 결합하여 이산화탄소의 형태로(25%) 혹은 혈장에 녹은 이산화탄소의 형태로(약 10%) 운반된다.

이산화탄소가 중탄산이온의 형태로 바뀌는 첫 단계는 적혈구에 들어간 후 짧은 시간에 일어난다. 이 반응으로 이산화탄소와 물이 합쳐져서 탄산을 만든다. 이러한 반응은 탄산탈수효소(carbonic anhydrase)라는 효소에 의해 빠르게 일어난다. 다음 단계에서 탄산은 중탄산이온과 수소이온으로 분해된다. 이 과정은 다음과 같다:

$$CO_2 + H_2O \xrightarrow{\text{탄산탈수효소}} \underset{\text{탄산}}{H_2CO_3} \rightarrow \underset{\text{중탄산이온}}{HCO_3^-} + \underset{\text{수소이온}}{H^+}$$

이 반응이 완료되면 중탄산이온은 적혈구에서 혈장으로 움직이고, 대부분의 수소이온은 적혈구내에 남아서 헤모글로빈 분자와 일시적으로 결합하여 있다.

순환하는 혈액이 허파꽈리의 모세혈관으로 들어가면서, 중탄산이온은 이산화탄소와 물로 되돌아간다. 이러한 과정은 중탄산이온이 헤모글로빈과 결합했다가 빠져나와 있던 수소이온과 반응하면서 시작한다. 결과적으로 탄산이 만들어지며 탄산은 탄산탈수소효소가 있는 환경에서 물과 이산화탄소로 빠르게 분해된다:

$$\underset{\text{중탄산이온}}{HCO_3^-} + \underset{\text{수소이온}}{H^+} \rightarrow \underset{\text{탄산}}{H_2CO_3} \xrightarrow{\text{탄산탈수효소}} H_2O + CO_2$$

이렇게 만들어진 이산화탄소는 적혈구에서 혈장으로 확산된다. 그리고 이것은 호흡막을 통과해서 허파꽈리로 확산된다.

용액에서 수소이온이 제거되는 것은 혈액의 완충작용을 유지하는 데 중요하다. 방금 살펴본 바와 같이 수소이온은 처음에 헤모글로빈과 결합하면서 제거되고, 그 후에 다시 중탄산이온과 결합하여 이산화탄소와 물을 만들면서 제거된다. 중탄산이온이 혈액내에 많이 있기 때문에 중탄산이온에 의한 수소 이온의 제거는 특히 중요하다(대부분의 이산화탄소가 중탄산이온의 형태로 혈액에서 운반되고 있다). 수소이온이 제거된 결과, 혈액의 pH가 산성화되는 위험한 상황을 막을 수 있다. pH가 떨어

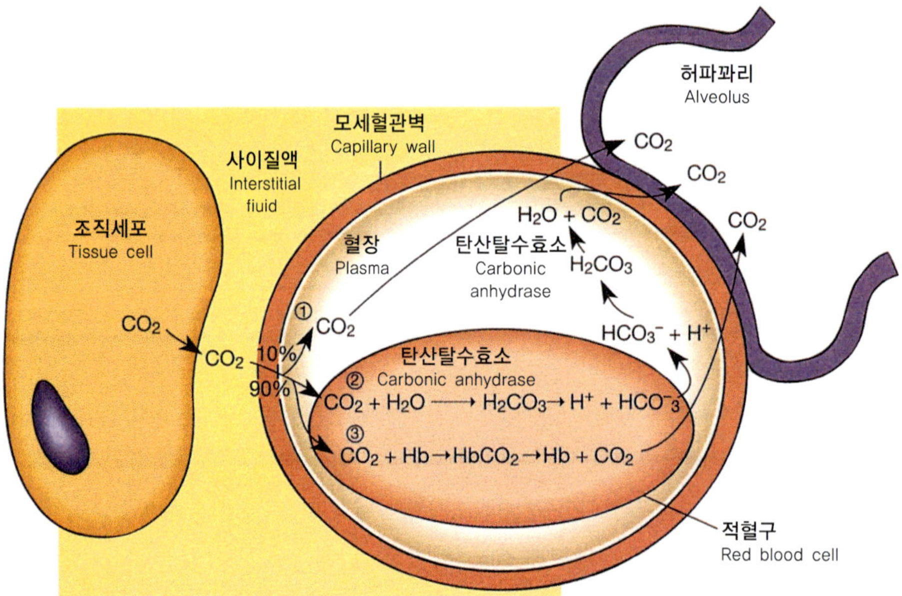

이산화탄소가 중탄산이온으로 바뀌는 것은 어떤 이점이 있는가?

그림 13-14 **이산화탄소의 운반**

조직세포에서 혈류로 이산화탄소가 확산된 직후(그림의 왼쪽) 이산화탄소는 여러 가지 다른 방법으로 혈액내에서 운반된다. (1) 이산화탄소의 10%는 혈장내에 녹는다. 나머지 이산화탄소는 적혈구 안으로 들어가서 (2) 중탄산이온의 형태로 운반되거나(HCO_3^-, 약 65%) 혹은 (3) 헤모글로빈과 결합한다($HbCO_2$, 약 25%). 혈액이 허파의 허파꽈리에 도달하면 혈장에서 이산화탄소가 빠져나가는 역반응이 일어나서, 중탄산이온으로부터 이산화탄소를 만들고 헤모글로빈으로부터 이산화탄소를 배출한다. 그 후 이산화탄소는 허파꽈리로 확산된다(그림의 오른쪽).

지는 상황을 산성혈증(acidosis)이라고 하며 넘치는 수소이온을 제거하지 못하면 생명이 위험해질 수 있다. 가장 효과적인 대처방법은 호흡의 수와 깊이를 증가시키는 것이다.

개념 확인

1. 가스가 섞여 있을 때 하나의 가스 압력을 무엇이라 하는가?
2. 외호흡은 어떤 얇은 막을 통해 일어나는가?
3. 내호흡에서 산소가 마지막으로 도착하는 곳은 어디인가?

호흡조절

호흡 속도와 깊이는 뇌의 호흡중추에 의해 조절되며, 호흡중추에 영향을 주는 인자에 의해 영향을 받는다.

호흡은 몸의 몇 가지 요소에 의해 영향을 받는다. 주요 인자는 뇌의 호흡중추에 의해 조절되는 것이고, 혈액내의 화학성분이나 허파의 확장 정도 및 정신상태에 의해서도 영향 받는다.

호흡중추 Respiratory Center

불수의적으로 일정하게 호흡이 가능한 것은 **호흡중추**라고 하는 뇌줄기에 있는 한 무리의 신경세포가 호흡을 조절하기 때문이다. 이 신경원들은 숨뇌(연수, medulla oblongata)와 다리뇌(pons)에 있다(그림 13-15). 호흡중추의 자율운동중추(rhythmicity center)는 숨뇌에, 호흡축영역(pneumotaxic area)은 다리뇌에, 무기문영역(apneustic area)은 다리뇌에 있다.

호흡에 영향을 주는 인자들 Factors that Affect Breathing

호흡중추에 의해 호흡의 속도와 깊이가 조절됨에도 불구하고 여러 가지 인자들이 호흡에 영향을 미친다. 이 중 중요한 인자는 혈액내 화학성분, 허파의 확장정도와 정신상태이다.

몸의 화학성분의 농도는 몸의 필요에 따라 다양하다. 이러한 화학성분은 산소, 이산화탄소, 수소이온들이다. 몸은 이러한 화학성분, 특히 이산화탄소에 매우 예민한 부분들이 있다. 그 중에 하나인 숨뇌의 **화학자극영역**(chemosensitive area)은 뇌의 동맥에서 이산화탄소만을 감지하는 곳이다. **화학수용기**(chemoreceptors)는 신경계통 이외에 몇몇 동맥(대동맥과 경동맥)에 있다. 이 지역은 세 가지 화학물질(산소, 이산화탄소, 수소이온)을 측정한다. 이들은 호흡중추에 신호를 보내 호흡수를 조절한다. 이산화탄소가 정상보다 올라간 응급상황 때에는 호흡중추가 허파환기 속도를 올려서 넘쳐나는 이산화탄소를 밖으로 내보낸다. 이러한 속도의 증가를 **과환기**(hyperventilation)라고 한다.

호흡의 깊이는 허파의 확장정도에 의해 조절된다. 기관지와 세기관지의 벽안에는 **확장수용기**(stretch receptors)가 있다. 흡기 동안 이 수용기들이 확장되면 뇌에 있는 호흡중추에 신호를 보낸다. 결과적으로 흡기는 억제되고 호기가 시작된다. 이러한 방법으로 확장수용기는 허파가 과도하게 확장되는 것을 막는다. 공기가 허파를 나가면서 허파가 줄어들면, 확장수용기는 더 이상 자극받지 않으며 다음 흡기를 준비하는 상태가 된다.

정신상태도 의식적으로 혹은 무의식적으로 호흡에 영향을 줄 수 있다. 스트레스나 공포, 통증과 같은 감정적인 요소들이 호흡의 속도를 증가시킨다. 또한 호흡중추는 대뇌겉질과 연결되어 있기 때문에 의식적으로 호흡 속도를 바꿀 수 있다. 그러나, 호흡을 멈추는 능력은 혈액내의 이산화탄소에 의해 제한된다. 이산화탄소가 특정 수준에 오르면 호흡중추가 호흡근육에 신호를 보내, 원하든 원하지 않든 호흡을 다시 하게 된다. 그러므로 숨을 참아서 자살할 수는 없다.

개념 확인

1. 어떻게 흡기가 자극되는가?
2. 호흡 중추 중에서 호흡의 속도를 조절하는 곳은 어디인가?
3. 호흡의 깊이를 조절하는 인자는?
4. 운동하는 동안 호흡계통은 어떻게 적응하는가?

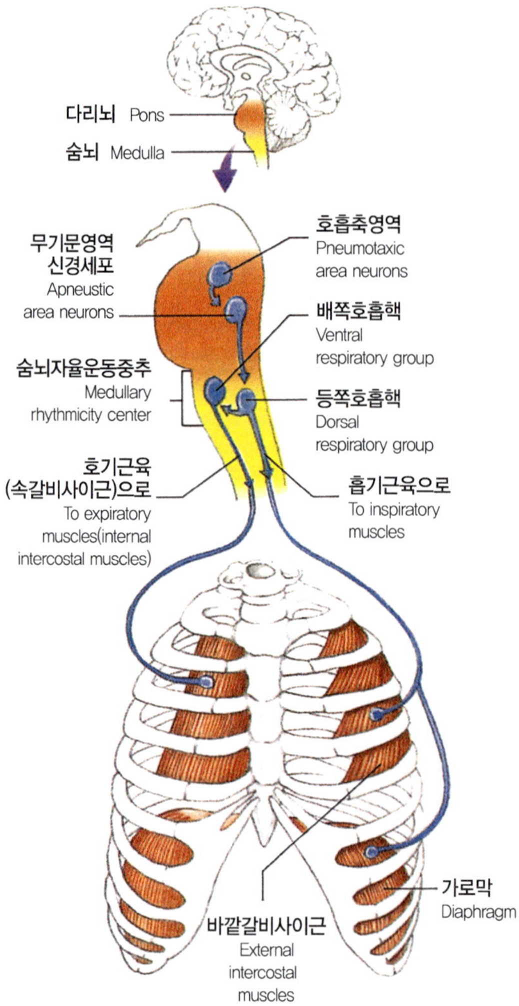

호흡중추의 어느 부분이 호흡의 자율 운동을 조절하는가?

그림 13-15 **호흡중추**
호흡을 조절하는 중추들은 뇌줄기에 있다. 이 중추들은 신경을 통해 호흡근육을 자극하거나 억제한다.

항상성

호흡계통은 두 가지 방법으로 몸의 항상성을 유지한다: 산소를 혈류에 충분히 공급하며, 이산화탄소를 혈류에서 외부환경으로 방출시킨다. 뇌줄기의 반사중추는 호흡의 속도와 깊이를 바꿀 수 있다. 이러한 작용은 몸의 조직에서 필요한 산소의 양이 증가하거나 감소하는 것에 맞추는 역할을 하며, 이산화탄소가 해로울 만큼 쌓이지 않도록 막아준다.

호흡계통에 의해 조절되는 항상성의 좋은 예는 운동을 할 때 관찰할 수 있다. 운동하는 동안 호흡의 깊이(평상호흡)는 6배 증가하며 호흡의 속도는 4배 증가한다. 허파환기는 쉬고 있는 보통 때는 분당 5~6리터이고, 짧은 시간 동안 심한 운동을 하면 150리터까지 증가할 수 있다. 이러한 호흡의 양상을 **과다호흡**(hyperpnea)이라고 하며, 과환기에 의해 생기는 응급호흡반응과 구별된다. 운동 중에 호흡이 깊고 빨라지는 것은 혈액에서 일정한 산소를 유지할 수 있게 한다. 이것은 산소와 이산화탄소의 부분압이 운동하는 동안에도 쉬고 있을 때의 부분압과 같은 수준을 유지하는 것을 보면 알 수 있다. 그러므로 호흡계통의 반응 능력은 활동 중의 항상성을 유지하는 데 충분하다.

그림 설명의 질문과 답

그림 13-1 호흡계통의 두 가지 기능적 부위는 무엇인가?
두 가지 기능부위는 코와 인두, 후두, 기관, 기관지를 포함하고 있는 전도부와 세기관지와 허파꽈리를 포함하고 있는 호흡부이다.

그림 13-2 코안에서 인두로 들어가는 공기의 통로는 무엇인가?
코안에서 인두로 들어가는 공기의 통로는 안쪽콧구멍이다.

그림 13-3 후두를 단단하면서 탄력적이도록 하는 조직은?
유리연골(hyaline cartilage)이 후두를 단단하면서 탄력을 가지도록 한다.

그림 13-4 말하는 동안 음식을 삼킬 수 없는 이유는?
말하는 동안 공기가 빠져나오기 위해서 후두덮개가 열려 있기 때문에 음식을 삼키기 힘들다. 후두덮개가 올라와 있을 때 음식을 삼키면, 음식물이 성대문으로 들어가서 기침반사를 일으킨다.

그림 13-5 호기작용 후에 기관이 막히는 것을 방지하는 것은?
기관벽의 대부분에 C자 모양의 연골고리가 있어서 기관이 막히는 것을 방지한다.

그림 13-6 점액섬모전달계의 기능은 무엇인가?
점액섬모전달계는 이물질을 붙잡아서 제거하는 기능을 한다.

그림 13-7 기관지와 그 가지들의 분포를 기관지나무라고 하는 이유는?
기관지의 가지가 가지치기를 하는 모양이 나무의 가지를 닮았기 때문에 기관지나무라고 한다.

그림 13-8 산소분자가 허파꽈리에서 모세혈관으로 확산되기 위해 반드시 지나가야 하는 층들은?
산소분자는 허파꽈리에서 모세혈관 내부로 들어가기 위해 허파꽈리상피와 얇은 바닥막, 모세혈관 내피세포를 지나가야 한다.

그림 13-9 허파의 바깥벽에 단단히 붙어 있는 막은?
허파쪽가슴막이 허파의 바깥벽에 붙어 있다.

그림 13-10 밀폐된 용기의 용량이 증가할 때 압력은 증가하는가, 감소하는가?
밀폐된 용기의 용량이 증가할 때(분자의 충돌이 줄어들기 때문에) 용기의 압력은 감소한다.

그림 13-11 흡기작용을 하는 근육은?
가로막과 바깥갈비사이근이 호기 동안 가슴공간을 커지게 한다.

그림 13-12 깊이 힘들여 들이 마실 수 있는 공기의 최대량을 무엇이라 하는가?
폐활량(TV + IRV + ERV)이 흡기 동안 들이마실 수 있는 최대 공기량이며 약 4,800 mL이다.

그림 13-13 왜 산소는 허파꽈리에서 모세혈관으로 확산되는가?
허파꽈리 안에 있는 산소의 부분압이 모세혈관 안에 있는 산소의 부분압보다 크기 때문에 산소가 모세혈관으로 확산된다.

그림 13-14 이산화탄소가 중탄산이온으로 바뀌는 것은 어떤 이점이 있는가?
중탄산이온은 수소이온을 제거해서 몸의 조직에 산도를 줄이는 pH 중화작용을 한다.

그림 13-15 호흡중추의 어느 부분이 호흡의 자율 운동을 조절하는가?
숨뇌의 자율운동중추내 등쪽호흡핵이 호흡의 자율 운동을 조절한다.

14 소화계통

THE DIGESTIVE SYSTEM

개요

소화기의 구조와 기능에 대한 서론 INTRODUCTION TO DIGESTIVE STRUCTURE AND FUNCTION
- 조직 Organization
- 소화과정 Digestive Processes

소화계통의 특징 SPECIAL FEATURES OF THE DIGESTIVE SYSTEM
- 배막 Peritoneum
- 소화관 벽의 구조 Wall Structure of the Alimentary Canal

소화기관 DIGESTIVE ORGANS
- 입 Mouth
- 혀 Tongue
- 치아 Teeth
- 침샘 Salivary Glands
- 인두 Pharynx
- 식도 Esophagus
- 위 Stomach
- 이자 Pancreas
- 간 Liver
- 쓸개 Gallbladder
- 작은창자 Small Intestine
- 큰창자 Large Intestine

항상성 HOMEOSTASIS

학습목표

1. 소화계통의 두 가지 분류를 확인한다.
2. 소화과정의 여섯 단계를 정의한다.
3. 배막의 구성요소를 설명하고 소화기관과의 연관성을 설명한다.
4. 소화기의 구조와 입과의 연관성을 설명한다.
5. 혀와 인두를 정의내리고 연하 시 그들의 역할을 설명한다.
6. 유치열과 영구치열을 설명하고 치아의 구조를 설명한다.
7. 침샘을 확인하고 침의 기능을 설명한다.
8. 위의 구조적인 특징을 설명하고 기능을 확인한다.
9. 이자의 구조를 설명하고 이자액의 기능을 확인한다.
10. 이자액 분비의 조절 장치를 확인한다.
11. 간과 쓸개의 구조와 기능을 설명한다.
12. 작은창자와 큰창자의 구조와 기능을 설명한다.

소화계통의 구조와 기능에 대한 서론

소화계통을 구성하는 기관들은 음식물을 최소화하여 체내에 있는 세포에서 최대한 이용할 수 있도록 구성되어 있다.

소화계통은 많은 기관으로 구성되어 있으며, 각 기관은 음식물을 잘게 부수어 혈류 안으로 흡수될 수 있도록 모든 기관이 각각의 기능을 수행하고 있다. 이 장에서는 소화계통의 일반적인 구성과 그것이 수행하는 특이한 과정을 학습할 것이다.

조직 Organization

소화계통을 구성하는 기관들은 두 개의 주요 부분인 **소화관**(alimentary canal)과 그 **부속기관**(accessory organs)으로 나눈다. 소화관은 **위장관**[gastrointesinal (GI) tract]이라고도 하며, 입에서부터 항문까지 길고 구부러져 있는 도관으로서, 대략 길이는 9 m로 소화된 음식, 흡수된 영양소들, 고형의 찌꺼기로 채워져 있다. 소화관은 입(mouth), 인두(pharynx), 식도(esophagus), 위(stomach), 작은창자(small intestine), 큰창자(large intestine)로 구성되어 있고, 그 부속기관들은 소화관 안쪽에 있거나 외부에 있어 관으로 서로 연결되어 소화관과 함께 기능하고 있다. 소화관의 부속기관들은 치아(teeth), 혀(tongue), 침샘(타액선, salivary gland), 이자(pancreas), 간(liver), 쓸개(담낭, gallbladder)이다. 소화기관은 그림 14–1에 설명하였다.

소화과정 Digestive Process

소화계통은 원료를 받아서 이용 가능한 형태로 가공하고, 이용 가능한 산물을 분배그물(혈류, bloodstream)을 통하여 수송하고 노폐물을 처리한다. 소화기관들은 각각 자체의 특정한 역할을 수행하는 데 중요한 과정으로는 음식물의 섭취, 추진, 기계적 소화, 화학적 소화, 흡수 및 배변이다.

여섯 가지의 소화과정은 다음과 같으며 그림 14–2에 요약되어 있다.

음식물의 섭취 소화계통으로 음식물을 섭취하는 과정이다. 음식물이 들어가는 곳은 입이다.

기계적 소화 기계적인 힘에 의해 음식물을 잘게 쪼개는 과정으로 **저작**(mastication)과 혀에 의한 혼합 및 입, 위 및 작은창자에서의 혼합기능을 포함한다.

추진 소화관을 통해 음식물이 이동하는 단계로서 **연하**(swallowing)와 **연동운동**(peristalsis)을 포함한다. 연하는 근육운동에 의하여 음식물을 입(mouth)과 목구멍(구협, throat)으로 밀어 넣는 연속과정이다. 연동운동은 근육의 수축과 이완에 의하여 일어나는 파동에 의해 소화관의 음식물을 이동시키는 것이다. 연동운동의 과정은 그림 14–3에 있다.

화학적 소화 음식물의 고분자 물질을 흡수를 용이하게 하기 위하여 작은 화학적 기본 요소로 분해하는 과정이다. 위(stomach)와 작은창자에서 효소에 의해 대부분 이루어진다.

흡수 소화된 음식물들이 소화관의 속공간에서 혈관이나 림프조직으로 운반되는 단계로서 주로 작은창자에서 이루어진다.

배변 소화되지 않은 물질 즉 노폐물이 체내로부터 분변의 형태로 배설되는 단계로서 주로 큰창자에서 일어난다.

개념 확인

1. 소화관들은 무엇인가?
2. 추진의 정의는 무엇인가?
3. 기계적 소화와 화학적 소화의 차이점은 무엇인가?

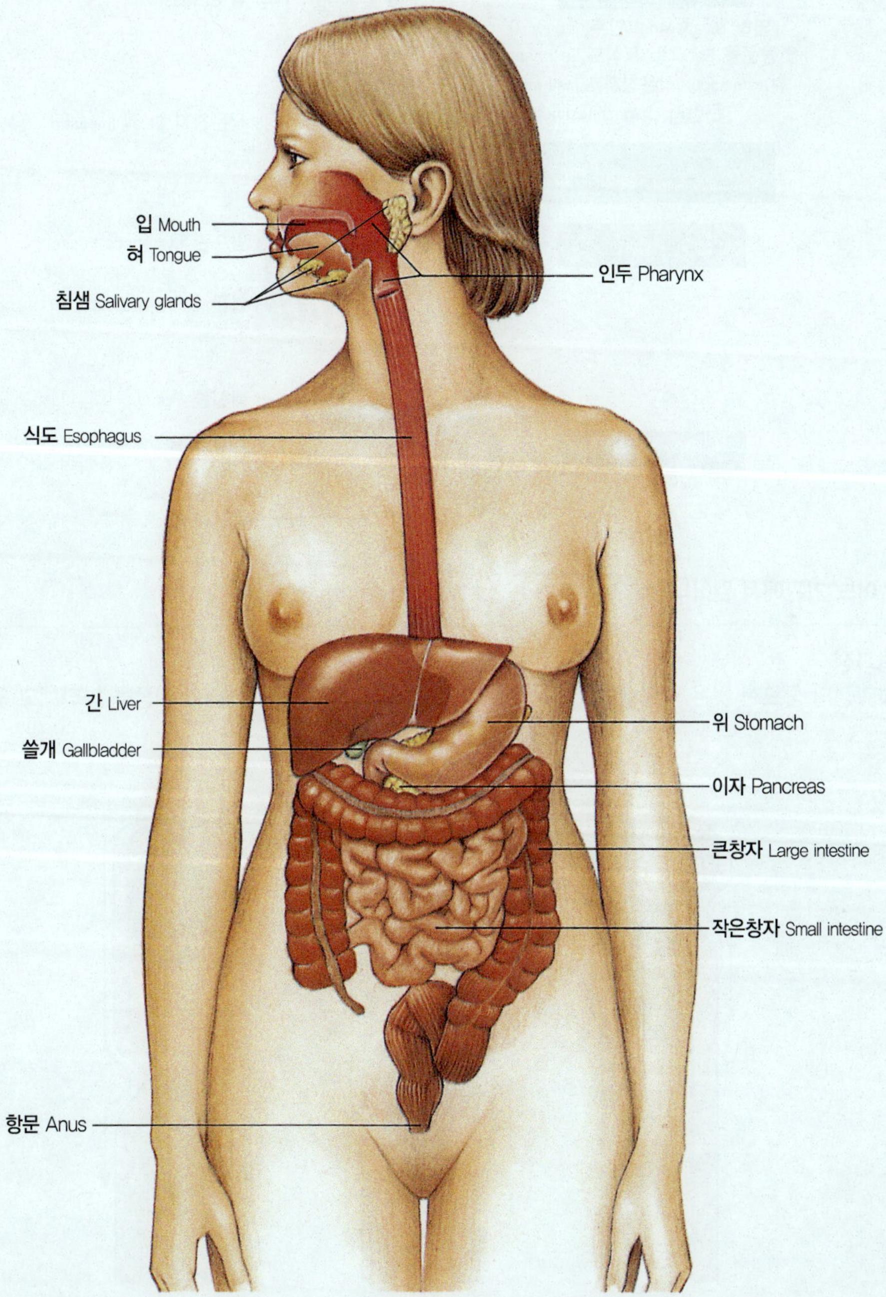

소화관은 무엇인가? 소화계통의 부속기관은 무엇인가?

그림 14-1 소화계통의 기관들

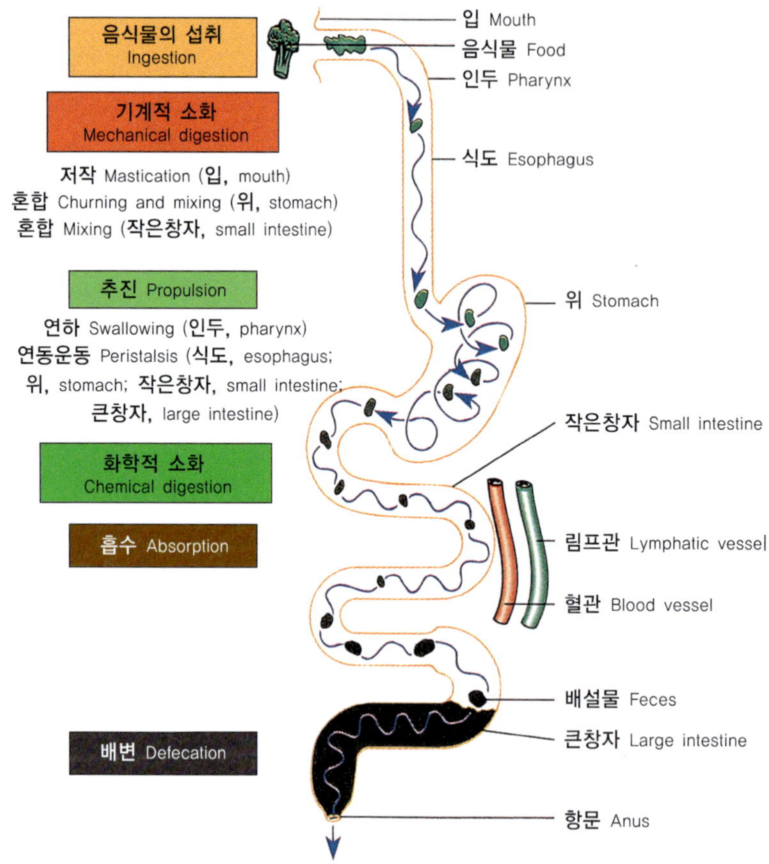

영양소의 흡수는 어느 기관에서 일어나는가?

그림 14-2 **소화과정**
소화과정의 중요한 것은 색깔상자로 표시하였다. 화살표는 관을 통한 물질의 이동을 나타내고 있다.

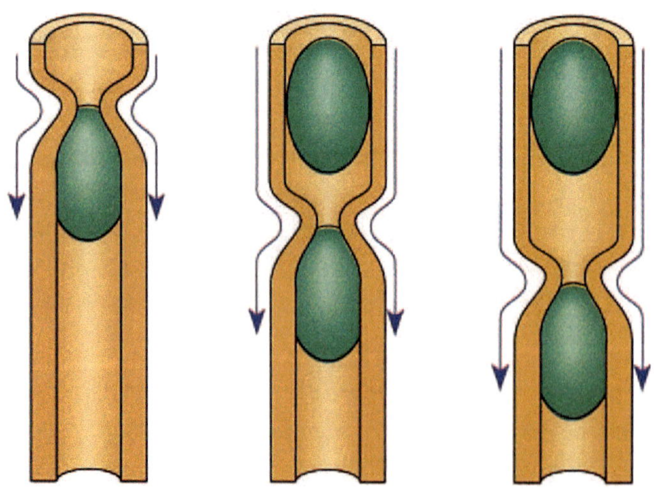

연동운동이 일어나는 소화관은 무엇인가?

그림 14-3 **연동운동**
음식물덩어리는 소화관 벽의 근육운동에 의해 추진된다. 연속적인 근육의 수축과 이완의 순환에 의한 파도와 같은 효과로 음식물을 앞으로 밀어 넣는다.

소화계통의 특징

소화계통은 부분적으로 신체에서 가장 큰 장막인 배막이 있으며, 소화관을 이루는 대부분의 기관에서 벽의 구조가 비슷한 점이 특징이다.

소화계통에는 다른 계통과 구별되는 특징이 있다. 이러한 특징 중 하나는 그 기관들 중 상당수와 밀접한 관계가 있는 넓은 막인 배막(배막, peritoneum)이 있다. 또 다른 특징은 소화관 벽의 구조가 대부분 유사하다.

배막 Peritoneum

장막(serosa)은 몸공간의 벽과 기관의 표면을 덮고 있는 얇은 윤활조직으로 된 막이다. 심장막(pericardium)은 심장(heart) 그리고 가슴막(흉막, pleurae)은 허파(lung)와 관련이 있다. 체내에서 가장 넓게 덮고 있는 장막을 배막이라 한다. **배막**은 배골반안(abdominopelvic cavity)에 위치하고 있으며, 이 몸공간의 벽을 덮고 있는 막을 **벽쪽배막(parietal peritoneum)**이라 하고, 대부분의 소화기관 바깥쪽면을 덮고 있는 막을 **내장쪽배막(visceral peritoneum)** 또는 **장막(serosa)**이라고 한다. 이러한 막들 사이의 공간을 **배막안(peritoneal cavity)**이라 하는데, 소량의 장액을 포함하고 있어 내장기관들의 운동에 의한 마찰을 감소시킨다.

벽쪽배막(parietal peritoneum)에는 배막 안의 수많은 기관으로 확장된 많은 주름이 져 있어 장기들을 연결시키거나 체벽에 고정시키는 기능을 한다. 이 주름 중 중요한 것은 낫인대(falciform ligament), 작은그물막(소망, lesser omentum), 창자간막(장간막, mesentery), 큰그물막(대망, greater omentum)이다. 이러한 배막주름(peritoneal folds)은 그림 14-4에 표시하였다.

낫인대(falciform ligament)는 간을 앞쪽 배벽과 가로막(횡격막, diaphragm)에 연결한다 . **작은그물막(lesser omentum)**은 위(stomach)의 안쪽 모서리와 간 사이에 위치하며, 간을 앞쪽 배벽에 부착시킨다. **창자간막(mesentery)**은 고리 모양의 작은창자를 뒤쪽배벽(posterior abdominal wall)에 매달리게 한다. 확장성 **큰그물막(greater omentum)**은 위(stomach)의 내장쪽배막(visceral peritoneum)의 이중주름으로서 위(stomach)의 가쪽 모서리에서 고리 모양의 작은창자 위로 드리워져 있다. 이 막은 축적된 지방이 많아서 하복부 위로 레이스 모양의 앞치마가 드리워져 있는 모양을 띤다. 큰그물막 내에는 많은 수의 림프절(lymph nodes)이 있어 면역과 관련된 기능을 한다.

소화관 벽의 구조 Wall Structure of the Alimentary Canal

식도, 위, 작은창자 및 큰창자와 같은 소화관의 벽은 유사한 구조로 되어 있다. 4개의 층으로 이루어져 있는데 점막(mucosa), 점막밑층(submucosa), 근육층(muscularis) 및 장막(serosa)으로서 그림 14-5에 설명하였다. 그러나 이 층 내의 세포 배열은 기관마다 차이가 있는데, 이는 소화과정에서 수행하는 서로 다른 기능을 반영하며, 이후 각각의 기관에 대하여 설명할 것이다. 먼저 소화관의 일반적인 벽의 구조는 다음과 같다.

점막 Mucosa

점막은 점액을 함유한 막(mucous membrane)으로서 소화관의 속공간을 덮고 있다. 이 층을 다시 나누면 속공간쪽의 얇은 상피층(epithelium), 중간의 성긴 결합조직층인 고유판(lamina propria), 바깥쪽의 얇은 민무늬층인 점막근층(muscularis mucosa)으로 이루어져 있다. 몇몇 기관의 속공간에는 주름(fold)이 있어 표면적을 넓혀주는 기능을 하고 있다. 가장 중요한 기능은 미생물의 침입을 막아주고, 소화된 음식물을 흡수하며, 점액과 소화효소를 분비하는 것이다.

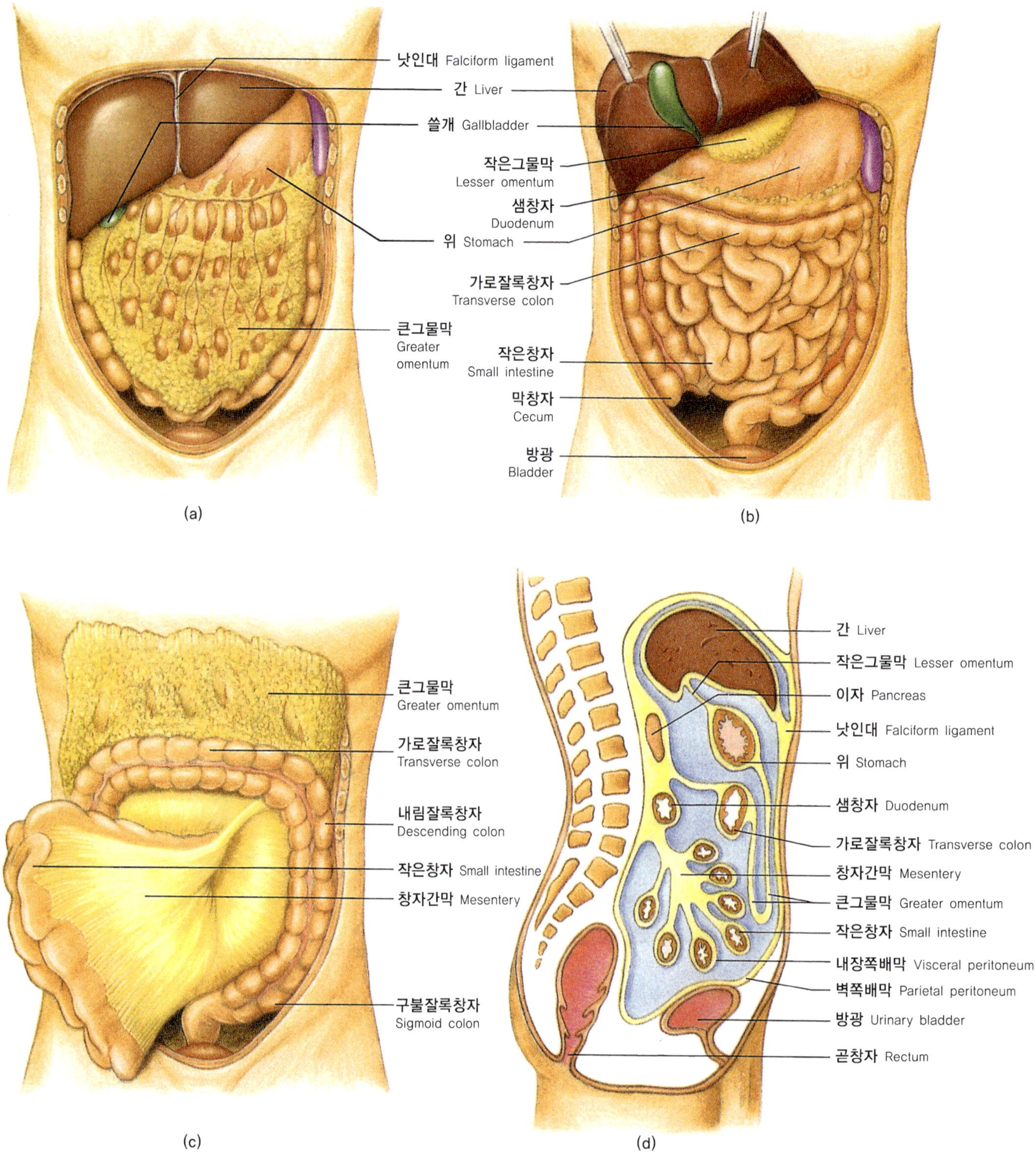

배막은 심장과 관련된 심장막 및 허파와 관련된 가슴막과 어떤 유사점이 있는가?

그림 14-4 배골반안의 소화관의 구조

(a) 몸통 벽을 형성하는 벽쪽배막, 근육, 피부가 제거된 몸통의 전면도 (b) 몸통의 같은 도면이다. 이 그림에서는 큰그물막이 제거되고 간과 쓸개가 위쪽으로 당겨져 있다. (c) (a)와 부분적으로 같은 도면이다. 큰그물막이 온전하며 위쪽으로 당겨져 있고(위와 간을 보이지 않게 함), 작은창자가 오른쪽으로 당겨져 있다. (d) 몸통의 시상절단한 가쪽면

점막밑층 Submucosa

점막밑층은 점막층의 바깥쪽에 위치한다. 혈관, 림프관, 신경종말(nerve ending) 및 작은 분비샘이 풍부한 성긴결합조직층으로 구성되어 있으며, 혈관은 흡수된 물질을 주위조직으로 운반한다.

근육층 Muscularis

근육층은 점막밑층(submucosal layer)을 바깥쪽에서 싸고 있는 민무늬근육(smooth muscles)층이다. 대부분의 기관에서 근육층은 안쪽의 돌림근육층(circular layer)과 바깥쪽의 세로근육층(longitudinal layer)인 두 층으로 되어 있다. 소화관의 일부 부위에서는 돌림층이 두꺼워져 조임근(괄약근, sphincters)을 형성하여, 한 기관에서 다른 기관으로 음식의 이동을 조절하는 근육성 판막(muscular valves) 역할을 한다. 근육은 연동운동에 의해 소화관을 통하여 음식을 추진시킬 뿐만 아니라 기계적인 소화 시 음식물을 혼합하는 기능을 한다.

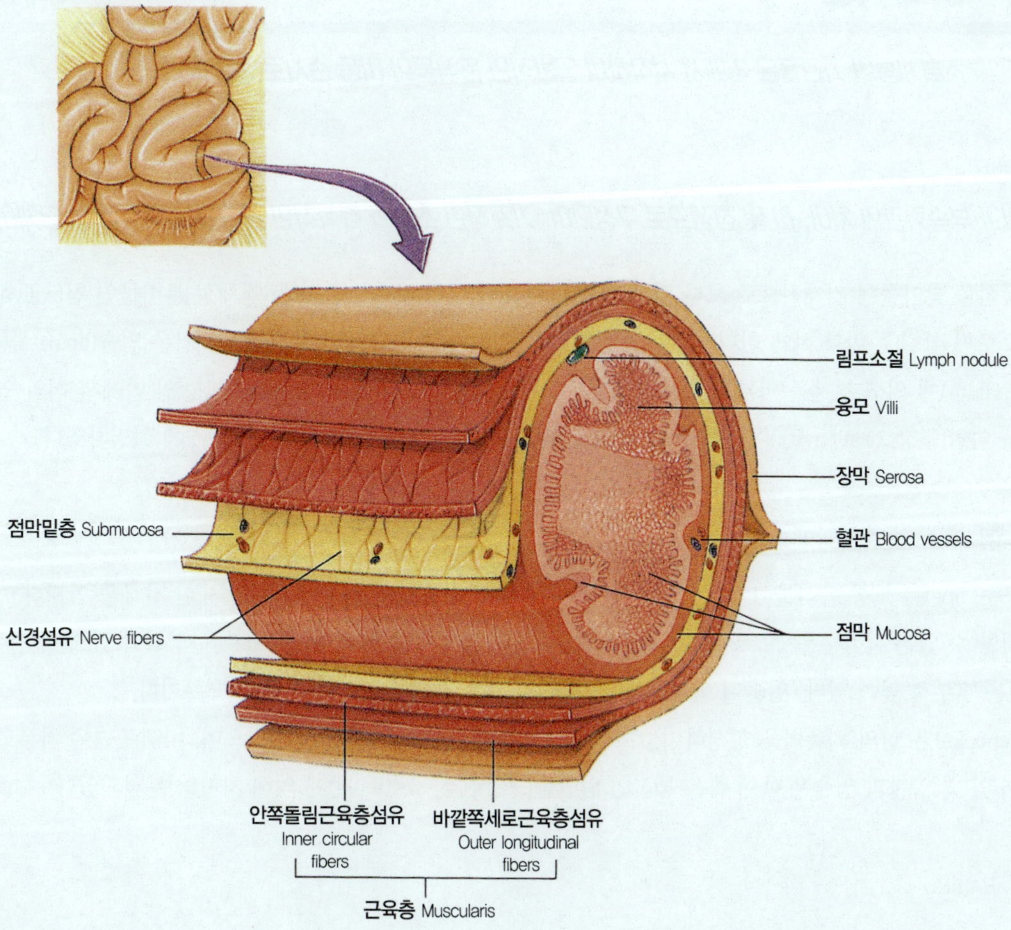

소화관의 가장 깊은 곳을 덮고 있는 것을 무엇이라고 하는가?

그림 14-5 소화관벽의 구조
이 그림은 식도, 위, 작은창자, 큰창자의 벽을 잘라 보여주고 있다. 즉 점막, 점막밑조직, 근육층, 장막이다. 이 그림은 작은창자를 절단한 그림이다. 이 그림은 작은창자의 다른 특징을 식도, 위, 큰창자와 비교하여 묘사하지 않았다.

장막 serosa

장막은 내장쪽배막이라고도 하며 소화관을 바깥쪽에서 둘러싸고 있는 막이다. 이 막은 한 층의 막으로서 편평한 상피세포가 있는 성긴결합조직으로서 상피세포는 장액을 분비하여 접촉하는 면 사이에서 일어나는 마찰을 줄여주는 기능을 한다.

개념 확인

1. 배부 장기의 표면을 덮고 있는 배막의 부분을 무엇이라 하는가?
2. 낫인대와 관련 있는 기관은 무엇인가?
3. 점막에 의해 제공되는 일반적인 기능은 무엇인가?
4. 점막밑층을 구성하는 것은 어떤 조직인가?

소화기관

소화계통의 기관들은 입에서 시작하여 일반적인 음식물의 이동 순서로 설명하였다.

입 Mouth

입은 입과 부속기관인 치아, 혀 및 침샘으로 구성되며, 기계적인 소화와 화학적인 소화를 수행하는 첫 단계이다.

입은 음식을 받아들여 기계적으로 보다 작은 입자로 분쇄하여(씹는 과정에 의해) 액체성 분비물인 **침**(saliva)에 의하여 축축하게 함으로써 삼킬 준비를 하게 한다. 침은 또한 화학적인 소화 과정을 시작하게 한다. 입은 입술(lips), 볼(cheeks) 및 입천장(구개, palate)에 의해 경계를 이루고 있다. 입의 부속기관에는 혀, 치아 및 침샘이 있다. 입 안에서 혀와 입천장 사이에 있는 공간을 입안(구강, oral cavity)이라고 한다. 입과 관련된 구조는 **그림 14-6**과 **그림 14-7**에 설명하였다.

입술과 뺨 Lips and Cheeks

입술(구순, lips)은 보통 음식물이 접촉되어 들어오는 첫 번째 구조로서 입술에서는 미세한 자극을 인지하고, 온도자극과 통증을 감지할 수 있는 감각수용체(sensory receptor)들이 풍부하다. 입술은 뼈대근육으로 구성되어 있으며, 안쪽면은 점막으로 바깥쪽면은 피부로 덮여 있다. 입술이 붉은색을 띠는 것은 피부 밑에 혈관이 풍부하기 때문이다.

볼(협, cheeks)은 입의 외측벽을 형성하며, 주로 지방과 뼈대근육으로 구성되어 있으며, 바깥쪽면은 피부로 안쪽면은 점막으로 되어 있다. 양볼과 입술은 폭이 좁은 공간인 **입안뜰(구강전정, vestibule)**에 의해 치아와 분리되었다.

입천장 Palate

입천장(구개, palate)은 입안의 천장을 형성하며, 앞부위는 뼈로 되어 있는 **단단입천장(경구개, hard palate)**이며, 뒤부위는 근육으로 되어 있는 **물렁입천장(연구개, soft palate)**으로서 모두 점막으로 덮여 있다. 물렁입천장은 입안(oral cavity)에서 인두(pharynx)로 가는 입구이며 경계를 이룬다. 이 입구를 **목구멍(구협, fauces)**이라 한다. 이 경계의 양쪽 오목한 부위에 입천장편도(구개편도, palatine tonsil)가 위치한다. 물렁입천장의 경계에는 아래로 뻗은 손가락모양의 **목젖(구개수, uvula)**이 있어 음식물을 삼킬 때 목구멍(throat)의 근육이 물렁입천장과 목젖을 위로 끌어올려 인두와 코안 사이의 입구를 닫아서 코안으로 음식물이 들어가는 것을 막아준다.

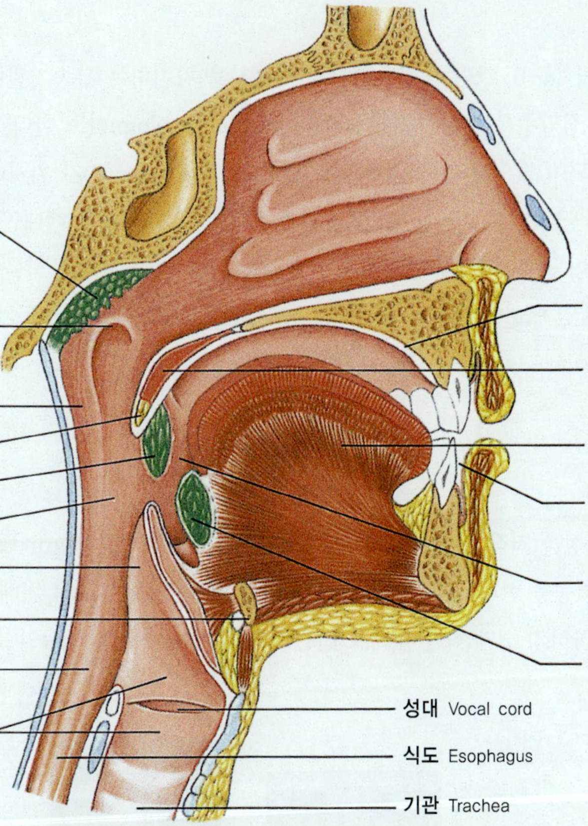

입과 인두의 내부는 어떤 종류의 막으로 덮여 있는가?

그림 14-6 머리와 목을 시상절단하여 가쪽면을 보여주고 있다.

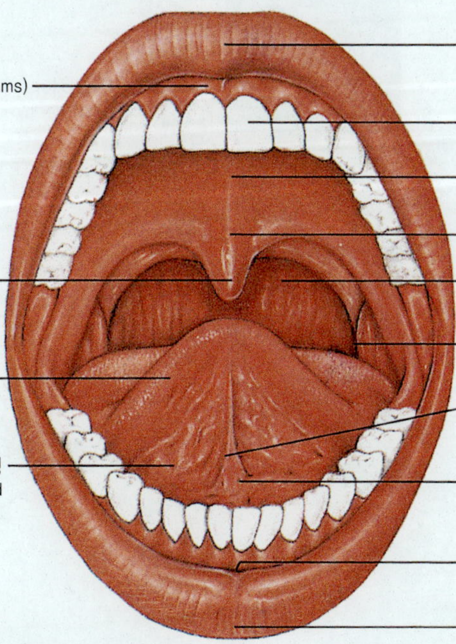

입의 앞쪽 천장을 형성하는 뼈로 된 판을 무엇이라 하는가?

그림 14-7 **입**
입을 벌리고 혀를 위로 올리고 있다.

혀 Tongue

혀(설)는 입을 다물고 있을 때(그림 14-6, 그림 14-7) 입안의 대부분을 차지하는 부속기관이다. 입안바닥(구강저, floor of mouth)과 혀의 정중선 사이에 있는 점막주름을 **혀주름띠(설소대, lingual frenulum)**라고 한다. 혀는 또한 뒤쪽의 인두와 목뿔뼈(설골, hyoid bone)에 단단히 부착되어 있으며, 이곳에 혀편도(설편도, lingual tonsil)가 위치한다.

혀의 내부는 뼈대근육으로 구성되어 있으며 바깥면에는 점막으로 덮여 있다. 혀의 뼈대근육들은 목(neck)의 목뿔뼈에서 시작하여 내측으로 연결되어 있다. 이 근육들은 혀의 모양을 바꾸고 음식물을 씹을 때 음식물이 침과 함께 잘 혼합되도록 움직이게 하고 혀를 움직여 말을 할 수 있게 한다. 혀 점막에는 **유두(papillae)**라고 하는 작은 돌기가 있는데 마찰을 일으켜 음식을 이동시키고, 또한 맛봉오리(미뢰, taste bud)를 포함하고 있다(제8장 참조).

치아 Teech

치아는 음식을 씹게 하는데 그 과정을 **저작(mastication)**이라고 한다. 치아의 경도(hardness)와 저항력(resistance)에 의해 입안으로 들어온 음식물을 부수는 기능을 한다. 저작하는 동안 치아는 연하를 쉽게 하기 위해 음식물을 작은 덩어리로 찢고 갈아 부순다. 저작운동에 의하여 연하하기 쉽게 작은 입자로 만들거나 효소에 의한 화학적인 소화과정을 증가시킨다.

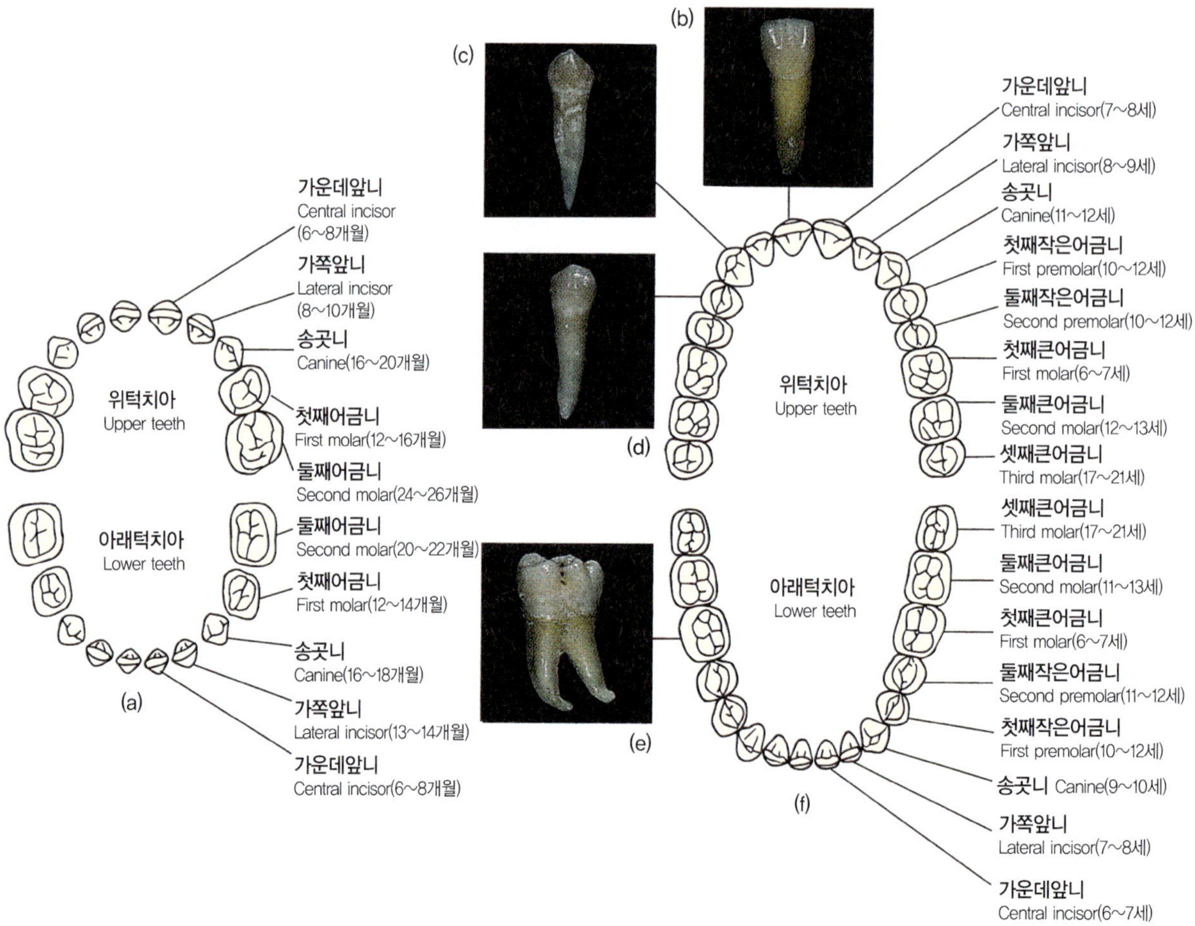

큰어금니는 주로 무엇에 사용되는가?

그림 14-8 **치열**
(a) 위턱, 아래턱 젖니 (b) 위턱 가운데앞니 (c) 위턱 송곳니 (d) 위턱 첫째작은어금니 (e) 아래턱 첫째큰어금니
(f) 위턱, 아래턱 간니

치열 Dentition

두 번의 치아 맹출은 정상적인 발생과정에서 형성된다(그림 14-8). 20개의 치아를 맹출시키는 첫 번째 맹출은 대략 생후 6개월에서 나타나기 시작하여 24개월까지 진행된다. 이러한 첫 번째 맹출에 의하여 나온 치아를 **젖니(유치, deciduous teeth)**라고 한다. 치아의 두번째 맹출은 생후 6세에서 12세 사이에 젖니의 치아뿌리를 흡수하며 발육과 성장을 시작하여 치아를 잃어 탈락하게 한다. 모든 **간니(영구치, permanent teeth)**는 청년기를 마칠 때 셋째큰어금니, 또는 사랑니를 제외하고 모두 맹출한다. 사랑니는 보통 17세에서 25세 사이에 맹출한다. 간니의 맹출이 완성되면 32개의 치아를 가지게 되는데 많은 사람들이 사랑니가 맹출하지 않아 그 수보다 적은 경우도 있다.

입안의 치아는 모양이 다양하며 음식을 저작할 때 치열의 모양에 따라 그 기능이 서로 다르다(그림 14-8). **앞니(절치, incisor)**는 끝부분이 끌모양으로 생겨 음식을 자르는데 사용하고 원뿔 모양의 **송곳니(견치, canines)**는 찢는 역할을 하는데 육식동물인 개와 고양이의 치아와 비슷하게 생겼다. **작은어금니(소구치, premolars)**와 **큰어금니(대구치, molar)**는 넓고 편평한 표면을 가지고 있어 음식을 으깨거나 분쇄하는 데 사용한다.

치아의 구조 Tooth Structure

치아의 구조는 대부분 부식을 견딜 수 있을 정도로 단단하다. 치아는 두 부분으로 나누는데 잇몸(치은, gum) 위에서 볼 수 있는 부분을 **치아머리(치관, crown)**라 하고, 잇몸 밑에 묻혀 있는 부분을 **치아뿌리(치근, root)**라고 한다. 이 두 부위가 만나는 잘록한 부분을 **치아목(치경부, neck)**이라 한다(그림 14-9).

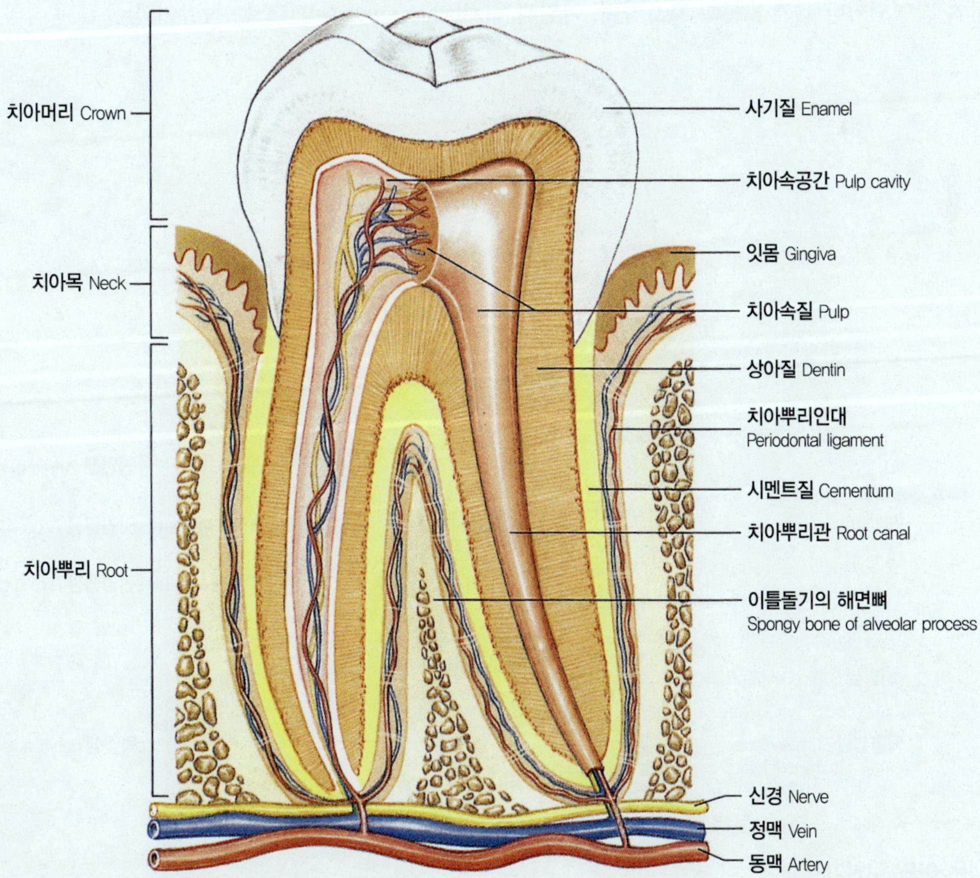

치아의 사기질이 닳게 되면 치아 보호는 어떤 층이 하는가?

그림 14-9 큰어금니의 내부 특징을 보여주는 단면 그림
큰어금니의 단면 내부 구조

치아머리는 반투명하고 많은 무기질로 덮여 있는데 이를 **사기질**(enamel)이라 하며, 우리 몸에서 가장 단단한 물질로서 치아 내부의 약한 부분을 보호하고 있다. 치아에 금이 가서 틈이 생기거나 충치에 의해 파괴가 되면 사기질의 세포들은 다시 맹출할 수 있게 하거나 원래의 상태로 되돌릴 수 없다.

사기질의 얇은 층 밑으로는 치아의 대부분을 차지하고 뼈보다 조금 더 단단한 물질인 **상아질**(dentin)로 되어 있다. 상아질은 치아 중앙부의 결합조직, 혈관 및 신경을 포함하고 있는 **치아속질공간(치수강**, pulp cavity)을 둘러싸고 있으며, 이 공간안에 들어 있는 물질의 집합체를 **치아속질(치수**, pulp)이라고 한다. 치아속질공간에서 치아뿌리(치근, root)까지 뻗어 있는 관을 **치아뿌리관(치근관**, root canal)이라 하며 혈관과 신경이 통과하는 폭이 작은 관이며, 이 치아뿌리 저부에는 작은 구멍을 통하여 열려 있다.

각각의 치아뿌리는 잇몸 안으로 뻗어 턱뼈의 내부에 박혀 있다. 치아뿌리의 표면은 단단한 결합조직이 덮고 있는데, 이를 **시멘트질(백악질**, cementum)이라고 하며, 치아주위의 **치아주위인대(치주인대**, peridontal ligament)와 연결되어 있다. 이 인대는 치아를 턱뼈 깊숙한 곳에 고정하는 아교섬유다발로 되어 있다.

침샘 Salivary Glands

침샘(타액선)은 침을 분비하는 입 주위에 있는 부속기관이다. 침은 99.5%의 수분과 0.5%의 용질로 이루어져 있다. 침의 풍부한 수분은 가용성 음식 미립자를 용해하기 위한 액체 배지를 제공하며 맛을 느끼는 데에도 필요하다. 용질에는 음식 입자를 매끄럽게 하고 결합시켜 연하를 용이하게 하는 점액과 두 가지의 효소가 있다. 리소자임이라는 효소는 세균을 파괴시켜 점막과 치아가 감염되거나 썩지 않도록 보호하며, **아밀라제**(salivary amylase) 효소는 녹말이 함유된 음식의 화학적인 소화를 한다.

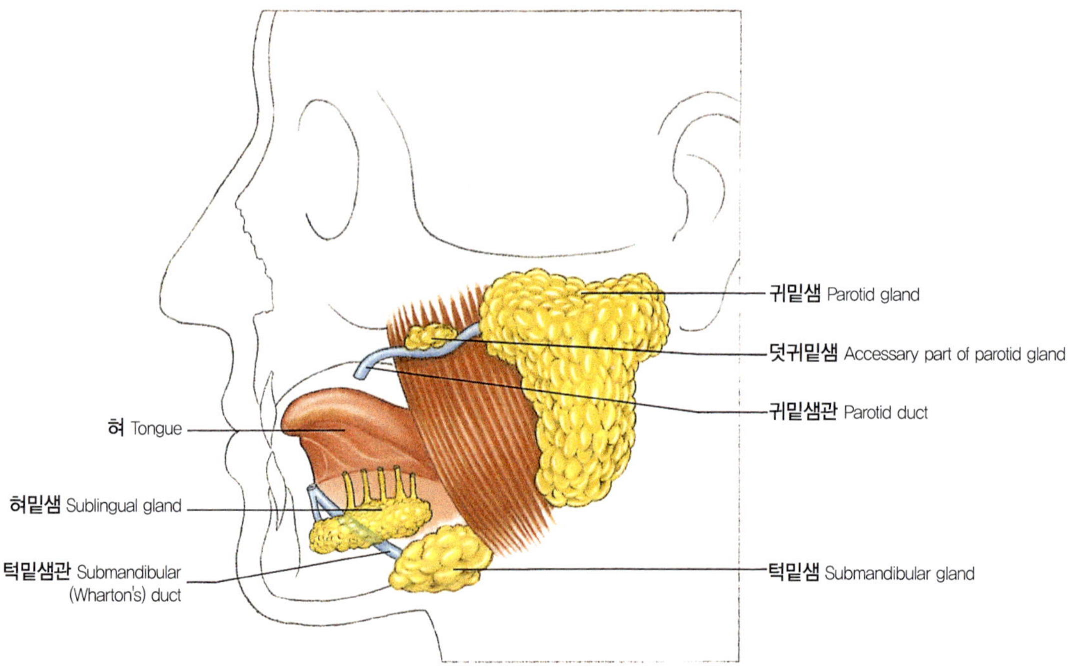

가장 큰 침샘은 어느 것인가?

그림 14-10 **침샘**
머리와 목의 가쪽면을 보여주고 있는데 피부와 약간의 근육은 움직인다.

침 분비는 음식을 보거나, 냄새 맡거나, 맛보거나, 심지어 생각할 때 뇌에서 생기는 불수의적인 신경 자극(involuntary nerve impulses)에 의해 촉진된다. 입으로 분비되는 침은 대부분 세 쌍의 침샘에서 생산하여 관을 통하여 입안에 분비한다. 세쌍의 큰 침샘에는 귀밑샘(이하선, parotid glands), 턱밑샘(악하선, submandibular glands), 혀밑샘(설하선, sublingual glands)이다(**그림 14-10**). 소량의 침은 입 주위의 점막에 있는 작은 침샘에 의해서도 공급되는데 이들 중 하나의 침샘을 볼샘(협선, buccal glands)이라 한다.

귀밑샘(이하선, parotid glands)은 큰침샘(대타액선)이다. 귀 앞 아래쪽에 깨물근(교근, masseter m.)이 있는 피부와 뺨 사이에 위치하고 있다. 귀밑샘은 아밀라제가 풍부한 맑은 장액성의 침을 분비한다.

턱밑샘(submandibular glands)은 입의 바닥에 위치하고 있으며 점액성 침을 분비하므로 귀밑샘보다 조금 끈적이는 침을 분비한다.

혀밑샘(설하선, sublingual glands)은 혀 밑의 턱밑샘의 앞쪽에 위치하며 점액이 풍부한 끈적끈적한 침을 분비한다.

입에서의 소화 Digestion in the Mouth

음식의 소화는 입에서 시작된다. 음식이 입으로 들어오면 씹거나 혼합하여 기계적인 소화를 한다. 입에서는 연하를 용이하게 하기 위하여 음식 입자의 크기를 줄이고 음식입자 표면적을 증가시켜 화학적 소화시 효소에 잘 노출되도록 하여 소화를 촉진시킨다.

음식을 씹을 때 침샘에서 침을 입에 분비하게 한다. 침에 있는 아밀라제는 음식 입자와 접촉하면 즉시 녹말과 글리코겐 분자를 보다 단순한 형태로 분해시켜 화학적인 소화과정이 시작되게 한다. 효소 작용에 의해 생성되는 보다 단순한 분자들 중 상당수는 이당류인 말토스(maltose)를 함유하고 있다. 음식 입자가 씹혀서 침과 혼합되면 음식물 덩어리(bolus)라는 단단한 덩어리로 만들어지고, 침의 점성에 의해 음식물 덩어리의 외부 표면을 덮어서 연하를 용이하게 한다.

개념 확인

1. 혀와 입천장 사이의 공간을 무엇이라고 부르는가?
2. 혀에 의해 제공되는 기능은 무엇인가?
3. 사기질은 치아의 어디에 위치하고 있는가?

인두 Pharynx

인두와 식도는 음식물을 입에서 위(stomach)로 운반하는 기능을 한다. 음식물은 연하와 연동운동에 의해 이동한다.

인두는 안쪽콧구멍(internal nares)에서 후두(larynx)까지 걸쳐 있으며 입 뒤에 위치한 공간이다(**그림 14-6**). 제13장에서 살펴보았듯이, 그 벽은 점막을 따라 늘어진 뼈대근육(skeletal muscle)으로 이루어져 있으며 **코인두(비인두, nasopharynx)**, **입인두(구인두, oropharynx)**, **후두인두(laryngopharynx)** 세 부분으로 나뉜다.

인두는 입에서 식도로 음식을 보내는 기능을 하므로 연하작용면에서 중요한 역할을 하는데 이는 **그림 14-11**에 그림으로 제시하였다. 연하는 음식덩어리가 혀에 의해 입에서 인두로 이동하면서 시작된다. 연하 시 물렁입천장이 위로 올라가서 음식이 코안(nasal cavity)으로 들어가지 못하게 막는다. 그리고 곧 인두 벽의 근육이 수축하고, 후두덮개가 아래로 누름에 따라 후두를 위쪽으로 이동시켜 기도로 음식물이 들어가지 못하도록 통로를 차단하는 역할을 한다. 그리고 후두 하단의 근육이 이완되어 식도로 들어가는 길이 열린다. 음식덩어리는 식도로 들어가고 연동운동에 의해 위(stomach)로 내려가는데 이 현상은 후두에서 시작되어 식도를 따라 지속된다(**그림 14-12**).

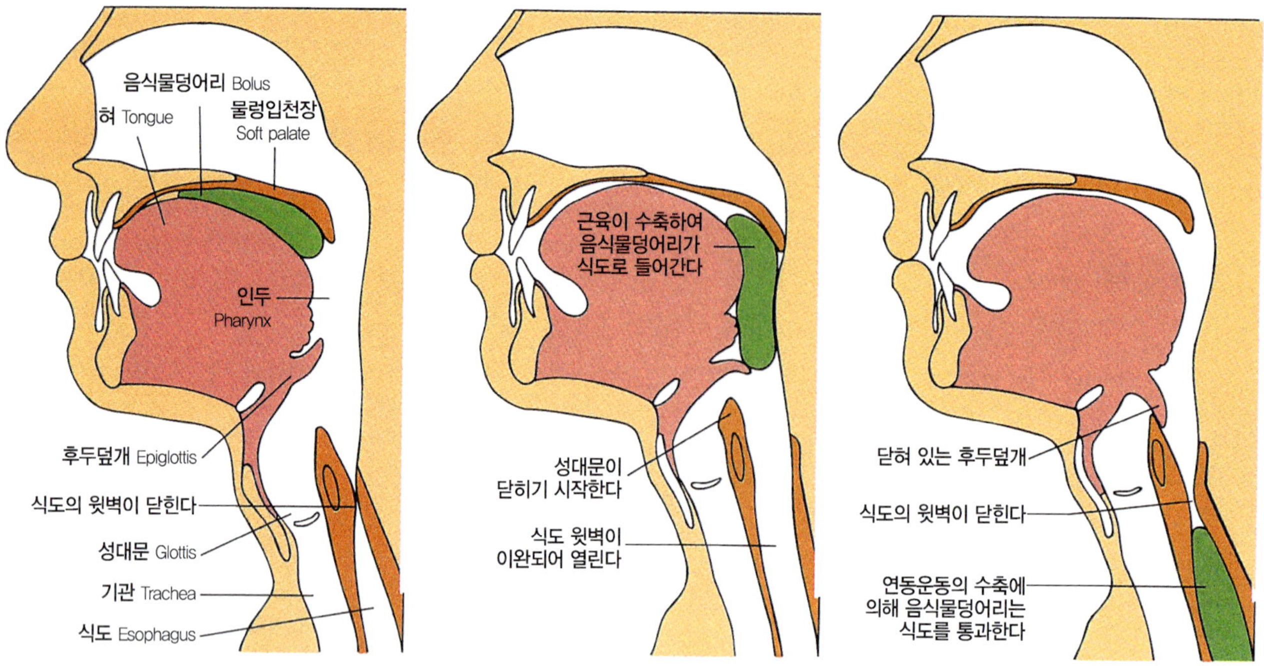

연하 중 성문 위로 후두덮개가 내려올 때 어떤 이점을 얻을 수 있는가?

그림 14-11 연하반사
(a) 음식물덩어리가 혀에 의해 입의 뒤쪽에 위치하고 있다. (b) 물렁입천장(soft palate)의 거상 후 혀와 인두부에서 음식물덩어리가 식도로 들어간다. (c) 성문 위의 후두덮개를 압박하여 아래쪽으로 내리누르면 후두는 이완되어 음식물덩어리가 식도로 들어간다.

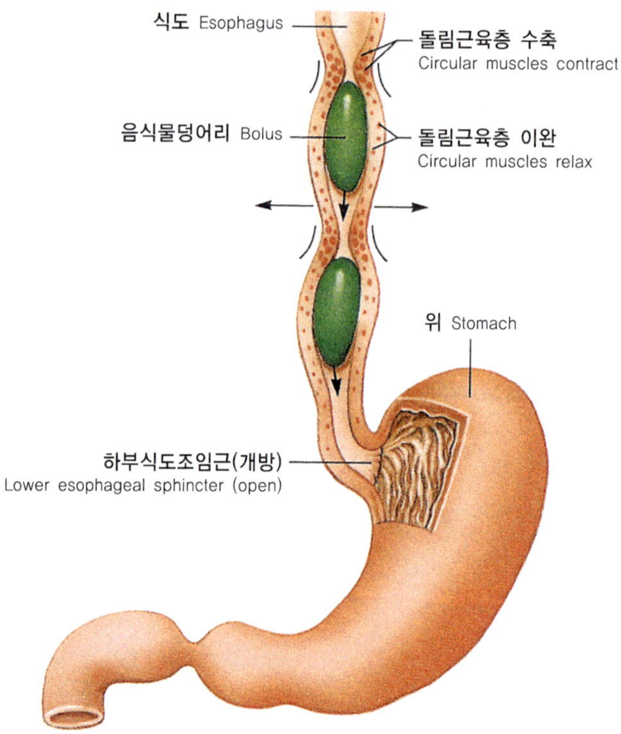

연동운동 시 음식물을 어떻게 밀어내는가?

그림 14-12 식도에서의 연동운동

식도 Esophagus

식도는 후두에서 위(stomach)까지 약 25 cm (10인치)의 근육성 관이다. 가슴(thorax)의 위쪽과 목에 있는 기관(trachea)의 뒤에 위치해 있다. 식도는 음식물을 위에 도달시키기 위해 식도가 가로막에 있는 **식도구멍(esophageal hiatus)**을 통과한다. 식도는 **그림 14-1**과 **그림 14-12**에 나와 있다.

식도 벽은 내부에 점막(mucosa), 점막밑층(submucosa), 근육층(muscularis) 및 결합조직으로 된 바깥막으로 이루어져 있다. 식도의 점막은 중층편평상피로서 마모(abrasion)에 견디게 되었다. 근육층은 뼈대근육으로 시작되어 식도가 위(stomach)에 가까워짐에 따라 점차 민무늬근으로 바뀐다. 위와 가까운 곳에서는 근육의 돌림층이 약간 두꺼워져서 **하부식도조임근(lower esophageal sphincter)**을 형성한다. 이 조임근은 보통 위에 있는 물질이 위쪽으로 이동하지 못하도록 막아주는 판막으로 작용한다. 이 조임근은 연동파(peristaltic waves)가 위에 도달하면 열린다. 어떤 사람은 하부식도조임이 매우 약하여 산성 위액이 식도로 역류하여 식도를 자극하므로 식후에 가슴쓰림(heartburn)이라는 국소적인 통증을 일으킨다.

개념 확인

1. 연하작용에서 인두근은 어떤 역할을 하는가?
2. 음식물은 식도를 어떻게 통과하는가?
3. 위로부터 물질이 역류하는 것을 막는 것은 무엇인가?

위 Stomach

위는 작은창자로 물질을 보내고 기계적 소화와 단백질의 화학적 소화가 일어나는 특수한 구조로 되어 있다.

식도가 가로막을 통과하여 배골반안에 들어간 직후에는 소화관이 갑자기 확대되어 **위**가 형성된다(**그림 14-12**). 위는 음식을 임시로 저장하는 곳으로서 기계적 · 화학적 소화가 일어나는 부위이다.

위의 구조 Structure of the Stomach

위(stomach)의 특징적인 구조는 **그림 14-13**에 설명하였다. 주머니같이 생긴 이 큰 기관은 길이는 약 25 cm이며, 대부분의 사람들의 경우 2 L 이상의 음식물을 저장할 수 있다. 위가 비어 있을 때에는 속공간의 벽에는 **점막주름(rugae)**이라고 하는 주름이 형성되고, 음식물을 섭취하여 위 내로 음식물이 들어오면 위벽이 늘어나면서 이 점막주름들이 사라진다. 위의 외부모습에서 볼록하게 확장된 외측 가장자리를 **큰굽이(대만, greater curvature)**라 하고, 오목하게 들어간 내측 가장자리를 **작은굽이(소만, lesser curvature)**라고 한다. 앞에서 관찰한 바와 같이 큰그물막(대망, greater omentum)은 큰굽이에서 기시하고, 작은그물막(소망, lesser omentum)은 작은굽이로부터 기시한다.

위는 **들문(분문, cardia)**, **위바닥(위저, fudus)**, **몸통(위체, body)**, **날문(유문, pylorus)** 등 네 부위로 나뉜다. 들문은 식도로부터 음식물을 받아들이는 입구를 둘러싸고 있는 작은 부위이다. 위바닥은 들문 위쪽으로 불룩하게 부풀어 있는 팽창된 부위로서 음식물을 일시적으로 저장하는 기능을 한다. 몸통은 위에서 주요한 부분으로서, 위바닥과 날문 사이에 위치한다. 날문은 좁아진 아래쪽 부위로서 날문이 끝나는 부위에서는 근육벽의 두께가 두꺼워져 **날문조임근(유문괄약근, pyloric sphincter)**이 된다. 이 근육은 위(stomach)에서 작은창자로 소화된 물질들의 이동을 조절할 수 있는 판막 역할을 한다.

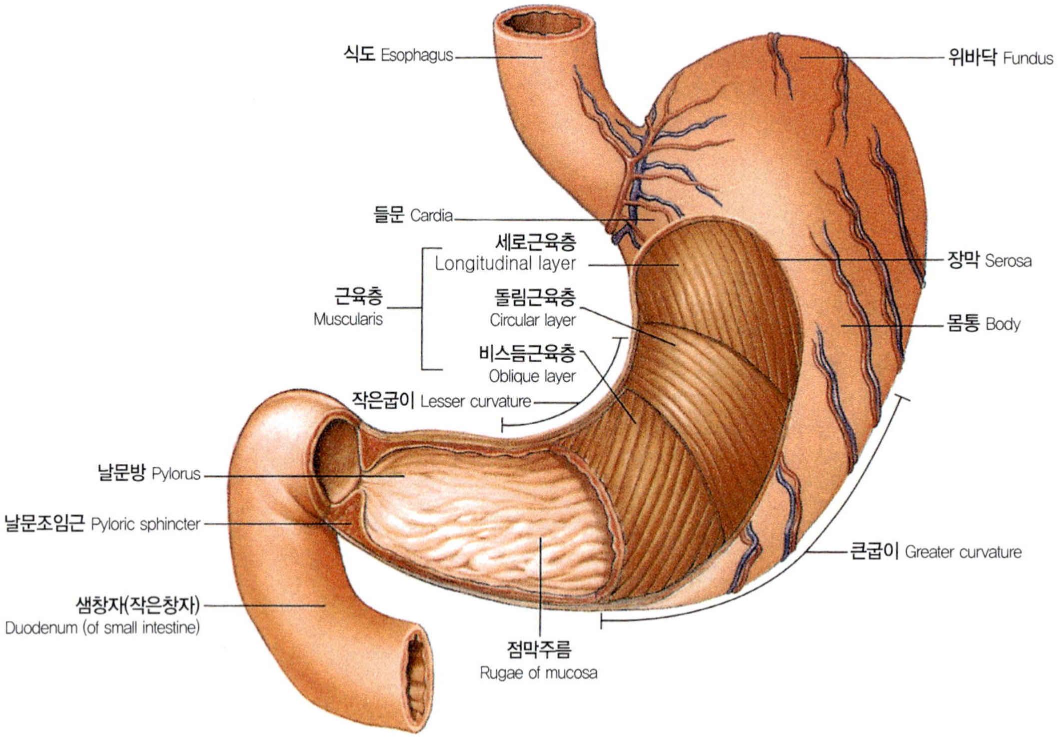

위벽의 민무늬근은 몇 개의 층으로 되어 있는가?

그림 14-13 위의 구조

위벽 Stomach Wall

위벽은 점막(mucosa), 점막밑층(submucosa), 근육층(muscularis), 장막(serosa)과 같이 기본적인 네 층으로 구성되는데 이러한 특징은 소화관에 속하는 대부분 장기의 특징이다. 단, 점막과 근육층에서는 위(stomach)의 특별한 기능과 연관이 깊다.

위장의 점막에서는 현미경으로만 관찰되는 수백만 개의 아주 미세한 구멍들을 가지고 있는데(그림 14-14) 이 구멍들을 **위오목(위소와, gastric pits)**이라고 하며, 안쪽 면은 점막을 이루는 표면상피로 되어 있다. 위오목은 관 모양의 **위샘(gastric glands)**으로 이어지는데, 이것은 **위액(gastric juice)**이라고 하는 화학물질을 분비한다. 정상적인 식사를 할 경우에는 하루에 약 2~3 L의 위액이 위샘에서 나온다. 위샘은 **효소원세포(zymogenic cell)**를 비롯한 다양한 분비세포를 포함하고 있으며, 이 세포에서 점액을 분비한다. **벽세포(parietal cells)**는 내재인자(intrinsic factor)라고 하는 물질을 분비한다. 위액의 구성성분은 표 14-1에 요약하였다.

위의 근육에는 다른 소화기관에는 없는 한층의 **근육섬유층**이 더 존재한다. 이 세 번째 층은 가장 안쪽에 위치하는 비스듬근(oblique muscle)으로서 위의 내용물을 혼합하여 모든 음식 입자가 위액에 의하여 소화되도록 할 뿐만 아니라 기계적인 소화를 도와준다.

위의 기능 Functions of the Stomach

위는 음식물의 기계적 · 화학적 소화, 소량의 흡수기능, **작은창자(small intestine)**로 소화산물 분출, 내재인자(intrinsic factor) 분비 등의 기능을 한다.

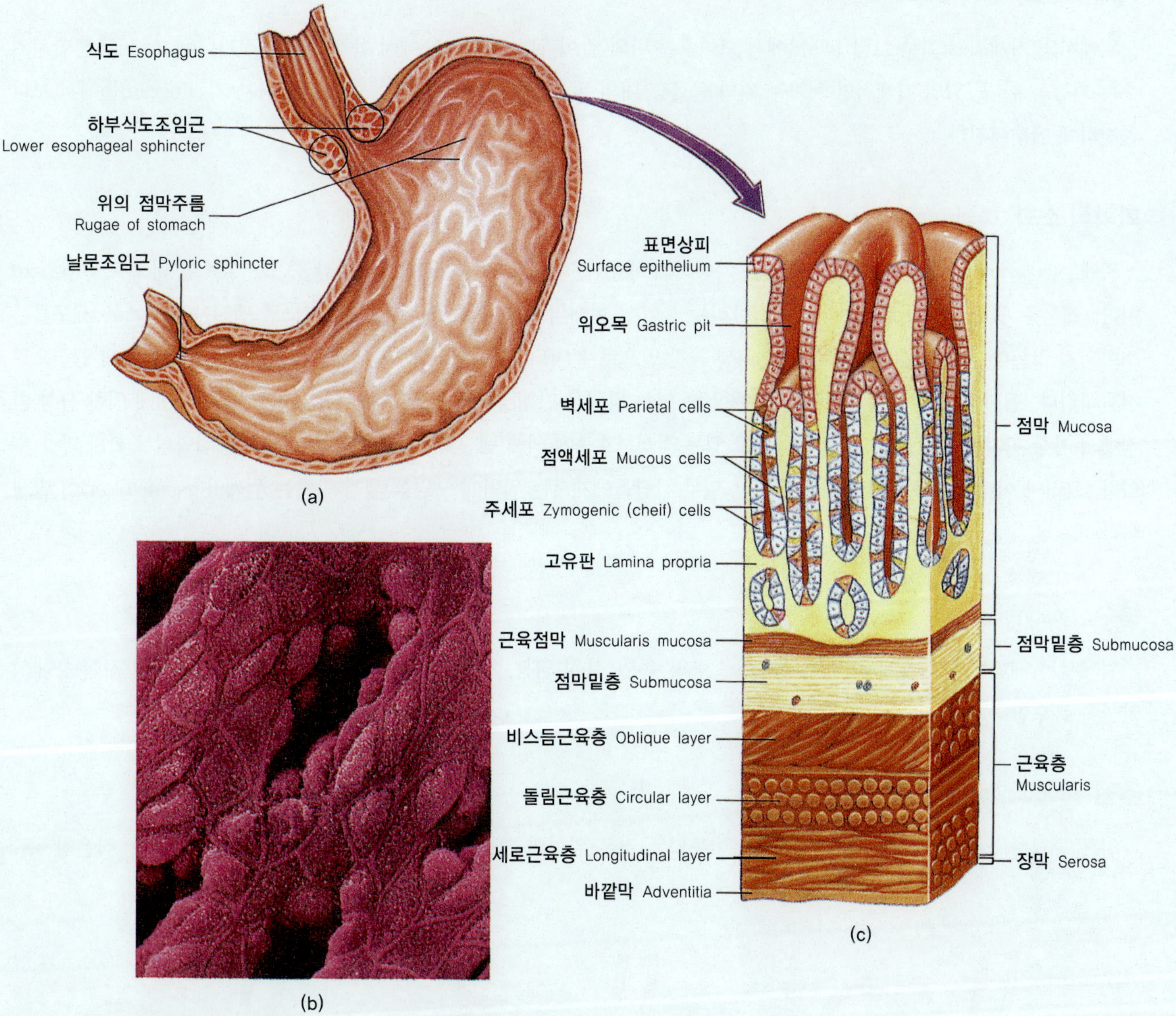

식사하는 동안 위샘에서 분비되는 3개의 주요 분비물은 무엇인가?

그림 14-14 위벽의 현미경적 구조
(a) 위를 절단하여 위점막을 나타내고 있다. (b) 점막 표면의 전자현미경 사진. 구멍은 위오목이다. (c) 위벽의 일부분을 확대하여 4개의 층을 그림으로 보여주고 있다.

표 14-1 위액의 구성

분비물	근원	기능
펩시노겐	주세포	펩신의 비활성형
펩신	염산의 존재하에 펩시노겐으로부터 변화	단백질의 화학적 소화
염산	벽세포	펩신 활성화에 필요한 산성 환경을 제공
점액	점액세포	덮여 있는 점막층의 보호
내인자	벽세포	작은창자에서 비타민 B_{12}의 흡수를 도움

기계적 소화 Mechanical Digestion

위에서의 기계적 소화는 그림 14-15에서 보여주는 바와 같이 위벽의 근육층에서 음식물을 휘젓거나(churning) 혼합시켜 주는 기능을 한다. 위의 기계적인 소화는 위벽 근육층 내의 비스듬근육층에 의하여 소화관의 다른 기관(organ)들에서 보다 완전하게 이루어진다.

화학적 소화 Chemical Digestion

위액(gastric juice)이 화학적인 소화작용을 가능하게 해준다. 여러 가지 소화효소 중 가장 중요한 효소는 바로 **펩신(pepsin)**이다. 펩신은 **펩시노겐(pepsinogen)**이라고 불리는 불활성 형태의 효소원세포로부터 분비되므로 펩신을 생성하는 세포들은 소화되지 않는다. 펩시노겐은 일단 위액분비샘 공간 안으로 분비되면 벽세포에서 분비하는 염산과 만나 신속하게 펩신으로 전환시킨다. 펩신은 거의 모든 단백질을 분해할 수 있는 강력한 단백질분해효소로서 염산(hydrochloric acid)에 의한 산성 환경에서 가장 활발하게 작용한다. 점막을 덮고 있는 점액보호층에 의해 펩신과 그 산성 환경으로 인한 위벽의 소화를 막을 수 있다. 그러나 이러한 보호층이 충분하지 않은 일부 사람들에게서는 위벽에 구멍을 생기게 하는 위궤양(gastric ulcer)이 발생한다.

흡수 Absorption

위에서는 제한된 양의 흡수가 일어나므로 소량의 수분, 특정 염분, 포도당, 알코올, 아스피린, 그리고 몇몇 지질 용해성 약물을 흡수한다.

추진 Propulsion

위를 통과한 음식물이 인접한 작은창자로 이동되는 것은 위벽의 연동운동에 의하여 일어난다(그림 14-15). 작은창자로

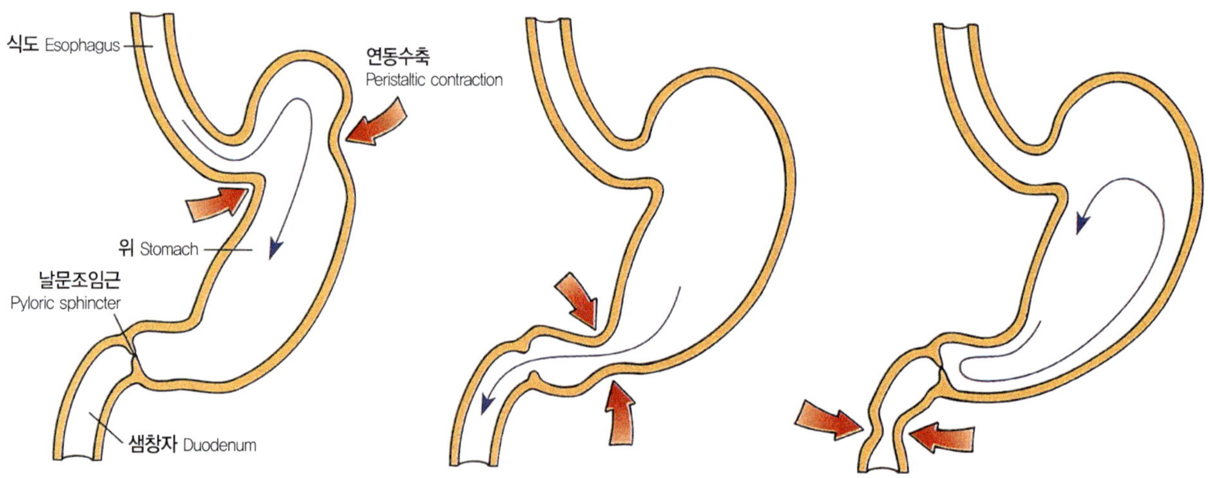

위의 혼합에서 화학적 소화는 어떤 이점이 있는가?

그림 14-15 위에서의 혼합과 추진
파란색 화살표는 위 내용물의 이동을 표시하였고 붉은색 화살표는 위벽의 연동운동의 방향을 표시하였다. 연동파가 위 아래 부분에 닿으면 유미즙이 천천히 날문조임근을 통과할 수 있다. 이와 같은 연동파는 대부분 유미즙이 샘창자로 들어가지 못하고 위로 되돌아오게 한다. 결과적으로 유미즙은 날문조임근 쪽으로 밀려가기 전에 충분히 혼합되게 된다.

이동한 소화산물은 기계적 · 화학적인 소화작용에 의해 작은 음식물 입자와 위액으로 구성된 반고형물이 되는데 이를 **유미즙**(chyme)이라고 한다. 연동파가 유미즙이 축적되어 있는 날문으로 유미즙을 밀어낸다. 유미즙이 날문조임근에 반대방향으로 눌려짐에 따라 근육이 이완되기 시작하고 판막이 약간 열리게 된다. 그 후 날문 벽의 제한된 구멍을 통해 작은창자 안으로 소량의 유미즙이 분출된다. 일반적으로, 탄수화물이 많은 음식물은 고단백 음식물보다 빠르게 위를 통과하고, 6시간 이상이 소요되는 고지방 음식물보다는 훨씬 더 빠르게 위를 통과한다(통과속도: 탄수화물이 많은 음식물 〉 고단백 음식물 〉 고지방 음식물).

내재인자 Intrinsic factor

위의 다른 추가적인 기능은 위샘(gastric gland)의 벽세포에서 **내재인자**라고 하는 물질을 분비한다. 이 물질은 작은창자에서 생존에 필수적이며, 성숙한 적혈구 생산에 관여하는 비타민 B_{12}의 흡수를 도와준다.

위의 기능 조절 Regulation of Stomach Functions

위의 기동은 주로 뇌(brain)의 불수의적인 조절중추와 호르몬에 의해 조절된다.

위액의 분비는 초기에 시상하부(hypothalamus)에 의해 촉진되는데, 음식을 보거나, 냄새 맡거나, 듣거나, 심지어 음식을 보자마자 위샘(gastric gland)을 자극하기 시작한다. 위샘의 지속적인 자극은 반사기전(reflex mechanism)에 의해 시작되며, 음식이 위에 들어와서 위벽을 신장시킬 때 시작된다. 위벽이 신장되면 위벽의 수용체가 자극되어 숨뇌에 신속하게 전달되어, 이 자극이 다시 위벽의 분비세포에 보내진다. 이러한 세포들은 자극을 받으면 **가스트린(gastrin)**이라고 하는 호르몬을 방출한다. 이 호르몬은 위액의 지속적인 분비와 위의 연동운동을 촉진한다.

작은창자로 유미즙(chyme)을 내보내면, 위에서의 소화작용은 느려지고 결국 중단되어 위액에 의한 손상은 억제된다. 따라서 창자와 관련된 두 종류 호르몬(intestinal hormones)의 방출에 의해 위액 분비(gastric secretion)가 억제된다. 이러한 호르몬은 장점막의 분비세포에 의해 생산되는 **세크레틴(secretin)**과 **콜레시스토키닌(cholecystokinin, CCK)**이라 한다. 이 호르몬들은 위의 연동운동을 억제하고 작은창자로 이자효소(pancreatic enzymes)와 쓸개즙의 분비를 촉진시킨다. 또한 작은창자 상부의 산도, 작은창자벽의 압력 및 기타 여러 가지 요인들에 의하여 날문판막(pyloric valve)의 수축을 촉진하는 신경 반사를 유발하여 닫히게 함으로써 위의 부식을 일으킬 수 있는 위액이 작은창자에 계속해서 들어가는 것을 막아준다.

개념 확인

1. 위 점막에서 공급되는 것은 어떤 분비물인가?
2. 펩신의 소화활성으로부터 점막은 어떤 기전에 의해 보호되는가?
3. 내재인자란 무엇인가?

이자 Pancreas

이자를 구성하는 대부분의 세포들은 광범위한 소화효소를 분비하고 도관을 통하여 작은창자로 운반한다.

이자는 소화계통의 부속기관이다. 이자는 작은창자와 밀접한 관계가 있으며, 다양한 소화효소를 분비한다. 제9장에서 학습한 바와 같이 이자는 중요한 내분비 기능을 한다.

이자의 구조 Structure of the Pancreas

이자는 위의 큰굽이에 접해 있으며, 후복벽에 길게 가로놓여 있는 부드러운 타원형 모양의 배막후 장기이다(그림 14-1). **이자머리(췌두, head)**는 샘창자(duodenum)와 인접해 있으며 **이자꼬리(췌미, tail)**는 비장(spleen)에 닿아 있다. 그 중앙 부분은 **이자몸통(췌체, body)**이라 한다. 이자의 보다 자세한 모습은 그림 14-16a에 설명하였다.

이자는 **샘꽈리(선포세포, acini)**라고 하는 외분비세포가 집단을 이루고 있다. 그 중 한 샘꽈리 집단을 그림 14-16b에 설명하였다. 관의 말단부를 에워싸고 있는 분비세포들은 **이자액**(pancreatic juice)이라는 효소를 **이자관**(pancreatic duct) 안으로 분비한다. 수많은 샘꽈리에서 시작되는 관이 중앙에 위치한 이자관 안으로 흘러 들어가는데 이 이자관이 작은창자로 들어가기 직전에 간(liver)에서 기원한 **온쓸개관(총담관, common bile duct)**과 융합된다. 온쓸개관은 작은창자의 첫 번째 부분인 샘창자 안으로 소화액을 운반한다.

작은 무리의 내분비세포들이 샘꽈리 사이에 흩어져 있는데 이러한 세포들의 집단을 **랑게르한스섬(islets of Langerhans)**이라 하며 인슐린과 글루카곤과 같은 호르몬을 생성하는 세포이며 이 세포들에서 분비한 분비물은 운반하는 도관(duct)이 없어 혈류를 타고 운반된다.

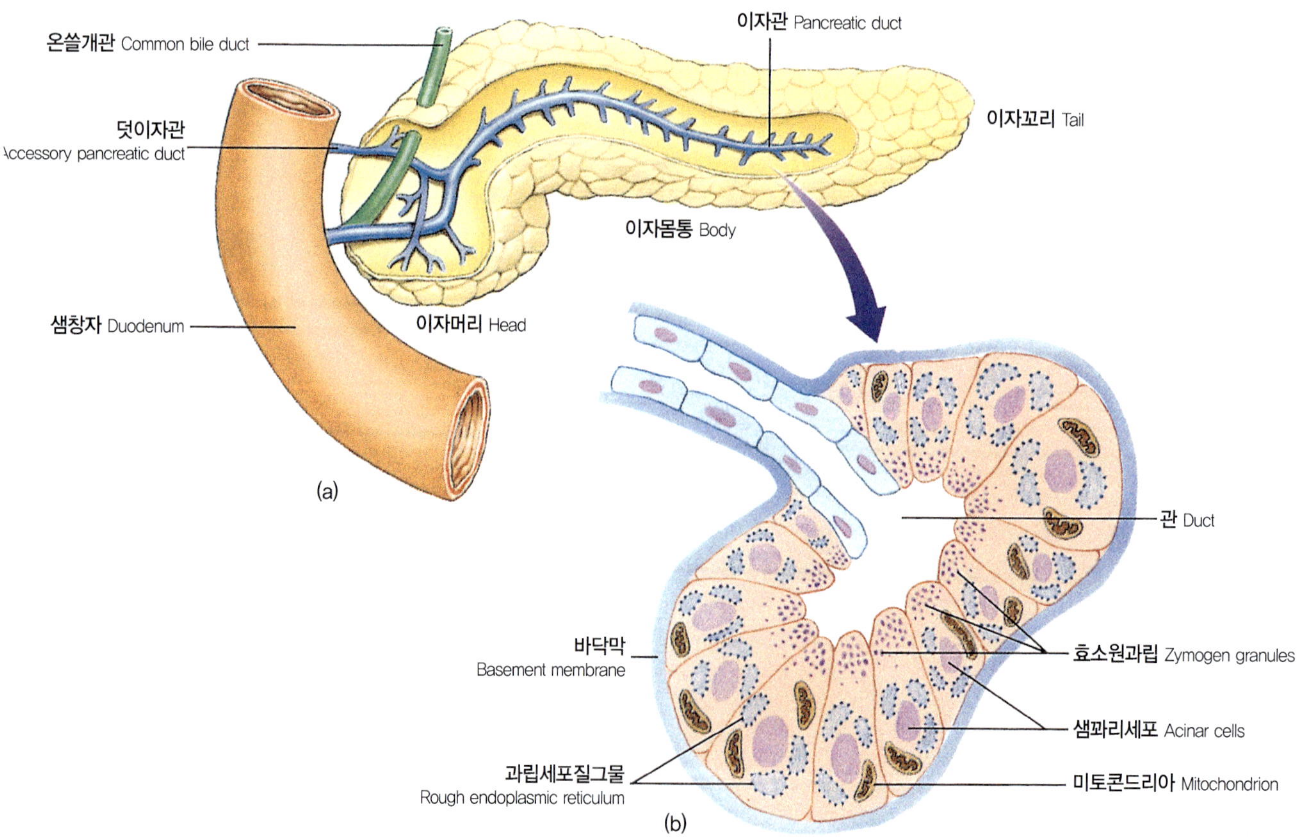

이자로부터 이자액을 받는 소화기관은 무엇인가?

그림 14-16 **이자의 구조**
(a) 이자관의 외부 (b) 이자의 일부분을 확대하여 단일샘꽈리세포를 보여주고 있다. 관을 둘러싸고 있는 샘꽈리세포는 소화효소를 분비하는 세포이다.

이자의 기능 Function of the Pancreas

이자(pancreas)에서 이자액의 분비는 작은창자의 일부인 샘창자로 분비된다. 일반 성인들에게는 이러한 맑은 분비액이 매일 1,500 mL 정도씩 만들어진다. 이는 작은창자로 하여금 화학적인 소화를 할 수 있도록 한다. 이자액은 **알칼리성 체액**으로 탄수화물, 단백질, 지방 및 핵산을 소화시킬 수 있는 효소를 함유한다.

탄수화물을 소화시키는 이자 효소는 이자아밀라제(pancreatic amylase)라고 한다. 입안에서 시작된 타액아밀라제(salivary amylase)에 의한 탄수화물의 분해를 계속해서 수행한다. 이자아밀라제는 녹말과 글리코겐 분자를 두 개의 글루코스를 포함하는 이당류인 말토스(maltose)와 같은 더욱 단순한 화합물들로 분해한다.

이자액에는 트립신(trypsin), 키모트립신(chymotrypsin), 카복시펩티다제(carboxypeptidase)와 같은 단백질 소화효소들이 있다. 이 효소들은 위장에서 펩신과 함께 처음에는 불활성인 상태로 분비되어 조직의 파괴를 막는다. 이 효소가 작은창자의 속공간(lumen)에 도달하면 다른 효소들에 의해 활성화된다. 활성인 형태의 효소가 단백질을 만나면 아미노산으로 분해시킨다. 지방의 소화를 돕는 효소를 이자리파제(pancreatic lipase)라 하며 트리글리세리드 지방을 지방산과 글리세롤로 분해시킨다. 이자액은 뉴클레아제(nuclease)를 분비하여 핵산을 뉴클레오티드(nucleotide)로 분해시킨다.

이자액분비의 조절 Regulation of Pancreatic Secretions

이자액의 방출은 뇌의 불수의적인 중추와 호르몬에 의해 조절된다. 시상하부(hypothalamus)는 위점막 세포를 자극하여 위액(gastric juice)을 분비하게 하고, 동시에 이자의 샘꽈리(선포, acini) 세포를 자극하여 이자액을 방출하게 한다. 호르몬에 의한 조절은 작은창자에 있는 세포에 의해 분비된 세크레틴과 콜레시스토키닌에 의하여 일어난다.

세크레틴(secretin)은 작은창자에 염산(hydrochloric acid)이 있으면 혈류로 흘러나온다. 일단 세크레틴이 이자에 도달하면, 중탄산 이온(bicarbonate ion)을 많이 함유하는 이자액의 분비를 촉진한다. 중탄산 이온은 유미즙에 있는 산을 중화시키며 장내 효소 활동에 적절한 환경을 제공하며, 세크레틴의 분비에 의해 위액 분비 및 위장의 운동을 억제한다.

콜레시스토키닌(cholecystokinin, CCK)은 작은창자로 지방과 단백질이 유입되면 혈류로 분비되는 호르몬이다. 이것이 이자에 이르면 소화효소를 많이 함유하는 이자액의 형태로 분비되는 것을 촉진한다. 세크레틴과 같이 콜레시스토키닌도 위액 분비와 위장의 운동을 억제한다.

개념 확인

1. 소화효소를 분비하는 이자의 세포는 무엇인가?
2. 이자효소에 의해 소화될 수 있는 음식물은 무엇인가?
3. 이자액 분비를 조절하는 2개의 호르몬은 무엇인가?

간 Liver

간은 쓸개즙을 만들어 작은창자에 분비하여 지방의 화학적인 소화를 돕는다.
생명과 관련된 중요한 많은 다른 대사기능을 수행한다.

간은 신체에서 가장 큰 내장 기관이다. 간은 배골반 안의 오른쪽 상단에 위치하며 가로막을 누르고 있다. 이자와 같이 간은 온쓸개관(common bile duct)을 경유하여 작은창자와 연결되어 있다. 간은 소화계통의 부속기관이며, 그 주요 기능 중 하나는 지방 소화 및 흡수에 필요한 쓸개즙(bile)을 생산하는 곳이다. 이 기능은 모든 신체 기관 중 가장 중요하며 많은 대사 및 조절 역할을 한다.

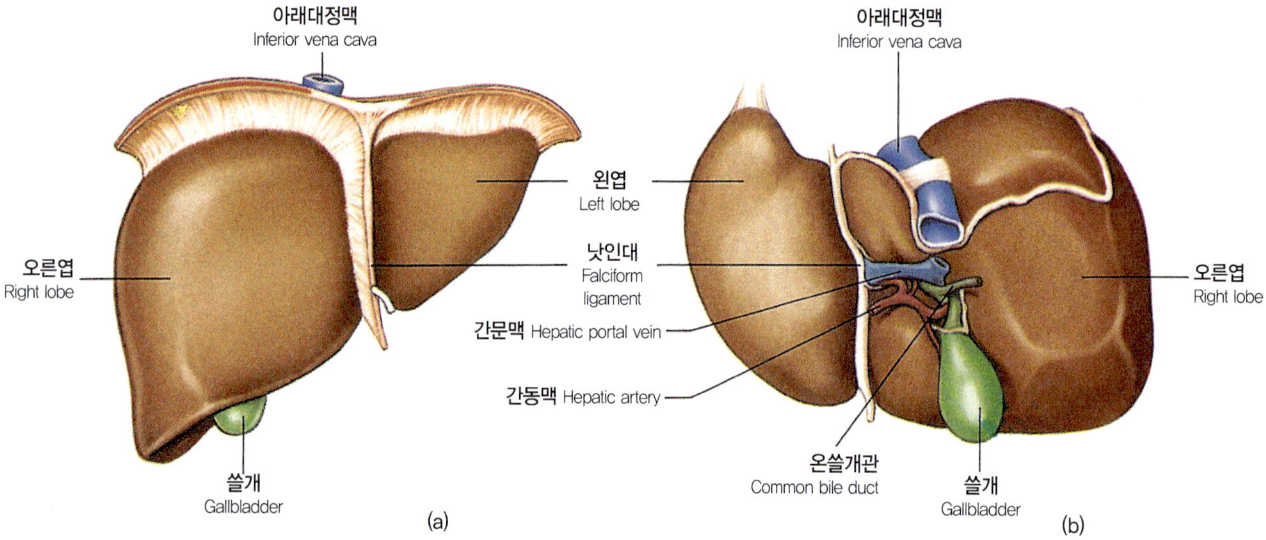

간엽을 두 개로 나누는 구조는 무엇인가?

그림 14-17 간의 구조
(a) 간의 앞면 (b) 간의 뒷면

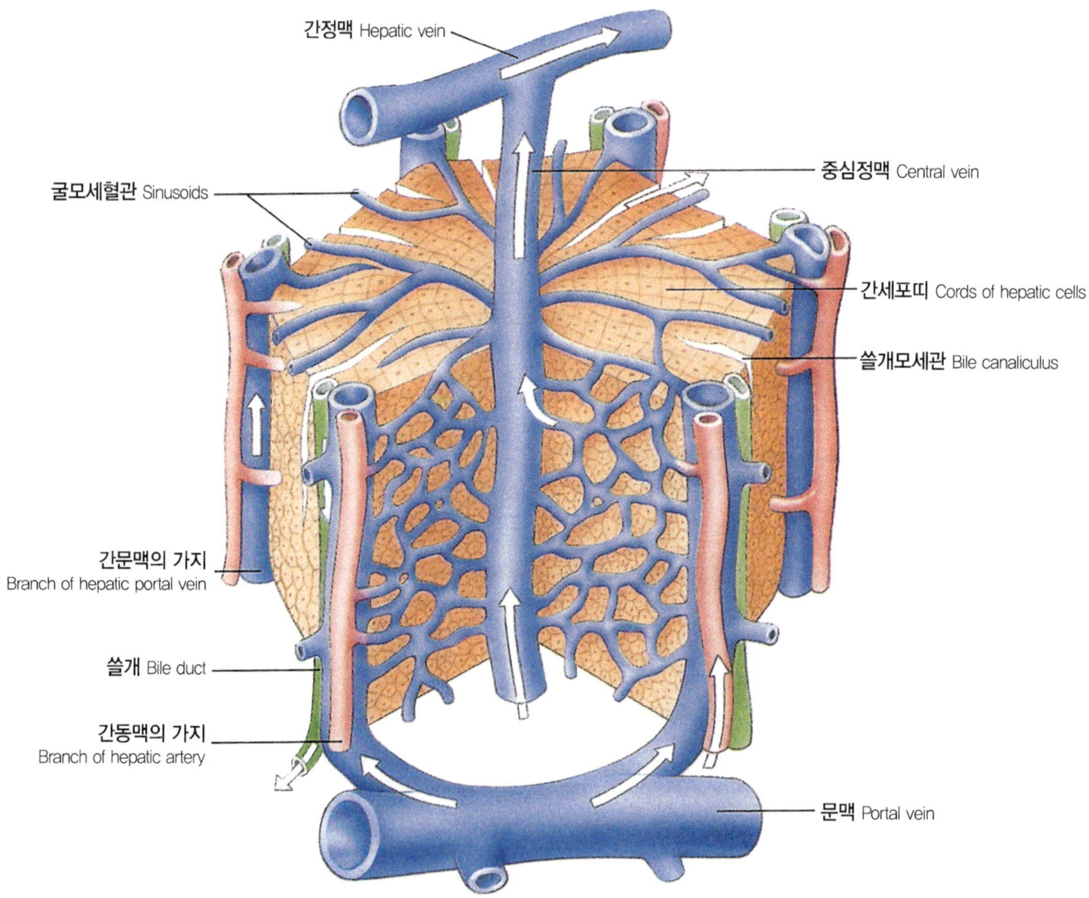

쓸개즙을 생성하는 세포는 무엇인가?

그림 14-18 간엽
간은 무수히 많은 현미경적 입자로 구성되어 있는데 포장된 간세포로 구성되어 있어 유동혈액이 통과한다. 녹색의 혈관은 생성된 쓸개즙의 운반경로를 그린 것이다. 화살표는 혈액과 쓸개즙의 흐름방향을 보여준다.

간의 구조 Structure of the Liver

간은 얇은 층의 섬유 결합조직으로 둘러싸여 있으며 이 결합조직이 내부로 확장되어 2개의 엽(lobes)인 큰 **오른엽**(right lobe)과 보다 작은 **왼엽**(left lobe)으로 나뉜다(그림 14-17). 앞서 언급한 배막 주름인 낫인대(falciform)는 오른엽과 왼엽을 분리하고 간이 가로막과 앞쪽 배벽에 매달리게 한다. 작은그물막도 간을 위의 작은굽이에 고정시킨다.

각각의 엽은 수많은 **간소엽**(liver lobules)으로 세분되는데(그림 14-18), 이것이 간의 구조적 · 기능적 하부 단위이다. **간세포**(hepatocytes)는 각각의 간소엽 내에서 **중심정맥**(central vein)을 향하여 열을 지어 배열된다. 간세포의 열은 상피세포를 따라 늘어선 통로에 의해 인근의 열과 분리되어 있다. 이러한 통로는 흐르는 혈액으로 가득 차 있으며 이 통로를 **굴모세혈관**(sinusoids)이라고 한다. 간문맥(hepatic portal vein) 및 간동맥(hepatic artery)에서 나오는 혈액(제11장 참조)은 동굴모양혈관을 지나 중심정맥으로 배출된다. 굴모세혈관의 벽에는 큰포식세포(phagocytic cells)가 위치하는데, 이 세포를 **쿠퍼세포**(Kupffer cells)라 하며 이 세포는 소화관에서 혈액을 타고 오는 세균을 포식하여 제거한다.

굴모세혈관 외에 **쓸개모세관**(bile canaliculi)이라 하는 보다 작은 통로가 있다. 이 통로는 간세포에 의해 분비되는 쓸개즙을 운반한다. 쓸개즙은 수분, 쓸개즙산염(bile salts), 쓸개즙 색소(bilirubin과 biliverdin), 콜레스테롤 및 전해질을 함유한 녹황색의 액체이다. 이 혼합물에서 쓸개즙산염은 지방의 화학적인 소화에 필요한 유화 작용을 하며(다음 부분에서 논의됨), 쓸개즙의 기타 화학물질은 노폐물이다. 쓸개즙은 쓸개세관에서 보다 큰 관으로 이동되어 모여서 더 큰 관인 **간관**(hepatic duct)을 형성한다. 이 간관은 작은창자의 샘창자 근처에서 쓸개에서 나오는 **쓸개주머니관**(cystic duct)과 결합하여 **온쓸개관**(온담관, common bile duct)을 형성하여 샘창자에 분비한다(그림 14-19).

간의 기능 Functions of the liver

간의 소화와 관련된 기능은 쓸개즙의 분비이다. 쓸개즙에 있는 쓸개즙산염(bile salts)은 효소로 작용하지 않으나 작은창자에서 지방소화효소의 작용을 도와준다. 쓸개즙산염은 지방 분자를 작은 방울로 분해하는 기능인 **유화**(emulsification)작용을 한다. 유화작용의 결과 지방 방울의 표면적이 증가하며, 지방분해효소의 작용에 노출시켜 지방 분자를 보다 효과적으로

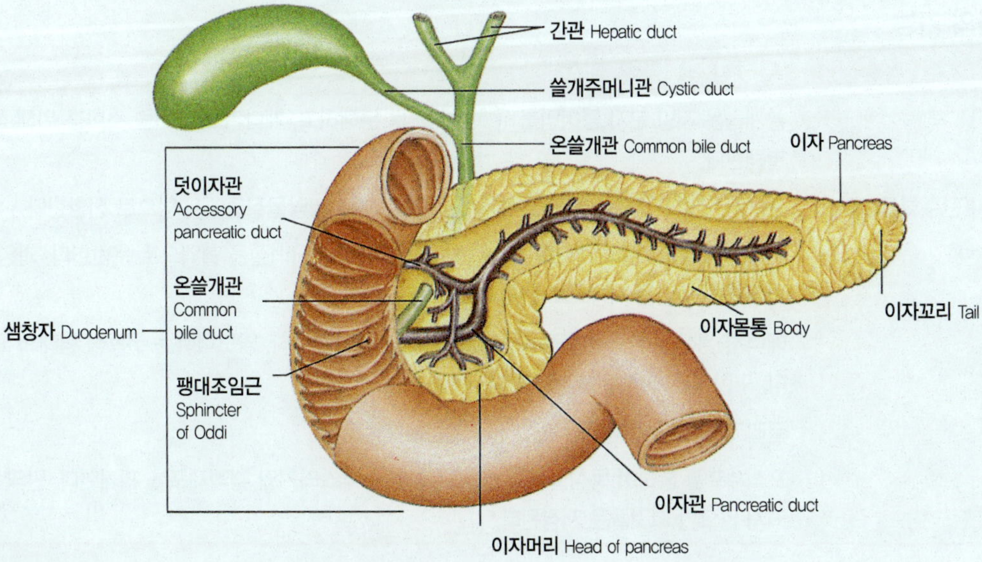

온쓸개관을 통하여 운반되는 쓸개즙은 어느 기관으로 분비되는가?

그림 14-19 쓸개와 관련된 구조들

분해시킨다. 지방 소화를 강화하는 것 외에 쓸개즙산염은 작은창자의 내강 상피에서 지방산과 비타민 A, D, F, K의 흡수를 증진시킨다. 간은 중요한 대사와 관련된 많은 기능을 수행한다. 예를 들면 간은 혈류에서 혈당의 항상성을 유지한다. 이자(pancreas)에서 방출되는 호르몬에 따라 간은 포도당을 글리코겐으로 저장하며, 이를 나중에 이용하거나 저장된 글리코겐을 포도당으로 방출시킨다.

간은 지방대사에서도 중요한 역할을 한다. 지방을 저장하거나 멀리 있는 세포로 보낼 수 있는 형태로 포장하여 **지질단백질(lipoproteins)**을 만든다. 지질단백질은 지방-단백질(fat-protein) 구성이 다양하며 운반을 용이하게 한다. 일반적으로 지질단백질의 지방 비율이 높을수록 그 밀도가 낮다. 따라서 지질단백질은 고밀도 지질단백(HDL), 저밀도 지질단백(LDL) 및 초저밀도 지질단백(VLDL)으로 분류한다. 간은 VLDL의 주요 원천이며, 이것은 간에서 합성된 트리글리세리드(triglycerides)를 지방 조직(adipose tissue)에 보내어 저장한다.

LDL은 막이나 호르몬 합성을 위해 콜레스테롤을 간의 외부에 있는 세포로 보낸다. HDL은 콜레스테롤을 세포에서 간(liver)으로 보내며 그곳에서 쓸개즙의 일부가 된다. HDL은 세포의 회복과 성장에 이용되며 그것들이 필요치 않는 신체 공간에는 축적되지 않으므로 유익한 지질단백질(lipoprotein)이다. 반면, LDL은 혈액에서 그 수치가 높아지면 혈관벽에 축적되어 죽상동맥경화증(atherosclerosis)과 같은 건강상의 문제를 일으키는 원인이 된다.

아마도 간의 기능 중 가장 중요한 대사활동은 단백질 대사이다. 간은 세포에 잠재적인 독성을 나타내는 아미노산을 신장을 통하여 노폐물로 안전하게 제거되는 대사산물들로 전환시키는 기능을 한다. 아미노산의 유용한 중간산물들은 적혈구의 헤모글로빈, 혈장 단백질, 수많은 기타 체내 단백질, 그리고 비타민의 합성에 필수적이다. 아미노산과 기타 질소함유 노폐물들은 간에서 요소(urea)와 요산(uric acid)으로 전환되며, 이들은 수분 및 염분과 함께 소변으로 배출된다.

간은 글리코겐, 비타민 A, D, B_{12} 및 철분을 저장하고, 알코올과 같은 혈류를 저해하는 유해물질의 구조를 변경하여 해독시킨다. 또한 포식작용(phagocytosis)에 의해 노쇠한 적혈구와 기타 찌꺼기를 제거한다. 간의 기능은 표 14-2에 요약되어 있다.

표 14-2 간의 기능

기능	특별한 역할
쓸개즙의 분비	쓸개즙은 지방 분자 덩어리를 유화방식으로 분해하고, 게다가 효소처럼 소화를 위해 작은 분자로 분해한다.
혈관의 당유지(탄수화물 대사)	당에서 글리코겐으로, 글리코겐에서 당으로, 다른 영양물질들에서 당으로 전환한다.
지방대사	지질단백질(트리글리세리드, 콜레스테롤, 인지질)은 단백질을 혈액으로 운반한다. 과잉 공급된 탄수화물과 단백질을 지방으로 전환시킨다.
단백질대사	에너지 생산을 위해 이화작용을 통한 아미노산을 만든다. 암모니아는 무독성 형태의 요소로 전환된다. 또한 혈장 단백질을 합성한다.
저장	글리코겐을 저장. 비타민 A, D, B_{12}, 철분을 저장한다.
해독작용	포식세포를 통하여 독성물질을 포식하고 남은 부스러기와 혈액세포를 제거한다. 만약 독소가 포식되지 않으면 그것들은 저장된다.

쓸개 Gallbladder

쓸개는 간과 관련된 부속기관이며, 작고 얇은 벽으로 된 주머니(sac)이다. 쓸개는 간 바로 뒤에 위치하며 간의 오른엽(right lobe)의 아래쪽 모서리에 낮게 패인 곳에 놓여 있다(그림 14-17b). 쓸개 벽의 속공간은 상피로 되어 있고 이 상피는 민무늬근육의 바깥판과 결합조직에 의해 지지된다.

쓸개는 간에서 분비된 쓸개즙(bile)을 저장하고 농축하는 기능을 한다. 쓸개는 간관(hepatic duct)과 쓸개 사이에 있는 **쓸개주머니관(cystic duct)**을 경유하여 쓸개즙을 받아들인다(그림 14-19).

쓸개즙을 샘창자로 운반하는 도관의 끝에는 팽대조임근(sphincter of Oddi)이 위치하는데 이 조임근은 쓸개즙이 도관과 쓸개에 머물러 있도록 보통 수축된 상태로 있다. 이러한 수축작용은 작은창자의 연동운동에 의해 억제되어, 결국 연동운동에 따라 소량의 쓸개즙을 샘창자로 배출하게 한다.

개념 확인

1. 간에서 간세포는 어떻게 배열되어 있는가?
2. 소화에서 쓸개즙의 역할은 무엇인가?
3. 간에서의 대사 기능은 무엇인가?

작은창자 Small Intestine

작은창자는 화학적인 소화 과정이 완전하게 일어나는 곳이며, 영양소의 흡수와 소화가 안 된 물질들을 큰창자로 내보내는 기능을 한다.

작은창자는 체내에서 가장 중요한 소화기관이다. 기계적인 소화와 화학적인 소화 과정이 완성되는 곳이며, 영양소가 흡수되는 중요 장소이다.

작은창자의 구조 Structure of the Small Intestine

작은창자는 약 6 m 정도의 길이로 소화관 중에서 가장 긴 부분을 차지한다. 작은창자는 길이가 길기 때문에 지름이 단지 2.5 cm임에도 배골반안에서 가장 넓은 부분을 차지하고 있다. 코일모양의 작은창자는 창자간막에 의해 배골반안에 매달려 있게 되는데, 이 창자간막은 배벽의 뒷부분에 작은창자를 고정시킨다. 그림 14-1에서와 같이 작은창자는 가쪽면과 상부까지 큰창자(large intestine)의 틀 안에 위치한다.

작은창자는 **샘창자(duodenum)**, **빈창자(jejunum)**, **돌창자(ileum)**의 세 부분으로 나뉜다. 샘창자는 날문판막(pyloric valve)을 통해 위로부터 유미즙을 받는다. 샘창자의 길이는 25 cm 정도로서 뒤배벽에 고정되어 있다. 샘창자의 말단에서 작은창자는 좀더 유동적인 빈창자로 이어진다. 빈창자는 작은창자의 세 번째 부분인 돌창자까지 2.5 m 정도의 길이를 차지한다. 돌창자는 약 3.6 m에 이르는 가장 긴 부분이다. 돌창자는 돌막창자판막에서 큰창자와 합쳐지는데, 이 돌막창자판막은 돌창자 내의 물질들이 큰창자로 유입되는 양을 조절한다.

작은창자의 벽 Small Intestinal Wall

작은창자의 벽은 대부분의 다른 소화기관에서 볼 수 있듯이 네 층으로 되어 있다. 그러나 점막(mucosa)과 점막밑층(submucosa)은 다른 기관과 많은 차이가 있다. 작은창자에서의 특수한 기능과 관련된 점들을 살펴보면, 화학적 소화과정의

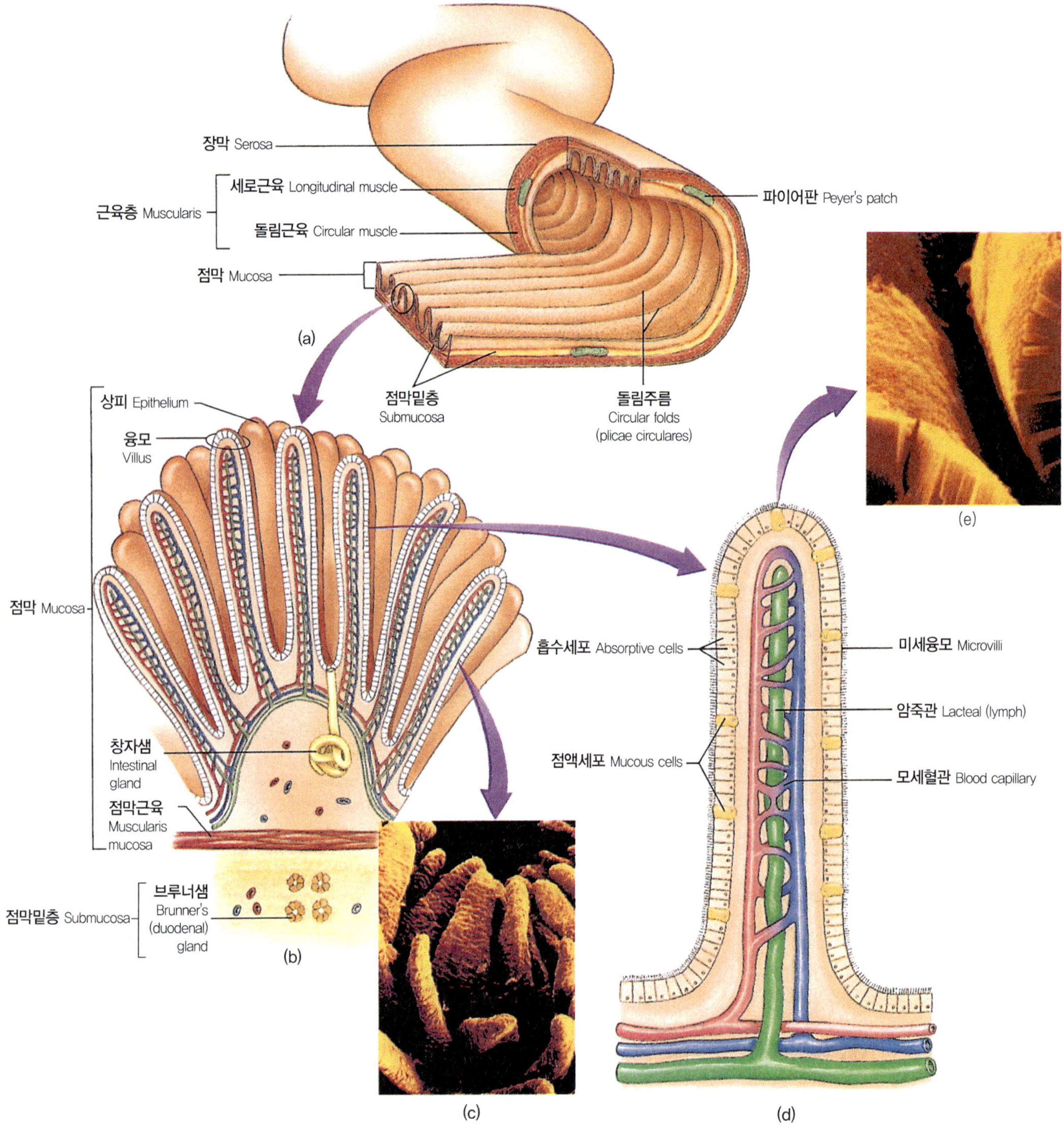

흡수할 때 융모와 미세융모에 의해 제공되는 이점은 무엇인가?

그림 14-20 작은창자의 구조

(a) 작은창자의 벽의 네 층을 그림으로 보여주고 있다. (b) 점막의 절단면을 확대하였다. 많은 수의 융모를 주목하라. (c) 점막표면의 전자현미경 사진. 이것은 장 내강으로 돌출되어 있는 많은 수의 융모를 볼 수 있다. (d) 절단된 한 개의 융모가 내부의 특징을 보여주고 있다. (e) 창자 융모를 덮고 있는 미세융모의 전자현미경 사진. 작은 막대가지 모양의 미세융모

완성과 흡수이다.

작은창자의 점막은 영양분을 흡수할 수 있도록 매우 특수화되었다. 만일 현미경을 사용하지 않고 이를 관찰한다면, 안쪽면은 벨벳(velvety) 같이 관찰된다－말하자면 정교하게 짠 양탄자처럼 관찰됨. 이는 점막의 미세한 돌기인 융모가 발달되었기 때문이다. 그림 14-20에서 보듯이, 이 돌기들은 작은창자의 내강 안쪽에서 약 1 mm 정도 돌출되어 작은창자의 내용물들과 접촉한다. 각각의 돌기들을 덮는 것은 점막의 표면상피로서 이 세포의 자유연에는 수천 개의 작은 미세돌기인 미세융모가 관찰된다. 융모와 미세융모들에 의하여 창자 속공간의 표면적을 증가시키며 내강을 통해 이동하는 내용물들과 속공간층 사이의 물리적인 접촉을 증가시킨다. 이러한 구조들에 의하여 소화산물의 효율적인 흡수를 가능하게 한다. 각각의 융모 내에는 모세혈관들과 하나의 림프관, 즉 암죽관(lacteal)이 있어 흡수된 지방성분을 혈액으로 보내준다.

인접한 융모들의 바닥부 사이에는 관상샘(tubular glands)의 개구부가 많이 열려 있다. 이 샘(gland)들을 **창자샘(장선, intestinal glands)**이라 하고 중성 pH를 띠는 수분과 점액이 포함된 무색의 분비물을 분비한다. 이 분비샘은 특히 샘창자(duodenum)에 많다. 점막밑층은 집합림프소절인 파이어판(Peyer 반점, Peyer's patches)이라 하는 수많은 림프소절(nodules)들이 있어 작은창자의 벽으로 침투하는 전염성 미생물들로부터 몸을 보호하는 기능을 한다. 점막밑층에는 **샘창자점막밑샘(Brunner's glands)**이라 하는 점액샘들의 집단이 위치한다. 오직 샘창자의 벽에서만 발견되는 샘창자점막밑샘들은 위(stomach)로부터 들어오는 산성 유미즙을 중성화시키는 알칼리 점액을 분비한다.

점막과 점막밑층은 주름(fold)이 형성되어 있으며, 이 주름들은 속공간에서 나선형 모양으로 유미즙에는 이동할 수 있는 원동력이 되며, 융모간의 접촉을 증가시켜 창자분비액(inestinal juice)을 혼합시켜준다. 이러한 주름들을 **돌림주름(윤상주름, plicae circulares)**이라고 한다.

작은창자의 기능 Function of the Small Intestine

작은창자는 세 가지 중요한 소화기능을 수행한다: (1) 입안에서 시작된 화학적 소화는 위장에서 계속된다; (2) 영양소 흡수와 관련된 가장 중요한 장소이다; (3) 작은창자의 연동운동은 소화가 잘 안 되는 물질들을 큰창자로 이동시킨다.

화학적 소화 Chemical Digestion

작은창자는 음식물을 효소와 쓸개즙 혼합물을 이용하여 음식물의 화학적 소화가 완성된다. 작은창자는 이자(pancreas)로부터 매우 다양한 이자효소를 받고, 간으로부터는 온쓸개관(총담관, common bile duct)을 통하여 쓸개즙을 받게 된다. 작은창자 분비샘에는 소화효소가 부족하기는 하지만, 작은창자 점막의 미세융모에는 여러 장 효소군이 함유되어 있다. 이자효소와 마찬가지로, 이러한 강력한 분자들은 다양한 음식물 분자들을 분해한다. 그러한 효소군으로는 탄수화물을 분해하는 (간단히 말해, 이당류를 단당류로 분해하는) 말타아제(maltase), 락타아제(lactase), 수크라제(sucrase), 덱스트리나제(dextrinase), 짧은 단백질 사슬을 아미노산으로 분해하는 아미노 펩티다제(amino peptidase), 지방을 분해하는 창자리파제(intestinal lipase), 핵산을 분해하는 뉴클레아제(nuclease) 등이 있다. 따라서 음식물이 작은창자를 통과하는 시간까지 소화 가능한 사실상 모든 분자들이 체내 흡수하기에 충분히 작은 단위로 분해된다.

흡수 Absorption

작은창자는 영양소흡수의 주요 장소인데, 영양소의 흡수는 작은창자의 속공간으로부터 점막 내측을 가로질러 혈관들과 암죽관들 안에서 일어난다. 이는 수분과 전해질을 포함한 영양소를 흡수하는 데 효율적이다. 이 효율성은 주로 작은창자 점막의 표면적에 기인하는데, 이는 융모와 미세융모의 함입에 의해 제공된다. 소화 흡수에서의 작은창자의 역할은 그림 14-21에 나타나 있다.

탄수화물(carbohydrate)의 소화는 입에서 시작하여 작은창자에서 마무리된다. 그 결과 얻어진 단당(simple sugars) 또는 단당류(monosaccharides)는 촉진확산(facilitate diffusion) 또는 능동운반(active transport)에 의해 융모의 표면상피로 수송된다. 일단 상피세포들로 들어오면, 단당류는 단순확산(simple diffusion)에 의해 수동적으로 혈액 내로 이동된다. 단당류의 흡수는 대단히 효율적이며 유용분자들 중 거의 100%가 이동하게 된다.

단백질(protein)은 흡수는 위에서는 펩신(pepsin)에 의해, 그리고 그 다음 작은창자에서는 이자와 창자 점막으로부터의 효소들에 의해 소화되고, 결국 아미노산으로 이용 가능해진다. 이런 작은 분자들은 능동운반에 의해 창자의 점막을 통해 흡수된다. 일단 가로질러 이동하면, 아미노산들은 확산에 의해 수동적으로, 세포들을 통해 그리고 모세혈관들을 가로질러 움직인다.

지방(fat)의 소화는 작은창자 내의 효소들과 쓸개즙염(bile salt)의 활동으로 이루어진다. 평균적인 음식 섭취에서 얻어지는 지방의 대부분은 트리글리세리드(triglyceride)의 형태이고, 이는 화학적 소화작용이 일어나는 동안 지방산(fatty acid)과 글리세롤(glycerol)로 분해된다. 다른 지방들은 인지질과 콜레스테롤(cholesterol)을 포함한다. 지방산, 글리세롤, 인지질, 콜레스테롤 분자는 표면상피로 즉시 흡수된다. 일단 상피세포들 내로 들어가면, 지방분자들은 지방 미립자[lipid droplets, 유미입자(chylomicrons)]로 재합성되고, 이는 융모의 암죽관으로 이동한다. 암죽관 내의 림프액은 이 미립자들을 혈류로 운반한다.

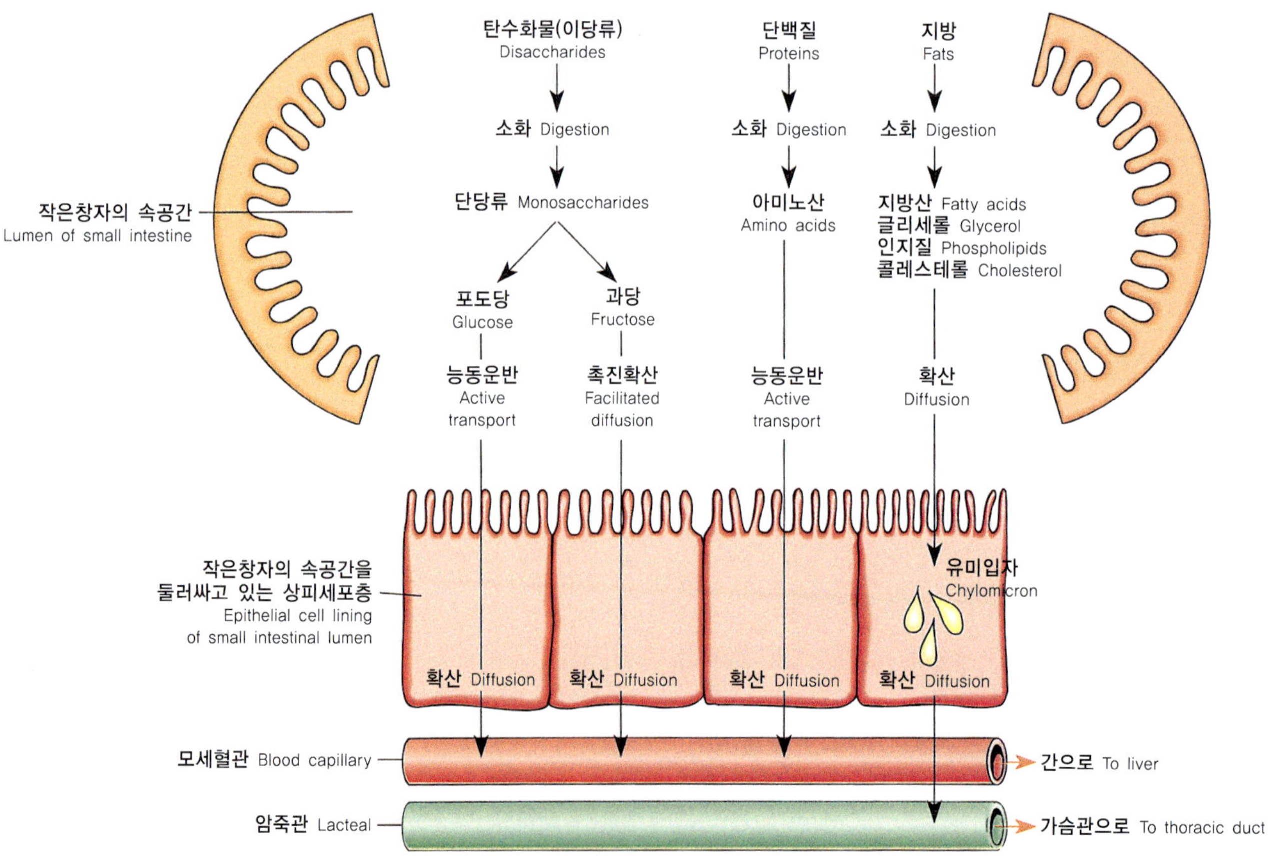

단백질과 지방의 소화흡수는 어떻게 다른가?

그림 14-21 작은창자에서의 화학적 소화과정과 흡수
화학적 소화과정에서 작은창자로 들어가는 세 종류가 단위별로 아래로 이동하고 있다. 흡수는 작은 물질로 만들어 운반하거나 속공간을 덮고 있는 상피세포를 따라 확산된다. 단당류와 아미노산은 혈관을 통해 들어가 확산되고 지방단위는 유미입자로 합성되어 암죽관으로 들어가 확산된다.

다량의 수분과 전해질도 작은창자 융모에 의해 흡수된다. 평균적인 음식섭취에서 매일 3 L 이상의 수분이 작은 창자로 들어오지만, 단지 1 L만이 큰창자로 흘러간다. 나머지 작은창자에서 흡수된 2 L는 삼투작용에 의해 표면상피로 들어간다. 나트륨(sodium), 칼륨(potassium), 염화물(chloride), 수소(hydrogen), 철(iron), 칼슘(calcium) 등을 포함한 전해질들은 능동운반과 확산에 의해 표면상피 안으로 이동한다.

추진 Propulsion

작은창자의 벽의 근육들은 작은창자 내의 음식물들을 섞고 이들을 큰창자로 이동시키는 역할을 한다. 음식물의 혼합 행위들은 영양분흡수의 효율성을 향상시키면서, 영양소와 창자 융모 간의 접촉을 증가시키도록 돕는다. 유미즙을 섞는 수축운동은 작은 창자의 운동으로서 유미죽을 앞뒤 좌우로 움직인다.

작은창자를 통과하는 유미죽의 추진은 연동운동을 통해 이루어진다. 연동운동은 유미죽을 조금 밀어낸 후 멈추는 약하고, 물결 같은 수축운동에 의해 생성된다. 그 결과는 유미죽을 모두 밀어내는 데 3~10시간이 걸리는 느린 추진이다. 자극적인 음식물 또는 감염원은 작은창자의 벽에 염증을 일으킬 것이나 이때 연동운동은 오히려 극적으로 증가하여 음식물들이 매우 빠르게 작은창자를 통과하게 할 수도 있다. 이런 작용은 정상적인 수분, 전해질 그리고 영양소의 흡수를 방해하고, 심한복통, 잦은 배변, 그리고 물변을 일으킨다. 이런 상태를 설사(diarrhea)라 한다. 만약 이 상태가 오래 지속되면 수분과 전해질의 균형에 심각한 문제를 일으킬 수 있다.

개념 확인

1. 흡수를 증가시키는 작은창자의 구조적 특징은 무엇인가?
2. 음식물의 화학적 소화과정은 어떤 분비에 의해 완료되는가?
3. 창자융모에 의해 흡수할 수 있는 영양소는 무엇인가?

큰창자 Large Intestine

큰창자는 수분의 흡수와 분변을 형성하기 위해 특수화되어 있으며 또한 배변과정이 일어나게 한다.

큰창자는 소화관의 마지막 부분으로서 돌막창자판막(회맹판, ileocecal valve)에 의하여 작은창자와 연결되고, 이 부분에서 항문(anal)에 이르기까지 1.5 m에 걸쳐 있다. **큰창자**의 지름은 약 7 cm 정도로 넓기 때문에 큰창자란 이름이 붙여졌다. 큰창자의 주요 기능은 소화되지 않은 물질들에서 수분을 흡수하여 고형물을 만들어 몸 밖으로 배출시킨다.

큰창자의 구조 Structure of the Large Intestine

큰창자는 작은창자의 양쪽 외측면과 상부까지 테를 두르며 주행한다. 큰창자는 막창자(cecum), 잘록창자(colon), 곧창자(rectum), 항문관(anal canal)의 네 부분으로 나눈다.

막창자(맹장, cecum)는 작은창자의 돌창자(회장, ileum)로부터 물질을 받으며, 돌막창자판막(ileocecal valve)의 아래에 놓여 있는 막힌 주머니(pouchlike)로서 길이는 짧다. 막창자의 아래쪽에는 폭이 좁은 벌레같은(worm-like) 구조물이 부착되어 있는데 이를 **막창자꼬리(충수, vermiform appendix)**라고 한다. 막창자꼬리에는 림프소절이 있지만 폭이 좁고 막혀 있으므로 질병이 발생할 잠재성이 있고 세균이 성장하기 좋은 위치에 있다. 이 부위의 감염을 막창자꼬리염(충수염, appendicitis)이라 하고, 생명을 위협할 정도로 충수가 파열되어 배막 안으로 감염물질이 퍼지게 되면 배막염(peritonitis)을 일으킨다.

잘록창자는 큰창자에서 가장 긴 부분으로서 네 부위로 나누는데, 첫 부분의 **오름잘록창자(상행결장, ascending colon)**는 막창자로부터 배골반안의 오른쪽으로 달려 간(liver)의 아래부위까지 연결되어 있다. 여기에서 급격하게 왼쪽으로 굽어 **가로잘록창자(횡행결장, transverse colon)**가 되고 비장(spleen) 밑에서 배를 가로질러 배의 왼쪽 모퉁이에 도달한다. 이때 급하게 아래로 굽어 **내림잘록창자(하행결장, descending colon)**로 연속된다. 골반안 내에서는 S자 모양으로 두 번 굽어져 **구불잘록창자(S상결장, sigmoid colon)**가 된다. 구불잘록창자의 먼쪽부위는 곧창자와 연속된다.

곧창자(직장, rectum)는 골반안의 엉치뼈를 향하여 위치하며, 큰창자의 마지막 부위인 **항문관(anal canal)**까지 뻗어 있다.

항문관(anal canal)은 **항문(anus)**에서 외부로 열려져 있다. 항문은 두 개의 조임근이 있는데 안쪽에는 민무늬근육으로 구성된 불수의적인 조임근이고, 바깥쪽에는 뼈대근육으로 구성된 수의적인 조임근이 위치한다.

큰창자의 벽 Wall of the Large Intestine

소화관의 다른 장기들과 마찬가지로, 큰창자의 벽도 점막(mucosa), 점막밑층(submucosa), 근육층(muscularis), 장막(serosa)으로 이루어져 있다. 비록 큰창자의 점막과 점막밑층이 돌림주름(윤상주름, plicae circulares)과 유사한 깊은 주름을 형성하고 있다고 해도, 이 점막은 작은창자의 융모와 같은 특징이 결여되어 있다. 이 주름들과 점막내층의 다른 곳 사이사이에 점액세포들이 많이 분포되어 있는데, 이들의 점액은 잘록창자의 내용물과 결합하여 속공간을 통하여 대변(feces)을 쉽게 통과하게 한다. 항문관의 점막은 **항문기둥(anal columns)**이라 하는 나란한 이랑(ridges)들 또는 주름(fold)들로 이루어져 있는데, 이들은 배변 시 대변과의 마찰을 감소시킨다(그림 14-23).

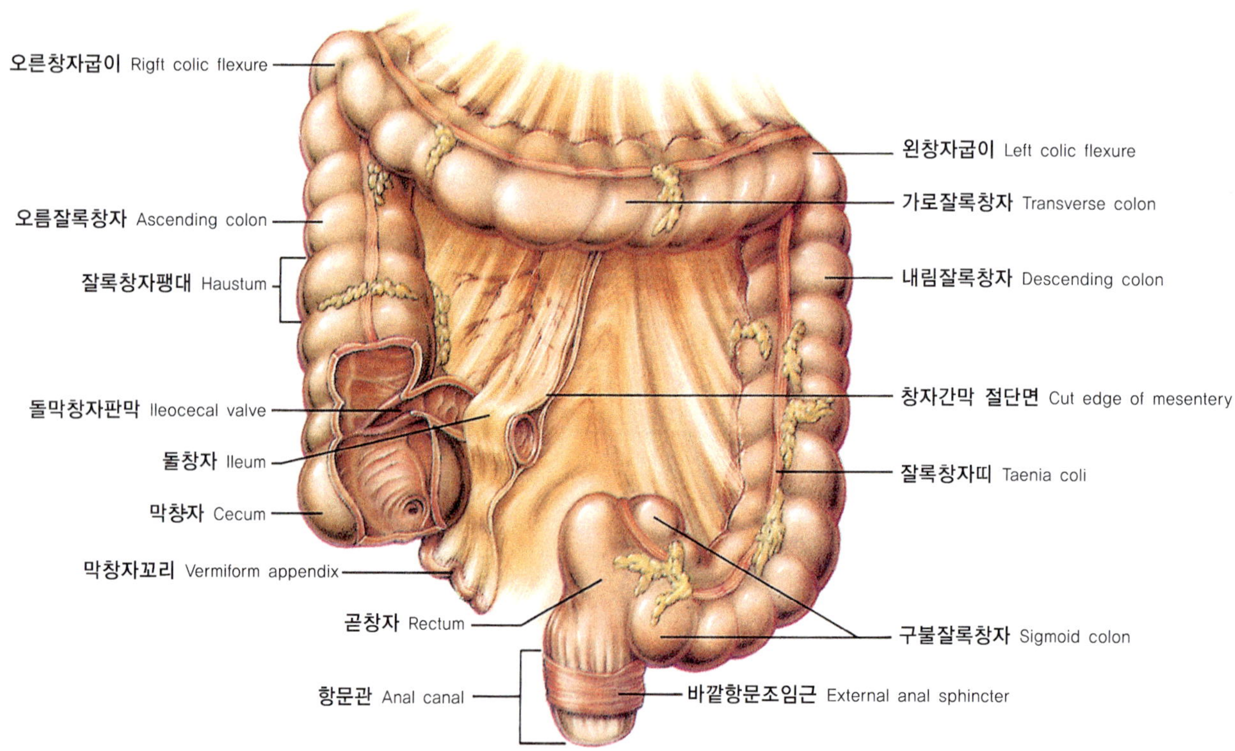

큰창자의 근육은 다른 근육과 다른 구조를 보여주는 데 어떤 목적이 있는가?

그림 14-22 **큰창자의 구조**
돌창자, 막창자, 오름잘록창자의 부분적인 내부의 특징을 열어서 보여주고 있다.

큰창자의 근육은 소화관의 다른 장기들과는 많이 다르다. 외측의 유연한 세로근육층은 큰창자 전체를 덮는 것이 아니라, 세 종류의 별개의 띠로 정렬되어 있는데 이 띠들을 **잘록창자띠**(taenia coli)라 한다. 이 띠는 잘록창자 길이 전체에 걸쳐 있는데 이러한 띠 중 하나가 그림 14-22에 그려져 있다. 이 근육들의 수축에 의해 잘록창자를 주름지게 하여 **잘록창자팽대**(팽기, haustra)라고 하는 주머니들을 형성하게 한다.

큰창자의 기능 Function of the Large Intestine

큰창자에 들어간 유미즙은 소화될 수 없는 음식물 성분과 작은창자에서 흡수되지 않은 수분으로 크게 구성된다. 큰창자의 기능은 수분을 2차적으로 흡수하여 **대변**(feces)을 만들어 소화되지 않은 노폐물을 배변과정을 통해 체외로 대변을 배출한다.

대변형성 Feces Formation

큰창자벽의 점막은 유미즙이 소화관 속공간을 통과할 때 유미즙 안에 남아 있는 많은 양의 수분을 흡수한다. 또한 수분에 용해되어 있는 전해질도 흡수한다. 그 결과, 유미즙이 직장(rectum)을 향해 나아감에 따라 점차적으로 단단해져서 결국에는 대변이 된다. 대변은 약 75%가 수분으로 구성되어 있으며, 나머지 25%는 소화되지 않은 음식물, 장벽에서 탈락한 점액과 세균 등이 포함되어 있다. 대변의 색은 대개 세균에 의해 변화된 쓸개즙 색소이며, 체내 다른 곳에 있는 정상적인 세균보다는 고도로 밀집되어 있다. 이러한 미생물의 역할은 아직 명확하게 밝히지 못하였으나 특정 비타민(예를 들어, 비타민 K)과 이외의 영양소들이 장내세균에 의해 생성된다는 증거가 있다. 큰창자 내의 가스는 장내세균총의 신진대사 작용에 의하여 생성된 이산화탄소, 메탄, 황화수소, 수소 등으로 이루어진 기체 혼합물이다.

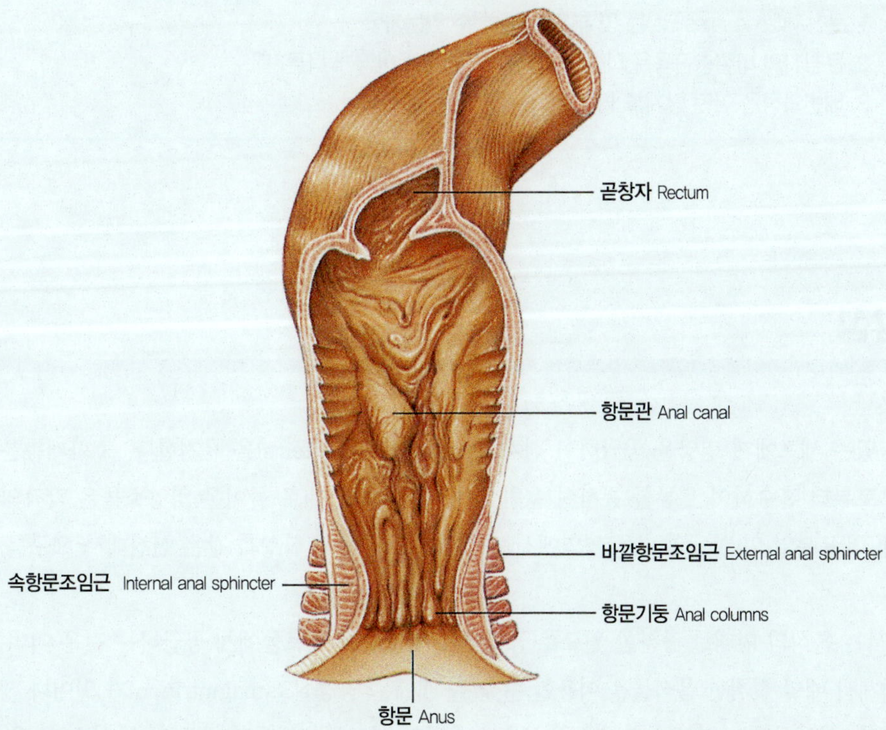

곧창자의 벽은 압력에 대항하여 어떤 반응을 시작하는가?

그림 14-23 곧창자와 항문관

배변 Defecation

큰창자를 통한 대변의 추진과 항문을 통한 배출을 배변 또는 배설이라 한다. 큰창자에서의 운동은 작은창자와 유사하게 일어나나 작은창자와의 차이는 더욱 느리게 운동한다는 것이다. 음식물이 6 m의 작은창자를 통과하는 데에는 3~10시간이 소요되는데 반하여 잘록창자를 통과하는 데에는 보통 18~24시간이 소요된다. 작은창자에서와 같이 근육에 의한 수축운동이 음식물의 혼합과 연동운동을 가능하게 한다.

큰창자의 연동운동은 음식물을 조금씩 이동시킨 후 멈추어 큰창자의 이동경로를 따라 다른 부분에서 다시 연동운동을 재개하게 한다. 이러한 완만한 수축파동은 하루에 단지 몇 번 일어나며, 대변을 곧창자로 느리게 밀어낸다. 대변은 배설 전까지 곧창자에 축적된다. 일단 곧창자가 다 차게 되면, 곧창자벽의 반사신경에 의하여 배변반사가 시작되어 안쪽조임근들이 이완된다. 바깥쪽조임근들이 이완될 때(이 근육들은 수의적으로 운동한다는 점을 유의) 연동 · 수축운동에 의하여 대변을 항문(anal)으로 밀어낸다. 배변이 수의적으로 억제되면 배변 반사가 감소하여 배변 욕구는 곧창자에 압력이 생길 때까지 감소하게 된다. 정상적인 배변의 횟수는 하루에 여러 번에서 며칠에 한 번에 이르기까지 개인에 따라 매우 다르다. 개개인의 정상적인 배변 규칙을 초과하는 대변의 축적을 변비(constipation)라 한다. 이러한 불쾌한 상태는 배부 불쾌감, 두통, 구역질, 식욕 부진을 가져오는데 이러한 현상은 창자벽의 팽창(과잉 팽창)에 의하여 일어난다. 이것과 반대되는 상태, 즉 배변이 잦고 대변이 다량의 수분을 함유하는 상태를 설사(diarrhea)라 한다.

이는 수분 흡수의 결핍으로 인하거나 유동 분비물의 증가로 발생하는데, 보통 큰창자벽의 박테리아와 바이러스 감염에 의해 초래된다. 설사가 심각하거나 오래 지속되면 전해질과 수분 손실이 증가하여 대사산증(metabolic acidosis)을 일으킬 수도 있다(제15장 참조).

개념 확인

1. 큰창자(large intestine)는 몇 부위로 나눌 수 있는가?
2. 큰창자의 바깥층근육은 다른 소화기관의 장기와 어떻게 다른가?
3. 배변과정은 어떤 단계를 필요로 하는가?

항상성

소화계통은 살아 있는 세포에게 영양을 공급하여 신체의 항상성(homeostasis)을 유지한다. 소화계통은 음식물을 분해하여 소화계통 표면으로부터 흡수하여 혈류를 통하여 운반한다. 일단 혈액 내로 들어온 영양소들은 각각의 세포로 이동되어 세포회복, 세포성장, 세포분열 및 신체의 다른 영역에서 사용되는 물질들의 합성과 같은 신진대사 요구를 충족시키는 데 사용된다.

대부분의 사람에서는 음식의 형태로 충분한 원료를 공급받아 영양소를 세포들에게 공급하는 것은 어려운 문제는 아니다. 그러나 일부 사람에게서 매일 섭취한 음식물을 이용할 수 없을 때에는 영양실조(malnutrition)가 일어나 생명을 위협하는 건강상태에 이르게 된다. 영양실조는 영양가가 낮은 음식을 섭취하는 사람들에게서도 발생할 수 있으나, 음식을 섭취한 후 소화가 안 되거나 흡수하지 못하여 발생할 수 있다. 예를 들어, 위나 창자의 선천적 결함 또는 심각한 위장의 감염은 소화 과정에 손상을 줄 수 있다. 일부 정신적 장애도 영양실조를 일으킬 수 있다. 예를 들어 신경성 식욕부진증(anorexia nervosa)에 걸린 사람들은 음식 섭취를 거부하고, 식욕이상항진증(대식증, bulimia)에 걸린 사람들은 음식을 섭취한 후 토하거나 배변을 일으키는 등의 증상을 나타낸다. 이런 상태는 개인적으로 체중 증가에 대해 건전치 못한 지나친 염려에 의하여 발생한다.

영양실조는 부족한 영양공급을 보충하기 위하여 신체 내에 있는 단백질을 활용하게 되므로 항상성을 방해한다. 그 결과로 생기는 혈장단백질의 결핍에 의해 삼투압이 저하되어 세포 밖 공간과 세포 사이에 체액이 축적되어 부종(edema)을 일으킨다. 동시에 단백질의 소모에 의하여 뼈대근육이 소실되어 신체는 상당한 정도의 체중을 잃는데 이 증상을 쇠약이라 한다. 영양실조가 심하면 항상성이 방해를 받아 사망에 이르게 된다.

그림 설명의 질문과 답

그림 14-1 **소화관은 무엇인가? 소화계통의 부속기관은 무엇인가?**
입, 인두, 식도, 위, 작은창자, 큰창자는 소화관이다. 치아, 혀, 침샘, 이자, 간, 쓸개는 부속기관이다.

그림 14-2 **영양소의 흡수는 어느 기관에서 일어나는가?**
영양소의 흡수는 작은창자에서 일어난다.

그림 14-3 **연동운동이 일어나는 소화관은 무엇인가?**
연동운동은 식도, 위, 작은창자, 큰창자에서 수행한다.

그림 14-4 **배막은 심장과 관련된 심장막 및 허파와 관련된 가슴막과 어떤 유사점이 있는가?**
배막, 심장막, 가슴막은 모두 장막이다. 또한, 각각 바깥쪽층과 내장쪽층으로 구성된다.

그림 14-5 **소화관의 가장 깊은 곳을 덮고 있는 것을 무엇이라고 하는가?**
가장 깊은 곳을 덮고 있는 층은 점막이다.

그림 14-6 **입과 인두의 내부는 어떤 종류의 막으로 덮여 있는가?**
입과 인두의 속면은 점액을 분비하는 막, 즉, 점막으로 덮여있다.

그림 14-7 **입의 앞쪽 천장을 형성하는 뼈로 된 판을 무엇이라 하는가?**
단단한 뼈로 된 입천장은 단단입천장이다.

그림 14-8 **큰어금니는 주로 무엇에 사용되는가?**
큰어금니는 씹는 동안 음식을 가는 데 사용한다.

그림 14-9 **치아의 사기질이 닳게 되면 치아 보호는 어떤 층이 하는가?**
사기질이 닳은 후 치아는 상아질이 보호할 것이다. 그러나 상아질은 사기질보다 연한조직으로 구성되어 있어서 보호에는 한계가 있다.

그림 14-10 **가장 큰 침샘은 어느 것인가?**
가장 큰 침샘은 귀밑샘이다.

그림 14-11 **연하 중 성문위로 후두덮개가 내려올 때 어떤 이점을 얻을 수 있는가?**
성문 위에 후두덮개가 놓이게 되면 연하하는 중에 음식물덩어리가 기관으로 들어가는 것을 막아준다.

그림 설명의 질문과 답

그림 14-12 연동운동 시 음식물을 어떻게 밀어내는가?
연동운동은 근육의 순환, 수축의 연동파에 의해 음식을 밀어낸다.

그림 14-13 위벽의 민무늬근육은 몇 개의 층으로 되어 있는가?
위벽은 세 개의 층으로 되어 있다. 내부에 비스듬근층, 중간에 돌림근층, 외부에 세로근층이 있다.

그림 14-14 식사하는 동안 위샘에서 분비되는 3개의 주요 분비물은 무엇인가?
펩신, 염산, 점액

그림 14-15 위의 혼합에서 화학적 소화는 어떤 이점이 있는가?
혼합은 위에서 음식물과 위액 사이의 접촉시간을 증가시킨다.

그림 14-16 이자로부터 이자액을 받는 소화기관은 무엇인가?
작은창자(십이지장)

그림 14-17 간엽을 두 개로 나누는 구조는 무엇인가?
낫인대는 간을 오른엽과 왼엽으로 나눈다.

그림 14-18 쓸개즙을 생성하는 세포는 무엇인가?
간세포는 쓸개즙을 생성하고 방출한다.

그림 14-19 온쓸개관을 통하여 운반되는 쓸개즙은 어느 기관으로부터 분비되는가?
이자의 샘꽈리세포에서 분비된 이자액은 온쓸개관을 통하여 운반된다. 쓸개즙도 함께.

그림 14-20 흡수할 때 융모와 미세융모에 의해 제공되는 이점은 무엇인가?
융모와 미세융모는 작은창자 점막에서 흡수하는 면적을 증가시킨다. 따라서 흡수하는 표면점막과 영양소 사이의 물리적인 접촉도 매우 증가한다.

그림 14-21 단백질과 지방의 소화흡수는 어떻게 다른가?
아미노산은 흡수하는 면으로 능동운반된다. 그러면 모세혈관의 세포를 통하여 확산할 수 있다. 지방은 흡수하는 면으로 확산된다. 그 후 상피세포에서 유미입자로 전환한다. 유미입자는 암죽관으로 들어가고 림프 경로를 따라 운반된다.

그림 14-22 큰창자의 근육은 다른 근육과 다른 구조를 보여주는 데 어떤 목적이 있는가?
큰장자 근육층의 바깥에 있는 띠를 잘록창자띠라 하며, 창자를 주름지게 하여(팽기로 불림) 대변을 형성하여 모은다.

그림 14-23 곧창자의 벽은 압력에 대항하여 어떤 반응을 시작하는가?
곧창자벽의 압력에 대하여 배변반사가 작동하여 내부의 조임근의 이완과 곧창자벽의 수축이 자극된다.

15 비뇨계통

THE URINARY SYSTEM

개요

학습목표

1. 비뇨계통의 기능을 설명한다.
2. 콩팥의 구조적 특징을 설명한다.
3. 콩팥과 관련된 혈관을 설명한다.
4. 콩팥단위의 구성성분들의 특징을 설명한다.
5. 콩팥단위를 통한 혈액의 흐름을 설명한다.
6. 토리곁장치를 구분한다.
7. 여과와 재흡수 과정 및 분비가 일어나는 부위를 설명한다.
8. 요소와 요산이 어떻게 형성되어 어떻게 배출되는지를 설명한다.
9. 콩팥의 기능을 조절하는 기전을 설명한다.
10. 체액의 구성성분과 산도를 유지하는데 있어서 콩팥의 역할을 설명한다.
11. 요관, 방광 및 요도의 기능과 구조를 설명한다.
12. 배뇨의 기전을 설명한다.

콩팥의 구조

콩팥은 많은 수의 기본적인 구성단위인 콩팥단위로 구성되어 있으며
많은 양의 혈액을 받아서 처리하는 기능을 한다.

콩팥은 우리가 살아가는 데 필수적인 기관으로서 쌍으로 이루어졌다. 이들의 특수한 구조들은 다른 기관에서 할 수 없는 기능을 수행하게 한다.

외부 구조 External Structure

콩팥의 크기는 주먹을 쥔 크기이고 콩모양이며, 오목하게 패인 면이 우리 몸의 정중선을 향해 있다(**그림 15-1**).

콩팥은 배막 뒤쪽의 후복벽에 붙어 있다. 이러한 위치에 있는 기관을 배막뒤(retroperitoneal)기관이라고 한다. 오른쪽 콩팥

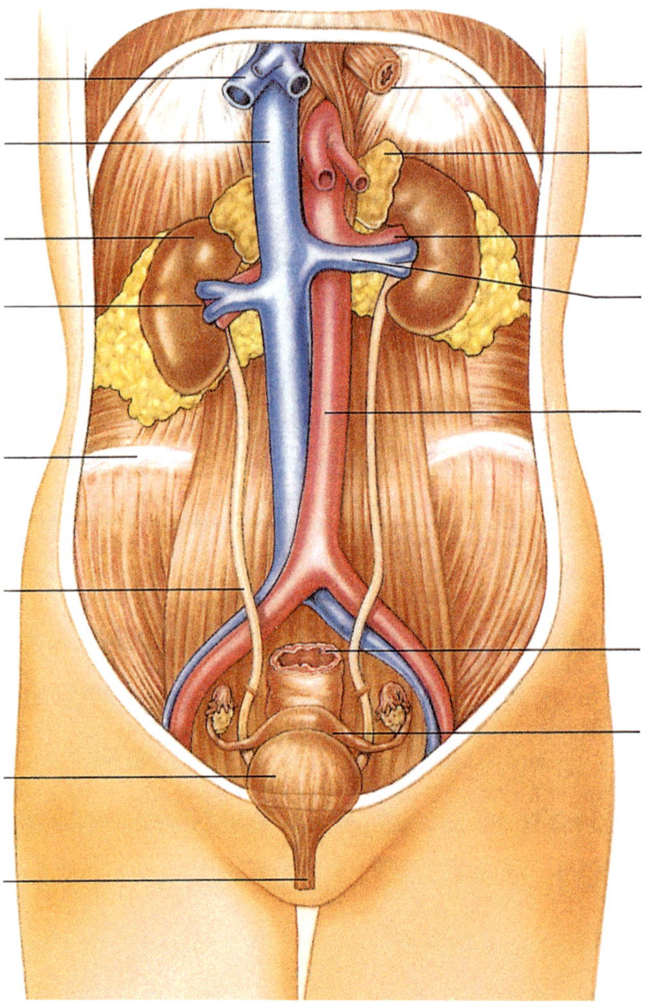

콩팥에 신선한 혈액을 공급하는 주요 동맥은 무엇인가?

그림 15-1 **비뇨계통을 이루는 기관**
소화계통을 이루는 기관들을 제거한 후 몸통을 앞에서 본 모습. 이 그림은 여성이다.

은 위쪽에 간이 있기 때문에 왼쪽의 콩팥보다 아래쪽에 위치한다.

두 개의 콩팥은 바깥쪽에 여러 층의 결합조직에 의하여 둘러싸여 있다(그림 15-2). 이 층에는 제일 바깥층에 콩팥과 인접한 부신을 주위조직에 고정시키는 **콩팥근막(신장막, renal fascia)**이 있으며; 이 층 아래에는 **지방피막(adipose capsule)**이 위치하여 콩팥을 충격으로부터 보호하기 위한 지방의 완충층으로서의 역할을 하고, 가장 안쪽의 **콩팥피막(신피막, renal capsule)**은 얇고 투명한 섬유결합조직으로서 보호층 역할을 한다.

내부 구조 Internal Structure

콩팥의 오목한 면을 **콩팥문(신문, renal hilum)**이라 하며, 이곳으로 동맥, 정맥, 신경 및 요관이 콩팥과 연결되는 통로가 된다(그림 15-1). 콩팥문은 내부 공간에 열려 있는데 이 부위를 **콩팥굴(신동, renal sinus)**이라 한다(그림 15-2). 콩팥굴 내에는 지방, 결합조직 막으로 둘러싸인 대야 모양의 구조인 **콩팥깔때기(신우, renal pelvis)**가 위치한다. 콩팥깔때기로부터 여러 개의 깔때기 모양의 관이 펼쳐지는데, 이를 **콩팥잔(신배, calyx)**이라고 하며 이 콩팥잔은 콩팥에서 새로 형성된 소변을 콩팥깔때기까지 직접 보내준다.

내부적으로 콩팥은 뚜렷하게 세 구역으로 나뉜다: 가장 안쪽에 있는 콩팥깔때기; **콩팥속질(신수질, renal medulla)**; **콩팥겉질(신피질, renal cortex)**(그림 15-2). 속질에는 많은 수(8개에서 10개)의 원뿔 모양의 **콩팥피라미드(신추체, renal pyramids)**가 위치한다. 콩팥피라미드는 현미경으로 관찰할 수 있는 작은 세관다발이 평행하게 배열되었기 때문에 줄무늬모양이 관찰된다. 콩팥피라미드의 좁은 꼭대기(apex)는 콩팥깔때기를 향하여 위치하였는데 그 끝은 콩팥잔에 의하여 둘러싸여 있으며, 넓은 바닥(base)은 겉질과 경계를 이루고 있다. 겉질의 모습은 과립모양의 구조들이 관찰되며 대개 속질보다 연하게 염색된다.

겉질의 일부가 콩팥피라미드 사이까지 펼쳐져 있는데 이 구조를 **콩팥기둥(신주, renal column)**이라 한다. 콩팥속질과 겉질

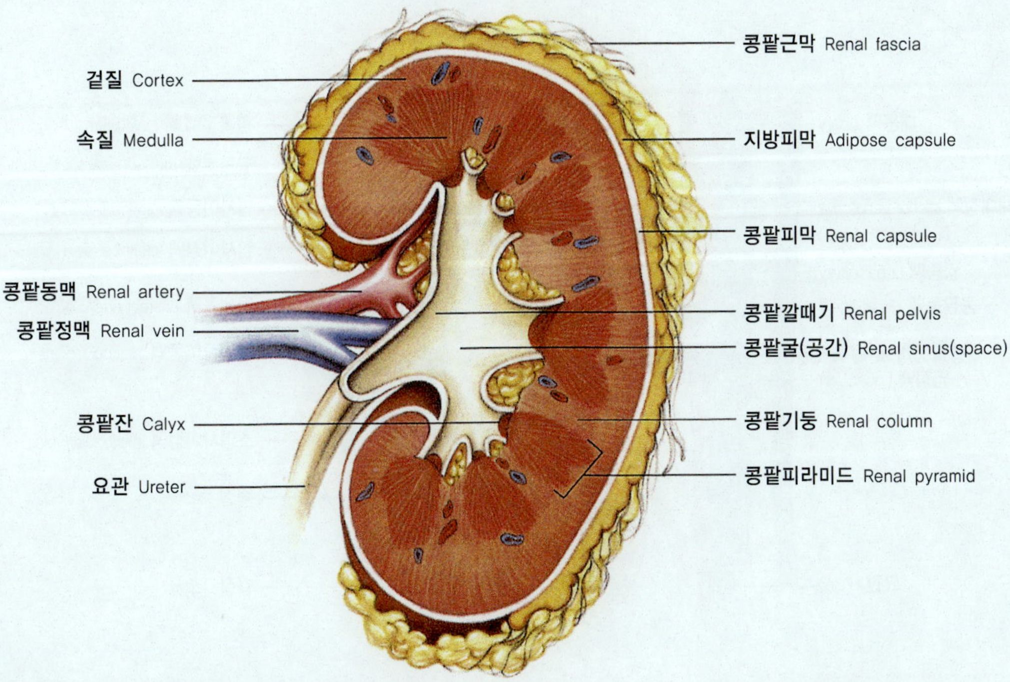

각각의 콩팥에 있는 세 가지 내부 구조는 무엇인가?

그림 15-2 **콩팥의 구조**
이 그림은 왼쪽 콩팥을 관상으로 절단한 모습이다. 콩팥의 실질조직 내에 있는 혈관은 관찰할 수 없다.

에는 현미경적으로 관찰되는 많은 수의 작은 도관 및 세관과 관련된 많은 혈관들이 분포한다. 이 세관들은 콩팥의 기능적 단위인 **콩팥단위(신단위, nephrones)**라고 한다.

혈액의 공급 Blood Supply

콩팥의 혈액순환은 많은 양의 혈액을 깨끗이 하고 계속적으로 필요한 물질을 재흡수해야 하므로 광범위하게 분포한다. 콩팥은 배대동맥의 분지인 큰 **콩팥동맥(신동맥, renal arteries)**으로부터 혈액을 받는다(그림 15-3). 편히 쉴 때 혈관은 1분에 전체 심박출량의 1/4 정도(약 120 ml)의 혈액을 콩팥에 공급한다. 각각의 콩팥동맥이 콩팥으로 들어오자 마자 이 동맥은 5개의 **엽동맥**(lobar artery)으로 분지하여 콩팥굴로 들어간다. 엽동맥은 많은 수의 **엽사이동맥**(interlobar artery)으로 분지하여 콩팥피라미드 사이를 지나간다. 엽사이동맥이 겉질의 바깥쪽에 도달하면 콩팥피라미드의 바깥쪽경계 위쪽으로 굽어지는 동맥을 분지한다. 이 동맥은 **활꼴동맥(궁상동맥, arcuate artery)**이 되어 겉질과 속질 사이를 주행한다. 작은 **소엽사이동맥**(interlobular artery)은 활꼴동맥으로부터 기시하여 겉질을 지배하며, 이 동맥은 콩팥단위를 형성하기 전에 **들세동맥(수입세동맥, afferent arteriole)**이 된다.

콩팥단위의 구조 Nephrone Structure

콩팥에는 100만 개 정도의 콩팥단위가 기능적인 조직을 구성한다. 크기는 현미경하에서만 관찰되지만 한 개의 콩팥단위는 겉질부위와 속질부위에 걸쳐서 위치한다. 한 개의 콩팥단위를 그림 15-4에서 보여준다.

각각의 콩팥단위는 두 부분으로 구성되어 있다: 끝이 팽창된 공모양의 구조인 **콩팥소체(신소체, renal corpuscle)**와 얇고, 꼬

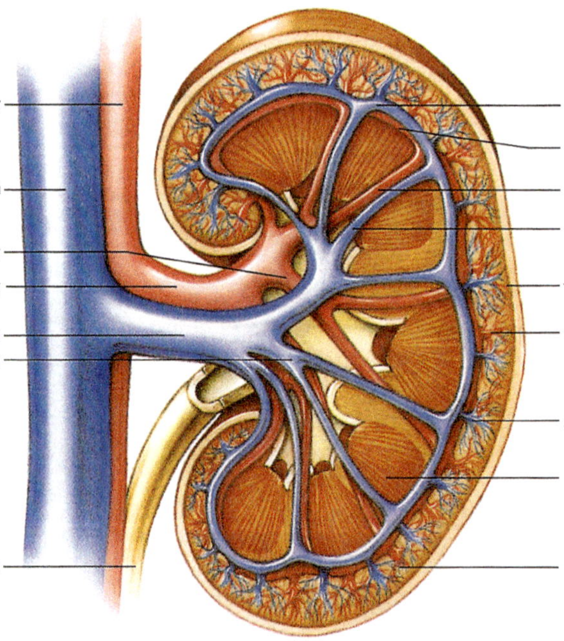

엽사이동맥은 어느 혈관으로 분지하는가?

그림 15-3 **콩팥의 혈액순환**
이 그림은 왼쪽 콩팥을 관상으로 절단한 모습이며, 모든 혈관을 관찰할 수 있다.

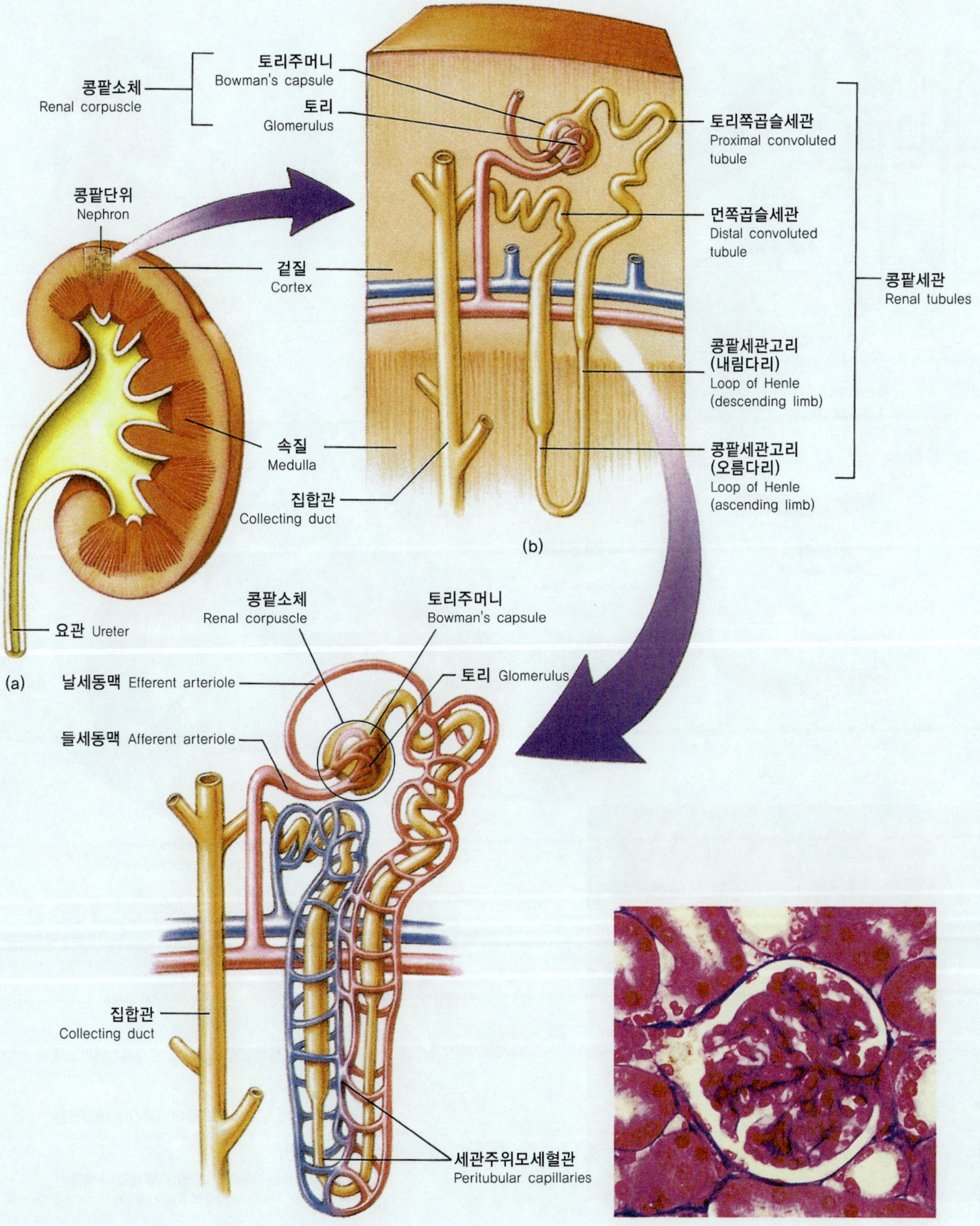

콩팥세관고리는 콩팥의 어느 부위까지 위치하는가?

그림 15-4 콩팥단위의 구조

(a) 절단된 콩팥에서 한 개의 콩팥단위의 위치를 보여준다. 각각의 콩팥에서 콩팥단위는 약 1백만 개가 존재한다.
(b) 콩판단위를 간단하게 도식화한 그림의 모습으로서 콩팥단위와 관련된 모세혈관은 관찰할 수 없다. 콩팥단위의 어느 부분이 겉질과 속질에 위치하는가를 주의하여 관찰하시오. (c) 혈관지배를 받고 있는 한 개의 콩팥단위.
(d) 절단된 콩팥의 사진으로 가운데에 콩팥소체의 가로단면이 관찰되고 그 주위에는 세관이 관찰된다.

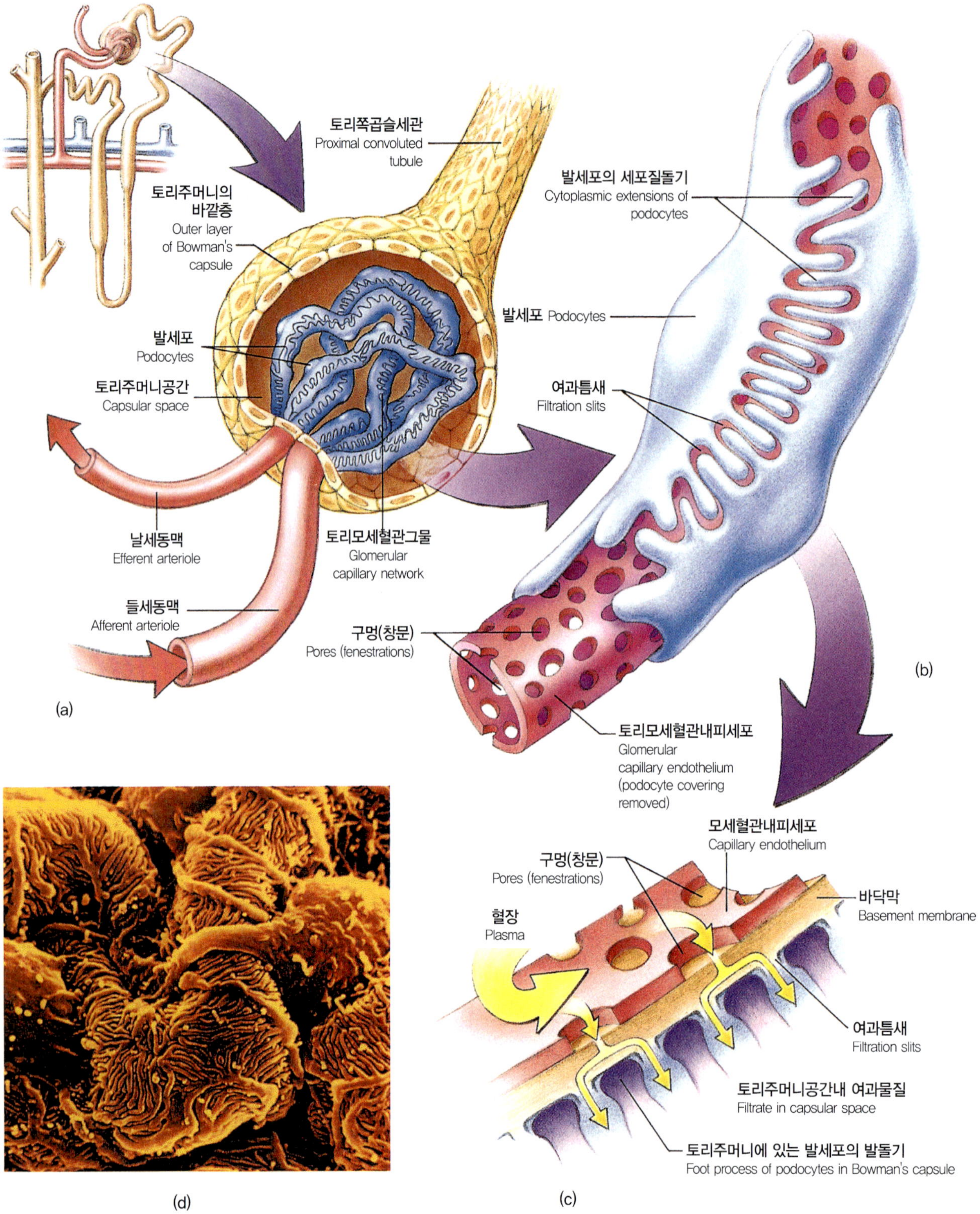

이전에 형성되었던 여과액이 어떤 구조 내에 모일까?

그림 15-5 **신소체**
(a) 콩팥소체 단면. 이 그림에서 토리주머니의 발세포(podocyte)가 토리 위에 놓여 있는 것을 볼 수 있다. (b) 토리와 두 개의 발세포 확대 단면. 발세포와 토리 벽 사이의 긴밀한 연관성에 주목한다. (c) 여과막(filtration membrane). 총 여과압(net filtration pressure)은 모세혈관 내피, 기저막, 발세포 사이의 여과틈새(filtration slit)을 통해 체액과 작은 분자들을 밀어낸다. (d) 발세포 사이 여과 틈이 잘 나타난 전자현미경 사진

여 있는 도관인 **콩팥세관**(**세뇨관**, renal tubule). 콩팥소체는 겉질에 위치하며 콩팥세관은 겉질의 일부와 속질에 위치한다.

콩팥소체는 창자모양의 구조로서 **토리주머니**(Bowman's capsule)라고 하며 부분적으로 모세혈관그물을 둘러싸고 있다. 이러한 모세혈관그물을 **토리**(**사구체**, glomerulus)라고 하며 토리주머니의 내장쪽을 덮고 있는 실타래 모양과 유사하다. 토리를 이루는 혈관의 내피벽에는 큰 구멍이 있는데 이를 **창문**(fenestrae)이라고 한다. 그림 15-5에서 보여주는 바와 같이 토리주머니의 속공간은 비어 있다: 바깥쪽벽은 한 층의 단층편평상피로 되어 있고, 안쪽벽은 꼬여 있는 토리에 밀착하여 둘러싸고 있다. 안쪽벽을 형성하는 세포는 매우 특수화된 세포로서 **발세포**(**족세포**, podocyte)라고 한다. 발세포는 많은 분지를 가지고 있으며 인접한 발세포의 분지에 의해 형성된 작은 틈새에 의하여 서로 분리되어 있는데 이를 **여과틈새**(filtration slit)라고 한다. 발세포 밑에 있는 바닥막 및 토리벽은 토리의 내강과 토리주머니 공간 사이에서 **여과막**(filtration membrane)을 형성한다.

콩팥세관은 서로 연속된 여러 개의 영역으로 구성되어 있다(그림 15-4b). 각 영역의 상피세포는 한 층으로서 편평하거나 입방모양의 세포로 둘러싸여 있으며 흡수 또는 분비 기능을 한다. 콩팥세관은 토리주머니와 결합된 세관이 여러 번 꼬인 코일 모양의 영역에서부터 시작되어 속질(콩팥피라미드 사이)까지 내려간다. 이 영역을 토리쪽곱슬세관이라고 한다. 콩팥깔때기를 향하여 속질까지 내려가는 콩팥세관의 영역은 갑자기 U자 모양으로 돌아서 겉질까지 다시 올라가는데 이 구조물을 **콩팥세관**

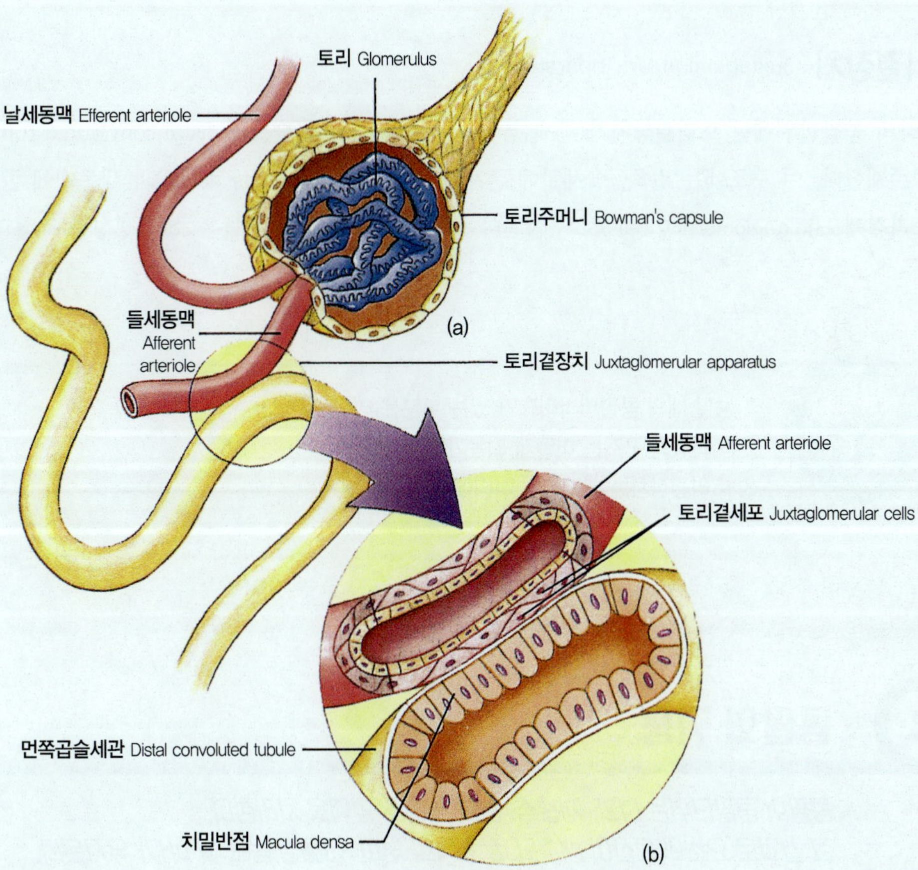

사구체곁장치를 이루는 두 가지 구성물은?

그림 15-6 토리곁장치

(a) 콩팥소체(renal corpuscle)를 비스듬히 자른 단면. 토리주머니가 토리를 싸고 있는 모습과 그 근방의 토리곁장치의 위치(원 안에 있음)를 보여준다. (b) 토리곁장치의 확대 단면. 들세동맥(afferent arteriole)의 토리곁세포(juxtaglomerular cells)와 먼쪽곱슬세관(distal convoluted tubule)의 치밀반점(macular densa)을 나타낸다.

고리(loop of Henle)라고 한다. 이 고리의 내림부분을 내림다리(descending limb)라고 하고 겉질쪽으로 다시 돌아가는 부분을 오름다리(ascending limb)라고 한다. 겉질에 도달하자마자 세관은 다시 꼬여서 먼쪽곱슬세관을 형성한다. 이 영역은 큰 세관이 되어 집합관이라고 부른다. **집합관(collecting duct)**은 새로 형성된 소변을 모으고, 겉질로부터 속질을 통해 소변을 콩팥잔(신배, calyx)으로 배출한다.

콩팥단위(네프론)를 통한 혈액의 흐름 Blood Flow Through the Nephron

콩팥단위는 토리와 접하고 있는 **들세동맥(구심성 세동맥, afferent arteriole)**으로부터 혈액공급을 받는다. 일단 혈액이 토리를 통과하면 다른 세동맥으로 빠져나가게 되며 그 동맥을 **날세동맥(원심성 세동맥, efferent arteriole)**이라 한다. 들세동맥의 직경이 날세동맥의 직경보다 크기 때문에 토리로부터 나가는 혈류 속도는 느려진다. 그래서 토리에 혈액이 누적되고 그 누적된 혈액은 토리 내의 혈압을 높이게 된다. 토리 내의 높은 혈압은 여과 시 체액과 용질이 혈류를 빠져나와 토리주머니로 이동하는 데 중요한 역할을 한다. 혈액은 날세동맥으로부터 이차모세혈관 그물조직인 **세관주위모세혈관(peritubular capillaries)**으로 이동한다. 이러한 작은 혈관들은 다공성이고 낮은 압력의 모세혈관으로 혈관벽을 통한 물질의 이동이 가능하다. 이들은 정맥순환계로 빠져 나가기 전까지 콩팥세관(renal tubule)에 붙어 같이 주행한다.

토리곁장치 Juxtaglomerular Apparatus

각각의 콩팥단위에는 **토리곁장치**가 존재한다. 이 구조는 먼쪽곱슬세관(distal convoluted tubule)과 들세동맥이 만나는 부분에 존재한다. 이 구조에는 먼쪽곱슬세관에 존재하는 **치밀반점(macular densa)**과 세동맥에 존재하는 변형된 민무늬근세포인 **토리곁세포(juxtaglomerular cells)**로 구성된다. 이렇게 특수화된 세포들은 소변 생성량 조절과 혈압 조절에 중요한 역할을 한다.

개념 확인

1. 콩팥 내의 콩팥피라미드가 있는 부분은 어디인가?
2. 여과막의 구조는 어떻게 되는가?
3. 토리곁장치는 네프론의 어디에 있는가?

콩팥의 기능

콩팥의 콩팥단위는 여과, 재흡수, 분비에 의해 혈액을 처리한다.
그 결과로 요소와 요산이 배출되고, 체액의 부피, 전해질 농도 및 pH가 유지된다.

콩팥은 불필요한 물질을 혈류로부터 제거하고 체내의 체액 균형을 유지시킨다. 콩팥은 소변 생성, 배출 물질의 양, 배출 속도의 조절을 통해 그 기능을 한다.

소변의 형성 Urine Formation

콩팥 내의 혈관을 통해 매일 많은 양의 혈액이 이동하게 된다. 혈액이 혈관을 통과하면서 콩팥에 의해 처리된다. 매 분 토리를 지나는 1,200 mL의 혈액 중 약 10% (120 mL)는 혈장 형태로 콩팥세관으로 밀려나게 된다. 하루에 약 180 L의 체액 또는 총 혈액 부피의 약 35배의 양이 된다. 다행히도 체액의 대부분(약 99%)은 혈류로 돌아간다. 나머지 1%(하루 약 1~2 L 정도의 양)는 콩팥을 통해 **소변**으로 배출된다. 콩팥에 의해 처리된 소변은 일반적으로 다량의 물과 요소, 요산, 그리고 다수의 이온으로 구성된다. 소변 형성에 관련된 처리 과정에는 세 가지가 있는데 이는 콩팥의 콩팥단위에 의해 수행된다: 여과(filtration), 재흡수(reabsorption), 배출(secretion)로서 그림 15-7에 소개되어 있다.

여과 Filtration

토리에서 일어나는 **여과**는 콩팥소체의 여과막을 통한 혈장의 이동을 말한다. 이 과정에서 혈액세포와 대부분의 단백질과 같은 거대한 분자들은 여과막 장벽을 통과하지 못하여 결국 혈류에 남게 된다. 막을 통과한 체액과 용해된 물질들은 여과액이라 하며 토리여과로 형성된 여과액은 양이 매우 많다: 약 하루에 180 L 정도이다. 이러한 여과액의 양은 다른 조직과 기관 내의 모세혈관을 통해 흐르는 체액의 양보다 훨씬 많은데 이는 토리 구멍의 크기가 매우 크기 때문이다. 여과액이 여과막을

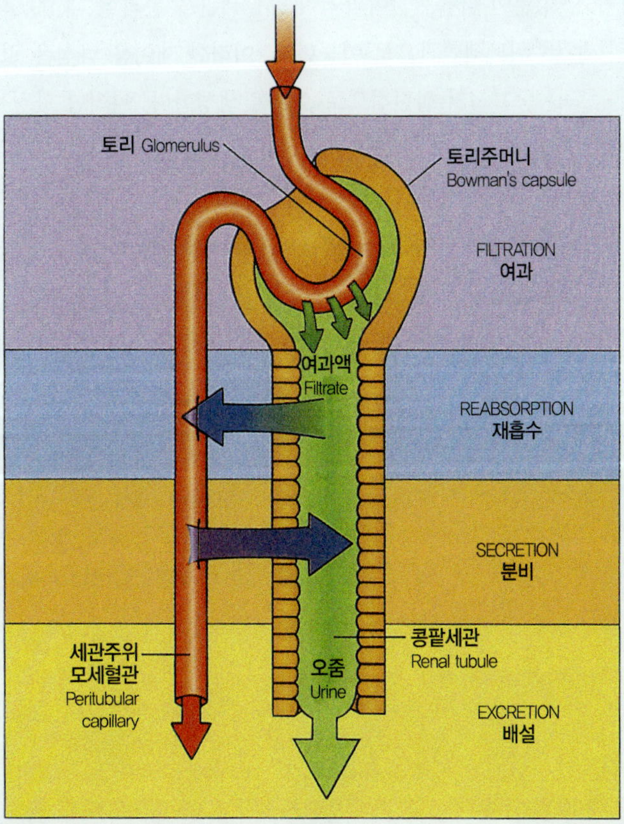

소변 형성의 세 가지 과정은 무엇인가?

그림 15-7 소변 형성에 관련된 과정
여과는 혈류(토리에 의해 운반된)로부터 토리주머니로 체액과 용해된 분자들을 이동시키는 과정을 포함한다. 재흡수는 물이 콩팥세관에서 혈류로 되돌아가는 과정이다. 분비는 혈류로부터 콩팥세관으로 과량의 이온과 다른 분자들의 이동 과정이다. 최종적으로 남은 체액은 소변으로 방출된다.

통과하면 그 여과액은 콩팥세관(renal tubule)을 통한 이동을 위해 토리주머니공간으로 들어간다.

혈장을 여과막으로 통과시키는 힘은 토리 내의 높은 정수압이다(토리벽을 미는 혈액의 힘에 의해 생성). 토리 정수압은 날세동맥이 좁아지면서 야기된 혈액의 축적에 의해 높아진다. 이 압력은 그와 반대되는 압력(토리 내의 삼투압과 토리주머니 내의 정수압을 포함)을 극복하여 최종적으로 수은주 10 mm에 해당하는 압력을 유지하게 된다. 그 최종적인 힘을 **총여과압(net filtration pressure, NFP)**이라 한다. 총여과압이 작은 값을 나타낼지라도(NFP는 대부분의 다른 조직이나 기관 모세혈관 내의 정수압의 1/2 정도), 그것은 토리벽의 큰 구멍(large pores of the glomerular wall), 바닥막, 발세포의 돌기(processes of podocytes) 사이로 많은 양의 체액과 작은 분자들을 통과시키기에 충분하다. 일단 체액과 용매들이 이러한 장벽을 통과하면 토리주머니로 들어가게 된다.

여과율은 여과압의 크기에 따라 결정되는데 일반적으로 여과압이 증가하면 여과액의 양이 증가하고 더 많은 양의 소변이 생성된다. 여과압이 감소하게 되면 여과액의 양 또한 감소하고 결국 소변 생성도 감소하게 된다. 여과압은 일차적으로 토리 내 혈액의 양에 의해 영향을 받게 되는데, 이는 토리곁장치 내에 있는 세포들에 의해 조절된다.

재흡수 Reabsorption

여과액(filtrate)과 소변(urine)의 구성 성분은 매우 다르다. 여과액은 단백질이 없다는 것을 제외하고는 혈장과 근본적으로 같다. 하지만 소변은 훨씬 많은 양의 이온과 요소, 요산을 포함하고 있다(표 15-1). 또한 여과액에는 포도당이 존재하는 반면 소변에는 존재하지 않는다. 왜 구성 성분이 다를까? 여과액이 콩팥세관을 통과할 때 99%의 물과 모든 영양소 그리고 많은 필수 이온들이 빠져나가 근처의 세관주위모세혈관으로 이동한다. 이러한 재이용 과정은 필요 물질들을 혈류로 다시 보내주고, 세관 내 존재하는 노폐물의 농도를 증가시켜 점진적으로 소변을 생성한다. 이러한 과정을 세관 **재흡수**라고 한다.

재흡수하는 동안의 물질이동은 최종적으로 항상 한 방향으로 일어난다. 콩팥세관으로부터 혈류 쪽으로 이동한다(그림 15-8). 이동은 능동수송(active transport)에 의해 일어나거나 또는 삼투(osmosis), 확산(diffusion), 촉진확산(facilitated diffusion)에 의해 수동적으로 일어난다. 이동 방법은 이동되는 물질의 특성에 의해 결정된다. 예를 들면, 아미노산의 경우 능동수송, Na^+의 경우 단순확산, 그리고 물의 경우 많은 양이 삼투에 의해 이동하게 된다. 많은 경우 물질들은 콩팥세관 벽의 단일 세포층을 뚫고 사이질액(interstitial fluid)으로 차 있는 작은 공간을 지나 세관주위모세혈관의 내벽을 통해 혈류로 합류하게 된다.

재흡수는 토리쪽곱슬세관에서 시작되고 콩팥세관 전체를 통해 계속된다(그림 15-9). 토리쪽곱슬세관은 물에 대한 높은 투과성이 있어 물과 용질이 재흡수되는 주요 장소가 된다. 단백질, 포도당, 그리고 많은 이온들이 세관 밖으로 능동수송 되면서 물도 삼투에 의해 같은 방향으로 빠르게 이동하게 된다. 그 결과 여과액의 약 65% 정도가 초기에 재흡수된다.

콩팥세관고리(loop of Henle)의 첫 번째 부분인 내림다리(descending limb)는 토리쪽곱슬세관에서 시작한 물의 재흡수를 계속해서 하게 된다. 능동적으로 수송되는 용질의 양은 감소하지만 여과액 내의 용질의 농도는 증가하게 된다. 여과액이 내림

표 15-1

물질	혈장	여과액	소변	물질	혈장	여과액	소변
포도당(mg/100ml)	100	100	0	칼륨 이온(mEq/liter)	5	5	60
요소(mg/100ml)	26	26	1850	중산탄염 이온(mEq/liter)	27	27	14
요산(mg/100ml)	4	4	55	인산염 이온(mEq/liter)	2	2	40
나트륨 이온(mEq/liter)	142	142	128				

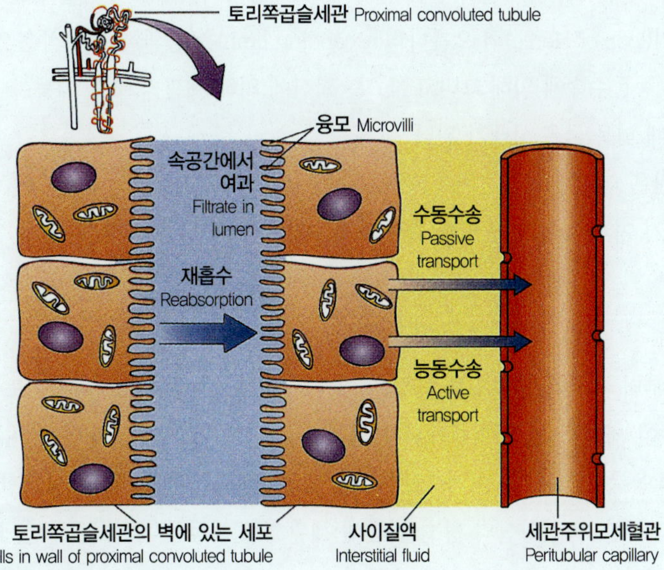

일반적으로 많은 양이 재흡수되는 물질은 무엇인가?

그림 15-8 재흡수하는 동안 물질의 이동
이동 방향은 항상 콩팥세관에서 혈류 쪽이다.

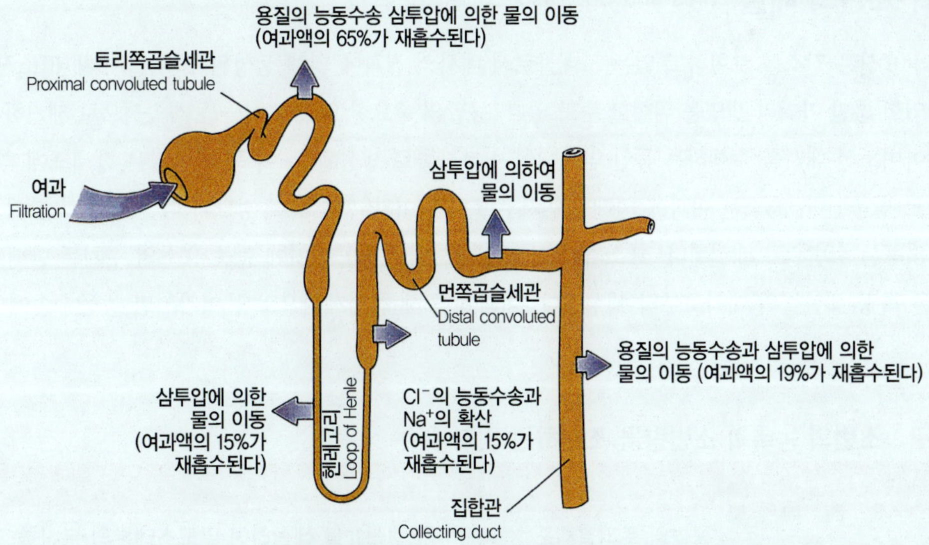

재흡수된 여과액:	
몸쪽곱슬세관	65%
콩팥세관의 내림다리	15%
먼쪽곱슬세관과 집합관	19%
총재흡수된 여과액	99%
오줌에 있는 여과액	1%

집합관(collecting duct)을 통과한 체액을 무엇이라고 하는가?

그림 15-9 콩팥세관의 한 부분에서 다음 부분으로 넘어갈 때 재흡수 과정의 변화

다리를 지날 때 농축액은 그 주위의 사이질액 만큼 농축이 되고 농축액의 15%가 재흡수된다.

여과액이 콩팥세관고리(loop of Henle)의 오름다리(ascending limb)를 통과하면서 적은 양의 물과 함께 많은 용질들이 재흡수된다. 예를 들면 Cl^-는 능동수송에 의해 그리고 Na^+는 확산에 의해 세관 밖으로 이동한다. 용질의 제거로 인하여 여과액은 먼쪽곱슬세관에 들어갈 때 더욱 묽은 상태가 된다.

먼쪽곱슬세관과 집합관은 더 많은 용질(주로 능동수송에 의해)과 물(삼투에 의해)을 재흡수하게 된다. 그 결과 초기 여과액의 19%가 재흡수되고 초기 여과액의 1% 정도가 소변으로 콩팥에서 빠져나가게 된다.

분비 Secretion

여과를 통해 혈액에서부터 제거된 불필요한 물질은 세관분비(tubular secretion)라는 또 다른 과정을 통해 제거된다. 분비는 물질의 최종적인 이동이 세관주위모세혈관에서 콩팥세관쪽으로 이동된다는 점에서 재흡수와 근본적으로 반대이다. 분비되는 물질에는 혈액 내에 농축 시 독성을 띠게 되는 이온, 특정 약물과 체내에서 생성되지 않는 몇몇 분자들을 포함한다. 이러한 물질들은 능동수송, 확산, 촉진확산의 방법을 통해 세관으로 이동한다. 예를 들면, H^+, K^+, 페니실린은 콩팥세관으로 능동수송을 통해 이동하지만 요소는 확산에 의해 수동적으로 이동한다. 먼쪽곱슬세관에서도 분비가 일어나지만 토리쪽곱슬세관에서 분비는 가장 활발하다.

분비는 여과 과정에서 혈액으로부터 제거되지 않은 해로운 물질을 제거하고(페니실린과 같은 물질), 필요물질과 같이 재흡수된 불필요한 물질을 없애며(요산과 요소 등), 혈류에 있는 과도한 K^+을 제거하고, 혈액의 pH를 조절하는 데 중요한 역할을 한다. 혈액의 pH는 분비되는 H^+의 양을 조정하여 조절한다.

요소와 요산의 배출 Urea and Uric Acid Excretion

요소와 **요산**은 질소를 포함하고 있는 노폐물로서 대사의 결과에 의해 생성된다. 이들이 체내 조직에 많이 축적되면 심각한 손상을 입힐 뿐만 아니라 생명을 위협할 수도 있다. 콩팥의 중요한 역할은 이들을 계속적으로 제거하는 데 있다.

간이 아미노산 대사를 수행하는 동안 암모니아가 부산물로 생성된다. 이 독성 물질은 간세포에 의해 빠르게 요소로 전환되고 혈류로 방출된다. 요소는 여과에 의해 콩팥세관으로 들어가고 약 50% 정도가 다른 물질과 함께 확산에 의해 재흡수된다. 나머지 50%는 소변으로 배설된다. 요소가 아미노산 대사의 부산물이기에 혈중 요소의 수치는 단백질섭취량과 연관이 있다.

요산은 특정 핵산들의 대사로부터 생성된다. 여과에 의해 콩팥세관으로 들어가지만 능동수송에 의해 혈류로 재흡수된다.

표 15-2 소변의 농축과 소변량을 조절하는 인자

인자	기원	효과
레닌	콩팥의 토리곁세포	안지오텐신 II를 생산하여 알도스테론의 분비를 자극한다. 결국 소변을 더욱 많이 농축하고 혈압을 높여준다.
알도스테론	부신	Na^+과 Cl^-의 재흡수를 증가시켜 물의 재흡수를 촉진시켜서 더욱 농축된 소변을 생산한다.
항이뇨호르몬	뇌하수체 뒤엽	물의 재흡수를 증가시켜서 더욱 농축된 소변을 생산한다.
심방나트륨 배설증가인자	심장의 오른심방	물과 용질의 재흡수를 감소시켜 희석된 소변을 생산하고 혈압을 낮추어 준다.
교감신경계 자극	시상하부	들세동맥의 혈관수축에 의하여 소변의 양을 감소시킨다.

콩팥은 혈액에 있는 요산의 10%를 분비에 의해 제거할 수 있다.

소변의 양과 농도 조절 Regulation of Urine Concentration and Volume

소변의 양과 조성은 인체의 상태가 변화함에 따라 변한다. 예를 들면, 염(salt)이 많이 포함된 식사를 한 뒤에는 소변의 양이 증가하고 소변 내 염의 양도 증가한다. 하지만 격렬한 운동 후 소변의 양은 감소하고 염의 양도 달라진다. 이러한 변화는 일정한 혈액의 양과 조성을 유지하기 위해 콩팥에 의해 나타난 결과이다. 다시 말하면 혈액 항상성을 유지하기 위해 인체 상태의 변화에 맞춰 물과 용질이 여과, 재흡수, 분비되는 양이 변화한다는 뜻이다. 그러므로 소변을 형성하는 콩팥의 기능은 세밀하게 조절되어야만 한다. 콩팥조절과 관련된 몇몇 기전은 **표 15-2**에 요약되어 있다.

레닌과 안지오텐신 Renin and Angiotensin

앞에서 배웠듯이 토리 내로부터 혈장을 여과막으로 미는 힘을 총여과압(net filtration pressure)이라 한다. 이 압력은 주로 여과율이 떨어지기 시작했을 때 작용하는 토리곁장치 내의 기전에 의해 영향을 받는다(**그림 15-10**). 여과율이 떨어지면 토리곁장치세포들이 자극을 받아 레닌(renin)이라는 효소를 방출한다. 레닌은 간에 의해 생성된 혈장단백질에 작용하여 안지

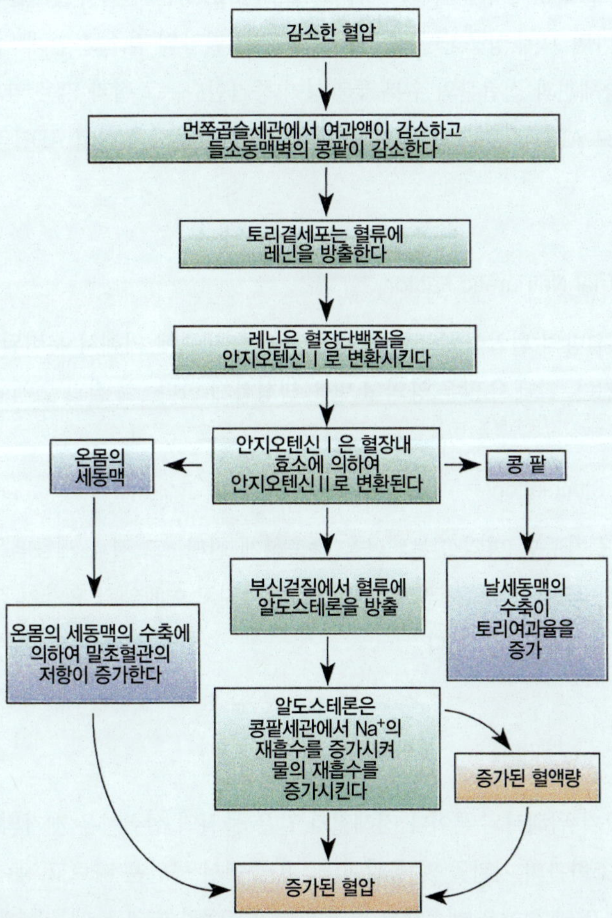

토리곁장치에 의해 분비된 어떤 효소가 안지오텐신 II를 혈류에 나타나게 하는가?

그림 15-10 레닌-안지오텐신계에 의해 혈압을 회복하는 과정

오텐신 I(angiotensin I)이라는 단백질로 변환시킨다. 안지오텐신 I은 혈류에서 다른 효소에 의해 안지오텐신 II(angiotensin II)라는 활성화된 형태로 변환된다. 안지오텐신 II는 부신(adrenal gland)에 작용하여 알도스테론(aldosterone)의 분비를 자극한다.

알도스테론에 의해 Na^+, Cl^-, 물의 재흡수가 증가되어 결국 혈액량과 혈압이 증가한다. 혈압의 증가는 그에 상응하여 여과압을 증가시키고 결국 더 많은 여과액을 생성하게 한다.

알도스테론 Aldosterone

부신에서 분비되는 호르몬인 알도스테론은 먼쪽곱슬세관과 집합관에서의 능동수송을 조절한다. 안지오텐신 II에 의해 알도스테론이 분비된다는 것을 생각해 본다면, 알도스테론은 콩팥단위에서 세관주위모세혈관으로의 Na^+, Cl^-의 재흡수를 증가시킨다. Na^+이 콩팥단위 밖으로 이동할 때 삼투압의 차이가 생겨 물도 따라 이동한다. 알도스테론의 순 효과는 Na^+, Cl^-, 물의 재흡수 증가이다. 그 결과 소변 생성량은 감소한다. 소변량의 감소는 혈류 내의 체액을 증가시키고 혈압을 증가시킨다. 알도스테론이 없게되면 Na^+, Cl^-는 콩팥세관에 남게 되고 소변으로 배설된다. 알도스테론, 레닌, 안지오텐신 II, 소변의 양, 혈압과의 관계는 **그림 15-10**에 그림으로 설명하였다.

항이뇨호르몬 Antidiuretic Hormone

뇌하수체 뒤엽(posterior pituitary gland)에서 분비되는 **항이뇨호르몬(ADH)**은 먼쪽곱슬세관과 집합관에서 물의 재흡수에 관여한다. 혈액량이 감소하기 시작하면 그에 상응하여 혈압이 감소한다. 혈압의 감소로 인해 뇌하수체에 더 많은 ADH를 분비하라는 신호가 전달되고 먼쪽곱슬세관과 집합관의 수분 투과성이 증가한다. 그 결과 많은 양의 물이 여과액으로부터 재흡수되고 혈액량이 회복된다. 그러므로 ADH의 증가는 더욱 농축된 소변을 생성하게 하고 ADH의 감소는 더욱 희석된 소변을 생성하게 한다.

심방나트륨 배설증가인자 Atrial Natriuretic Factor

심방나트륨 배설증가인자는 오른심방의 혈압이 증가했을 때 오른심방 세포에 의해서 분비된다. 이 호르몬은 콩팥이 수분과 용질을 재흡수하는 것을 감소시킨다. 그래서 많은 양의 소변을 생성하게 한다. 그 결과 혈액량(그리고 혈압)이 감소한다.

교감신경계 자극 Sympathetic Stimulation

교감신경계로부터의 신경자극은 들세동맥 벽의 민무늬근을 수축하게 한다. 그 결과 세동맥은 혈관수축을 일으키게 되고 토리로 들어가는 혈액의 양이 감소한다. 이것은 총여과압의 감소로 이어지고 여과액과 요량이 감소하게 된다. 이러한 현상은 주로 심한 운동을 하거나 심한 흥분상태에서 나타난다.

체액의 유지 Maintenance of Body Fluids

몸의 항상성을 효율적으로 유지하기 위해서 수분이나 전해질과 같은 물질의 섭취량은 제거되는 양과 같아야 한다. 이러한 균형을 조절하는 기관은 피부, 간, 소화관의 기관들 및 콩팥이다. 이 중에서 콩팥은 빠르고 강력한 체액조절 효과를 가진다. 이미 살펴본 바와 같이 콩팥은 많은 양의 혈액을 계속해서 여과하고 재흡수하여 그 노폐물을 배출한다. 콩팥을 통과한 혈액이 다른 곳에 있는 모세혈관으로 이동되고, 혈장은 사이질액 및 그 안에 잠겨 있는 세포들과 체액을 교환한다. 그러므로 혈액만 콩팥으로 들어가지만 몸의 다른 부분에 있는 체액도 비슷하게 영향을 받는다. 예를 들면, 소금이 많이 들어간 음식을 먹은 후 초기에는 혈액 안의 나트륨과 염화물의 농도가 상당히 증가한다. 높은 염분 농도는 곧 세포바깥 환경의 사이질액에 도달하고 그 후에 세포 안쪽 환경인 세포질에 도달한다. 만약 빨리 교정되지 않으면 높은 염분 농도로 인해 세포 안으로(삼투압에 의해) 빠르게 수분을 이동시켜 세포손상을 일으킬 수 있다. 콩팥은 배출과정을 통해 혈액내의 과다한 이온을 제거함으로써 이러한 현상을 방지한다. 염분 농도가 낮은 동안에는 콩팥이 수분의 재흡수를 줄여서 보상작용을 한다. 그러므로 콩팥은 몸의 모든 부분의 체액양과 전해질양을 조절하는 기능을 가지고 있다.

몸의 각 부분의 체액량 사이의 관계를 그림 15-11에 요약하였다.

pH의 조절 Regulation of pH

체액의 수소이온농도 혹은 pH는 완충액과 호흡계통 및 콩팥에 의해 조절된다. 수소이온농도는 음식물 섭취나 운동, 스트레스에 의해서 심하게 변화됨에도 불구하고 pH 7.35와 7.45 사이의 좁은 폭 안에서 유지된다. 만약에 pH가 이 범위 아래로 많이 내려가면 산성혈증(acidosis)이라고 하는 생명이 위험한 상황이 일어날 수 있다. 수소이온농도가 이 범위 위로 올라가면 효소와 구조단백질에 비가역적인 손상을 일으킬 수 있다. 만약 pH가 증가하면 흔하지는 않지만 위험한 상태인 알칼리혈증(alkalosis)이 발생할 수 있다.

그러므로 모든 체액에서 pH를 유지하는 것은 생명을 위지하기 위해 아주 중요하다.

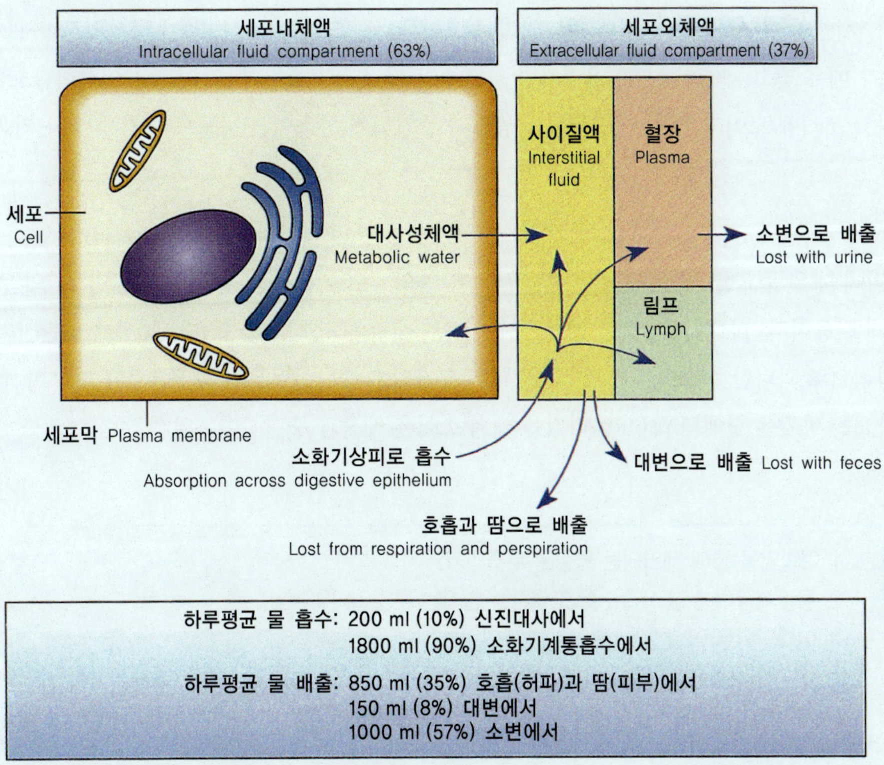

알도스테론이 증가했을 때 세포외 부분 체액량에 미치는 영향은?

그림 15-11 몸의 주요 체액구성
화살표는 수분의 이동을 나타낸다. 하루 동안의 수분 이동량은 박스에 요약되어 있다.

완충액 Buffer

완충액은 산이나 염기가 더해져도 용액의 pH가 쉽게 변하지 않는 화학물이다. 체액의 완충액은 약한 산기나 염기를 가지고 있어서 강한 산기가 있을 때 과도한 수소이온과 결합하거나 강한 염기가 있을 때 수소이온을 분비한다.

이러한 작용은 용액을 중화시키는 경향이 있다. 체액의 주요한 세 가지 완충작용은 단백질과 인, 중탄산이온에 의하여 일어난다. 중탄산이온이 호흡계통과 비뇨계통에 의해 조절될 수 있기 때문에 이 중에서 가장 중요하다. 이 완충작용에서 이산화탄소는 물과 결합하여 탄산을 만들고, 다시 탄산은 수소이온과 중탄산이온을 만든다.

$$\underset{\text{물}}{H_2O} + \underset{\text{이산화탄소}}{CO_2} \leftrightarrow \underset{\text{탄산}}{H_2CO_3} \leftrightarrow \underset{\text{수소이온}}{H^+} + \underset{\text{중탄산이온}}{HCO_3^-}$$

이러한 반응은 양쪽방향으로 진행될 수 있다. 이산화탄소와 물의 반응은 적혈구와 콩팥세관세포에서 발견되는 효소인 탄산탈수효소(carbonic anhydrase)에 의해 촉매된다. 이 효소는 이러한 작용을 양쪽 방향으로 가속화시킨다. 예를 들면 이산화탄소가 높을 때 더 많은 탄산이 만들어진다. 결과적으로 많은 수소이온이 만들어지고 pH는 떨어진다. 반대방향으로 반응할 때에는 이산화탄소가 떨어지면 수소이온과 중탄산이온이 결합하여 탄산을 만들고 탄산은 분해되어 이산화탄소와 물을 만들어 결과적으로 pH를 증가시킨다.

호흡계통 Respiratory System

호흡계통은 pH 변화에 빠르게 반응할 수 있는 능력을 갖고 있다. 예를 들면 혈액내 이산화탄소 농도가 증가하고 pH가 떨어지면, 뇌의 호흡중추에 있는 신경세포들이 호흡의 횟수와 깊이를 증가시킨다. 결과적으로 이산화탄소가 빠른 속도로 허파를 통해 배출된다. 체액의 이산화탄소 농도가 떨어지면 수소이온 농도도 떨어져서 pH가 정상치로 바뀌게 된다. 반대로 만약 이산화탄소 농도가 매우 낮고 체액의 pH가 올라가면 호흡수와 깊이가 감소한다. 그러므로 이산화탄소 농도는 몸에서 더 적은 양이 빠져나가고 조직에 모이게 된다. 이산화탄소 농도가 증가하면 산소이온 농도도 증가해서 pH가 떨어진다.

콩팥 Kidneys

콩팥은 pH 조절에 매우 중요한 역할을 한다. 콩팥은 많은 양의 수소이온을 제거할 수 있지만 pH의 변화에 대해 호흡계통에 비해 더 느리게 반응한다. pH가 떨어지면 콩팥은 수소이온 배출속도를 증가시킨다. 동시에 중탄산이온의 재흡수 속도를 증가시킨다. 결과적으로 과다한 수소이온이 혈액으로부터 제거되고 중탄산이온이 혈액으로 돌아오며, pH가 더 높은 정상치로 돌아오게 된다. 즉, 콩팥은 혈액의 pH가 올라갔을 때 수소이온 배출과 중탄산이온의 재흡수 속도를 줄여서 pH를 낮춘다.

개념 확인

1. 여과막을 통해 제거되는 물질은 무엇인가?
2. 콩팥세관의 수분 재흡수를 조절하는 인자는 무엇인가?
3. 여과압력은 어떤 기전에 의해 조절되는가?
4. 수소이온의 배출은 왜 중요한가?

요관

요관은 콩팥에서 새로 만들어진 소변을 방광으로 운반한다.

요관(ureters)은 한 쌍의 관상기관으로서 콩팥에서 방광으로 소변을 운반한다(그림 15-1). 요관은 배막 뒤에 놓여 있어서 콩팥처럼 뒤배막기관이다. 요관은 각 콩팥의 콩팥깔때기에서 시작하여 척주 양쪽을 따라 아래쪽으로 뻗어내려 온다. 요관이 일단 골반에 도착하면 안쪽으로 굽은 후 방광으로 들어간다.

각 요관의 벽은 세 층으로 구성되어 있다. 안쪽층은 점막층으로 콩팥깔때기와 방광의 안쪽과 연속되어 있다. 점액이 안쪽 표면을 덮고 있으므로 세포들이 소변에 노출되는 것을 막아준다. 중간층은 민무늬근육과 탄력성 결합조직으로 구성되어 있으며, 서로 협조적으로 수축하여 연동운동을 일으켜 요관을 통해 소변을 배출시킨다. 바깥층은 섬유성 결합조직으로 안쪽의 층들을 보호한다.

각각의 요관이 방광으로 열린 구멍에는 점막이 날개처럼 접혀 있다. 이러한 접힘은 소변이 방광으로 들어가지만 거꾸로 요도로 올라오는 것을 막는 한쪽 방향으로만 기능을 하게 하는 판막의 역할을 한다.

방광

방광은 확장성이 있는 주머니와 같은 기관으로서 요관으로부터 소변을 받고 요도를 통해 배출될 때까지 소변을 저장한다.

방광(urinary bladder)은 비어 있는 근육기관으로서 일시적으로 소변을 저장한다. 방광은 골반안의 바닥에 있으며, 두덩결합의 뒤에 있고, 위쪽표면은 배막으로 덮여 있다(그림 15-12). 이것은 여러 가지 면에서 풍선과 비슷하다: 방광의 벽은 매우 탄력적이어서 비어있을 때는 찌그러져서 안쪽 벽에 많은 주름이 생긴다. 소변으로 가득 차면 벽이 매끄러워지고 위쪽으로 팽창하여 배 모양이 되며 가끔 다른 기관을 누른다. 완전히 찼을 때 평균용량은 약 500 ml이지만, 필요에 따라 두 배 이상 저장할 수 있다. 방광의 안쪽에는 두 개의 요관과 하나의 요도를 위한 구멍이 있다. 이 세 구멍 사이를 연결한 삼각형의 영역은 매끈한 벽으로 되어 있는데 이를 **방광삼각**(trigone)이라고 한다. 이 영역은 요로감염이 자주 일어나는 곳으로 임상적으로 중요하다.

방광벽은 네 개의 층으로 되어 있다. 가장 안쪽 층은 매우 탄력적인 이행상피를 가진 점막층이다. 점액이 방광의 안쪽 벽을 덮어서 세포가 소변에 노출되어 해로운 영향을 받지 않도록 한다. 점막은 결합조직으로 구성된 두 번째 층으로 지지되고 있다. 이 층의 바깥으로 **배뇨근**(detrusor muscle)이라고 하는 두꺼운 민무늬근육층이 있다. 배뇨근은 배뇨과정에 관여한다. 가장 바깥층은 방광이 배막으로 덮여 있는 위쪽 표면을 제외하고 섬유성결합 조직으로 되어 있다.

요도

요도는 소변을 방광에서 외부로 배출한다. 이 구조는 남성과 여성에서 서로 다르다.

요도(urethra)는 방광 바닥에서 소변을 배출하여 신체의 외부로 전달하는 근육성 관이다(그림 15-12). 방광과 요도 사이의 연접부는 민무늬근육이 두꺼워져 있는데, 이 구조물을 **속요도조임근**(internal urethra sphincter)이라 한다. 소변이 방광에 저장되는 동안 요도로 들어가는 것을 방지하는 불수의 조임근이다. 요도는 골반안의 바닥을 통과하여 나가는데, 두 번째 조임근이 요도를 둘러싸게 된다. 이 두 번째 조임근을 **바깥요도조임근**(external urethral sphincter)이라 한다. 이 조임근은 뼈대근육으로 이루어져 있으며, 수의적인 조절을 받게 된다. 요도의 특징은 남성과 여성에 있어 서로 차이가 있다. 여성의 요도는 길이가 약 3~4 cm (1.5인치) 정도이며, 결합조직에 의해 질 앞 벽에 단단히 결합되어 있다. 남성의 요도는 길이가 약 20 cm(8인치) 정도이며 방광에서부터 바깥요도구멍으로 열려 있는 음경 끝부분까지 뻗어 있다. 남성의 요도는 방광 기시부에서 요도를 둘러싸고 있는 전립샘을 통과한다. 이 전립샘은 일반적으로 비대해져 배뇨를 곤란하게 하기도 한다. 남성의 요도는 소변을 수송할 뿐만 아니라 생식과 관련된 정액도 수송하는 기능도 한다.

배뇨

배뇨는 방광을 비우는 과정으로 보통 불수의적 반응과 수의적 반응 둘 다 관련이 있다.

방광을 비우는 작용을 **배뇨**(micturition, voiding, urination)라 한다. 배뇨는 수의적인 작용과 불수의적인 작용에 의하여 일어난다. 배뇨는 방광에 소변이 200 ml 이상 모아졌을 때 시작한다. 이때 방광벽은 신장수용기가 자극될 때까지 늘어나게 되고, 이 감각자극이 척수로 전달된다(그림 15-13). 그 후 운동자극은 반사활을 통하여 빨리 척수에서 방광으로 전달되어 배뇨근을 수축시키고 속요도조임근을 이완시킨다. 배뇨근의 수축이 강력해질 때 저장된 소변은 속요도조임근을 통과하여 요도로 밀려난다. 이때 배뇨는 더욱 격렬해진다. 만약 시기가 적절치 못하다면 소변의 흐름은 바깥요도조임근의 수의적인 작용에 의해 멈춰지게 되고, 소변은 다음 배뇨까지 방광에 저장된다. 골반안의 바닥과 배벽에 있는 뼈대근육들은 소변의 흐름을 차단한다. 배뇨가 결정되면, 바깥요도조임근은 이완되고 소변은 배출되기 시작한다. 배뇨근의 수축이 좀 더 강력하게 작용함으로써 방광 안에 남아 있던 소변이 밖으로 배출된다. 그 후에 배뇨근은 이완되고 방광은 소변으로 가득 채워지게 된다.

개념 확인

1. 소변에 의한 손상으로부터 속면을 보호하기 위한 요관의 특징은 무엇인가?
2. 방광에서 배뇨근은 무엇인가?
3. 배뇨의 수의적인 조절을 위한 구조물은 무엇인가?

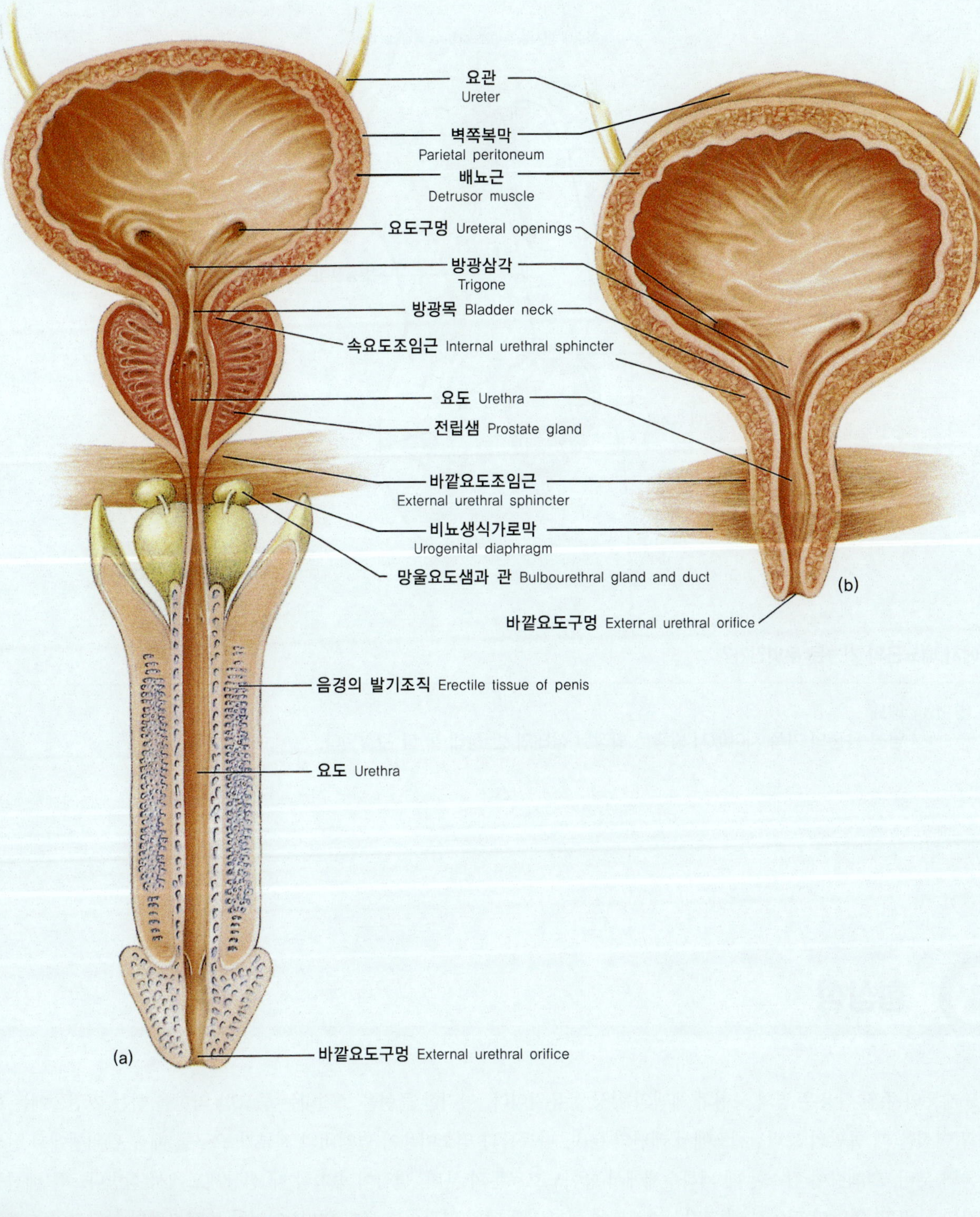

남성요도에서 바깥요도조임근은 어디에 있는가?

그림 15-12 방광과 요도의 구조
앞쪽에서 본 그림으로, 방광삼각의 위치를 보여주기 위해 방광 앞벽을 제거하였다.
(a) 남성의 방광과 요도 (b) 여성의 방광과 요도. 성별에 따른 요도 길이의 차이를 보시오.

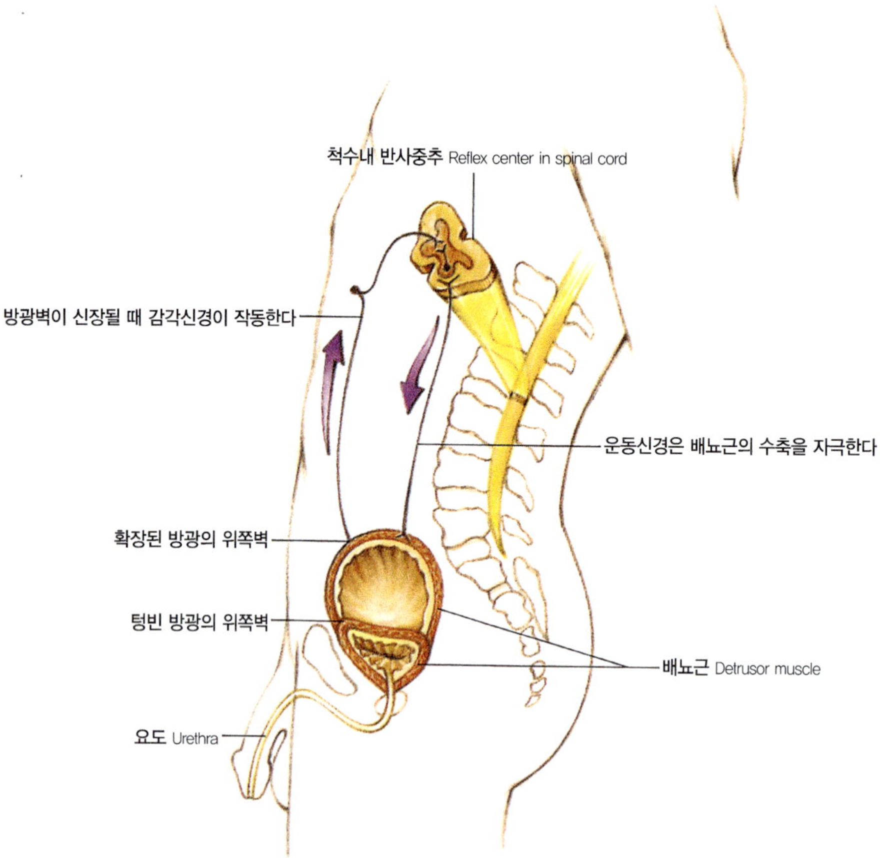

방광에서 배뇨근의 기능은 무엇인가?

그림 15-13 **배뇨**
남성 몸통의 가쪽 시야에서 방광은 확장된 상태와 빈 상태 둘 다 관찰된다.

항상성

비뇨계통의 주된 작용은 염의 균형과 체액의 항상성 유지이다. 이러한 균형을 조절하는 중요한 역할을 하는 기전들에는 혈압이 떨어졌을 때 콩팥의 토리곁세포에서 레닌의 분비, 나트륨과 염소이온이 혈액내의 저류가 요구될 때 콩팥위샘에서 알도스테론의 분비, 혈액량이 감소할 때 뇌하수체에서 항이뇨호르몬의 분비, 혈압이 증가할 때 심장세포에서 심방나트륨 배설증가인자의 분비 및 혈압이 떨어질 때 교감신경계통에 의한 세동맥의 혈관수축 등이 있다. 이러한 조절기전의 복합적인 효과는 인체의 상태에 따라 변동이 있을지라도 체액의 양과 구성요소의 조절이다.

예를 들어, 따뜻한 날에 격렬한 자전거 타기는 발한작용을 통해 많은 양의 수분과 염의 손실을 가져온다. 이 수분 손실을 보충하기 위해 콩팥은 많은 양의 수분과 염을 흡수하도록 작용(항이뇨호르몬, 알도스테론 및 레닌의 수치를 증가시켜)하고 그 결과 소변의 배설량이 줄게 된다. 동시에 세동맥에 대한 교감신경계의 자극은 콩팥으로 가는 혈류를 감소시키고 또한 소변의 배설량을 감소시킨다. 수분손실이 심하지 않다면, 이러한 보충은 혈류량의 심한 변화를 초래하지 않는다. 그러므로 혈압은 상대적으로 일정하게 유지된다. 또 다른 예는 여러분이 매우 짠 식사를 하였을 때 일어난다. 여러분이 학습했던 것처럼 혈액 내의 다량의 나트륨과 염소는 신체의 다른 부위에서 수분을 빼앗게 되어 조직의 탈수를 유도하게 된다. 이런 현상을 방지하기 위해, 콩팥은 염의 분비속도가 유지되는 동안 염의 재흡수를 증가시켜 수분을 저장하도록 작용(항이뇨호르몬의 수치를 증가시켜)한다. 그 결과 소변 안에 있는 염의 양은 일정하지만 소변의 배설량이 감소되어, 농축된 소변 속에 염이 다량으로 배설된 효과를 가지게 된다. 다시, 콩팥의 재빠른 작용으로, 혈액량과 혈액의 염의 양은 상대적으로 변하지 않게 된다. 두 예에서 보듯이 신체의 상태가 변하더라도 혈액과 다른 체액의 항상성은 유지된다.

비뇨계통의 항상성 작용은 체액과 염의 균형에만 국한되지 않는다. 여러분이 이 장에서 학습하였듯이, 콩팥은 혈액에서 요산과 요소를 제거한다. 요산과 요소는 체내 조직에 축적되었을 때, 강력한 위험물질로 작용하게 된다. 또한 콩팥은 중탄산완충작용에서 중요한 역할을 하는 탄산탈수효소를 제공하여 체액의 pH 균형을 유지한다. 산-염기 항상성의 일례로, 기체 확산에 필요한 허파 표면적의 감소로 인해 유발된 심각한 허파질환인 폐기종(emphysema)으로 고통 받는 환자가 있다고 하자. 감소된 기체확산의 결과 이산화탄소는 혈류내에 축적되어 pH를 떨어뜨리게 된다. 과량의 수소이온을 제거하기 위해 콩팥은 혈류에서 탄산을 제거하여 산성 소변을 생성하고 배설하게 된다. 이로써, 콩팥은 건강을 해치는 많은 변화에도 불구하고 신체 내부의 안정성, 즉 항상성을 제공하게 된다.

그림 설명의 질문과 답

그림 15-1 **콩팥에 신선한 혈액을 공급하는 주요 동맥은 무엇인가?**
콩팥동맥이 산소를 가지는 혈액을 콩팥에 공급한다.

그림 15-2 **각각의 콩팥에 있는 세 가지 내부 구조는 무엇인가?**
속질, 겉질, 콩팥깔때기가 콩팥 내부의 세 영역이다.

그림 15-3 **엽사이동맥은 어느 혈관으로 분지하는가?**
엽사이동맥은 콩팥겉질 내의 활꼴동맥으로 분지된다.

그림 15-4 **콩팥세관고리는 콩팥의 어느 부위까지 위치하는가?**
콩팥세관고리는 콩팥속질 아래로 내려간다.

그림 15-5 **이전에 형성되었던 여과액이 어떤 구조 내에 모일까?**
여과에 의해 형성된 여과액은 토리주머니공간 내에 모아진다.

그림 15-6 **사구체곁장치를 이루는 두 가지 구성물은?**
토리곁세포는 먼쪽세관이 들세동맥과 접촉하는 부위에 위치한다.

그림 15-7 **소변 형성의 세 가지 과정은 무엇인가?**
소변 형성의 세 단계는 여과, 재흡수 그리고 분비이다.

그림 15-8 **일반적으로 많은 양이 재흡수되는 물질은 무엇인가?**
수분은 정상적으로 많은 양이 재흡수된다.

그림 15-9 **집합관(collecting duct)을 통과한 체액을 무엇이라고 하는가?**
집합관 안에 모아진 용액을 소변이라 한다.

그림 15-10 **토리곁장치에 의해 분비된 어떤 효소가 안지오텐신 II를 혈류에 나타나게 하는가?**
레닌은 간에서 분비된 단백질을 안지오텐신 II로 전환시킬 때 필요하다.

그림 15-11 **알도스테론이 증가했을 때 세포외 부분 체액량에 미치는 영향은?**
알도스테론의 증가된 수치는 세포 밖 용액의 양을 증가시키고 배설되는 소변 양을 감소시킨다.

그림 15-12 **남성 요도에서 바깥요도조임근은 어디에 있는가?**
바깥요도조임근은 비뇨생식가로막의 음경바닥에 위치한다.

그림 15-13 **방광에서 배뇨근의 기능은 무엇인가?**
배뇨근의 수축은 배뇨 시 소변을 방광에서 요도로 밀어낸다.

16 생식계통

THE REPRODUCTIVE SYSTEM

개요

남성 생식기관 ORGANS OF MALE REPRODUCTION

- 고환 Testes
- 생식관 Ducts
- 부속샘 Accessory Glands
- 바깥생식기 External Genitalia

남성 생식계통의 생리학 PHYSIOLOGY OF MALE REPRODUCTION

- 신경기전 Neural Mechanism
- 호르몬기전 Hormonal Mechanism

여성 생식기관 ORGANS OF FEMALE REPRODUCTION

- 난소 Ovaries
- 여성 부속기관 Female Accessory Organs
- 바깥생식기 External Genitalia
- 젖샘(유방) Mammary Glands

여성 생식계통의 생리학 PHYSIOLOGY OF FEMALE REPRODUCTION

- 신경기전 Neural Mechanism
- 호르몬기전 Hormonal Mechanism

학습목표

1. 기관의 구조와 기능에 따라, 남성 생식기관을 확인한다.
2. 정자형성과정과 그 산물에 대해 설명한다.
3. 남성 생식기관을 통해 정자를 운반하는 도관에 대해 설명한다.
4. 남성의 부속샘을 확인하고 부속샘에서 분비하는 분비물의 특징에 대해 설명한다.
5. 남성 바깥생식기관에 대해 설명한다.
6. 발기, 사정 및 사출과정을 설명하고 남성 생식계통에 영향을 주는 신경기전에 대해 설명한다.
7. 남성 생식기관과 관련된 생식샘자극분비호르몬, 황체형성호르몬 및 난포자극호르몬의 영향에 대해 설명한다.
8. 남성 생식기관과 관련된 테스토스테론(testosterone)의 영향에 대해 확인한다.
9. 기관의 구조와 기능에 따라, 여성 생식기관을 확인한다.
10. 난자형성과정, 난포발달 및 배란에 대해 설명한다.
11. 여성 생식기관에 영향을 주는 신경기전에 대해 설명한다.
12. 여성의 사춘기 발달에 있어 생식샘자극분비호르몬, 황체형성호르몬 및 난포자극호르몬의 기능을 확인한다.
13. 여성 생식기관과 관련된 에스트로겐(estrogen)의 영향에 대해 설명한다.
14. 월경(생리, menstruation)과 폐경(menopause)을 정의한다.

남성 생식기관

남성 생식기관은 정자와 테스토스테론을 만드는 고환, 정자를 몸 밖으로 전달하는 도관계통, 정자의 이동을 돕거나 영양분을 공급하는 부속기관으로 구성된다.

남성의 일차 생식기관은 고환이며 이곳이 남성의 생식샘(gonad)이다. 고환은 남성호르몬인 테스토스테론과 남성 생식세포인 정자를 만들어낸다. 그 외의 남성 생식기관은 정자를 저장하고 지지하며, 체외로 배출시키는 수많은 도관과 정자를 지지하기 위한 분비물을 분비하는 부속샘 그리고 바깥생식기관으로 구성된다.

고환 Testes

고환은 한 쌍의 난원형 기관으로, **배골반안**(abdominopelvic cavity) 밖의 **음낭**(scrotum)이라고 하는 피부주머니 안에 매달려 있다(**그림 16-1**). 정자가 온도에 민감하기 때문에 고환은 건강한 정자를 만들기 위해 체외에 위치하며, 음낭은 정상 체온보다 낮은 내부온도를 유지한다.

구조 Structure

고환은 길이가 4 cm, 너비가 2.5 cm이며, 섬유결합조직으로 싸여 있으며, 이 결합조직이 고환 내부로 뻗어들어가 고환을 소엽(lobules)이라는 250개 정도의 작은 구획으로 나눈다(**그림 16-2**). 각각의 소엽에는 1~4개의 미세하게 꾸불꾸불한 **정세관**(seminiferous tubules)이 들어 있다. 이들 정세관 사이에는 내분비세포 집단을 포함한 미세한 결합조직 막이 있다. 이 세포들을 **사이질세포**(**간질세포**, interstitial cell; Leydig cell)라 하며, 남성호르몬인 **테스토스테론**(testosterone)을 분비한다. 정세관은 고환의 뒤쪽 가장자리까지 뻗어 있어, 그곳에서 **고환그물**(**고환망**, rete testis)을 형성한 다음 **고환날세관**(**수출소관**, efferent ductules)을 형성한다.

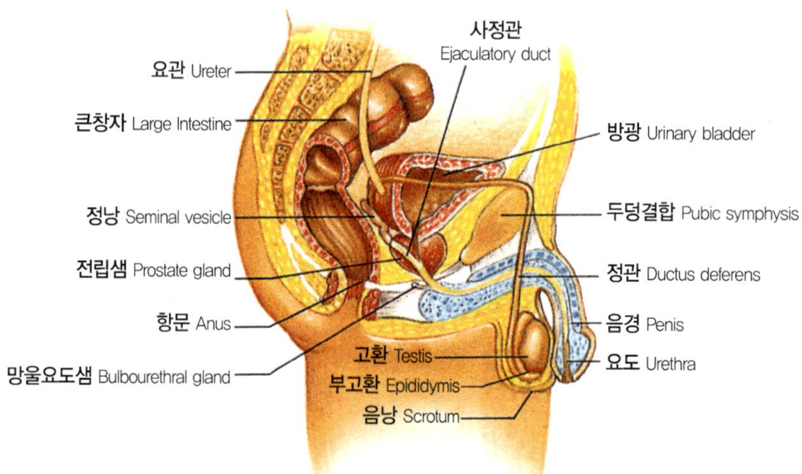

어떤 기관에 고환이 위치하고 있는가?

그림 16-1 남성 생식계통
위 몸통 부분의 시상단면은 남성 생식계통의 중요한 기관들을 보여주고 있다.

정세관의 벽은 특수화된 세포층인 **종자상피(germinal epithelium)**로 둘러싸여 있다. 이 층 내에는 지지세포와 종자세포(정자발생세포)가 존재하는데, 지지세포는 종자세포에 영양분을 공급하고 지지하는 작용을 하며, 종자세포는 정자발생(spermatogenesis) 과정을 통해 새로운 정자세포를 생산한다.

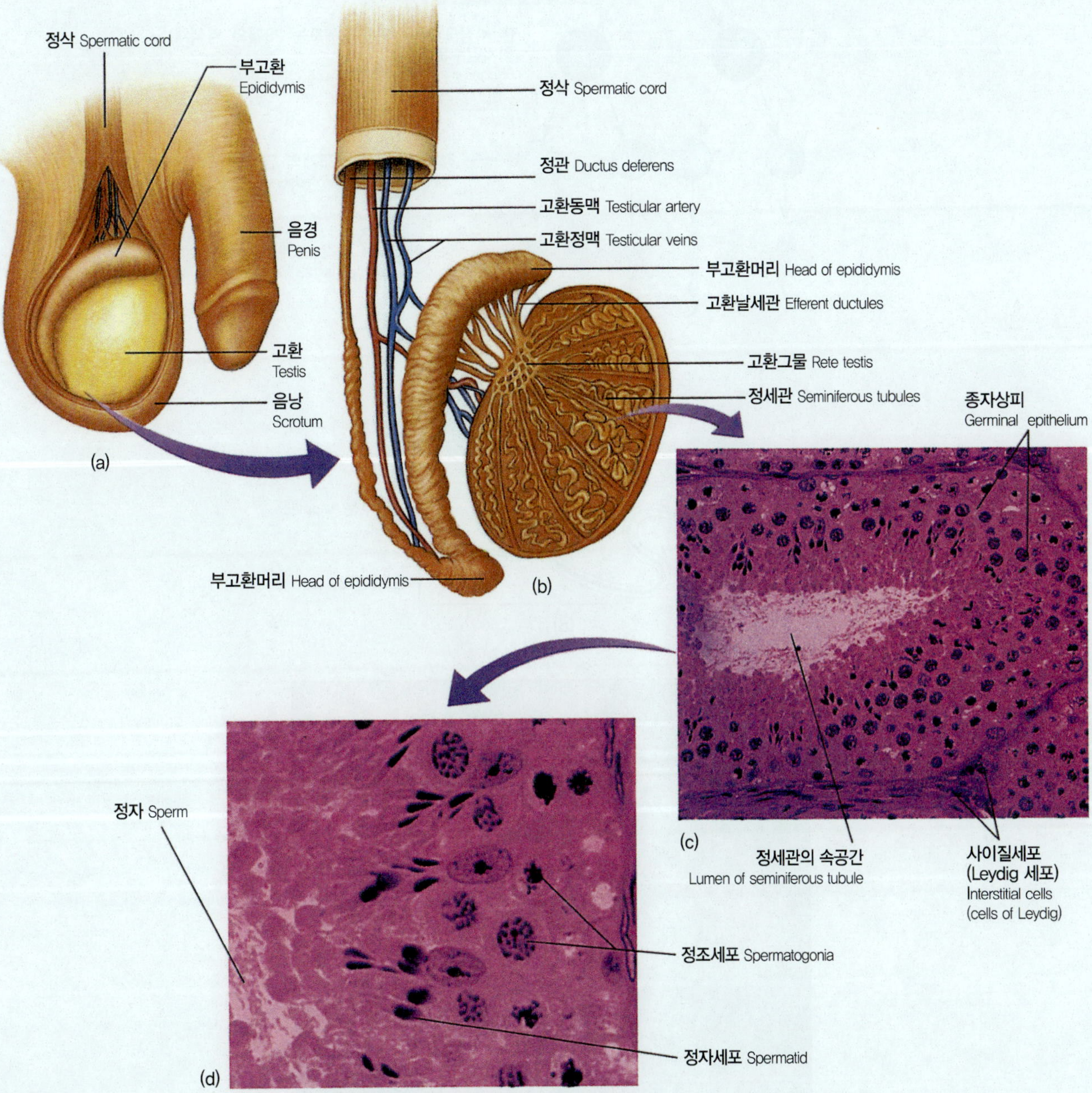

사이질세포에 의해 생성되는 것은 무엇인가?

그림 16-2 고환구조
(a) 각 고환은 부고환과 접하고 있으며, 음낭 안에 존재한다. (b) 고환 및 부고환, 정삭의 내부 구조는 바깥층의 결합조직을 제거하였을 때 관찰된다. (c) 한 정세관의 가로 단면 사진(64×). (d) 정세관의 종자상피를 높은 배율 하에서 관찰하면, 발생단계에 있는 정자를 관찰할 수 있다(160×).

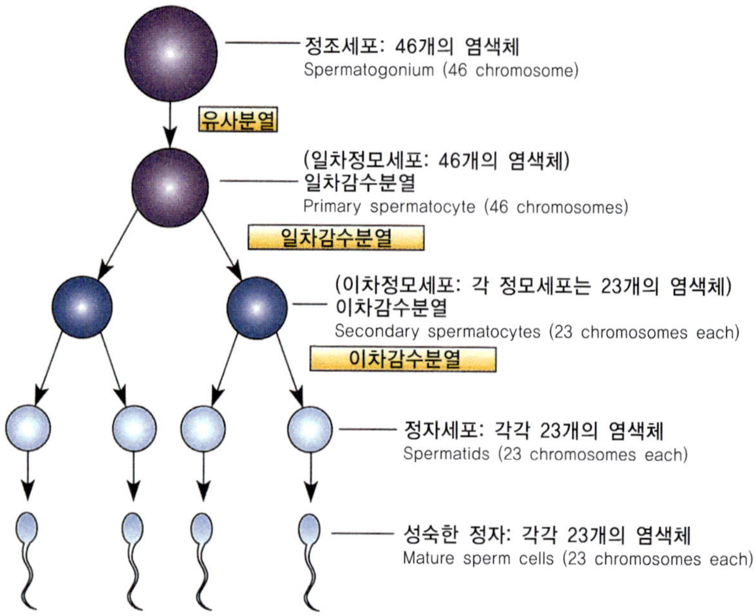

(a)

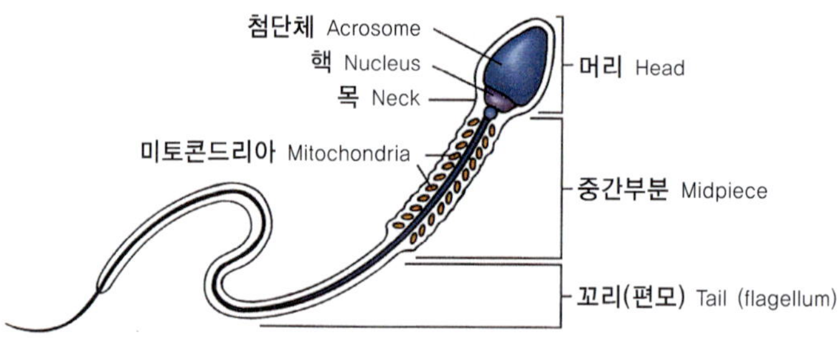

(b)

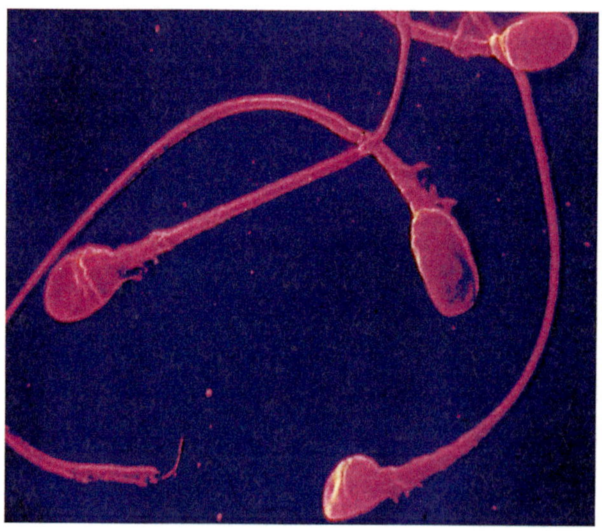

(c)

정자세포에 있는 편모의 기능은 무엇인가?

그림 16-3 **정자세포**

(a) 정자발생, 그 결과 하나의 정모세포에서 4개의 정자세포가 생성된다. 이 과정은 정세관의 종자상피 안에서 일어난다. (b) 성숙한 정자 세포 구조 (c) 정자의 고배율 현미경사진(3,220X).

정자발생 Spermatogenesis

정자발생은 정자세포를 생산하는 과정으로 고환의 정세관 내에서 일어난다. 정자는 감수분열에 의해 나눠는 전구세포로부터 생성된다. 감수분열은 4개의 딸세포가 생성되는데 각각의 딸세포는 모세포가 가진 반수만큼의 염색체를 가지게 된다. 정자형성의 경우, 각 딸세포는 정자로 성숙된다. 세포분열의 다른 형태인 유사분열(mitosis)은 두 개의 딸세포를 생성하게 되는데, 이들은 유전적으로 동일하며 또한 모세포와도 동일하다. 유사분열은 신체의 성장, 조직재생 그리고 세포교체 작용을 이루는 수단이므로, 유사분열은 체세포 안에서 일어난다. 반대로 감수분열(meiosis)은 남성생식샘과 여성생식샘에서만 일어나며, 그 결과 남성생식세포와 여성생식세포가 만들어진다.

발생중인 남성태아에서, 고환은 배골반안(abdominopelvic cavity)에서 발생하기 시작한다. 출생 전이나 직후에 고환은 음낭 안으로 하강하게 된다. 사춘기(puberty) 이전 시기에 고환은 하강할 때와 크기가 거의 같은 상태이다. 사춘기가 시작되면, 사이질세포는 크기와 수적으로 증가하며, 정세관도 증대된다. 이 시기에 정자발생에 의해 새로운 정자 생성이 시작된다.

종자상피의 종자세포 중에서 줄기세포(stem cell)는 **정조세포(spermatogonia)**이다. 정조세포는 유사분열에 의해 연속적으로 분열한다. 정조세포의 어떤 딸세포들은 감수분열에 의해 분리되는 **일차정모세포(primary spermatocyte)**를 형성하고, 또 다른 딸세포는 정조세포로 남아 있어 계속해서 유사분열에 의해 분리된다(그림 16-3). 감수분열 과정에서 하나의 일차정모세포는 두개의 **이차정모세포(secondary spermatocyte)**를 생성하고, 각각의 이차정모세포는 두 개의 **정자세포(spermatids)**를 생성하기 위해 분열한다. 그러므로 4개의 작은 정자세포는 1개의 일차정모세포로부터 생성된다. 각각의 정자세포는 23개의 염색체를 가지고 있으며, 올챙이 모양으로 발생하기 시작하지만 여전히 종자상피의 일부로 존재한다. 정자세포는 최후에는 머리, 중간부위 및 긴 편모로 만들어지는데, 이 시기의 정자세포를 **정자(sperm, spermatozoon)**라 부른다. 일단 형성된 정자는 종자상피에서 빠져나와 부고환을 향하여 이동한다.

정자발생은 남성의 전 생애를 통해 끊임없이 일어난다. 정상적인 남성은 하루에 1억 개 이상의 정자를 만들어낸다. 그러나 어떠한 경우 정자생성은 난자를 수정하기에 불충분한데 이러한 상태를 불임(sterility)이라 하는데, 이것은 정신적인 불안과 고환의 상해로 인한 외상, 암이나 정자의 수적 감소 또는 생산성이 없는 정자를 만들어내는 유전적인 결함에 기인한다.

개념 확인

1. 남성의 생식샘은 무엇인가?
2. 정자는 어디에서 만들어지는가?
3. 어떤 세포에서 테스토스테론을 분비하는가?

생식관 Duct

고환에서 생성된 정자는 일련의 도관에 의하여 운반된다. 부고환에서 시작되는 이러한 도관들은 고환에서부터 요도까지 정자를 운반하고 지지하며 저장한다.

부고환 Epididymis

콤마(comma) 모양인 **부고환**은 각 고환의 뒤쪽에 위치하고 있는 구조물이다(그림 16-1). 부고환은 심하게 꼬여진 하나의 도관으로, 고환날세관(efferent ductule)으로부터 정자를 받아들인다(그림 16-2b). 이 관이 풀린다면 길이는 6 m에 이른다. 이 관은 고환을 벗어나 정관이 된다.

부고환에 도달한 정자는 미성숙한 상태이며, 자가 추진력이 없다. 정자는 부고환에 있는 근육층의 연동적인 수축에 의해 천천히 부고환을 통과하게 된다. 정자는 이렇게 이동을 하면서 계속적인 성장을 한다. 정자가 부고환을 완전히 빠져나오는 시기에 정자는 긴 편모를 움직여 독립적으로 이동하며 난자와 수정할 수 있는 능력을 가지게 된다.

정관 Ductus Deferens

정관(ductus deferens, vas deferens)은 부고환에서 요도까지 정자를 운반한다(그림 16-1, 그림 16-4). 정관은 부고환 위쪽으로 뻗어나가 음낭을 빠져나가는 두꺼운 근육성 관이다. 정관은 샅굴(서혜관, inguinal canal)을 통하여 배벽을 통과하고, 골반안의 가쪽 벽을 교차하여 방광의 뒤쪽으로 간다. 정관은 정낭의 도관과 결합하여 **사정관**(ejaculatory duct)을 형성한 후 정자와 정낭분비물을 전립샘을 지나는 요도로 운반한다.

정관은 **정삭**(spermatic cord)을 형성하기 위하여 다른 구조물과 결합되어 있다. 정삭은 정관, 고환동 · 정맥(testicular artery and vein), 림프관, 고환신경(testicular nerve), 고환올림근(고환거근, cremaster muscle) 그리고 결합조직으로 구성되어 있다. 고환올림근은 정삭의 바깥층을 구성하는 뼈대근육으로, 정자 발생에 있어 좁은 온도한계를 유지하기 위하여 추운 외부온도에 반응하여 고환을 몸통 가까이로 더 근접시키고자 고환을 올리는 작용을 한다. 정관절제술(vasectomy)이라는 불임수술 시 정관은 정삭의 다른 구조물과 분리되어 완전히 묶거나 불로 지진다.

요도 Urethra

남성의 **요도**는 방광에서부터 음경(penis)의 말단부위까지 뻗어 있다(그림 16-1, 그림 16-4). 요도는 소변과 남성 생식계통의 분비물을 배출하는 통로이다. 요도의 벽은 점막으로 둘러싸여 있고 두꺼운 민무늬근육으로 되어 있다. 또한 분비물을 속공간(lumen)으로 배출하는 수많은 점액샘을 가지고 있다. 요도의 먼쪽 부분에 있는 개구부를 **바깥요도구멍(외요도구, external urethral orifice)**이라고 한다.

개념 확인

1. 어떤 형태의 근육수축이 도관을 통해 정자의 이동을 돕는가?
2. 정삭의 일부를 구성하고 있는 도관은 어느 것인가?
3. 남성요도가 운반하는 물질은 무엇인가?

부속샘 Accessory Glands

남성 생식계통의 부속샘은 한 쌍의 정낭(seminal vesicles), 한 개의 전립샘(prostate gland)과 한 쌍의 망울요도샘(요도구선, bulbourethral glands)으로 구성된다. 부속샘의 분비물의 기능은 정자를 지지하기 위해 액체, 영양배지를 공급하는 것이다. 부속샘의 분비물과 정자의 혼합물을 **정액**(semen, seminal fluid)이라고 한다. 한번 방출되는 양은 2~7 ml이며 용액 내에 있는 정자의 평균 수는 1.2×10^{8}/ ml개이다.

정낭 Seminal Vesicles

정낭은 방광의 바닥에 위치하고 있는 샘조직이다(그림 16-1, 그림 16-4). 각 샘은 수많은 주머니 모양의 구조로 이루어졌으며, 짧은 관을 통하여 분비물을 정관으로 보낸다. 정낭과 정관이 만나 사정관을 형성하며, 이것은 요도와 연결되어 있다.

정낭의 분비물은 당(fructose)이 풍부하여 통과하는 정자에게 영양분을 공급하며 정자의 운동을 활성화시킨다. 정낭의 분비물은 정액 양의 60%를 차지한다.

전립샘 Prostate Gland

전립샘(전립선)은 밤톨크기로, 방광의 아래부분에 위치하며, 그곳에서 요도를 둘러싸고 있다(그림 16-1, 그림 16-4). 위치 때문에 전립샘 크기가 증가(비대증, hypertropy)하면 요도를 압박하며, 배뇨를 어렵게 만들고 고통스럽게 하는 경향이 있다. 전립샘이 비대해지는 현상은 50대 이후의 남성에게서 흔히 일어난다. 전립샘은 다소 점성이 있는 우유빛의 분비물을 분비하는데, 이 분비물은 요도에 도달하기 전에 수많은 짧은 관을 통과한다. 전립샘 분비물은 질(vaginal) 분비물보다 더 알칼리성이다. 산성인 환경에서는 정자의 운동성을 방해하는 경향이 있으므로, 전립샘 분비물에 의한 질 분비물의 중화작용은 수정 시 정자의 운동성을 돕는다.

개념 확인

1. 정자와 샘분비물의 혼합물을 무엇이라 하는가?
2. 요도를 둘러싸고 있는 부속샘은 어느 것인가?
3. 분비물을 정관으로 전달하는 부속샘은 어느 것인가?

바깥생식기 External Genitalia

남성 바깥생식기관(external genitalia or external organs)은 음낭과 음경으로 구성된다.

음낭 Scrotum

음낭은 배밖에 매달려 있는 피부주머니이다(그림 16-1). 내부적으로 음낭은 중격(septum)에 의해 왼쪽과 오른쪽 방으로 나뉘어져 있다. 각 방은 고환을 포함하며, 음낭벽과 고환 사이의 마찰력을 감소시키는 장막(serous membrane)으로 둘러싸여져 있다. 음낭의 속벽은 불수의근인 **음낭근(육양근, dartos muscle)**에 싸여 있는데, 이 근육은 외부 온도가 추워지면 체표면에 좀 더 가까이 끌어당겨 따뜻하게 유지하려는 고환올림근의 작용을 돕는다. 고환올림근의 수축은 음낭의 피부에 많은 주름을 형성하게 한다.

음경 Penis

음경은 정액과 소변을 배출하는 요도의 말단부를 포함하고 있는 원통형의 바깥생식기관이다(그림 16-1, 그림 16-4, 그림 16-5). 성적 흥분 시 음경은 커지고 단단해지는데, 이 과정을 발기(erection)라 한다. 이 과정을 통해 성교 시 음경이 여성의 질 속으로 삽입된다.

음경은 피부로 둘러싸여 있다. 피부 아래에는 얕은근막층이 존재하는데, 이 층은 3개의 원기둥 모양인 발기성 조직과 피부를 격리시킨다(그림 16-5). 발기성 조직에는 수많은 공간이 있는데, 이 공간은 발기 시 혈액으로 채워진다. 등쪽 부분에는 한 쌍의 발기성 조직인 **음경해면체**(corpora cavernosa)가, 배쪽에는 좀 더 작은 **요도해면체**(corpus spongiosum)가 있다. 세로단면에서 보는 것처럼(그림 16-5, 그림 16-6) 소변은 요도해면체를 통해 배출된다.

말단부위에서 요도해면체는 음경을 덮는 모자모양으로 확장되는데, 이 구조물을 **음경귀두**(glans penis)라고 한다. 음경귀두

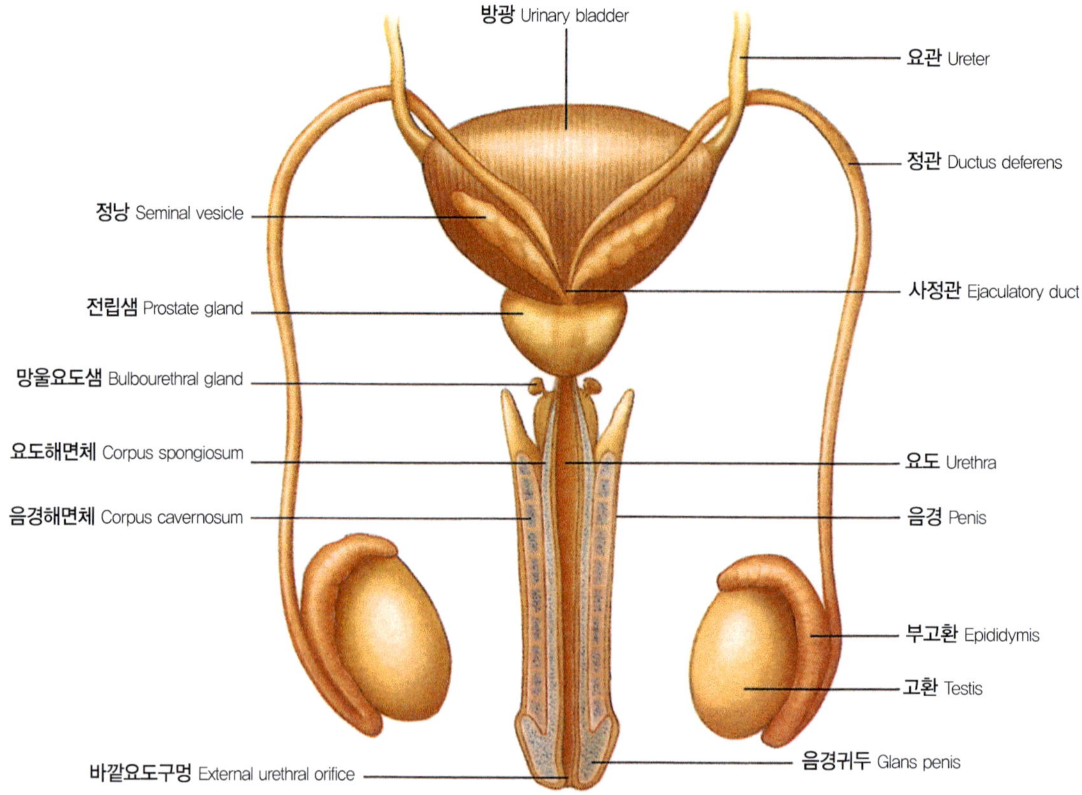

정자가 고환에서 바깥요도구멍으로 이동하는 경로를 추적할 수 있는가?

그림 16-4 남성 생식계통의 기관들
뒤쪽면에서는 정관과 요관에 의해 이동하는 경로를 관찰할 수 있다. 이 그림은 음경의 잘려진 단면이다.

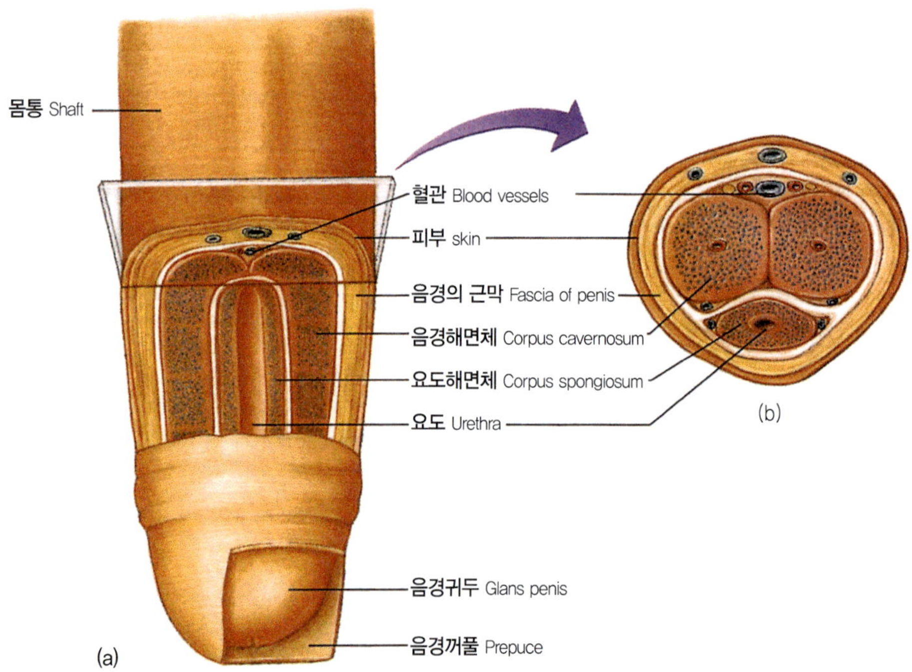

음경의 기능은 무엇인가?

그림 16-5 음경의 구조
(a) 앞에서 본 모습으로, 음경의 귀두를 노출시키기 위해 일부 음경꺼풀을 제거하고 음경의 몸통 일부를 잘라낸 그림.
(b) 음경의 가로 단면

를 덮고 있는 느슨한 피부주름을 **음경꺼풀(포피, foreskin, prepuce)**이라 한다. 출생 후에 음경꺼풀을 제거하는 수술인 포경수술(circumcision)은 음경꺼풀 사이에 박테리아가 축적되는 것을 방지하는 이로운 점을 제공한다. 음경귀두의 피부는 얇고 털이 없으며, 감각수용기가 잘 발달되어 있다.

개념 확인

1. 배골반안 밖에서 고환을 수용하는 기관은 어떤 것인가?
2. 음경에서 어떤 발기조직이 요도의 말단부위를 포함하는가?

남성 생식계통의 생리학

남성 생식계통의 기능은 정자를 만들어서 여성의 난자와 수정하게 한다.
이 과정은 신경과 호르몬의 기전에 의해 이루어진다.

남성 생식계통은 신경과 호르몬 기전에 의해 영향을 받는다. 신경기전은 발기, 오르가슴(orgasm) 그리고 사정(ejaculation)의 과정이다. 호르몬은 생식계통의 구조발생, 생식계통 기능의 조절, 이차성징의 발달, 그리고 성적행동에 있어 중요한 역할을 한다.

신경기전 Neural Mechanisms

남성생식 기능의 신경계통조절은 자율신경의 흥분을 의미하는데, 이것은 감각자극들에 대한 반응으로 척수에서 오는 반사나 시상하부로부터 시작된다. 감각자극이 없을 때, 음경의 발기조직 내의 공간은 비어 있다. 감각자극이 시작되면 부교감신경이 흥분되어 음경으로 혈액을 공급하는 동맥벽에 전달되면 동맥은 확장된다. 그 결과 동맥의 혈액은 발기조직의 공간 내로 유입된다. 발기조직이 혈액으로 충만되고 부풀어 올라 음경으로부터 혈액을 배출시키는 정맥이 압박을 받게 된다. 그러므로 더 많은 혈액이 발기조직 내로 유입되어 음경이 확장되고 발기된다. 이것은 성적 흥분 시 첫 번째 단계이며, **발기(erection)**라 한다.

부교감신경 흥분이 음경의 혈관에 전달되기 시작한 후에 교감신경의 자극은 생식관의 벽에 전달된다. 교감신경자극은 고환과 부고환, 정관 그리고 사정관의 연동수축을 자극한다. 생식관을 통한 정자의 운동이 이루어지는데, 이것을 **방출(emission)**이라고 한다.

요도가 정액으로 충만될 때, 감각신경의 흥분은 요도 벽안을 자극하여 척수로 전달된다. 운동신경의 흥분은 음경의 바닥부에 척수로부터 뼈대근육으로 전달되어 음경의 근육을 율동적으로 수축한다. 이것은 발기조직 내의 압력을 증가시키고 **사정(ejaculation)**하는 동안에 정액을 요도 밖으로 배출시키는 것을 돕는다. 정액이 요도를 통해 빠르게 흐르기 시작하면, 맨 먼저 망울요도샘의 분비물이 흘러나온 후 전립샘과 정낭의 분비물이 분비되어 적은 양의 고환액과 정자가 섞이게 된다.

감각신경 흥분과 발기, 방출, 사정과의 조합은 신체적, 정신적 긴장감을 유도하며, 성적반응의 후반부를 **오르가슴(orgasm)** 또는 성적흥분의 절정(극치감)이라 한다.

일단 사정이 완료되면, 교감신경의 흥분에 의하여 음경 내 혈액이 동맥벽을 자극하여 수축하게 한다. 점진적으로 많은 혈액이 들어오기보다는 발기조직에서 빠져나가게 된다. 혈액이 배출되면서 음경은 원래의 무력한 상태로 되돌아온다.

호르몬기전 Hormonal Mechanisms

남성 생식기능에 영향을 주는 호르몬은 시상하부와 뇌하수체 앞엽과 고환에서 나온다. 시상하부와 뇌하수체에서 분비되는 호르몬은 고환의 활성을 조절하여 중요한 남성호르몬인 테스토스테론을 분비한다.

시상하부와 뇌하수체의 영향 Hypothalamic and Pituitary Influences

남성은 사춘기가 되면, 시상하부의 신경세포는 **생식샘자극분비호르몬**(gonadotropin releasing hormone, GnRH)을 분비하기 시작하며, 이 호르몬은 혈관을 통해 표적기관인 뇌하수체 앞엽으로 들어간다. 생식샘자극분비호르몬은 생식샘자극세포라 불리는 뇌하수체 앞엽에 있는 세포들을 자극하여 **황체호르몬**(luteinizing hormone, LH)과 **난포자극호르몬**(follicle-stimulating hormone, FSH)을 분비시킨다.

황체호르몬과 난포자극호르몬은 남성 생식기능에 있어 중요한 기능을 한다[이런 이유로 황체호르몬은 사이질세포자극호르몬(interstitial cell-stimulating hormone, ICSH)이라고 한다]. 남성에서 황체호르몬은 고환 내 사이질세포의 발육을 향상시킨다. 성숙한 사이질세포는 테스토스테론을 분비하게 된다. 난포자극호르몬은 테스토스테론의 영향에 반응할 수 있도록 고환의 종자상피를 준비시킨다. 종자상피가 반응하게 되면, 이들 종자상피는 난포자극호르몬과 테스토스테론이 존재할 때 정자발생과정을 자극한다.

테스토스테론 Testosterone

남성호르몬을 **안드로겐**(androgens)이라 하며, 가장 많고 기능적으로도 중요한 남성호르몬은 테스토스테론이다. 테스토스테론은 황체호르몬의 영향으로 고환 내 성숙된 사이질세포에서 분비된다. 사춘기 이후 성호르몬의 분비는 일생 동안 계속 일어난다.

젊은 남성에서 신체 내 테스토스테론의 농도에 의하여 많은 변화를 초래한다. 이런 변화는 **사춘기**(puberty)라는 발육단계 동안에 일어나기 시작하는데, 보통 10~12세 사이에 시작되며 18세에 완결된다. 이 변화는 기능적 향상과 고환 및 다른 생식기관의 비대, 그리고 이차성징의 발달 등이다. 이차성징은 남성의 신체를 여성과 다르게 만들며, 표 16-1에서 기술하였다.

고환에서 분비되는 테스토스테론의 양은 이차성징(secondary sexual characteristics)의 정도를 결정한다. 혈액내 많은 양의 테스토스테론은 많은 체모, 저음의 목소리, 딱 벌어진 어깨를 만드는 반면, 소량인 경우에는 적은 양의 체모, 가느다란 목소리, 좁은 어깨를 형성한다. 그러므로 혈액내 테스토스테론을 일정하게 유지해야 하는 것은 매우 중요하다. 이것은 시상하부의 영향으로 음성되먹임기전에 의해 이루어진다(그림 16-6). 이 기전에서 테스토스테론의 증가는 시상하부에 의한 생식샘자극분비호르몬의 생성을 억제하고, 황체호르몬과 테스토스테론의 생성을 감소시킨다.

반대로 혈액내 테스토스테론 농도가 감소하면 시상하부는 생식샘자극분비호르몬의 생성률을 증가시킨다. 그 결과 더 많은 양의 황체호르몬이 뇌하수체에 의해 생성되고, 더 많은 테스토스테론의 생성을 자극하게 된다.

개념 확인

1. 발기를 유발하는 신경계는 무엇인가?
2. 테스토스테론 생성에 대한 생식샘자극분비호르몬의 효과는 무엇인가?
3. 남성의 이차성징은 무엇인가?

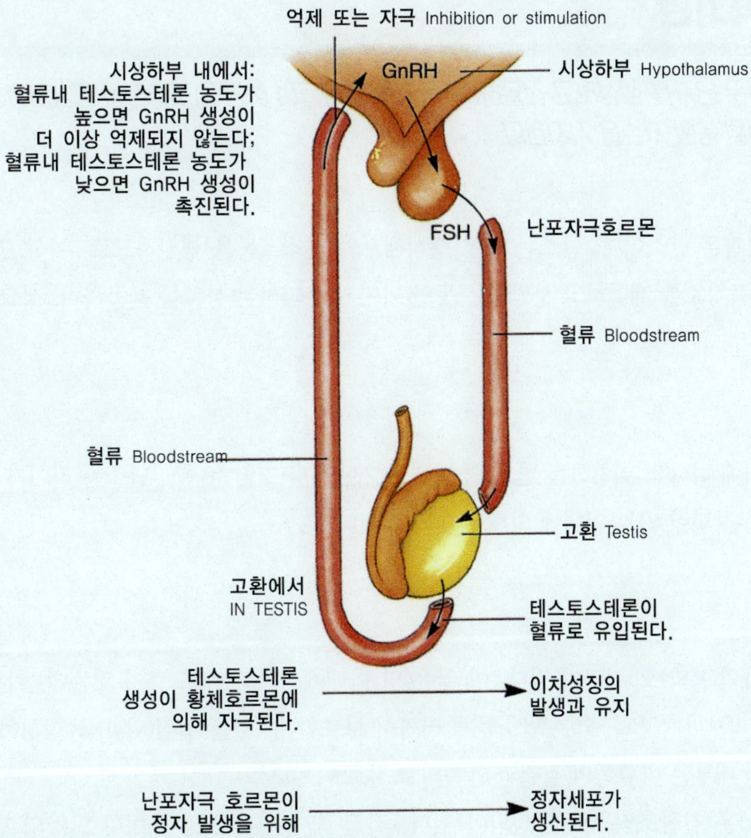

고환에서 테스토스테론의 생성을 조절하는 것은 뇌의 어느 부위인가?

그림 16-6 남성 생식기에 대한 호르몬의 영향
음성되먹임기전에 의해 조절된다.

표 16-1 남성생식에 미치는 호르몬의 효과

호르몬	주요 공급원	주요 기능들
생식샘자극분비호르몬	시상하부	황체호르몬과 난포자극호르몬을 분비하도록 뇌하수체 앞엽을 자극함
황체호르몬	뇌하수체 앞엽	고환에서 사이질세포의 발육을 향상시킴
난포자극호르몬	뇌하수체 앞엽	테스토스테론에 반응할 수 있도록 정세관의 종자상피를 준비시킴
테스토스테론	고환의 사이질세포	생식기관의 성장, 남성의 성적 행동, 그리고 난포자극호르몬 존재하에서 정자형성을 자극함; 또한 다음과 같은 이차성징을 자극함 1. 후두와 성대의 확장 2. 체모, 특히 얼굴, 가슴, 겨드랑이 및 두덩부위의 체모를 증가시키며, 머리카락을 감소시킨다. 3. 근육과 뼈대의 성장을 증가시켜 넓은 어깨와 잘룩한 허리를 유도함 4. 피부가 두꺼워짐

여성 생식기관

여성 생식기관은 난자를 생성하고 전달하며, 음경을 받아들여 성공적인 수정을 향상시키고, 발생의 첫 9개월 동안 자손을 지지한다.

여성 생식계통의 주요 기관은 난소이다. 난소는 여성 생식세포와 성호르몬을 생산하므로, 여성 생식샘이라고 한다. 다른 여성 생식기관은 태아의 발육장소를 제공하고 분만하는 동안 아기가 통과하는 통로를 제공하며, 성교 시 음경을 받아들인다.

난소 Ovaries

난소는 골반 안의 가쪽 벽에 하나씩 위치하는 한 쌍의 난원형 기관이다(그림 16–7). 난소는 길이가 약 3.5 cm, 폭 2 cm 정도이며, 자궁과 골반 벽에 부착되어 있는 인대에 의해 지지되고 있다.

구조 Structure

난소는 한 층의 내장쪽 배막(복막)으로 덮여 있다. 이 얇은 막 아래에는 상피세포 층이 있는데, 이것을 **종자상피(germinal epithelium)**라 한다. 종자상피보다 깊은 구역은 난소를 둘러싸서 보호할 수 있는 껍질(외피)을 형성하는 질긴 아교 결합조직으로 구성되어 있다. 난소의 내부는 바깥쪽의 겉질과 안쪽의 속질로 나뉜다.

난소의 **겉질(피질, cortex)**은 결합조직으로 구성되어 있다. 겉질 속에는 수많은 주머니 모양의 **난포들(ovarian follicles)**이 존재하는데, 이 난포들은 발생단계에 따라 여러가지 유형으로 구분된다. 각각의 난포들은 여성 생식세포인 하나의 난자(oocyte, ovum)를 가지고 있다.

난소의 **속질(수질, medulla)**은 좀 더 느슨하게 배열된 결합조직으로 되어 있다. 이곳에는 혈관, 림프관 및 신경들이 들어오고, 난소를 자궁에 부착시키는 난소인대(ovarian ligament)와 이어진다.

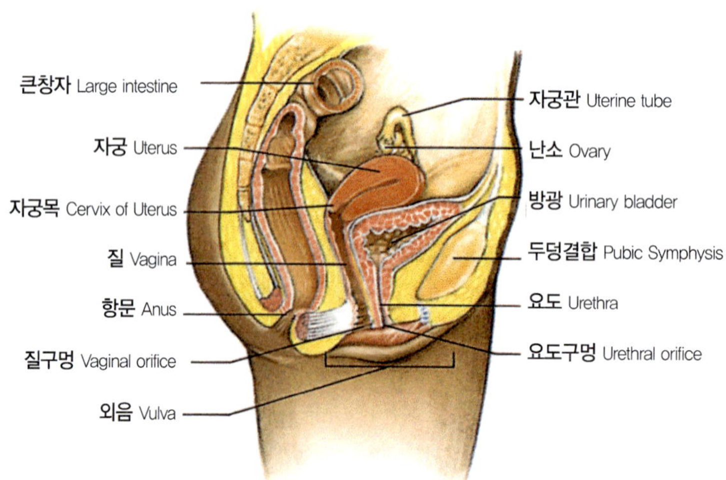

어느 기관이 여성 생식샘인가?

그림 16–7 **여성 생식계통**
몸통아래 부분의 시상단면은 여성 생식계통의 중요한 기관들을 보여주고 있다.

난자발생 Oogenesis

여성 생식세포의 생성과 발생은 남성 정자세포와는 다르다. 정자의 생성은 사춘기에 시작해서 일생을 통해 계속된다. 여성에 있어서 일생 동안 생성되는 난자의 총수는 출생 시 난소 내에 존재한다. 여성은 태어날 당시, 난소 안에 50만 개 정도의 난자를 가지고 있다. 또한 난자의 성숙과 분비는 사춘기부터 약 50세 사이에 한 달 주기로 일어나는데, 이를 **월경주기**(menstral cycle)라고 한다.

출생 시 난소에 존재하는 난모세포를 **일차난모세포**(primary oocytes)라고 한다(그림 16-9). 일차난모세포는 **난자발생**(oogenesis) 또는 난자성장과정 중에서 첫 번째 단계이다. 이 단계에서 난자발생은 멈추게 되고 더 이상 성장하지 않고 있다가 사춘기가 되면 다시 성장을 시작한다. 일차난모세포는 **원시난포**(primordial follicle)라는 구조를 형성하기 위해 한 층의 납작한 세포로 둘러싸여 있다.

사춘기가 시작되면 호르몬의 변화는 일부 일차난모세포의 발생을 자극한다. 약 20개의 난모세포가 달마다 감수분열에 의해 분열을 시작할 수 있도록 자극을 받아도 오직 하나만이 분열을 완성한다. 첫 번째 감수분열의 결과, 크기가 다른 두 개의 딸세포, 크기가 큰 **이차난모세포**(secondary oocyte)와 좀 더 작은 **일차극체**(first polar body)가 형성된다(그림 16-9). 일차극체는 보통 두 개의 작은 세포인 이차극체(second polar body)를 생성하기 위해 곧바로 이차감수분열이 진행된다. 이 세포들은 곧 죽게 되고 재흡수된다. 이와 달리 이차난모세포는 아직 또 다른 새로운 분열을 시작하지 않는다. 더 이상의 발생단계는 멈추고, 이 시점에서 하나의 정자에 의해 수정될 수 있도록 준비한다. 수정이 되면 수정된 이차난모세포는 또 다른 **이차극체**(second polar body)와 **접합자**(zygote)를 생성하기 위해 이차감수분열을 진행한다. 이 접합자는 수정된 난자를 의미하며, 이차극체는 퇴화하고, 이때 접합자는 배자로 발생한다.

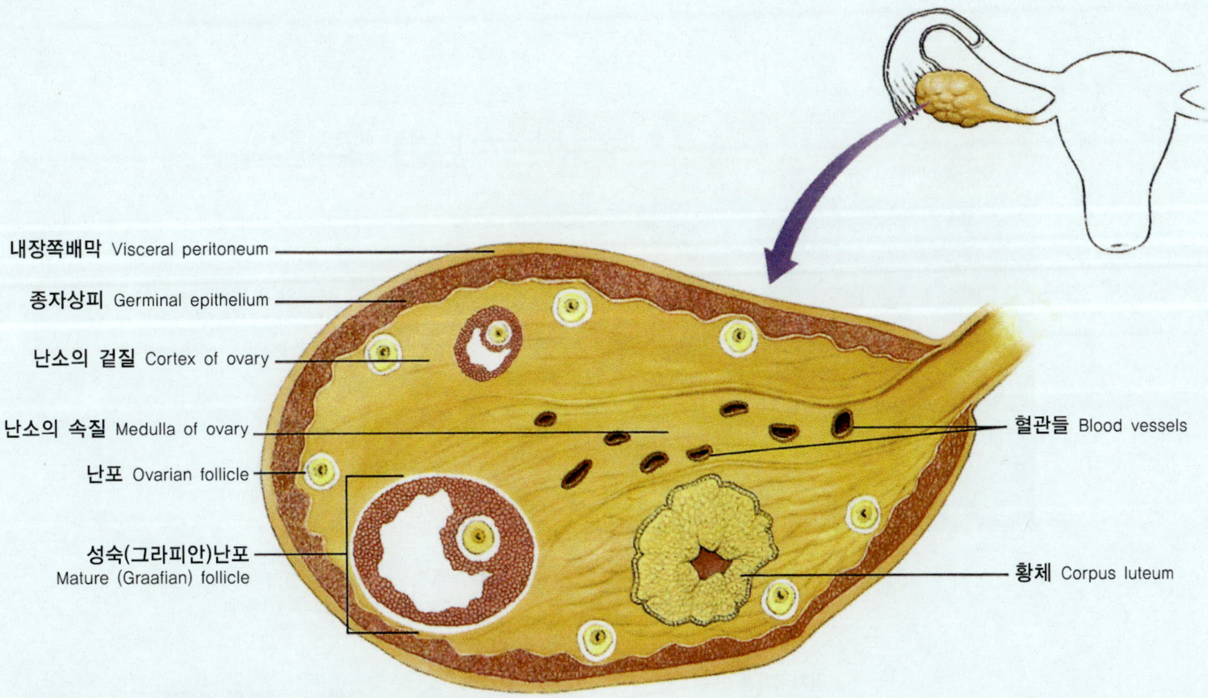

난소 안에서 난모세포를 가지는 구조물은 무엇인가?

그림 16-8 난소의 구조
이 그림에서 오른 난소를 전두단면으로 잘라서 관찰한 사진이다. 여러 발생 단계에 있는 수많은 난포들을 관찰할 수 있다.

난포발생 Follicle Development

유년시절 원시난포는 불활성 상태로 존재한다. 호르몬 농도(뇌하수체로부터의 난포자극호르몬)가 증가하기 시작하고 사춘기가 시작하면 많은 변화들이 일어난다(그림 16-10). 첫 번째로, 난포의 납작한 세포들이 비대하기 시작하는데 이 시기의 난포를 **일차난포**(primary follicle)라고 한다. 그 후 이 난포세포는 유사분열을 시작하여, 중층으로 배열된다. 그 결과 일차난포의 크기가 증가한다. 난모세포와 난포세포 사이에 **난포방**(antrum)이라 하는 내강이 생기게 되는데, 점점 커지면서 투명한 액체로 채워진다. 내강이 형성된 난포를 **이차난포**(secondary follicle)라 하며, 시간이 경과하면서 이차난포는 계속적으로 증가하여 직경이 약 10 mm에 이르게 된다. 이들 난포세포들은 좀 더 변화를 겪게 되고 여성호르몬인 **에스트로겐**(estrogen)을 분비한다. 이들 난포세포들은 **투명층**(zona pellucida)이라 불리는 난모세포를 둘러싸는 투명한 막을 형성하는 물질을 분비한다. 이 시기에 난포의 크기는 난소의 표면에 부풀어 올라, 곧 배란을 준비한다. 이 발생과정까지는 약 10일 정도 걸리며 형성된 성숙난포를 **그라피안난포**(Graafian follicle)라 한다.

이러한 일련의 사건들은 매달 반복되는데, 사춘기 때 시작하여 약 50세경에 끝나며 대략 28일 주기를 가지고 있다. 한 번에 오직 한 개의 난포만이 성숙되기 때문에, 두 개의 난소 안에 있는 40만 개 이상의 난포 중에서 약 400~500개 정도의 난포만이 일생 동안 배란된다.

배란 Ovulation

약 발생 14일 후에 그라피안난포는 난포의 파열 시기에 맞춰 성숙된다. **배란**은 풍선처럼 부풀어 오른 난포가 있는 자리에서 난포 벽이 파열될 때 시작된다(그림 16-10, 그림 16-11). 이차난모세포는 난포벽의 파열에 의해 배안으로 방출된다. 방출된 난모세포는 난모세포를 보호하는 난포세포에 둘러싸인 채로 있는데, 난자 바깥층에 있는 층을 **부챗살관**(corona radiata)이

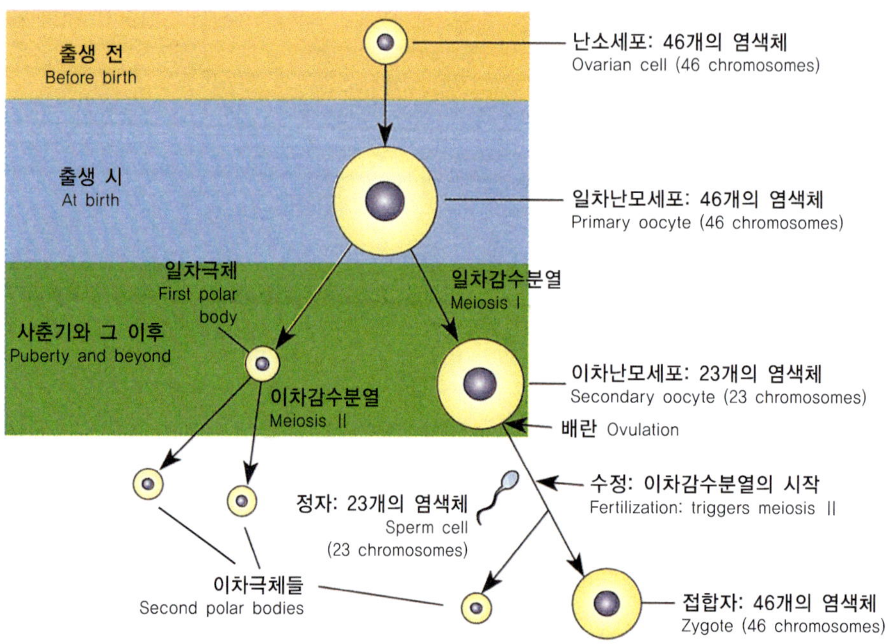

여성에서 일차감수분열 후 생성물은 무엇인가?

그림 16-9 **난자발생**
이 결과 하나의 난소세포에서 수정 가능한 하나의 난모세포와 기능이 없는 3개의 극체가 형성된다.

라 한다. 일반적으로 방출된 난모세포와 부챗살관은 액체의 흐름에 의해 수정이 일어나는 자궁관으로 휩쓸려 간다. 만약 난모세포가 수정되지 않으면 약 5일 내에 퇴화될 것이다.

배란 후 대부분의 난포세포는 난포 안에 남아 있다. 난포세포들은 **황체**(corpus luteum)라는 노란색의 샘조직 덩어리로 변한다(**그림 16-8**, **그림 16-10**). 황체세포들은 프로게스테론과 에스트로겐을 분비한다. 만약 난모세포가 수정되어 임신이 되면 황체는 비대해지며, 이 호르몬의 분비에 의해 태반이 형성되는 임신 첫 3개월 동안 임신을 유지시킨다. 만약 임신이 되지 않으면 황체는 약 10~12일 후에 퇴화한다.

개념 확인

1. 사춘기가 시작될 때 난자발생과정에서 어떠한 감수분열이 일어나는가?
2. 난포에서 에스트로겐을 분비하는 시기는 언제인가?
3. 배란 후에 난포세포에서 일어나는 변화는 무엇인가?

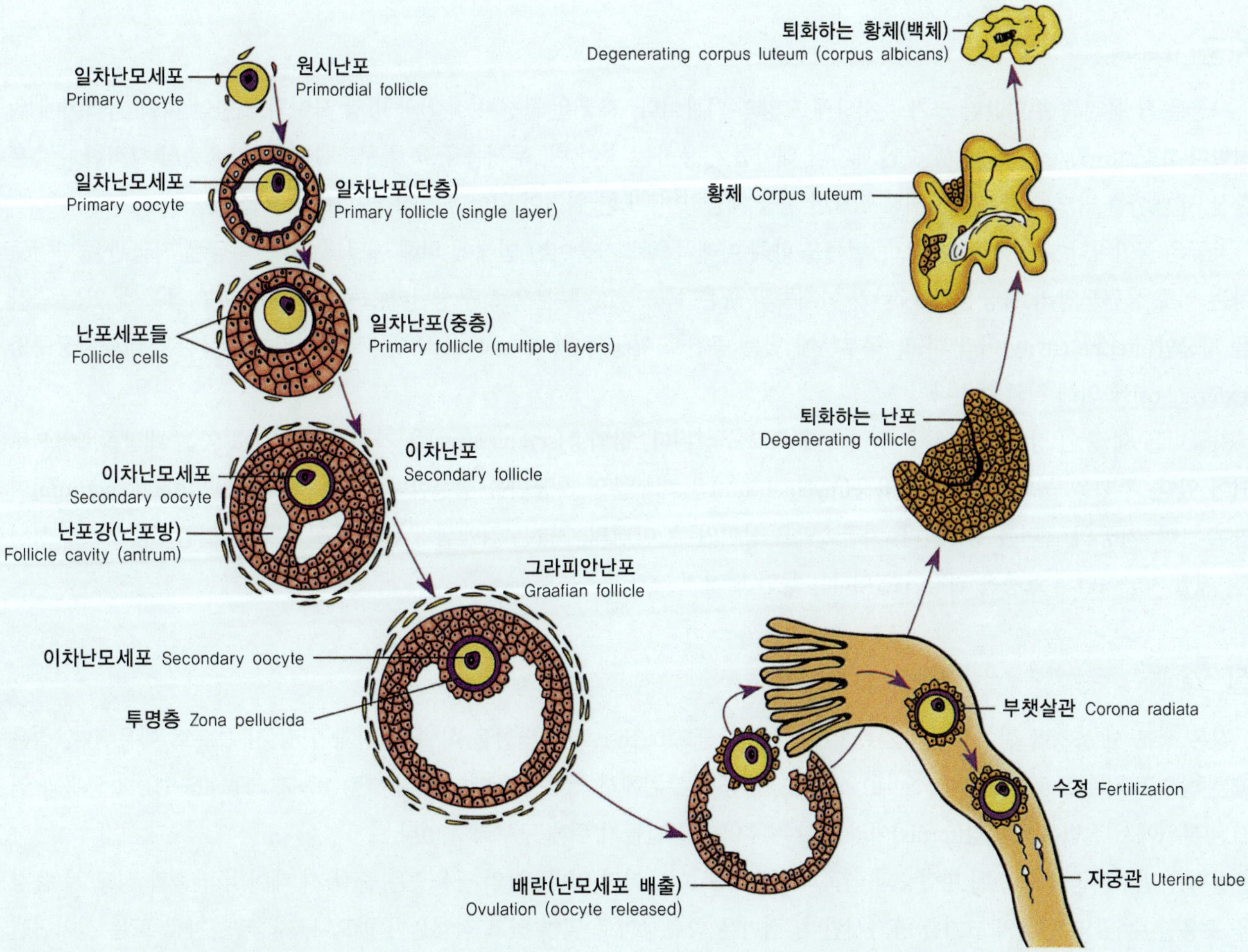

배란 후, 그라피안난포는 어떤 구조물로 변형되는가?

그림 16-10 난포발생 및 배란, 황체 발생
난포와 황체 발생은 난소의 겉질에서 일어난다. 배란은 난소로부터 이차난모세포가 완전히 분비되는 것을 말한다. 대부분의 경우, 분비된 난모세포는 자궁관으로 휩쓸려가고, 그곳에서 정자가 존재하면 수정이 일어난다.

여성 부속기관 Female Accessory Organs

여성 생식계통의 부속기관들은 수정, 태아의 발생, 출산에 있어 중요한 역할을 하는 구조물들을 포함한다. 부속기관에는 자궁관, 자궁 및 질 등이 있다.

자궁관 Uterine Tube

한 쌍의 **자궁관**은 **나팔관**(fallopian tubes) 또는 **난관**(oviduct)이라고 한다. 각 자궁관은 골반 안 양쪽에 위치하며, 난소와 자궁에 연결되어 있다(그림 16-7). 자궁관은 길이가 약 10 cm이며, 폭이 약 1 cm 정도이고, 내부는 섬모를 가진 점막으로 둘러싸여 있다. 난소 가까이에 있는 자궁관의 끝은 배안으로 직접 열려 있는 깔때기 모양으로 넓어져 있다(그림 16-11). 이 부위를 **자궁관깔때기**(누두, infundibulum)라고 하며, **자궁관술**(난관채, fimbriae)이라고 하는 손가락 모양 돌기들이 자유모서리에 형성되어 있다. 자궁관술은 배안에서 움직이며, 난소의 표면에 거의 닿아 있다. 자궁관술은 배란 시 난모세포를 모으는 작용을 하고, 자궁관술의 섬모는 난모세포를 자궁관 안으로 끌어들인다. 일반적으로 수정은 자궁관 깔때기 부근의 자궁관의 팽대부에서 일어난다. 만약 수정이 되면, 발생 중인 배자를 자궁으로 이동시키기 위해 섬모운동과 자궁관 근육의 수축이 함께 일어난다.

자궁 Uterus

자궁은 꽉 움켜쥔 주먹만한 크기로 서양배 모양의 기관이다. 자궁은 곧창자(직장)와 방광 사이의 골반안 바닥 가까이에 위치한다(그림 16-7). 자궁은 발생 중인 배자나 태아를 수용하는 속이 빈, 두꺼운 근육성 구조물이다. 근육층의 강력한 수축은 출산 시 태아를 밖으로 밀어내기 위해 필요한 힘을 제공하며, 또한 월경이 일어나는 장소이기도 하다.

자궁은 골반바닥에 얹혀 있지 않고, 질쪽을 향해 아래쪽으로 기울어진 인대에 의해 매달려 있다. 자궁은 자궁관을 받아들이는 위쪽 둥근모양의 **자궁몸통**(body)과 아래쪽의 좁은 목(cervix) 부분으로 구성된다(그림 16-11). 내부 몸통에 있는 공간을 **자궁안**(uterine cavity)이라 하고, 목부분에 있는 공간을 **자궁목관**(cervical canal)이라고 한다. 자궁목관은 **바깥자궁구멍**(external os)에 의해 질과 통한다.

자궁벽은 세 층인 장막층, 근육층 및 혈관층으로 구성된다. **장막층**(serous layer)은 가장 바깥층으로 얇은 내장쪽배막으로 되어 있다. 두꺼운 근육층인 **자궁근육층**(myometrium)은 대부분의 자궁벽을 형성한다. 혈관층은 **자궁속막**(endometrium)이라 부르며, 자궁의 속면을 형성한다. 자궁속막은 상피와 그 아래의 수많은 점액샘과 혈관이 잘 발달된 결합조직으로 구성된다. 매달 자궁속막의 표층은 월경이 일어나는 동안 떨어져 나간다.

질 Vagina

질은 성교 시 음경을 받아들이는 기관이다. 때로는 산도(birth canal) 역할을 하며, 출산과 월경 시 통로로 이용된다. 질은 얇은 벽으로 된 관으로 길이는 약 8~10 cm이고, 자궁목 부위에서 외부까지 뻗어 있다(그림 16-7, 그림 16-11). 자궁목과 연결된 부위에서 질벽은 **질천장**(fornix)이라는 얕은 주머니를 만들기 위해 구부러져 있다.

질벽은 민무늬근육으로 된 바깥층과 안쪽의 점막으로 이루어져 있다. 질의 근육층은 출산 시 태아의 만출과 성교 시 음경을 수용할 수 있도록 질의 크기를 증가시킨다. 점막은 중층상피로 덮여 있고 점액샘이 없으나, 자궁관, 자궁 또는 질어귀샘(vestibular glands)의 분비물에 의하여 질의 윤활작용을 도와준다.

외부로 열려 있는 구멍을 질구멍(vaginal orifice)이라 한다. 젊은 여성에서는 점막이 질구멍 근처까지 확장되어 처녀막(hymen)이라는 얇은 장벽을 형성한다. 처녀막에는 혈관이 있기 때문에 탐폰 삽입과 운동, 골반검사 또는 성교와 같은 신체적 활동에 의해서 질이 파열되었을 때 출혈하기도 한다.

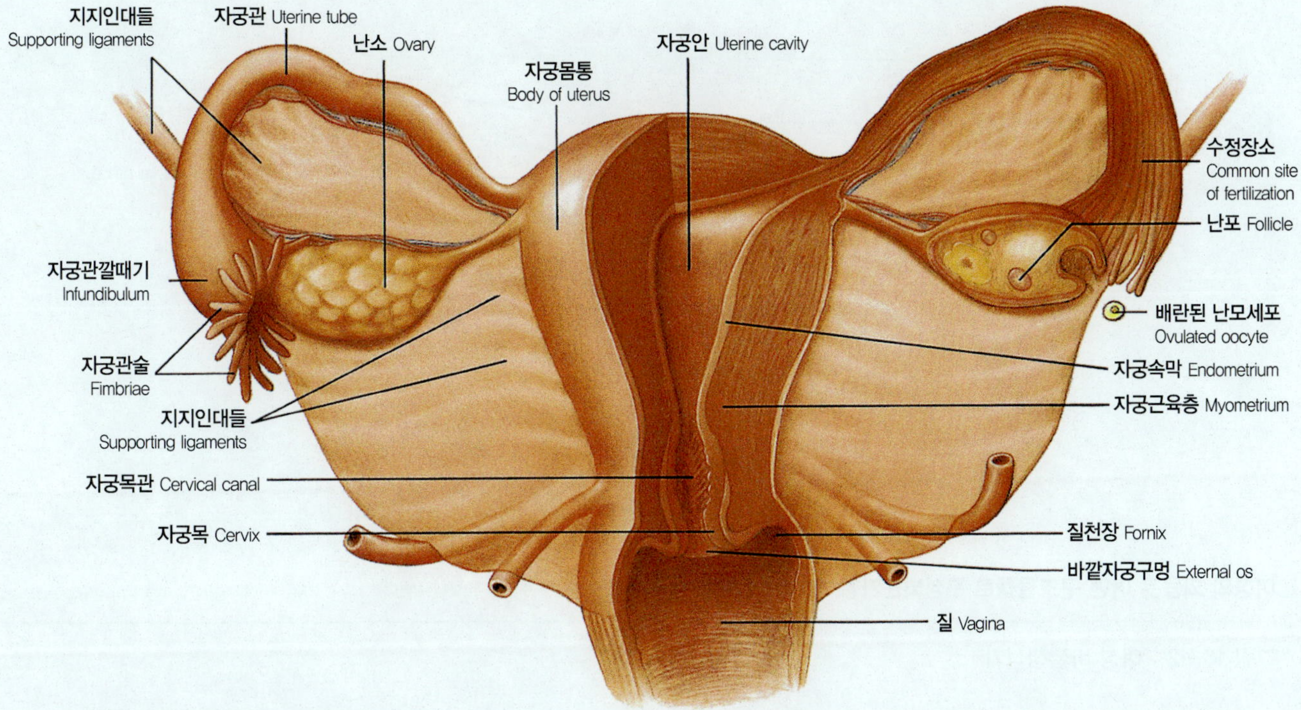

난모세포는 배란 후 어떤 관에서 자궁으로 수송되는가?

그림 16-11 여성 생식기관들, 앞에서 본 모습
난소, 자궁관, 자궁 및 질은 내부구조를 보여주기 위해 왼쪽에 있는 것들은 잘려진 상태이다.

개념 확인

1. 배란된 난모세포가 모이는 곳은 자궁관의 어느 부위인가?
2. 자궁의 좁은 부분을 무엇이라 부르는가?
3. 자궁의 속막을 무엇이라 부르는가?

바깥생식기 External Genitalia

질의 바깥쪽에 위치한 여성 생식기를 바깥생식기 또는 **외음**(vulva)이라 한다(그림 16-12).

외음의 위쪽 가장자리는 두덩결합의 앞에 있는 융기된 둥근 부분인 **불두덩(치구, mons pubis)**이 있다. 사춘기 이후 이 부분은 치모로 덮이게 된다. 불두덩에서 아랫방향으로 뻗어 있는 두 개의 피부주름은 사춘기 이후에 치모가 나는데 이를 **대음순**(labia majora)이라 한다. 대음순은 남성의 음낭과 상동기관이다. 대음순은 기름샘이 풍부한 점막으로 덮여 있다.

소음순(labia minora)은 **질어귀(전정, vestibule)**의 바깥 가장자리를 형성하는데, 질어귀는 위쪽(앞쪽)에서 아래쪽(뒤쪽)으로, 음핵, 바깥요도구멍 그리고 질구멍으로 이루어져 있다. **음핵**(clitoris)은 음경과 상동기관이다. 음경처럼 음핵은 발기성 조직으로 구성되어 있고, 앞쪽끝은 촉각에 반응하는 감각신경 종말이 풍부한 **음핵귀두**(glans)가 있다. 그러나 음핵에는 요도해면체는 존재하지 않으며, 음경에서처럼 이곳을 통해 소변이 배출되지 않는다. 음핵의 피부로 덮인 부분은 소음순이 결합하여 형성된 두건 모양의 주름이 있는데 이를 **음핵꺼풀(포피, prepuce)**이라 한다.

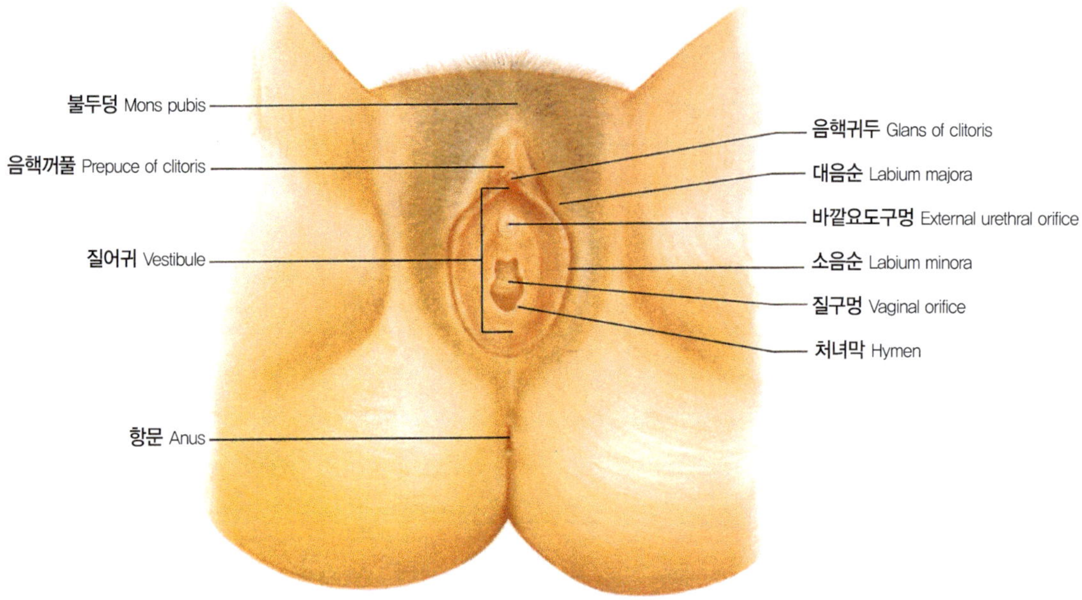

여성의 외음은 어떤 구조물들로 구성되는가?

그림 16-12 여성 바깥생식기

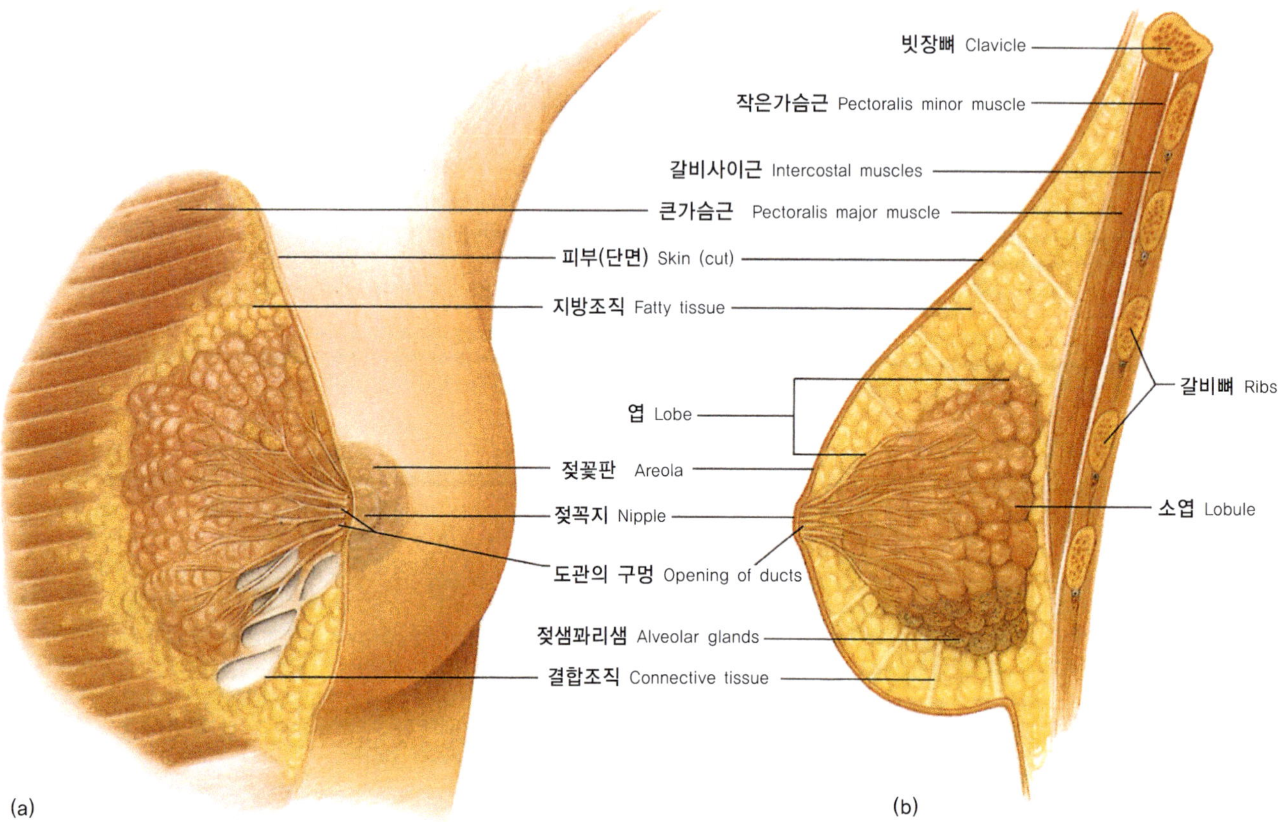

성인 여성에서 대부분의 젖샘의 부피를 차지하는 것은 어떤 조직인가?

그림 16-13 젖샘의 구조
(a) 오른쪽 부분이 잘려져 나간 왼쪽 유방의 앞모습 (b) 유방의 내부 구조를 보기 위한 시상단면, 유방의 옆모습

질구멍 주변에는 많은 샘들이 분포하는데, 이 샘에서 나오는 점액분비물들은 질어귀와 질을 매끄럽게 하거나 촉촉하게 도와준다. 질어귀샘들은 남성의 망울요도샘과 상동기관이다.

질어귀의 위쪽 가장자리와 항문 사이의 부분을 **샅(회음, perineum)**이라 한다. 샅의 부드러운 조직은 골반의 바깥입구와 중첩된다. 이 때문에 출산 시 항문과 질구멍 사이가 찢어지는 것을 방지하고, 출산 시 산도구멍을 넓히기 위해 샅의 절개를 시행한다. 이 과정을 회음절개술(episiotomy)이라 한다.

젖샘 Mammary Glands

젖샘(유방)은 영아에게 영양을 공급하기 위한 젖을 생산하는 기관이다. 유방(breast, mammae)에 존재하는 젖샘은 변형된 땀샘으로 이루어졌다. 남성과 여성에서 젖샘은 외부에 멜라닌 색소 침착이 심한 **젖꽃판(유륜, areola)**을 가지고 있는데, 젖꽃판은 중앙에 융기된 **젖꼭지(유두, nipple)**를 둘러싸고 있다(그림 16-13). 젖꽃판과 젖꼭지는 촉각에 매우 민감하며, 촉각, 냉각 또는 성적자극에 의해 자극될 때 젖꼭지를 발기시키는 민무늬근섬유가 배열되어 있다. 어린아이에서 젖샘의 구조는 남성과 여성이 서로 비슷하나, 성인 남성에서는 퇴화하여 흔적기관으로 존재한다. 에스트로겐과 프로게스테론의 증가로 젖샘은 많은 지방의 축적으로 커지기 시작하고 젖샘도 발달한다.

성인 여성의 젖샘은 젖꼭지 주변에 방사상으로 뻗은 15~20개의 **엽(lobes)**으로 구성되어 있다. 이들 엽은 지방으로 채워지고, 유방을 그 아래에 있는 근육조직에 붙들어 매는 인대들이 엽 사이에 형성되었다. 각각의 엽안에는 **소엽(lobules)**이라고 하는 더 작은 방들이 있는데, 이 소엽에는 **젖샘꽈리샘(alveolar glands)**이 위치한다. 젖샘꽈리샘은 수유 시 젖을 생산한다. 젖은 젖꼭지에서 밖으로 열려 있는 젖샘관을 통해 분비된다.

개념 확인

1. 남성에서 음핵과 상동기관은 무엇인가?
2. 질어귀샘의 기능은 무엇인가?
3. 젖샘꽈리샘은 수유 시 무엇을 생산하는가?

여성 생식계통의 생리학

여성 생식계통은 수정이라는 목적을 위해 규칙적이고 매달 주기적으로 난모세포를 생산하는 기능을 한다. 이 주기적 과정은 신경기전이 성적반응을 지배하는 동안에 호르몬에 의해 조절된다.

여성 생식계통은 신경기전과 호르몬기전에 의해 영향을 받는다. 호르몬은 생식기관의 발육, 배란과 월경, 그리고 임신유지를 조절하기 때문에 매우 큰 영향력을 갖는다. 신경기전은 성적 자극에 대한 생리적 반응을 지배한다.

신경기전 Neural Mechanisms

외음은 많은 감각신경의 지배를 받는 수많은 구조들로 구성된다. 이들 신경은 감각자극을 척수로 보냄으로써 촉각에 반응한다. 불수의적 반사활은 부교감신경 섬유를 통해 운동자극을 척수에서 외음으로 재빨리 전달하며 발기조직은 곧바로 확장된다. 특히 민감한 음핵은 자극되어 발기조직에 혈액이 충만되어 약간 확장된다. 질 또한 반응하는데, 질벽은 음경의 삽입으로 인해 혈액이 부풀어 오른다. 부교감신경자극은 질어귀샘에서 점액분비를 자극하여 윤활제 역할을 한다.

질과 외음의 민감한 조직을 자극하는 연합효과는 여성의 **오르가슴**(orgasm)을 유도한다. 정신적 · 신체적 흥분의 파동은 이런 경험(오르가슴)의 일부분으로 작용할 것이다. 일단 오르가슴이 시작되면 살, 질벽과 자궁관 및 자궁벽과 관련된 근육의 연동운동을 포함하는 연속적인 반사들이 자극을 받는다. 이런 수축은 좀 더 많은 성적인 흥분을 향상시키며 여성 생식기관을 통한 정자의 이동을 돕기도 한다.

호르몬기전 Hormonal Mechanisms

호르몬은 여성 생식계통을 특징짓는 주기를 조절하거나, 기관의 발육을 자극함으로써 여성 생식계통에 영향을 준다. 이들 호르몬은 시상하부, 뇌하수체 앞엽 그리고 난소에서 생산된다.

사춘기와 생식주기의 발달 Development of Reproductive Cycles and Puberty

유년시절 동안, 난소는 느린 속도로 성장을 하며, 지속적으로 적은 양의 에스트로겐을 분비한다. 사춘기 때 성숙한 시상하부는 생식샘자극분비호르몬(GnRH)을 분비하기 시작한다. 일단 분비되면 생식샘자극분비호르몬은 뇌하수체 앞엽으로 확산되어 뇌하수체 앞엽에서 표적기관인 난소가 난포자극호르몬과 황체호르몬을 분비하도록 자극한다. 난포자극호르몬은 난소의 일차난포에 작용하여 성숙과정을 거치도록 한다. 난포가 발달하면, 난포세포는 더 많은 양의 에스트로겐과 프로게스테론을 생산한다. 황체호르몬은 그들의 분비를 좀 더 증진시킨다. 증가된 에스트로겐과 프로게스테론의 양은 혈중 내에 존재하는데, 처음에 생리적 출혈인 **초경**(menarche)뿐만 아니라 사춘기를 유발한다.

젊은 여성에 있어 사춘기는 젊은 남성과 마찬가지로 많은 신체적 변화를 가져온다. 그러나 에스트로겐의 효과는 테스토스테론의 효과와는 상당히 다르다. 에스트로겐은 질, 자궁, 자궁관 및 바깥생식기관을 비대시킨다. 또한 에스트로겐은 가슴, 허벅지와 엉덩이에 지방의 축적을 증진시키고, 젖샘 내부의 젖샘관계통의 발육을 자극한다. 특히 뼈 안으로의 칼슘과 인의 축적은 에스트로겐의 영향을 받아 골반을 넓게 하고 어깨를 좁게 한다. 이런 현상들은 여성의 이차성징(secondary sexual characteristic)이며, 에스트로겐 존재 하에 일어난다. 표 16-2에서 여성 생식기에 대한 다른 호르몬들의 효과와 함께 에스트로겐의 효과를 요약하였다.

난소는 여성의 성호르몬인 프로게스테론의 주요 공급원이다. 프로게스테론은 에스트로겐과 함께 월경주기 동안에 자궁의

표 16-2 여성생식에 미치는 호르몬의 효과

호르몬	주요 공급원	주요 기능들
생식샘자극분비호르몬	시상하부	황체호르몬과 난포자극호르몬을 분비하도록 뇌하수체 앞엽을 자극함
황체호르몬	뇌하수체 앞엽	난소에서 일차난포를 이차난포로의 발육을 향상시킴; 고농도는 배란을 유도함
난포자극호르몬	뇌하수체 앞엽	난소에서 일차난포를 이차난포로의 발육을 자극함
에스트로겐	난소 내의 난포들	생식기관의 성장, 자궁속막의 재형성, 그리고 다음과 같은 이차성징의 발달을 자극함 1. 젖샘, 골반 그리고 엉덩이 부위의 지방침착 2. 근육과 뼈대의 성장을 증가시켜 잘룩한 허리와 넓은 골반을 형성함 3. 젖샘의 샘과 도관들의 발육
프로게스테론	난소 내의 황체와 임신 기간 중의 태반	자궁속막의 재형성을 향상시키고 임신기간 동안 자궁을 유지하며, 젖샘에서 젖 분비를 준비함

변 화를 일으킨다. 임신기간 동안 프로게스테론은 태반에서 만들어지고, 자궁 내 임신을 유지하며, 수유할 수 있도록 젖샘을 발육시킨다.

월경주기 Menstrual Cycle

월경(menstruation) 또는 **자궁주기**(uterine cycle)는 약 50세경까지 진행되며, 성적으로 성숙한 여성에게서 일어나는 일련의 주기적 변화이다. 월경주기는 매달 자궁속막에 영향을 끼치며, 혈액내 순환하는 난소호르몬의 변화에 반응하여 결국 자궁

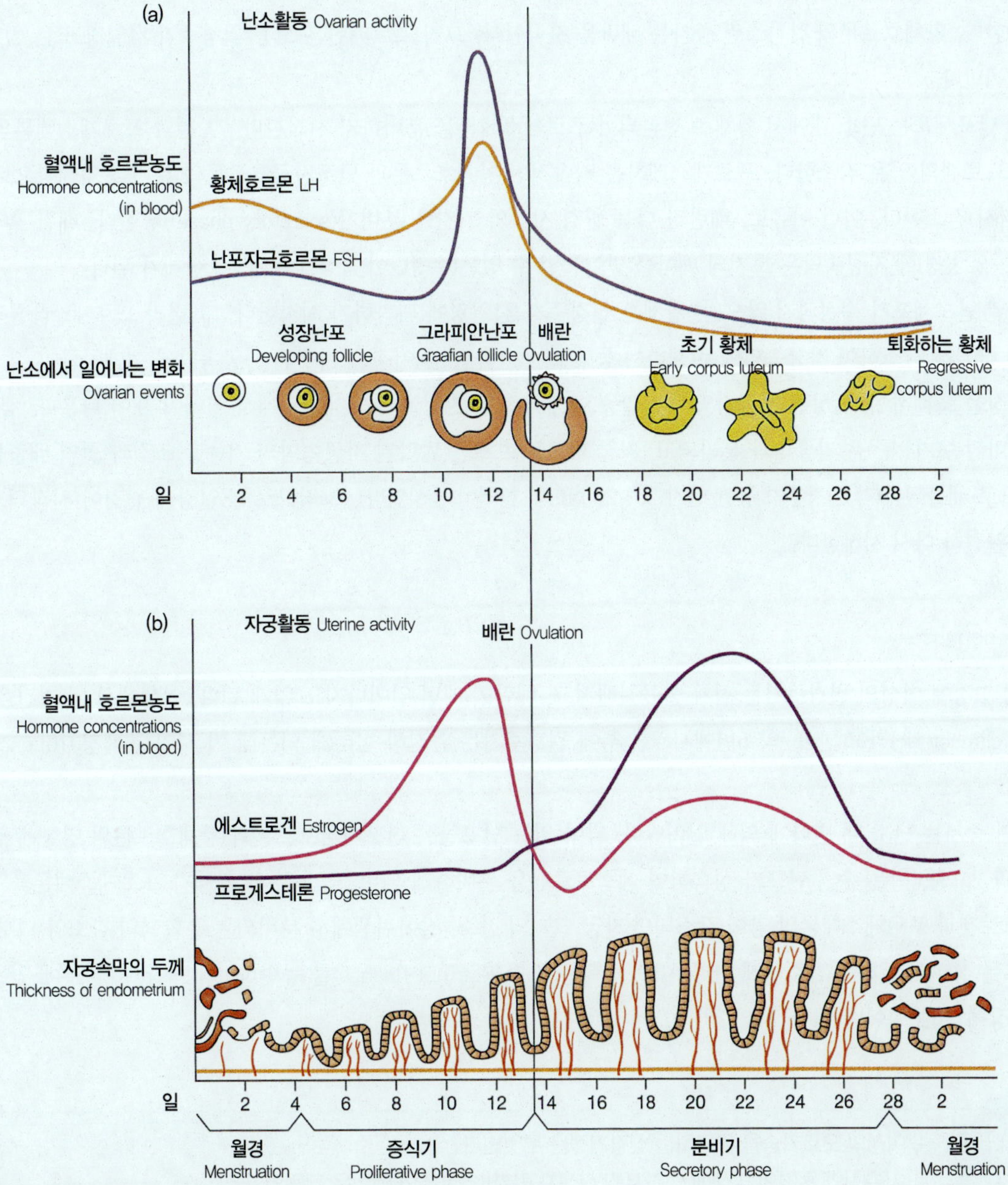

월경 마지막 날에서 배란이 일어나기까지 대략 며칠 정도 걸리는가?

그림 16-14 젖샘의 구조
(a) 오른쪽 부분이 잘려져 나간 왼쪽 젖샘의 앞모습 (b) 젖샘의 내부 구조를 보기 위한 시상단면, 젖샘의 옆모습

의 배출물과 자궁속막의 일부가 탈락함으로써 일어나는 경증의 출혈인 **월경**(menstruation)에 이른다. 전형적인 월경주기는 보통 28일이지만 개인에 따라서 다소 차이가 있다.

월경 첫날을 월경주기 1일로 정한다(그림 16-14). 월경 3~4일 후에 증가된 에스트로겐의 양은 자궁속막의 재생을 자극하고, 14일경까지 지속된다. 이 성장기간(자궁속막의 증식)을 **증식기**(proliferative phase)라 한다. 난포자극호르몬과 황체호르몬은 난소에서 난포의 발육을 자극하고, 성숙한 난포는 에스트로겐을 분비하기 때문에 이 기간 동안에는 에스트로겐의 양이 증가한다. 에스트로겐은 자궁의 세포에 작용하여 빠르게 분열하도록 한다. 결과적으로 자궁속막은 점차적으로 두꺼워진다.

혈액내 에스트로겐이 지속적으로 증가되면 시상하부에 의한 생식샘자극분비호르몬 분비 또한 양성되먹임기전에 의해 증가된다. 차례로 생식샘자극분비호르몬은 뇌하수체로부터 난포자극호르몬과 황체호르몬 분비를 더욱 자극하며, 이에 반응하여 에스트로겐의 분비도 좀 더 증가한다. 14일경 황체호르몬과 난포자극호르몬의 양은 생식샘자극분비호르몬에 반응하여 극적으로 급증한다. 황체호르몬의 갑작스런 증가는 배란을 자극한다. 그러므로 배란은 보통 월경주기 14일경 또는 월경중지 후 10일경에 일어난다.

배란 후에 난포세포는 난소 내에서 황체로 전환되어 프로게스테론을 분비하기 시작한다. 그 결과 프로게스테론의 양은 증가하고 에스트로겐의 양은 감소한다. 프로게스테론은 지속적인 황체호르몬과 난포자극호르몬의 분비를 억제함으로써 두 호르몬의 양 역시 감소한다. 이런 이유로, 배란과 다음 월경 사이의 기간을 **분비기**(secretory phase)라 한다. 배란 후 7~8일경(월경주기 21~22일경)에 자궁속막은 초기의 배아를 받아들일 수 있는(수정란이 착상할 수 있는) 상태가 된다.

만약 배란된 난모세포가 수정되지 않으면, 황체는 월경주기 24일경에 퇴화하기 시작한다. 그 결과 프로게스테론과 에스트로겐의 양이 급격히 감소하여 자궁속막에 존재하는 동맥들이 수축된다. 이것은 비후된 자궁속막에 혈액공급이 감소하여 자궁속막의 손상을 초래하여, 손상된 자궁속막의 바깥층 아래의 혈액 저장고와 모세혈관에서 혈액이 새어 나온다. 점진적으로 자궁속막의 바깥층(기능층)은 자궁벽과 분리되고, 자궁 밖으로 흐르는 탈락된 자궁속막의 기능층 조직과 혈액 배출물이 질을 통해 몸 밖으로 배출된다(각 월경주기 동안 단지 20~200 ml의 혈액이 손실된다). 그러므로 28일경에 월경이 시작되고 새로운 월경주기가 완전히 다시 시작한다.

폐경기 Menopause

45세나 50세 경에 여성의 월경주기는 점차 불규칙해지고, 배란이 매번 일어나지도 않게 된다. 인생에서 이 기간을 여성 갱년기(female climacteric)라고 한다. 약 5년에서 7년 후에 월경주기는 완전히 멈추게 되는데 이 시기를 **폐경기**(menopause)라 한다.

월경주기의 중지는 난소 내 변화에 의해 일어난다. 남아 있는 난포들은 난포자극호르몬과 황체호르몬의 영향에 덜 민감하게 된다. 결과적으로, 적은 수의 난포가 성숙하여 에스트로겐을 분비하게 되며, 적은 수의 황체가 프로게스테론을 분비하게 된다. 에스트로겐과 프로게스테론의 양이 감소되면 자궁 크기의 감소, 질어귀샘에서 분비되는 윤활액의 감소와 피부 및 점막을 포함한 모든 상피의 두께를 감소하게 한다. 이런 변화는 종종 홍조(hot flashes)를 동반하는데, 이것은 피부에 있는 혈관의 갑작스런 확장에 의해 일어난다.

개념 확인

1. 여성의 오르가슴을 유도하는 신경기전은 무엇인가?
2. 사춘기와 초경의 발생에 있어서 생식샘자극분비호르몬의 역할은 무엇인가?
3. 급격히 증가하여 배란을 자극하는 호르몬은 어떤 것인가?

그림 설명의 질문과 답

그림 16-1 **어떤 기관에 고환이 위치하는가?**
음낭에는 두 개의 고환이 위치한다.

그림 16-2 **사이질세포에 의해 생성되는 것은 무엇인가?**
남성호르몬인 테스토스테론은 사이질세포에서 생성된다.

그림 16-3 **정자세포에 있는 편모의 기능은 무엇인가?**
편모는 정자세포의 운동성을 제공한다.

그림 16-4 **정자가 고환에서 바깥요도구멍으로 이동하는 경로를 추적할 수 있는가?**
정자는 다음의 기관을 순서대로 이동한다: 정세관, 고환그물, 고환날세관, 부고환, 정관, 요도, 바깥요도구멍

그림 16-5 **음경의 기능은 무엇인가?**
음경은 여성의 질 속으로 정자를 삽입하는 수단을 제공한다.

그림 16-6 **고환에서 테스토스테론의 생성을 조절하는 것은 뇌의 어느 부위인가?**
시상하부는 음성되먹임기전에 의해 테스토스테론의 생성을 조절한다.

그림 16-7 **어느 기관이 여성 생식샘인가?**
난소는 여성의 생식샘이다.

그림 16-8 **난소 안에서 난모세포를 가지는 구조물은 무엇인가?**
모든 난소의 난포들(일차난포, 이차난포, 그라피안난포를 포함)은 난모세포를 가진다.

그림 16-9 **여성에서 일차감수분열 후 생성물은 무엇인가?**
여성에서 일차감수분열은 난소에서 일어나며, 작은 일차극체와 좀 더 큰 이차난모세포가 생성된다.

그림 16-10 **배란 후, 그라피안난포는 어떤 구조물로 변형되는가?**
그라피안난포는 배란 후에 황체로 변한다.

그림 16-11 **난모세포는 배란 후 어떤 관에서 자궁으로 수송되는가?**
자궁관이 자궁으로 난모세포를 수송한다.

그림 16-12 **여성의 외음은 어떤 구조물들로 구성되는가?**
외음은 불두덩, 대음순, 소음순, 음핵, 바깥요도구멍 및 질구멍으로 구성된다.

그림 16-13 **성인 여성에서 대부분의 젖샘의 부피를 차지하는 것은 어떤 조직인가?**
지방조직은 젖샘의 부피 대부분을 차지한다.

그림 16-14 **월경 마지막 날에서 배란이 일어나기까지 대략 며칠 정도 걸리는가?**
보통 월경 마지막 날에서 배란이 일어나기까지는 10일 정도 걸린다.

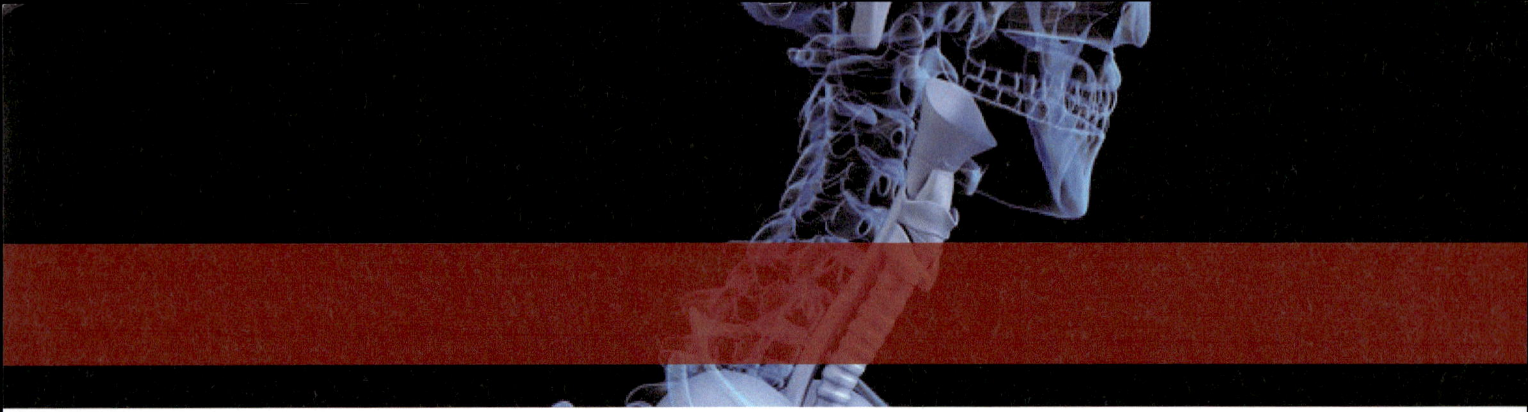

ㄱ

ㄴ

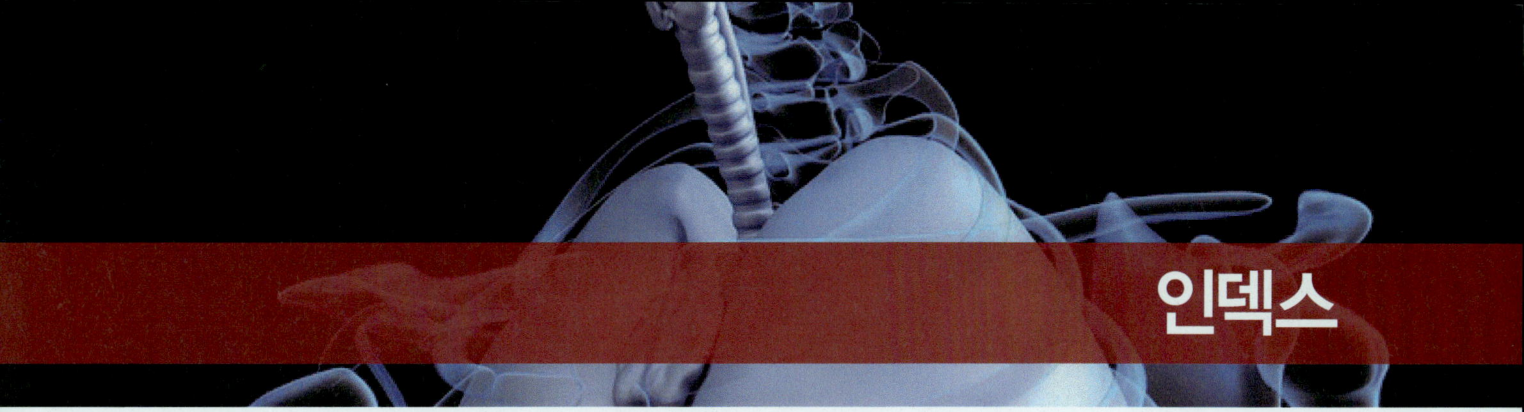

인덱스

ㅇ

ㅈ

ㅎ

A

B

C

D

G

H

I

K

M

P

Q

R

S

T

Z